U0295293

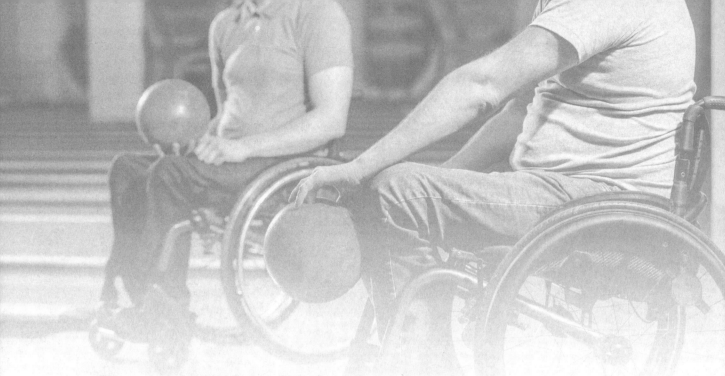

住院医师规范化培训教材

上海市住院医师规范化培训事务中心
上海交通大学医学院　　　　　　　　　组 编
上海交通大学医学院附属仁济医院
上海交通大学仁济临床医学院

全科康复医学

（第二版）

主编　王　颖

Rehabilitation Medicine
for General Practice

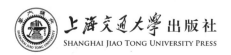

上海交通大学出版社
SHANGHAI JIAO TONG UNIVERSITY PRESS

内容提要

本书为全科住院医师规范化培训教材,在第一版的基础上,根据学科的最新进展进行了内容更新。内容涵盖常见病、多发病的康复诊疗,特别是社区康复治疗、家庭康复治疗。全书共7章,分别为康复医学概论、康复评定学、康复治疗学、神经系统疾病康复学、骨关节疾病康复学、内脏疾病康复学,其他问题康复学,并附临床疾病康复案例。目的是让全科住院医师了解康复医学、认识康复医学、掌握社区康复医疗工作的实操技能。同时,读者通过扫描封底二维码,可以进行线上课后练习。本书既是全科医师的培训教材,也不失为全科医师日常工作的案头典著。

图书在版编目(CIP)数据

全科康复医学／ 王颖主编. —2 版. —上海:上海交通大学出版社,2022.7
ISBN 978 - 7 - 313 - 26948 - 5

Ⅰ. ①全…　Ⅱ. ①王…　Ⅲ. ①家庭医学−康复医学
Ⅳ. ①R492

中国版本图书馆 CIP 数据核字(2022)第 096351 号

全科康复医学(第二版)
QUANKE KANGFU YIXUE (DI-ERBAN)

组　　编:上海交通大学医学院
出版发行:上海交通大学出版社
邮政编码:200030
印　　制:上海锦佳印刷有限公司
开　　本:889 mm×1194 mm　1/16
字　　数:1346 千字
版　　次:2018 年 7 月第 1 版　2022 年 7 月第 2 版
书　　号:ISBN 978 - 7 - 313 - 26948 - 5
定　　价:178.00 元

地　　址:上海市番禺路 951 号
电　　话:021 - 64071208
经　　销:全国新华书店
印　　张:47

印　　次:2022 年 7 月第 3 次印刷
电子书号:978 - 7 - 89424 - 293 - 8

本书编委会

主　审　郑洁皎

主　编　王　颖

副主编　安丙辰　高　强　俞晓杰　梁贞文

编　委　（按姓氏笔画排序）

万燕萍	上海交通大学医学院附属仁济医院
王　伟	上海交通大学医学院附属仁济医院
田骏涛	上海交通大学医学院附属仁济医院
付腾飞	复旦大学附属中山医院
吕坚伟	海军军医大学附属公利医院
刘　亮	上海健康医学院附属嘉定区中心医院
杜　青	上海交通大学医学院附属新华医院
李　丽	上海健康医学院附属嘉定区中心医院
李　露	上海交通大学医学院附属仁济医院
吴　军	上海健康医学院附属嘉定区中心医院
吴　曼	上海交通大学医学院附属仁济医院
余逸磊	上海市闵行区浦江社区卫生服务中心
张晓敏	上海交通大学医学院附属仁济医院
张　琳	上海健康医学院附属嘉定区中心医院
张韶辉	上海市虹口区江湾医院
陆文誉	上海健康医学院附属嘉定区中心医院
陈秋红	上海健康医学院附属嘉定区中心医院
周　璇	上海交通大学医学院附属新华医院

赵　楠　　　上海长航医院

郝丹丹　　　上海健康医学院附属嘉定区中心医院

俞　琳　　　上海交通大学医学院附属仁济医院

顾文钦　　　上海市徐汇区卫生事业管理发展中心

顾　盼　　　上海健康医学院附属嘉定区中心医院

高欣源　　　上海交通大学医学院附属仁济医院

唐　亮　　　上海交通大学医学院附属儿童医院

诸　懿　　　上海市闵行区浦江社区卫生服务中心

曹励欧　　　上海交通大学医学院附属仁济医院

盛　飞　　　上海市嘉定区南翔镇社区卫生服务中心

屠春林　　　上海健康医学院附属嘉定区中心医院

解陆佶　　　上海健康医学院附属嘉定区中心医院

蔡瑶瑶　　　上海漾慈康复医疗中心

全科医师是基层社区医疗卫生服务的中坚力量,是居民健康和医疗卫生费用合理使用的"守门人"。加快培养、使用大批合格的全科医师,对于深化医药卫生体制改革、建立分级诊疗制度、提高基层医疗服务水平和医疗质量安全、维护和增进群众健康具有十分重要的意义。喜闻广受全科医师好评的全科住院医师规范化培训教材《全科康复医学》将进行再版,欣然为序。

全科医师应当学习和掌握基本的康复医学知识和技能。随着经济和社会的发展,人民逐渐由满足温饱转为追求生活质量,康复医学持续不断发展壮大。现阶段,我国社会主要矛盾已经转化为人民日益增长的美好生活需要和不平衡欠充分的发展之间的矛盾。目前医疗保障领域发展不平衡不充分的问题尤为突出。康复医学是我国医学体系的短板之一。全科医师掌握康复医学知识,补足目前社区康复的短板,充分利用社区资源,提升低收入和中等收入病残者获得康复服务的机会,有助于缓解这种不平衡不充分状态,减轻医疗负担,建立和谐的医患关系,缓解群众看病难、看病贵等问题。2021 年 6 月 17 日,国家卫生健康委、国家发展改革委等八部门发布《关于加快推进康复医疗工作发展的意见》明确指出"要加强对全科医师、家庭医师签约团队的培训,提高其康复医疗服务能力"。

我国社会的健康老龄化需要全科医师掌握更多康复医学知识。据第七次人口普查数据,2020 年我国65 岁以上老龄人口已占总人口的 13.5%,即将突破 14%,这意味着我国即将进入"深度老龄化社会"。由此导致的老龄病、伤、残者大量集中在基层社区,需要全科医师提供基本医疗服务的同时解决其功能障碍问题。为建设健康老龄化国家,国家卫健委、全国老龄办、国家中医药局共同颁布《关于全面加强老年健康服务工作的通知》指出"通过为老年患者提供早期、系统、专业、连续的康复医疗服务,促进老年患者功能恢复。"这需要全科医师学习更多老年疾病相关的康复医学知识。

全科医师掌握康复医学知识大有用武之地。康复是现代医学完整医疗体系的"四大医学"之一。康复医学具有独立理论体系,以病人为主体,以恢复功能为主线,以提高人的生存质量为目标,使有障碍存在的病、伤、残者最大限度地恢复功能,并回归社会。社区是社会的基层结构,是病、伤、残者回归社会的第一步,也是临床康复治疗与社会功能康复的桥梁。自 2010 年世界卫生组织发布《社区康复指南》以来,我国的社区康复事业也蓬勃发展了起来,为广大全科医师提供了参与康复事业的良好平台。

全科医师能为病、伤、残者提供全周期、全面的康复。康复治疗有别于其他临床治疗,更强调个体化治疗。康复医学制定治疗计划时采用协作组的工作方法,以病、伤、残者为中心,集合医疗、教育、社会、职业及工程人员共同讨论；全科医师熟悉患者的疾病、家庭及环境情况，最能理解患者的需求，掌握康复医学知识后，最有可能从残疾的预防，到医疗康复、教育康复、职业康复、社会康复、康复工程提供最全面、个体化的康复解决方案。

《全科康复医学》第一版已经出版近5年，受到了良好评价，现依据现行指南进行了内容更新，增补了更多社区康复所需知识，尤其是增加了一些老年常见疾病，如老年认知障碍、肌少症、老年衰弱、睡眠障碍、骨质疏松症等康复的内容；相信本书能够继续作为广大全科师生的案头书，助力更多全科医师更详细学习康复医学知识，造福更多病、伤、残者。

中国工程院院士

上海交通大学医学院附属第九人民医院终身教授

2022.7.4 于上海

　　《全科康复医学》第一版作为上海市全科住院医师规范化培训的主要教材之一,得到广大住院医师和社区医师们的厚爱。随着生活水平的提高,人们对各种疾患进行康复治疗的需求与日俱增。与此呼应,社区康复诊疗工作也步入发展的快车道,尤其对各种慢性病和各类老年病的康复诊疗已经成为基层第一线不可或缺的医疗服务。因此,专科医师了解康复医学的基本宗旨和方法,全科医师掌握基本和常规康复医学诊疗技术,社区医疗机构拥有康复诊疗专业人员和基本设施,成为今后康复医疗体系的发展方向。

　　为满足全科医师和社区医疗机构对康复诊疗工作的需求,上海市住院医师规范化培训事务中心联合上海交通大学医学院支持作者对《全科康复医学》进行全面修订,推出第二版。新版秉承前一版的立著目标,保持理论简明、案例典型、技术实用的撰写风格,修正了第一版中的不足之处,并尽量包容康复医学的新成果,特别关注新颖有效的治疗方案。新版融入了经颅磁刺激技术、体外冲击波技术、淋巴引流技术、川平治疗技术、虚拟现实技术等康复诊疗新技术;吸纳了老年认知症、骨质疏松症、脊柱侧弯、脂肪肝、慢性肾功能障碍、睡眠障碍、老年肌少症、老年衰弱症、眩晕、前庭功能障碍以及外科疾病术后康复等社区康复诊疗工作中的常见病;加入了自闭症、吞咽障碍、淋巴水肿等新的康复案例。为节约篇幅,新版还以二维码方式增加主要章节的相应思考题,以方便学员使用。作者希望通过深入浅出、图文并茂、详实易懂的表述,使学员切实获益,使社区医疗更好地造福居家患者。若本书能成为全科医师的案头必备,助力专科医师自修提高,将是作者的最大荣幸。

　　本次修订工作得到上海康复医学临床医学研究中心21MC1930200专家团队以及嘉定区中心医院领导与同仁的大力支持,部分插图由任若婵、卢前明拍摄,以及曹晚悦绘制。戴尅戎院士一直密切关注并支持社区康复服务的发展,亲自为本书作序。在此一并表示衷心感谢!

王　颖

2022.5.19 于上海

"康复医学"是全科医师培养的专业必修课程。同时康复医学又是一门新兴的医学学科,有别于一般临床专科,康复医疗的对象主要是残疾人、失能老年人、老年病和慢性病患者以及各类功能障碍患者。康复医疗的目标是使功能障碍者的残存功能得到改善,从而最大限度地恢复其生活自理能力。康复医疗的目标在社区医疗体系中表现为针对老年病、慢性病患等给予康复评估、制订康复治疗计划以及实施家庭康复。这些工作正是全科医师的职业范畴。

全科医师是对医学各分支的专业知识有较全面认知、对各科的医疗技术有较高综合应用能力的医学人才,主要在基层承担预防保健、常见病和多发病诊疗与转诊、患者康复和慢性病管理、健康管理等一体化服务工作。康复医学知识和康复治疗技术已经成为全科医师从事其本职工作不可或缺的医疗能力。为满足全科医师教育的这一需求,作者集数十年的康复医疗经验和心得编撰了此书,以馈读者。

"健康中国 2030"规划纲要指出:要"全面建成体系完整、分工明确、功能互补、密切协作、运行高效的整合型医疗卫生服务体系。加强康复、老年病、长期护理、慢性病管理、安宁疗护等接续性医疗机构建设。"要"建立专业公共卫生机构、综合和专科医院、基层医疗卫生机构"三位一体"的重大疾病防控机制""全面建立成熟完善的分级诊疗制度,形成基层首诊、双向转诊、上下联动、急慢分治的合理就医秩序,健全治疗—康复—长期护理服务链。"在这个服务链中,康复医疗服务是必不可少的一环,而社区全科医师正是这一治疗环节的生力军。因此,提高全科医师的康复医疗水平是实施这一规划纲要的迫切需要,这是编撰本书的直接动力。

本书是一本面向全科医师,涵盖常见病、多发病的康复诊疗,特别是社区康复、家庭康复指导等的康复医学教材,本着理论与实践并重,利于实际工作中运用为着眼点,通过本教材 40 学时的大课教学,使即将工作于基层社区的全科医师能够掌握并具备针对有功能障碍的人群实施康复评定、制订社区康复治疗计划,以及给予家庭康复治疗指导的能力。

鉴于本书是面向社区全科医师的康复医学教材,为了能够适应当前社区工作特点,作者先期组织了针对上海市 36 个社区医生的问卷调查,根据调研结果,充分考虑本书的实用性,为契合社区康复医疗特点,书中在保有常规教材内容的基础上,增加了对慢病的全方位康复医疗管理方案。

本书由上海交通大学医学院医院管理处组织编写,参与编撰本书的作者都是具有多年全科康复医学教学与临床经验的资深专家,历时近一年才编撰完成本书,以期能够成为全科医师的案头必备工具书。

在本书的编写过程中,特别是在调研工作中,得到了上海交通大学医学院医院管理处老师的极大的帮助与支持,他们的贡献是我们能够顺利撰写完成本书的基础之一,特在此表示由衷感谢。

由于撰写本书的时间紧、任务重,挂一漏万在所难免,期待读者不吝指正,与我们一起不断提高本书的质量和学术水平。

王　颖

2018.6.4 于上海

CONTENTS **目　　录**

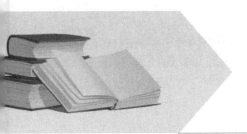

第一章　康复医学概论

第一节　康复与康复医学概述

康复医学(rehabilitation medicine)是具有独立的理论基础、功能测评方法、系统的治疗技术和规范的医学学科,是围绕功能障碍,利用医学手段研究其预防、评定和处理的医学学科。

康复医学是全科医学的一个重要方面。根据世界卫生组织(World Health Organization,WHO)的医学分类,全科医学分为保健医学、预防医学、治疗医学、康复医学 4 类。康复医学是其中不可或缺的部分。康复医学是促进病、伤、残者功能恢复的医学,主要是利用医学措施,对因外伤或疾病造成各种功能障碍所导致生活、工作能力暂时或永久性减弱或丧失,以及独立生活有困难的残疾人进行针对性治疗,最终帮助他们尽可能达到最大限度的功能复原,为他们回归家庭和社会创造条件。

一、学科概述

康复一词来自英文 rehabilitation,意思是重新获得能力或适应正常生活的状态。在中世纪和近代,rehabilitation 曾先后被用于宗教和法律。直至 20 世纪初,英美等国家才把它用于残疾人,将残疾人的医疗福利事业综合称为 rehabilitation,其含义是使残疾者重新恢复身心功能、职业能力和参与社会生活的能力。

1981 年,WHO 医疗康复专家委员会给康复下的定义是:"康复是指应用各种有用的措施以减轻残疾的影响和使残疾人重返社会。"所谓各种有用的措施是指综合、协调地应用医学、社会、教育、职业等各方面的措施对患者进行治疗和训练。即康复是以整体的人为对象,以提高其局部与整体功能水平、提高生存质量、最终回归社会为目标,综合、协调地对患者进行全面康复,使其丧失或削弱的身心、社会功能得以尽快、最大可能地恢复、代偿或重建,最大限度地重新适应正常的社会生活,重新恢复作为"人"的权利、资格和尊严。

全面康复是采用包括医疗康复、康复工程、教育康复、社会康复、职业康复在内的一切手段,使患者的功能达到最佳状态。

如上所述,康复医学是围绕功能问题的医学学科,而功能是指组织、器官、肢体等的特征性活动。功能障碍则是指当本应当具有的功能不能正常发挥的状态。一切康复医疗处置的目的是帮助功能障碍者尽量减少内在和外在的限制因素,充分利用各种自身代偿或必要的外在辅助条件和资源因地制宜进行功能补偿,使其获得尽可能多的活动功能,以利于患者回归社会。

(一)康复医学与临床医学的关系

1. 两者的区别

临床医学是以研究疾病为主体,以治愈疾病、挽救生命为目标。康复医学是以患者为主体,以恢复功能为目标,以人的生存质量为导向,通过康复治疗,使存在功能障碍的患者最大限度地恢复功能,最终回归社会。医师制订治疗方案时采用多学科协作组的工作方法,即以患者为中心,以康复医师为主,多学科成员参与集体讨论决定治疗方案。两者的比较如表 1-1-1 所示。

表 1-1-1　临床医学与康复医学的比较

	临 床 医 学	康 复 医 学
问题	疾病	残疾、功能
医师	行动者、知情者	教育者、促进者
患者	被动接受	主动参与
治疗	某个医师与患者(一对一)	多学科协作组(多对一,即多个医技人员针对一个患者)
治疗手段	针对疾病,实施治疗及抢救生命	针对残疾、功能障碍,利用所有有用的措施,实施训练、补偿、替代等
目标	治愈或改善疾病状态	促进功能恢复、改善生存质量

2. 两者的关系

(1) 首先,现代医学科技的发展,特别是临床医学技术的进步,使得康复需求大大增加,进而推动了康复医学的发展。同时,临床早期的良好处理也为康复治疗提供良好的基础及可能性。例如,各种内、外科重症病患获得抢救成功,因而大量原本濒于死亡的病患得以保全生命。其次,随着医学科技的进步,人均寿命获得延长,老龄化社会导致老年患者逐年增多,相应的康复需求也增加,这些因素都促进了康复医学的发展。其三,临床医师观念的转变为康复的早期介入打好基础。临床医师逐渐意识到早期康复治疗的实施可以使患者得到更好的功能恢复和预后。

(2) 多年来的临床康复医疗实践已经证明,疾病只有在早期就按照康复医学理念实施康复防治,即临床康复必须贯穿临床治疗的整个过程,患者才能得到更好的康复结果,如此才能使得临床医学更加完善。① 早期康复介入有助于预防功能障碍的发生与发展、减轻功能障碍程度;② 从早期康复护理入手,有利于患者身心功能障碍的防治;③ 临床医师与康复医师的同步配合,有利于患者功能恢复。

总之,康复医学不是临床医学的延续,两者不是相互延续、分期实施的概念,而是互相渗透、并行的合作关系。

(二) 康复医学基本原则

康复医学的三项基本原则:功能锻炼、全面康复、重返社会。

美国心理学家 Maslow 在 20 世纪 50 年代提出了需要理论,这一理论认为人有 5 种需要:① 生理需要,包括食、渴、性、睡眠。② 安全需要,包括对自身的安全和财产安全方面的需要,如要求社会安全、生命和财产有保障、有较好的居住环境、老有所养。③ 社交需要,包括对爱情、友谊、集体生活、社交活动的需要。④ 尊敬的需要,包括自我尊敬与受人尊敬两个方面,由自尊产生对自我的评价、个人才能的发挥、个人的成就动机等;由受人尊敬产生对名誉、地位的追求以及对权利的欲望等。⑤ 自我实现的需要,这是一个人实现自己理想抱负的需要,是人的高级需要。按这 5 种基本需要的重要性排列成不同层次,首先是生理需要,而后依次是安全、社会、尊敬、自我实现需要。残疾人也有同样的需要,患者因为疾病影响而有可能停留在中间某个阶段。因此,对残疾人或功能障碍者需要进行全面的康复,不仅需要进行功能训练,而且要在生理上、心理上、职业上和社会生活上进行全面、整体的康复,才能最终顺利重返社会。

（三）康复医学的对象和内容

从康复的角度看,独立生存所需要的"功能"是一系列有目的的、为达到一定目标而可以调控的行为或行动,这种行为或行动可使人们满足日常生活、工作的正常需要。如个人生活自我照料(穿衣、进食、梳洗、大小便、料理家务)、行走、语言交流功能(读书、看报、听、说、写)、智力活动、情绪及正常生理需要的适应力等,都是人类个体独立生存所需的重要功能的具体体现。因此,在康复范畴内的功能活动,更重要的是从总体上看,综合生理、心理、智能的因素,看其适应个人生活、家庭和社会生活及职业性劳动的能力如何。也就是说,康复医学不单从器官和组织的水平看功能活动,更重要的是从个体生活、家庭生活、社会生活、职业生活的水平看人的功能活动。

如上所述,康复医学服务的对象可以归纳为各种长期功能障碍患者,包括残疾人、急慢性病患者、老年人及亚健康人群。

康复医学的主要内容有:康复基础学(包括功能解剖学、生物力学、医学物理学、诊断学等)、康复功能评定学、康复治疗学、临床康复和社区康复。

二、学科发展史

康复医学作为一门独立的医学学科,诞生于 20 世纪 40 年代,迄今只有近 80 年的历史。但其基本的组成内容——康复治疗的各种方法和技术在古代就已萌芽。古代的中国与外国、东方与西方都曾使用过一些简单的康复疗法。为了尊重历史,我们把本学科的发展大体划分为两个阶段:雏形与起源、成熟与发展。

（一）雏形与起源

公元前,温泉、日光、砭针、磁石、按摩、健身运动等方法已应用于治疗风湿、慢性疼痛、劳损等疾患。例如,我国古代《素问·异法方宜论》"其病多痿厥寒热,其治宜导引按蹻"、马王堆出土的《导引图》(描绘古时用于防治疾病与健身的一些操练动作)、坐禅(松弛疗法)、太极拳(道士太极,最早始创于老子)、五禽戏、八段锦(起源于远古时导引)等。

1917 年美国陆军成立了身体功能重建部和康复部,这成为最早的康复机构。1942 年,在美国纽约召开的全美康复会上确立了康复的定义:"康复就是使残疾者最大限度地恢复其身体的、精神的、社会的、职业的和经济的能力。"1946 年,美国腊斯克(Howard A. Rusk)博士在综合医院设立康复医学科,推行康复治疗。此时的康复治疗已初步贯彻全面康复的原则,即重视身体上和心理上的康复,采取手术后或伤病恢复期早期活动的功能训练;直到患者被训练能用他身体所残留部分的功能生活和工作,医疗保健工作才结束。1947 年,腊斯克博士在美国纽约创建康复医学研究所,以后发展成为面向全球的康复医师培训基地。1949 年,美国住院医师的专科培训增加了康复医学这一学科。康复医学观念和原则逐步为医学界所认识。美国物理医学会(1922 年成立)更名为美国物理医学与康复学会。1950 年,国际物理医学与康复学会成立。1952 年,世界康复基金会成立(主席为腊斯克博士),目的是推动康复医学学科人才培养。1953 年,英国出版第一部《物理医学与康复》专著(吉尔兰德主编)。1954—1956 年,由于急性脊髓灰质炎(小儿麻痹症)流行造成大量患者出现神经肌肉功能障碍(肢体瘫痪,甚至后期出现畸形等后遗症),需要积极、新型的康复处理措施,促进了康复医学的发展,特别是应用肌力评估、肌肉再训练(医疗性活动处方)、作业治疗、矫形器使用等康复诊疗手段,获得了良好的效果,引起了医学界的重视和兴趣。1958 年,腊斯克主编的重要专著《康复医学》问世,这是康复医学第一部权威性的经典著作。1969 年,国际伤残者协会(1922 年建立)更名为康复国际(Rehabilitation International, RI)。1969 年,国际康复医学会(International Rehabilitation Medicine Association, IRMA)成立。1970 年,第一届学术会议在伦敦召开,该会每隔 4 年召开一次学术交流大会,对促进学科的发展起到很大的作用。1976年,WHO专家委员会认为现代的医学应该用以残疾康复为取向的医学来补充以疾病治疗为取向的医学;进而指出,医学不仅要解决急性伤病者的救治问题,而且要重视慢性病者、残疾者功能恢复、回归社会的问题,而康复医学正担负着这一任务。为此,WHO制定了《国际残损、残疾、残障分类》(1980年正式公布),这一残疾分类标准其理论框架充实了康复医学的理论基础,强化了"全面康复"的理论根据。

20世纪中后叶,欧、美康复医学机构迅速发展,如比利时在1964年只有16所康复医疗机构,而到1980年时这类康复医疗机构(含康复门诊)已增至256所。与此同时,康复医疗人员的数目也大量增加,以加拿大为例,康复医师数目1980年比1962年时增加了近2倍。

(二)成熟与发展(1981年至今)

1981年霍克教授提出,康复医学是一门与整体功能有关的学科(包括功能评估、功能训练、社会生活功能恢复等)。1982年,康复医学学科的范围、界限已经明确。康复医学的范围从纵向来看,包括功能评估、电生理学诊断、各种功能训练和治疗(医疗体操、物理因子治疗、心理行为治疗、社会工作、矫形器及假肢的装配和使用等);从横向来看,分科康复包括儿童康复、脑卒中康复、脊髓损伤康复、关节炎康复、烧伤康复、心脏康复、慢性疼痛康复、截肢康复和慢性肾脏疾病康复等。

1999年11月起,国际康复医学会(IRMA)和国际物理医学与康复联合会(IFPMR)合并组成"国际物理医学与康复医学学会"(International Society of Physical and Rehabilitation Medicine, ISPRM)。

1982年5月,腊斯克博士率世界康复基金会代表团访问中国并讲学,介绍康复医学的基本理论和方法。11月,我国卫生部应邀组成康复医学代表团回访美国,考察康复医学事业。改革开放后,我国第一批出国研修康复医学的访问学者陆续回国,开展学科建设工作。1982年6月,中山医学院成立我国第一个康复医学研究室,开展康复医学的教学和科研工作,举办进修班,为全国各地培养康复医学人才。

卫生部于1983年4月批准成立我国第一个康复医学专业学术团体"中国康复医学研究会",1986年正式更名为"中国康复医学会"。1984年12月,中国康复医学研究会举办了中国首届康复医学学术讨论会。同时组织翻译出版了我国第一部《康复医学》专著,即腊斯克教授所著的教科书《康复医学》。中国康复医学会还先后邀请了国际康复医学界著名学者上田敏教授(日本)、赫立曼教授(美国)、雷耶斯博士(国际康复医学学会会长)来中国讲学,促进了康复医学在中国的发展。1986年,中国残疾人联合会成立了"中国残疾人康复协会"。1988年,民政部成立"全国民政系统康复医学研究会"。1988年,在北京落成的"中国康复研究中心"是现代康复医学在我国起步和形成体系的重要标志之一。目前,我国的康复医学体系既有专科康复医院(如聋儿康复中心、老年康复医院等),也有综合性康复机构如中国康复研究中心。

三、社区康复概述

根据WHO专家委员会(1981年)所下定义,社区康复是指在社会层面上采取的康复措施,这些措施是利用和依靠社区的人力资源而进行的,包括依靠有残疾的人员本身,以及他们的家庭和社会。

社区康复是以社区为基地,依靠社区自身力量,包括残疾者本人及其家庭,以及社会的力量和技术,在基层具体条件下,以简便实用的方式向残疾人提供必要的医疗、教育或职业康复等方面的服务。也就是说,在社区层面实施社区康复,必须因地制宜、因陋就简、土洋结合、因人而异地对各类康复对象的功能障碍问题进行预防和综合康复处理,它与专业机构康复是相辅相成的。

我国在1987年开始引入并推行社区康复项目。目前,我国社区康复已纳入国家发展建设规划。开展社区康复是使功能障碍及失能者机会均等地享受康复资源,实现人人享有基本医疗、保健、康复的重要环节,是病伤残功能障碍者得到持续康复医疗服务的保障。1999年,我国十部委联合发布的关于社区卫生服务的文件已将康复纳入其中,并明确指出:社区卫生服务是融预防、医疗、保健、康复、健康教育、计划生育技术服务等为一体的,有效、经济、方便、综合、连续的基层卫生服务。日益发展的社区康复在社区常见病、慢性疾病与高致残疾病的三级预防中,越来越显示其有效性和发展前景。因此,加强社区康复管理,形成有效的社区康复管理体系,培养社区康复实用技术人才,对加强社区慢性病管理、提高功能障碍者与失能者的生活质量具有重要意义,对进一步促进社区卫生服务"六位一体"工作具有积极作用。

(一) 社区康复服务工作内容

1. 社区康复医疗服务

主要为社区内各类功能障碍者提供诊断、功能评定、康复治疗、康复护理、家庭康复病床和转诊等服务。

2. 训练指导服务

主要包括为需要进行康复训练的目标人群制订训练计划、传授训练方法、指导使用矫形器和制作简易训练器具、评估训练效果。

3. 心理疏导服务

通过了解、分析、劝说、鼓励和指导等方法,帮助各类功能障碍者树立康复信心,正确面对自身残疾;鼓励残疾人的亲友理解、关心残疾人,支持、配合康复训练。

4. 知识普及服务

为各类功能障碍人群及其亲友举办知识讲座,开展康复医疗咨询活动,发放科普读物,传授功能障碍预防知识和康复训练方法。

5. 辅助用品用具服务

根据各类功能障碍者的需要,提供各类功能辅助用品用具的信息、选购、租赁、使用指导和维修等服务。

6. 转介服务

掌握当地康复资源,根据各类功能障碍者在康复医疗、康复训练、心理支持及用品用具等方面不同的康复需求,联系有关机构和人员,提供有针对性的转介,做好登记,进行跟踪服务。

(二) 社区康复计划要求

推动社区康复工作的深入开展,密切联系各类功能障碍者,切实为各类功能障碍者服务,为社区康复事业的持续发展奠定坚实基础,维护各类功能障碍者的合法权益,促进残疾人事业的发展,使残疾人享受党和政府规定的有关残疾人的优惠政策。社区康复医学工作者应协助政府有关部门做好扶残、助残康复工作,结合本社区实际情况,制订社区康复工作计划,具体要求如下。

(1) 掌握残疾人功能障碍情况及康复医疗、家庭病床、双向转诊和健康指导等基本需求,纳入居民健康档案。

(2) 对各类功能障碍者提供相应的社区康复服务:① 为社区中患偏瘫、截瘫、小儿麻痹症、骨关节疾病等肢体功能障碍者制订训练计划,指导其在社区或家庭开展运动功能、生活自理能力、社会适应能力等方面的康复训练,并定期进行康复评估,调整训练计划。② 提供精神卫生和心理咨询服务,早期发现疑似精神病患者,动员亲属及时送精神疾病专科医院诊断治疗;对康复期的患者,定期门诊治疗和综合性康复,监护随访患者,指导监护人督促患者按时按需服药;通过心理咨询服务,帮助各类残疾人树立康复信心,正确面对自身残疾;劝导残疾人亲友要理解和关心残疾人。③ 为视力障碍者服务:对需复明手术的白内障患者及时转介有关医疗机构实施手术复明;对低视力患者,及时转介到医院眼科或开展此项服务的康复机构接受助视器使用训练。④ 结合社区儿童保健服务,对新发现的疑似聋儿,及时转介到有关医疗机构进行诊断治疗;对治疗后无法恢复的聋儿,应及时转介到专业机构进行助听器验配和听力语言康复训练;对发育迟缓儿童,及时转介到市康复中心进行生长发育测评、治疗和训练。

(3) 将残疾预防和康复知识普及纳入居民健康教育中,举办培训班,发放科普资料,开展康复咨询和指导。

(4) 设立残疾人用品用具供应点,免费提供残疾人辅助用品用具的信息、转介、使用指导及监护人培训等服务;提供有偿租赁康复训练器材和用品用具。

(三) 社区康复服务站建设标准

1. 场所要求

康复训练用场所不少于 20 m²;有 2 张以上床位;服务设施建设达到无障碍要求。

2. 康复器材

根据社区残疾人特点,有针对性地配备 5 件以上康复训练器材,如肩关节回旋训练器、可调式砂磨板、系列哑铃、手指功能训练器、跑步机、健骑椅等。

3. 工作制度

残疾人社区康复服务站应建立残疾报告制度、档案管理制度及社区康复的例会制度等工作制度,以保障残疾人社区康复服务工作的有效开展。

4. 人员配置

有 1 名以上具有医疗专业背景并接受过康复专业培训、熟悉康复业务的康复指导员。

5. 服务内容

① 进行残疾人康复需求调查,做到对社区内有康复需求的残疾人底数清,康复需求筛出率达 80% 以上;针对残疾人的康复需求制订康复计划;建立康复服务档案及相关表卡。② 为社区残疾人提供残疾筛查、诊断、康复治疗、康复训练指导、康复训练、康复教育、医疗咨询、转介等服务。③ 在社区内开展残疾预防、保健和健康教育等宣传活动,推进社区康复知识和技术的普及与传播。④ 康复服务建档率达 90% 以上,记录真实完整。

(四) 医院康复与社区康复的关系

医院康复是指综合医院康复医学科或康复中心所开展的康复医疗,是以本单位医务人员为康复医疗服务的主要力量,以本单位为基地,采用国内外先进的康复医疗技术,对前来就诊的患者进行康复医疗服务。一些规模较大、条件较好的康复医学科和康复中心应起到康复医疗资源中心的作用,除了进行医院早期康复外,同时对社区康复承担一定的指导责任,可以多种形式参与社区康复工作。如科负责人参加本地区社区康复领导小组,参与制订社区康复计划、检查、评估和总结;参与社区康复人员的培训工作;定期派出专业人员到社区指导康复医疗工作;接受来自社区的咨询、转诊,协助解决社区康复中的疑难问题;有条件的单位可设立社区工作组,负责社区康复工作日常联络和指导。社区康复主要依靠社区的人力资源,利用初级卫生保健及民政工作网点,使用"适宜技术",即因地制宜、因陋就简地采用简单而经济的技术和设备,满足社区广大群众的基本需求;将疑难病例转到综合医院康复医学科或康复中心去治疗。此外,还要进行职业康复、教育康复及社会康复等方面的工作。

社区康复服务,必须包括转介服务部分。一些康复技术由上级医疗机构下传,而一些难以在社区解决的困难问题又必须向上级医疗机构转送。这种上下联动的转介系统,应该是社区康复的重要内容。缺乏转介系统的社区康复是难以持续生存和发展的。

综上,社区康复的功能应以普及大众为主,医院康复的功能以提高患者的疗效为主,提高与普及应相互结合;社区康复是医院康复的延伸,医院康复是社区康复的后盾。社区康复与医院康复两者关系密切,相互依赖,相互配合,相辅相成,才能真正实现人人享有康复服务,成为帮助各类功能障碍者回归社会的保障。

（五）上海市社区康复示范中心标准

2021年，上海市政府要求在全市各区县建立社区康复示范中心。作为第一批样板，各区县共计推出50家示范中心，带动全市推行社区康复。2022年以后，将在所有社区全面推行该项建设目标。具体的社区康复服务功能以及整体设置如表1-1-2所示。

表1-1-2　社区康复示范中心建设标准

类　　别	项　目	建　设　标　准
服务功能	科室设置	设置康复医学科
	服务清单	制订服务清单并对外公示，明确服务时间、服务内容等
	覆盖康复需求	能够提供神经系统、骨-关节系统、慢性疼痛、老年疾病等社区常见病、多发病引起的明显功能障碍稳定期或后遗症期的康复服务
	服务内容	能够提供运动训练、物理因子治疗、作业治疗、言语治疗、感统训练、传统中医适宜技术等
	服务形式	中西医结合，融合门诊康复、病房康复、站点康复、功能社区康复与居家康复
	服务特色	具有至少一项康复特色服务项目或模式
场地配置 整体设置	整体环境	整体环境体现整洁、有序、温馨、智慧，需在醒目位置设置全市统一的标识
	无障碍设计	应符合国家《无障碍设计规范》的相关标准，通行区域应体现无障碍设计
康复治疗区	设置面积	使用面积原则上达到300～400 m²（建议与中医综合服务区等相关区域相结合）
	设置功能	按照功能定位，依据相关工作规范，按需设置物理训练室（包括物理因子治疗室）、作业训练室、言语治疗室和传统康复治疗室等，并有标识，可独立分区或集约化使用
	设置要求	康复治疗用房应自成一区，宜设单独出入口，原则上应与门诊、住院用房有便捷连接
		对环境有特殊要求的设施设备宜单独划分区域或房间使用（高频室需设置屏蔽，言语训练室需安静独立空间，有防噪设计）
		物理因子治疗区应布局合理，设计应符合安全防护要求，并设置隔帘等有效的私密性保护措施
		开展儿童康复的社区，成人和儿童训练室应分别设置，且要配置感统训练室
		治疗室地面采用耐磨防滑材料，不应有影响通行的障碍物
康复病区	床位设置	设置康复病房，原则上不少于20张康复床位
	设置要求	每床位建筑面积25～30 m²，每床净使用面积不少于6 m²，床间距不少于1.2 m
		康复病区应设置符合无障碍要求的卫生间及浴室
人员配置	康复医师	原则上不少于4人（含上级医院多点执业康复医师，以及取得市卫生行政部门认可的具备康复服务资质人员）
	中医类医师	原则上不少于2名中医类医师从事康复服务
	康复治疗师/士	原则上不少于4人
	康复护士	原则上不少于4名社区护士从事康复服务
	康复科带头人	应配置1名专职的康复医师/学科带头人，负责本社区康复科室的专业管理
	人员培训	中心内建立康复医师（含中医）、康复治疗师（士）、康复护士每年参加康复专业相关继续教育培训的机制

续　表

类　别	项　目	建　设　标　准
设备配置	设备种类	康复相关设施设备清单请见附件,康复服务人员(尤其是康复治疗师)应熟练掌握设施设备功能与操作
	设备要求	设备必须三证齐全,有操作流程,性能明确、安全
信息化建设	康复信息数据	社区卫生服务中心信息系统中建有中西医结合康复信息模块,康复服务中产生的信息数据(包括智能康复设备产生的数据)能够自动采集,并整合进入中心康复信息模块,并逐步与居民健康档案、上级医疗机构联通
医联体对接	医联体协议	与综合性医院、中医类医院或专业康复医疗机构建立康复专科医联体,签订合作协议
	双向转诊	与医联体上级医疗机构建立双向转诊渠道,明确转诊路径
管理制度	发展规划	有中心康复五年规划,相关康复管理制度、人员规范、岗位职责等
	质控管理	成立以中心主要负责人为组长的康复质控小组,制订中心内部质控方案
中医融合	中医相关指标	康复治疗区与中医区域融合,中医人员、中医设施设备配置等

四、国际功能、残疾和健康分类(ICF)

1980 年,WHO 制定并公布第一版《国际残损、残疾和残障分类》(*International Classification of Impairment*,*Disability and Handicap*,ICIDH),它是一种对疾病所造成的健康结果进行分类的分类体系。经过 20 多年在医疗、康复和其他领域的研究与应用,ICIDH 发挥了重要的作用。有关残损、残疾与残障的分类,使医疗、康复工作者能更好地分析患者由于身体疾病以及由此而造成的可能的日常和社会生活上的障碍。

1980 年版 ICIDH 将疾病后障碍分为 3 个层次,即残损、残疾、残障。

残损(inpairment):又称结构功能缺损,指存在解剖结构和运动功能缺损或异常。

残疾(disability):又称个体能力障碍、残弱或失能,指个体能力受到限制,缺失或不能正常完成某项任务。

残障(handicap):又称社会能力障碍,指个体不能充分参加社交活动,即人的基本活动权利受到影响。

然而,随着卫生与保健事业的发展以及国际残疾人活动的开展,人们对残损以及由此而产生的社会生活的变化有了新的认识。原有的残损、残疾与残障等分类模式也越来越不能满足卫生与康复事业发展的需要,迫切需要建立新的理论模式与分类系统,需要对原分类系统进行修订,以适应社会对保健观念和对残疾认识发生变化的需要。

1996 年,WHO 制定了新的残疾分类系统,称为《国际残损、活动和参与分类》(*International Classification of Impairment*,*Activity and Participation*),为了保持与《国际残损、残疾和残障》的连续性,将其简称为 ICIDH-2,它是 WHO 应用于与卫生有关领域的分类系统之一。2001 年 5 月 22 日举行的第 54 届世界卫生大会正式通过《国际功能、残疾和健康分类》(*International Classification of Functioning*,*Disability and Health*,ICF)。ICF 分类系统的最终目的是要建立一种统一的、标准化的术语系统,以对健康状态的结果进行分类,并提供参考性的理论框架。该分类系统所依据的是在身体、个体和社会水平的健康状态所发生的功能变化及出现的异常。ICF 不是对疾病、障碍或损伤进行分类,而是采用不同的方法来描述个体的健康状态(功能)。非健康状态可能是患急性或慢性疾病、功能失调、损伤或创伤,而健康状态,诸如怀孕、老龄化等则可能在一定环境中存在功能障碍。非健康状态可以用 ICD 进行分类,而健康状态的结果可以用 ICF 进行分类。因此,ICD 和 ICF 是相互补充的。如有必要,可以同时使用这两种由 WHO 提出的国际性分类方法。

总之,ICF 提供了一种新的理论与应用模式,它不仅可以对疾病进行诊断,关注健康状态的结果,并且建立了一种国际性的术语系统。

(一) ICF 的基本特点

ICF 分类标准是由专家和残疾人士共同制定,反映了功能与残疾性的基本特征,具体表现在以下 7 个方面。① 广泛性:本分类系统可以应用于所有的处于不同健康状态的人,而不同于以往将残疾人作为一个特殊群体加以分离的分类法。② 平等性:为促进残疾人充分参与社会生活,不同健康状态(身体和心理)的个体均无活动或者参与的限制。③ 准确定义:在 4 个分类维度中,各个具体的类别均有操作性定义,并且给出了各类的基本属性、分界、测量方法以及具体的实例。④ 类目使用中性词语:许多类别以及项目均使用中性词来说明每个维度的积极与消极方面,避免了过去使用的对残疾人带有贬义的消极词汇。⑤ 结构与功能分离:将身体结构与功能缺损分开处理,以反映身体的所有缺损状态。⑥ 用活动替代残疾:活动是一个中性词,用活动取代残疾反映了目前残疾人对自己状态的新认识;该分类还使用严重程度指标,对限制活动的情况进行描述。⑦ 用参与代替残障:采用参与(participation)代替残障(handicaps),并列举了一系列环境因素以确定参与社会生活的程度。

(二) ICF 的理论模式

ICF 建立在一种残疾性的社会模式基础上,它从残疾人融入社会的角度出发,将残疾性作为一种社会性问题,残疾性不再仅仅是个人的特性,而且也是由社会环境形成的一种复合状态。因此,对残疾问题的管理要求有社会行动,强调社会集体行动,要求改造环境使残疾人能充分参与社会生活的各个方面。因此,这种问题是一种态度或意识形态的问题,要求社会发生变化。从政治层面而言,这是一个人权问题。具体如图 1-1-1 所示。

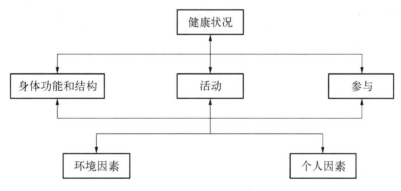

图 1-1-1　ICF 理论模式图

(三) ICF 的应用领域

ICF 为综合分析身体、心理、社会和环境因素提供了一个有效的系统性工具。它可以应用于保健、保险、社会保障、就业、人权、科学研究、制定政策和计划、教育和训练以及经济和人类发展等各个领域。具体表现为:① 提供了研究健康状态结果的一种框架,这种框架是依据科学知识和各个领域专家的经验而建立的。② 确定了说明健康状态的术语,这套术语有助于改善卫生保健工作者、其他领域的人员和残疾人之间的交流,是一种可在不同领域内共同使用的术语系统。③ 为认识残疾性对个体生活及参与社会的影响提供了理论基础。这一点具有十分重要的意义,因为不仅要对疾病做出诊断,还要对其影响作出分析。④ 对健康状态的结果进行定义,有利于提供更好的保健,并为残疾人参与社会活动提供更好的服务,这是提高残疾人生活质量并促进其自立的关键。⑤ 可以对不同国家、不同卫生服务领域的数据进行比较,这是国际上早就期待实现的愿望。⑥ 为卫生信息系统提供一种系统化的编码方案。长期以来,国际上一直缺乏一种有关流行病或其他数据的统一编码系统。⑦ 促进对健康状态结果的研究。该系统可以建立更有效的数据收集方法,以收集促进或阻碍残疾人参与社会生活的数据。

具体而言,ICF 可以应用于:① 统计工具:用于数据采集和编码(人口研究,残疾人管理系统等);② 研究工具:测量健康状态的结果、生活质量或环境因素;③ 临床工具:用于评定,如职业评定、康复效果评定;④ 制定社会政策工具:用于社会保障计划、保险赔偿系统及政策的制定与实施;⑤ 教育工具:用于课程设计,确定认知和社会活动需要。

(四) 内容

ICF 从功能、残疾和健康的角度,评估身体结构(body structures)和身体功能(body functions)、活动和参与(activities and participation)、环境因素(environmental factors)以及个人因素(personal factors)4 项指标(见图 1-1-2),并应用字母数字编码系统对每一项进行编码,字母 b、s、d、e 分别代表身体功能、身体结构、活动和参与、环境因素。首字母 d 代表活动和参与,根据使用者的情况,可以用 a 或 p 替代首字母 d 以分别指代活动和参与。

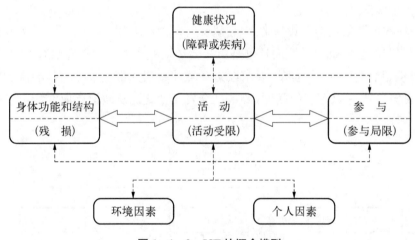

图 1-1-2　ICF 的概念模型

1. 身体功能和身体结构(body function and structure)

身体功能指身体各系统的生理或心理功能。身体结构指身体的解剖部位,如器官、肢体及其组成部分。身体功能和身体结构是两个不同但又平行的部分,它们各自的特征不能相互取代。

2. 活动(activity)

活动是由个体执行一项任务或行动。活动受限指个体在完成活动时可能遇到的困难,这里指的是个体整体水平的功能障碍(如学习和应用知识的能力、完成一般任务和要求的能力、交流的能力、个体的活动能力、生活自理能力等)。

3. 参与(participation)

参与是个体参与他人相关的社会活动,如在家庭生活、人际交往和联系、接受教育和工作就业等主要生活领域,参与社会、社区和公民生活的能力等。参与限制是指个体的社会功能障碍。

4. 个人因素

由于其特异性原因,至今尚未分类。

(五) 关联因素

功能、健康和残疾之间相互独立又彼此关联,当考虑患者的"功能""残疾""健康状态"或"疾病后果"时,应从"身体—活动—参与"这3个维度分别进行评定和处理。ICF还列出了与这些概念有相互作用的背景因素,包括环境因素和个人因素。环境因素包括某些产品、工具和辅助技术,其他人的支持和帮助,社会、经济和政策的支持力度,社会文化等。有障碍或缺乏有利因素的环境将限制个体的活动表现,有促进作用的环境则可以提高其活动表现。个人因素包括性别、种族、年龄、健康情况、生活方式、习惯、教养、应对方式、社会背景、教育、职业、过去和现在的经验、总的行为方式、个体的心理优势和其他特征等。按照这种方式,它帮助不同文化背景下的不同使用者在各个领域,就个体"功能、残疾和健康情况"分类和记录时可使用一个共同工具。这个模式把健康状况、功能、残疾及背景因素表述为双向互动的统一体系。

(六) ICF 结构与定量分级

1. ICF 结构

ICF 中每一项可以逐级分类,级别越高(如第三或第四级别),分类越具体,共有1454项条目。举例说明:第二级 ICF 水平"b730肌力功能"是"b7 神经肌肉系统和运动相关功能"的成分之一;而"b7 神经肌肉系统和运动相关功能"是 ICF 组成成分之一"b 身体功能"的一部分。个人因素由于其特异性原因,至今尚未分类。

2. ICF 定量分级(qualifier)

采用0~4分的分级方法表述问题的严重程度,但是分级范围不是平均分配。分级方法如表1-1-3所示。

表1-1-3 ICF 定量分级

0	没有问题(无、缺乏、可以忽视等,0~4%)
1	轻度问题(轻、低等,5%~24%)
2	中度问题(中等、较好等,25%~49%)
3	严重问题(高、极端等,50%~95%)
4	全部问题(最严重、全部受累等,96%~100%)
8	无法特定(当前信息无法确定问题的严重程度)
9	无法应用(不恰当或不可能使用)

(七) 应用价值

1. 国际交流工具

ICF 作为国际通用的描述功能、残疾和健康状况的国际语言和概念,使得国际间就某一疾病的交流变得容易,且使得疾病前后变化具有可比性。

2. 多学科的交流工具

ICF 的目标是提供统一、标准的语言和框架描述健康和与健康有关的状况。它从概念上把以前侧重的疾病结局分类转变为现在的健康成分分类。健康成分需要确定由哪些因素构成人的健康状况,而疾病结局则只能反映疾病(包括损伤、中毒)对健康造成的影响和危害。因此,ICF 可以应用于医院管理和质量控制体系、康复医疗评估体系、医疗保险评价体系、社会工作评价体系。

3. 临床功能评定的实用工具

ICF 是描述疾病、健康和残疾相关问题的标准语言,有可能成为医学领域通用的功能评估工具。在康复医学领域将有十分重要的临床价值。

(八) 核心组合和简要核心组合

核心组合(core set)是指在特定疾病和特定环境下,选出尽可能少的与功能、残疾和健康相关的 ICF 条目。简要核心组合(brief core set)是为了临床应用,从核心组合提取出的最常用的条目。核心组合和简要核心组合是 ICF 进入实际应用的关键措施。目前已经得到研究认证的核心组合包括:慢性全身性疼痛(chronic widespread pain)、腰痛(low back pain)、骨关节炎(osteoarthritis)、骨质疏松症(osteoporosis)、类风湿关节炎(rheumatoid arthritis)、缺血性心脏病(chonic ischemic heart disease)、糖尿病(diabetes)、肥胖(obesity)、阻塞性肺疾病(obstructive pulmonary diseases)、抑郁(depression)、乳腺癌(breast cancer)、脑卒中(stroke)、脊髓损伤(spinal cord injury)等。

目前建立的多种疾病的全套和简要 ICF 核心组合尚处在初步探索阶段,需要在今后数年中接受来自不同国家、不同种族、不同患者以及不同医务人员间的效度和信度等验证。验证过程应基于标准操作方法,并保持与位于德国慕尼黑的 WHO 分类协作中心(WHO FIC CC)的 ICF 研究机构和 WHO 的分类、评估、调查和术语小组(CAS)进行紧密合作。最终目标是证实 ICF 的有效性,并且建立一个在全球范围内广泛同意的临床实践、科研和卫生统计工具。

五、康复医疗模式

康复医学需要多学科参与方能实施,需要同步提供多种专业服务,故常用多学科专业合作的方式,共同组成康复治疗组。组长为康复医师(physiatrist),成员包括物理治疗师(physical therapist,PT)、作业治疗师(occupational therapist,OT)、言语矫治师(speech therapist,ST)、心理治疗师(psychologist)、假肢与矫形器师(prosthetist and orthotist,PO)、文体治疗师(recreation therapist,RT)、社会工作者(social worker,SW)、职业咨询师(vocation counselor)等。在组长领导下,各种专业人员对患者进行检查评定,在治疗中各抒己见,讨论分析功能障碍的性质、部位、严重程度、发展趋势、预后、转归,提出各自的对策(包括近期、中期、远期),然后由康复医师归纳总结为一个完整的、分阶段性的治疗计划,由各专业分头付诸实施。治疗中期,召开治疗组会议,对计划的执行结果进行评价、修改、补充。治疗结束时,召开治疗组会议,对康复效果进行总结,并为下阶段治疗或出院后的康复提出意见。

(一) 康复医疗服务

康复医疗服务通常分为 3 个阶段或 3 种方式。① 机构内康复服务(institute based rehabilitation,IBR):即在综合医院康复科或康复医疗机构内,在门诊或病房由康复医学专科人员为病、伤、残者进行康复服务。② 上门康复服务(out-reaching rehabilitation service,ORS):康复医疗机构专科人员走出医院,到病、伤、残者家中或社区为其进行康复服务。③ 社区康复服务(community-based rehabilitation,CBR):运用社区的人力、物力、技术资源,在社区内为本社区病、伤、残者提供康复服务,康复医疗机构专科人员来社区加以指导。

(二) 康复医疗服务流程

康复医疗服务流程主要是指病、伤、残者接受比较完整、规范化的康复医疗的过程。从接诊到出院,康复医疗的整个流程如下:康复科门诊或临床各科转来的患者由康复科医师接诊→临床诊察、影像检查、实验室检查及有关专科会诊→初期患者功能和能力康复评定→制订康复治疗计划→门诊或住院康复治疗→

治疗中期再次康复评定→治疗计划修订→进一步康复治疗→治疗后期康复评定和结果评定→出院后安排（重返工作岗位、转到休养所治疗、继续门诊治疗或在当地社区治疗等）。

（三）分层级康复医疗服务（三级康复）

我国人口众多，需要进行康复的目标群体数量庞大，因而有必要建立分层级康复医疗服务的模式，即逐步建立以区康复中心（区域内三级甲等医院内康复医学科）为主导，依托区康复分中心（区域内二级医院或康复医院），立足社区卫生服务中心及站点的康复服务网络。各康复服务网络单位定位明确、相互配合、协调发展，使患者在疾病的各个阶段均能得到适宜的康复医疗服务。

1. 康复中心

康复中心为第一级康复，多数由三级甲等医院承担，以疾病、损伤的急性期临床康复为重点，与其他临床科室建立密切协作的团队工作模式，为患者提供早期、专业的康复医疗服务，提高患者的整体治疗效果；承担区域内康复专业人才培养任务，发挥学科带头作用，加强区域康复学科建设，在全区起到辐射带动作用。

2. 康复分中心

康复分中心为第二级康复，由二级甲等医院或专科康复医院承担，负责辖区内各类康复目标群体的康复服务、心理干预和疾病稳定期患者的综合康复治疗。以完善的康复设施设备为依托，以重点疾病的康复路径为纽带，形成优势学科，促进区域内康复服务整体水平提升。

3. 各社区卫生服务中心及站点

各社区卫生服务中心及站点为第三级康复，作为康复服务的终末端，主要为疾病恢复期患者提供长期的基本康复服务。对有需求的残疾人优先建立家庭医生签约服务，以居家康复为主，提供门诊康复服务；为符合条件的重度残疾人实施居家医疗护理服务，贴近社会和家庭，并逐步将居民康复医疗服务信息与现有的居民健康档案相结合。在社区层面建立完善的社区卫生服务中心—社区卫生服务站点—家庭病床的康复服务模式。

附1-1 中国的残疾分类标准

国家标准化管理委员会、民政部、中国残联宣布《残疾人残疾分类和分级》国家标准（GB/T26341—2010）2011年5月1日起实施。

1. 视力残疾

各种原因导致双眼视力低下并且不能矫正或双眼视野缩小，以致影响其日常生活和社会参与。视力残疾包括盲及低视力。

2. 听力残疾

各种原因导致双耳不同程度的永久性听力障碍，听不到或听不清周围环境声及言语声，以致影响其日常生活和社会参与。

3. 言语残疾

各种原因导致的不同程度的言语障碍，经治疗一年以上不愈或病程超过两年，而不能或难以进行正常的言语交流活动，以致影响其日常生活和社会参与。包括：失语、运动性构音障碍、器质性构音障碍、发声障碍、儿童言语发育迟滞、听力障碍所致的言语障碍、口吃等。（注：3岁以下不定残。）

4. 肢体残疾

人体运动系统的结构、功能损伤造成的四肢残缺或四肢、躯干麻痹（瘫痪）、畸形等导致人体运动功能不同程度丧失以及活动受限或参与的局限。

肢体残疾主要包括：① 上肢或下肢因伤、病或发育异常所致的缺失、畸形或功能障碍；② 脊柱因伤、病或发育异常所致的畸形或功能障碍;③ 中枢、周围神经因伤、病或发育异常造成躯干或四肢的功能障碍。

5. 智力残疾

智力显著低于一般人水平,并伴有适应行为的障碍。此类残疾是由于神经系统结构、功能障碍,使个体活动和参与受到限制,需要环境提供全面、广泛、有限和间歇的支持。

智力残疾包括在智力发育期间(18 岁之前),由于各种有害因素导致的精神发育不全或智力迟滞;或者智力发育成熟以后,由于各种有害因素导致智力损害或智力明显衰退。

6. 精神残疾

各类精神障碍持续一年以上未痊愈,由于存在认知、情感和行为障碍,以致影响其日常生活和社会参与。

7. 多重残疾

同时存在视力残疾、听力残疾、言语残疾、肢体残疾、智力残疾、精神残疾中的两种或两种以上残疾。

附 1 - 2　腰痛的 ICF 简要核心组合如表 1 - 1 - 4 所示。

表 1 - 1 - 4　腰痛简要 ICF 核心组合

ICF 组成成分	等级排序	ICF 编码	条 目 名 称
身体功能	1	b280	痛觉
	2	b152	情感
	3	b730	肌力
	4	b710	关节活动性
	5	b455	运动耐受能力
	6	b134	睡眠
	7	b740	肌耐力
	8	b735	肌张力
	9	b715	关节稳定性
	10	b130	能量和驱力功能
身体结构	1	s120	脊髓和相关结构
	2	s760	躯干结构
	3	s770	与活动相关的其他肌肉骨骼系统结构
活动和参与	1	d415	维持某种身体姿势
	2	d430	举起和搬运物体
	3	d410	改变基本身体姿势
	4	d450	行走
	5	d850	有报酬的就业
	6	d859	其他特指或非特指的工作或就业
	7	d640	做家务
	8	d540	穿衣
	9	d240	处理压力和其他心理需求
	10	d760	家庭关系
	11	d530	如厕
	12	d845	获得、保持或结束一份工作

续表

ICF 组成成分	等级排序	ICF 编码	条 目 名 称
环境因素	1	e580	卫生服务、体系或政策
	2	e570	社会安全服务、体系或政策
	3	e355	卫生专业人员
	4	e450	卫生专业人员的个人态度
	5	e410	直系亲属的个人态度
	6	e135	就业用品和技术
	7	e110	个人消费品
	8	e310	直系亲属
	9	e155	私人建筑的设计、构造及建筑产品和技术
	10	e550	法律服务、体制和政策

（王　颖）

第二节　运动学基础

运动学是研究人体活动的科学，所涉及的基础内容主要包括运动生物力学、运动生理学和运动生物化学。运动生物力学是应用力学原理分析人体运动规律的科学。运动生理学则是研究运动中人体主要系统和脏器功能生理效应规律的科学。不同年龄、不同性别的人在运动时，不同组织的器官（心脏、肝脏、肾脏等）都有不同的生物化学特点。人体在运动时，体内复杂的化学变化过程的调节及运动应激与体内适应过程等都是运动生物化学的研究范围。以上三者均是康复治疗学的重要理论基础。正确认识各运动器官的力学特性及其在运动中的相互作用和生理、生化功能，对创伤和疾病的预防、治疗和康复都极为重要。

一、运动生物力学

1. 基本概念

力学是研究物体间相互作用的力与物体发生位移（运动）之间关系的物理学分支。自然界常见的力有重力、引力、压力等，这些力作用于物体使之发生位置或状态的改变，物体之间发生位置变化的过程称之为运动。与人体运动有关的力主要有内力和外力两种。

1）定义

生物力学（biomechanics）是研究能量和力对生物系统作用的科学，是力学、生物学、医学等学科相互渗透的学科。生物力学应用经典力学理论分析生物和生理体系。生物力学在不同方面应用不同的力学原理，如静力学原理用于分析肌肉骨骼系统中关节和肌肉的受力大小和性质；动力学原理用于动作描述、步态分析及分段运动分析等；固体力学可用于评估生物体系在不同受力情况下的功能性行为；流体力学可用于研究循环系统的血流、肺内的气体流动及关节内的润滑。肌肉和骨骼系统虽然较为复杂，但仍遵循力学的基本规律。

2）内力和外力

（1）内力：是指人体内部各种组织器官相互作用的力。其中最重要的首先是肌肉收缩所产生的主动拉力,是维持人体姿势和产生运动的动力;其次是各种组织器官的被动阻力,包括肌肉、骨、软骨、关节囊、韧带、筋膜等受压力或拉力作用时,对抗变形的阻力、躯体的惯性力和内脏器官间的摩擦力及其固定连接(如腹膜、肠系膜、大血管等)的阻力等。

(2) 外力:是指外界环境作用于人体的力,包括重力、器械的阻力、支撑反作用力、摩擦力及流体作用力。各种外力经常被用来作为运动训练的负荷,这种负荷要求肢体运动的方向和力量与之相适应,从而选择投入工作的肌群及其收缩强度,这是肌力训练的方法学理论基础。

3) 骨骼力学

(1) 力矩:一个力作用于物体,既可能是对物体产生"推"或"拉"的作用,又可能使其转动。一个力施加于物体所产生的绕某轴转动的作用就称为力矩。力矩的单位为牛顿·米(N·m)。

(2) 应力和应变:单位面积上的作用力称为应力(stress),单位是 N/m^2。物体受外力作用发生形状和大小改变称形变(deformation)。物体的形变是受到外力作用的结果,应力相对应的形变不是绝对改变而是相对改变,物体在内部应力作用下发生的形变和大小的相对变化称应变(strain)。在一定的形变限度内,当解除外力后物体能够完全恢复原状的变形称为弹性形变(elastic deformation),其基本形式有长度形变、体积形变和形状形变。

(3) 弹性模量(modulus of elasticity):某物质的应力和应变比值称为该物质的弹性模量。在常变的情况下,在正比极限范围内,张应力和张应变之比或压应力与压应变之比称杨氏模量(Young's Modulus)。

(4) 刚体:在外力作用下,物体的大小与形状不发生改变的物体称为刚体(rigid body)。理论上,刚体是指在任何载荷下都不会发生变形的物体。在实际研究中,当有些部分在特定载荷下的变形与该研究中其他部分的变形量相比极其微小可忽略不计时,则可将该部分视为刚体。

4) 动力学

(1) 动力学状态:一个力作用于物体,会加速物体的运动,改变物体的运动速度,此为非平衡状态,也称动力学状态。

(2) 线加速度和角加速度:由于速度是矢量,速度的改变意味着方向的改变或大小的改变,或两者都有变化。如果力所产生的加速度是沿直线方向,则称为线加速度,由扭力所产生的绕轴旋转的加速度称为角加速度。

5) 静力学平衡

当作用于物体上的合力或合力力矩为零时,物体没有线加速度和角加速度,此时物体保持平衡、静止或匀速运动,称为静力学平衡。静力学平衡可分析作用处于静态系统上所有力的平衡问题。

6) 骨骼运动学

运动学研究刚体的位置、速度、加速度及其相互关系,而不考虑作用于物体上的力和力矩,即运动学描述的是运动的几何规律。

(1) 平动和转动:速度是指在一定时间内物体的位置改变,具有大小和方向。当物体上的所有点都沿着一个方向运动,则称该物体在做平动;如果刚体上的两点朝两个不同方向运动,则此物体的运动既包括平动也包括转动。一般来说,任何刚体的运动都可以视为平动和转动的复合。

(2) 关节面的相对运动:尽管在任何平动和转动的复合运动情况下两物体之间会有相对运动,但关节表面之间往往是有束缚的相对运动。这是由关节面的几何形状、韧带和肌肉的约束所造成的。两关节面之间的分离运动相对于关节的整体运动是非常小的。

(3) 摩擦:两接触物体之间相对滑动的抵抗称为摩擦。摩擦分为两类,第一类为表面摩擦,源于两接触物体的表面因为粗糙所致的相互吸附作用或源于两表面之间的润滑膜的黏性剪切作用。第二类称为体积摩擦,或体内摩擦,源于材料或黏滑液内能的耗散机制。对于关节软骨来说,内摩擦是由于软骨间隙液流过多孔可渗透性固体基质时的摩擦阻力所产生的。

2. 脊柱生物力学

1）运动节段

由于脊柱的结构和功能较为复杂，在研究脊柱的生物力学时通常观察脊柱的某一部分，该部分由相邻两椎体及其间的软组织构成，能显示与整个脊柱相似的生物力学特性的最小功能单位，其运动的叠加可构成脊柱的三维运动，即运动节段（motion segment），又称脊柱功能单位（functional unit）。

（1）分部：通常将其分为前后两部分。前部分由两个椎体、椎间盘和后纵韧带组成；后部分由相应的椎弓、椎间关节、横突、棘突和韧带组成。

（2）前后部承载：前部的椎间盘和后部的小关节在负重及应力分布方面存在着一种独立的、动态的关系。在侧方、前方剪应力作用、轴向压缩及屈曲运动时，前部的椎间盘是主要的负重部位。如伴有较大的位移时，后面的小关节也承受部分载荷，在后方剪应力（背伸运动）和轴向旋转时，小关节则是主要的负重部位。

（3）功能：运动功能，提供椎体三维空间的运动范围；承重功能，将载荷从颈部传至骨盆；保护功能，保护椎管内容纳的脊髓及神经根。椎体、椎间盘及前纵韧带、后纵韧带提供脊柱的支持功能和吸收对脊柱的冲击能量。运动范围主要依靠椎间关节复合体完成。躯干及韧带保证脊柱的稳定性和维持身体的姿势。

2）脊柱运动学

神经和肌肉的协同作用产生脊柱各个节段的运动，但范围较小。节段间的运动是三维的，表现为两椎骨的角度改变和位移。脊柱的活动通常是多个运动节段的联合运动，包括沿横轴、矢状轴和纵轴的旋转和平移。限制任何部位的活动都可增加其他部位的活动。

（1）运动特性：在脊柱运动中，椎体与椎间盘、韧带、关节囊等组织相比，变形量是极小的，分析运动时可视为刚体，而椎间盘等其他软组织视为塑性物体。

（2）自由度：按照刚体运动学理论，椎骨的三维运动有 6 个自由度，即前屈、后伸，左右侧屈和左右旋转运动方向上的角度及上下、前后和左右方向的位移。其中 3 个为平动自由度，3 个为转动自由度。

3）运动范围

（1）颈椎的活动度：颈椎是脊椎活动度最大的部分。颈椎活动由两个部分完成：上颈椎（枕-寰-枢复合体）；下颈椎（颈 2 - 颈 7，即 C2 - C7）的联合运动。前者以旋转运动为主，后者以屈伸运动为主。枕-寰-枢复合体是人体中轴骨中最复杂的关节。枕- C1 和 C1 - C2 的关节均有伸屈运动，枕- C1 的屈伸范围为 13.4°，C1 - C2 关节约 10°，两者使枕-寰-枢复合体的伸屈运动范围达 23.4°。轴性旋转只发生在 C1 - C2 关节，其旋转范围可达 47°，相当于整个颈椎旋转范围的 40%～50%。枕-寰-枢复合体之间的平移度很小，枕- C1 间轴性平移约 1 mm，前后平移小于 1 mm，C1 - C2 的侧向平移一般只有在侧屈和轴性旋转时才会发生。下颈椎的屈伸活动主要在中段，C5 - C6 活动度最大，侧屈与旋转运动越向下越小。整个颈椎节段的联合运动，屈伸约 145°，轴向旋转约 180°，侧屈约 90°。

（2）胸椎的活动度：在矢状面上，屈伸运动上胸段平均每节段为 4°，中段为 6°，下段为 12°。在冠状面上，侧屈运动上胸段的活动范围为 6°，最下节段为 9°。胸椎的轴性旋转范围自上而下逐渐减小，上胸段的活动范围为 8°，下胸段只有 2°左右。

（3）腰椎的活动度：从腰 1 - 腰 5，屈伸范围逐渐增加，从腰 1 的 12°增加到腰骶关节的 20°。腰椎各节段的侧屈范围大致相同，但腰骶关节较小，只有 2°～4°，腰 5 - 骶 1 稍大，可到 8°。腰椎的轴性旋转各段基本相同，为 2°～3°，明显低于颈椎。

（4）椎体承载：椎体主要承受压缩载荷，腰椎骨截面上的载荷比颈、胸椎要大。椎体骨密质较薄，其主要由骨松质构成。骨松质的骨小梁是按纵横应力线方向分布，椎体是椎骨受力的主体。椎体骨密质虽然较薄，但可承受椎体压力的 45%～75%。椎体的抗压强极限为 5～7 MPa。椎体的最大承载量与椎体的上下位置有很大的关系。在腰椎,压缩性载荷主要由腰椎椎体承受,只有18%的载荷由小关节承担。椎体的强度随年龄的增长而减弱,尤其是年龄>40岁将更加明显。

4) 椎间盘生物力学

(1) 结构特点:椎间盘由纤维环、髓核和透明软骨终板和Sharpey纤维组成。纤维环由坚韧的纤维组织环绕而成,各层纤维方向不同,相互交叉,彼此呈30°~60°交角,增加了纤维环的抗载荷能力。髓核外观呈半透明的凝胶状,主要由软骨基质和胶原纤维组成,通过Sharpey纤维附于椎体骺环。透明软骨终板是椎体的上下软骨面,构成椎体的上下界,与相邻椎体分开。年轻人的髓核含水量约85%,其余是胶原纤维和蛋白多糖。髓核随年龄增长及椎间盘退变,水分可逐渐降至70%。胶原纤维维持椎间盘的形状和张力,蛋白多糖通过与水的相互作用维持组织刚度、抗压力和黏弹性。

(2) 椎间盘功能:正常椎间盘由胶冻状的髓核和纤维环组成,形成封闭的有一定压力的内环境,其功能如下:① 保持脊柱的高度;② 连接椎间盘的上下两椎体,并使椎体有一定的活动度,使椎体表面承受相同的压力;③ 对纵向负荷起缓冲作用,维持后方关节突间一定的距离和高度,保持椎间孔的大小;④ 维持脊柱的生理曲度。

5) 小关节生物力学

(1) 结构特点:脊椎节段的活动类型取决于椎间小关节的取向,而小关节面的取向在不同的节段有一定的变化。下颈椎的小关节面与冠状面平行,与水平面呈45°,允许颈椎前屈、后伸、侧屈和左右旋转。胸椎的小关节面与冠状面呈20°,与水平面呈60°,允许侧屈、旋转和一定程度的屈伸。腰椎小关节面与冠状面呈45°,与水平面垂直,允许前屈、后伸、侧屈、限制过度的旋转运动。

(2) 承载能力:腰椎小关节能承受不同类型的载荷,其承受压缩载荷的作用因体位和姿势而异。当腰椎处在最大前屈位时,其小关节承受了90%的张应力,但并不承受压力;腰椎后伸至最大限度时,小关节承受的压应力占33%。当腰椎承受剪切应力时,由于椎间盘的蠕变和松弛特性可有效抵抗载荷,故小关节承受的剪切应力明显加大,承载比例可达45%,与椎间盘大致相等。

6) 韧带生物力学

(1) 前纵韧带和后纵韧带:脊柱前纵韧带抗张力能力最强,其次是棘上韧带、棘间韧带和后纵韧带,前纵韧带的最大破坏载荷是后纵韧带的2.2倍。前纵韧带的刚度最大,其次是后纵韧带,棘间韧带最弱。前纵韧带和后纵韧带有较大的刚度,对于屈伸运动时抵抗椎间盘膨胀和椎体位移有重要意义。棘上韧带形变能力最大,前纵韧带和后纵韧带变形能力最小。

(2) 黄韧带:呈节段性,有丰富的弹性纤维。黄韧带的抗张应力为30~50 N,在脊柱韧带中范围最大。腰椎前屈时,黄韧带受到拉伸,弹力纤维被拉长,处于储能状态。当外力解除后,弹力纤维内所储存的能量又会立即释放出来,使其恢复原状。腰椎后伸可使黄韧带松弛,由于预张力的作用,黄韧带不会出现皱褶或弯曲凸入椎管。当腰椎间盘退变后,长期的椎间距缩小使黄韧带松弛,小血管迂曲变形,弹力纤维退行性改变;黄韧带肥厚,其预张力消失,造成侧隐窝狭窄。

(3) 棘上韧带和棘间韧带:既起到稳定脊柱活动的作用,又能加强脊柱的外在稳定。棘上韧带位于棘突后部末端,呈窄条状,因其距脊柱伸屈轴心较远,所以在脊柱做前屈运动时,棘间韧带有较大的变形能力。

7) 脊髓的生物力学

(1) 结构特点:当脊髓无软脊膜包裹时,其特性如半流体性黏聚体,包裹软脊膜的脊髓为一具有特殊力学特性的结构。如除去周围的神经根、齿状韧带等组织,将脊髓悬吊起来,其长度可因自身重量而延长10%,此时若想使其继续延长,可突然出现弹性阻力。

(2) 位移曲线:脊髓的负荷-位移曲线有两个明显的不同节段。第一节段也可称初始节段,很小的拉伸即可产生很大的位移;第二节段,相同的牵拉只形成小的位移,造成第一节段变化的力约为0.01 N,第二节段脊髓在断裂前可承受 20～30 N 的拉力。脊髓生物力学特性与组织特性有关。第一节段有较大的伸缩性,是脊髓折叠形成的,可在很小的外力下折叠或展开;第二节段脊髓展开或折叠已达极限,脊髓组织直接承受外力阻力将以指数级迅速增加。

(3) 脊柱活动与脊髓的关系:椎管长度的改变总是伴有脊髓的相应改变,脊髓的折叠与展开可满足脊柱从完全伸直到完全屈曲所需的 70%～75% 的长度变化。生理活动的极限部分由脊髓本身的弹性变形来完成。脊髓在长度改变的同时,同样伴有横截面积的变化。

8) 神经根的生物力学

(1) 结构特性:与周围神经不同,脊神经根只有在近脊神经节处才有一薄层神经外膜,而外周神经却有厚厚的神经外膜。脊神经由神经纤维和胞体组成,而外周神经只由神经纤维组成。

(2) 应力曲线:脊神经仅能被牵拉 15%～23%。直腿抬高试验时,脊神经可在神经根管内滑动 2～5 mm。假如神经受到压迫,这种正常的神经根活动就会受到限制。在被牵拉的过程中,可产生神经的激惹和炎症。此时神经内的张力升高,在神经内可能发生小范围结构上的破坏,从而造成神经根生物力学特性的改变。

3. 骨与关节生物力学

1) 骨骼生物力学

(1) 结构特点:骨骼系统是人体重要的力学支柱,不仅承受着各种载荷,还为肌肉提供可靠的动力联系和附着点,骨组织主要由骨细胞、有机纤维、黏蛋白、无机结晶体和水组成。

(2) 力学特性:骨的生物活性来源于骨细胞。胶原纤维借助黏蛋白的胶合形成网状支架。微小的羟磷灰石晶粒充填于网状支架并牢固地附着于纤维表面,这种结构不仅具有较好的弹性和韧性,还具有较大的强度和刚度。胶原平行有序排列并与基质结成片状形成骨板,是形成密质骨的单元。胶原与基质黏附交错无序则形成棒状骨小梁,是形成疏质骨的单元。骨的力学性质受人的年龄、性别、部位等因素的影响。

(3) 骨的变形:以弯曲和扭转最为常见。弯曲是沿特定方向上连续变化的线应变的分布,扭转是沿特定方向上的角应变的连续变化。骨骼的层状结构充分发挥了其力学性能。从受力情况分析,一长骨若中部受到垂直于长轴的力的作用,该长骨的两端由关节固定,中间部的力使其长度伸长并弯曲,与两端关节固定点形成相反的平行力,越靠近骨皮质部应力越大。若受到扭转力的作用,情况亦是如此。骨的一部分类似于一个圆柱体,圆柱受一对大小相等、方向相反的力矩作用发生角应变,轴心的应变及剪切力为零,圆柱表面的力最大,即骨皮质部受的力最大,而骨皮质是最坚硬的部位,抗压、抗扭转力最强。

2) 应力对骨生长的作用

(1) 应力刺激:骨是能再生和修复的生物活性材料,有机体内的骨处于增殖和再吸收两种相反的过程中,此过程受很多因素的影响,如应力、年龄、性别及某些激素水平,但应力是比较重要的因素。应力刺激对骨的强度和功能的维持有积极的意义。研究表明,骨骼都有其最适宜的应力范围,应力过高或过低都会使其吸收加快。如瘫痪的患者,骨骼长期缺乏肌肉运动的应力作用,使骨吸收加快,产生骨质疏松。反复承受高应力的作用,可引起骨膜下的骨质增生。

(2) 应力与骨折愈合:骨折后的骨愈合需骨痂形成,而骨痂的形成需要应力的刺激。骨在应力作用下羟磷灰石结晶的溶解增加,使发生应变的骨组织间隙液里的钙离子浓度增大,以利于无机晶体的沉积。骨的重建是骨对应力的适应,骨在需要应力的部位生长,在不需要的部位吸收。制动或活动减少时,骨缺乏应力刺激而出现骨膜下的骨质吸收,骨的强度降低。骨折钢板内固定时,载荷通过钢板传递,骨骼受到的应力刺激减少,骨骼的直径缩小,抗扭转能力下降。因此,骨折后适当的应力刺激可加速骨折愈合。

3) 骨与关节的运动

骨骼运动会产生相应的关节运动。骨骼运动有两种基本形式:旋转和线形位移。骨骼的旋转会产生关节的滚动-滑行(joint roll-gliding),其线形运动会产生关节的滑行、牵引、压缩。

(1) 骨骼旋转：主动运动和被动运动均可产生骨骼的旋转,旋转分为单轴旋转和多轴旋转。单轴旋转即围绕一轴且发生于一平面的骨骼旋转,从功能上讲又称解剖运动。多轴旋转即围绕多于一轴并产生多于一平面的骨骼运动,其代表了生活中大部分功能性动作,所以又称功能运动。正常关节的运动可产生的滚动-滑行,是与骨骼旋转有关的关节运动。滚动发生于两关节形状不同的情况下,接触点同时变化,所发生的运动为成角运动,无论关节表面凹或凸,滚动的方向总是朝向成角骨运动的方向。滑行发生于一侧关节面的一点接触对侧关节面的不同点时,滑行的方向取决于运动骨关节面的凹凸形状,当运动骨关节面凸出时,滑行方向与成角骨运动方向相反;当运动骨关节面凹陷时,滑行方向与成角骨运动方向相同。

(2) 骨骼的线形位移：是由作用于身体上的外力而形成的,分为牵引(traction)、压缩(compression)和滑行(gliding)。治疗面是指经过关节凹面,垂直于旋转中心与关节接触面中点连线的平面。对于凹面更紧密,治疗面与关节的凹面同步移动;对于凸面关节,凸面移动时治疗面保持不动。牵引是指与治疗面垂直且远离治疗面的线形运动。压缩是指与治疗面垂直且移向治疗面的线形运动。滑行是指与治疗面平行的关节活动性动作。

4. 关节软骨的生物力学

1) 关节的稳定性和灵活性

关节的运动方式和运动幅度取决于关节的形态结构。关节在形态和结构上各有其特点,稳定性大的关节如膝关节,活动度较小,灵活性较差;而灵活性大的关节如肩关节,稳定性差。影响关节稳定性和灵活性的因素有：组成关节的两个关节面弧度之差,关节囊的厚薄与松紧度,关节韧带的强弱与多少,关节周围肌群的强弱与伸展性。

2) 关节软骨的构成与生物力学

(1) 结构特点与组成：关节软骨主要由大量的细胞外基质和散在分布的高度特异细胞(软骨细胞)组成,基质的主要成分是水、蛋白多糖和胶原,并有少量的糖蛋白和其他蛋白。这些成分构成了关节软骨独特而复杂的力学特性。关节软骨分为4层：浅表层、中间层(或移形层)、深层和钙化软骨层。浅表层纤细的胶原纤维与关节表面平行,软骨细胞伸长且长轴与关节表面平行,蛋白多糖的含量低,水分的含量最多。中间层胶原纤维略粗,排列不太整齐,软骨细胞近似圆形。深层含蛋白多糖最多,水分最少,胶原纤维的直径更粗,与关节表面垂直排列,软骨细胞呈球形,常以柱状排列。最深层是钙化软骨层,将透明软骨与软骨下骨分开,其特征是被磷酸盐包裹的小细胞散在软骨基质中。

(2) 生物力学特性：关节软骨是组成活动关节面的有弹性的负重组织,可减小关节面反复滑动中的摩擦,具有润滑和耐磨的特性,并具有吸收机械震荡的作用,传导负荷至软骨下骨的作用。关节软骨的组成特点决定了其具有液压渗透性、黏弹性、剪切特性及拉伸特性。

3) 负荷对软骨的作用

关节软骨是没有神经支配的组织,所以调节人体许多生理活动的神经冲动不能为软骨细胞传递信息。软骨细胞对于压力-形变非常敏感,作用在组织中的力学变化可导致细胞膜应力-应变的变化,使细胞获得足够的信息。关节负荷的类型、强度和频率直接影响关节软骨的功能,当负重的强度和频率超出或低于某一范围时,关节软骨的合成和降解的平衡被打破,软骨的组成与超微结构将发生变化。

5. 肌肉的生物力学

1) 肌肉的力学特性

(1) 肌肉的4个特性：兴奋性、收缩性、伸展性和弹性。肌肉的兴奋性和收缩性表现为,在刺激作用下能发生兴奋和产生收缩的反应;肌肉的伸展性指肌肉在放松状态下,受到外力的作用时长度延伸的能力;肌肉的弹性是指当外力去除后,肌肉恢复原来长度的能力。

（2）运动单位募集：指进行特定活动动作时，通过大脑皮质的运动程序，调集相应数量的运动神经元及其所支配的肌肉纤维的兴奋和收缩过程。运动单位募集越多，肌力就越大。运动单位募集受中枢神经系统功能状态的影响。当运动神经发出的冲动强度大、冲动的频率高时，激活的运动单位就多。

（3）杠杆效率：肌肉收缩产生的实际力矩输出受运动节段杠杆效率的影响。如髌骨切除后股四头肌力臂缩短，伸膝力矩将减小约30%。

2）肌肉的类型

（1）按肌细胞分化分类：骨骼肌、心肌和平滑肌。

（2）按运动作用分类：原动肌、拮抗肌、固定肌和协同肌。在不同的运动中，某块肌肉可担当原动肌、拮抗肌、固定肌或协同肌等不同的角色；即使在同一运动中，由于重力的协助或抵抗，同一块肌肉的作用也会改变。

（3）肌纤维分类：人类骨骼肌存在3种不同功能的肌纤维。Ⅰ型慢缩纤维：又称红肌，即缓慢-氧化型肌纤维；Ⅱa型和Ⅱb型快缩纤维：又称白肌，即快速-糖原分解型肌纤维。肌肉的运动是保持其功能的主要因素。在相对低强度下的反复收缩，可增加线粒体量和质，能量释放酶（三羧酸循环酶和长链脂肪酸氧化酶）和电子传送能力提高，肌纤维稍有增粗，以红肌纤维改变为主，肌耐力增加。力量运动时，每一肌横断面积范围内增加力的负荷（即募集增多和频率增加），肌纤维横截面积增大，以白肌纤维为主，蛋白合成能力增强，分解降低，线粒体数量相对减少，无氧代谢能力增强，单位时间内肌肉的爆发力增大。

3）肌细胞结构和生理特性

人体各种形式的运动主要是靠一些肌细胞的收缩活动来完成，各种收缩活动都与细胞内所含的收缩蛋白质、肌凝蛋白和肌纤维蛋白的相互作用有关。

（1）生理特性：骨骼肌是体内最多的组织，约占体重的40%。在骨和关节的配合下，通过骨骼肌的收缩和舒张完成各种躯体运动，每个骨骼肌纤维都是一个独立的功能单位和结构单位。

（2）肌纤维组成：每个肌纤维含有大量的肌原纤维，全长均呈规则的明、暗交替，分别称明带和暗带。暗带的长度比较固定，在暗带的中央有一段相对透明的区域称H带，它的长度随肌肉所处状态的不同而有所变化，在H带的中央又有一条横向的M线。明带的长度是可变的，在肌肉静息时较长，收缩时变短。明带的中央也有一条横向的暗线，称Z线；肌原纤维上每两条Z线之间的结构称为肌小节。肌小节的明带和暗带包含更细的、平行排列的丝状结构，称为肌丝；明带中的较细，称为细肌丝。细肌丝由Z线结构向两侧明带伸出，必然有一段要深入暗带和粗肌丝处于交错和重叠的状态。当肌肉被动拉长时，肌小节长度增大，运动细肌丝由暗带重叠区拉出，使明带长度增大。

（3）肌细胞的收缩：肌细胞收缩机制理论多使用滑行学说。滑行学说认为，肌细胞收缩时，肌原纤维的缩短不是细胞内肌丝本身的缩短或卷曲，而是细肌丝在粗肌丝间滑行的结果。此理论在实践中得到证实，当肌细胞收缩时，见到Z线互相靠拢，肌小节变短，明带和H区变短甚至消失，而暗带的长度则保持不变，这就是细肌丝在粗肌丝之间向M线方向滑动的结果。从该实验可看出，肌纤维缩短是有一定限度的，参加收缩的肌原纤维所含的肌小节变成最短时即是肌细胞缩短的最大限度。

4）肌肉的收缩形式

骨骼肌在运动神经的支配下，产生肌肉的收缩或肌张力增加，在骨关节和韧带的配合下完成躯体的各种运动。

（1）等长收缩（isometric contraction）：是指肌肉收缩时只有张力的增加而无长度的缩短。此时肌肉承受的负荷等于或大于肌肉收缩力。等长收缩时由于无肌肉缩短可产生很大的张力，但由于肌肉作用的物体未发生位移，所以未对物体做功。它的主要作用是维持人体的位置和姿势。

（2）等张收缩（isotonic contraction）：是指肌肉收缩时只有长度的缩短而无张力的改变，有关节的运动。此时肌肉承受的负荷小于肌肉收缩力,肌肉的收缩力克服施加给它的负荷外,还能使物体发生位移,所以它对物体做了功。人体四肢特别是上肢的运动主要是等张收缩。一般情况下,人体骨骼肌的收缩大多是混合式收缩,也就是既有张力的增加,又有长度的缩短,而且总是张力增加在前。当肌张力增加到超过负荷时,肌肉收缩才出现长度的缩短。一旦出现肌肉长度的缩短,肌张力就不再增加了。

5) 骨骼肌收缩与负荷的关系

影响骨骼肌收缩的主要因素有前负荷(preload)、后负荷(afterload)和肌肉的收缩力(contractility)。

(1) 前负荷:是指肌肉收缩前已存在的负荷,与肌肉的初长度关系密切。初长度是指肌肉收缩前在前负荷作用下的长度。在一定范围内,肌肉的初长度与肌张力呈正比关系,但是超过该限度则呈反比关系。也就是说,在初长度增加的开始阶段,增加初长度能使肌张力相应增大,但如果初长度增加超过某一点时再增加初长度,肌张力不但不会增大反而减小,该点产生的肌张力最大,称最适初长度。肌肉处于最适初长度时收缩产生的张力最大,收缩速度最快,做功的效率也最高。

(2) 后负荷:是指肌肉开始收缩时承受的负荷。肌肉在有后负荷的情况下收缩,总是肌张力增加在前,肌长度缩短在后。在一定范围内,肌肉的收缩速度与后负荷呈反比关系,称为张力-速度曲线。当后负荷增加到某一数值时,肌肉产生的张力可达最大限度,此时肌肉将不出现缩短,初速度为零,其收缩形式为等长收缩。前后负荷为零时,肌肉收缩不需克服阻力,速度达到最大值。在肌肉初速度为零和速度最大之间,肌肉收缩既产生张力又出现缩短,而且每次此类收缩一出现,张力都不再增加,此时的收缩形式为等张收缩。

(3) 肌肉收缩力:在临床上称为肌力,其大小受很多因素的影响。如肌肉的生理横截面、肌肉的初长度、运动单位的募集、肌纤维的走向与肌腱长轴的关系和骨关节的杠杆效率等。肌肉内部功能状态的改变也直接影响肌力,如缺氧、酸中毒可降低肌肉的收缩能力,而钙离子、肾上腺素则可增强肌肉的收缩能力。

6. 韧带和肌腱的力学特性

骨骼周围的肌腱、韧带、关节囊、皮肤,以及外伤后引起的瘢痕组织中的纤维组织,主要由胶原纤维构成。由于胶原纤维内的细纤维在未受载荷时呈波浪状,载荷开始后胶原纤维被拉直、伸长,直至屈服点,继而产生非弹性变形,直至达到极限而断裂破坏。破坏时的变形范围为 6%~8%。

1) 韧带的力学特性

韧带的黏弹性:韧带在牵拉载荷的应力作用下呈现以下力学特征。

(1) 非线性应力-应变关系:韧带胶原纤维并非全部平行排列,当韧带的拉伸载荷开始时,仅与载荷作用方向一致的纤维承受最大牵伸而被完全拉直。随着牵伸力越加越大时,越来越多的非平行纤维受到载荷而被拉直。载荷的不断增大,韧带进一步延长,呈现越来越大的刚性,有利于在应力下保持关节的稳定和牢固。

(2) 蠕变:在静力学试验时,如载荷不再增加,但恒定地维持下去,韧带还可以缓慢地继续延长。在反复多次牵伸后也有类似的蠕变现象,即牵伸到达同样长度所需的载荷逐步减少。

(3) 应力松弛:在韧带受载荷牵伸而延长时,如其长度维持不变,则韧带内因牵伸而提高的张力会逐步下降,称为应力松弛现象。

(4) 塑性延长:肌腱在载荷牵伸下,发生弹性延长和塑性延长。前者在应力去除后回缩,后者则为持久地延长。

2) 肌腱的力学特性

肌腱的胶原纤维几乎完全呈平行排列,使其能承受较高的拉伸载荷。人体韧带的拉伸变形范围为 6%~8%(屈服点),腱的应变范围为 10%~15%。通常肌腱的横截面积越大,所能承受的载荷也越大。健康肌腱的拉伸载荷强度极限为肌肉的 2 倍。

上述特性对牵伸肌腱、韧带及粘连组织,改善关节柔韧性,矫治关节的纤维性挛缩强直有重要意义。

7. 人体力学杠杆

1)基本概念

人体运动系统中肌肉、骨骼和关节的运动都存在着杠杆原理,各种复杂的运动均可以分解为一系列的杠杆运动。杠杆主要分为力点、支点和阻力点 3 个部分。

(1)力点、支点和阻力点:动力作用点称为力点,在骨杠杆上力点是肌肉的附着点;支点是指杠杆绕着转动的轴心点,在肢体杠杆上支点是关节的运动中心;阻力点又称重力点,是骨杠杆上的阻力,指运动节段的重力,运动器械的重力,摩擦力或弹力以及拮抗肌的张力,韧带、筋膜的抗牵张拉力所造成的阻力。在一个杠杆系统中的阻力作用点只有一个,即全部阻力的合力作用点为唯一的阻力点。

(2)力臂:支点到力点的垂直距离为力臂,支点到阻力点的垂直距离为阻力臂。

(3)力矩:表示力对物体转动作用的大小,是力和力臂的乘积。力矩方向用顺时针方向和逆时针方向来表示。习惯上把顺时针方向的力矩规定为正力矩,逆时针方向的力矩规定为负力矩。规定正负之后,几个力矩的合成就可以用代数和来计算。

2)分类

根据杠杆力点、支点和阻力点的不同,可以将杠杆分为以下 3 类。

(1)第 1 类杠杆:支点在力点和阻力点中间,主要作用是传递动力和保持平衡,故称为平衡杠杆。当支点靠近力点时,有增大速度和幅度的作用,支点靠近阻力点时有省力的作用。如肱三头肌作用于鹰嘴时,产生伸肘作用。由于肌肉附着点接近肘关节,故手部有很大的运动幅度,然而手部较小的阻力即可阻止肱三头肌的运动。枕寰关节为支点,颈后肌的牵拉力为 F,头的重量为 R,借助平衡杠杆维持头的平衡。

(2)第 2 类杠杆:阻力点位于力点和支点之间。如一根一端支在地上,向上撬动重物的棍棒。这类杠杆力臂始终大于阻力臂,可用较小的力来克服较大的阻力,有利于做功,故称为省力杠杆。在人体上,这类杠杆在静态时比较少见,只有在动态时可以观察到,如站立提踵时,以跖趾关节为支点,小腿三头肌以较大的跟腱附着于跟骨上的支点为力点,人体重力通过距骨体形成阻力点,在跟骨和距骨构成的杠杆支点位于支点和力点之间。因此,可用较小的力支起较大的体重,在行走、跑、跳时起作用。

(3)第 3 类杠杆:力点位于阻力点和支点之间。此类杠杆因为力臂始终小于阻力臂,力臂须大于阻力才能引起运动,不省力但可以获得较大的运动速度,故称为速度杠杆。如手提重物屈肘,肱二头肌为作用力,阻力在手部,肘关节为支点,作用力臂小于阻力臂,通过较大的作用力来获得重物距离的移动,对速度和关节活动度有利。

(4)杠杆的力学特性:人体中多数是第 1、3 类的杠杆,其特点是将肌腱的运动范围在同方向或反方向上放大,比较费力,肌肉附着点越靠近关节越明显。这种排列的生物学优势就是肌肉集中排列,能使肌肉更轻、更细。若一块肌肉跨过关节分别止于 2 块骨上,一块固定,另一块可动,那么肌肉收缩可产生两个效应:转动效应和关节的反作用力。人体运动系统主要是通过杠杆原理达到省力、获得速度、防止损伤的目的。

二、运动生理学

1. 心血管系统

运动时心血管系统为了满足运动肌群的代谢性需要自动进行复杂的功能调节,其调节程度取决于运动的强度。这种调节主要表现为局部的自动调节(autoregulation)和神经性调节(neurogenic control),前者为组织提供氧的需求和清除代谢废物,后者参与血压的维持。

1)肌肉血流的自动调节

由于肌肉系统中血管的总容量极大,若完全扩张,则可超过全身总血容量。因此,在做功肌肉血管开放的同时,其他脏器血管相应收缩,使血液重新分配。

2) 神经性调节

运动中血流分布的改变主要由于交感神经和激素的调节作用所致。交感神经分布广泛,对脾、肾、肠管和皮肤血管的作用强烈,对脑、骨骼肌和心脏的作用相对较弱。运动时交感神经兴奋,使得血液重新分配,以适应运动中的代谢需要;同时也会引起静脉血管的收缩,增加回心血量。

3) 局部因素的调节

在静息状态下,由于骨骼肌中血管平滑肌具有较高的张力(血管收缩),血液流经每克肌肉的流量极低。在运动中,这种肌张力很快减弱,即使在刚开始运动后的数秒钟内就已出现,因而血管很快舒张。由于血液是人体内环境中主要的物质载体,不仅提供给做功肌以较多的氧和营养物质,而且由于酶、激素、无机盐、免疫物的运送,对全身均产生强烈的调节作用。

4) 运动中的循环调节

(1) 心率和心每搏输出量:在运动中,每分钟心输出量的增加或维持,可通过增快心率或增加每搏输出量或两者均增加来达到。心率的变化是受神经和体液的调节。影响心每搏输出量的主要因素有心室收缩力、心室流出道和血管的阻力、回心血量。

(2) 心输出量:运动中必须保持较高的心输出量,以保证肌肉、呼吸和全身脏器的需要。静息仰卧时,成人每分钟心输出量是 4～5 L,站立时略有减少,运动中心输出量增加,健康人每分钟心输出量可增至 20 L 左右。其计算公式是:心输出量＝每搏出量×心率＝每分摄氧量/动静脉氧分压差。

(3) 血压和血管阻力:运动时,心输出量增多和血管阻力因素可以引起相应的血压增高。但在运动中,由于骨骼肌血管床的扩张,总外周血管阻力明显下降,这样有利于增加心输出量,并减少输送氧给做功肌的阻力。血管反应良好的人群可以进行动力性、耐力性和大肌群参与的运动项目(如跑步、骑自行车等),剧烈运动时收缩压可以增高,舒张压仅轻微升高或不变或稍有下降。在无氧、等长收缩及仅有小肌群参与的大强度运动时,虽可明显增加心输出量,但由于此时局部血管扩张机制的作用较少,总的外周血管阻力没有相应的下降,舒张压升高明显,心室的后负荷加大。

(4) 静脉血回流:运动时,因骨骼肌血管床扩张而引起大量血流灌注,若没有相应的代偿机制常可妨碍静脉血回流。因为静脉管壁较薄,且有静脉瓣,故可阻止血液逆流。当肌肉收缩时,可使静脉受挤压,迫使血液向心脏流动;当下一次肌肉舒张可使静脉重新充盈。这样反复挤压,会产生"按摩"效应,可防止血流淤积。同样,运动时的呼吸动作也促使肢体的静脉血回流入胸腹腔。另外,交感神经可使容量血管收缩,使静脉系统中血流量减少,也是保证回心血量增加的重要因素。

2. 呼吸系统

肺的功能在于进行气体交换、调节血容量及分泌某些内分泌激素,每分通气量是潮气量和呼吸频率的乘积。潮气量又分两部分,一部分气体进入肺泡进行气体交换,称为肺泡通气量;另一部分气体并不进入肺泡,只存在于呼吸道解剖无效腔内,称为无效腔通气量。无效腔通气量和潮气量的比值表示肺泡通气效率。

1) 运动中摄氧量的变化

在摄氧量(VO_2)能够满足需氧量的轻或中等强度运动,只要运动强度不变,即能量消耗恒定时,摄氧量便能保持在一定水平,被称为稳定状态。但在运动刚开始的短时间内,因呼吸、循环的调节较为迟缓,氧在体内的运输滞后,致使摄氧量水平不能立即到位,而是呈指数函数曲线样逐渐上升,此即进入工作的非稳态期,或称为进入工作状态,通常是从无氧供能开始,逐渐增加有氧成分,呈特定的摄氧动力学变化。稳定状态是完全的有氧供能,而进入工作状态这一阶段的摄氧量与根据稳定状态推断的需氧量相比,其不足部分即无氧供能部分,则传统地被称为氧亏。当运动结束进入恢复期时,摄氧量也并非从高水平立即降至静息时的水平,而是通过快、慢两个下降曲线逐渐移行到静息水平。这一超过静息状态水平多消耗的氧量,则传统地称为氧债,并认为氧债与总的氧亏等量。

2)最大摄氧量

运动时消耗的能量随运动强度加大而增加。随着运动强度的加大,摄氧量达到最大而不再能增加的值,称为最大摄氧量。

三、运动生化

1. 代谢的基本概念

代谢(metabolism)泛指机体内各种物质新旧更替的化学变化过程,需要酶的催化。代谢过程可分为两类,即分解代谢(catabolism)和合成代谢(anabolism)。

代谢的调控是通过关键限速酶的活性调节来实现,调控有两个水平:① 细胞内水平,主要由代谢底物、产物来完成;② 整体水平,主要通过神经内分泌系统来实现。

2. 糖代谢

1)糖的主要功能

糖的基本结构式是 CH_2O,也称为碳水化合物,是人体能量的主要来源;还参与构成糖蛋白、糖脂;血浆蛋白、抗体和某些酶肌激素中也含糖。

2)糖的分解代谢

(1)糖酵解:是指细胞在无氧条件下,胞质中分解葡萄糖生成丙酮酸并产生少量三磷酸腺苷(ATP)的过程。少数组织即使在有氧条件下,仍需从糖酵解获得能量。另外,剧烈运动时,缺氧肌肉必须通过糖酵解获能。糖酵解过度产生过多乳酸,可致酸中毒。

(2)有氧氧化:有氧条件下,葡萄糖氧化分解生成二氧化碳和水,是糖分解代谢的主要方式。① 氧化阶段:第 1 阶段是在细胞液中由葡萄糖生成丙酮酸。第 2 阶段是在上述过程中产生的还原型烟酰胺腺嘌呤二核苷酸(NADH⁺)、H⁺ 和丙酮酸在有氧状态下进入线粒体中,丙酮酸氧化脱羧生成乙酰辅酶 A(CoA)进入三羧酸循环,进而氧化生成 CO_2 和 H_2O,同时 NADH⁺、H⁺ 等可经过呼吸链传递,伴随氧化磷酸化过程生成 H_2O 和 ATP。② 三羧酸循环:有氧氧化始于乙酰辅酶 A(CoA),与草酰乙酸缩合生成含有 3 个羧基的柠檬酸,因此称为三羧酸循环,是机体获能的主要方式。糖的有氧氧化不但释能效率高,而且逐步释能,并逐步储存于 ATP 分子中,能的利用率很高。三羧酸循环是糖、脂肪和蛋白质 3 种物质在体内彻底氧化的共同代谢途径,乙酰辅酶 A(CoA)不但是糖氧化分解产物,也可来自甘油、脂肪酸和氨基酸代谢,人体内 2/3 的有机物是通过三羧酸循环而被分解。三羧酸循环是体内 3 种主要有机物互变的联结机构。③ 磷酸戊糖途径:又称为己糖单磷酸旁路或磷酸葡萄糖旁路。此途径由 6-磷酸葡萄糖开始生成具有重要生理功能的烟腺胺腺嘌呤二核苷酸(还原型)(NADPH)和 5-磷酸核糖。其意义是作为供氢体,参与体内多种生物合成反应,如脂肪酸、胆固醇和类固醇激素的生物合成;维持还原型谷胱甘肽(GSH)的正常含量;参与激素、糖醛酸代谢药物、毒物的生物转化过程。④ 糖醛酸代谢:主要在肝脏和红细胞中进行,有尿嘧啶核苷二磷酸葡萄糖(UDPG)进入糖原合成途径,经过一系列反应后生成磷酸戊糖通路。

3)糖原

糖原是由多个葡萄糖组成的带分支的大分子多糖,是体内糖的储存形式,主要储存在肌肉和肝脏中。葡萄糖合成糖原的反应在细胞质中进行,需要消耗 ATP。

4)糖异生

非糖类物质转变为葡萄糖或糖原的过程称为糖异生。运动时,糖异生的成分和相对作用不断变化。

糖异生是维持机体代谢的重要途径,对保证某些主要依赖葡萄糖供能的组织功能具有重要意义。

5) 糖的细胞转运

葡萄糖不能直接扩散进入细胞,有两种转运方式:① 与 Na^+ 共转运,是耗能逆浓度梯度转运,主要发生在小肠黏膜细胞、肾小管上皮细胞等部位。② 通过细胞膜上特定转运载体将葡萄糖转运入细胞内,是不耗能顺浓度梯度的转运。

6) 运动的能量代谢

运动时能量代谢体系由两种代谢过程(无氧运动和有氧运动过程)和 3 个供能系统(磷酸原系统、糖酵解系统和有氧氧化系统)组成。

7) 运动与糖代谢

糖的分解代谢是人体获能的重要途径,也是运动时骨骼肌细胞获能的主要方式。如进行 60 min 以上的运动,来自糖的能量占总消耗量的 50%～90%。有氧氧化是糖分解的最重要途径。短时间运动时,糖酵解供能越多,运动能力就越强。有氧氧化是长时间大强度运动的重要能量来源。

8) 运动与肌糖原

肌糖原是运动中的主要能源,运动强度越大,肌糖原利用越多。外源性葡萄糖并不能替代肌糖原。50%VO_{2max} 强度时,摄入的葡萄糖才能取代肌糖原为活动肌肉所利用。肌糖原在储存时伴有结合水,耐力运动时肌糖原大量排空,可释放出结合水,对维持运动中水的代谢和防止脱水有积极意义。

9) 运动与乳酸代谢

肌肉收缩时可产生乳酸,乳酸的清除率伴随乳酸浓度的升高而相应加快,运动可以加速乳酸清除。

10) 运动时糖异生的意义

① 维持运动中血糖稳定;② 有利于乳酸利用;③ 促进脂肪的氧化分解功能和氨基酸代谢。

11) 运动中血糖的意义

① 中枢神经的主要功能物质:血糖对维持中枢神经系统的正常功能有重要作用,脑组织对血糖极为敏感。② 红细胞的唯一能量来源:成熟的红细胞没有线粒体,不能进行有氧氧化,主要通过糖酵解途径获能(85%～95%),极少部分通过磷酸戊糖途径(5%～10%)。③ 是运动肌的肌外燃料:运动时骨骼肌不断地吸取和利用血液,以减少肌糖原的消耗,防止肌肉疲劳过早发生。

12) 运动对血糖的影响

① 运动强度:短时间极量运动初始阶段,肌细胞不吸收血糖;中等强度运动初期,肌肉吸收血糖快速上升。肌肉摄取血糖,低强度运动时增加 2～3 倍,剧烈运动时增加 4～5 倍。② 运动时间:随着运动时间的延长,运动肌摄取血糖的量保持上升趋势。短时间大强度运动时血糖变化不大,但是运动后血糖明显上升;长时间运动血糖下降。③ 肌糖原储量:运动前肌糖原的储量对血糖吸收的影响不大,高肌糖原储备可以使运动肌摄取和利用血糖量减少,有利于维持运动中正常血糖水平,延缓运动性疲劳的发生。

13) 运动对血糖的调节

运动对血糖的调节是由神经系统、激素和组织器官的协同作用完成的。运动中交感神经兴奋,升血糖类激素分泌增多,胰岛素分泌减少,对维持血糖浓度稳定、实现体内血糖调节、保持运动能力非常重要。① 激素:升高血糖的激素有肾上腺素、胰高糖素、糖皮质激素、生长激素,降低血糖的激素有胰岛素。② 交感神经:促进肝糖原分解和糖原异生增强,具有升高血糖的作用。③ 副交感神经:除了对肝脏直接控制外,还可以通过激素分泌间接调节血糖浓度。

3. 脂肪代谢

1) 血脂

血浆中的酯类统称血脂,包括甘油三酯、磷脂、胆固醇及其酯和非酯化脂肪(游离脂肪酸),分为脂肪

(fat)和类脂(lipids)。

(1) 脂肪：是甘油和各种脂肪酸链脱水形成的甘油三酯的混合物,是人体重要的产能营养素和储能物质。

(2) 类脂：包括磷脂、糖脂和胆固醇三大类。

2) 甘油三酯

甘油三酯是人体内含量最多的酯类,肝脏、脂肪等组织可合成甘油三酯储存在脂肪中。

3) 脂肪酸

脂肪酸是在有充足氧供给的情况下,可氧化分解为 CO_2 和 H_2O,释放大量能量。肝和肌肉是脂肪酸氧化最活跃的组织,氧化形式主要是 β 氧化。运动少于 30 min 时以糖供能为主,大于 30 min 时以脂肪供能为主。

4) 胆固醇

胆固醇是体内最丰富的固醇类化合物,是细胞生物膜的构成成分,又是类固醇类激素、胆汁酸及维生素 D 的前体物质。

5) 脂蛋白

血浆甘油三酯(TG)、磷脂、胆固醇、胆固醇脂与载脂蛋白结合构成各种脂蛋白,包括高密度脂蛋白(HDL)、低密度脂蛋白(LDL)、极低密度脂蛋白(VLDL)及乳糜微粒(CM)。其中含胆固醇最高的是 LDL(50%);含 TG 最多的是 CM(88%),其次是 VLDL(54%)。

6) 运动与脂质代谢

运动时脂肪有 3 种供能形式：① 脂肪酸氧化：心肌和骨骼肌等组织中脂肪酸可经氧化生成 CO_2 和水,是主要供能形式。② 酮体：在肝脏中脂肪酸氧化不完全,产生中间产物乙酰乙酸、β-羟丁酸和丙酮,合称酮体。③ 糖异生：在肝肾细胞中甘油作为非糖类物质异生为葡萄糖,维持血糖水平。

7) 运动与游离脂肪酸

血脂的主要成分是血浆 TG 和血浆胆固醇,耐力运动可以使老年人血浆 TG 浓度上升趋势明显减缓。高血脂者参加有氧运动,可明显降低血浆 TG 浓度。

4. 蛋白质代谢

1) 氨基酸

蛋白质在酶的催化作用下水解为氨基酸,氨基酸进行分解代谢或参与新的蛋白质合成。氨基酸的主要功能是合成蛋白质,也合成多肽及其他含氮的生理活性物质。除了维生素之外,体内各种含氮物质几乎都可以由氨基酸转变而成。

2) 氨基酸的来源

有两个来源：① 外源性：食物蛋白消化吸收,以氨基酸的形式通过血液循环运到全身各个组织。② 内源性：机体蛋白质在酶的作用下分解为氨基酸;同时,机体还能合成部分氨基酸。

3) 运动与蛋白质代谢

长时间运动时,氨基酸异生为糖可维持血糖稳定;氨基酸的直接被氧化和促进脂肪酸的被氧化利用,对维持运动能力起重要作用。长时间大强度运动,氨基酸可提供 5%~18% 的能量。

5. 激素

1) 定义

激素是内分泌细胞分泌的经体液传递信息的生物活性物质,是控制人体物质代谢和生理功能的重要因子。

2) 激素的作用方式

① 远距离分泌：大多数激素借助血液运输到远距离的靶细胞发挥作用。② 旁分泌：通过细胞间隙弥

散到邻近的细胞发挥作用。③ 自分泌：通过局部弥散又返回作用于该内分泌细胞，发挥反馈作用。④ 神经分泌：神经细胞分泌的神经激素通过轴浆运输到末梢释放，再经血液的运输作用于靶细胞。

3) 激素分类

(1) 含氮激素：包括蛋白质激素(如胰岛素、甲状旁腺激素等)、肽类(如神经垂体激素、降钙素、胰高血糖素等)、胺类(如肾上腺素、去甲肾上腺素、甲状腺素等)。

(2) 类固醇激素：肾上腺皮质激素与性激素。

4) 激素调节

激素以相对恒定的速度(如甲状腺素)或一定节律(如皮质醇、性激素)释放。生理或病理因素可影响激素的基础性分泌，反馈调节系统是内分泌系统中的重要自我调节机制。

5) 激素与受体

激素需与特异的受体结合以启动其生理活性。激素与受体的结合为特异性的，并且是不可逆性的，符合质量与作用定律。

6. 水与电解质

1) 体液

主要成分是水和电解质。

(1) 细胞内液：男性约占体重的 40%，女性约占 35%。细胞内液绝大部分存在于骨骼肌群。

(2) 细胞外液：约占体重的 20%。细胞外液又分为血浆和组织间液。血浆量约占体重的 5%，组织间液量约占 15%。

2) 体液平衡的调节

机体主要通过肾来调节体液的平衡，保持内环境稳定。肾的调节功能受神经和内分泌反应的影响。

3) 酸碱平衡的维持

正常人体的体液缓冲系统、肺的呼吸和肾的调节作用使血液 pH 值保持在 7.35～7.45。

4) 水电解质失调

(1) 容量失调：体液量等渗性减少或增加，引起细胞外液量改变，发生缺水或水过多。

(2) 浓度失调：细胞外液水分的增减导致渗透压改变，如低钠血症或高钠血症。

(3) 成分失调：细胞外液离子浓度改变，但不明显改变细胞外液的渗透压，仅造成体液的成分失调，如酸中毒或碱中毒、低钾血症或高钾血症，以及低钙血症或高钙血症等。

(梁贞文)

第三节　人体发育学基础

一、基本概念

1. 生长发育

人的生长发育是指从受精卵到成人的成熟过程。生长发育包括生长、发育、成熟 3 个概念。① 生长(growth)：是指儿童身体器官、系统和身体形态上的变化，以身高(身长)、体重、头围、胸围等体格测量表示，是量的增加。② 发育(development)：是指细胞、组织和器官的分化与功能成熟，主要指一系列生理、心理和社会功能发育，重点涉及儿童的运动发育、感知发育、思维发育、语言发育、人格发育和学习能力的发育等,是质的改变。生长和发育两者紧密相关,生长是发育的物质基础,生长的量变可在一定程度上反映身体器官、系统的成熟状况,生长和发育两者共同表示机体量和质的动态变化过程。③ 成熟(maturation):是指生命体的结构和功能成为稳定的、完全发育状态,心理学的成熟是指内在自我调节机制的完成和完善状态。自我调节机制决定了个体发育方向、顺序、显露时间等一系列过程。

2. 生长发育障碍

在个体生长发育阶段,由于内在因素或环境因素,影响正常的成长发育过程,称为生长发育障碍。生长发育障碍既可表现为形态结构的生长障碍,也可表现为功能障碍。在个体生长发育期间所发生的疾病、外伤或其他现象,如果不影响儿童的正常身心发育,均不属于生长发育障碍。

3. 生长发育监测

为使生长发育最佳化,应熟悉生长发育理论和循证策略并加强观察,研究生长发育中诸如身体生长与运动功能、认知与语言功能、情感发育与社会功能、生物因素与社会因素等之间的关系,从中找出决定和影响生长发育的诸多因素,探索促进正常生长发育、抑制异常生长发育的理论依据和实践方法。

二、发育理论

生长发育是一个连续的过程,是遗传因素和环境因素相互作用的结果,是身体结构和功能沿着一定方向变化,各项功能的获得按照一定顺序进行的过程。虽然每个个体生长发育过程会有一些差别,但儿童的生长发育一般遵循以下规律。

1. 生长发育的连续性和阶段性

生长发育在整个儿童时期是不间断进行的,不同年龄阶段的生长发育有一定的特点。各年龄阶段按顺序衔接,前一年龄阶段的生长发育为后一年龄阶段的生长发育奠定基础。任何一个阶段的生长发育都不能跳跃,任何一个阶段的生长发育发生障碍,都会影响后一阶段的生长发育。一般年龄越小体格增长越快,出生后以最初 6 个月生长最快,尤其是前 3 个月;第一年为生后第一个生长高峰,第二年起逐渐减慢,到青春期又猛然加快。

2. 生长发育的不均衡性

人体各器官系统的发育顺序遵循一定规律,不以同一速度生长和停止生长,即有先有后,快慢不一。如神经系统发育较早,脑在生后 2 年内发育较快,7～8 岁脑的重量已接近成人。生殖系统发育较晚,淋巴系统发育先快后慢,皮下脂肪发育年幼时较发达,肌肉组织则要到学龄期才加速发育。其他系统的发育基本与体格的生长相平行。体格的生长快慢交替,呈波浪式的速度曲线,男女不同。身体各部位的生长速度不同,所以在整个生长发育过程中身体各部位的增加幅度也不一样;一般头颅增长 1 倍,躯干增长 2 倍,上肢增长 3 倍,下肢增长 4 倍。

3. 生长发育的一般规律

生长发育遵循由上到下、由近到远、由粗到细、由低级到高级、由简单到复杂的规律。如胎儿形态发育首先是头部,然后为躯干,最后为四肢;出生后运动发育的规律是先抬头、后抬胸,再会翻身、坐、立、行(由上到下);从臂到手,从腿到脚的活动(由近到远);从全手掌抓握到手指抓握(由粗到细);先画直线后画圈、图形(由简单到复杂);先会看、听、感觉事物和认识事物,发展到有记忆、思维、分析和判断(由低级到高级)。

4. 生长发育的个体差异

生长发育虽然按照一定规律发展,但在一定范围内因受遗传和环境因素的影响,存在相当大的个体差异。这种差异不仅表现在生长发育的水平方面,而且反映在生长发育的速度、体型特点、达到成熟的时间等方面。每个人生长发育的轨迹不会完全相同,即使在一对同卵双生子之间也存在着微小的差别。

三、发育调控与失控

生长发育是一个极其复杂的过程,基本上受基因调控,但基因的表达也可受到体内、外各种因素的影响。生长发育既取决于生物学因素(内在因素)和社会学因素(外在因素),也取决于两者的相互作用。

生物学因素主要指:① 基因以及内在环境的诸多因素,如胚胎期的营养因素、致畸物质、母亲体质、出生后的各类疾病等,都会直接或间接影响生长发育;② 各种生理功能的建立在生长发育过程中占有重要地位。

社会学因素主要指:除母亲与孩子作为紧密相连的"二联体"这一重要因素外,其他的社会学因素也十分重要。如父亲的重要角色;其他家庭成员对于小儿发育的影响;生长环境中的人与其他因素等。在这些社会学因素中,任何改变都会影响小儿的生长发育。

当生物学与社会学因素异常,导致儿童生长发育违背正常规律时,就会发生形态及功能发育的失控。发育失控原因大致分为以下几类:① 出生前病因,如各类先天畸形、脊柱裂、先天性多发性关节挛缩症、脑性瘫痪、先天性进行性肌营养不良、染色体异常、代谢异常、先天性感染及早产、低出生体重所致的障碍等;② 围生期因素相关病因,如脑性瘫痪、臂丛神经损伤等;③ 出生后病因,如各类外伤、肿瘤、感染等导致的发育障碍。

无论发育障碍的种类和程度如何,对儿童来说都有发育的可能性和潜在发育能力,因此只有应用康复手段,才能抑制异常发育,充分挖掘潜在的发育能力。临床较为常见的发育障碍和异常如下:运动功能障碍、行为障碍或异常、言语和语言障碍、学习障碍、精神发育迟滞、孤独症等。发育障碍中严重者即为重症身心障碍儿。

儿童的生长发育是在复杂的生物学与社会学因素的交互作用中实现的。小儿生长发育中的任何状态都是生物学和社会学因素相互作用而产生的,其中遗传因素与环境因素最具代表性。

1. 遗传因素

细胞染色体所载的基因是决定遗传的物质基础。父母双方的遗传因素决定儿童生长发育的轨迹,或特征、潜力、趋向。种族、家族的遗传信息影响深远。遗传或产前的各类致畸因素导致的基因突变、遗传代谢缺陷病、内分泌障碍等均与遗传有关,并可导致生长发育障碍。

2. 环境因素

环境的影响在儿童的生长发育占有重要的地位,在采取有助于生长和协调发育的措施时必须考虑到环境因素。

1) 营养因素

儿童的生长发育需要充足的营养供给。宫内营养不良的胎儿不仅体格生长落后,严重时还影响脑的发育;出生后营养不良,可影响体重、身高及智能的发育,使身体免疫、内分泌、神经调节等功能低下。

2) 疾病因素

婴幼儿的疾病可以严重阻碍其生长发育。内分泌疾病可以影响骨骼生长和神经系统发育;某些先天性疾病可以导致生长发育迟缓。

3) 母亲因素

胎儿在宫内的发育受孕母生活环境、营养、情绪、疾病等各种因素的影响。母亲妊娠早期的感染可导致胎儿先天畸形,受到某些化学因素、放射性照射和精神创伤等,也可影响胎儿的发育。母亲妊娠期间营养不良或脐带胎盘的异常,可引起流产、早产和胎儿体格及脑发育迟缓。

4) 社会因素

母爱以及母亲关注儿童语言和非语言信号并给予相应回应,应激状态下小儿寻求与父母的亲近以得到安全感,都有助于儿童注意力、语言、社交和健康心理的发育;父亲、其他家庭成员及家庭成员之间相互交流的方式,在儿童生长发育中也起到重要作用。良好的居住环境、良好的生活习惯、科学护理、良好教养、体育锻炼、完善的医疗保健服务等,都是促进儿童生长发育达到最佳状态的重要因素。

四、各期发育特征

人的生长发育具有连续、渐进的特点。在这一过程中随着人体量和质的变化,形成了不同的发育阶段。根据各阶段的特点可将人生全过程划分为 8 个年龄阶段。

1. 胎儿期

从受精卵形成至胎儿娩出前为胎儿期,共 40 周,胎儿的周龄即胎龄。此期是个体出生前身体结构和功能在母体子宫内发育的重要时期,其影响是深远的,对一生有着重要意义。母亲妊娠期间,特别是妊娠早期,如受自身及外界不利因素影响,包括遗传因素、年龄因素、感染、放射线、化学物质、外伤、营养缺乏、疾病和心理创伤等都可能影响胎儿的正常生长发育,导致畸形、流产或宫内发育障碍。

2. 新生儿期

自胎儿娩出脐带结扎至出生后 28 天为新生儿期,此期实际包含在婴儿期内。此期的小儿脱离了母体而独立生存,所处的内外环境发生了根本变化,适应能力尚不完善,加之如果有出生前和出生时的各种不利因素,发病率和病死率都很高,先天畸形也常在此期被发现。此期的主要特征是:① 适应子宫外生活的生理学特征,如肺的换气、循环的重建和肠道的活动。② 适应独立生活的行为学特征及觉醒状态的调节,如注视物体或脸,对声音的反应,为了得到营养、确保安全等对感觉刺激做出适当反应并保持觉醒。新生儿的行为状态决定了他们的肌张力、自主运动等。③ 与外界环境和人相互作用的特征,如可以对环境和人保持警觉并能适应,父母积极地调节婴儿的状态,同时也受到婴儿状态的调节,这种相互作用可以加快婴儿心理稳定和身体发育,同时也为父母和孩子之间心理的沟通奠定了基础,建立了新生儿的社会交往,是人际关系的最初形态。

3. 婴儿期

自胎儿娩出脐带结扎至 1 周岁之前为婴儿期。此期是小儿生长发育最迅速的时期,对营养的需求量相对较高,但各器官系统发育不够成熟和完善,尤其是消化系统的功能不完善,容易发生营养和消化紊乱。来自母体的抗体逐渐减少,自身免疫系统尚未完全成熟,抗感染能力较弱,易发生各种感染和传染性疾病。

此期的主要特征是:① 感觉和运动功能迅速发育,已有触觉和温度觉,味觉更加敏感,嗅觉反应比较灵敏,分辨声音的能力提高并可做出不同反应,追视移动的物体和远处的物体并开始能够分辨红色。原始反射逐渐减弱和消失,立直反射、平衡反应逐渐建立,在不断抗重力伸展发育过程中,从卧位到坐位直至站立和行走。② 言语功能的发育从出生时就能发出哭叫之声,到 1 岁末时大部分婴儿能说几个有意义的词。③ 开始产生最初的思维过程,自我意识萌芽,情绪有所发育。④ 可以接受大小便控制训练。

4. 幼儿期

1 周岁至满 3 周岁之前为幼儿期。此期的主要特征是:① 体格发育速度较前稍减慢;② 智能发育迅速;③ 开始会走,活动范围渐广,接触社会事务渐多,社会适应能力开始形成;④ 语言、思维和社交能力的发育日渐增速;⑤ 消化系统功能仍不完善,营养的需求量仍然相对较高,适宜的喂养是保持正常生长发育的重要环节;⑥ 对于危险事务的识别能力和自身保护能力有限,意外伤害发生率较高。

5. 学龄前期

3~6 周岁入小学前为学龄前期。此期的主要特征是:① 体格发育处于稳步增长状态;② 各类感觉功能已渐趋完善,空间知觉和时间知觉逐渐发育;③ 智能发育更加迅速,理解力逐渐加强,好奇、好模仿;④ 可用语言表达自己的思维和感情,思维活动主要是直观形象活动;⑤ 神经系统兴奋过程占优势,抑制力量相对较弱,容易激动,喜欢喧闹,动作过多,注意力易分散;⑥ 与同龄儿童和社会事物有了广泛的接触,知识面扩大,自理能力和初步社交能力得到锻炼;⑦ 对自己的性别有初步认识。

6. 学龄期

6周岁至青春期前为学龄期。此期的主要特征是:① 体格生长速度相对缓慢,除生殖器官外各器官系统外形均已接近成人;② 认知功能继续发育,智能发育更加成熟,可接受系统的科学文化教育;③ 思维过程开始由具体形象思维向抽象逻辑思维过度;④ 情感的广度、深度和稳定性都较前提高,较高级的情感如道德感、理智感和美感开始发展;⑤ 意志方面开始有了一定程度的自觉性、坚持性和自制力,但还很不稳定;⑥ 个性逐渐形成,带着个人特征的气质倾向已逐渐显露,性格特征也开始显现。

7. 青春期

一般从 10～20 岁,女孩的青春期开始年龄和结束年龄都比男孩早 2 岁左右。青春期的开始和结束年龄存在较大个体差异,可相差 2～4 岁。这是告别童年、向成年过度的转折阶段,也是生理和心理剧烈变化的时期。此期的主要特征是:① 体格生长发育再次加速,出现第 2 次高峰(peak height velocity,PHV),女孩由于耻骨与髂骨下部的生长及脂肪堆积,臀围增大,男孩肩部增宽、下肢较长、肌肉强健;② 生殖系统发育加速并逐渐趋成熟;③ 认知功能继续发育,注意、记忆、知觉和思维能力都有长足的进步,思维活动已能摆脱具体事务的束缚,进入抽象逻辑思维的阶段;④ 个性的形成,自我探索、自我发现和个人价值观念开始形成,人生观和世界观也开始形成;⑤ 随着性的成熟、身材的陡长和第二性征的出现,心理上发生变化。

8. 成人期

18 岁以后为成人期,又分为青年期(18～25 岁)、成年期(25～60 岁)和老年期(60 岁以后),是人生过程中最为漫长的时期。此期生理功能、心理功能以及社会功能都发生巨大变化,此期的主要特征是:① 青年期的发育基本成熟,功能最强但不够稳定;② 成年期的生理功能逐渐衰退并出现更年期,心理功能相对稳定,承担最为重要的社会角色;③ 老年期的生理功能与心理功能全面衰退,社会功能减弱,直至生命结束。

(唐　亮)

第四节　肌　动　学

人体运动学是研究人体活动科学的专门学科,是通过位置、速度、加速度等物理量描述和研究人体(包括各个肢体)运动中的位置随时间变化的规律或在运动过程中所经过的轨迹等(不考虑人体运动状态改变的原因)。

人体各系统的运动包括呼吸运动、体液流动、肌肉骨骼运动、消化运动等。本节重点关注肌肉骨骼运动中肌肉的特殊动力作用,即肌肉骨骼动作学,简称肌动学。

一、肌动学概述

如前所述,康复医学面对的目标群体是各类功能障碍者,这些障碍导致的原因有神经、骨骼、肌肉等。以周围神经损伤为例,在涉及损伤后的功能康复治疗中,除了需要确认具体损伤的神经及其损伤的程度以外,还需要确定该神经所支配的肌肉群,以利于制订有效的功能康复方案。

人体四肢以及躯干的运动需要 3 个系统,即神经系统(指挥系统)、骨关节(支持系统)和肌肉群(动力系统)的完美配合。而各类功能障碍中发病率最高的当属骨关节疾病与神经系统疾病,因而肌动学就成为康复治疗相关的基础知识中最重要的部分。

（一）相关人体运动学知识回顾

1. 人体的运动面

人体的运动面有 3 个。① 水平面：与地面平行的面，把人体分为上下两部分；② 额状面：与身体前或后面平行的面，把人体分成前后两部分；③ 矢状面：与身体侧面平行的面，把人体分为左右两部分。

2. 人体的运动轴

人体的运动轴有 3 个。① 横轴：与地面平行且与额状面平行的轴。② 纵轴：额状面与矢状面相交叉形成的、上下贯穿人体正中的轴。③ 矢状轴：与地平面平行且又与矢状面平行的轴，在水平方向上前后贯穿人体。屈曲(flexion)和伸展(extension)：主要是以横轴为中心，在矢状面上的运动。一般向前运动为屈，向后运动为伸，膝关节以下各关节的运动方向相反。内旋(internal rotation)和外旋(external rotation)：主要是以纵轴为中心，在水平面上的运动。一般肢体各环节由前向内的运动称内旋（前臂称旋前），由前向外旋转的运动称旋外（前臂称旋后）。头、骨盆、脊柱均为向左向右侧回旋，前臂和小腿有旋前和旋后运动，足踝部还有内翻(inversion)和外翻(eversion)运动。

3. 人体的基本运动形式

运动生物力学将人体看作是由上肢、头、躯干和下肢组成的多环节链状形式，它的基本运动形式如下。

（1）上肢的基本运动形式：由上肢各关节共同完成。① 推：在克服阻力时，上肢由屈曲态变为伸展态的动作过程，如胸前传球。② 拉：在克服阻力时，上肢由伸展态变为屈曲态的动作过程，如游泳。在运动中，上肢往往是推、拉动作相结合的运动形式，如划船；有时在伸直时做推拉。③ 鞭打：在克服阻力或自体位移时，上肢各环节依次加速、制动，使末端环节产生极大速度的动作形式，称为鞭打动作，如投掷。

（2）下肢的基本运动形式如下。① 缓冲：在克服阻力时，下肢由伸展态转为较为屈曲态的动作过程，如跳远落地动作。② 蹬伸：在克服阻力时，下肢由屈曲态主动转为伸展态的动作过程，如跳远前起跳时起跳腿的动作。③ 鞭打：在完成自由泳的两腿打水动作时，下肢各环节有类似上肢的鞭打动作。

（3）全身基本运动形式：① 摆动：身体某一部分完成主要动作（如一条腿的起跳）时，另一部分配合主要动作进行加速摆动（如双臂和另一条腿配合起跳的摆动）的运动形式。② 相向运动：依据运动形式，把身体两部分相互接近或远离的运动形式。

4. 生物力学基本概念回顾

（1）应力：指人体结构内某一平面对外部负荷的反应，用单位面积上的力表示(N/cm^2)。

（2）应变：指人体机构内某一点受载时所发生的变形，用变化的长度与原始长度的比表示。

（3）强度和刚度：强度是人体承受负荷时抵抗破坏的能力，用极限应力表示；刚度是人体在受载时抵抗变形的能力。

（4）黏弹性材料的特点如下。① 蠕变：若令应力保持一定，物体的应变随时间的增加而增大，这种现象称为蠕变。② 应力松弛：当物体突然发生应变时，若应变保持一定，则相应的应力将随时间的增加而下降，这种现象称为应力松弛。③ 滞后：若物体承受周期性的加载和卸载，则加载时的应力应变曲线常与卸载时的应力应变曲线不重合，这种现象称为滞后。

（5）稳定角：是重心垂直投影线和重心至支撑面边缘相应点的连线间的夹角。稳定角是影响人体平衡稳定性的力学因素，它综合反映支撑面积大小、重心高低和重心垂直投影线在支撑面内的相对位置对平衡稳定性的影响。

5. 骨的力学特征

1）骨的变形

（1）骨的应力与应变：骨受到外力（载荷），即力和力矩以不同方式施加于骨（骨将受到拉伸、压缩、弯曲、剪切、扭转和复合力等载荷)时,相应地,骨将产生一定应变(骨骼属于弹性材料,对弹性体施加一个外界作用,弹性体会发生形状的改变,称为应变;应力除以应变是一个常数,即弹性模量,是描述物质弹性的一个物理量)。弹性模量越大,产生一定应变所需的应力越大。一般而言,骨承受压力负荷的能力最大,其次是拉力、剪切力和扭转力;骨松质强度低于骨密质。

(2) 长时间载荷作用与形变。① 骨的蠕变:骨受到长时间持续低载荷作用后,其组织会产生缓慢变形称蠕变;在加载后的最初数小时(6～8 h),蠕变现象最显著,随后蠕变的速率则会降低。② 蠕变的意义:蠕变可以致病,如发生颈椎病、腰椎病及部分畸形;蠕变也可以治病,如进行骨折牵引、畸形矫正和关节松动术。

2) Wolf 定律

对一个成型的骨骼来讲,其本身成分的定形与变形随功能性压力的方向而定,其增加或减少的质量可以反映出压力的大小,这就是 Wolf 定律。

(1) 压电效应实验:当压力垂直于骨干时,凹侧压缩部呈"-",凸侧牵张部呈"+",对骨予以机械性冲击会产生瞬间发生电,称为压电现象。骨的逆压电效应:当骨上施加电场时,骨上产生应力或应变。

(2) 骨的热电效应:加热产生热膨胀,从而引起弹性变形,产生压电效应,出现激化电荷。故热电效应是压电效应的次级效应。

(3) 压电效应应用:压缩部有骨形成,牵张部有骨吸收。在骨的自我矫正中,凸出部的骨被吸收;凹陷部可形成骨。电刺激可以进行骨的形成与吸收,"+"(阳极)侧产生骨吸收,"-"(阴极)侧产生骨形成,可将通电应用于骨折治疗中。

(4) 骨的恒定电位:长管状骨表面正常情况下存在一个电位。干骺端是负电位,骨骺相对于干骺端为正电位,骨干为正电位或零电位。代谢越活跃的部位,电位越负。骨折后整个骨的电位立即变为负电位,干骺端负电位变得更负,骨折端电位变负且电位值可大于骨骺端。骨折愈合后,电位恢复正常。

(5) 应力集中:由于截面积改变而引起应力局部增大的现象称为应力集中。等截面受垂直轴向拉压时,截面上的应力分布是均匀的,但是若有孔、洞、裂缝分布时,会使应力不再均匀分布。在孔边附近应力增大,稍远处则急剧下降而趋于平缓,所以应力集中表现了局部性质。骨科中应力集中的现象经常见到,如在骨折内固定时的钻孔手术中,骨骼小缺损都可出现应力集中。这种应力集中使骨强度减弱,在扭转载荷时特别明显,可以使其降低 60%。

(6) 实施康复训练时要注意应力集中现象,防止出现二次骨折。

3) 疲劳性骨折

疲劳性骨折又称应力性骨折,指骨长期承受反复负荷(如长时间的行军、锻炼)后发生微损伤而逐渐形成的骨折。它是由于损伤的不断积聚超过机体的修复能力,继而产生疲劳性骨折或应力性骨折。

(1) 特点:骨折和修复同时进行;疲劳性骨折的好发部位最常发生在下肢骨,其次是上肢骨和躯干骨。下肢骨骨折可发生在股骨、髌骨、腓骨、胫骨、内踝、距骨、跖骨、跟骨等处,其中以胫骨、腓骨和跖骨更多见。有关疲劳性骨折的发生原因,概括起来有以下几种观点:① 肌疲劳是导致疲劳性骨折发生的一个重要原因;② 肌牵拉是导致疲劳性骨折另一个原因;③ 骨钙质减少;④ 其他,如维生素、酸中毒及生物电现象等均可能与疲劳性骨折有关。

(2) 预防:① 避免长时间高频率的单一负重的跑跳训练;② 正确选择运动场地,过硬的运动场地往往是应力性骨折的重要诱发因素;③ 充分的热身活动,使肌、肌腱得到舒张、伸展,提高其柔韧性和抗疲劳的能力;④ 早期发现、早期处理,可以有效地预防应力性骨折的发生;⑤ 饮食调节,增加膳食中钙及蛋白质等的摄入量。

6. 腱与韧带

腱与韧带是一种由平行紧密排列的胶原纤维束组成,在骨与肌肉和骨与骨之间起连接作用的结缔组织。它们进行传递拉力以带动关节的运动,并维持运动中关节的稳定。

(二) 肌动学基本知识

肌动学的基本知识包括:运动单位概念及运动功能解剖的内容、肌运动形式等。

1. 运动单位

肌肉的收缩必须有完好的神经支配,一个前角细胞(运动神经元),及其轴突和轴突分支,以及它们所支配的全部肌纤维群,合起来称为一个运动单位。

2. 肌的运动

肌的运动指肌肉的收缩运动,或在其基础上的特定体位运动,可分为以下 3 种主要形式。① 肌肉实体的组织运动:如扁形动物的躯体、软体动物的足和哺乳动物的舌等,是由纵横交错的肌纤维所构成的肌肉组织,即肌肉实体组织所引起的运动,可通过屈曲、伸展、扁平化等自由地变更体形。② 管状肌运动:为中空排列的肌肉组织即管状肌所进行的运动,如心脏的搏动以及水母、乌贼的游泳运动,是由于快速地收缩和舒张而产生的泵作用。棘皮动物的管足运动也属此种运动。③ 骨骼肌运动:这是在外骨骼的内面或内骨骼的外面,通过跨越可动关节的肌肉的活动面产生的运动,基于躯干和附肢的杠杆作用而进行的各种局部运动和移动运动。

以下主要探讨骨骼肌的运动。

1) 骨骼肌的运动状态

骨骼肌的运动状态包括:① 静力性运动,即为等长运动或者等长收缩;② 动力性运动,包括向心运动和离心运动。

(1) 向心运动:又称为向心收缩,是指肌肉收缩时肌肉的长度缩短,两端附着点相互靠近。向心运动的作用是促发主动的肌肉收缩。

(2) 离心运动:是指肌肉收缩时肌力低于阻力,使原先缩短的肌被动缓慢拉长,呈现延长收缩。作用是促发拮抗肌的收缩,以稳定关节、控制肢体动作或肢体坠落的速度。

2) 骨骼的运动周期

骨骼的运动周期指牵拉-缩短周期。与地面接触前,肌先被激活,准备对抗这种冲击,同时肌被拉长(离心运动),拉长后出现缩短(向心运动)。即肌先做离心运动,紧接着做向心运动,离心和向心运动的结合构成肌功能的一个自然类型。

牵拉-缩短周期弹性势能增加的机制:采取牵拉-缩短周期的跳跃练习,可以通过改善肌肉强度提高肌肉的爆发力,对肌肉的力量和快速力量均产生较好的运动效果。运动训练具有增加肌梭长度的作用,这种作用在牵拉-缩短周期运动中不断加强,可以改善牵拉-缩短周期牵拉阶段的肌肉强度,而具有抑制作用的高尔基腱器官功能同步降低时,肌肉的强度则进一步提高。这样可以使肌肉耐受更大的牵拉负荷,储存更多的弹性势能从而改善快速力量和机械效率。

3. 肌的分类

依据功能作用可分为 4 类。① 原动肌:直接完成动作的肌群。其中起主要作用者称为主动肌,协助完成动作或仅在动作的某一阶段起作用者称为副动肌。② 拮抗肌:与原动肌作用相反的肌群。原动肌和拮抗肌可互为拮抗肌。③ 固定肌:在运动动作中起固定作用的肌群。具有将肌相对固定的一端(定点)所附着的骨充分固定的作用。④ 中和肌:其作用为抵消原动肌收缩时所产生的一部分不需要的动作。

4. 肌力与肌张力

1) 肌力

肌力又称最大力量,是肌收缩时所表现出来的能力,以肌最大兴奋时所能负荷的重量来表示。肌力体现肌主动收缩或对抗阻力的能力,反映肌最大收缩水平。

影响肌力的因素如下。① 肌肉生理横断面:肌力与之成正比。② 肌的初长度:适宜的长度决定肌的肌力。③ 运动单位的募集:运动单位数量越大,肌力越大。④ 肌纤维走向与肌腱长轴的关系。⑤ 杠杆效率:快速力量是肌或肌群在一定速度下所能产生的最大力量的能力即爆发力,是指在最短的时间内发挥肌力量的能力,采用最大力量与达到最大力量的时间之比的评定。爆发力是由肌力量和肌收缩速度两个因素决定。最大力量是基础,收缩速度是爆发力的关键。⑥ 肌耐力:又称力量耐力,是指肌在一定负荷条件下保持收缩或持续重复收缩的能力,反映肌持续工作的能力,体现肌对抗疲劳的水平。

2) 肌张力

肌张力是肌在静息时所保持的紧张度。肌张力与脊髓牵张反射有关,受中枢神经系统的调控。肌张力评定:常通过被动运动感知处于放松状态的肌的阻力程度进行评测,以评判主动肌与拮抗肌群间(或互为拮抗剂)的收缩与舒张活动有无失衡,或是否协调。

3) 肌运动形式

两种基本运动形式:静力性运动(等长收缩)与动力性运动(等张收缩)。向心运动:收缩时,肌的长度缩短;起止点相互靠近;肌力矩大于阻力矩。离心运动:收缩时,肌肉拉长,起止点相互分离;肌力矩小于阻力矩。任何一个动作都不是单一肌独立完成的,需要一组肌群的协作肌的协同作用才能实现。

5. 肌运动生理

1) 肌的收缩蛋白

肌的收缩蛋白质包括肌球蛋白、肌动蛋白、调节蛋白(如原肌球蛋白和肌钙蛋白等)。在骨骼肌中,它们存在于肌原纤维中;在其他肌肉中,收缩蛋白质的组成与骨骼肌中的有些差别,存在于类似肌原纤维的结构中。

2) 肌收缩的物质基础

肌肉收缩系统中的蛋白有肌动蛋白、肌球蛋白、原肌球蛋白、肌钙蛋白。

3) 肌收缩的基本过程

由神经冲动诱发的肌肉收缩基本过程是肌动蛋白与肌球蛋白之间的相对滑动;肌动蛋白组成细肌丝,肌球蛋白组成粗肌丝。

4) 超量恢复

运动和运动后肌经历一个疲劳与恢复的过程。肌疲劳时,其收缩力量、速度和耐力都会明显下降,同时肌内能源物质、收缩蛋白和酶蛋白都会有所消耗,在休息后的恢复过程中,上述已消耗的物质得补充、生理功能逐渐得到恢复,并超过运动前水平,这即是超量恢复。超量恢复是肌训练的生理学基础,没有疲劳的训练是无效的。

超量恢复运动→肌疲劳:生理功能(力量、速度和耐力)↓、能源与物质(ATP、收缩蛋白和酶蛋白)↓→休息与恢复:生理功能、能源与物质↑→超过运动前的水平(周期循环)。

5) 长期的运动训练对肌底物的影响

长期运动训练使肌底物产生适应性改变,其影响主要包括以下因素。① 糖原:耐力训练引起的肌的适应性改变是肌静息糖原含量增加。② 三磷酸腺苷和磷酸肌酸:多回合的力量练习可使三磷酸腺苷和磷酸肌酸储备降低,这种急性的代谢反应为增加高能磷酸化合物储备能力提供适应性刺激,长期的适应结果则表现为肌静息磷酸水平提高。③ 脂质:肌脂质的含量无显著不同,即对运动刺激呈惰性表现。④ 肌红蛋白:肌中肌红蛋白对氧的运输起着重要的作用。尽管慢肌纤维比快肌纤维含有更多的肌红蛋白,但耐力训练不能促进人体肌中肌红蛋白含量的增加。力量训练后肌纤维体积虽然增大,但肌中肌红蛋白含量却相应降低,以适应氧化酶含量降低的肌环境。

6)慢缩性肌纤维特征

收缩速度慢,低糖酵解能力可以持续进行有氧代谢。提高慢缩肌纤维代谢能力的因素主要有线粒体的数量、氧化酶的浓度。

二、肩关节肌动学

1. 肩关节的组成和运动方向

1)肩关节的组成

肩关节的组成包括6个部分:肩肱关节(盂肱关节)、第2肩关节(肩锋下滑囊)、肩锁关节、胸锁关节、喙突锁骨间机制、肩胛胸廓机制。其中最重要的是盂肱关节,即由肩胛骨的关节盂与肱骨头连接而成的球窝关节,因肱骨头的面积远大于关节盂的面积,且韧带薄弱、关节囊松弛,故肩肱关节是人体中运动范围最大、最灵活的关节。与肩关节相关的滑囊有11个,与肩关节运动相关的肌肉有17块,分别在不同运动方向上发挥作用。肩关节的韧带,主要有喙肩韧带、盂肱韧带、喙肱韧带和喙锁韧带。上臂的外展、内收、前屈、后伸、内旋、外旋等运动不仅是盂肱关节的运动,还是6部分肩关节共同运动的结果。其中,在肩关节外展时约1/3的位移发生于肩胛骨与胸壁之间的位移。也就是说,即使盂肱关节完全正常,如果肩胛骨与胸壁之间发生粘连,则肩关节外展将达不到正常人的外展范围。

2)肩关节运动方向

(1)上臂外展:运动主要由三角肌中部纤维和冈上肌协同作用,其前部肌纤维同时可内旋及屈曲上臂。后部肌纤维可以外旋及伸展上臂,三角肌瘫痪时其功能部分可由冈上肌代偿,但此时肩关节只有20°~30°的外展功能;同时三角肌瘫痪时,由于上肢的重力作用,可发生肩关节半脱位。

(2)上臂的外展与前屈:运动由肩肱关节和肩胸关节共同完成,其中最初30°外展和60°前屈是由肩肱关节单独完成。当外展、前屈继续进行时,肩胸关节开始参与并以与肩肱关节活动成1:2的比例活动。即肩部每活动15°,其中肩肱关节活动10°,肩胸关节活动5°。

(3)肩胸位移:正常的肩胛与胸壁间有60°活动范围,肩肱关节有120°活动范围,两者之和为180°。所以当肩胸活动完全丧失时,肩部活动至少丧失1/3。

(4)锁骨上抬下沉的活动度:上抬0~45°,下沉0~10°。在上臂外展的前90°范围内,锁骨有40°抬高范围,即上臂每抬高10°锁骨约抬高4°。正常肩锁关节有20°活动范围,部分活动在上臂外展最初30°范围内完成,部分于上臂外展到135°以上时完成。

(5)胸锁与肩锁:两关节活动范围的总和等于肩胸关节的活动范围。肩胸、胸锁及肩锁3个关节中,以胸锁和肩锁两关节与整个肩关节的运动关系较为密切。因此,在临床处理时须注意保留此两关节的活动功能。

3)肩关节的后伸

被动运动的度数:80°(主动运动为65°)。

2. 肩袖肌群

由冈上肌、冈下肌、小圆肌和肩胛下肌所组成的腱性组织,共同组成包绕盂肱关节肱骨头的肌腱袖。有悬吊肱骨、稳定肱骨头和协助三角肌外展肩关节的功能。肩袖肌肉由于其本身的肌容积及张力有助于保持肩关节的稳定性。

3. 肩关节的运动肌群

肩关节的运动与17块肌肉相关,如表1-4-1所示。

表 1‐4‐1　肩关节运动相关肌群

运 动 肌 群	组　　　成
前屈肌群	三角肌前束、胸大肌、喙肱肌、肱二头肌长头
后伸肌群	三角肌后部、背阔肌、冈下肌、大圆肌、小圆肌、肱三头肌长头
外展肌群	三角肌、冈上肌
内收肌群	胸大肌、背阔肌、肩胛下肌、冈下肌、小圆肌、大圆肌
内旋肌群	三角肌前束、胸大肌、背阔肌、大圆肌、肩胛下肌
外旋肌群	三角肌后束、冈下肌、小圆肌

如前所述,肩关节活动度大,各肌肉群作用不同,既有多肌同一作用,又有一肌多用。较为重要的肌肉有胸大肌、肱二头肌和冈上肌。① 胸大肌:主要作用为内收、内旋、屈曲肩关节。② 肱二头肌:除了有屈肘功能外,对于肩肱关节前屈也起一定作用。肱二头肌长头腱被认为是可使肱骨头下压的重要结构。肩关节镜下显示,当以电刺激肱二头肌长头腱时肱骨头可被压向肩盂内。在上臂外旋时肱二头肌长头腱作为肩关节的稳定作用最为明显,而内旋时其稳定作用最不明显。③ 冈上肌:起自肩胛骨冈上窝、止于肱骨大结节上部,其作用是使肩外展并将肱骨头拉向关节窝,并在外展的初期起作用。

4. 肩关节的动态与静态稳定结构

① 静态稳定结构:主要包括软组织、喙肩韧带、盂肱韧带、盂唇、关节囊及关节面的相互接触、肩胛骨的倾斜和关节内压力。② 动态稳定结构:主要包括肩袖、肱二头肌及三角肌。

三、肘关节肌动学

1. 肘关节组成和运动方向

(1) 肘关节组成:由肱尺关节、肱桡关节、桡尺近侧关节 3 个单关节组成。其中,肱尺关节是肘关节的主导关节。肘关节的主要运动形式是屈、伸运动,其次是由桡尺近侧关节与桡尺远侧关节联合运动,完成前臂的旋内、旋外运动。

(2) 肘关节功能运动弧:在整个屈曲运动弧中,肘关节屈曲 60°～140°,这 80°是人们用上肢完成一般日常生活和工作所必需的运动范围,故称肘关节功能运动弧。

(3) 桡尺连接的运动范围:在前臂处于中间位时,一般认为旋前和旋后各 90°,但旋前多数人仅为 80°。在检查旋前、旋后运动范围时,肘关节应半屈位,并贴于胸侧壁,这样可以防止肩关节旋转运动的参与。从旋后位开始,整个旋前稍小于 180°(平均 170°);若肘部伸直,由于肩关节内旋和外旋的参与,手掌的旋转接近 360°。

2. 肘关节运动肌群

肘关节运动的主要肌群如表 1‐4‐2 所示。

表 1‐4‐2　肘关节运动主要肌群

运 动 肌 群	组　　　成
屈肘肌群	肱二头肌、肱肌、肱桡肌、旋前圆肌
伸肘肌群	肱三头肌、肘肌
旋后肌群	旋后肌、肱二头肌
旋前肌群	旋前圆肌、旋前方肌

3. 肘关节的动态与静态稳定结构

时关节的静态稳定结构包括的韧带有尺侧副韧带、桡侧副韧带、桡骨环状韧带；动态稳定结构指肘关节屈伸肌群。

(1) 肘三角：在正常情况下肘处于伸直位时，尺骨鹰嘴和肱骨内、外上髁三点呈一直线；屈肘时则呈一等腰三角形。脱位时上述关系被破坏，肱骨髁上骨折时三角关系保持正常，此征是鉴别两者的要点。

(2) 肘关节的屈和伸及限制因素：正常情况下，肘关节在冠状面上自然伸展，尺骨的纵轴与肱骨的纵轴形成的夹角称作肘外翻或提携角，肘外翻角度的趋势是在走路时保持所携物体远离大腿外缘。正常的提携角为 $13°±6°$，女性一般比男性大 $2°$。由于滑车不完全对称，故前臂在充分伸展到充分屈曲时，提携角由外翻 $10°$ 变成内翻 $8°$。

四、腕关节肌动学

1. 腕关节组成和运动方向

1) 组成

腕关节由桡腕关节、腕骨间关节、腕掌关节组成。桡腕关节可做屈、伸、外展、内收及环转运动。

(1) 桡腕关节：月骨和三角骨与桡骨形成了桡腕关节，是相对活动度较大的近侧列骨。桡腕关节又称腕关节，为椭圆关节，可以绕两个运动轴运动。桡腕关节可作屈、伸、外展、内收及环转运动。其关节囊松弛，关节的前后和两侧均由韧带加强，其中掌侧韧带最为坚韧，所以腕的后伸运动受限。

(2) 腕骨间关节：手舟骨、月骨、三角骨之间被坚韧的骨间韧带连接在一起，可将它们看成一块骨。尺骨由于被三角形关节盘隔开，不参与桡腕关节的组成。腕骨间关节由近侧的 3 个腕骨（手舟骨、月骨、三角骨）和远侧的 4 个腕骨（大多角骨、小多角骨、头状骨、钩骨）组成。包括近侧列腕骨间关节、远侧列腕骨间关节、腕横关节 3 组关节。前两组是由相邻接的腕骨间构成，均属平面关节，只能微动；腕横关节又称腕中关节，属于球窝关节，由近侧列腕骨的远侧端做成关节窝，远侧列腕骨的近侧端做成关节头构成，关节腔略呈"S"形。远侧列的 4 个腕骨之间也由坚韧的骨间韧带连接起来，可将它们看成一块骨。因此，从结构上来看，称两列腕骨之间的关节为腕中关节，它仍是一个简单关节。由于受腕关节两侧副韧带的限制，此关节仅能做屈伸运动，且幅度很小。通常腕骨间关节和桡腕关节是一起运动的。拇指腕掌关节是由大多角骨与第 1 掌骨底构成的鞍状关节。

(3) 腕中关节各关节腔彼此相通，只能做轻微的滑动和转动，属微动关节，腕的屈、伸、外展、内收也发生于此，即腕中关节和桡腕关节的运动通常是一起进行的，并受相同肌的作用。腕骨间关节可以看成 3 个相连续的椭圆形关节，腕骨间关节的运动幅度补充了桡腕关节。

(4) 腕掌关节：除拇指和小指的腕掌关节外，其余各指的腕掌关节运动范围极小。远侧列的 4 块骨，即大多角骨、小多角骨、头状骨和钩骨组成了一个相对稳定的横截面，它与掌骨连接形成了腕掌关节。远侧列的 4 块骨之间密切配合，被坚韧的骨间韧带连接在一起。近侧列骨为月骨和三角骨（与桡骨形成了桡腕关节）。手舟骨在解剖学上和功能学上横跨两列骨。第 8 块腕骨是豌豆骨，它作为一个籽骨形式功能，用以加强腕骨最有力的原动肌屈腕肌的力学优势，它与三角骨形成自己的小关节。

在腕骨中，舟骨最容易发生骨折。它与大多角骨形成解剖鼻烟窝的底。解剖鼻烟窝是在拇长展肌腱、拇短伸肌腱和拇长伸肌腱之间的凹陷。月骨是在腕骨中最易脱位的骨。

2) 腕关节的运动方向

桡腕关节是典型的椭圆关节，可以绕两个运动轴运动。其关节囊松弛，关节的前后和两侧均由韧带加强，其中掌侧韧带最为坚韧，所以腕的后伸运动受限。桡腕关节可作屈、伸、外展、内收及环转运动。

2. 腕关节运动肌群

腕关节运动的主要肌群如表 1-4-3 所示。

表 1 - 4 - 3　腕关节运动肌群

运 动 肌 群	组　　成
屈腕肌群	由桡侧腕屈肌、掌长肌、尺侧腕屈肌、指浅屈肌和指深屈肌等。其中桡侧腕屈肌和尺侧腕屈肌对屈腕作用最大;最强的屈腕肌群;尺侧腕屈肌包绕豌豆骨并将它作为一个籽骨来增加力学优势,减少肌腱的整体拉伸,通过这种效果增加它的力量
伸腕肌群	由桡侧腕长伸肌、桡侧腕短伸肌、尺侧腕伸肌、指伸肌和示指伸肌等组成,腕伸肌对肘关节运动也有影响;故肘关节的位置对腕伸肌的功能很重要,腕伸肌在肘关节伸展时能够被加强
外展肌群	由桡侧腕屈肌、桡侧腕长伸肌、桡侧腕短伸肌和示指伸肌组成
内收肌群	由尺侧腕屈肌和尺侧腕伸肌组成

3. 腕关节的动态与静态稳定结构

(1)腕部的韧带性结构:有屈肌和伸肌支持带。屈肌支持带的部分为腕横韧带,此韧带厚 1~2 mm,宽 2~3 mm。它在手关节掌侧,是一条有筋膜局部增厚形成的强有力的韧带,位于腕尺侧沟上,横架于腕尺侧隆起(钩骨和豌豆骨)和腕桡侧隆起(大多角骨和钩骨)上。它与骨面形成腕管,在管内有屈指肌腱、血管和神经通过。此韧带不但具有保护结构的作用,而且还可以把它看作弓弦,加强腕部的弹性,起到缓冲的作用。

(2)腕关节的韧带:包括掌侧韧带、背侧韧带及内在骨间韧带 3 个部分。掌侧韧带包括桡腕韧带、尺腕韧带、腕骨间韧带和腕掌韧带 4 部分。背侧韧带包括背侧桡腕韧带、背侧腕骨间韧带及背侧腕掌韧带 3 部分。内在韧带分为近排腕骨间内在韧带、远侧腕骨间内在韧带和掌骨近端内在韧带。

(3)腕管:为一骨性纤维管,其桡侧为舟状骨及大多角骨;尺侧为豌豆骨及钩状骨;背侧为头骨、舟状骨及小多角骨;掌侧为腕横韧带。由屈肌支持带和腕骨沟共同围成,管里有指浅、深屈肌腱及其屈肌总腱鞘、拇长屈肌肌腱及其腱鞘和正中神经通过。指浅、深屈肌腱被屈肌总腱鞘或尺侧囊包绕,拇长屈肌被拇长屈肌腱鞘或桡侧囊包绕。腕管综合征:指挤压或缩小腕管容量的任何原因引起腕管内正中神经受压,只有手掌桡侧 3 个半手指的感觉异常、神经性疼痛,严重时出现手指运动障碍、鱼际肌萎缩等症状。

(4)韧带损伤:常见的损伤是舟月韧带或者月三角韧带的损伤。其症状包括疼痛、肿胀、压痛和活动范围受限。

五、手的肌动学

1. 手关节组成和运动方向

手关节由掌骨、指骨相互关节连接。

(1)掌骨:包括体部和两骺。近端骺为底,远端为头,头底之间为体;近端,头轻度狭窄为颈,掌骨头两侧有小结节供掌指侧副韧带附着。第 1 掌骨通过鞍状关节与大多角骨连接成关节,其下关节面为凹面,无尺侧关节面,一些来自前臂和鱼际的肌腱附着于第 1 掌骨。第 1 掌骨横截面为圆形,而其他掌骨横截面为三角形,有背侧面和两个掌侧面(前外侧和前内侧)。第 2 掌骨有 3 个下关节面,分别与大多角骨、小多角骨、头状骨连接成关节,尺侧面与第 3 掌骨相关节。第 2 掌骨有一小颈突供桡侧腕屈肌掌侧附着。第 3 掌骨有两个尺侧面,与第 2 和第 4 掌骨相关节,一个近端关节面,与头状骨连接成关节,其背侧有颈突,供桡侧腕短伸肌附着。第 4 掌骨无颈突,有 2 个尺侧关节面,2 个近端关节面与头状骨、钩状骨连接成关节。第 5 掌骨有一尺侧关节面,近端关节面与钩状骨相关节,它有一个小的后内侧茎突为尺侧腕屈肌腱附着。掌指关节背侧部较薄弱,有伸肌腱及其腱膜所覆盖,在掌侧有坚韧的掌板附着,两侧有副韧带加强。

(2)指骨:分为底和头,之间为体连接,头上有滑车。近节指骨底与掌骨头相关节,头与中节指骨底相关节。指骨头两侧各有一小结节,有近端指间关节的尺侧副韧带附着。在掌侧第2、3指骨干的尺侧面、指骨边缘上有骨嵴,这些嵴为指纤维鞘提供附着。中节指骨基底与近节指骨头相关节,有指浅屈肌腱附着,中节指骨头与远节指骨相关节。中节指骨头也有两个小结节供远端指间关节的尺侧副韧带附着。指深屈肌腱附着于远节指骨基底,远节指骨头的特点是有指骨粗隆。拇指的远节指骨有拇长屈肌腱附着。

(3) 手部关节如下。① 拇指掌指关节:滑车关节;② 掌指关节:球窝关节;③ 指间关节:滑车关节。

2. 手关节运动肌群

① 手部的外在肌:指伸肌、示指伸肌、小指伸肌、拇长伸肌、拇短伸肌、拇长展肌、指浅屈肌、拇长屈肌;② 固有肌:指外侧群、中间群和内侧群。

(1) 手外在肌:主要运动肌群如表1-4-4所示。

表1-4-4　手部外在运动肌群

运动肌群	组　　成
前群肌	掌长肌*、桡侧腕屈肌*、尺侧屈腕肌#、指浅屈肌*、拇长屈肌*、指深屈肌*#
后群肌&	指总伸肌、桡侧腕长、短伸肌、尺侧腕伸肌、拇长伸肌、拇短伸肌、示指固有伸肌、小指固有伸肌、小指固有伸肌

注:*正中神经支配,#尺神经支配,&桡神经支配。

(2) 手内在肌:主要运动肌群如表1-4-5所示。

表1-4-5　手部内在运动肌群

运动肌群	组　　成
外侧肌群	拇短展肌*、拇短屈肌*、拇对掌肌#、拇收肌#
中间肌群	蚓状肌1~2*、蚓状肌3~4#、骨间肌#
内侧肌群#	掌短肌、小指展肌、小指短屈肌、小指对掌肌

注:*正中神经支配,#尺神经支配。

3. 手关节的动态与静态稳定结构

依靠各个手指的屈伸肌张力以及各个指间关节侧副韧带维持动态与静态稳定。也就是说,当肌张力低下、韧带损伤、指间关节炎等时,手指关节将失去稳定性,呈现各种特定畸形。

4. 手功能

正常手抓握运动的两个模式是:有力握和精细握。① 精细握与有力握的一个重要区别是,每个抓握中拇指的位置不同。在有力握中,拇指内收;在精细握中,拇指外展。② 更精细的动作是拇指和示指捏一个小的物体,这种动作通常被分为尖捏、掌捏、侧捏和指面捏。

六、髋关节肌动学

1. 髋关节组成和运动方向

1) 髋关节的组成

髋关节由股骨的股骨头和髋骨的髋臼两部分组成,是全身负荷体重最多、受力最重的关节。髋关节周围有强韧的关节囊和韧带,主要韧带有髂股韧带、耻股韧带、坐股韧带和股骨头韧带。

(1) 颈干角:股骨颈与股骨干纵轴所形成的角为颈干角,成年人平均为 125°。如果颈干角大于 125°,称为髋外翻,并伴有下肢长度的增加;小于 125°成髋内翻,并伴有下肢长度的减少。

(2) 前倾角:为股骨的第 2 个角,即股骨颈的轴线与股骨内外侧髁间连线间有一向前扭转的角度,为 10°~30°的锐角(平均为 12°)。

2) 髋关节运动方向

髋关节的运动有屈、伸、内收外展、旋内旋外及环转。① 髋关节屈 0°~125°,伸 0°~15°;② 内收、外展只有 0°~45°,外展 0°~45°;③ 内旋、外旋内旋、外旋范围分别为 0°~45°。

3) 限制髋关节运动幅度的因素

(1) 关节窝深:可容纳股骨头的 2/3,髋臼唇加深了关节窝。几乎使整个股骨头被包绕在关节窝内,因而使髋关节活动时不易脱出。

(2) 关节囊厚而坚韧:髋关节囊厚而紧张,大大增加了其稳定性,也限制关节的活动幅度。

(3) 关节周围韧带数量多且紧张有力,韧带从四面加固髋关节。其中髂股韧带最为坚韧,可随髋关节后伸而逐渐紧张,因而限制髋关节过度后伸;当髋关节紧密对合时,耻骨韧带及坐骨韧带也产生紧张,以防止髋关节过度外展、内收或旋内的作用。

2. 髋关节的运动肌群

髋关节的主要运动肌群如表 1-4-6 所示。

表 1-4-6　髋关节的主要运动肌群

运 动 肌 群	组　　成
屈肌群	髂腰肌、耻骨肌、阔筋膜张肌、股直肌、缝匠肌
伸肌群	臀大肌、腘绳肌、股二头肌长头、半腱肌、梨状肌
外展肌群	臀中肌、臀小肌
内收肌群	耻骨肌肉、股薄肌,长、短及大收肌
内旋肌群	臀中肌的前部纤维、阔筋膜张肌、臀小肌
外旋肌群	臀大肌、梨状肌、闭孔内肌、闭孔外肌、股方肌

3. 髋关节的动态与静态稳定结构

髋关节依靠强韧的关节囊、韧带及 6 组肌肉群维持动态与静态稳定,髋关节只要屈曲 120°、外展 20°、外旋 20°,即可保证日常活动的进行。

1) 动态稳定机制

依赖各肌群张力,韧带起主动运动和限制运动的作用。① 髂股韧带、耻骨韧带及坐骨韧带可防止髋关节过度外展、内收或旋内的作用。② 当踝关节向前摆动时或双臂向前、髋关节前屈时,身体重心位于横轴之前,此时股后肌对体位的维持起很大作用,股后肌虽是强而有力的屈膝肌,也是重要的伸髋肌。③ 臀大肌只在大腿从抵抗中伸展,如从屈曲位或攀缘位抬起时起主动作用。④ 承重和步行:髋外展肌群、内收肌群、臀大肌、伸躯干肌和股四头肌分别承担重要作用。例如,正常步行中女性髋外展肌的承重约为体重的 3 倍,而男性在支撑期还需承担体重的 6 倍,可见髋外展肌在静态单足站立及行走时均需承担沉重的负荷,其肌力的大小对于站立和行走功能至关重要。

髋关节在步行周期中的动作:① 一侧髋关节在足跟着地之前开始屈曲,一直持续到支撑中期;随后髋关节开始伸展,持续到支撑后期;摆动期则以屈曲为主。② 髋关节外展运动发生在站立相后期,而髋关最大外展运动正好在足趾离地之后,此时髋关节开始内收,并一直持续到站立相后期。③ 随后(摆动之前),髋关节开始外旋,并在大部分摆动相中保持外旋。内旋运动发生在足跟着地之前,并一直持续到站立相后期。在上述 3 个平面的运动中,在行走时髋关节不断循环反复。两腿站立期间,身体自上而下的重力线通过身体的正中线。因为髋关节的稳定性,通过关节囊和囊韧带的稳定效果就能完成直立姿势,在髋关节周围没有肌活动产生的动力矩。

2) 静态稳定机制

身体直立及双臂下垂时,人体重心位于两侧股骨头连线之后,身体有后倾趋势,但由于韧带的张力及关节的良好适应对合而得以维持平衡。

(1) 单腿站立时的静力学分析:单足站立时,站立侧股骨头承重为体重的 4 倍。人体在单足站立时可认为是一个类似杠杆的结构。股骨头是杠杆的支点,在额状面,由股骨头到髋外展肌的力臂与其到骨盆侧的重臂的比约为 $1:3$,故两端的承重比为 $3:1$,即外展肌需承受 3 倍于体重(P)的重量($3P$)。股骨头(支点)处承重应约为体重(P)的 4 倍($4P$)。在矢状面上,人体重心在髋关节轴的后方,髋受到使其向后旋转的弯力矩。

(2) 常见异常受力分析:① 髋外翻患者由于颈干角异常增大,使股骨头(支点)与外展肌(力点)距离(力臂)缩短,势必要求外展肌承担更为沉重的负荷,其结果使股骨头上单位面积上的力可由正常的 $5\,\mathrm{kg/cm^2}$ 增至 $255\,\mathrm{kg/cm^2}$,如合并髋屈肌收缩力的增大可出现股骨过度进入髋臼的病理情况。② 手杖利用:如前所述,髋外展肌力的大小与其力臂长短密切相关,增加外展力臂,缩短重力力臂,可减少髋外展肌力,降低股骨头的负荷。THR 后患者应经常使用手杖,使用对侧手杖可大大减少手术侧髋外展肌的肌力,从而减少髋关节的负荷。

七、膝关节肌动学

1. 膝关节组成和运动方向

1) 膝关节组成

膝关节由 3 块骨(股骨、胫骨和髌骨)、胫股关节(内侧胫股关节面、外侧胫股关节面)和髌股关节组成。

(1) 特点:① 双关节结构,即 3 个关节面均围在同一个关节囊内。② 髌股关节软骨是人体中最厚的软骨,最大厚度可达 7 mm。③ Q 角:股四头肌肌力线和髌韧带力线的夹角,即从髂前上棘到髌骨中点的连线为股四头肌肌力线,髌骨中点至胫骨结节最高点连线为髌韧带力线,两线所成的夹角为 Q 角。男性正常 Q 角为 $10°\sim15°$,女性为 $10°\sim19°$。Q 角越大,使髌骨外移分力越大。如果女性 Q 角大于 $25°$,男性 Q 角大于 $15°$,易发生髌骨软化、髌骨脱位等。④ 胫股角:胫骨和股骨纵轴所成的夹角,正常为 $170°\sim175°$,小于 $165°$ 为膝外翻,俗称 X 形腿;大于 $175°\sim180°$,为膝内翻。膝内翻、膝外翻分别是根据膝关节相对于机体纵轴离开身体或者靠近身体的成角畸形,顶点位于膝关节处。粗略判断方法为:膝关节不能并拢为膝内翻;踝关节间距过大为膝外翻。⑤ 髌骨活动度:完全伸膝位,以两拇指置于髌骨外侧缘,向内推移髌骨。一般将髌骨的 1/4 宽度定为 $1°$。正常情况下髌骨的内移程度在 $1°\sim2°$,超过 $2°$ 说明髌骨活动度太大,小于 $1°$ 说明髌骨外侧支持带紧张,即髌骨内移受限检查阳性。

(2) 髌骨:是人体最大的籽骨,主要作用是通过增加与运动轴的距离(力臂)来增强股四头肌的杠杆作用和力矩,当屈膝时提供股骨髁关节面的骨性保护,减少对股骨髁的压力和分散股骨髁上的力,在抗阻高度屈膝时,能防止对股四头肌肌腱的损伤性压力(该腱能抗大的张力但不能抗压力或摩擦力)。

正常人膝关节伸屈活动中,髌骨在股骨滑车及髁间沟间的生物力学活动,有矢状面上的滑动,也有冠状面上的滑动。

髌股关节软骨是人体中最厚的软骨,最大厚度可达 7 mm。髌骨的主要作用如下。① 为膝关节提供两个重要的生物力学功能：(i)在整个运动范围内借延长股四头肌力臂帮助膝伸直,并以增加髌骨与股骨间的接触面来改善股骨上的压力分布;(ii)完全屈曲时,髌骨对股四头肌力臂长度所起的作用最小(约为力臂总长度的10%),在伸直到45°时髌骨延长股四头肌力臂约30%。② 维持髌股对合的平衡机制：髌股关节稳定性的影响因素很多,包括伸膝装置、支持带、肌力、股胫角和股胫间的扣锁机制、Q角、髌骨位置、髁间槽发育程度、外力等。维持髌股对合的平衡机制主要有：(i)静力结构。髌骨的内外侧支持带是维持髌骨排列的静力性平衡机制。髌骨内侧支持带分为4个部分,包括内侧髌骨支持带、内侧髌旁支持带、内侧髌骨半月板韧带和内侧髌胫韧带4个部分。内侧髌股韧带是内侧支持带中最重要的静力性稳定因素,它提供了内缘支持带总张力的53%。(ii)动力结构：股四头肌收缩时各肌肉之间的力学平衡是保持运动中髌股对合的动力结构。股四头肌的内侧头有对抗髌骨外移的动力性稳定作用。股内侧肌与股外侧肌的同步性收缩是发挥其动力性稳定的关键。因而股内侧肌的起点异常或肌收缩的失同步可以导致运动中髌骨轨迹的异常。③ 髌股关节的对合：在膝关节完全伸直时,髌股关节面之间是分离的。自屈膝15°时开始,髌股关节开始接触,首先是外侧关节面接触,然后才是内侧关节面;通常屈膝在30°以内时,髌股关节尚未进入髁间沟内,最不稳定,容易造成髌骨脱位或半脱位。当屈膝超过30°后,髌骨进入股骨髁间沟内,髌骨嵴受到股骨髁的制约和引导,同时髌股间的压力减小,此时髌骨相对稳定。④ 髌股关节的运动：胫骨和股骨间的轴向旋转运动,导致髌韧带附着处胫骨节结出现内外侧移动,造成髌骨出现相对于股骨的旋转运动。在正常运动时,大约有内旋6°和外旋8°,如果运动范围增加还会增大。

(3)膝关节的韧带：包括关节囊外韧带和关节囊内韧带。由于膝关节的屈伸运动没有骨性阻碍,因此众多韧带附着是保证其运动稳定性的关键。关节囊外韧带有：① 髌韧带。② 腓侧副韧带、胫侧副韧带：主要作用是保持膝关节内外侧的稳定。由于内外侧副韧带位置和斜度不同,在伸膝时紧张,屈膝时松弛,半屈膝时最松弛,因此在半屈膝位允许关节作少许旋内和旋外运动。③ 腘斜韧带：可防止膝关节过伸。关节囊内韧带有：① 膝交叉韧带;② 膝横韧带,对两侧半月板前角进行连接。

(4)半月板：内侧半月板较大,呈"C"形,前脚窄而薄,后角宽阔而稍厚,外侧缘与关节囊及胫侧副韧带紧密相连,因此胫侧副韧带的损伤常合并为半月板撕裂。外侧半月板较小,近似"O"形,前、后角的距离很接近,外侧缘亦与关节囊相连。两个半月板的前端常借膝横韧带相连。半月板血供来自膝关节血管支,膝下外动脉通过毛细血管分布于半月板边缘表面及角部,中央凹陷无血管,其营养来源于滑液。半月板一旦损伤较难修复,随着年龄的增长,局部营养不良可致半月板退变、变性,易于脆裂或撕裂,进而失去正常半月板的生理特性及功能。有效的保养,例如免负荷微屈伸动作,可以起到改善滑液流动、延缓退变进程。

半月板使关节面更为相适,也能缓冲压力,吸收震荡,起弹性垫的作用。半月板还增大了关节窝的深度,又能连同股骨髁一起对胫骨做旋转运动。

由于内侧半月板与关节囊及胫侧副韧带紧密相连,因而内侧半月板损伤的机会较多。

半月板损伤后常常不能自行修复,故需手术治疗。半月板切除后,虽然可以从滑膜生长出一个类半月状软骨板,但不再是纤维软骨,而是透明软骨。

半月板的损伤机制是：膝关节屈曲、回旋再突然伸直,此时半月板正好位于股骨、胫骨内外侧髁的突起部位间,易受挤压而损伤。半月板边缘不损伤一般愈合较好。

预防半月板损伤的有效措施是：进行较剧烈运动前,做好热身活动;增强膝关节周围的肌力量的训练;保持正确的膝关节姿势和用力顺序。

2)膝关节的运动方向

水平轴：屈伸活动;垂直轴：内外旋活动;矢状轴：内收外展活动;前后位水平移动。

(1)膝关节在屈膝活动中开始以滚动为主,后以滑动为主,是一个复杂的运动。

(2)伸膝运动就如同旋紧螺丝的最后动作被称为关节扣锁,膝关节伸直约30°时扣锁活动开始,前交叉韧带完全拉紧,并导致胫骨外旋,旋转是发生在扣锁活动中。

(3)膝关节旋转运动:在正常行走时,旋转运动约为±6°。膝关节伸直时不能旋转,屈曲90°后约有±30°的垂直轴方向的旋转运动。膝关节沿这种旋转活动是伴随膝关节屈伸活动进行的,为不随意运动,这是膝关节结构和韧带共同作用的结果。膝关节旋转运动产生的机制主要有:① 股骨内外髁弧度不同,内髁大、外髁小,屈伸时出现以胫骨髁间隆突内侧为轴的旋转运动;② 胫骨平台内外侧外形不同;③ 韧带的制约作用(包括前后交叉韧带和内外侧附韧带);④ 内旋肌力大于外旋肌力。

(4)内收外展运动:膝关节内收外展活动极小。随着膝关节的屈曲,外展与内收活动也有所增加。在充分伸直时仅约2°,但充分屈曲时可增加到8°。处于最大伸展状态的膝关节,几乎不能在冠状面内做任何运动。当膝关节的弯曲达到30°时,其被动的外展和内收得以增加。

(5)前后平移:屈膝(坐下)时股骨在胫骨上向后滚动,同时产生向前滑动(前交叉韧带)。伸膝(站起)时股骨在胫骨上向前滚动,同时产生向后滑的功能(后交叉韧带)。如交叉韧带被破坏,则破坏了正常的向后滑动的功能,使前后滑动变得不可预测。

(6)胫股关节在水平面内的活动范围随着膝完全伸直到屈曲90°而有所增加。这主要是由于股骨内髁长于外髁,使股骨髁与胫骨髁发生交锁,这种旋紧功能使膝站立承重时最稳定,在这个平面内几乎没有运动(无旋转和侧方运动)的可能。

2. 膝关节运动肌群

膝关节的主要运动肌群如表1-4-7所示。

表1-4-7　膝关节的主要运动肌群

运 动 肌 群	组　　　成
伸膝肌群	股四头肌
屈膝肌群	腓肠肌、股二头肌、缝匠肌、半腱肌、半膜肌和股薄肌、腘肌*
内旋肌群	缝匠肌、股薄肌、半腱肌、半膜肌、腘肌*
外旋肌群	股二头肌和腓肠肌外侧头

注:*受胫神经支配。

3. 膝关节的动态与静态稳定结构

膝关节内外侧副韧带和胫骨的髁间隆突,前后肌群等保证膝关节的动态与静态稳定。

1)动态稳定结构

动态稳定结构主要由各个方向的肌肉群维持,以及关节囊内外韧带的限制作用、半月板的缓冲作用等维持。

(1)膝关节旋转运动产生的机制:① 股骨内外髁弧度不同,内髁大、外髁小,屈伸时出现以胫骨髁间隆突内侧为轴的旋转运动;② 胫骨平台内外侧外形不同;③ 韧带的制约作用(包括前交叉韧带和内外侧副韧带);④ 内旋肌力大于外旋肌力。

(2)半月板的功能如下。① 传导负载:减少膝关节活动时接触面不吻合,使接触面积增大,压力分布均匀。② 维持动态稳定:加深胫骨髁关节面,并在前后移动中始终使膝关节的接触面积最大。③ 减轻震荡:起到一定的缓冲作用,能吸收一定的负荷震荡。④ 本体感觉:半月板前后角内有本体感觉神经纤维,对维持膝关节本体反馈有重要作用。

2)静态稳定结构

静态稳定结构依赖各肌群的肌张力、肌力、半月板、各韧带的完好来维系。如股四头肌张力低下,将导致步行中支撑期障碍;而半月板的损伤,将导致步行中"绞索"现象及"软腿"现象。当关节处于半屈位置时,滑液处于最小张力压迫下。

3) 作用于膝关节的单关节肌和双关节肌

(1) 单关节肌:包括股外侧肌、股中间肌、股内侧肌、腘肌和股二头肌短头、腘肌,解剖学作用为内旋和屈膝关节。股薄肌:在近固定时使大腿内收,还能使小腿屈和内旋;远固定时可使骨盆前倾。

(2) 双关节肌:跨越髋关节和膝关节(股直肌、缝匠肌、股薄肌、半腱肌、半膜肌、股二头肌长头和阔筋膜张肌的髂胫束)或跨过膝关节和踝关节(腓肠肌)的运动或位置都会影响到膝关节的活动范围和这些肌所产生的力被动和主动功能不足。① 半腱肌,半膜肌:解剖学作用为伸和内旋髋关节以及屈和内旋膝关节。② 股直肌越过髋关节,所以它既是屈髋肌又是伸膝肌。③ 腓肠肌:是形成小腿肌的主要部分,其作用为跖屈踝关节和屈膝关节。在抗阻屈膝、足踮起、走路、跑步、跳跃时,均可看到腓肠肌的肌部收缩。在近固定时使足跖屈,腓肠肌还能在膝关节处屈小腿;远固定时在膝关节处拉大腿向后,协助伸膝,有维持人体直立的功能。④ 缝匠肌:它和股直肌都跨过了膝关节和髋关节,为双关节肌。此肌在运动中容易发生"主动不足"和"被动不足"现象。在近固定时使大腿屈和外旋,并使小腿屈和内旋;远固定时两侧收缩,使骨盆前倾。

多关节肌作为原动肌工作时,其肌力充分作用于一个关节后,就不能再充分作用于其他关节,这种现象称为多关节的"主动不足"。例如:充分屈腕后,再屈指则会感到困难,前臂的屈肌群作为原动肌发生了"主动不足"的现象。缝匠肌、股薄肌和半腱肌这3块肌对膝关节的内侧稳定很重要。

八、踝关节肌动学

1. 踝关节组成和运动方向

1) 组成

踝关节是负重关节,是足部与腿相连的部位,由7块跗骨加上足部的距骨和胫骨、腓骨组成。踝关节由胫、腓骨下端的关节面与距骨滑车构成,故又名距骨小腿关节。胫骨的下关节面及内、外踝关节面共同形成的"冂"形的关节窝,容纳距骨滑车(关节头)。由于滑车关节面前宽后窄,当足背屈时较宽的前部进入窝内,关节稳定;但在跖屈(或着高跟鞋)时,例如走下坡路时,滑车较窄的后部进入窝内,踝关节松动且能做侧方运动,此时踝关节易于发生扭伤,以内翻损伤最多见,因为外踝比内踝长而低,可阻止距骨过度外翻。

2) 特点

关节囊前后较薄,两侧较厚,并有3组韧带加强。

3) 运动方向

足部绕冠状轴在矢状面上的相对运动为背屈与跖屈;足部绕矢状轴在冠状面的相对运动为内翻和外翻;足部在水平面绕垂直轴的相对运动为内收和外展。由于足踝部的关节轴多为斜行,故足踝部的运动主要表现为多关节相互配合下三维复合运动。旋前:包括外翻、外展和背屈动作。旋后:为内翻、内收及跖屈动作的合并。除跖屈与背屈运动主要发生在踝关节外,其余方向上的运动则主要由足部关节完成。

(1) 踝关节的运动:属滑车关节,可沿通过横贯距骨体的冠状轴做背屈及跖屈运动。足尖向上,足与小腿间的角度小于90°为背屈;反之,足尖向下,足与小腿间的角度大于90°为跖屈。在跖屈时,足可做一定范围的侧方运动。

(2) 距跟关节的运动:当足跖屈时,距骨滑车的较窄部分位于关节窝内,使关节的两侧留有空隙。此时,距骨和足部的其他所有跗骨、跖骨等一起作为一个整体,可绕足的矢状轴作内、外运动,该运动称踝关节的内翻和外翻。运动范围:内翻平均活动度为20°～30°,外翻为5°～10°。

2. 踝关节运动肌群

踝关节的主要运动会肌群有4组,如表1-4-8所示。

表 1-4-8　踝关节运动主要肌群

运 动 肌 群	组　　　成
跖屈肌群	小腿三头肌、踇长屈肌、趾长屈肌、胫骨后肌、腓骨长肌和腓骨短肌等
背伸肌群	胫骨前肌、踇长伸肌、趾长伸肌和第三腓骨肌等
内翻肌群	小腿三头肌、踇长伸肌、踇长屈肌、趾长屈肌、胫骨后肌和胫骨前肌
外翻肌群	趾长伸肌、第三腓骨肌、腓骨长肌和腓骨短肌等

3. 踝关节的动态与静态稳定结构

踝关节的众多韧带结构对维持踝关节的动态与静态稳定性起着至关重要的作用。踝关节韧带可分为 3 组：下胫腓韧带、内侧韧带（三角韧带）和外侧韧带。

（1）下胫腓韧带：作用是保持踝穴紧固而又有一定的弹性，踝背屈时下胫腓联合轻微增宽。主要有下胫腓前韧带、骨间韧带、下胫腓后韧带、下胫腓横韧带。

（2）内侧韧带（三角韧带）：踝关节的内侧结构对踝关节稳定性起了至关重要的作用，作用是对抗距骨外旋应力，跖屈时牵拉距骨内旋（深层）；对抗后足外翻应力（浅层），限制足外翻的功能。内侧韧带起于胫骨内踝，扇形向下，分别止于距、跟、舟三骨的内侧。由于附着部不同，内侧韧带由后向前依次可分为 4 部，即距胫后韧带、跟胫韧带、胫舟韧带和位于其内侧的距胫前韧带。

（3）外侧韧带：从前往后依次由距腓前、跟腓、距腓后 3 条独立的韧带组成，连接于外踝与距、跟骨之间。距腓后韧带可防止小腿骨向前脱位。当足过度跖屈内翻时，易损伤距腓前韧带及跟腓韧带。腓距前韧带的作用：① 跖屈位限制足内翻；② 中立位对抗距骨向前移位。腓跟韧带的作用：① 中立位限制足内翻；② 限制距骨向前移位。腓距后韧带的作用：限制踝关节过度背屈。

九、足与足弓肌动学

1. 足与足弓组成和运动方向

1）足的组成

足骨连籽骨共有 28 块。

2）足弓的组成

由 7 块跗骨、5 块跖骨的拱形砌合及其关节、韧带、肌腱等具有弹性和收缩力的组织共同构成的一个凸向上方的弓，可分为纵弓及横弓，主要功能是使重力从踝关节经距骨向前分散到跖骨小头，向后传向跟骨，以保证直立时足底支撑的稳固性。根据足弓位置及功能，将足弓分为纵弓和横弓。当人体站立时，足底呈穹隆状，重力经踝关节向后传至跟骨，向前传至第 1 和第 5 跖骨共计 3 个着地点，形成三角支撑。足弓的拱形结构使它具有坚固、轻巧的特性而又能承受较大压力，并具有很好的弹性，有利于维持站立。在走、跑、跳跃时，足弓则是个良好的弹簧装置和缓冲装置。此外，足弓还有保护足底血管和神经免受压迫的功能。

（1）足纵弓：分为内侧纵弓和外侧纵弓两部。① 内侧纵弓：在足的内侧缘，由跟骨、距骨、舟骨、3 块楔骨和内侧第 1～3 跖骨构成，弓背的最高点为距骨头。于直立姿势时，在前后有两个支点。前支点为第 1～3 跖骨小头，后支点为跟骨结节。此弓由胫骨后肌腱、趾长屈肌腱、长屈肌腱以及足底的短肌、跖长韧带及跟舟跖侧韧带等结构维持，其中最重要的是跟舟跖侧韧带，此韧带起着弓弦的作用。此弓曲度大，弹性强，适于跳跃并能缓冲震荡。② 外侧纵弓：在足的外侧缘，由跟骨、骰骨及第 4、5 跖骨构成，骰骨为弓的最高点。前、后支点分别为第 4、5 跖骨小头和跟结节的距面。维持此弓的结构有腓骨长肌腱、小趾侧的肌群、跖长韧带及跟骰跖侧韧带等。弓弦是跟骰跖侧韧带。此弓曲度小，弹性弱，主要与直立负重姿势的维持有关。

(2) 横弓：由各跖骨的后部及跗骨的前部构成,以第2楔骨最高。维持此弓除韧带外,还有腓骨长肌及蹈收肌的横头等。跗横关节：由第1~3跖骨与第1~3楔骨及第4、5跖骨与骰骨组成的关节,是足横弓的重要组成部分。其中,第1跖骨与第1楔骨所组成的关节,其关节腔独立,活动性较大。其余部分相互连通,仅可做轻微滑动。第1、3楔骨较长而第2楔骨较短,第2跖骨嵌入第1、3楔骨之间而使第2跖楔关节较深、较稳。第2跖骨基底部背侧较跖侧长,所以一般只向背侧而不向跖侧脱出。除第1、2跖骨外,跖骨之间均有横韧带相连,在第1楔骨、第2跖骨之间的楔跖内侧韧带是关节最主要的韧带之一。跗横关节损伤后若恢复不完全,必然影响足的功能。

(3) 足弓功能：使重力从踝关节经距骨向前分散到跖骨小头,向后传向跟骨,以保证直立时足底支撑的稳固性。当身体跳跃或从高处落下着地时,足弓弹性起着重要的缓冲震荡的作用。在行走,尤其是长途跋涉时,足弓的弹性对身体重力下传和地面反弹力间的节奏有着缓冲作用,同时还有保持足底的血管和神经免受压迫等作用。足弓的维持一是楔形骨保证了拱形的砌合;二是韧带的弹性和肌肉收缩,使肌腱紧张。后者是维持足弓的能动因素。如韧带或肌肉(腱)损伤,先天性软组织发育不良或足骨骨折等均可导致足弓塌陷,形成扁平足。

(4) 足弓维持：维持足弓的形态,依靠骨骼本身的形状、韧带及肌肉的坚强有力。构成足弓的骨骼与维持它们的韧带和肌肉之间关系密切,互有影响。纵弓尤为重要,纵弓塌陷,横弓随之消失;但横弓塌陷,纵弓仍可完整无恙。

由许多上宽下窄的特有形状的骨块构成的骨弓,若正常稳固,一经负重,便适当地降低,使重力传导至韧带,待韧带达到适当紧张时,足的内、外在肌便开始收缩来协助韧带维持足弓的结构。故骨骼构成足弓的第一道防线,韧带是第二道防线,肌肉是最重要、最后的第三道防线。① 第一道防线：足骨。足骨连籽骨共有28块,除籽骨和距骨外,都是背宽底窄,把它们并合起来自然形成了弓形结构。横弓在足前部的横切面上,可见跗骨和5个跖骨排列成弓形,跖骨基底部横弓较明显,跖骨头部则变浅。横弓的完整全赖纵弓的存在。内侧纵弓的后臂由跟骨和距骨组成,前臂为第1~3楔状骨和跖骨,其顶部是舟骨。内纵弓的弓高后臂短、前臂长。第1跖骨尚保留有一些进化上的缺点,它与第2跖骨的联系不够坚强。跟骨的载距突与舟骨间无关节面,其间仅跟舟韧带相连接,距骨头的下方正压在此带上,因此内侧纵弓的耐力较弱。外侧纵弓的后臂是跟骨,顶部为骰骨,前臂为第4、5两跖骨。外纵弓的跟骰关节面阔而平,站立时可稳固地接触地面,第4、5跖骨联系坚强,外纵弓也较低,这些都是它的优越性。总之,足纵弓后臂短,结构简单,跟骨是内外侧纵弓的共同基础,故跟骨发育大。纵弓前臂长,结构复杂,特别是第1跖骨保存了进化上的一些缺陷,构成了弱点。故足的外侧缘较内侧缘坚固。② 第二道防线：韧带。韧带是保持构成足弓各骨块间联系的重要组织。足背突出,负重少,韧带薄弱,跖侧负荷大,对足弓的维持也特别重要,故韧带肥厚、坚强。跖长韧带连接跟骨和骰骨,跖短韧带连接跟骨和距骨。跟舟跖侧韧带亦称弹力韧带,起自跟骨载距突,止于舟骨底部,坚强而具有弹性,是防止距骨头下塌或内倾的重要结构。跖腱膜自跟骨结节起,向前分成5个腱条,止于屈肌腱鞘和跖骨头横韧带,维持纵弓,犹如弓弦。踝关节内侧三角韧带的胫跟韧带连接内踝和跟骨,防止其外翻。③ 第三道防线：肌肉。肌肉是维持足弓的第三道防线,亦是最主要的防线。

3) 足的运动方向

跖趾关节的运动范围：被动伸趾为50°~60°,屈趾为30°~40°。

2. 足关节运动肌群

足部肌肉分为内在肌与外在肌两种,前者退化,在人体内作用不大,对足弓的维持只起辅助作用。踝关节运动肌群及其功能如表1-4-9所示。

表1-4-9 足关节运动肌群及其功能

运 动 肌 群	运 动 功 能
胫前肌	通过踝关节前内方,止于第一跖骨基底和第一楔骨内侧;能使踝关节背伸,迈足时提足向前,也提起足内缘,增高纵弓,足底内翻
胫后肌	沿弹簧韧带的底部,止于舟骨结节、楔骨,骰骨和第2~4跖骨基底,但舟骨是其主要止点。胫后肌收缩时,舟骨接近内踝,紧紧地托住距骨头,加强弹簧韧带,防止距骨头下陷内倾,全足绕距骨头转为内收、内翻位置
腓骨长肌	经外踝后外方、骰骨沟至足底,上于第1跖骨基底和第1楔骨跖侧,与胫前肌平衡合作时如2条坚固的悬带,从各自足的内、外侧绕过足底,将足弓向上提起
腓肠肌	其作用使跟骨前端跖屈,纵弓下降,破坏足弓的结构,故腓肠肌挛缩或短缩者易患平足症

3. 足关节的动态与静态稳定结构

如前所述,足的动态稳定与静态稳定主要依靠足骨的有序排列,关节、韧带、肌肉(外在肌)、肌腱等具有弹性和收缩力的完好组织来维系。

十、脊柱的肌动学

1. 组成和运动方向

脊柱的运动是由神经和肌肉的协调动作所产生。有6个自由度,即绕冠轴、矢冠轴和垂直轴的旋转及沿上述各轴的活动。脊柱运动往往是几个节段的联合动作,多个椎骨间的运动角度或范围的叠加,可使脊柱进行较大幅度的运动。其运动方式包括屈伸、侧屈、旋转和环转等。脊柱各段的运动度各不相同,颈部和腰部运动范围较大,也比较灵活;胸部运动很少,骶尾部骨性融合不能运动。

1) 脊柱组成

脊柱是人体躯干的中轴,位于人体躯干背部的正中线上,脊柱的上端是颅骨,下面连接着髋骨。由33块椎骨构成,7块颈椎、12块胸椎、5块腰椎、5块骶椎和4块尾椎。在脊柱的胸段,还有肋骨与之相连。脊柱还是胸廓、腹腔及骨盆的后壁。具有支持体重、运动和保护内部器官等功能。脊柱的中央有椎管,椎管容纳着脊髓。脊髓上连大脑,下连各种感受器及肌肉等,传递外周感受器的各种信息上传大脑,又将大脑下传的各种"信息"传递到外周,因而脊髓有着重要的功能。如果脊髓横断,则大脑不能控制横断面以下的肢体运动,即表现为截瘫。

2) 脊柱结构特点

脊柱功能单位(FSU)又称脊柱的运动节段,是脊柱节段运动的基本结构单位,包括相邻的两个脊柱及其之间的链接结构。从结构上分为前、后两部分。前部:椎体、椎间盘、前纵韧带和后纵韧带;后部:椎弓根、关节突、横突和棘突、后部韧带。

(1) 椎体:① 颈椎的椎体较小,但椎管直径宽大呈三角形。颈部的脊髓与椎管之间有一定的间隙,因而在外伤导致颈椎有轻度错位时,还不易损伤到颈部脊髓。第7颈椎的棘突特别长,在颈后部皮下,易于触及,故而在临床上可作为椎骨定位的标志,第7颈椎(C7)又称隆椎。② 中胸部的胸椎为典型的椎骨,上位胸椎类似于颈椎,下位胸椎类似于腰椎。胸椎的椎体呈心脏形,椎孔为卵圆形,且直径窄,脊髓与椎管紧贴,故而遇有外伤时,胸椎稍稍一错位即可伤及脊髓,导致不良后果。胸椎棘突较长,上下呈叠瓦状排列,有加固脊柱作用。③ 腰椎椎体大而厚,因腰椎活动范围大,故而也易损伤脊髓。腰椎的棘突与棘突之间的间隙较大,且脊髓最下端平第1腰椎(L1)水平,所以,临床上常在L3-L4和L4-L5的棘突间做腰椎穿刺。④ 骶骨是由5个骶椎相互融合而构成的,呈三角形。⑤ 尾骨由4~5个退化的尾椎融合而成。

（2）脊柱的连接：① 椎间盘,位于相邻的 2 个椎体之间。它的周围部称纤维环,由多层呈同心圆排列的纤维软骨构成;中央部是一种富有弹性的胶状物,称髓核。椎间盘坚韧而有弹性,既能牢固连接椎体,又容许椎体之间有少量的运动。当脊柱运动时髓核在纤维环内可发生轻微的变形和运动。纤维环的后部较薄弱,尤其是后外侧部缺乏韧带加强,故当猛力弯腰或劳损引起的纤维环破裂时,髓核可突向椎间孔或椎管,压迫脊神经或脊髓。② 韧带：连接椎骨的韧带有长、短两类。长韧带接近脊柱全长,共有 3 条,即前纵韧带、后纵韧带和棘上韧带。前、后纵韧带都较宽阔,分别位于椎体和椎间盘的前面和后面,对连接椎体和固定椎间盘都具有重要的作用。棘上韧带连于各个棘突的尖端,细长而坚韧,但从第 7 颈椎以上则变薄增宽,成为膜状的项韧带。短韧带连接相邻的两个椎骨,其中黄韧带连于上下两椎弓板之间。此韧带厚而坚韧,可增强脊柱弹性和限制脊柱过分前屈。棘间韧带较薄弱,连于棘突之间。它前接黄韧带,后续棘上韧带。故腰椎穿刺时,穿刺针由浅入深,需依次经过棘上韧带、棘间韧带和黄韧带。③ 关节：脊柱的关节有关节突关节和寰枢关节。关节突关节由相邻两个椎骨的上、下关节突组成,运动幅度很小。寰枢关节由寰椎和枢椎组成,以齿突为轴,可使寰椎连同头部做旋转运动。此外,脊柱与颅之间有寰枕关节。寰枕关节由寰椎和枕骨构成,可使头做前俯、后仰和侧屈运动。

3) 脊柱运动方向

脊柱的运动：可做屈、伸、侧屈、旋转和环转运动。脊柱在相邻两个椎骨之间的运动幅度很小,但由于脊柱运动是许多椎骨连接同时运动,故运动幅度相当大。运动幅度最大的部位在下腰部和下颈部,脊柱的损伤也以这两处较为多见。

（1）脊柱节段运动的自由度：脊柱节段运动就是相邻上、下两椎骨间的相对运动,属三维运动,有 6 个自由运动度,需要用 6 个独立量变来描述,其中围绕 X 轴（冠状轴）有前屈、后伸运动;围绕 Y 轴（纵轴）有顺、逆时针的旋转;围绕 Z 轴（矢状轴）有左、右侧屈运动。此外,脊柱节段运动还有左、右侧向平移、轴向压缩/轴向牵张及前后平移,其幅度较小。脊柱节段运动通常可以用 3 个角度位移量和 3 个线性位移来表示。3 个角度位移量分别是前屈后伸、左右侧弯和左右轴向旋转,3 个线性位移量分别是上下、左右和前后的位移。

（2）颈椎的运动：可分为前屈后伸,左右侧屈,左右旋转以及上述运动综合形成的环转运动。

（3）枕-寰-枢复合体的结构和功能特点：枕-寰-枢复合体包括枕骨-C1 和 C1-C2 两个节段,其运动最为独特。与脊柱其他节段运动相比,枕-寰-枢复合体的运动幅度较大,尤其是 C1-C2 的轴向旋转运动。从解剖结构上看,枕-寰-枢复合体椎管相对较大,轴向旋转运动的轴线靠近脊髓,从而保证在较大的上部颈椎运动中不损伤脊髓。

（4）腰段脊柱的运动：腰椎运动有前屈和后伸、左右方向的侧屈,以及水平面上的旋转,三者之间的作用综合形成环转运动。

2. 脊柱运动肌群

颈胸腰背肌对脊柱的作用：具有保持脊柱稳定和协同脊柱运动的双重作用,并发挥主动调节功能,这是调节脊柱平衡的关键要素。脊柱各方向的运动肌群如表 1-4-10 所示。

表 1-4-10　脊柱各方向的运动肌群

运 动 肌 群	组　　成
脊柱屈曲肌	腹直肌、腹外斜肌、腹内斜肌、胸锁乳突肌、腰方肌、腰大肌
脊柱伸展肌	竖脊肌、夹肌、斜方肌等
脊柱侧屈的肌	位于矢状轴一侧的躯干屈肌和伸肌以及腰方肌
脊柱回旋的肌肉	与运动方向同侧的腹内斜肌、夹肌,以及与运动方向对侧的腹外斜肌、胸锁乳突肌

1）颈椎功能运动

颈椎功能运动是脊柱活动度最大的节段,涉及的肌肉如表1-4-11所示。

表1-4-11　颈椎功能运动及其肌群

活 动 范 围	涉 及 的 肌 肉
屈曲45°	头长肌、颈长肌、斜角肌、胸锁乳突肌
伸展55°	颈夹肌、头夹肌、上斜方肌、头半棘肌、颈半棘肌
侧屈40°	颈长肌、斜角肌、胸锁乳突肌、头夹肌、颈夹肌、上斜方肌、肩胛提肌
同侧旋转70°	颈长肌、头长肌、颈夹肌、头夹肌
对侧旋转70°	斜角肌、胸锁乳突肌、斜方肌、半棘肌
环转运动	是上述肌肉的协同作用

2）胸腰椎功能运动

分为脊柱运动和胸廓运动。

(1)胸廓运动:有膈肌、肋间外肌、肋间内肌和胸横肌等。这些肌肉附着在胸廓各骨上,收缩或舒张可改变胸腔的大小,从而增大或缩小胸腔容积,产生吸气或呼气运动。

(2)脊柱运动:运动脊柱的主要肌群有胸锁乳突肌、腹肌和竖脊肌等,其主要作用可使脊柱进行屈伸、侧屈和回旋运动。① 脊柱屈的肌群(肌拉力线均从脊柱冠状轴的前方跨越):有胸锁乳突肌、腹直肌、腹外斜肌和腹内斜肌等。② 脊柱伸的肌群(肌拉力线均从脊柱冠状轴的后方跨越下、上或无固定时,可使脊柱伸):有夹肌、斜方肌和竖脊肌等。③ 脊柱侧屈的肌群:位于脊柱矢状轴同侧的肌群,同时收缩可侧屈。如左侧的胸锁乳突肌、腹直肌、腹内斜肌、腹外斜肌和竖脊肌等肌肉一起收缩,可使脊柱向左侧屈。④ 脊柱回旋的肌群:颈段的胸锁乳突肌和腰段的腹内、外斜肌。同侧的胸锁乳突肌收缩,使头和颈向对侧回旋。当同侧的腹内斜肌和对侧的腹外斜肌一起收缩时,使脊柱腰段完成向同侧回旋。

(3)整体稳定肌与局部稳定肌:如表1-4-12所示。

表1-4-12　整体稳定肌与局部稳定肌

肌 肉 位 置	作　用
从骨盆到腰椎的肌肉	1. 腰椎和骨盆间的多裂肌纤维,起于骶椎和髂骨嵴,止于棘突。骶棘肌可分为内、外侧两部分,这两部分均有腰部和胸廓的纤维,胸部占2/3肌纤维,为整体系统的范围;其余1/3为腰部纤维,属局部系统范围。1980年Bogduk指出,腰部肌肉的内侧部分是以髂嵴内侧部分和腰肌间腱膜处为起始的,止于腰椎的副突处;腰部肌肉的外侧部分腰肌纤维是以髂骨的外侧,小部分是以腰肌肌间肌膜为起始,止于腰部的横突 2. 腰方肌起于髂嵴,止于腰椎横突的大部分,因这肌的外侧部分止于最下浮肋,所以属于整体系统 3. 多裂肌纤维止于棘突,其肌纤维几乎与脊柱相平行,对脊柱的侧弯的影响很小 4. 腰骶棘肌作用于脊椎,如果是单侧用力,将导致腰椎伸屈和侧弯;双侧用力则主要是从侧方稳定脊柱 5. 腰方肌也是从侧方稳定脊柱的,假如单侧用力将导致腰椎的侧弯,腰方肌的整体系统功能在于骨盆和第12肋之间,被横隔的收缩作用抵消一部分机械作用
从胸廓到腰椎的肌肉	1. 多裂肌到第12胸椎至第1腰椎(T12~L1)平面处,从腰椎的乳状突处起,止于胸椎的棘突 2. 棘肌起于上腰椎棘突和下胸椎,止于上一胸椎的棘突;这些肌肉使上腰椎段和胸椎起到伸展作用

肌　肉　位　置	作　　　　用
从胸廓到骨盆的肌肉	1. 骶棘肌的胸部肌纤维起于骶棘肌腱膜,其内侧部分起于该腱膜的深层,止于胸椎的横突和肋骨;其肌纤维与脊柱相平行,外侧部分起于该腱的后面和骶棘肌腱膜在肋骨的止处,其大多数外侧部分的肌纤维有一斜向头内侧的去向 2. 整体系统中的骶棘肌积极的机械性能是维护脊柱在矢状面和侧面的稳定,即躯干的稳定;单侧作用将导致胸廓的侧弯和伸展 3. 腹外斜肌起始于第8肋以下,止于第3~4肋软骨处和在第9~10肋软骨处肌腱膜和腹直肌的鞘;它的作用是整体性的,双侧作用可致躯干屈向前方,单侧作用可致胸廓屈和旋转 4. 腹内斜肌起于胸腰筋膜的外侧缘、髂嵴和腹股沟韧带,止于胸廓下第2~3肋软骨和腹直肌鞘膜 　(1) 这些肌肉的主要机械功能是整体性的,当双侧作用时,使胸廓屈曲;一侧作用时,使胸、腰部侧弯 　(2) 斜肌综合作用时起不到转轴的作用 　(3) 腹内、外斜肌是两个呈弧形的肌肉,可构成腹腔的内压力。腹腔内压力的形成,主要是由于周围肌肉的作用所致,前为腹直肌,双侧为腹内、外斜肌和腹横肌;上面有横隔,下为骨盆肌层。临床试验检测和观察证明,腹内压增高与躯干负重劳动密切相关。胸廓的伸、屈负重时,腹内压的整体作用可致脊柱的压缩负荷动作降低15%~30%

3. 脊柱动态与静态稳定

脊柱的稳定系统由内源性稳定系统、外源性稳定系统和神经性系统3个部分组成。内源性稳定系统又称为被动子系统,包括椎骨、椎间盘和脊柱韧带;外源性稳定系统又称主动子系统,主要由脊柱周围的肌、肌腱和内压组成;内源性稳定系统和外源性稳定系统由神经系统控制,使它们的功能协调,以实现脊柱稳定。

1) 脊柱的稳定性

脊柱的稳定性是指承受内在及外在负荷的情况下,组成脊柱的各个部分之间的相对位移保持在正常生理范围内,不会引起神经的损害。

(1) 临床稳定:在生理载荷下,脊柱各结构能够维持其与椎体之间的正常位置关系,不会引起脊髓或者及神经根的压迫和损害。而当脊柱丧失这一功能时,称为临床不稳定性。

(2) 脊柱的不稳定性:脊柱稳定系统受损可导致脊柱不稳。脊柱不稳定意味着脊柱受到很小的外部载荷(外力)和(或)内部载荷(应力)作用时,椎体就会出现显著位移,并可能产生不良的后果。脊柱不稳定的可能后果:① 平衡功能降低,脊柱丧失在生理载荷下控制异常活动的能力,并可导致进一步的损伤。② 脊柱负载能力的降低,脊柱无法实现保护神经结构的基本功能。③ 节段不稳定,脊柱的功能、生物力学或神经功能随着稳定性的丧失而退化(局部骨质增生)。④ 过度活动可以导致疼痛、潜在的脊柱变形和神经组织受压损伤。

2) 脊柱韧带的功能

脊柱韧带的主要功能是维持脊柱的稳定,为相邻脊椎传递载荷、保持脊柱平衡的生理运动和保护脊髓。韧带装置为脊柱提供部分内在的稳定性,韧带在拉伸或缩短中常使椎间盘受到预应力,这为脊柱提供内在支持,并通过维持姿势、限制脊柱运动及吸收能量,为脊柱提供保护。韧带把不同载荷从一个椎体传递到另一个椎体,并使脊柱在生理范围内以最小的阻力进行平稳运动;在高载荷、高速度加载外力下,通过限制位移,吸收能量来保护脊髓免受损伤。前纵韧带附着于椎体的前缘有助于对抗脊柱的过度后伸,后纵韧带附着于椎体后缘有利于保护椎间盘,以及对抗脊柱过度前屈。

3) 椎间盘的特点和功能

① 保持脊柱的高度,维持身高。② 连接椎间盘上下两椎体,并使椎体间有一定活动度。③ 使椎体表

面承受相同的力,即使椎体间仍然有一定的倾斜度,但通过髓核半液状的成分使整个椎间盘承受相同的应力。④ 缓冲作用:(i) 髓核具有可塑性,可以平均向各方向传递;(ii) 是脊柱吸收震荡的主要结构,起着弹性垫的作用,使由高处坠落或肩、背、腰部突然负荷时起着力传导的缓冲作用,起到保护脊髓及脑部重要神经作用,防止震荡颅脑和脊髓。⑤ 维持侧方关节突一定的距离和高度,保持椎间孔的大小。⑥ 维持脊柱的曲度。不同部位的椎间盘厚度不一,在同一腰椎间盘其前方厚、后方薄,使腰椎出现生理性前凸曲线。⑦ 最易引发腰椎间盘突出的姿势:侧屈姿势。

4) 胸腰肌筋膜(腰背肌肌膜)

胸腰肌筋膜是一个强有力的结构,共3层。前层起于腰椎横突的前面,中层起于腰椎横突尖,后层起始于中线并覆盖所有腰背部肌肉,这3层结构在力学方面也有3种不同的作用。① 力量从肌肉传递到骨骼;② 力量直接在两骨骼之间传递,没有肌肉参与,力量来自筋膜的弹性;③ 传递脊椎与骶棘肌之间的横向力量(即骶棘肌周围的网膜)。

胸腰肌筋膜的后层还有一浅表薄层,止于背阔肌及骨骼嵴和骶骨棘突。胸腰肌筋膜的后层还有浅、深两薄层,是斜行网织交错止于中线棘突,并与胸腰肌筋膜中层融合。胸腰肌筋膜的深层在上腰段发育得不像其他部位那样有力,因此是靠浅层传递肌肉的力量,即从下后锯肌到腰椎的棘突。中间层的网织结构包绕着骶棘肌,有些纤维还伸到肌肉中去。胸腰筋膜仅能在很小限度内抵消躯干的屈曲活动。

5) 良好的姿势应具备的生物力学和功能特征

① 体现整体利益:好的姿势不仅对腰椎有益,而且还对肌和筋膜有益,是整体利益的体现。② 适度的伸屈:腰椎既不能有太多的屈曲,也不能有太多的后伸,保持适度最为重要。中度屈曲的生物力学和营养学的益处较为显著。③ 最小的应力或损伤负荷:理想的姿势应该是最小或最少肌活动就可以保持脊柱的稳定,同时对组织的损伤也最小,这个原则适合健康人和腰痛患者。

总之,以上这些维护脊柱稳定的主动构件和被动构件,其作用的发挥是多种因素共同作用的结果。颈、腰、背疼痛的高发往往就是其中某一因素或数个因素所导致的。

(王　颖)

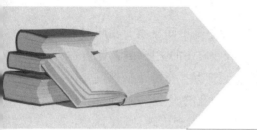

第二章 康复评定学

第一节 康复评定概述

在康复医疗诊疗过程中,功能评定是十分重要的一环。只有经过评定,才能有针对性地制订相应康复治疗(训练)方案;在实施一阶段治疗之后,还需要再一次进行功能评估、确认效果,并据此制订下一步新的治疗方案。如此评定、治疗循环往复,直至经过评定确认可以回归社会,康复医疗任务结束。即康复医疗的诊疗过程是以功能评定开始,又以功能评定结束。

一、定义与目的

1. 定义

康复评定是采用客观、量化的方法有效、准确地评定老年、病、伤、残者功能障碍的具体情况(种类、性质、部位、范围、严重程度、潜在功能改善可能性的预判,以及终极预后)的方法。

2. 目的

康复评定目的主要有:① 确定问题,拟定康复治疗目标;② 了解变化,确定治疗效果;③ 掌握治疗进程,比较不同治疗方案的优劣;④ 效益分析,主要针对费用有效比等;⑤ 预测康复结局,即预后评估;⑥ 积累资料,总结康复治疗经验、撰写科研论文等。

二、康复评定的方法

康复评定主要有定性的方法与定量的方法两大类,具体内容本章后续各节将会详细介绍。

(一) 定性评定

定性评定是一种从整体上针对评定对象特性所进行的描述性分析,主要用于解决评定对象"有没有"或者"是不是"的问题,适用于个案分析和比较分析中差异性的描述。它通过观察和调查访谈等手段获取信息,反映事物质的规律性和(或)描述性资料,有别于量的资料。

定性分析方法常作为一种筛查手段对患者进行初查,找出问题,通常是定量评定的前期工作。如对偏瘫患者进行的运动模式的评定(屈肌连带运动、分离运动有无等)、异常步态目测分析法等。定性评定的优点是在短时间内可以对患者的功能情况作出大致判断,不需昂贵的仪器设备,不受场地限制。定性分析的缺点是具有一定的主观性,不同的检查者所得到的印象可能不尽相同,对结论的准确性有影响。

(二) 定量评定

定量康复评定是将功能障碍的程度用数值来表示,有半定量与定量两类。定量评定是监测和提高康复医疗质量、判断康复疗效最主要的手段;是定性分析的升级版,也是康复临床工作中最常用的方法。

1. 半定量分析

半定量分析是将定性分析中所描述的内容分等级进行量化,将等级赋予分值的方法。例如,临床上通常采用标准化的量表评定法:偏瘫上、下肢及手的功能分为 Brunnstrom 六阶段、上田敏 12 级、Fugl-Meyer 评分等;徒手肌力检查法采用 0~5 级的六级分法;日常生活活动能力评定采用巴塞尔指数(Barthel index,Barthel 指数)、功能独立性评定(functional independence measure,FIM)等。半定量评定能够发现问题的所在,并能够根据评定标准大致判断障碍的程度。半定量分析的优点是评定标准统一,且操作简单易于推广,所产生的结果比定性分析更加明确、突出;缺点是这种等级的分值,还是不能精确地反映功能障碍的实际情况或结果。

2. 定量分析

定量分析的对象是量的资料,这些资料常通过测量获得并以数量化的方式说明其分析结果。定量分析的目的在于使人们对研究对象的认识进一步精确化,更科学地揭示规律,把握本质,理清关系,预测事物的发展趋势。分析的质量取决于数据的准确性和完整性。例如关节活动度的测量,Cybex 等速运动肌力检查以牛顿·米(N·m),身体重心偏移及重心摆动轨迹以厘米(cm),步态分析中的步速以米/秒(m/s),步幅、步宽、跨步长均以厘米(cm)表示。定量评定突出的优点是可以将功能障碍的程度量化,因而结果客观、准确,便于治疗前后的比较;缺点是一些高科技专用评定设备价格昂贵,需要专人培训后才能够操作等因素,限制了定量评定方法在临床工作中的推广应用。

(三) 常用康复评定方法

针对局部功能以及由于功能障碍所带来的影响,常用评定方法如表 2-1-1 所示。

表 2-1-1　常用康复评定方法

功　能	活　动	参　与
关节活动度、徒手肌力评定、肌张力	学习能力	职业评价(胜任力)
运动发育、控制能力	言语交流能力	环境评价(适应能力)
平衡、协调能力	手功能	人际关系评价等
上、下肢功能	日常生活活动能力	
感觉、认知、语言、心理	步行能力	
呼吸、循环系统功能	作业能力	
脏器功能等	职业能力等	

三、康复评定特点与基本要求

(一) 康复评定特点

1. 重点突出

针对具体患者应当全面评定其情况,既有躯体问题评估(如肢体功能、脏器功能等)、又有心理状态评估,还应兼顾医学的与社会经济学的评估。这样才能量身定制一个符合个体化的全面有效康复方案,随后在此基础上分阶段制订每个阶段要解决的重点问题。

2. 量化

尽可能采用定量评定,以准确分析患者的功能障碍程度、范围、影响等。

3. 专项性

临床上每一种疾病所导致的功能障碍有其特征性,康复评估的专项性体现在疾病的不同阶段以及不同的疾病中。例如很常见的踝关节扭伤(不涉及需要手术的情况),直接涉及局部疼痛、肿胀、踝关节活动障碍,急性期就有步态异常(此时的步态属于一过性异常,疼痛缓解后即可恢复)。因而,急性期仅仅需要评估疼痛程度、肿胀程度、踝关节受限程度等。当病情迁延一段时间未愈(有韧带损伤等),则可能发生患侧下肢的肌萎缩,此时还需要评估其下肢各肌群的肌力。如果损伤所导致的疼痛已经成为迁延性的慢性疼痛,则随着时间的推移,患者往往因不自主地避痛姿势而表现出步态异常,这种步态随时间迁延而成为习惯。此时需要进行步态分析,依据分析结果设计矫正异常步态的康复方案。

4. 单项与综合相结合

在临床上很多疾病所致的功能障碍涉及多脏器、多种功能。因而针对一个疾病,不仅需要利用一些单项的功能评估,如肌力、关节活动范围、肌张力等,还需要综合性的评估量表。例如:针对脑卒中患者,不仅有偏侧肢体功能障碍(需要评估其肢体功能),有时还合并认知障碍(需要评估其认知功能)、进食困难(需要评估吞咽功能)、不能言语(需要评估言语功能)以及其他(如二便功能障碍等),因而需要组合利用多种评估方法来全面反映患者的整体功能情况。

(二) 基本要求

1. 可信性

信度(reliability)又称可靠性,是指不同评定者使用同一评定量表的一致性水平,用以反映相同条件下重复测定结果的近似程度。它包括组内信度和组间信度。组内信度是指对于同一对象(假定在这段时间内受试对象的情况相对稳定),同一评定者在 1~2 周内连续评定多次,每次结果如有不同,则相差不能过大,要求相关系数达 0.9,定量资料有 90% 的重复性。组间信度是指多个评定者对同一对象评定的一致性(如将一受评对象的活动摄成录像片,重放后让多人评分),要求相关系数在 0.8 以上,若在 0.6 以下则不可信。

2. 有效性

效度(validity)又称准确性或有效性,是评定量表的第二个基本特征。指测量的真实性和准确性,即测量工具在多大程度上反映测量目的。效度越高,表示测量结果越能显示出所要测量对象的真正特征。换言之,它是指量表所测试的结果与它希望测量对象结果的接近程度。效度又可分为以下三个方面。

(1) 内容效度(content validity):是指量表中所涉及的条目是否能够反映评定的要素。只有当组成量表的内容完全包括了该病种所需要评定的所有方面,且所评定主要内容的各方面有一定平衡性,才达到量表的内容效度。相关系数越高,则量表的效度越高。

(2) 标准效度(criteria validity):评价的是量表测量结果与标准测量之间的接近程度。标准效度的评定方法是选择一个与本量表直接有关系的独立标准,然后在研究人群中同时进行量表和标准的测量,比较两者的结果,分析它们之间的相关性。相关系数在 0.4~0.8 之间比较理想。

(3) 结构效度(construct validity):是指所设计量表的评定结果与预期的假设是否一致。为测试结构有效性,需要列出一些预期的假设,并观察所设计的量表是否支持这些假设。结构效度的一种形式是共存效果。如果针对同一个患者,是否能从该量表所得的分数,与一个已被证明其有效性的测量方法的同一变量的分数相关,才能估计出该量表的共存有效性。

3. 灵敏度

灵敏度又称敏感度或反应度,是指在内、外环境变化时,若受试对象也有所变化,则测量结果对此变化做出反应的敏感程度。灵敏度检验也是检验效度的一种有效方法。在临床上,如果一个评定量表的信度和效度较好,却检测不出患者出现的细微的、有临床意义的变化,就不能算是一个有效的评定量表。即一个量表的信度和效度反映的是在不变状况下测量手段的准确性和精确性,而敏感度则反映的是在变化状况下的该测量手段的应变性。在实际应用中,如果受试对象经过康复治疗有所进步,评定结果能及时地反映出来,说明该量表具有较好的应用价值。灵敏度可从以下两方面来评价。

(1) 统计学分析:使用该量表对患者在康复治疗前后分别进行测试,记录治疗前后的得分。如果治疗有效,则治疗前后得分的差别应该有统计学意义。此时,可使用配对 t 检验或其他分析方法进行统计学处理,根据得分的差别判断是否有统计学意义,从而判断量表的敏感度。

(2) 效应尺度:使用效应尺度测试评价量表的敏感度。效应尺度为治疗后得分(A)与治疗前得分(B)两者之差除以治疗前得分(A)结果的标准差[即(A+B)/A 的标准差]。一般来说,0.2<效应尺度<0.5 为较小效应,0.5~0.8 为中等效应,>0.8 为较大效应。如果临床上康复治疗确实有效,但该量表的效应尺度却不大,表明该量表的敏感度较差。

4. 统一性

原则上各地区或单位都可以设立自己的功能评定项目和量表,但是为了使自己单位的成绩和经验能够与其他单位进行比较,应使用已获得专家共识或指南推荐,或已经过信度、效度、灵敏度检验的评定量表。

四、康复评估流程

在康复医疗的诊疗过程中,康复评估是第一环,即初期评定,包括临床诊疗的全部[现病史(含主要症状体征以及主要功能障碍)、既往史、体格检查、专科检查、辅助检查等],以及功能评定(包括肢体功能、脏器功能、认知、言语、心理等),并据此做出功能诊断。随后,依据初期康复评估结果制订相应的康复治疗策略。在实施一阶段康复治疗后,需要进一步评估前期工作的疗效,为后续康复治疗方案的制订提供依据,即中期评定。而后继续治疗,依次循环,直至恢复预期功能,经过评定可以回归社会。其次,当康复诊疗工作已无法提供改善可能则经过评定后终止治疗,此时评估为终期评定。康复评估流程如图 2-1-1 所示。

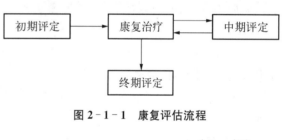

图 2-1-1　康复评估流程

(王　颖)

第二节　运动功能评定

一、肌力评定

(一) 概述

肌力(muscle strength)是肌肉力量的简称,指肌肉收缩所产生的牵拉力,是关节运动的动力来源。肌力检查的内容有广义和狭义之分。广义肌力检查包括肌肉容量、肌张力和狭义肌力检查,一般临床上所指的肌力检查都是指狭义肌力检查。

1. 肌力评定目的与内容

1) 目的

① 判断有无肌力降低情况及其范围和程度;② 发现导致肌力降低的可能原因;③ 提供制订康复治疗、训练计划的依据;④ 检验康复治疗、训练的效果。

2) 肌力相关检查的内容

(1) 肌肉容量：观察肢体外形有无肌肉萎缩、挛缩、畸形。测量肢围(周径)时,应根据患者具体情况选择合适的体位,规定测量的部位(一般测量肌萎缩时取肌腹部位);也可以应用影像学设备,如超声、CT、磁共振成像、双能 X 线等设备进行测量。有关肌肉质量测量的具体方法参见"老年肌少症康复"章节。

(2) 肌张力：在静止状态时肌肉保持一定程度的紧张度称为肌张力,是人体维持直立和完成协调运动的基础。

(3) 肌力：肌肉在意识支配下主动收缩时所产生的力。临床上检查时往往固定关节的近躯干端,根据远躯干端的运动情况间接反映肌肉收缩所产生力的大小。肌力检查内容应当包括肌肉主动运动时的力量、速度和幅度。

2. 肌力评定原则和分类

(1) 评定原则：① 安全性;② 注重信度和效度;③ 易操作性;④ 规范化。

(2) 分类方法：① 按器械分类,分为徒手肌力评定和器械肌力评定;② 按肌肉收缩生理类型分类,分为等长肌力评定、等张肌力评定和等速肌力评定;③ 按评定部位分类,分为四肢、躯干肌力评定及对手部握力、捏力等;④ 按评定目的分类：分为爆发力、肌肉耐力等。

3. 肌力影响因素

肌力大小的影响因素除了肌肉本身之外,还与神经系统控制密不可分。常见的主要影响因素如下。

(1) 肌源性因素：① 肌肉横截面积：肌肉的生理横断面是决定肌肉力量的重要因素,其生理横断面越大,肌肉收缩产生的力量越大;② 肌纤维类型：快肌纤维较慢肌纤维能产生更大的收缩力;③ 肌初长度：肌力大小与肌肉收缩的初长度密切相关;④ 肌肉收缩的类型和收缩速度;⑤ 肌腱和结缔组织的完整性。

(2) 神经源性因素：① 中枢激活;② 中枢神经对肌肉活动的协调和控制能力;③ 中枢神经系统的兴奋状态;④ 运动单位募集及其释放速率。

(3) 其他因素：① 个体状况,包括年龄、性别等;② 药物作用,如激素作用;③ 力量训练。

(二) 肌力检查方法与评定标准

临床常用的肌力评定方法除徒手肌力评定外,还包括各种自动化设备的评定方法,包括等速肌力评定等。

1. 徒手肌力评定

徒手肌力评定(manual muscle test，MMT)简便易行,是目前临床最常用的肌力评定方法。Lovett 于 1916 年首先提出,具体操作陆续改进并衍生出多种方法,但原则未变,至今仍被临床所广泛应用。检查者可根据用手触摸或用眼看到的肌肉收缩、肢体主动运动的范围和力量来判断该肌肉的收缩功能。

1) 检查方法

肌力检查时,取标准体位,给受检肌肉做标准测试动作。固定受检肌肉近端附着的肢体,放松其他肌肉。首先在承受重力情况下观察该肌肉完成测试动作的能力,然后根据测试结果决定是否由检查者施加阻力或助力,并尽可能达到最大运动范围,进一步判断该肌肉的收缩力量。因此,徒手检查时必须熟悉受检肌肉起止点,肌肉与所支配关节之间位置关系和肌纤维走行方向,了解正常肌肉收缩时所产生的肢体运动方向。除此以外,还需了解在产生某一运动时主动肌、固定肌、拮抗肌和协同肌的关系,特别要了解协同肌可能产生的替代作用,并予以避免。测定时的阻力必须为同一强度,并且持续慢速施加。原则上抗阻测试不能跨越两个以上关节,即阻力只能施加于被测肌肉远端附着的肢体。被检者也应了解正确动作,加以配合,以免产生不准确结果。检查时应两侧对比,观察和触摸肌肉、肌腱,了解收缩情况。测试过程中要耐心指导患者进行被检测肌肉(或肌群)的收缩运动,必要时检查者可先做示范动作。对于小儿及不能合作的患者尤应耐心、反复地进行检查。对于尚不能理解医嘱的幼儿,可用针尖轻刺,观察患儿逃避疼痛刺激的动作,可判断其肌肉有无麻痹。

2) 检查结果及记录

目前,临床上常用的 MMT 评定标准有 Lovett 分级法和 MRC 分级法。MRC 分级法以 Lovett 分级法为基础,当认为肌力比某级稍强时,可在此级的右上角标注"＋",稍差时则在右上角标注"－",以补充6级评分法的不足(见表 2-2-1)。

表 2-2-1　Lovett 分级法

分级	代表符号	表现
0	Zero,Z	无可见或可感觉到的肌肉收缩
1	Trace,T	肌肉有收缩,但不能产生关节运动
2	Poor,P	在消除重力的情况下,能做全关节活动范围的运动
3	Fair,F	能抗重力做全关节活动范围的运动,但不能抗阻力
4	Good,G	能抗重力和部分外加阻力运动
5	Normal,N	能抗重力和充分阻力的运动

3) 徒手肌力检查特点

(1) 优点:① 使用方便,无须特殊器械。它以自身各肢体的重量作为肌力评价的基准,能够表示出个体的相对肌力,较之用测力计等方法测得的肌力绝对值更具有实用价值。② 应用面广,可对全身主要肌肉或肌组进行测试。

(2) 缺点:定量分级较粗略,较难排除测试者主观评价的误差,只能表明肌力的大小,不能表明肌肉收缩的耐力。

(3) Lovett 分级法不能以相对应的百分数来表达肌力大小。直接肌力测量表明,3 级肌力是相当低的,3～5 级的范围比从这一级到 1 级肌力要大得多。例如,某被测者仰卧,利用一个吊带,使头部放置于吊带上,此时直接测量头部重力产生的向下的力为 4 kg(1 kg＝9.8 N),而正常颈部屈肌群所产生向上最大收缩力可为 9 kg,总计达 13 kg。故该例患者的 3 级与 5 级肌力之比为 4∶13,或者说 3 级肌力相当于 5 级肌力的 32%。对于股四头肌而言,3 级与 5 级之比可达 8∶80,即 3 级只相当于 5 级肌力的 10%。

2. 器械肌力评定

肌力达 3 级以上时,可用专门的器械进行肌力检查。这种测试可取得较精确的定量数据,根据测试时肌肉的不同收缩方式分为以下 3 种肌力评定方法。

1) 等长肌力测定

在标准姿位下用不同的测力器测定一组肌群在等长收缩时所能产生的最大肌力。常用的检查方法有以下 4 种。

(1) 握力测定:用握力计进行测试。测试时上肢在体侧下垂,握力计表面向外,将把手调节至适当宽度,重复测定 2～3 次,取最大值。握力的大小可用握力指数记录。握力指数＝握力(kg)/体重(kg)×100%。通常握力指数大于 50% 为正常。

(2) 捏力测定:用拇指与其他手指相对捏压捏力计即可测定捏力的大小。该测试反映拇对掌肌及屈曲肌的肌力大小,其正常值约为握力的 30%。

(3) 背拉力测定:用拉力计测定。测试时双膝伸直,将手调节到膝关节以上高度,然后做伸腰动作,用力向上拉把手。背肌力的大小可用拉力指数评定。拉力指数＝拉力(kg)/体重(kg)×100%。通常拉力指数正常值：男性为 $105\%\sim200\%$，女性为 $100\%\sim150\%$。注意：此测试方法易引起腰痛患者症状加重，腰痛患者或老年人及骨质疏松患者慎用。

（4）四肢大关节肌力测定：可用等速测力仪测定，但由于设备昂贵，社区不宜推广。这里建议采用拉力计进行测试，简便精准。股四头肌肌力测试如图 2-2-1 和图 2-2-2 所示。

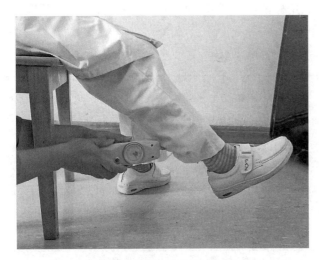
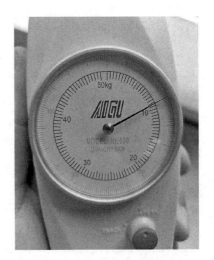

图 2-2-1 测试股四头肌肌力   图 2-2-2 拉力计显示读数

2）等张肌力测定

在标准姿位下，测定一组肌群在做等张收缩时能使关节做全幅度运动时的最大阻力。

（1）运动负荷：哑铃、沙袋、杠铃片或其他定量负重的运动器械。

（2）测试指标：以试举重物进行测试，只能完成 1 次运动所能承受的最大阻力值称 1 次最大阻力（1 RM）；完成 10 次连续运动所能承受的最大阻力值为 10 次最大阻力（10 RM）。

（3）注意事项：进行等张肌力测试时须对试用阻力做适当估计，若多次反复试举，易使肌肉产生疲劳，影响测试结果。

3）等速肌力测试

等速肌力测试实质是测试人体（局部肢体）在等速运动（Isokinetec Movement）状态下肌力的大小。而等速运动是指利用专门设备，根据运动过程的肌力大小变化，相应调节外加阻力，使得整个关节运动依据预先设定的速度运动。运动过程中，肌肉用力仅仅使肌张力增高，力矩输出增加。利用该设备，可以进行精准肌力测试，即在固定的角速度下，让患者进行慢速或快速测试，测试次数分别为 4～6 次或 20～30 次，能够获得的评定指标有：峰力矩、峰力矩体重比、力矩角度、总做功、平均功率、力矩加速能，耐力比以及主动肌与拮抗肌峰力矩比等。评定的方法可分为等速向心、等速离心和等长肌力测试。缺点是 3 级肌力以下无法评定，且设备昂贵，难以普及利用。优点是测试与训练均可做到精准，特别对于已经有运动损伤的患者，等速肌力训练安全有效、不易发生二次运动损伤。

3. 肌肉耐力评定

肌肉耐力是指肌力所能维持的时间，常用的评定方法如下。

（1）四肢关节肌肉耐力测定。① 等长肌肉耐力测定：在等速测试仪上设定运动速度为 $0°/s$，测定肌群以最大等长收缩起始至收缩力衰减 50% 的维持时间。② 等速肌肉耐力测定：在等速测试仪上以 $180°/s$ 的运动速度连续做最大收缩 20～25 次，计末 5 次或 10 次与首 5 次或 10 次的做功量之比，即可测定肌肉耐力比，作为判断肌肉耐力的指标。

（2）背肌和腹肌的耐力评定。① 背肌耐力评定：患者取俯卧位，两手抱头，脐部以上的上身部分在床沿外,固定双下肢,伸直后背部,使上体凌空成超过水平位,若低于水平位为终止。记录其能维持此姿势位的最长时间,一般以 1 min 为正常。② 腹肌耐力评定:患者取仰卧位,两下肢伸直并拢,抬高 45°,记录其能维持的最长时间,也以 1 min 为正常值(注意此时实际不仅测试腹肌耐力,同时包括了髂腰肌的耐力)。

4.肌力测定注意事项

肌力测定常会有一些误差。为了减少误差,应尽可能使检查操作标准化,为此应注意以下几点。

(1)检查部位:在检查时要充分暴露,并与健侧进行比较。检查前必须做关节最大范围活动,了解其确切的关节活动范围。可先做被动关节活动检查以做对照;如果存在关节活动度受限,应当记录受限的关节活动度范围,如 4 级/30°～90°。

(2)运动速度与抗阻:速度应平稳;对肌力达 4 级以上时,抗阻须连续施加于被测关节远侧肢体,并保持与运动相反方向。

(3)正确的姿势、肢位和必要的固定:为了只引起受检肌肉(群)及所在关节的运动,要取正确姿势,规定正确的肢体位置,并在固定关节近端的状态下进行检查。尽可能稳定地固定近端关节,以避免出现替代活动。

(4)固定体位时不能压迫肌肉或肌腱,以免妨碍关节活动。

(5)检查 0～1 级时,须同步进行触诊。检查者必须熟悉肌肉、肌腱的解剖位置。

(6)抗阻力检查只能检查一个关节,即阻力应施加于被测关节肢体的远端。

(7)受试者存在关节不稳、骨折愈合不良、急性渗出性滑膜炎、严重疼痛、关节活动范围极度受限、急性扭伤、骨关节肿瘤等情况时,不宜进行肌力检查。

(8)中枢神经系统病损后,当出现肌肉痉挛时不宜采用本法检查。

(9)避免在运动后、疲劳时及饱餐后进行肌力测试,年老体弱与心血管系统疾病患者慎用肌力检查。

(10)使患者了解测试要求、意义,避免假象替代动作。

各部位徒手肌力检查方法如表 2-2-2 至表 2-2-4 所示。

表 2-2-2　躯干肌力的手法测试

运动	主动肌	神经支配	测试及评定		
			5级、4级、3级	2级	1级
颈屈	胸锁乳突肌 斜角肌 颈长肌 头长肌	副 C2 - C3 颈丛 C3 - C8 C2 - C6 C1 - C3	仰卧位,抬头屈颈,能抗额部较大、中等阻力或不能抗阻	侧卧位,托住头部时可屈颈	仰卧位,屈颈时可扪及胸锁乳突肌活动
颈伸	斜方肌 头半棘肌 头夹肌 颈夹肌	副 C2 - C4 颈 C3 - T4	俯卧位,抬头时能抗枕部较大、中等阻力,或不能抗阻	侧卧位,托住头部可仰头	俯卧位,抬头时扪及斜方肌活动
躯干屈	腹直肌	肋间神经 T7 - T12	仰卧位,髋及膝屈;双手抱头坐起 5 级,双手前平举坐起 4 级,仅能抬头及肩胛部 3 级	仰卧位,能屈颈抬头	仰卧位,抬头时扪及上腹部腹肌收缩
躯干伸	骶棘肌 腰方肌	脊神经后支 C2 - L5 T12 - L3	俯卧位,胸以上在桌缘外下垂 30°,固定下肢;抬起上身时能抗较大、中等阻力或不能抗阻	俯卧位,能抬头	俯卧位,抬头时扪及背肌收缩

续　表

运动	主动肌	神经支配	测试及评定		
			5级、4级、3级	2级	1级
躯干旋转	腹内斜肌	肋间 T7-T12 髂腹股沟及生殖股神经 T12-L1 肋间 T5-T11	仰卧位，屈腿，固定下肢，双手抱颈后能坐起同时向一侧转体，双手前平举为4级，能旋转上体至一肩离床为3级	坐位，双臂下垂，能大幅度转体	同左，试图转体时扪及腹外斜肌收缩
骨盆侧向倾斜	腰方肌	脊神经 T12-L3	仰卧位，向近侧提拉一腿；检查者双手握踝部向远端拉，须用大力、中等拉力、小拉力能对抗之	同左，能拉动一腿，不能抗阻	同左，试图提拉一腿时在腰部骶棘肌外缘扪及腰方肌收缩

注：C 表示颈椎，T 表示胸椎。

表 2-2-3　上肢肌力手法测试

骨关节	运动	主动肌	神经支配	测试及评定		
				5级、4级、3级	2级	1级
肩胛骨	内收	斜方肌菱形大、小肌	副神经 C3-C4 肩胛背神经 C5	俯卧位，两臂稍抬起，使肩胛骨内收，阻力为将肩胛骨向外推	坐位，臂外展放桌上，使肩胛骨主动内收时可见运动	同左，试图使肩胛内收时扪及肌收缩
	内收下压	斜方肌下部	副神经 C2-C4	俯卧位，一臂前伸，内旋，使肩胛骨内收及下移，阻力为将肩胛骨下角向上外推	同左，可见有肩胛骨运动	同左，可扪及斜方肌下部收缩
	耸肩	斜方肌上部提肩胛肌	副神经 C2-C4 肩胛背神经 C3-C5	坐位，两臂放松下垂，耸起两肩，阻力加于肩锁关节上方向下压	俯卧位，能主动耸肩	同左，试图耸肩时扪及斜方肌收缩
	外展外旋	前锯肌	胸长神经 C5-C7	坐位，上臂前平举，肘屈，上臂向前移动，肘不伸，阻力加于肘部，向后推	坐位，一臂前放桌上，上臂前伸时可见肩胛骨活动	同左，上臂前伸时在肩胛骨内缘扪及肌收缩
肩肱关节	前屈	三角肌前部喙肱肌	腋神经 C5-C6 肌皮神经 C7	坐位，上臂内旋，肘屈，掌心向下，上臂前上举，阻力加于上臂远端	向对侧侧卧，上侧上肢放滑板上，可主动前屈	仰卧位，试图举臂时扪及三角肌锁骨头收缩
	后伸	背阔肌大圆肌三角肌后部	臂丛后束 C6-C8 肩胛下神经 C6 腋神经 C5	俯卧位，上臂后伸30°～40°，阻力加于上臂远端	向对侧侧卧，上肢放在滑板上后伸（见前屈运动对侧侧卧图）	俯卧位，试向后抬臂时扪及大圆肌、背阔肌收缩
	外展	三角肌中部冈上肌	腋神经 C5 冈上神经 C5	坐位，肘屈；肩外展至90°，阻力加于上臂远端	仰卧位，上肢在滑板上能主动外展	同左，肩外展时扪及三角肌收缩
	后平伸	三角肌后部	腋神经 C5	俯卧位，肩外展，肘屈，前臂在床沿外下垂，上臂后伸，阻力加于上臂远端	坐位，肩外展，放滑板上能主动后伸	同左，试臂后伸时扪及三角肌后部收缩
	前平屈	胸大肌	胸内、外神经 C5-C7	仰卧位，肩外展，肘屈，前臂垂直向上；上臂前屈90°，阻力加于上臂远端	坐位，肩外展，放滑板上能主动前屈	同左，试臂前屈时扪及胸大肌收缩

续　表

骨关节	运动	主动肌	神经支配	测试及评定		
				5级、4级、3级	2级	1级
肩肱关节	外旋	冈下肌 小圆肌	冈上神经 C5 腋神经 C5	俯卧位,肩外展,肘屈,前臂在床沿外下垂,肩外旋,阻力加于前臂远端	俯卧位,上肢在床沿外下垂,上肢可主动外旋	同左,试上臂外旋时,在肩胛外缘扪及肌收缩
	内旋	肩胛下肌 胸大肌 背阔肌 大圆肌	肩胛下神经 C5-C6 胸内外 C5,T1 胸背 C6-C8 肩胛下 C6	俯卧位,肩外展,肘屈,前臂在床沿外下垂,肩内旋,阻力加于前臂远端	俯卧位,上肢在床沿外下垂,上肢可主动旋内	同左,试上臂内旋时在腋窝前、后襞扪及相应肌肉收缩
肘	屈	肱二头肌 肱肌 肱桡肌	肌皮 C5-C6 桡 C5-C6	坐位,上肢下垂,屈肘;测肱二头肌时前臂旋后,测肱桡肌时前臂中立位,测肱肌时前臂旋前,阻力加于前臂远端	坐位,肩外展,上肢放滑板上可主动屈肘	同前,试屈肘时扪及相应肌肉收缩
	伸	肱三头肌 肘肌	桡 C5-C8 桡 C7-C8	俯卧位,肩外展,肘屈,前臂在床沿外下垂;伸肘,阻力加于前臂远端	坐位,肩外展,上肢放滑板上可主动伸肘	同前,试伸肘时可扪及肱三头肌收缩
前臂	旋后	肱二头肌 旋后肌	肌皮 C5-C4 桡 C6	坐位,肘屈90°,前臂旋前;前臂旋后,握住腕部施加反方向阻力	俯卧位,肩外展,前臂在床沿外下垂,可主动旋后	同左,试前臂旋后时于前臂上端桡侧扪及肌收缩
	旋前	旋前圆肌 旋前方肌	正中 C6 骨间 C8,T1	同旋后测试姿势,作旋前运动	同旋后测试姿势,作旋前运动	同旋后测试,旋前时在肘下,腕上扪及肌肉收缩
腕	掌屈尺偏	尺侧屈腕肌	尺 C8	向同侧侧卧,肘屈,前臂旋后,腕向掌侧屈同时向尺侧偏,阻力加于小鱼际	同左,前臂旋后45°,可见大幅度腕掌屈及尺偏	同左,试运动时扪及尺侧屈腕肌肌止点活动
	掌屈桡偏	桡侧屈腕肌	正中 C6	坐位或卧位,前臂旋后45°,腕掌屈同时向桡侧偏,阻力加于大鱼际	同左,前臂旋前45°,可做大幅度腕屈及桡偏	同左,试运动时扪及桡侧屈腕肌肌止点活动
	背伸尺偏	尺侧伸腕肌	桡 C7	坐位或卧位,前臂旋前;腕伸同时向尺侧偏,阻力加于掌背尺侧	同左,前臂旋前45°,可做大幅度腕背伸尺偏	同左,试行运动时扪及该肌肌止点处活动
	背伸桡偏	桡侧伸腕长、短肌	桡 C6-C7	坐位或卧位,前臂旋前45°,伸腕同时向桡侧偏,阻力加于掌背桡侧	同左,前臂旋后45°,可做大幅度运动	同左,试行运动时扪及该肌肌止点活动
掌指	屈	蚓状肌掌侧、背侧骨间肌	正中 C7-C8,T1 尺 C8	坐位或卧位,肘半屈,屈掌指关节同时维持指间关节伸、阻力加于近节手指掌面	前臂转至中立位手掌垂直时可主动屈掌指关节	试图屈掌指关节时扪及掌心肌肉活动
	伸	伸指总肌 伸示指肌 伸小指肌	桡 C6 C7 C7	坐位或卧位,肘半屈;伸掌指关节同时维持指间关节屈、阻力加于近节手指背面	前臂转至中立位手掌垂直时可主动伸掌指关节	试图伸掌指时扪及掌臂背肌腱活动
掌指	内收	掌侧骨间肌	尺 C8,T1	坐位或卧位,手指自外展主动内收,阻力加于2,4,5指内侧	有一定内收活动	在2、4、5指基部内侧扪及肌腱活动

续　表

骨关节	运动	主动肌	神经支配	测 试 及 评 定		
				5级、4级、3级	2级	1级
掌指	外展	背侧骨间肌,外展小指肌	尺 C8 尺 C8,T1	坐位或卧位,肘半屈;伸掌指关节同时维持指间关节屈,阻力加于近节手指背面	前臂转到中立位,手掌垂直时可主动伸掌指关节	试图伸掌指时扪及掌背肌腱活动
掌指	内收	掌侧骨间肌	尺 C8,T1	坐位或卧位,手指自外展主动内收,阻力加于2、4、5指内侧	有一定内收活动	在2、4、5指基部内侧扪及肌腱活动
	外展	背侧骨间肌,外展小指肌	尺 C8 尺 C8,T1	坐位或卧位,手指外展,阻力加于近节手指外侧	有一定外展活动	在掌背扪及肌肉活动
近侧指间	屈	屈指浅肌	正中 C7 - C8,T1	坐位或卧位,固定掌指关节;屈曲近侧指向关节,阻力加于手指中节腹侧	有一定屈指活动	在近节手指掌侧扪及肌腱活动
远侧指间	屈	屈指深肌	尺,骨间前神经 C7 - C8,T1	坐位或卧位,固定近指关节;屈远侧指间关节阻力加于手指末节指腹	有一定屈指活动	在中节手指掌侧扪及肌腱活动
拇指腕掌	内收	拇肌内收	尺 C8	拇伸直,从外展位内收,阻力加于拇指尺侧	有一定内收动作	于1、2掌骨间扪及肌肉活动
	外展	外展拇长、短肌	桡 C7	拇伸直,从内收位外展,阻力加于拇掌骨桡侧	有一定外展动作	于桡骨茎突远端扪及肌腱活动
	对掌	对掌拇肌对掌小指肌	正中 C6 - C8,T1 尺 C8,T1	手心向上,使拇指与小指对指,阻力加于拇指与小指掌骨头掌面	有一定对掌动作	于大鱼际桡侧缘扪及肌肉活动
拇指掌指	屈	屈拇短肌	正中 C6 - C7	手心向上,拇指掌指关节屈曲,阻力加于近节掌侧	有一定屈拇活动	于第一掌骨掌侧扪及肌肉活动
	伸	伸拇短肌	桡 C7	手心向下,伸拇指掌指关节,阻力加于拇近节背侧	有一定伸拇活动	于第一掌骨背侧扪及肌腱活动
拇指指间	屈	屈拇长肌	正中 C7 - C8	手心向上,固定拇指近节;伸屈指间关节,阻力加于拇指远节指背	有一定屈拇活动	于拇近节掌侧扪及肌腱活动
	伸	拇长伸肌	桡 C7	手心向下,固定拇指近节;屈指间关节,阻力加于拇指远节指腹	有一定伸指活动	于拇近节背侧扪及肌腱活动

注:C 表示颈椎,T 表示胸椎。

表 2 - 2 - 4　下肢肌力的手法测试

关 节	运动	主动肌	神经支配	测 试 及 评 定		
				5级、4级、3级	2级	1级
髋	屈	髂腰肌	腰丛 L2 - L3	仰卧位,小腿悬桌缘外;屈髋,阻力加于股远端前方	向同侧侧卧位,托住对侧下肢可主动屈髋	仰卧位,试屈髋时于腹股沟上缘扪及肌活动

续 表

关 节	运动	主动肌	神经支配	测 试 及 评 定		
				5级、4级、3级	2级	1级
髋	伸	臀大肌 腘绳肌	臀下,坐骨神经 L5,S1-S2	俯卧位,测臀大肌时屈膝,测腘绳肌时伸膝;髋伸10～15°,阻力加于股远端	向同侧侧卧位,托住对侧下肢可主动伸髋	俯卧位,试伸髋时于臀部及坐骨结节下方扪及肌活动
	内收	内收大、长、短肌股薄肌 耻骨肌	闭孔,坐骨 L2-L5 闭孔 L2-L4 闭孔,股 L2-L3	向同侧侧卧位,两腿伸托住对侧下肢;髋内收,阻力加于大腿下端	仰卧位,分腿30°,下肢放滑板上可主动内收	同左,试内收时扪及股内侧部肌活动
	外展	臀中、小肌 阔筋膜张肌	臀上 L4-L5	向对侧侧卧位,对侧下肢半屈,髋外展,阻力加于大腿下端	仰卧位,腿伸直放滑板上可主动外展	同左,试外展时于大转子上方扪及肌活动
	外旋	股方肌 梨状肌 臀大肌 上、下孖肌 闭孔内、外肌	骶丛 L5,S1 臀下 L5,S1-S2 骶丛 L5,S1 闭孔 L3-L4 骶丛 S1-S2	仰卧位,小腿桌缘外下垂,髋外旋,小腿摆向内侧,阻力加于小腿下端	仰卧位,腿伸直:髋可主动外旋	同左,试外旋时扪及大转子上方肌活动
	内旋	臀小肌阔筋膜张肌	臀上 L4-L5,S1	同上肢位,髋内旋,小腿摆向外侧,阻力加于小腿下端	仰卧位,腿伸直:髋可主动内旋	同左,内旋时扪及大转子上方肌活动
膝	屈	股二头肌 半腱、半膜肌	坐骨 L5,S1-S2	俯卧位,膝从伸直位屈曲,阻力加于小腿下端	向同侧侧卧位,托住对侧下肢可主动屈膝	俯卧位,试屈膝时扪及腘窝两侧肌腱活动
	伸	股四头肌	股神经 L3-L4	仰卧位,小腿在桌缘外下垂,伸膝,阻力加于小腿下端	向同侧侧卧位,托住对侧下肢,可主动伸膝	仰卧位,试伸膝时扪及髌韧带活动
踝	跖屈	腓肠肌 比目鱼肌	胫神经 S1-S2	俯卧位,测腓肠肌时膝伸,测比目鱼肌时膝屈,踝跖屈,阻力加于足跟上向下推	侧卧位,踝可主动跖屈	同左,试踝跖屈时扪及跟腱活动
	内翻背伸	胫前肌	腓深神经 L4-L5	坐位,小腿下垂,足内翻同时踝背伸,阻力加于足背内缘,向下外方推	侧卧位,可主动使足内翻同时踝背伸	仰卧位,试作内翻背伸动作时扪及胫前肌运动
踝	内翻跖屈	胫后肌	胫神经 L5,S1	向同侧侧卧位,足在床沿外,足内翻同时跖屈,阻力置足内缘,向上外方推	仰卧位,可主动使跖屈的足内翻	同左,试图使足内翻时扪及内踝后腱活动
	外翻跖屈	腓骨长短肌	腓浅神经 L5,S1	向对侧侧卧位,使跖屈的足外翻,阻力加于足外缘向内上方推	仰卧位,可主动使跖屈的足外翻	同左,试图使足外翻时扪及外踝后腱活动
跖趾关节	屈	蚓状肌 屈拇短肌	内、外侧跖神经 L5,S1-S3	侧卧位或坐位,屈跖趾关节,阻力加于趾近节跖面	同左,有主动屈趾活动	观测到2～5趾微弱屈曲,扪及拇近节跖面肌腱活动
	伸	伸趾长、短肌 伸拇短肌	腓深神经 L4-L5,S1 L5,S1	仰卧位或坐位,伸足趾,阻力加于近节趾骨背侧	同左,有主动伸趾活动	同左,试伸趾时扪及足背腱活动

续　表

关节	运动	主动肌	神经支配	测试及评定		
				5级、4级、3级	2级	1级
拇跖趾关节	内收	内收拇肌	外侧跖神经S1-S2	仰卧位或坐位,拇内收,阻力加于拇趾内侧	同左,有主动内收运动	可见微弱内收运动
	外展	外展拇肌外展小趾肌	内侧跖神经L5,S1 外侧跖神经S1-S2	仰卧位或坐位,足趾外展,阻力加于各趾外缘	同左,有主动外展运动	可见微弱外展运动
近侧趾间关节	屈	屈趾长、短肌	内侧跖神经胫神经L5,S1	仰卧位或坐位,屈趾,阻力加于近节足趾跖面	同左,有主动屈趾活动	有微弱屈趾活动,扣及拇趾近节跖面腱活动
远侧趾间关节	屈	屈趾长肌	胫神经L5,S1	仰卧位或坐位,固定近节足趾;屈趾,阻力加于趾远节跖面	同左,有主动屈趾活动	有微弱屈趾活动
拇趾间关节	伸	伸拇长肌	腓深神经L5,S1	坐位或卧位,固定拇近节;伸拇,阻力加于拇远节背侧	同左,有主动伸拇活动	可扣及拇近节背侧肌腱活动

注:L表示腰椎,S表示骶椎。

二、肌张力评定

(一) 概述

肌张力(muscle tone)是指肌肉组织在静息状态下的一种不随意、持续、微小的收缩。正常人无论是在睡眠中还是进行各种活动时,肌肉都会处于不同程度的紧张状态(按压有弹力或抵抗),即保持一定的肌张力。临床上,肌张力可被视为肌肉被动拉长或牵伸时的阻力,是指被动活动肢体或按压肌肉时所感觉到的阻力,这种阻力的产生与组织的物理学特性、肌肉或结缔组织的弹性、反射性肌肉收缩(等张性牵张反射)等有关。

肌张力是维持身体各种姿势和正常活动的基础。肌张力正常与否取决于外周神经和中枢神经系统的支配情况。肌张力异常是中枢神经系统损伤或外周神经损伤的重要特征,是中枢神经系统损伤后运动控制障碍评定的重要组成部分。

1. 正常肌张力及肌张力影响因素

(1) 正常肌张力可分为静止性肌张力、姿势性肌张力和运动性肌张力。

(2) 正常肌张力特征:① 关节近端肌肉可以进行有效的同步运动;② 具有完全抵抗肢体重力和外来阻力的运动能力;③ 将肢体被动置于空间某一位置时,具有保持该姿势不变的能力;④ 能够维持原动肌和拮抗肌之间的平衡;⑤ 具有随意使肢体由固定到运动和在运动过程中转换为固定姿势的能力;⑥ 需要时,具有选择性地完成某一肌群协同运动或某一肌肉单独运动的能力;⑦ 被动运动时,具有一定的弹性和轻度抵抗感。

(3) 影响肌张力的因素:① 体位和肢体位置与牵张反射的相互作用,不良的姿势和肢体位置可使肌张力增高;② 中枢神经系统的状态;③ 紧张和焦虑等不良的心理状态可使肌张力增高;④ 患者对运动的主观作用;⑤ 疾患存在的并发症问题,如尿路结石、感染、膀胱充盈、便秘、压疮、静脉血栓、疼痛、局部肢体受压及挛缩等使肌张力增高;⑥ 患者的身体状况,如发热、感染、代谢和(或)电解质紊乱也可影响肌张力;

⑦ 药物；⑧ 环境温度等。

2. 异常肌张力

1）肌张力迟缓

肌张力迟缓(flaccidity)指肌张力低于正常静息水平,对关节进行被动运动时感觉阻力降低或消失的状态。

(1)病因：① 小脑或锥体束等上运动神经元损害所致,如脊髓损伤早期的脊髓休克阶段、颅脑外伤、脑血管意外早期；② 周围神经损伤所致,可伴有肌力弱、瘫痪、低反射性和肌肉萎缩等表现；③ 原发性肌病所致。

(2)特征：肌肉可表现为柔软、弛缓和松弛；邻近关节周围肌肉共同收缩能力减弱,导致被动关节活动范围扩大,腱反射减弱或消失。

2）肌张力增高

肌张力增高指肌张力高于正常静息水平,包括痉挛、僵硬等。

(1)痉挛(spasticity)：是肌张力增高的一种形式,是一种由牵张反射高兴奋性所致、速度依赖的紧张性牵张反射增强伴腱反射异常为特征的运动障碍。所谓痉挛的速度依赖即为伴随肌肉牵伸速度的增加,痉挛肌的阻力(痉挛的程度)也增高。① 原因：是上运动神经元损伤综合征(upper motor neuron syndrome, UMNS)的主要表现,常见于脊髓损伤、脱髓鞘疾病、脑血管意外、脑外伤、去皮质强直和去大脑强直。② 特征：牵张反射异常；紧张性牵张反射的速度依赖性增加；腱反射异常；具有选择性,并由此导致肌群间的失衡进一步引发协同运动功能障碍。③ 一般临床表现：肌张力增高、腱反射活跃或亢进、阵挛、异常的脊髓反射、被动运动阻力增加和运动协调性降低；可因姿势及挛缩、焦虑、环境温度、疼痛等外在因素发生程度的改变。④ 特殊表现：包括巴宾斯基(Babinski)反射、折刀样反射(clasp knife reflex)、阵挛、去大脑强直(decerebrate rigidity)和去皮质强直(decorticate rigidity)等。

痉挛与肌张力过强的区别：肌张力过强时的阻力包括动态成分和静态成分。动态成分为被动拉伸时神经性(反射性)因素和非神经性(生物力学)因素所致的阻力；静态成分则是肌肉从拉长状态回复到正常静息状态的势能,为非神经性因素。神经性因素表现为肌肉运动单位的活动由于牵张反射高兴奋性而增加,中枢神经系统损伤后的痉挛、折刀样反射和阵挛皆属此类；非神经性因素则表现为结缔组织的弹性成分和肌肉的黏弹性成分的改变,尤其是在肌肉处于拉伸或短缩位制动时。在中枢神经系统损伤后,可因神经性因素造成肢体处于异常位置,并由此导致非神经性因素的继发性改变。因此,中枢神经系统损伤后的肌张力过强是神经性因素和非神经性因素共同作用的结果,痉挛与肌张力过强并非等同。

(2)僵硬(rigidity)：是指主动肌和拮抗肌张力同时增加,导致关节被动活动的各个方向在起始和终末的抵抗感均增加的现象。① 原因：常为锥体外系的损害所致,帕金森病是僵硬最常见的病因,表现为齿轮僵硬(cogwheel rigidity)和铅管样僵硬(lead-pipe rigidity)。② 特征：在进行任何方向的被动运动时,整个活动范围内阻力均增加,相对持续,且不依赖牵张刺激的速度；齿轮样僵硬的特征是在僵硬的基础上存在震颤,从而导致整个关节活动范围中收缩/放松交替；铅管样僵硬的特征是存在持续的僵硬；僵硬和痉挛可在某一肌群同时存在。③ 僵硬与阵挛等的鉴别点：僵硬是肌张力增高的运动障碍,无巴氏征和生理反射亢进(如帕金森病)；阵挛是短暂或不自主的单个或多个肌肉收缩(如面肌抽搐)；痛性痉挛是阵发或自发迁延的伴疼痛的单个或多个肌肉收缩(如破伤风、手足抽搐等)。

3）肌张力障碍

(1)定义：肌张力障碍(dystonia)是一种以张力损害、持续同时伴有扭曲等不自主运动为特征的肌肉运动功能亢进性障碍。

(2)原因：肌张力障碍可由中枢神经系统缺陷所致,也可由遗传因素(如原发性、特发性肌张力障碍)所致；与其他神经退行性疾患(如肝豆状核变性)或代谢性疾患(如氨基酸或脂质代谢障碍)也有一定关系。

此外,也可见于张力性肌肉奇怪变形(musculorum deformans)或痉挛性斜颈。

(3) 特征:肌肉收缩可快、可慢,表现为重复、模式化(扭曲);张力以不可预料的形式由低到高变动。其中张力障碍性姿态(dystonia posturing)为持续扭曲畸形,可持续数分钟或更久。

(二) 肌张力评定

1. 评定目的

① 提供治疗前的基线评定结果,及时治疗,避免并发症的发生;② 依据评定结果确定病变部位,提供制订治疗方案和选择治疗方法的依据;③ 预测康复疗效,评价各种治疗的疗效。

2. 肌张力临床分级

有神经科分级、肌张力迟缓分级及痉挛分级等。

1) 神经科分级方法(见表 2-2-5)

表 2-2-5 肌张力神经科分级

分　级	表　现
0	肌张力降低
1	肌张力正常
2	肌张力稍高,但肢体活动未受限
3	肌张力高,肢体活动受限
4	肌肉僵硬,肢体被动活动困难或不能

2) 肌张力迟缓分级(见表 2-2-6)

表 2-2-6 肌张力迟缓分级

级　别	评 定 标 准
轻　度	肌力下降 肢体放在可下垂的位置并放下,仅有短暂抗重力的能力,随即落下 能完成功能性动作
中到重度	肌力明显下降或消失(MMT 0 或 1 级) 将肢体放在抗重力肢位,肢体迅速落下,不能维持规定肢位 不能完成功能性动作

3) 痉挛评定

改良 Ashworth 痉挛分级法是临床上最常用手法检查肌痉挛程度的评定方法。其他方法还有按自发性肌痉挛发作频度分级的 Penn 分级法和按踝阵挛持续时间分级的 Clonus(阵挛)分级法等。痉挛的生物力学评定也可以量化痉挛患者肢体的位相性牵张反射和紧张性牵张反射,常采用钟摆试验、屈曲维持试验、便携式测力计方法、等速装置等评定方法。临床上也可应用电生理评定方法评定痉挛和张力过强,如表面电极肌电图、H 反射、F 波反应、紧张性振动反射、屈肌反射、腰骶激发电位等。

(1) 改良 Ashworth 痉挛分级法(见表 2-2-7)。

表 2-2-7 改良 Ashworth 痉挛分级

分 级	表 现
0	肌张力不增加,被动活动患侧肢体在整个范围内均无阻力
1	肌张力稍增加,被动活动患侧肢体到终末端时出现突然卡住有轻微的阻力
1+	肌张力稍增加,被动活动患侧肢体时在后 1/2 关节活动度中有轻微的"卡住"感觉,有轻微的阻力
2	肌张力轻度增加,被动活动患侧肢体在大部分关节活动度内均有阻力,但仍可以活动
3	肌张力中度增加,被动活动患侧肢体在整个关节活动度内均有阻力,活动比较困难
4	肌张力重度增加,患侧肢体僵硬,阻力很大,被动活动十分困难

(2) Penn 痉挛频率量表,是通过记录痉挛发作的频率来判定痉挛轻重的方法(见表 2-2-8)。

表 2-2-8 Penn 痉挛频率量表

分 级	表 现
1	无痉挛
2	肢体受到刺激可诱发轻度痉挛
3	偶有痉挛,痉挛发作≤1 次/h
4	时有痉挛,痉挛发作>1 次/h
5	频繁痉挛,痉挛发作>10 次/h

(3) Clonus 分级如表 2-2-9 所示。

表 2-2-9 Clonus 分级

分 级	表 现
1	无踝阵挛
2	踝阵挛持续时间 1~4 s
3	踝阵挛持续时间 5~9 s
4	踝阵挛持续时间 10~14 s
5	踝阵挛持续时间超过 15 s

(4) 痉挛评定临床意义及影响因素如下。

痉挛的益处主要有:① 下肢的伸肌痉挛帮助患者站立和行走;② 活动过强的牵张反射可促进肌肉的等长和离心自主收缩;③ 保持相对肌容积;④ 预防骨质疏松;⑤ 降低瘫痪肢体的水肿;⑥ 充当静脉肌肉泵,降低发生深静脉血栓的危险性。

痉挛的弊端有:① 髋内收肌剪刀样痉挛和屈肌痉挛影响站立平衡稳定性;② 下肢伸肌痉挛和阵挛影响步态的摆动期;③ 自主运动缓慢;④ 屈肌痉挛或伸肌痉挛导致皮肤应力增加;⑤ 紧张性牵张反射亢进或屈肌痉挛形成挛缩的危险;⑥ 自发性痉挛导致睡眠障碍;⑦ 髋屈肌和内收肌痉挛影响会阴清洁及性功

能;⑧ 下肢痉挛或阵挛干扰驾驶轮椅、助动车等;⑨ 持续的屈肌痉挛可导致疼痛;⑩ 增加骨折、异位骨化的危险性。

(三) 评估应用

在评估肌张力时,应掌握适应证及禁忌证;在评估时注意患者体位,并适当地加以保护,以免发生意外。

1. 注意事项

(1) 取得充分的医患合作:要求患者尽量放松,由评定者支持和移动肢体,选择恰当的评定时间和评定环境。

(2) 实施正确的检查方法:所有运动应予以评定,特别注意在初始视诊时被确定为有问题的部位。

(3) 评定者应保持固定形式和持续的徒手接触,并以恒定速度移动患者肢体。

(4) 对评定结果应进行全面分析:若欲与挛缩鉴别,可加用拮抗肌肌电图检查。

(5) 在评定过程中,评定者应熟悉正常反应的范围,以便建立估计异常反应的恰当参考。

(6) 在局部或单侧功能障碍(如偏瘫)时,注意不宜将非受累侧作为"正常"肢体进行比较。

2. 适应证和禁忌证

(1) 适应证:适应于中枢神经系统和外周神经系统疾患,包括神经系统损害造成神经源性肌力减退等的评定。如:上、下肢代表性肌群的肌张力评定可作为全面评价瘫痪严重程度的指标。

(2) 禁忌证:关节不稳、骨折不稳定、急性渗出性滑膜炎、严重疼痛、关节活动范围极度受限、急性扭伤、骨关节肿瘤等。

三、关节活动度评定

关节活动度(range of motion,ROM)是指最大关节运动时所通过的运动弧,又称为关节活动范围。正常关节活动度是肢体灵活运动的基本条件,因此是功能障碍评定过程中重要的检查内容。目前,临床上除采用传统量角器测量外,还出现了许多自动化的关节活动度测量仪,但其均以传统量角器测量法为基础,因此本节主要介绍传统的量角器测量方法。

(一) 概述

1. 关节活动度检查的目的

① 确定关节活动度受限的程度;② 通过检查发现影响关节活动度的原因;③ 指导治疗及康复方法的选择;④ 作为治疗和康复前后的评测手段。

2. 关节活动度的种类

① 主动关节活动度:受检者在不需要外力帮助下能够完成的关节活动范围;② 被动关节活动度:在外力帮助下能够完成的关节活动范围。在关节活动度测量过程中,一般先检查主动关节活动度,后检查被动关节活动度。

3. 关节活动度异常的原因

(1) 关节活动度减小的原因:① 关节内因素,包括骨关节炎、滑膜或关节软骨损伤、积血、积液等;② 关节外因素,包括关节周围软组织粘连、瘢痕、肿胀等。

(2) 关节活动度增大的原因:关节周围韧带的断裂和松弛、肌肉瘫痪等。

(3) 肌肉因素对主动和被动关节活动度的影响:肌力降低会明显影响主动关节活动度,而对被动关节活动度的影响不大;肌张力变化不仅会影响主动关节活动度,也会增大或减小被动关节活动度。

(二) 关节活动度评定方法

1. 关节活动度的测量与记录

最常用测量和记录关节活动度的方法为中立位法(解剖 0°位法),即将解剖学中立位时的肢体位置定为 0°。测量关节活动度时应当首先将量角器的轴心与关节的运动轴心对齐,然后按照解剖标志放置量角器的固定臂与移动臂;随着关节远端肢体的移动,测量移动臂自解剖中立位到关节活动终点所通过范围的角度,并从量角器刻度盘上读出关节活动度度数。正常情况下做双向运动的关节应当将属于某个运动轴的两向运动同时记录,如 135°(前屈)~45°(后伸)。由于病变而只能进行单向运动时,受限方向的运动范围记录为"无"。当被测量者的某关节出现非正常过伸情况时,可用"一"标记。

2. 各关节活动度测量方法及正常值

参见表 2-2-10。

表 2-2-10 关节活动度测量方法及正常值

关节	运动	受检体位	量角器放置方法			正常值
			轴 心	固定臂	移动臂	
肩关节	屈伸	坐/立位,臂伸展置于体侧	肩峰	平行于腋中线	平行于肱骨纵轴	180°(屈)~60°(伸)
	外展	坐/立位,臂伸展置于体侧	肩峰	平行于身体中线	平行于肱骨纵轴	0°~180°
	内外旋	仰卧位,肩外展 90°,肘屈曲 90°	尺骨鹰嘴	垂直于额状面	平行于前臂纵轴	90°(内旋)~90°(外旋)
肘关节	屈伸	坐/立/仰卧位,臂取解剖位	肱骨外上髁	与肱骨纵轴一致	与前臂纵轴一致	0°~150°
前臂	旋前旋后	坐位,上臂置于体侧,屈肘 90°,手握铅笔	尺骨茎突	与水平面垂直	手握之铅笔	90°(旋前)~90°(旋后)
腕关节	掌屈背伸	坐/站位,屈肘 90°,前臂置中立位	尺骨茎突	与前臂纵轴平行	与第 5 掌骨纵轴一致	80°(掌屈)~70°(背屈)
	桡偏尺偏	坐/立位,屈肘 90°,前臂旋前,腕中立位	腕背侧中点	于前臂背侧中线一致	与第 3 掌骨纵轴一致	20°(桡偏)~30°(尺偏)
髋关节	屈	仰/侧卧位,对侧下肢伸直,被测下肢在上,膝关节屈曲	股骨大转子	与身体纵轴平行	与股骨纵轴平行	0°~120°
	内收外展	仰卧位	髂前上棘	左右髂前上棘连线的垂线	髂前上棘至髌骨中心的连线	30°(内收)~45°(外展)
	内旋外旋	仰卧位,两小腿于床沿外下垂	髌骨下端	垂直于额状面	平行于胫骨纵轴	45°(内旋)~35°(外旋)
膝关节	屈伸	俯卧位、侧卧位或坐在椅子边缘	股骨外侧髁	与股骨纵轴平行	与胫骨纵轴平行	0°~135°
踝关节	背伸跖屈	仰卧位,踝关节中立位	腓骨纵轴线与足外缘交叉处	与腓骨纵轴平行	与第 5 跖骨纵轴平行	20°(背伸)~50°(跖屈)

注:本测量方法参照美国医学会的测量方法制订。

肩关节检查时,外展和屈曲超过 90°也称为上举。一般前臂旋转的测量及记录不遵循解剖中立位法。

(三) 关节活动度测量注意事项

(1) 测量前要向患者说明测量方法、体位及注意事项,寻求患者合作,防止出现错误运动姿势和代偿运动。

(2) 测量时,肢体暴露要充分;操作要轻柔,以提高测量的精确性。

(3) 被动运动关节时手法要柔和,速度缓慢均匀,尤其对伴有疼痛和痉挛的患者不能做快速运动。

(4) 应检查关节周围软组织结构有无异常,如肌肉无力、关节畸形、关节挛缩、疼痛、痉挛等均会影响关节活动度;如有上述病变,应在表格中记载,并说明病变发生的时间。

(5) 关节测量尺的轴心、固定臂和移动臂要严格按规定放置。

(6) 要先测量主动关节活动度,后测量被动关节活动度,以分析关节活动范围异常的原因。

(7) 应双侧对比,先测健侧,后测患侧,注意被测者正常肢体与异常肢体关节活动的差别,采用正常肢体关节活动度作为标准。

(8) 应注意不同体质条件和不同年龄组的个体间正常关节运动幅度会有一定的差异。所以,关节运动幅度的比较研究,应在体质条件相似和同一年龄组的个体中进行。

(9) 对某些关节活动度的测量,可以体表标志为参考点,测量关节运动起始和(或)终末的距离变化作为评价指标。如:手的关节活动度测量可以用拇指示指间的距离拇指外展的功能状态,用指尖到掌横纹的距离表示掌指关节和指间关节的活动范围;脊柱的关节活动度测量可以用弯腰活动时指尖与地面或下肢最低部位的距离表示腰椎及髋关节的活动度。

(10) 广义上的肩关节不仅仅是指盂肱关节,还包括肩胛骨胸壁连接,是人体活动度最大的关节。肩关节运动主要为分布在3个运动轴上的前屈后伸、内收外展和内旋外旋。在肩胛骨、上臂与盂肱关节的协调运动中肩关节还能完成上举动作。在测量关节活动度时,一般将上举动作分别包括在前屈或外展范围中。

四、平衡与协调功能评定

平衡和协调是步行和功能活动的基础,是临床康复的重要内容之一。

(一) 概述

人体能够在不同体位和姿势下保持平衡状态,并协调运动,有赖于中枢神经系统控制下感觉系统和运动系统的共同参与与协作。躯体、视觉和前庭感觉系统在维持平衡过程中各自扮演着不同角色。躯体感觉系统包括皮肤感觉(触、压觉)和本体感觉输入,因此关节损伤及手术均会影响平衡及协调功能;另外,支撑面的大小与性状也可以影响平衡功能测定结果。视觉系统在视环境中能够准确感受环境中物体的运动及眼睛和头部视空间的定位。如闭眼和戴眼罩后,姿势稳定性较睁眼时明显下降。前庭中的壶腹嵴可以感受头部在三维空间中的运动角加速度变化,椭圆囊和球囊可以感受静止时地心引力和直线加速度变化。运动系统的完整性是执行平衡协调运动的基础。中枢神经系统整合各种感觉后,支配运动系统完成平衡反应及协调运动。平衡和协调虽然存在着千丝万缕的联系,但在临床检查时需要分别测定,因此本部分内容分为平衡功能测定和协调功能测定两部分。

(二) 平衡功能评定

平衡能力是人体重要的生理机能,是维持人体姿势的能力,是人体维持站立、行走以及协调地完成各种动作的重要保障。

1. 基本概念

(1) 平衡(balance):是指在不同的环境和情况下维持身体直立姿势的能力。平衡功能正常时,能够保持体位、在随意运动中调整姿势,以及安全有效地对外来干扰作出反应。为了保持平衡,人体重心必须垂直地落在支撑面上方或范围内。换言之,平衡能力就是维持人体重心必须垂直落在支撑面上方或范围内的能力。

(2) 支撑面(support surface):指人在各种体位下(站立、坐、卧,行走)所依靠的表面,即接触面。站立时的支持面为包括两足底在内的两足间的表面。支持面的面积大小和质地均影响身体平衡。当支撑面不稳定或面积小于足底面积、质地柔软或表面不规整等情况使得双足与地面接触面积减少时,身体的稳定性下降。

(3) 稳定极限(limit of stability, LOS):指正常人站立时身体倾斜的最大角度,是判断平衡功能的重要指标之一。在这个极限范围内,平衡不被破坏,人体重心能够安全地移动而无须借助挪动脚步或外部支持来防止跌倒。LOS的大小取决于支持面的大小和性质。正常人双足自然分开站在平整而坚实的地面上时,LOS的周长围成一个椭圆形。前后方向的最大摆动角度约为 $12.50°$,左右方向为 $16°$。当重心偏离并超出支持面范围以外,超出稳定的极限时,平衡便被破坏以致跌倒。

(4) 平衡反应:指当平衡状态改变时,机体恢复原有平衡或建立新平衡的过程,各种类型的平衡反应感觉输入、中枢整合和运动控制三种调节机制都参与其中。

正常情况下,人体通过视觉、躯体觉、前庭觉的传入来感知站立时身体所处的位置以及与地球引力和周围环境的关系。① 视觉系统:由视网膜所收集到的信息经过视觉通路传入到视中枢,提供了周围环境及身体运动和方向的信息。② 躯体感觉:与平衡维持有关的躯体感觉,包括皮肤感觉(触、压觉)和本体感觉。③ 前庭系统:包括三个半规管,感知人体角加速度运动,椭圆囊、球囊(耳石器)感知的瞬时直线加速运动及与直线重力加速有关的头部位置改变的信息。半规管内的壶腹嵴(运动位置感受器),能感受头部在三维空间中的运动角加(减)速度变化而引起的刺激。前庭迷路内的椭圆囊斑和球囊斑,感受静止时的地心引力和直线加(减)速度变化而引起的刺激。

三种感觉信息输入在包括脊髓、前庭核、内侧纵束、脑干网状结构、小脑及大脑皮质等多级平衡觉神经中枢中进行整合加工,并形成产生运动的方案。

中枢神经系统在对多种感觉信息进行分析整合后下达运动指令;运动系统以不同的协同运动模式控制姿势变化,将身体重心调整到原来的范围内或重新建立新的平衡。

(5) 协同运动:多组肌群共同协调完成一个运动。自动姿势性协同运动是下肢和躯干肌以固定的组合方式并按一定的时间顺序和强度进行收缩,用以保护站立平衡的运动模式,它是人体为回应外力或站立支持面的变化而产生的对策。常见的策略如下。① 踝关节协同运动模式(踝对策):是指身体重心以踝关节为轴进行前后转动或摆动,类似钟摆运动。② 髋关节协同运动模式(髋对策):当站立者的稳定性显著下降,身体前后摆动幅度增大时,为了减少身体摆动使重心重新回到双脚范围内,人体通常采用髋关节的屈伸来调整身体重心和保持平衡。③ 跨步动作模式:外力干扰过大使身体晃动进一步增加时重心超出其稳定极限,人体则采用自动地向用力方向快速跨出一步来重新建立身体重心的支撑点,为身体重新确定站立支持面。

2. 平衡功能的分类

(1) 静态平衡(static balance):是指身体不动时,维持身体于某种姿势的能力,如坐、站立、单腿站立、倒立、站在平衡木上维持不动。

(2) 动态平衡(dynamic balance):是指运动过程中调整和控制身体姿势稳定性的能力。动态平衡从另外一个角度反映了人体随意运动控制的水平。坐或站着进行各种作业活动,站起和坐下、行走等动作都需要具备动态平衡能力。

(3) 反应性平衡(reactive balance):当身体受到外力干扰而使平衡受到威胁时,人体作出保护性调整反应以维持或建立新的平衡,如保护性伸展反应、迈步反应等。

3.平衡功能评定的临床应用

（1）目的：① 判断平衡障碍以及障碍的严重程度；② 分析平衡障碍的相关因素；③ 预测发生跌倒的可能性；④ 针对障碍的特点，指导制订康复治疗方案；⑤ 评定疗效，为步行训练提供参考。

（2）适应证：① 中枢神经系统损害，如脑外伤、脑血管意外、帕金森病、多发性硬化、小脑疾患、颅内肿瘤、脑瘫、脊髓损伤等；② 耳鼻喉科疾病，如由前庭器官问题导致的眩晕症；③ 骨关节伤病，如下肢骨折及骨关节疾患、截肢、关节置换、影响姿势与姿势控制的颈部与背部损伤，各种涉及平衡问题的运动损伤，以及肌肉疾患及外周神经损伤等；④ 老年人；⑤ 特殊职业人群。

（3）禁忌证：① 下肢骨折未愈合；② 不能负重站立；③ 严重心肺疾病、发热、急性炎症；④ 不能主动合作者。

4.平衡功能评定的常用方法

临床上常用的平衡功能评定方法包括平衡反应评定、Berg 平衡量表和应用仪器进行不同体位的动态和静态平衡功能评定等。临床经常应用 Berg 平衡量表来预测患者跌倒的危险性。

1）平衡反应的评定

检查者破坏患者原有姿势的稳定性，然后观察患者的反应，属于定性评定。

（1）主要评定内容：① 坐位平衡反应。患者坐在椅子上，检查者将患者上肢向一侧牵拉。阳性反应为患者头部和躯干上部出现向中线的调整，被牵拉一侧出现保护性反应，另一侧上、下肢伸展并外展。阴性反应是患者头部和躯干上部未出现向中线的调整，被牵拉一侧和另一侧上、下肢未出现上述反应或仅身体的某一部分出现阳性反应。② 跪位平衡反应。患者取跪位，检查者将患者上肢向一侧牵拉，使之倾斜。阳性反应为患者头部和躯干上部出现向中线的调整，被牵拉一侧出现保护性反应，对侧上、下肢伸展并外展。阴性反应是患者头部和躯干上部未出现向中线的调整，被牵拉一侧和另一侧上、下肢未出现上述反应或仅身体的某一部分出现阳性反应。③ 站立位平衡反应。患者取站立位，检查者向左、右、前、后方向推动患者身体。阳性反应为患者脚快速向侧方、前方、后方跨出一步，头部和躯干出现调整；阴性反应是患者不能为维持平衡而快速跨出一步，头部和躯干不出现调整。

（2）平衡反应评定分级：传统的平衡功能三级分法具有容易掌握，易于判断，操作不受场地、设备限制等优点，是临床上应用最广泛的平衡功能评定方法之一。三级分法将人体平衡分为坐位平衡和立位平衡两种状态，每一种体位下按照相同的标准又分为三个级别进行评定。① 一级平衡：属静态平衡，被测试者在不需要帮助的情况下能维持所要求的体位（坐位或站立位）；② 二级平衡：即自动平衡，被测试者能维持所要求的体位，并能在一定范围内主动移动身体重心后仍维持在原来的体位；③ 三级平衡：即他动平衡，被测试者在受到外力干扰中移动身体重心后仍恢复并维持原来的体位。

2）Berg 平衡量表

（1）主要评定内容：包含 14 个动作项目，根据患者完成的质量，将每个评定项目均分为 0、1、2、3、4 五个功能等级予以记分。4 分表示能够正常完成所检查的动作，0 分则表示不能完成或需要中等或大量帮助才能完成。最低分为 0 分，最高分为 56 分。检查工具包括秒表、尺子、椅子、小板凳和台阶，测试用的椅子高度要适当（见表 2-2-11）。

表 2-2-11　Berg 平衡量表

1.从坐位站起	2.无支持站立
4 分　不用手扶能够独立地站起并保持稳定	4 分　能够安全站立 2 min
3 分　用手扶着能够独立地站起	3 分　在监视下能够站立 2 min
2 分　几次尝试后自己用手扶着站起	2 分　在无支持的条件下能够站立 30 s
1 分　需要他人小量帮助才能站起或保持稳定	1 分　需要若干次尝试才能无支持地站立达 30 s
0 分　需要他人中等或最大量帮助才能站起或保持稳定	0 分　无帮助时不能站立 30 s

续　表

3. 无靠背坐位,但双脚着地或放在一个凳子上

4分　能够安全地保持坐位 2 min

3分　在监视下能够保持坐位 2 min

2分　能坐 30 s

1分　能坐 10 s

0分　没有靠背支持,不能坐 10 s

4. 从站立位坐下

4分　最小量用手帮助安全地坐下

3分　借助于双手能够控制身体的下降

2分　用小腿的后部顶住椅子来控制身体的下降

1分　独立地坐,但不能控制身体下降

0分　需要他人帮助坐下

5. 转移

4分　少用手扶着就能够安全地转移

3分　绝对需要用手扶着才能够安全地转移

2分　需要口头提示或监视能够转移

1分　需要一个人的帮助

0分　为了安全,需要两个人的帮助或监视

6. 无支持闭目站立

4分　能够安全地站 10 s

3分　监视下能够安全地站 10 s

2分　能站 3 s

1分　闭眼不能达 3 s,但站立稳定

0分　为了不摔倒而需要两个人的帮助

7. 双脚并拢无支持站立

4分　能够独立地将双脚并拢并安全站立 1 min

3分　能够独立地将双脚并拢并在监视下站立 1 min

2分　能够独立地将双脚并拢,但不能保持 30 s

1分　需要别人帮助将双脚并拢,但能够双脚并拢站 15 s

0分　需要别人帮助将双脚并拢,双脚并拢站立不能保持 15 s

8. 站立位时上肢向前伸展并向前移动

上肢向前伸展达水平位,检查者将一把尺子放在指尖末端,手指不要触及尺子;测量的距离是被检查者身体从垂直位到最大前倾位时手指向前移动的距离;如可能,要求被检查者伸出双臂以避免躯干旋转

4分　能够向前伸出 25 cm 以上

3分　能够安全地向前伸出 12 cm 以上

2分　能够安全地向前伸出 5 cm 以上

1分　上肢可以向前伸出,但需要监视

0分　在向前伸展时失去平衡或需要外部支持

9. 站立位时从地面捡起东西

4分　能够轻易且安全地将鞋捡起

3分　能够将鞋捡起,但需要监视

2分　伸手向下达 2~5 cm 且独立地保持平衡,但不能将鞋捡起

1分　试做伸手向下捡鞋动作时需要监视,但仍不能将鞋捡起

0分　不能试做伸手向下捡鞋的动作,或需要帮助免于失去平衡或摔倒

10. 站立位转身向后看

4分　从左右侧向后看,重心转移良好

3分　仅从一侧向后看,另一侧重心转移较差

2分　仅能转向侧面,但身体的平衡可以维持

1分　转身时需要监视

0分　需要帮助以防失去平衡或摔倒

11. 转身 360°

4分　在 4 s 内,安全地转身 360°

3分　在 4 s 内,仅能从一个方向安全地转身 360°

2分　能安全地转身 360°,但动作缓慢

1分　需要密切监视或口头提示

0分　转身时需要帮助

12. 无支持站立时将一只脚放在台阶或凳子上

4分　能安全且独立地站,在 20 s 的时间内完成 8 次

3分　能独立地站完成 8 次,但时间超过 20 s

2分　无须辅助具,在监视下能够完成 4 次

1分　需要少量帮助能够完成 2 次以上

0分　需要帮助以防止摔倒或完全不能做

13. 一脚在前的无支持站立

4分　能独立将双脚一前一后地排列(无距离)并保持 30 s

3分　能独立将一只脚放在另一只脚前方(有距离)并保持 30 s

2分　能独立迈一小步并保持 30 s

1秒　向前迈步需要帮助,但能够保持 15 s

0分　迈步或站立时失去平衡

14. 单腿站立

4分　能独立抬腿并保持 10 s 以上

3分　能独立抬腿并保持 5~10 s

2分　能独立抬腿并保持 3 s 以上

1分　试图抬腿,不能保持 3 s,但可维持独立站立

0分　不能抬腿或需要帮助以防摔倒

(2) 评定结果分析:平衡与步行能力关系密切。Berg 量表评分 0~20 分:提示患者平衡功能差,需要乘坐轮椅;21~40 分:提示患者有一定的平衡能力,可以在辅助下步行;41~56 分:提示患者平衡功能良好,可独立步行;<40 分:提示有跌倒的危险。

3) 仪器平衡评定

采用专用平衡评定设备对有关平衡功能的各种参数进行量化：根据已知的身高和体重，由计算机依据垂直力运动原理计算出人体重心的摆动角度，从而准确了解和分析平衡障碍的程度和水平。

(1) 静态平衡功能评定：可以在站立位或坐位进行。评定方法包括双腿站立、单腿站立、足尖对足跟站立(双脚-前-后)、睁眼及闭眼站立。结果分析包括站立维持的时间以及身体重心自发摆动或偏移的程度。随着测力台技术的发展，测力台被用于平衡功能评定，通过连续测定和记录身体作用于测力台表面的垂直力位置来确定身体摆动的轨迹，使身体自发摆动的状况可以进行定量分析。采用重心记录仪等设备评定能够提供静态平衡功能的客观数据。当被检查者双脚按照规定的位置站在测力台上时，测力台通过压电晶体传感器将来自身体的压力信号即人体重心移动信号转换成电信号。信号经处理获得与重心摆动有关的多项指标，如重心摆动路线或轨迹以及长度、重心摆动的范围、根据偏移距离显示重心的位置等。

(2) 动态平衡功能评定：包括稳定极限的测定和体重或重心主动转移的能力。后者常通过观察功能活动，如站起、行走、转身、止步和起步等来进行评定。稳定极限测定可在站立位和坐位进行，要求被检查者有控制地将身体尽可能向各个方向(前、后、左、右)倾斜。当重心超出支持面范围时可诱发出上肢保护性伸展反应。测量方法可以采用测量倾斜角度或测量支持面到最大倾斜时重心位置的距离。功能活动可以通过动态平衡或运动分析系统进行评定。

(三) 协调功能评定

1. 概述

正常人体具备良好的协调功能，可以完成各类协调运动、精细运动。常见的协调功能障碍有共济失调、不随意运动等。

1) 基本概念

(1) 协调功能：是指产生平滑、准确、有控制的运动的能力，它要求有适当的速度、距离、方向、节奏和肌力。协调功能是完成精细运动技能动作的必备条件。

(2) 协调运动：是指在中枢神经系统的控制下，与特定运动或动作相关的人体多组肌群共同参与并相互配合，以一定的时空关系共同作用，从而产生平稳、准确、有良好控制的运动。其特点是以适当的速度、距离、方向、节奏和力量进行运动。协调运动主要分为两大类：大肌群参与的身体姿势保持、平衡等粗大运动(如翻身、坐、站、行走)和小肌群实施的精细活动(如手指的灵巧性、控制细小物品的能力等)。

(3) 精细运动的协调性与灵巧性：是指在中枢神经系统的控制下，一组或几组小肌群共同进行平稳、准确而协调的随意运动。灵巧性通常用来指上肢末端即手的精细运动的协调性，如操作物品的速度、移动物品时的准确性、抓住与放开，抓物的方式，写字的技巧和手的姿势等。

2) 协调运动障碍与中枢神经系统的损伤

中枢神经系统由 3 个领域控制协调运动的产生，它们是小脑、基底神经节和脊髓后柱(后索)。

(1) 小脑功能不全造成的协调缺陷：缺乏精细协调及对距离的判断力，这种缺陷可影响步态、姿势和运动方式。其步态常表现为两脚分开较宽、不规则、不稳定。① 辨距不良：对距离的判断力不好。② 意向性震颤：震颤发生于随意运动时。③ 姿势性震颤：站立时身体前后摇摆。④ 轮替运动障碍：又称为快速运动不良，完成快速交替运动有困难。⑤ 运动分律：所完成的活动不是平滑的一个活动，而是一连串运动成分。

(2) 基底神经节功能不全造成的协调缺陷：如基底神经节病变，主要是运动不正常和肌张力的改变，具体表现。① 静止性震颤：随着有目的的运动而减轻或消失。② 运动不能：不能启动一个运动。③ 手足徐动：四肢、躯干、面部以外的部位缓慢的，不随意的扭曲运动。④ 偏身舞蹈症：一侧身体突然出现的、痉挛性的、有力的、没有目的的鞭打样运动。⑤ 张力障碍：肌张力从高到低的变化无法预测。

(3) 脊髓后索功能不全造成的协调障碍：脊髓后索病变，本体觉和辨别性触觉的信息不能穿入大脑皮质，患者闭眼时不能确定各关节的位置，具体表现如下。① 易倾倒：当闭上眼或光线太暗时，由于视反馈的减弱，增加了平衡紊乱，患者站立时身体摇晃倾斜，易跌倒。② 步态：两脚分开较宽，摇摆不定，步距不等，高抬腿，落地有声，走路看脚。③ 辨距不良：不能准确摆放四肢位置或不能触及某一特定物体，患者不用眼看就不能说出检查者在他皮肤上所写的文字。

2. 协调功能评定与检测内容

1) 观察内容

协调运动障碍是指不平衡、不准确且笨拙的运动。因此，在评定时应注意观察以下几个方面。

(1) 运动是否直接、精确、容易反向做。

(2) 完成动作的时间是否正常。

(3) 增加速度是否影响运动质量。

(4) 进行活动时有无身体无关的运动。

(5) 眼睛不看时是否影响活动质量。

(6) 是否有身体的近侧、远侧或一侧更多地参与活动。

(7) 患者是否很快感到疲劳。

2) 检测内容

包括大肌群参与的粗大运动的活动和利用小肌群的精细运动的活动，着重评定 5 个方面的能力。① 交替和交互运动：检测两组相反肌群的相对运动的能力。② 协调运动：有肌群的共同运动来获得运动的控制。③ 精细运动：评定车辆和判断随意运动的距离和速度的能力。④ 固定或维持肢体：检测控制单个肢体或肢体某部分的能力。⑤ 维持平衡和姿势：评定保持平衡和身体直立姿势的能力。

3. 评定方法

协调试验包括非平衡性试验和平衡性试验，前者是评估身体不在直立位（站）时静止和运动的成分，后者是评估身体在直立位时的姿势、平衡以及静、动的成分。

1) 非平衡协调测验

所有测验应分别在睁眼、闭眼下分别测试，异常的反应包括通过改变体位来评定不同运动切面的动作。

(1) 手指指鼻：让患者肩外展 90°，肘伸展，用示指指尖指鼻尖，可以改变开始的体位来评定不同运动切面的动作。

(2) 受检查者手指指检查者的手指：患者和检查者相对而坐，检查者的示指举在患者面前，同时让患者用其示指去指检查者的示指。检查者还可以变化其手指的位置来评定患者对改变方向、距离和速度而做出反应的能力。

(3) 手指指手指：两肩外展 90°，两肘伸展。让患者将两示指在中线相触。

(4) 交替指鼻和手指：让患者用示指交替指鼻尖和检查者的手指尖。检查者可变换位置来测验其对变换距离的应变能力。

(5) 对指：让患者用拇指尖连续触及该手的其他指尖，可逐渐加快速度。

(6) 团抓：从完全屈曲到完全伸直的握拳和开拳之间的变换，可逐渐加快速度。

(7) 旋前/旋后：肘屈曲 90°，并紧紧固定于身体，让患者手掌朝下和朝上交替翻转，可逐渐加快速度。

(8) 反弹测验：患者于屈肘位。检查者给予足够的徒手阻力产生肱二头肌的等长收缩，然后突然去掉阻力，正常情况下相反的肌群(肱三头肌)将收缩和阻止肢体的运动。

(9) 用手拍打：屈肘，前臂旋前，让患者用手拍膝。

(10) 用足拍打：让患者用一足掌在地板上拍打，膝不能抬起，其足跟维持接触在地板上。

(11) 指和过指：检查者和患者相对而坐。他们都是水平屈肩 90°，伴肘伸展，示指相触让患者完全屈肩(手指指向天花板)，然后再回到水平位，使示指再次相触。正常反应是能准确回转到起始位，异常反应是"过指"或运动在目标以上。

(12) 足跟至膝，足跟至足趾交替：患者取仰卧位，让患者同时对侧足跟交替触膝和大踇趾。

(13) 足趾触检查者的手指：患者取仰卧位，让患者用大踇趾触碰检查者的手指，检查者可变换手指的位置以评定患者变换方向和判断距离的能力。

(14) 患者取仰卧位，一侧的足跟沿对侧下肢胫骨上下滑动。

(15) 画一个圆圈：让患者用上肢或下肢在空中画一个想象的圆圈。难度更大的测验是使用八形图。

2) 平衡协调测验

(1) 在一个正常、舒适的姿势下站立。

(2) 两足并拢站(窄的支撑面)。

(3) 一足在另一足前面站立(即一足的踇趾触另一足的足跟)。

(4) 单足站立。

(5) 上臂的位置在以上各种姿势下变换(如：上臂置于体侧、举过头、置于腰部等)。

(6) 突然地打破平衡(在保护患者的情况下)。

(7) 站立位，躯干在前屈和还原到零位之间变换。

(8) 站立位，躯干两侧侧屈。

(9) 行走，将一侧足跟直接置于对侧足趾前。

(10) 沿地板上所画的直线行走或行走时将足置于地板上的标记上。

(11) 侧向走和退步走。

(12) 原地踏步。

(13) 变换步行活动的速度(增加速度将夸大协调缺陷)。

(14) 步行时突然停下和突然起步。

(15) 沿圆圈和变换方向步行。

(16) 用足趾和足跟步行。

(17) 正常站立姿势，先观察睁眼下平衡，然后闭眼。闭眼下平衡丧失，表明本体感觉缺乏，也就是常说的龙贝格征(Romberg sign)阳性。

4. 评定的意义

通过评定可以明确诊断有无协调性障碍及障碍产生的病因、障碍程度，以帮助制订治疗计划和确定治疗目标，采取相应的协调性训练或使用改善活动安全性的适应性仪器来改善协调性障碍；在治疗过程中，评定结果可以判断治疗效果及预后，以指导下一步训练治疗；还可以评价患者的协调性障碍是否痊愈。

在进行协调功能评定时，患者意识必须清晰，能够充分配合。另外患者肢体肌力必须 4 级以上，否则评定无意义。

5. 协调功能评定标准

首先得出有无协调功能障碍的评定，并进行评分，评分标准如表 2-2-12 所示。

表 2-2-12 协调功能障碍评分

评 分	表 现
1 分	不能完成动作
2 分	重度障碍,仅能完成动作的起始运动,不能完成整个动作;运动无节律性,明显不稳定,可见无关的运动
3 分	中度障碍,能完成指定的动作,但动作缓慢、拙笨、不稳定;增加运动速度时,完成动作的节律性更差
4 分	轻度障碍,能完成指定的活动,但完成的速度和熟练程度稍差

五、步态分析

步行是通过双足的交替动作移动机体的过程,也是人类生存的基础,也是人类与其他动物区别的关键特征之一。步态是指患者步行时的姿势和体态,要求神经系统和肌肉的高度协调,同时涉及许多的脊髓反射和大、小脑的调节及各种姿势反射的完整,感觉系统和运动系统的相互协调,是一种复杂的运动过程。临床步态分析旨在通过运动学和动力学手段,揭示步态异常的关键环节和影响因素,协助疾病诊断和治疗,也有助于临床疗效评定和机制研究。

(一) 概述

正常步态是步行中双足交替支撑,从一个地点安全、迅捷地移动到另一地点的过程。

1. 正常步态

(1) 正常步态要点有：① 姿势稳定;② 最佳能量消耗或最省力的步行姿态;③ 合理的步长、步宽、步频。

(2) 正常步态的生物力学因素：① 具备控制肢体运动的肌力;② 可以在足触地时有效吸收震荡,以减小撞击并控制身体行进过程;③ 支撑相有足够的肌力及关节活动度,以及充分的支撑面积;④ 摆动相有足够推进力,下肢地面廓清充分,能合理控制足触地的姿势。

2. 步态周期(gait cycle)

步态周期是指一侧下肢完成从足尖着地到再次足尖着地的时间过程。根据下肢在步行中的位置,步态周期可分为支撑相和摆动相。步态周期是一个连续的过程。步态周期及时相与步行速度密切相关,在分析时必须综合加以考虑。以下以 Rancho Los Amigos 分期方法进行介绍。

1) 支撑相

支撑相(stance phase)是指下肢接触地面和承受重力的时相,占步行周期的 60%,又可分为以下 4 期：

(1) 早期(early stance)：包括首次触地和承重反应,正常步速时为步行周期的 10% 左右。① 首次触地：指足跟接触地面的瞬间,下肢前向的运动减速,落足至支撑相位置的动作。首次触地异常是造成支撑相异常的最常见原因之一。② 承重反应期：指首次触地之后重心由足跟向全足转移的过程。骨盆运动在此期间趋向稳定。

(2) 中期(mid stance)：支撑足全部着地,对侧足处于摆动相,是单足支撑全部重力的时相,为单支撑相,正常步速时为步行周期的 10%~30%。

(3) 晚期(terminal stance)：开始于身体位于支撑足的正上方,结束于对侧足触地前,为单支撑相,为步行周期的 30%~50%。

(4) 摆动前期(preswing)：开始于对侧足跟触地,结束于足趾离地约为步行周期的 50%~60%。此阶段身体重心向对侧下肢转移,为双支撑相。

2) 摆动相

摆动相是下肢在空中向前摆动的时相,占步行周期的 40%,包括以下 3 期：

　　(1) 早期(initial swing)：主要动作为足廓清地面和屈髋屈膝,使膝关节达到最大屈曲,加速肢体前向摆动,为步行周期的 60%~73%。如果廓清地面障碍(如足下垂),或加速障碍(髂腰肌肌力不足),将影响下肢前向摆动,导致步态异常。

　　(2) 中期(mid swing)：足廓清仍然是主要任务,由膝关节最大屈曲开始到胫骨垂直于地面结束,为步行周期的 73%~87%。

　　(3) 晚期(terminal swing)：主要任务是下肢前向运动减速,准备足着地的姿势,为步行周期的最后部分。

　　在支撑相早期和摆动前期,由于双足均在地面,又称为双支撑相。双支撑相是步行周期中最稳定的时期。双支撑相时限与步行速度成反比。双支撑相时间越长,步行速度越慢,步行越稳定;而双支撑相时间缩短,步行速度加快,但步行越不稳定;到跑步时双支撑相消失,表现为双足腾空。患者步行障碍时往往首先出现的异常就是双支撑相时间延长,步行速度减慢,以增加步行的稳定性。

　　步态不同时相中下肢关节活动度及关键肌群的活动如表 2-2-13 所示。

表 2-2-13　步态不同时相中下肢关节活动度及关键肌群的活动

步行周期	各关节运动度	活动肌群		
		髋关节周围肌群	膝关节周围肌群	踝关节周围肌群
首次触地 ↓ 承重反应	骨盆：5°旋前 髋关节：30°屈曲 膝关节：0°~15°屈曲 踝关节：0°~15°跖屈	骶棘肌、臀大肌、腘绳肌收缩	股四头肌先向心收缩以保持膝关节伸展位,然后离心收缩	胫前肌离心性收缩,防止足放平时前脚掌拍击地面
承重反应 ↓ 支撑相中期	骨盆：5°旋前~中立位 髋关节：30°~5°屈曲 膝关节：15°~5°屈曲 踝关节：15°跖屈~10°背伸	臀大肌收缩活动逐渐停止	股四头肌活动逐渐停止	腓肠肌和比目鱼肌离心收缩控制小腿前倾
支撑相中期 ↓ 支撑相末期	骨盆：中立位~5°旋后 髋关节：5°屈曲~10°过伸 膝关节：5°屈曲 踝关节：10°~15°背伸			腓肠肌、比目鱼肌离心性收缩对抗踝关节背伸、控制小腿前倾
支撑相末期 ↓ 摆动前期	骨盆：5°旋后 髋关节：10°过伸~中立位 膝关节：5°~35°屈曲 踝关节：15°背伸~20°跖屈	髂腰肌、内收大肌、内收长肌收缩	股四头肌离心性收缩控制膝关节过度屈曲	腓肠肌、比目鱼肌、腓骨短肌、踇长屈肌收缩产生踝关节跖屈
摆动相初期 ↓ 摆动相中期	骨盆：5°旋后~中立位 髋关节：20°~30°屈曲 膝关节：40°~60°屈曲 踝关节：背伸~中立位	髋关节屈肌、髂腰肌、股直肌、股薄肌、缝匠肌、阔筋膜张肌收缩、启动摆动期	股二头肌(短头)、股薄肌、缝匠肌向心性收缩使膝关节屈曲	背屈肌收缩使踝关节呈中立位,防止足趾拖地
摆动相中期 ↓ 摆动相晚期	骨盆：中立位~5°屈曲 髋关节：30°~20°屈曲 膝关节：60°~30°~0°屈曲 踝关节：中立位	腘绳肌收缩	股四头肌向心性收缩以稳定膝关节于伸展位,为足着地做准备	胫前肌收缩使踝关节保持中立位

　　3. 步态的运动学及动力学特征

　　1) 运动学特征

　　(1) 人体重心轨迹：人体重心位于第 2 骶骨前缘,两侧髋关节中心连线的中点。直线运动时该重心是身体上下、左右移动度最小的部位。身体重心摆动特点如下。① 骨盆前后倾斜：摆动侧的髋关节前向速度高于支撑侧，造成骨盆前倾。② 骨盆左右倾斜：摆动侧骨盆平面高于支撑侧。③ 骨盆侧移：支撑相骨盆向支撑腿的方向侧移。④ 纵向摆动：重力中心在单支撑相时最高，双支撑相时最低。⑤ 体重转移：支撑侧早期在跖屈肌的作用下体重由足跟转移到全足。⑥ 能耗：步行时减少重心摆动是降低能耗的关键。

（2）廓清机制：廓清是指步态摆动相下肢离开地面，以保证肢体向前行进，包括摆动相早、中期髋关节的屈曲，摆动相早期膝关节屈曲，摆动相中期踝关节背屈。骨盆的稳定性参与了廓清机制。支撑相的影响包括：支撑中期踝跖屈控制（防止胫骨过度前移），中期至末期膝关节伸展和末期足跟抬起（踝关节跖屈）。

2）动力学特征

步态的动力学特征与步行速度有关。临床步态分析一般采用自然步行速度，即受试者最舒服和能量使用效率最高的步行方式：

（1）垂直重力：与地面反作用力（ground reaction force，GRF）大小相同，方向相反，通常分析过程中常用 GRF 代替垂直重力。垂直重力呈双峰型，即首次触地时身体 GRF 超过体重，表现为第一次高峰；在身体重心越过重力线时，体重向对侧下肢转移，至对侧下肢首次触地并进入承重期时 GRF 降低到最低点；然后由于蹬离的反作用力，GRF 增加，一般与承重相的应力相似；在足趾离地时压力降低到零，进入摆动相。在下肢承重能力降低时，可以通过减慢步行速度，以减轻关节承重，此时 GRF 的双高峰曲线消失，表现为与体重一致的单峰波形。首次触地时的 GRF 一般相当于体重和加速度的综合，正常步速时为体重的 120%～140%。步速越快，GRF 越高。下肢承重能力降低时可以通过减慢步速，减少肢体首次触地负荷。缓慢步态的 GRF 等于体重。患者在下肢承重能力减退时往往通过减慢步行速度以减轻下肢承重负荷。

（2）剪力：垂直剪力在首次触地时向前，越过重心线时剪力向后，表现为前后反向的尖峰图形。左右（内外）剪力形态相似，但是幅度较小。

（3）力矩：是机体外力与内力作用的综合，是动力学与运动学的结合，受肌肉力量、关节稳定度和运动方向的影响。

（二）临床上常见的步态异常

不同疾病可有特殊步态。伴随着分析的手段进步，最近发展起来的三维步态分析技术将步态过程中的运动学和动力学特征有机结合起来，更有助于发现日常难以发现的步态异常，为疾病的诊断提供依据。肢体任何环节的失调都可能影响步态，而某些异常也有可能被代偿或掩盖。因此，步态分析结果就像低剂量核素扫描一样只能提示疾病的所在，并非是确诊的依据，如果确诊还需要进行相应的检查。

1. 臀大肌步态

臀大肌无力者髋关节后伸无力，足跟着地时用力将胸部后倾，使重力线落在髋关节后方以维持髋关节被动伸展；站立中期时膝关节绷直，形成昂胸挺腹的臀大肌步态，如同"将军步"。

2. 臀中肌步态

臀中肌步态即跛行步态，一侧臀中肌麻痹时不能固定骨盆，也无力提起、外展和旋转大腿，髋关节侧方稳定受到影响，表现为行走中患腿站立相时躯干向患侧倾斜，以避免健侧骨盆下降过多，从而维持平衡。两侧臀中肌受损时患者的步态特殊，步行时上身左右交替摇摆，状如"鸭步"。常见于臀中肌病变、髋关节脱位、多发性肌炎，进行性营养不良症等。

3. 股四头肌步态

股四头肌麻痹者，行走中患腿支撑相伸膝的稳定性受到影响，表现为足跟着地后，臀大肌为代偿股四头肌的功能而使髋关节过度伸展，膝关节被动过度伸直，造成膝反张。如同时有伸髋肌无力，则患者需俯身用手按压大腿，使膝关节被动伸直，即"扶膝步"。

4. 跨阈步态

跨阈步态者足下垂,摆动相髋及膝屈曲度代偿性增大,行走时患肢抬得很高以免足尖碰触地面。常见于胫前肌麻痹、腓总神经损伤等,状如"跨槛步"。

5. 疼痛步态

一侧下肢出现疼痛时,常呈现出减痛步态。其特点为患侧支撑相时间缩短,步幅变短以尽量减少患肢负重,形成"短促步",严重时状如"跳跃"步。此外,患者常一手按住疼痛部位,另一上肢伸展。疼痛部位不同,表现可有差异。髋关节疼痛者,患肢负重时同侧肩下降,躯干稍倾斜,患侧下肢外旋、屈曲位,尽量避免足跟着地。膝关节疼痛患者膝稍屈,以足趾着地行走。

6. 下肢不等长步态

患肢缩短 2.5 cm 以上者,该侧着地时同侧骨盆下降导致同侧肩下降,对侧迈步腿髋膝关节过度屈曲、踝关节过度背屈,形成"斜肩步"。如果缩短超过 4 cm,则缩短侧下肢以足尖着地行走。

7. 痉挛性截瘫步态(剪刀步态)

双下肢强直内收,步行时一前一后交叉呈剪刀状,步态小而缓慢,足尖擦地步行。常见于痉挛性截瘫、脑性瘫痪、横贯性脊髓损害、遗传性痉挛性瘫痪、侧索硬化症、皮质脊髓束变性等。脊髓损伤所致截瘫患者,如脊髓损伤部位稍高且损害程度较重但能扶双拐行走时,双下肢可因肌张力高而始终保持伸直,行走时出现剪刀步,在足底着地时伴有踝阵挛,呈痉挛性截瘫步态,使行走更加困难。如脊髓损伤部位较低且能用或不用双拐行走时,步态可呈现为臀大肌步态、垂足步态或仅有轻微异常。

8. 间歇性跛行

行走一定距离后,由于下肢血液供应不足,发生小腿酸、软、痛、疲劳感和跛行,迫使患者跛行或坐下休息,休息后症状消失,继续步行一定距离后再次出现。常见于脉管炎、脊髓动脉内膜炎、脊髓发育异常、椎管狭窄、脊髓血管病变、亚急性坏死性脊髓炎、脊髓压迫症及大血管病变而影响脊髓供血时等。

9. 醉酒步态

患者在行进时,躯干重心不稳,步履紊乱,如醉酒状,形如"酩酊步"。常见于小脑肿瘤、脑血管病、肿瘤、炎症、变性、桥脑小脑角肿瘤、橄榄桥脑小脑变性、酒精中毒性小脑退行性变、癌性脊髓小脑退行性变、脑萎缩、脑炎、脑干肿瘤、小脑后下动脉血栓、额叶病变、内耳眩晕症、前庭神经元炎等,亦见于酒精或巴比妥中毒。

10. 感觉性共济失调步态

感觉性共济失调步态指深感觉障碍引起的步态异常。表现为步幅较大,两腿间距较宽,行走时下肢动作沉重,高抬足,重落地,夜间走路或闭眼时加重。闭眼时不稳甚至不能行走,常伴有感觉障碍,龙贝格征阳性。常见于亚急性联合变性、脊髓痨、遗传性共济失调、后索病变、糖尿病及癌性神经病等。

11. 痉挛性偏瘫步态

痉挛性偏瘫步态为单侧病变,患侧上肢通常为屈曲、内收姿势,腰部向健侧倾斜,下肢伸直、外旋,向外前摆动(代偿髋、膝屈肌及踝背屈肌无力导致的足下垂),行走时将患侧骨盆提高,足尖曳地,并向外作半圆形划圈动作(划圈步),患侧上肢的协调摆动动作缺失,故又称划圈样步态。常见于脑血管病、脑炎、脑外伤等后遗症。

12. 慌张步态

患者行走时躯干弯曲向前,髋、膝和踝部弯曲,起步慢、止步难和转身困难,小步态擦地而行,呈前冲状,易跌倒;上肢协同摆动消失。常见于晚期帕金森病。

13. 小步态

表现为小步、拖曳,起步或转弯缓慢,步态不稳。易误诊为帕金森病步态,但小步态为基底宽,上肢有摆动动作,伴认知障碍、额叶释放症状、假性延髓性麻痹、锥体束征和括约肌功能障碍等,可资鉴别。但需注意额颞痴呆患者也可合并帕金森病,常见于额叶(皮质或白质)病变。

14. 舞蹈步态

患者步态不稳,重时可出现从一侧向另一侧快速粗大的跳跃动作,随意运动或情绪激动时加重,安静时减轻,睡眠时消失,伴肢体及头部迅速、不规则、无节律、粗大、不能复发随意控制的动作,如转颈、耸肩、手指间断性屈伸(挤牛奶样抓握)、摆手、伸臂等舞蹈样动作;上肢重,面部肌肉可见扮鬼脸动作,肢体肌张力低等。常见于小舞蹈病、Huntington 舞蹈病等。偏侧舞蹈症局限于身体一侧,常见于脑卒中、脑肿瘤等。

15. 先天性肌强直病

由于用力时骨骼肌强直痉挛,故走路或跑步时,如当时欲停步,肌肉张力因不能立即放松而致跌倒。

16. 癔症步态

可表现奇形怪状的步态,下肢肌力虽佳但不能支撑体重,向各个方向摇摆而似欲跌倒,挽扶行走时步态拖曳,但罕有跌倒致伤者,常见于心因性疾病。

(安丙辰 王 颖)

第三节 心肺功能评定

心肺功能测定不仅对于慢性心肺疾病患者的诊断、康复治疗及预后非常重要,而且也是其他许多残疾患者康复评估的重要内容,如高位截瘫、严重的脊柱侧弯及胸椎后凸畸形、运动神经元病、肌病等的康复评估都会不同程度地涉及心肺功能。

一、心功能评定

康复医学科在临床心脏专科的检查、诊断和心功能检查(如右心功能或左心功能测定、肺臂循环时间测定等)基础上,侧重心功能容量的测定,主要方法为运动试验。

(一) 运动试验

运动试验在心血管疾病康复方面已被广泛使用。许多学者认为试验不仅安全,而且提供了心脏功能容量(cardiac functional capacity)的客观指标。

运动试验在心血管疾病康复中的用途如表 2-3-1 所示。

表 2-3-1 运动试验在心脏病康复中的应用

1. 调整住院过程中的身体活动量
2. 出院前评价
3. 制订运动处方,预告危险
4. 用于心导管检查、药物治疗或运动方案的筛选
5. 确定所需运动程序(监测、不监测、医务人员在场、不在场)
6. 随访检查内容的一部分

一般主张急性心肌梗死、冠脉搭桥术后等在住院过程中及出院前评价,应用低水平运动试验;在复工以及制订运动处方及心脏功能容量测定时,可以采用运动量较大的次极限量运动试验,但试验终点不应以心率做标准,而应以试验中出现心绞痛、呼吸困难或运动引起血压下降≥1.3 Pa(10 mmHg),连续 3 个以上室性早搏或室性心动过速为终点,此即症状限制性运动试验,其终点标准如表 2-3-2 所示。

表 2-3-2　极限量、次数限量运动试验终点

1. 出现胸痛、疲乏、呼吸困难、心悸、头晕等症状
2. 有冷汗、苍白、步态不稳、低血压等体征
3. 有室性心律失常,有临床意义的 ST 段偏移,房室或室内传导阻滞等心电图改变
4. 收缩压达 30 Pa(225 mmHg),舒张压较静息时升高 2.6 Pa(20 mmHg)以上
5. 血压不升或下降 1.3 kPa(10 mmHg)以上
6. 被检人不愿继续进行试验

1. 低水平运动试验

在心血管疾病康复活动早期,如急性心肌梗死或心脏手术后康复,康复活动都很有限,一般无须参考心脏功能的最高限界,不必冒险进行次极限量运动。美国至今仍有人主张在康复活动早期例如出院前后做低水平运动试验,只有在复工时才做症状限制性运动试验。他们认为低水平运动试验,同样可以得到有用的资料,借以指导康复活动。具体方法如下。

(1)平板试验方法:应用最广泛的是改进的 Bruce 运动试验方案,通过同时增加速度和坡度来增加运动强度(见表 2-3-3)。Naughton 方案:起始负荷低,每级负荷增量均为安静代谢量的 1 倍。Baik 方案:依靠增加坡度来增加运动负荷,速度固定。STEEP 方案:通过增加速度或坡度来实现,不同时增加速度和坡度。

表 2-3-3　改进的 Bruce 运动试验方案

分 级	时间(min)	代谢当量(METs)	速度(km/h)	坡度(%)
0	3	2.0	2.7	0
1/2	3	3.5	2.7	5
1	3	5.0	2.7	10
2	3	7.0	2.7	12
3	3	10	4.0	14
4	3	13	5.5	16
5	3	16	6.8	18
6	3	19	8.0	20
7	3	22	9.7	22

(2)踏车试验方法:开始时按 3 个 METs,给予 150 kPM 功量,增至 4 个 METs 时,可给 300 kPM 功量,转速 60 次/min,前后两次共 4 min,中间可休息 2 min。

(3)二级梯运动试验方法:本法简便易行,1/2 单倍量试验相当于 4 METs,单倍量和双倍量试验分别相当于 5.6 或 6.7 METs。

以上低水平运动试验时,应有医师在场监护,心率一般不应超过 115 次/min;出现症状时,应按照表 2-3-2 终止运动试验标准及时停止运动。

2. 应用代谢当量指导康复活动方法

代谢当量(METs)或按音称之为"梅脱",系指机体在坐位休息时,摄氧 3.5 ml/(kg·min),将此定为 1 个 METs。应用 METs 指导康复活动,首先要做好心脏功能容量测定。精确地了解心脏能够负担的体力活动限度,结合 METs 指导心脏康复的体力活动。

心脏功能容量又称体力工作容量(physical working capacity),即体力活动的最高限度,其测定一般应用平板或踏车运动试验。测定时应从最低负荷量开始,有医师在场,连续监测心电图,直至患者体力疲惫或出现症状时即达到终点的负荷量,折算成 METs 即是心脏或体力工作容量。根据所测得的心脏功能容

量,指导患者进行生活自理、家务、体育娱乐、工作等活动。

应用METs指导康复活动时应参考运动生理学知识,避免机械搬用。一般对所求得的容量适当留有余地,按70%左右予以应用,如二级梯1/2单倍量、单倍量和双倍量试验阴性患者,经折算后只按3、4、5个METs指导患者活动。也有人将各项活动的METs划一个范围,以便合理地应用这项方法。

另外,在心脏功能评估中还要重视动态心电图和遥测心电图的应用。不仅可在运动试验过程中应用,而且在患者出院前及回家后也可以利用动态心电图和遥测心电图进行监测,以更深入地了解日常生活细节和不同体力活动对心脏的影响,及早发现恶性心律失常,更合理地安排日常生活活动。

(二) 心功能不全程度的评定

1. Weber法分级

心功能不全程度可以大体上反映病情严重程度,对康复方法选择、劳动能力评定、预后判断等都有重要意义。目前常用的评定方法是纽约心脏病协会提出的NYHA心功能分级,此外还有Killip心功能分级、Weber心功能分级、6min步行试验、30秒椅子"坐-立"测试等。其中NYHA和Killip心功能分级具体内容见第六章第一节,下面介绍一下Weber法分级。

Weber等于20世纪80年代年提出了按照最大摄氧量以及无氧阈水平进行心功能分级的新方法,评价结果较为客观,更有助于判定患者的病情和预后,对于生存期的预测更精确。A级:无或轻度心功能损害,最大摄氧量>20 ml/(kg·min),无氧阈>14 ml/(kg·min),心脏指数峰值>8 L/(min·m²);B级:轻度至中度心功能损害,最大摄氧量16~20ml/(kg·min),无氧阈11~14 ml/(kg·min),心脏指数峰值6~8 L/(min·m²);C级:中度及重度心功能损害,最大摄氧量10~16 ml/(kg·min),无氧阈8~11 ml/(kg·min),心脏指数峰值4~6 L/(min·m²);D级:十分严重心功能损害,最大摄氧量< 10 ml/(kg·min),无氧阈<8 ml/(kg·min),心脏指数峰值< 4 L/(min·m²)。

2. 6分钟步行试验

6分钟步行试验是一项简单易行、安全、方便的评定慢性心力衰竭(心衰)患者的运动耐力的方法。此方法不但能评定患者的运动耐力,而且可预测患者的预后。有研究表明,6 min步行距离短的和距离长的患者,在8个月的随诊期间,死亡率分别为10.23%和2.99%($P=0.01$);心衰的住院率分别为22.16%和1.99%($P<0.000\ 1$)。6 min步行距离<300 m,提示预后不良。根据US Carvedilol研究设定的标准:6 min步行距离<150 m为重度心衰;150~450 m为中重度心衰;>450 m为轻度心衰。

1) 6分钟步行试验的应用范围

国际上应用6分钟步行试验是对中重度疾病的全身功能状态的综合评价,重点是运动能力,包括心肺功能、骨骼肌肉功能、营养水平。6分钟步行试验与运动耗氧量高度相关。

6分钟步行试验可综合评估慢性疾病患者运动能力,主要适用于以下疾病:慢性肺部疾病如慢性阻塞性肺疾病(COPD)、支气管哮喘、肺间质纤维化等;心血管疾病:如高血压、冠心病、心肌病、肺动脉高压、心力衰竭等;骨骼肌肉疾病。

2) 6分钟步行试验方法

在平坦的地面划出一段长达30.5 m的直线距离,两端各置一椅作为标志。患者在期间往返运动,速度由自己决定,在旁的检测人员每2 min报时一次,并记录患者可能发生的不适(气促、胸闷、胸痛)。如患者不能坚持可暂停试验或中止试验。6 min结束后计算其步行距离。1级:小于300 m;2级:300~374.9 m;3级:375~449.5 m;4级:大于450 m。其中,3~4级接近正常或达到正常。

3) 6分钟步行试验禁忌证

(1)绝对禁忌:① 不稳定心绞痛;② 急性心肌梗死。

(2) 相对禁忌:① 静息状态心率>120 次/min;② 血压>180 mmHg/100 mmHg;③ 平时需要持续吸氧者。

3. 起立坐下评估法

"起-坐"(sit-to-stand, STS)动作是人们日常生活中常用的动作之一。近年来的研究表明,该测试是一种与运动相关的功能和身体表现的测量方法,最早用于预测死亡率,近年来用于评估老年人功能能力。临床上较常用的 STS 研究主要有两种方法,一种为给予指定 STS 次数(常用 5 次,即 5STS),记录患者所用时间;另一种为给予指定时间(一般选择 30 s 或 60 s),观察患者的 STS 次数。近年研究证实,30 秒 STS 可以用于评估功能能力以及预测死亡率。与 6 分钟步行试验有良好的相关性,可以用作为心肺疾病的简易评估。具体测试方法如表 2-3-4 和表 2-3-5 所示。

表 2-3-4　30 秒椅子"坐立"测试

从坐椅上站起、坐下,连续重复 30 s,计数
仪器:一把高约 43 cm 的无扶手椅子,1 块秒表
测试指标:受试者在 30 s 内的起坐次数
标准动作:受试者双手交叉于胸前,从站立姿势开始坐下,背部挺直,不能贴于椅背;起立时要求膝完全伸直。当测试人员发出开始口令后,受试者以最快的速度进行站立动作;记录 30 s 内完成的次数;不正确的站立姿势将不被计数

表 2-3-5　测试结果分级

参考值	优	良好	中等	较差	差
30 s 连续坐椅次数	>22	18~22	15~18	12~15	<12

二、呼吸功能评定

对受试者进行呼吸功能评定,应综合受试者的呼吸频率、血氧饱和度、胸部影像和肺功能等多项指标。还应注意评定时受试者的状态,如慢性阻塞性肺疾病(chronic obstructive pulmonary disease, COPD)急性加重期和稳定期所测得的数据可能会有明显的差别,应在评定结果中标明。

正常成年人平静状态下呼吸频率为 12~20 次/min,若呼吸频率>20 次/min 为呼吸过速。

脉氧测定仪能够显示血氧饱和度和脉率。建议每个参与呼吸康复的医护人员均配备一个指脉氧测定仪。在海平面,未吸氧时正常人测值≥95%,<90% 提示可能存在呼吸衰竭。但影响测值的因素较多,如手指过冷、心房颤动等都会影响测定的准确性。

应仔细观察受试者的胸部 X 线片或 CT 片,注意是否有胸廓、肺部病变及心影异常,并判断这些病变是否影响受试者的呼吸功能。例如:胸部 X 线片或 CT 片显示患者有肺气肿,不吸氧时指脉氧测值 83%,肺功能显示阻塞性通气功能障碍,可以判断患者存在 COPD 导致的呼吸衰竭。

肺功能是呼吸功能评定的主要方法,肺功能检测产生多个数据,操作人员应该熟悉下列名词及意义。

1. 基础肺容积

(1) 潮气容积(tidal volume, VT):指 1 次平静呼吸时进出肺部的气体量。正常成人的 VT 约 500 ml。

(2) 补吸气容积(inspiratory reserve volume, IRV):指平静吸气末再尽最大力气所能吸入的气体量。正常成年男性的 IRV 为 2 160 ml,女性为 1 400 ml。

(3) 补呼气容积(expiratory reserve volume, ERV):指平静呼气末再尽最大力气所能呼出的气体量。正常成年男性的 ERV 为(1 609±492)ml,女性为(1 126±338)ml。

(4) 残气容积(residual volume, RV):是指竭尽力气深呼气后残留在肺部的气体的量。正常成年男

性的 RV 为(1 615±397)ml,女性为(1 245±336)ml。

2. 常用的肺容量

基础肺容积的组合构成 4 个常用的肺容量,下面分别介绍。

(1) 深吸气量(inspiratory capacity, IC):指潮气量与补吸气量之和。正常成年男性的 IC 为(2 617±548)ml,女性为(1 970±381)ml。

(2) 肺活量(vital capacity, VC):是潮气量与补吸气量、补呼气量之和,是测试者以最大力气吸气后所能呼出的最大气量。正常成年男性的 VC 为(4 217±690)ml,女性为(3 105±432)ml。

(3) 功能残气量(functional residual capacity, FRC):指平静呼气后残留在肺部的气体量。正常成年男性的 FRC 为(3 112±611)ml,女性为(2 348±479)ml。

(4) 肺总量(total lung capacity, TLC):指尽最大力气吸气后肺内所含的气体量,是肺活量与残气量之和。正常男性的 TLC 约为 5 020 ml,女性约为 3 460 ml。

3. 肺功能检查

肺功能检查分为直接检测的肺容量和间接检测的肺容量。前者可通过肺量计直接检测,包括 VT、VC、ERV、IRV 和 IC,目前许多社区医院配备了便携式肺功能仪,能够检测这些项目。后者含有肺量计无法检测的残气量部分,需要通过标记气体分析或体积描记法等方法间接换算出来,包括 RV、FRC 及 TLC。肺容量的检测中还应熟悉下列数据的意义。

(1) 用力肺活量(forced vital capacity, FVC):是指深吸气后以最大用力、最快速度所能呼出的所有气体的量。正常成年男性的 FVC 为(3 179±117)ml,女性为(2 314±48)ml。正常人 3 秒内可将肺活量全部呼出。其在第 1、2、3 秒所能呼出的气体量占 FVC 的百分比分别为 83%、96%和 99%。临床上常用第 1 秒用力呼气量占用力肺活量百分率(percentage of forced expiratory volume in first second to forced vital capacity, FEV_1/FVC,即 FEV_1%)作为判断指标。在阻塞性通气功能障碍,FEV_1%降低;在限制性通气功能障碍,其值可以升高。

(2) 最大自主通气量(maximal voluntory ventilation, MVV):指以最大的呼吸幅度、最快的呼吸频率呼吸 1 min 的通气量。实际测定时,一般测定时间为 12~15 s,将获得的数据乘以 5 或 4 即为 MVV。正常男性的 MVV 为(104±2.71)L,女性为(82.5±2.17)L。MVV 是常用的通气功能障碍及通气储备能力的判断指标。MVV 实测值占预计值的百分比<80%为异常。判断通气功能储备能力是以通气储量百分比表示。通气储量等于(MVV−VE)/MVV 的百分比,正常值应大于 95%,低于 86%提示通气功能不良。MVV 可用于胸部手术前肺功能评价及职业病劳动能力鉴定等。

(3) 最大呼气中段流速(maximal mid-expiratory, MMEF):指根据呼气容积流量曲线得出的用力呼出 25%~75%的肺容积的平均流量。MMEF 降低可以判断病变早期小气道阻塞。

4. 肺功能检查临床应用

(1) 肺功能的正常范围如表 2-3-6 所示。

表 2-3-6　肺功能正常范围

指　标	健康人群正常低限	健康人群正常高限
FEV_1、FVC、PEF	80%Pred	
$FEF_{50\%}$、$FEF_{75\%}$、$FEF_{25\%\sim75\%}$	65%Pred	
FEV_1/VC、FEV_1/FVC	92%Pred	
TLC、RV、FRC、D_LCO	80%Pred	120%Pred

(2) 肺功能损害的严重程度,可以用FEV_1占预计值百分比来判断(见表$2-3-7$)。无论是阻塞性、限制性还是混合性通气功能障碍均适用。

表 2-3-7　肺功能不全分级

严 重 程 度	FEV_1占预计值的百分比($FEV_1\%$)
轻度	70%≤FEV_1<健康人群正常低限,或 FEV_1/FVC<健康人群正常低限
中度	60%≤FEV_1<70%
中重度	50%≤FEV_1<60%
重度	35%≤FEV_1<50%
极重度	FEV_1<35%

(3) 肺通气功能障碍的类型如表$2-3-8$所示。

表 2-3-8　肺通气功能障碍的类型

类　型	FVC	FEV_1	FEV_1/FVC	RV	TLC
阻塞性	−/↓	−/↓	↓	−/↑	−/↑
限制性	↓	−/↓	−/↑	↓/−	↓
混合性	↓	↓↓	↓	?	↓

(4) 支气管舒张试验的意义:可以通过支气管舒张试验判断气道阻塞有无可逆性,以及药物使用的疗效。支气管舒张试验阳性表明气道阻塞具有可逆性,常见于支气管哮喘患者。如果通气改善率≥12%,以及 FEV_1绝对值较吸入支气管舒张剂前增加 200 ml 以上,定义为支气管舒张试验阳性。通气改善率的计算方法为:FEV_1(用药后测定值−用药前测定值)/用药前测定值×100%。

(5) 小气道功能检查:小气道指吸气状态下内径≤2 mm 的细支气管,包括全部细支气管和终末细支气管,是 COPD 等慢性肺病最先累及的部位。如果测试者$FEF_{50\%}$、$FEF_{75\%}$、$FEF_{25\%\sim75\%}$三项指标中有两项低于65%Pred,而肺功能其他指标正常,应考虑小气道病变。

(6) 换气功能测试:换气指经外呼吸进入肺泡的氧气通过肺泡毛细血管进入血液循环的过程,与血流量、通气量、通气/血流比值等多种因素相关。正常人通气/血流比值(ventilation/ratio,V/Q)为0.8。V/Q>0.8 表明无效腔通气,如肺血管阻塞;V/Q<0.8 提示无效灌注,如气道阻塞等。通过测定一氧化碳弥散量(diffusion capacity of carbon monoxide of lung,D_LCO)可以间接反映氧的弥散能力,正常应大于预计值的80%。通常使用的肺量计无法进行换气功能测定,综合性医院的肺功能室大多采用标记气体分析或体积描记法等方法计算弥散量。

峰流速指最大呼气流速或呼气峰流速(peak expiratory flow,PEF),即用力肺活量测定中最快的呼气流速,是评价呼吸肌力量和气道阻塞的一个指标。哮喘患者可以用峰流速仪自我检测病情变化。如果哮喘患者的 PEF 值在近期内下降至正常预计值或个人最佳值的 60%~80%或更低,需要警惕急性发作的风险。如果不知道正常预计值和个人最佳值,PEF 较平常的基础值降低 20%以上也需要特别注意。峰流速仪的价格不高、体积小,推荐哮喘患者使用。

5. 肺功能检查注意事项

(1) 每台肺功能仪都应配备定标筒,每天用定标筒检查容积精确度,误差应小于3%。

(2) 每位测试者单独使用一个呼吸过滤器,以避免交叉感染;只更换咬嘴的方法不足以避免交叉感染。

(3) 检查前应先向受试者介绍及演示检查动作,并指导受试者进行练习;也可播放演示录像,有助于受试者更快地掌握动作要领,以减少测试过程中的误差。尽可能使肺功能的测试质量达到 A 级,即3次可接受和2次可重复的呼气,最佳2次 FEV_1 和 FVC 的差值<0.150 L。

6. 其他呼吸功能简易测定法

U 型管试验(Valsalva)、屏气试验、吹蜡烛试验(将点燃的蜡烛放于口前 10 cm 处,令患者吸气后用力吹蜡烛,使蜡烛火焰飘动)、吹瓶试验、数数法(标准的数数法要求患者深吸气后以大约每秒1个数的速度、均匀数数、观察最大数数能力)等。这些方法较为粗略,但简单易行,可在治疗前后作对比观察时采用。

(1) 吹蜡烛法:将点燃的蜡烛放在口前10 cm 处,吸气后用力吹蜡烛,使蜡烛火焰飘动。每次训练3~5 min,休息数分钟,再反复进行。每1~2天将蜡烛与口的距离加大,直到距离增加到80~90 cm。

(2) 吸气与呼气发声的有机结合训练。① 哼姆法:向前走3步,同时慢慢地吸一次气;当准备迈出第4步时,就开始加入"哼姆"的发音,该发音延续到第6步。然后进入到一个循环,走3步吸一次气,训练3步发音,直到发音比较自然为止。② 数数法:向前走5步,同时慢慢地吸一次气;当准备迈出第6步时,就开始数"1-2-3-4-5",每走一步数一个数。然后进入到下一步循环,走5步吸一次气,然后在接下来的5步中从1数到5。坚持练习,直到能一口气自如数数。

(屠春林)

第四节　日常生活活动能力评定

日常生活活动(activies of daily living, ADL)能力反映了人们在家庭(或医疗机构内)和在社区中生活中的最基本能力,因而在康复医学中是最基本和最重要的内容。

一、概述

日常生活活动能力评定最早是针对残疾人进行的。随着社会的发展,日常生活活动能力评定已经被广泛地应用。对于一般人来说,日常生活活动能力是极为普通的,而在高龄老人或者残疾者中这种能力往往有障碍,进而导致日常生活活动受挫,损害个体形象,影响患者与他人的联系,甚至影响整个家庭和社会。因此,在日常生活活动中达到最大限度的自理,就构成了康复治疗、功能训练的重要领域。要改善患者的自理能力,首先就必须进行日常生活活动的评定。

日常生活活动能力是在童年期逐步形成获得,并随着实践而发展,最终趋于完善。狭义的日常生活活动是指人们为独立生活而每天必须反复进行的、最基本的、具有共性的身体动作群,即进行衣、食、住、行、个人卫生等的基本动作和技巧。广义的日常生活活动能力还包括与他人交往,以及在经济上、社会上、职业上合理安排自己的能力。

日常生活活动主要包括运动、自理、交流及家务活动等。运动方面包括床上运动、轮椅上运动和转移、室内或室外行走、公共或私人交通工具的使用。自理方面包括更衣、进食、如厕、洗漱、修饰(梳头、刮脸、化妆)等。交流方面包括打电话、阅读、书写、使用电脑、识别环境标志。家务劳动方面包括购物、备餐、洗衣、使用家具及环境控制器(电源开关、水龙头、钥匙等)。

(一) 评定的基本方法

主要采用量表法,针对患者日常生活活动功能情况,通过直接观察或间接了解逐项进行评估。

1. 直接观察法

直接观察法就是由测试者亲自观察受试者进行日常生活活动的具体情况,评估其实际活动能力。测定时,由测试者发出动作指令,让受试者实际去做。譬如说:"请你坐起来""请你洗洗脸""让我看看你是怎样梳头的"等,要逐项观察受试者各项动作的能力,进行评估及记录。对于能直接观察的动作,不要只是采取询问的方式,而要尽力做到客观、仔细,以防止受试者夸大或弱化自己的能力。

为取得较准确的结果,必须同时分析受试者的心理状况,争取其合作。

日常生活活动测试项目既可进行日常生活活动能力评定,又可以用作日常生活活动训练。故而日常生活活动评估室的设置,必须尽量接近实际生活的环境条件,应备有卧室、盥洗室、浴室、厕所、厨房等必要的设备及其相应的日常生活用品,如床、椅、水龙头、电灯、辅助器等,而且要使一切设备、用具的安置像家里的实际情况那样,放在适宜的位置上,以便其操作。在此环境中指令康复对象完成动作,较其他环境更易取得准确的结果,并且评定后也可根据其功能障碍在此环境中进行训练。

2. 间接评估法

间接评估是指对于一些不能直接观察的动作,通过询问患者和家属的方式进行了解和评估的方法。如通过询问了解患者是否能够控制大、小便等。

(二) 日常生活活动分类

1. 基本或躯体性日常生活活动(basic or physical ADL,BADL 或 PADL)

是指每天生活中与穿衣、进食、保持个人卫生等自理活动和坐、站、行、走等身体活动有关的基本活动。常用的标准化的 PADL 的评定方法包括 Barthel 指数、Katz 指数评定、Kenny 自理评估、PULSES 评定等。

2. 复杂性或工具性日常生活活动(instrumental of daily ling,IADL)

是指人们在社区中独立生活所需的关键性的较高级的技能,如家务杂事、烹饪、采购、骑车或驾驶、处理个人事务等,大多需要借助或大或小的工具进行。常用的 IADL 评定有功能活动问卷(the functional activities questionary,FAQ)、快速残疾评定量表(rapid disability rating scale,RDRS)、运动技能评定(assessment of motor and process skills,AMPS)、厨房作业评估(kitchen task assessment,KTA)等。

虽然有如上两类日常生活活动,但部分日常生活活动量表是将两者相结合进行的。有关 PADL 与 IADL 的区别与联系详如表 2-4-1 所示。

表 2-4-1　躯体性日常生活活动(PADL)与工具性日常生活活动(IADL)的联系与区别

项目	PADL	IADL
特点	反应较粗大的运动功能	反应较精细的功能
应用	常在医疗机构中应用	常在社区老年人和残疾人中应用

从内容、信度、效度、简明实用性等方面考虑,单纯评定 BADL 时宜首先选用 Barthel 指数。除了需了解 BADL 情况外,尚需了解认知功能时可选 FIM;若需单纯了解患者的 IADL 情况无疑应首选 FAQ,但若需同时了解 PADL 及 IADL 时,采用陶寿熙的量表较好(参见下文)。

二、常用日常生活活动能力评定量表

(一) Barthel 指数

Barthel 指数由美国 Florence Mahoney 和 Dorothy Barthel 于 1965 年设计并应用临床,以前称马利兰残疾指数(Maryland disability index,MDI),是国际康复医学界常用的方法。经过多年临床应用,认为该评定方法简单易掌握,信度效度和灵敏度均较高,可用于预测治疗效果、住院时间和评估预后(见表2-4-2)。

表 2-4-2 Barthel 指数评定标准

日 常 活 动 项 目	独 立	部分独立	较大依赖	完全依赖
1. 进食	10	5	0	
2. 洗澡	5	0		
3. 修饰(洗脸、梳头、刷牙、刮脸)	5	0		
4. 穿衣(包括系鞋带)	10	5	0	
5. 控制大便	10	5(偶失禁)	0(失禁)	
6. 控制小便	10	5(偶失禁)	0(失禁)	
7. 用厕(包括拭净、整理衣裤、冲水)	10	5	0	
8. 床椅转移	15	10	5	0
9. 行走(平地行走 50 m)	15	10	5	0
10. 上下楼梯	10	5	0	

改良 Barthel 指数(modified Barthel index,MBI)是在 Barthel 指数的基础上将每一项得分分为 5 级。MBI 同样具有良好的信度与效度,且具有更高的灵敏度,能较好反映治疗后的变化和需要帮助的程度(见表2-4-3)。

表 2-4-3 改良 Barthel 指数(MBI)内容及评分(满分为 100 分)

评 定 项 目	自理	最小依赖(需监视和提醒)	中等依赖	较大依赖	完全依赖
进餐	10	8	5	2	0
洗澡	5	4	3	1	0
梳饰(洗脸、梳头、刷牙、刮脸)	5	4	3	1	0
更衣	10	8	5	2	0
大便控制	10	8(偶失禁)	5(失禁 1~2 次/d)	2(失禁≥3 次/d)	0
小便控制	10	8(偶失禁)	5(失禁 1~2 次/d)	2(失禁≥3 次/d)	0
如厕	10	8	5	2	0
床椅转移	15	12	8	3	0
行走*(平地 45 m)/轮椅操控	15	12	8	3	0
上下楼梯	10	8	5	2	0

*轮椅操控只适用于步行完全不能行走且曾接受过轮椅操控训练者。

MBI 评分结果:0~20 分为完全依赖,21~60 分为重度依赖,61~90 分为中度依赖,90~99 分为轻度依赖,100 分为可自理。

(二) 龙氏日常生活活动图卡

我国深圳大学第一附属医院王玉龙教授及其康复团队设计研发了一种情景图示日常生活的评价量表,即龙氏日常生活活动能力评定(简称"龙氏量表")。该量表一经问世即得到国际康复医学界以及 WHO 的重视与推荐,2018 年成为我国针对失能患者进行等级划分的国家标准——《功能障碍者生活自理能力评定方法》(GB/T37103—2018)。该量表首次将日常生活活动能力分为三个层次,床上人、家庭人、社会人,依据不同层级,康复的终极目标与对策有所不同。以关键问句"能否自己下床""能否自己到户外"为线索,确定评定对象所属的人群层次,每个层次包括三个方面的评定,分值对应三个等级,分别是床上人包含大小便控制、进食、娱乐,家庭人包含如厕、清洁、家务,社会人包含小区锻炼、购物、社区活动,评分越高则自理能力越强。具体如图 2-4-1 和图 2-4-2 所示。该量表的评估结果可以直接用为老年人照护需求的标准,以及进一步康复治疗方案的依据。该量表的意义在于可以准确、快速、简便地辨识人的生活自理能力。通过龙氏量表建立的失能等级评定模型,可以了解老年人群中生活自理能力各个等级的比例。随着年龄的

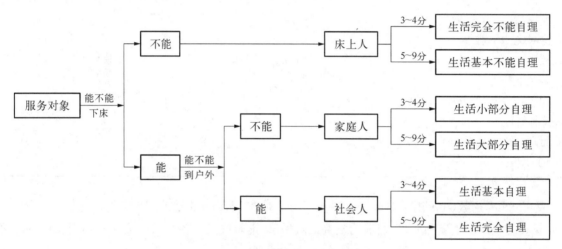

图 2-4-1 龙氏量表的评定流程

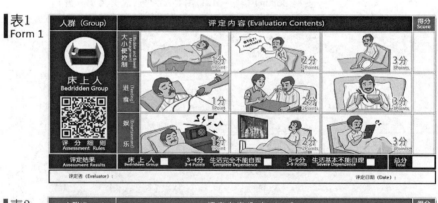

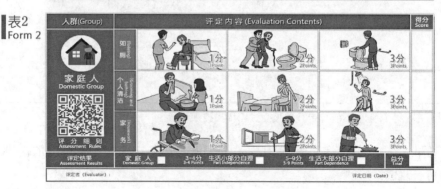

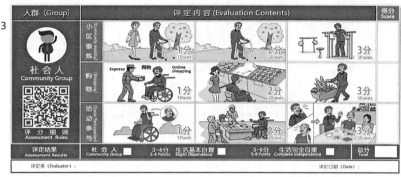

图 2-4-2 龙氏量表的评定内容

增长老年人生活自理能力发生变化,通过分析引起失能的原因,了解导致不同功能等级的病因,从而为疾病和失能的预防提供重要的依据。

(三) PULSES 评定法

Moskowitz 和 Mccann 于 1957 年首先提出的一种比较全面的 PADL 评定方法。"PULSES"6 个字母各引申出一个方面的功能状况。即"P"(physical condition)代表躯体状况;"U"(upper limb functions)代表上肢功能;"L"(lower limb functions)指下肢功能;"S"(sensor components)为感官成分,如视、听、语言;"E"(excretory functions)指排泄功能;"S"(social factors)为社会活动功能,是指智力和感情适应能力、家庭支持和经济能力、社会关系等。PULSES 评定涉及面广,包括言语、视听、心理等内容,是目前广泛应用的量表之一。研究表明其结果与 Barthel 指数结果一致,但涉及言语、视听、心理等内容(见表 2-4-4)。

表 2-4-4 PULSES 评定量表评分标准

P:	躯体状况,包括内科疾病如心肾、呼吸、消化、内分泌、神经系统等疾患
1 分	内科情况稳定,只需每隔 3 个月复查 1 次
2 分	内科情况尚稳定,每隔 2~10 周复查 1 次
3 分	内科情况不大稳定,最低限度每周复查 1 次
4 分	内科情况不稳定,每天要严密进行医疗监护

U:	上肢功能及日常生活自理情况,如进食、穿衣、穿戴假肢或矫形器、梳洗等
1 分	生活自理,上肢无缺损
2 分	生活自理,但上肢有一定缺损
3 分	生活不能自理,需别人扶助或指导,上肢有残损或无残损
4 分	生活完全不能自理,上肢有明显残损

L:	下肢功能及行动,如步行、上楼梯、使用轮椅、身体从床移至椅、用厕等
1 分	独立步行移动,下肢无残损
2 分	基本上能独立行动,下肢有一定残损,需用步行辅助器、矫形器或假肢或轮椅,能在无阶梯的地方充分行动
3 分	在扶持或指导下才能行动,下肢残损或有或无,利用轮椅可做部分活动
4 分	完全不能独立行动,下肢有严重残损

S:	感官与语言交流功能
1 分	能独立进行言语交流,视力无残损
2 分	基本上能进行言语交流,视力基本无碍,但感官及语言交流能力有一定缺陷
3 分	在他人帮助和指导下能进行言语交流,视力严重障碍
4 分	聋、盲、哑,不能进行交流,无有用视力

E：　排泄功能,如大小便自理和控制程度
　　　1分　　大小便完全自控
　　　2分　　基本上能控制膀胱括约肌及肛门括约肌;虽有尿急或解便,但尚能控制
　　　3分　　在别人帮助下,能处理好大小便排泄问题,偶有尿床或溢粪
　　　4分　　大小便失禁,常有尿床或溢粪

S：　社会情况
　　　1分　　能完成日常任务,并能尽家庭及社会职责
　　　2分　　基本上适应,但需在环境上、工作性质和要求上稍做调整和改变
　　　3分　　适应程度差,需在别人指导、帮助和鼓励下稍能适应家庭和社会环境,进行极小量力所能及的家务或工作
　　　4分　　完全不适应家庭和社会环境,需长期住院治疗或休养

PULSES 评定标准：总分 6 分为功能最佳;>12 分表示独立自理生活严重受限;>16 分表示有严重残疾。

可参考以下格式记录 PULSES 评分,表 2-4-5。

表 2-4-5　PULSES 评分记录表

评 定 项 目	第 1 次评定	第 2 次评定	第 3 次评定
P(身体状况)			
U(上肢功能)			
L(下肢功能)			
S(感觉功能)			
E(排泄功能)			
S(社会功能)			
总　　分	(日期)	(日期)	(日期)

与 Barthel 指数相比,PULSES 有言语、视听、心理等内容,但 Barthel 指数在进食、步行方面的评定较具体。

(四) 功能独立性评定

功能独立性评定(functional independence measure,FIM)是评定独立生活能力的最主要方法之一。1983 年由美国物理医学与康复学会制定,并列入医学康复统一数据系统(uniform data system for medical rehabilitation,UDSMR)。FIM 广泛应用于康复机构,用以确定入院、出院与随访时的功能状态,可以动态地记录功能变化。通过 UDSMR 所收集的患者统计资料、疾病诊断、病损类别、住院日和不同的康复措施等信息,确定患者功能丧失的严重程度以及康复治疗后的疗效,从而评定该部门或机构的效率与成果。FIM 信度可靠,是目前含语言和认知功能在内的 PADL 评定量表(见表 2-4-6 和表 2-4-7)。

表 2-4-6　功能独立性评定表

项　　目		评　　分		
		入院	出院	随访
Ⅰ 自理活动	1. 进食			
	2. 梳洗修饰			
	3. 沐浴			

项　　目		评　　分		
		入院	出院	随访
	4. 穿上身衣服			
	5. 穿下身衣服			
	6. 用厕			
Ⅱ 括约肌控制	7. 膀胱管理			
	8. 排便管理			
Ⅲ 转移	9. 床、椅、轮椅			
	10. 坐厕			
	11. 浴盆、沐浴室			
Ⅳ 行进	12. 步行/轮椅			
	13. 上下楼梯			
运动类(Ⅰ~Ⅳ)评分合计				
Ⅴ 交流	14. 理解			
	15. 表达			
Ⅵ 社会认知	16. 社会交往			
	17. 解决问题			
	18. 记忆			
认知类(Ⅴ~Ⅵ)评分合计				
总分				

FIM 的计分方法是 7 分制,其中 7 分为完全独立,6 分为有条件的独立,3~5 分为有条件依赖,1~2 分为完全依赖。

表 2-4-7　功能独立性评定评分标准

7 分	能在合理的时间内,规范地、安全地完成活动,无须帮助,无须辅助用具及设备
6 分	在活动中,需要辅助设备或用具,或需要较长时间,或存在安全方面的顾虑
5 分	需要有人在旁边监护和提示,或帮助准备必要的用品,或帮助佩带矫形器具,不需身体上接触
4 分	需要在他人身体接触下给予少量帮助完成活动,自己能起 75% 以上的作用
3 分	需要在他人接触下给予中等量的帮助才能进行活动,自己能起到 50%~75% 的作用
2 分	需要在别人大量帮助下才能完成活动,自己能起到 25%~50% 的作用
1 分	必须完全依赖他人,自己能起到的作用不足 25%

FIM 评定量表有专门的使用指南和使用说明录像带。要求 FIM 评定人员经过严格、统一的培训,遵循标准化的操作步骤和详细的使用说明,各评定者之间的评定结果具有可比性,为康复医学的研究和发展提供可靠的资料。下面就 FIM 评定的各项目予以简单说明。

1. 自理活动

(1)进食:在食物已准备好的前提下,使用合适的器具将食物送进嘴里、咀嚼、咽下。不包括打开容器、切肉、面包抹油和倒饮料等食物准备的过程。因为这些通常属于就餐前的准备。

(2)梳洗:包括刷牙、梳头、洗手、洗脸和刮胡须或化妆。

（3）洗澡：包括洗澡的全过程，洗颈部以下部位（背部除外），直至洗后擦干，洗澡方式可为盆浴、淋浴或擦浴。

（4）穿上衣：包括穿脱腰部以上的衣服和装卸假肢或矫形器。

（5）穿裤子：包括穿脱腰部以下的衣裤和装卸假肢或矫形器。

（6）使用厕所：包括进行阴部卫生和整理衣服。涉及导尿管和便盆的处理及需要帮助的程度不属于此项范围。

2. 括约肌的控制

括约肌的控制包括膀胱控制及直肠控制。评分应从两个方面考虑，一个是需要帮助的程度，另一个是发生尿（或大便）失禁的频率。

（1）膀胱控制：从帮助的角度看，是指患者能否独立排尿而不需任何帮助，是否需要借助一些装置（如导尿管）或药物解决排尿，以及借助这些装置和药物需要帮助的程度。

从发生尿失禁的频率考虑：7～6 分指患者无尿失禁；5 分指尿失禁每月最多 1 次；4 分指尿失禁每周少于 1 次；3 分指经常尿失禁，但少于每天 1 次；2～1 分意味着患者每天不止 1 次尿失禁。在评定中会发现患者需要帮助的水平和尿失禁的程度非常接近，尿失禁越多则需要的帮助就越多，但有时也不一致，这时应选择最低得分填在表内。

（2）直肠控制：包括能否完全随意地控制排便和为控制排便所使用的器具或药物，评分原则基本与膀胱控制相同。

3. 活动和转移

（1）床/椅/轮椅：如果行走是主要的活动方式，需包括从坐到起立的转移、从椅上坐下站起、独立完成床椅转移全过程。用轮椅者，包括能否独立完成床椅转移、锁住轮椅、抬起脚蹬板、移去上肢支具和是否需要使用适合的辅助具或辅助设备完成上述转移，如使用扶手、滑板、支具、拐杖等。

（2）转移到厕所及浴室：对行走者能否独立往返卫生间，且自己坐起而不用任何帮助；用轮椅者，能否独自往返卫生间，并能自己控制从轮椅至坐桶的转移。

4. 运动能力

（1）步行/轮椅：首先要确定是自己行走还是需借助轮椅，有些患者既可走也可用轮椅，评定时以其主要的活动方式进行评分。对行走者，观察其能否独立行走 50 m 距离，需要帮助的程度，是否借助拐杖、支具、步行器等辅助装置完成行走。对用轮椅者，观察其能否独立操作轮椅（手动或电力）移动 50 m 距离（包括拐弯、爬 3% 的坡度及过门坎），是否需要安装辅助支具或在电动轮椅的开关上安装辅助装置操作轮椅移动及需要帮助的程度。

（2）上下楼梯：患者必须能走路才能考虑上下楼梯，能否独立上下一层楼（一层包括 14～15 个台阶）及需要帮助的程度。是否需用拐杖和一些辅助装置上下一层楼。

5. 交流

（1）理解：指听觉或视觉理解，即是否能理解口语或书面语或理解复杂、抽象内容的对话，理解本民族的语言和文字及需要旁观者提示的多少，是否需要听、视辅助器及其他辅助设备。

（2）表达：包括能否用口语或非口语语言（包括符号、文字）清楚地表达复杂、抽象的意思，表达的流利性和易懂性，其意思、语法是否恰当准确，需要多少旁观者提示。

6. 社会认知

（1）社会关系：指在治疗、社会活动中参与并与他人（如医务人员、家庭成员、病友、朋友）和好相处的能力。它反映了一个人怎样去处理个人需求和他人要求，能否恰当地控制情绪，接受批评，认识自己的所说行为对他人的影响，情绪是否稳定（包括有无乱发脾气、喧叫、言语粗鲁、过分哭笑、身体攻击、沉默寡言、昼夜颠倒现象),需要他人监督指导的程度。

(2) 解决问题:主要指解决日常问题的能力,这意味着能否合理安全、适时地解决日常生活事务、家庭杂事、工作琐事、个人财务、社会事务中的问题,并积极地开始实施、结束和自我修正,是否需要他人的指导及指导的程度。

(3) 记忆力:指对所完成的日常活动能够有一个意识,包括保留、回忆信息,特别是口头和视觉内容的记忆,能否认识常见的人或物,记得每天工作的常规,执行他人的指令不需要重复,需要多少他人的提示帮助。18 项评定后分数相加,如果每项都是 7 分,那总分就是 126 分表示完全独立。如每项只有 1 分,总分18 分表示完全依赖。由此可以根据总分分级:108~125 分表示基本独立;90~107 分表示极轻度依赖和有条件的独立;72~89 分表示轻度依赖;54~71 分表示中度依赖;36~53 分表示重度依赖;19~35 分表示极重度依赖。

另外,根据入院和出院时的 FIM 评分,可确定康复效率和重残者康复效果两个参数。

$$康复效率 = \frac{出院时 \text{ FIM } 评分 - 入院时 \text{ FIM } 评分}{住院天数}$$

重残康复效果(也称功能改善指数,functional improvement index,FII),通过以下公式计算:$A=$入院时 FIM 评分≥70 分所占百分率;$B=$入院时 FIM 评分<70 分所占百分率;$C=$出院时 FIM 评分≥70分所占百分率;$D=$出院时 FIM 评分<70 分所占百分率。

$$FII = (B - D + C - A) \times 2$$

(五) 功能活动问卷

功能活动问卷(functional activities questionnaire,FAQ)是 Pfeffer 于 1982 年提出,1984 年进行了修订。FAQ 是典型的 IADL 评定,信度和效度是 IADL 表中较高的,项目较全面(见表 2-4-8)。

表 2-4-8　社会功能活动问卷(FAQ)(问患者家属)

评 定 项 目	正常或从未做过,但能做(0分)	困难,但可单独完成或从未做(1分)	需要帮助(2分)	完全依赖他人(3分)
1. 每月平衡收支的能力、算账的能力				
2. 患者的工作能力				
3. 能否到商场买衣服、杂货和家庭用品				
4. 有无爱好? 会不会下棋和打扑克				
5. 会不会做简单的事,如点炉子、泡茶等				
6. 会不会准备饭菜				
7. 能否了解最近发生的事件(时政)				
8. 能否参加讨论和了解电视、书和杂志的内容				
9. 能否记住约会时间、家庭节日和服药				
10. 能否拜访邻居、自己乘公共汽车				

评定标准:分数越高障碍越重,正常标准为低于 5 分;≥5 分为异常。可以利用以下格式记录 FAQ 的评分记录(见表 2-4-9)。

表 2 - 4 - 9　社会功能活动问卷(FAQ)评分记录表

评 定 项 目	第 1 次评定	第 2 次评定	第 3 次评定
计算			
工作			
购物			
爱好			
烧饭			
了解时政			
讨论			
记忆			
社会交往			
总分	(日期)	(日期)	(日期)

（王　颖　俞　琳）

第五节　言语与吞咽功能评定

一、失语症评定

语言和言语是两个彼此不同而又紧密联系的概念。言语是口语交流的机械部分,通常指口语。语言是人类社会中客观存在的现象,是社会人们约定的符号系统。这个符号系统是以语音或字形为物质外壳(形态),以词汇为建筑构建材料,以语法为结构框架而构成的体系。其中,语言以其物质化的语音或字形而能被人所感知,其词汇标示着一定的事物,其语法规则反映着人类思维的逻辑规律,因而语言是人类心理交流的重要工具。而言语则是人运用语言材料和语言规则所进行的交际活动的表达过程。

(一) 定义

失语症是由于脑损伤引起的原已获得的语言能力丧失或受损,表现为语言表达和理解能力的障碍,而非发音器官功能障碍所致一种语言障碍综合征。

(二) 病因和发病率

失语症常见病因有脑卒中、脑外伤、脑肿瘤、感染等。脑血管病是其最常见的病因。本症需要与以下疾病相鉴别：① 意识不清；② 认知障碍；③ 构音障碍；④ 其他高级脑功能障碍：如失用症、失认症等。国外学者 Brust 对脑卒中后急性期患者进行调查,发现有 21% 的失语症发生。我国学者对脑卒中引起的失语症发病率的研究显示,30% 以上的脑卒中患者存在言语障碍。失语症主要表现为原已习得的言语功能障碍。

(三) 失语症的分类及其言语障碍特征

目前还没有统一的分类方案,按照汉语失语检查可将其分为以下几类(见表 2 - 5 - 1)。

(1) 外侧裂周围失语综合征：包括运动性失语、感觉性失语和传导性失语。

（2）分水岭区失语综合征：包括经皮质运动性、感觉性、混合性失语。

（3）完全性失语。

（4）命名性失语。

（5）皮质下失语：包括丘脑性失语和基底节失语。

表 2 - 5 - 1　几种常见失语症的病灶部位及语言障碍的特征

类　型	病　灶　部　位	自发言语	听理解	复　述	命　名	阅　读	书　写
运动性失语	优势侧额下回后部皮质或皮质下	不流利,费力,电报式	相对正常	差	部分障碍到完全障碍	朗读困难,理解好	语法错误,形态破坏
感觉性失语	优势侧颞上回后1/3区域及其周围部分	流利但语言错乱	严重障碍	差	部分障碍到完全障碍	朗读困难,理解差	形态保持,书写错误
传导性失语	优势侧颞叶峡部,岛叶皮质下的弓状束和联络纤维	流利但语言错乱	正常或轻度障碍	很差	严重障碍	朗读困难,理解好	中度障碍
命名性失语	优势侧颞枕顶叶结合区	流利但内容空洞	正常或轻度障碍	正常	完全障碍	轻度障碍或正常	轻度障碍
经皮质运动性失语	优势侧额叶内侧面运动辅助区或额叶弥散性损伤	不流利	正常	正常	部分障碍	部分障碍	中度障碍
经皮质感觉性失语	优势侧颞顶分水岭区	流利但语言错乱,模仿语言	严重障碍	正常	部分障碍	部分障碍	有障碍
完全性失语	颈内动脉或大脑中动脉分布区	不流利,自发言语少	严重障碍	完全障碍	完全障碍	完全障碍	形态破坏,书写错误

（四）失语症的语言症状

1. 听觉理解障碍

失语症患者伴有不同程度的听觉理解障碍,根据失语症的分类和程度不同,语义的理解障碍及语音的理解障碍为听觉理解障碍的主要表现。

（1）语义理解障碍：表现为患者能够识别语音的差别但不能理解表达的意义。例如,患者能分辨衣服和毛衣的不同,但不能理解它们的意思。一般严重障碍的患者对日常生活相关物品及简单的问候语都难以理解。轻中度障碍的患者一般可以理解常用的词,但对于长句或内容复杂语句的理解出现偏差。

（2）语音辨识的障碍：表现为患者听觉与常人无异,但对分辨声音的能力存在障碍。此类患者听觉系统的测定往往正常,仅有部分在高频的听力减弱。国外有将此类障碍划分为失语症类别中的纯词聋。

2. 口语表达障碍

（1）发音障碍：失语症的发音障碍与言语产生有关的周围神经肌肉结构损害时的构音障碍不同,发音错误往往多变,这种错误大多由于言语失用所致。重症时仅可以发声,在中度时可见到随意说话和有意表达的分离现象,即刻意表达明显不如随便说出,模仿语言发音不如自发语言且发音错误常不一致,可有韵律失调和四声错误。

（2）说话费力：一般常与发音障碍有关,表现为说话时言语不流畅,患者常伴有叹气、面部表情和身体姿势费力的表现。

（3）错语：语音错语、语义错语和新语错语这 3 种为常见的错语类型。语音错语表现为患者发音不正确,例如筷子发出夸子。常见于布罗卡(Broca)失语,又称表达性失语。语义错语,表现为患者说出相关的词汇例如"水杯"说成"喝水","汽车"说成"火车"等。新语、错语表现为患者自创新的词汇例如把"苹果"说成"阿球"等。

(4) 杂乱语:患者说出一些听不懂的字词或发音,而且杂乱缺少语言结构。常见于韦尼克(Wernicke)失语,又称感觉性失语。

(5) 命名障碍:患者描述相关事务时说不出正确的词来表达。例如,苹果说成红的、好吃的。这表示患者存在语义的能力,但对字词的提取功能受损。

(6) 刻板语言:表现为患者重复说一个单词,常出现在重症失语症患者中。

(7) 持续现象:表现为患者重复前面说过的字词。例如,在患者复述出剪刀,然后让其说椅子,但患者依旧说剪刀。

(8) 语法障碍:主要表现为失语法症,话语中缺乏功能词,口语表达中缺乏名词与动词的替换现象等。

(9) 言语的流畅程度:可将失语症患者区分为感觉性失语及运动性失语。

(10) 障碍复述:表现为患者不能重复叙述出字词句。复述的保留与否可以作为判断病变部位在语言中心还是经皮质区的证据之一。经皮质型失语症患者复述功能均有一定程度的保留。

3. 失读症

失读症是因大脑受损引起的阅读及文字理解的障碍,主要有 3 种形式:① 形、音、义失读;② 形、音失读;③ 形、义失读。

4. 书写障碍

书写不仅涉及语言本身,还包含了听觉、运动觉、视空间能力等的参与。故如要确认患者书写障碍是否为失语症导致的,需进行相关评估。包括分类书写、看图书写、写句、描述书写、听写和抄写。失语症的书写常见于以下几种。

(1) 书写不能:患者完全无法将字写出或只能简单几笔,构不成字形。

(2) 构字障碍:患者在书写时随意添加或减少笔画或者仅能写出与原字较为相近的字。

(3) 镜像书写:这种书写方式常出现在用左手写字的右侧偏瘫的患者身上,指的是病患可以书写笔画正确,但是方向相反,最后呈现和镜中相反的字。例如"人"写成"⼈"等。

(4) 书写过多:病患书写的过程中掺杂进不相关的字、词、句。

(5) 惰性书写:患者按治疗师要求写出一段字后,即使要求写其他的内容患者仍重复刚才的字。

(6) 象形书写:无法写字,只可以用图片表达。

(7) 错误语法:患者书写句子时出现语法错误,例如"灵活的猫咪"写成"技巧的猫咪"。

(五) 失语症评定内容

失语症评定的目的是判定有无失语症、了解患者失语症的类型、轻重程度,了解患者残存的交流能力,为制订治疗目标和选择合适的治疗方案提供客观依据。目前尚无统一的评定方法。国外较为常用的评定方法是波士顿诊断性失语症检查和西方失语症成套检查,国内常用的是汉语失语症检查法。

1. 波士顿诊断性失语症测验

波士顿诊断性失语症测验(Boston diagnostic aphasia examination, BADE)是一种广泛应用于英语系国家的失语性测试。BDAE 内容分别为五大部分:交谈能力、听觉理解、口语表达,阅读理解,书写能力。

2. 西方失语成套检查

西方失语成套检查(western aphasia battery, WAB)是加拿大神经学家 Kertez 及同事所设计,其基本结构和 BDAE 相似,但相对简短。利用 4 大项测验将失语症分为 8 个类型。4 大项测验依照难易又分为几个小项。

（1）自发性语言：以患者回答问题及看图说话两项分测验的流畅度和内容作为定量的分析及评分。

（2）口语理解能力：含 3 项分测验，即是非问句、视听辨认、连续指令。

（3）复读能力则要求患者复读 1～10 个字的句子，共 15 题。

（4）命名能力则有 4 小项，叫出实物或图片的名称、1 分钟内说出动物的名称、谚语或者俗语接龙、简答题。

这 4 项测验也有固定比例来显示失语症整体的严重程度。除口语谚语的评估之外，WAB 也有操作部分，包含阅读、书写、失用、画图、计算等测验，更完整地评估患者书写语言及和语言相关的认知能力。

3. 汉语失语症检查

由于中西方文化中语言特点的不同，故应用国外的检测方法时有些项目是无法进行的，即西方失语评估方法无法准确表现汉语的特点。北京医科大学及中国科学院神经语言学研究工作者以 WAB 为模型，参考 BDAE 的精神，编制了一套符合汉语认知特点，更贴合汉语失语症特点，可以用于治疗和评定的方法，即汉语失语症检查。测试包含听、说、读、写 4 个部分及相关的失用症以及计算、构图能力。

（1）口语表达包括回答问题、主体性言语表达、看图说话。

（2）口语理解包括是非题问题、听名指物、执行口语指令。

（3）复述性言语。

（4）命名（包含词命名、系列命名）及回答问题。

（5）阅读（包括朗读）、听字指字、字与图相配、执行书面语指令、以选择题回答书面问题。

（6）书写（包括书写姓名和地址）、抄写、系列书写、听写、看图写字词、写病情。

（7）结构、视觉空间：抄写不同复杂度的几何图形及用方块做图案设计。

（8）失用测验包含脸部、上肢及复杂动作的执行、模仿、实物操作。

（9）计算能力，简单的数字加、减、乘、除各 3 题。

4. BDAE 失语症严重程度分级

0 级：无有意义的言语或听觉理解能力。

1 级：言语交流中有不连续的言语表达，但大部分需要听者去推测、询问和猜测；可交流的信息范围有限、听者在言语交流中感到困难。

2 级：在听者的帮助下，能进行熟悉话题的交谈；但对陌生话题常常不能表达出自己的思想，使患者与检查者都感到进行言语交流有困难。

3 级：在仅需要少量帮助或无帮助下，患者可以讨论几乎所有的日常问题；但由于言语和（或）理解能力的减弱，使某些谈话出现困难或不大可能。

4 级：言语流利，但可观察到有理解障碍，但思想和言语表达尚无明显限制。

5 级：有极少的可分辨得出的言语障碍，患者主观上感到有点困难，但听者不一定能明显觉察到。

5. 失语治疗长期目标

失语治疗的长期目标如表 2-5-2 所示。

表 2-5-2 失语治疗长期目标

分度	BDAE 失语严重程度	长 期 目 标
轻度	4～5 级	改善言语功能，争取恢复就业
中度	2～3 级	充分利用残存功能，做到交流自如
重度	1～2 级	利用残存功能以及代偿的方式，进行简单的交流

（六）失语症的鉴别诊断

1. 言语的流畅度

失语症鉴别诊断第一步是确定言语的流畅度。大脑皮质病变所导致的失语症依据会话言语的特征分为两类，流利性和非流利性失语。流利性失语即 Wernicke 失语，包括经皮质感觉性失语、命名性失语和传导性失语；非流利性失语，即 Broca 失语，包括经皮质运动性失语、完全性失语和经皮质混合性失语。

2. 口语的听觉理解

失语检查的听理解由 4 个分测试组成：名词、动词、句子和执行口头命令。决定听理解的好与差重要的是看患者理解短句和较长句时，需要用对、错回答和完成指令。如果患者可以理解检查中句子或简单指令被视为理解好的，反之视为理解差的。非流利失语中听理解好的是 Broca 失语和经皮质运动性失语；听理解差的是完全性失语和经皮质混合性失语。流利失语中理解较好的是传导性失语、命名性失语；理解较差的是 Werniceke 失语和经皮质感觉性失语。

3. 复述

这项检查主要是鉴别患者复述和面对面会话能力的相对保留或损害，检查包括名词、动名词、动词复述以及短句和较长句子。非流利失语听理解好的一组中复述好的是经皮质运动失语，复述差的是 Broca 失语。听理解差的一组中复述好的是经皮质混合型失语，复述差的是完全性失语。流利性失语听觉理解好的一组中复述好的是经皮质感觉性失语和命名性失语，复述差的是感觉性失语和传导性失语。

（七）失语症和其他言语障碍的鉴别诊断

1. 运动性构音障碍

运行性构音障碍是由于神经和肌肉的病变，言语产生的相关肌肉的麻痹，收缩力减弱或运动不协调所致的言语障碍。轻度患者言语不清晰，重症患者完全不能说话，但患者可以正常地阅读、理解和书写。对于成年病患，临床上最常见的是假性延髓麻痹引起的痉挛型构音障碍，发声粗糙、费力，明显鼻音以及构音器官的运动障碍为其特征。此言语障碍大多单独存在，特别是轻症要注意鉴别，有时与失语症同时存在，在临床上应引起注意。

2. 言语失用

言语失用是不能执行自主运动进行发音和言语活动。这种异常是在缺乏或不能用言语肌肉的麻痹、减弱或不协调来解释的一种运动性言语障碍。大部分患者为左大脑半球的损害涉及第三额回。言语失用可以单独发生，常常伴随运动性失语。口语特征：随着发音器官运动调节复杂性增加，发音错误增加。词的开头为辅音比在其他位置发音错误多。模仿回答比自发性言语出现更多的发音错误。患者在元音模仿时出现困难。

3. 言语错乱

言语错乱是由脑损伤后定向能力和记忆能力受损而引起的一种言语障碍。患者表现在对时间、地点、任务的定向能力紊乱，不能正确地理解和认知环境，记忆和思维也有障碍，但理解、找词、复述和语法基本正常；在谈话中常有偏题和虚谈倾向；缺乏自知力、不合作，缺乏对疾病的认识。病因多是由于双侧颅脑损伤，其表现为认知障碍所致。

4. 痴呆

痴呆是一种与许多神经疾病、中毒、感染等有关的综合征。痴呆可以出现一部分与失语症相似的表现，如命名障碍、非流畅言语、杂乱语和迂回现象等。如患者的症状表现为痴呆时，必须要仔细询问病史。痴呆的特征除了有言语障碍的表现外，还有慢性进行性的智力、记忆、人格和交往的退行性改变。

二、构音障碍评定

（一）定义

构音障碍是指由于神经肌肉病变导致的与言语相关的发音器官无力、肌张力异常和运动不协调的症状。临床表现为患者听理解正常，但言语时发音、共鸣、韵律等出现障碍，不能控制重音、音量和音调的变化。常见于脑血管病、帕金森病、脑外伤等疾病。

（二）常见构音器官运动障碍的临床表现与分类

1. 常见构音器官运动障碍的临床表现

1）韵母音位构音异常

（1）韵母鼻音化：发元音有明显鼻音化，特别是发/i/、/u/的时候。

（2）韵母中位化：发元音时，构音器官的活动不明显。

（3）韵母遗漏：在发韵母的时候，音位会产生丢失，主要是由于下颚、唇、舌运动的不足或协调能力异常所致。

（4）韵母替代：需要韵母音位被其他韵母音位所发出，如/u/→/ü/，可能由听觉识别系统的异常所致。

2）声母音位构音异常

（1）声母遗漏：只有韵母被发出而声母未发出，如/ge/→/e/。

（2）声母歪曲：发出一些扭曲的音。

（3）声母替代：常见的有穿梭音的相互替代及送气与不送气的相互替代，如/xi/→/ji/，/pao/→/bao/。

（4）声调构音异常：常见的声调异常产生在汉语发音，一到四声均有。

2. 构音障碍的类型、病因及言语障碍特征

构音障碍的类型、病因及言语障碍特征如表2-5-3所示。

表2-5-3　构音障碍的类型、病因及言语障碍特征

类型	常见病因	神经肌肉病变表现	言语障碍特征
弛缓型	延髓性麻痹、重症肌无力、面神经麻痹	弛缓型瘫痪、肌肉萎缩、舌肌震颤	呼吸音、鼻音过重，辅音不准，单音调音量过低，气体由鼻孔溢出而语句短促
痉挛型	痉挛型脑卒中、假性延髓麻痹（脑炎、外伤、肿瘤）	痉挛性瘫痪、运动缓慢、活动范围受限	粗糙的音质，鼻音过重
共济失调型	脑卒中、外伤、肿瘤、感染、中毒、共济失调型脑性瘫痪	运动不协调、肌张力低下、运动缓慢	有醉酒般的言语，字与字之间音拉长，辅音发音不准确，不正常的音韵
运动减少型	药物中毒等	运动缓慢、活动范围受限	语音短促、速率缓慢，发音粗糙
运动过多型	舞蹈症 手足徐动症	快读不自主运动、肌张力异常	产生非随意运动而干扰正常发音；吸气与呼气动作不协调
运动减少型	帕金森病	扭转或扭曲运动、肌张力亢进、运动缓慢、不自主运动	言语速度减慢，发音音量减小，辅音发音不准确
混合型（痉挛型与弛缓型，痉挛型、弛缓型与共济失调型）	肌萎缩性侧索硬化、脑外伤、多发性硬化	无力、运动缓慢、活动范围受限，无力、肌张力增高、反射亢进、假性延髓麻痹	混有上述分型的特点

(三) 构音障碍评定

构音障碍评定目的是了解构音障碍类型及程度,从而确定治疗目标,制订合理的治疗方案及评估治疗效果,包括评定发音器官运动功能的评估及构音运动的评估。构音障碍涉及运动障碍和所有言语水平(呼吸、发声、发音、共鸣等),所以构音障碍的评定方法包括两部分,分别为构音器官的评定及构音运动的评定。

1. 背景资料与病史

医疗记录可以提供许多关于患者的重要资料,包括病史、可能的病灶部位,以及疾病目前的发展状况。

(1) 主要和次要的医疗诊断,以及主要的症状描述。

(2) 症状首次出现的日期,有时也称为"初次发病的日期"。

(3) 病灶部位的相关资料(比如,受损部位是在神经系统的何处等)。

(4) 神经系统受损的初期症状。

(5) 四肢功能的健康与损坏情形。例如,无力、不随意运动的产生或运动序列性失调。

(6) 患者的视力程度,包括任何视觉区域障碍的检查记录。

(7) 患者的听力程度。

2. 构音器官评定

构音器官是否存在器质异常和运动障碍可以通过构音器官的形态及运动检查查明,包括呼吸的情况、面部、喉、舌、口部肌肉、下颌的运动及反射等。需结合临床检查如声谱分析、肌电图检查等才能最终判定构音器官的运动障碍情况。

1) 发声-呼吸系统

正常的发音需要足够的声门下压来支持。发声时的音质、音高和音量,在正常发声时音质是稳定、平稳且清晰的。出现鼻音过重是因为软腭和咽部闭锁不全;气息声则是声带在发声时内收不全;粗糙嗓音是一种异常的音质表现,是因为气流穿过几乎完全紧收的声带处所产生摩擦所致。在构音障碍的范畴中,通常是因为单侧性声带麻痹所致。具体做法如下:

(1) "深呼吸,然后尽可能清楚地、连续地说/ɑ/,直到你不能继续下去为止"。用来测试是否有足够的支持性呼吸和声带内收能力。倘若支持性呼吸太微弱,那么声门下压力就不足以支持发/ɑ/的音连续15 s。假如声带没有内收完全,那么过量的空气会在发音时由喉部漏出,这样就浪费了声门下的空气,且缩短了发声的长度。

(2) 在患者将要发出/ɑ/音到确实开始发出声音之间,是否有发音延迟? 假如有延迟现象,可能是发声-呼吸系统无力所导致,也可能是发/ɑ/音所需要的动作上出现排序的问题。

2) 共鸣系统

共鸣系统可用来检测软腭与咽部功能。软腭肌肉若因无力或麻痹而导致软腭闭锁不全的现象,就可借由听觉察觉出有鼻音过重的特征。鼻音过重在迟缓型、痉挛型和运动减少型构音障碍是最常见的症状。

3) 构音系统

构音系统由口腔、鼻腔、咽腔及其一些附属器官所组成,其中最主要的构音器官是下颌、唇、舌、软腭,它们各自的随意运动以及它们之间的协调运动是产生清晰、有意义言语(语音)的必要条件。

(1) 脸部与下巴肌肉在静止与运动时的状态:① 嘴巴对称的情况以及双唇抗阻张开可用于检查唇周肌力强度;② 嘟嘴与咧嘴笑的交替运动可用于检测嘴唇周围轮匝肌的强度与运动范围;③ 鼓气并将空气保留在口腔内,观察漏气的部位和量;④ 下颌抗阻维持紧闭可用于测试下颌张开时的肌肉功能,主要包括咀嚼肌和颞肌;⑤ 下颌抗阻张开可用于测试下颌肌肉功能,包括二腹肌和颏舌骨肌。

（2）舌头在静止与运动中的状态：舌头是主要的构音器官之一，一旦其构造或功能受损，会对发音产生严重的影响。所以测试时要详细地评估舌头在静止状态和运动时的动作。① 舌头在静止时的状态以及对称情况。② 舌头维持静止状态的能力：比如舞蹈症，可能会造成舌头产生不自主地伸出、缩回、转动及左右侧向来回的动作。③ 舌头完全伸出的能力：评估颏舌骨舌肌背面纤维、内直肌与内横肌的活动范围。前者让舌头得以前伸，后者让舌头在前伸时得以呈现尖形。可以将压舌板牢握于患者口前，要求其将舌头前推压舌板，以检查舌头前伸的强度。④ 舌尖触碰嘴唇：测试伸舌肌肉（包括颏舌骨舌肌、内直肌和内横肌）和上长肌（用以举起舌尖）的活动程度。⑤ 舌头侧向移动的能力：用于检测上长肌和下长肌的活动程度，即肌肉功能是否是将舌头从嘴角的一边到另一边做侧向性的移动。

（3）软腭与咽在静止与运动时的状态：① 当患者尝试说/ɑ/音时，观察软腭的上抬，患者依照要求重复发/ɑ/音4遍或5遍，每个音间要稍做停顿。因为这能让软腭在发完/ɑ/后，回复到它静止的位置。在正常功能下，如欲发出非鼻音的口腔音，软腭和咽必须共同作用以关闭鼻腔。② 当轻触咽后壁时，观察是否有呕吐反射。

（4）喉部功能：无法直接观察到，但可以通过一些方式来间接地测量喉部的功能。① 患者发出咳嗽声的能力：测试声带内收动作的强度。因为清晰的咳嗽声音需要靠声带紧收的动作来增加声门下压。当内收动作失调或者变弱时，咳嗽声听起来轻柔无力且带有气息声，这是因为内收肌收缩失调或乏力。无法将空气留在肺内所致。② 患者是否可以简洁地发喉塞音：患者依要求发喉塞音，检查其声带内收动作的强度，协助判断该咳嗽的无力现象是由于声门内收不足，还是因为缺少足够的支持性呼吸所致。③ 患者是否有吸气时喘鸣现象。倘若患者的外收肌麻痹造成其声带无法完全外收，患者可能会出现吸气时喘鸣，也就是一种吸气时可以听到带有气息声音的哮鸣。

（5）综合系统：口腔轮替速度，是用来评量患者在执行一项重复性动作时快速但平稳地移动构音器官的能力。口腔轮替速度是评估运动型言语障碍的重要方法，能够提供音节产生时速度与节奏方面的特征。评估方法是让患者"深呼吸，然后尽可能用他最快、最平均的速度重复说/pataka/，直到他不能再继续为止"，然后记录每4秒最多能发出特定音节的数量。

3. 构音语音方面的评定

临床上主要使用 Frenchay 构音评估量表及构音语音能力评估词表。

1）Frenchay 构音障碍评估法

河北省人民医院康复中心修改了 Frenchay 构音障碍评定法。该测验分为反射、呼吸、唇、颌、软腭、喉、舌、言语8大项和28细项，每项按严重程度分为 a 至 e 五级，a 为正常，e 为严重损伤（见表2-5-4）。

表2-5-4 Frenchay 构音障碍评估法（修改版）

功　能		损 伤 严 重 程 度					
		a 正常←　　　　　→严重损伤 e					
		a	b	c	d	e
反射	咳嗽						
	吞咽						
	流涎						
呼吸	静止状态						
	言语时						

续 表

功　能		损 伤 严 重 程 度 a正常← →严重损伤e				
		a	b	c	d	e
唇	静止状态					
	唇角外展					
	闭唇鼓腮					
	交替发音					
	言语时					
颌	静止状态					
	言语时					
软腭	进流质食物					
	软腭抬高					
	言语时					
喉	发音时间					
	音调					
	音量					
	言语时					
舌	静止状态					
	伸舌					
	上下运动					
	两侧运动					
	交替发音					
	言语时					
言语	读字					
	读句子					
	会话					
	速度					

总项数28项，正常：28～27项；轻度障碍：26～18项；中度障碍：17～14项；重度障碍：13～7项；极重度障碍：6～0项。

2）黄邵明-韩娟构音评估量表检查汉语语言的构音情况

包括了50个单词的音节，能够了解患者对于音位的障碍。记录的方法如下：

正确：用√表示。

遗漏：/he/—/e/,/xin/—/xi/(省略了目标音) 用—表示。

歪曲：/shu/—/sh?/ 用×表示。

替代：/pao/—/bao/,/i/—/u/ 用实发音的音标表示。

评估观察的内容：① 声、韵、调音位习得情况；② 声、韵、调音位对比情况；③ 构音清晰度得分；④ 听说对比结果。

三、吞咽功能评定

吞咽障碍(dysphagia)是由于下颌、双唇、舌、软腭、咽喉、食管口括约肌或食管功能受损所致的进食障碍,导致食物不能从口腔运送到胃。吞咽障碍患者易发生脱水及营养不良,误咽者可发生吸入性肺炎、窒息,甚至危及生命,故应积极进行吞咽功能的评定,为后续制订吞咽障碍的康复训练计划提供依据。

(一)吞咽功能概述

正常的吞咽功能是人体获得足够热量、营养、水分的必要条件,每人每天要进行 1 000 余次的吞咽,这一过程需要大脑皮质、6 对颅神经和 3 对颈神经节的参与,是一个非常复杂的反射活动。食团由口腔传送到胃的过程可分为 4 期,分别是制备期、口腔期、咽期和食管期。参与各吞咽期的解剖结构必须协同运动,方能将 4 期综合为一个有效的吞咽过程(见图 2 - 5 - 1)。

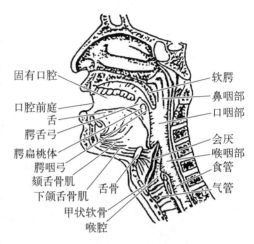

图 2 - 5 - 1 吞咽的解剖结构

1. 吞咽的解剖结构

(1)口腔:是消化管的起始部位,其前壁为上下唇,侧壁为颊,上壁为腭,下壁为口腔底,向后与咽相通。腭分割鼻腔和口腔,分为软腭及硬腭。硬腭位于腭的前 2/3,软腭位于腭的后 1/3,由肌腱与黏膜构成。软腭后缘游离,中部有垂向下方的突起,称悬雍垂。软腭在静止状态垂向下方,吞咽或说话时软腭上提,贴咽后壁,将鼻咽与口咽分隔开。

(2)咽:是上宽下窄的漏斗形肌性管道,长约 12 cm;可分为鼻咽、口咽和喉咽三部分,其中口咽和喉咽是消化道与呼吸道的共同通道。鼻咽是咽的上部,位于鼻腔后方,上达颅底,下至腭帆游离缘续口咽部,向后通鼻腔。口咽部位于腭帆游离缘与会厌上缘平面之间,向前与口腔相通,上续鼻咽部,下接喉咽部,口咽的前壁为舌根后部,此处有一矢状位黏膜皱襞称舌会厌正中襞,其两侧的深窝为会厌谷,为异物易停留处。口咽的侧壁上有腭扁桃体。喉咽是咽的最下部,上起自会厌上缘平面,下至 C6 下缘平面与食管相续,喉咽部前壁上方有喉口通入喉腔,在喉口的两侧各有一深窝称梨状隐窝,为异物易滞留之处。咽肌为骨骼肌,包括咽缩肌和咽提肌。咽缩肌包括上、中、下三部分,呈叠瓦状排列。吞咽时各咽缩肌自上而下依次收缩将食团推向食管。咽提肌位于咽缩肌深部,肌纤维纵行排列。咽提肌收缩时,上提咽和喉,舌根后压,会厌封闭喉口,食团越过会厌,经喉咽进入食管。

(3)食管:是一前后扁平的肌性管状器官,是消化管中最狭窄的部分,长约 25 cm。上端在 C6 下缘平面与咽相接,下端约平 T11,与胃的贲门相接。

(4)神经:参与调控吞咽动作的神经结构包括脑运动和感觉神经、脑干、小脑、大脑皮质。吞咽中枢位于脑干,支配参与吞咽动作的 26 对肌肉。食管平滑肌由内脏神经支配。与吞咽动作有关的肌肉、神经支配如表 2 - 5 - 5 所示。

表 2 - 5 - 5 吞咽动作相关肌肉、神经支配

吞咽阶段和动作	肌 肉	神经支配
制备期及口腔期		
唇闭合	口轮匝肌	Ⅶ
颊控制	颊肌	Ⅶ

吞咽阶段和动作	肌　　肉	神经支配
垂直咀嚼	颞肌	V
	咬肌	V
	内翼状肌	V
水平咀嚼	外翼状肌	V
舌混合	舌内附肌	VII
	颏舌肌	VII
	茎突舌肌	VII
咽期		
舌腭闭合	茎突舌肌	VII
帆闭合	腭帆张肌	V
	腭帆提肌	IX、X
咽压迫	茎突舌肌	XII
	舌骨舌肌	XII
	茎突咽肌	IX、X
	上缩窄肌	IX、X
	中缩窄肌	IX、X
	下缩窄肌	IX、X
会厌倾斜	杓会厌肌	IX、X
喉向上移位	甲状舌骨肌	XII
	舌骨舌肌	XII
	茎突舌骨肌	VII
	二腹肌后腹	VII
喉向前移位	颏舌肌	XII
	颏舌骨肌	C1－C3
声门闭合	环杓肌	IX、X
气流停止	肋间肌(抑制)	T1－T12
	膈肌(抑制)	C3、C4
咽食管松弛	环咽肌(抑制)	IX、X
食管期		
食管收缩	横纹肌纤维	X
	平滑肌纤维	X

2. 吞咽的生理过程

1) 吞咽的基本特征

正常吞咽的基本特征：① 实现并维持对食团的控制；② 通过产生不同的压力，推动食团尽快通过咽部；③ 最大限度地缩短呼吸暂停时间；④ 防止食物或液体挤入鼻咽或喉部；⑤ 防止食管排空过程中胃内容物反流；⑥ 清除咽部和食管内食物残渣。

2) 吞咽过程分期

(1) 制备期(preparatory phase)：食物置于口腔内，在唾液的帮助下，唇、齿、舌、颊将食物磨碎形成合用。这过程需要舌和面肌控制食团或液体，封闭嘴唇防止食物漏出，所需时间由食物种类，进食量进食习惯、情绪等决定。

(2) 口腔期(oral phase)：舌将食团推至口咽部以触发吞咽反射。此期口唇紧闭，舌上举，口腔内压力上升,食团沿硬腭从舌尖被推至舌根,抵达吞咽反射的部位,所需时间约 1 s。

（3）咽期(pharyngeal phase)：食团进入咽,并向下传送,直到进入食管上部的环咽括约肌处。咽腔是吞咽和呼吸共用的通道,因此这一期必须快速、安全、有效,使呼吸仅有短暂的中断,并保护气道,防止食团吸入肺。咽期随着舌将食团或液体推送至口腔后部开始,腭帆提肌和腭帆张肌收缩,并上提软腭封闭鼻咽;喉抬高,杓状肌与会厌接触封闭喉的入口,形成食团或液体移动的唯一通路。呼吸暂停,咽肌收缩使长轴缩短,喉前庭和梨状隐窝消失;咽部括约肌顺序收缩推动食团或液体向下并清除食物残渣。这一过程是高度自主的,但可根据感觉反馈而调节,以适应各种不同特性的食团。咽期需要 1 s 完成。

（4）食管期(esophageal phase)：食团由环咽括约肌处送到胃。食管平滑肌和横纹肌收缩产生的蠕动波推动食团,使食团由环咽括约肌移动到贲门。正常人完成食管期需要 8～20 s。

3. 引起吞咽障碍的相关疾病

吞咽障碍可分为器质性和功能性两种。前者包括神经性和机械性参见下表 2-5-6,主要发生在口腔、咽、喉部的恶性肿瘤术后,由解剖结构异常引起;后者则由中枢神经系统及末梢神经系统障碍、肌病引起,在解剖结构上无异常,为运动异常引起的障碍。治疗师应了解引起吞咽障碍的常见疾病及其表现。

表 2-5-6 吞咽障碍的分类和原因

分 类			原 因
功能性			肌肉紧张、癔症性吞咽异常等
器质性	神经性		脑卒中、重症肌无力、运动神经元病等
	机械性	腔内病变	异物等
		食管壁病变	狭窄、肿瘤等
		食管外部的病变	外在压缩(即甲状腺肿)等

（1）脑血管性疾病：包括脑梗死、脑出血、腔隙性梗死、动静脉畸形等。脑卒中相关性吞咽障碍表现如表 2-5-7 所示。

表 2-5-7 卒中相关性吞咽障碍的症状

吞 咽 阶 段	症 状
制备期及口腔期	（1）进食缓慢 （2）食物或液体从嘴唇漏出 （3）残渣滞留于隐窝内 （4）吞咽前咳嗽 （5）慢性肺部感染或急性气道阻塞 （6）鼻反流 （7）吞咽的触发延迟或减弱 （8）连续吞咽
咽期	（1）在吞咽时咳嗽(喉的控制能力差) （2）食物或液体清除不完全(清嗓、湿性音质) （3）吞咽后咳嗽(可能并不立刻出现) （4）通过咽喉(食物达声带水平)和支气管吸入(食物超过声带以下) （5）可造成气道阻塞、急性或慢性肺部感染
食管期	（1）喉部有食物黏附感 （2）反流

（2）神经系统退行性变：包括帕金森病、阿尔茨海默病、橄榄桥脑小脑萎缩、亨廷顿病、多系统萎缩等。吞咽障碍的特点是因肌张力增高及震颤所致的口、咽、舌肌僵硬，吞咽频率下降、流涎、咽喉部控制能力下降。亨廷顿病吞咽障碍的特点是下颌僵硬、舌及咽喉部不自主运动。

（3）脑外伤：常见表现有吞咽启动延迟、舌控制能力下降、咽肌收缩力下降。此外，认知功能下降可导致误吸。

（4）延髓和脊髓损伤：可导致真性延髓麻痹吞咽障碍，常见疾病有颈椎外伤、脊髓空洞症、延髓空洞症、颅底畸形、原发性侧索硬化、肌萎缩侧索硬化。真假延髓麻痹鉴别如表2-5-8所示。

表2-5-8　真性延髓麻痹与假性延髓麻痹的鉴别

项　目	真性延髓麻痹	假性延髓麻痹
病理	下运动神经元	上运动神经元
病变部位	延髓	双侧大脑半球
病因	迷走神经核或核下纤维受损	双侧皮质延髓束受损
吞咽反射	消失或减弱	存在、不协调
舌肌	萎缩	无
口腔力量	减弱	正常或不协调
吞咽障碍时期	咽期	制备期及口腔期
认知功能	正常	

（5）神经肌肉接头疾病：包括重症肌无力、肉毒中毒、Eaton-Lambert综合征等，可导致两侧软腭无力、咀嚼吞咽无力以及说话声音低沉、有鼻音。

（6）肌病：常见有多发性肌炎、皮肌炎、线粒体肌病、肌营养不良、代谢性肌病等各种肌病，均可导致面部表情肌、舌肌、咽肌的肌力下降。

（7）其他非神经肌肉疾病：包括有头颈部肿瘤、咽喉部炎症、风湿性关节炎致颈椎半脱位、食管贲门肿瘤等。

(二) 吞咽障碍的评定

1. 诊断

针对吞咽障碍首先要考虑诊断问题，表2-5-9是诊断中应考虑的问题。

表2-5-9　吞咽障碍的诊断策略（不包括口咽感染和脑卒中）

分　类	应考虑的问题
可能的诊断	（1）功能性（如"癔症"性吞咽困难、精神因素） （2）药源性刺激 （3）食扁桃体炎 （4）反流性食管炎
不能忽视的严重疾病	（1）肿瘤：① 口咽癌、食管癌、胃癌；② 食管周围组织的肿瘤 （2）获得性免疫缺陷综合征（有食管感染的机会） （3）狭窄，通常是良性消化性狭窄 （4）硬皮病 （5）神经系统疾病：① 假性延髓性麻痹；② 多发性硬化；③ 运动神经元病（肌萎缩性硬化症）；④ 帕金森病

续　表

分　类	应 考 虑 的 问 题
常被漏诊的严重疾病	(1) 异物 (2) 药物(如吩噻嗪类药物) (3) 亚急性甲状腺炎 (4) 食管周围组织的病变(如淋巴结、甲状腺肿) (5) 食管蹼(食管上段,如 Plummer-Vinson 综合征,即缺铁性吞咽障碍) (6) 嗜酸性粒细胞性食管炎 (7) 放射治疗性损伤 (8) 贲门失弛缓症 (9) 食管上段痉挛(类似心绞痛) (10) 部分罕见疾病:① 干燥综合征;② 主动脉瘤;③ 右锁骨下动脉畸形;④ 铅中毒;⑤ 颈椎骨关节炎(大骨赘);⑥ 其他神经系统原因;⑦ 其他机械性原因
识别假象	(1) 抑郁 (2) 药物 (3) 甲状腺疾病

2. 吞咽前评定

吞咽前评定包括临床观察及体格检查。需要进行认知功能,精神状态,呼吸功能,面部结构,口腔、咽喉部感觉及功能,口腔反射等方面的检查(见表 2-5-10)。

表 2-5-10　吞咽障碍临床评定

病史:

药物:

症状:

频度:　　何时发生:　　症状加重的原因:

伴随症状:　梗阻:　　　　　　　　　　疼痛:

鼻腔反流:　　　　　　　　　　　　　肺炎:

口臭:　　　　　　　　　　　　　　　言语嗓音改变:

误咽:　　　　　　　　　　　　　　　体重下降:

烧心:　　　　　　　　　　　　　　　饮食改变:

检查:

意识状态:　　　　　　　　　　　　　呕吐反射:

体重:　　　　　　　　　　　　　　　舌:

嗓音:　　　　　　　　　　　　　　　食物残留:

语音:　　　　　　　　　　　　　　　功能:

面部肌肉:　　　　　　　　　　　　　吞咽测定:

咀嚼肌:　　　　　　　　　　　　　　延迟:

病理反射:　　　　　　　　　　　　　咳嗽:

口腔黏膜:

牙齿:

(1) 精神状态及认知功能:检查患者是否存在意识障碍、谵妄、记忆力下降、注意力下降、思维缓慢、淡漠、焦虑、抑郁、执行命令的能力下降,这些因素可影响制备期及口腔期的吞咽功能,亦可影响康复训练。

(2)体位：进食的最佳体位是端坐位，躯干正中位，髋关节及膝关节屈90°，双足平放于支撑面上。治疗师应检查患者是否有骨骼畸形、姿势异常，以及肌张力、关节活动范围、肌力、颈及肢体协调性的变化。

(3)呼吸功能检查：应对呼吸模式、呼吸节律及深度、耗氧量进行评定。呼吸暂停、咳嗽、心动过缓、间歇性喘息均提示有误吸的可能；气管造口术、吸痰、人工呼吸机均可影响吞咽功能。

(4)感觉系统：嗅觉、味觉、触觉是吞咽前评定的重要组成部分。首先对嗅觉、味觉进行筛查，如有异常则应正规检查；然后检查口腔内外皮肤黏膜的温度觉及触觉；注意颊黏膜有无咬伤(提示有感觉减退)。对于认知功能损害、失语患者可在评定过程中观察，对刺激出现退缩反应提示感觉过敏，无反应提示感觉减退。

(5)面部表情肌：首先观察患者面部两侧额纹、眼裂、鼻唇沟和口角是否对称，再嘱患者做皱额、闭眼、露齿、鼓腮和吹口哨等动作，检查两侧面肌运动是否对称。近期内有面部骨折者应避免强度较大的检查。

(6)下颌：治疗师轻轻触摸患者顺下颌关节并嘱患者缓慢张口闭口，检查张口时有无下颌脱位、偏移，随意张口是否正常或其他颞下颌关节功能障碍。嘱患者做下颌前后左右及旋转咀嚼运动，检查咀嚼肌的功能是否正常。

(7)唇：嘴唇做前伸、回缩动作，或将棉棒置于一侧口角内，嘱患者用力夹住棉棒，使其不被拔出，检查口轮匝肌的力量。

(8)舌：首先观察舌的形态，有无萎缩、肥厚、震颤、颜色改变、异常舌苔、外科矫形。上下、两侧的运动情况，记录运动的范围、速度及是否偏移。检查舌肌肌力的方法：检查者将手指置于患者颊部，舌尖在口腔内用力顶检查者的手指。舌感觉检查如表2-5-11所示。

表 2 - 5 - 11　舌感觉功能检查

位　置	感　觉	左　右	位　置	感　觉	左　右
舌前	钝		舌后	钝	
	锐			锐	
	热			热	
	冷			冷	
	甜			甜	
	酸			酸	

评分　0＝正常　　1＝受损

(9)齿：检查是否有牙龈肿胀、牙齿脱落、牙冠不正常磨损(提示夜间磨牙、牙咬合不正、牙齿脱落或义齿不合适)。

(10)软腭：观察悬雍垂的位置及软厚高低是否对称。再嘱患者发"啊"的声音，注意两侧软腭上升情况，悬雍垂有无偏斜、震颤。

(11)咽：治疗师首先对咽部的保护机制进行检查。咳嗽、清嗓子是对咽喉部刺激的保护性反应，应观察其频率及强度，以及是否能有效地清理异物。高度重视患者是否有构音障碍，包括声音嘶哑、鼻音过重、音量异常、音调异常，观察呼吸和音质是了解喉功能和是否误咽的一个方法。将听诊器置于患侧喉部，调整听诊器的位置，直到可以清楚地听到颈部呼吸声音。吞咽反射(swallow response)是评定的重点。治疗师站于患者身体一侧，一手的示指放在患者喉头的下腭部，中指放在舌骨部，无名指放在甲状软骨的上部，小指放在甲状软骨的下部，命令患者做吞咽动作，治疗师用示指、中指触及舌肌舌骨运动，用无名指、小指感觉喉上提运动,观察上提速度、距离、力量。吞咽反射自食团到达舌后部开始,至喉上提结束。如时间超过 1 s,则为启动延迟,但需进一步检查。用拇指及示指的指腹在甲状软骨上施加压力,观察喉头上举的力量强度,若阻力很小可视为异常。

(12) 口腔反射活动检查:在表 2-5-12 中,可观察到不同类型的反射性行为。前 7 项是原始口腔反射。在某些情况下反射模式存在,其程度允许口腔进食,如张口、吸吮、咀嚼、反射性吞咽完整;另一些情况下进食是困难的,如强烈的咬合、反射性吞咽启动延缓。原始口腔反射的存在表明上运动神经元受到损害,使高级脑中枢对脑干反射中枢的抑制性冲动得以释放。原始反射的消失表明下运动神经元受到损害(脑干颅神经核或外周神经损害)、肌肉软瘫,在反射活动时无肌肉功能性活动。

表 2-5-12　口腔反射的检查

反 射 名 称	刺 激	反 应
口面反射	在口周强烈拍打	噘唇成圆形
唇反射	拍打口角或轻触口周红唇	双唇噘起或闭唇
搜寻反射	轻触唇或口角	唇运动,转头试图使刺激入口
张嘴反射	将刺激物送向口(勺子、压舌板、手指)	张嘴
咬合反射	刺激物置于牙齿之间,尤其是磨牙之间	紧咬刺激物
吸吮反射及咀嚼反射	手指放入口中再拉出	舌有节律地伸出和缩回,伴有咀嚼运动,有淤积的唾液
咀嚼反射	拍打牙齿和齿龈;将食物或其他刺激物置于口中	颌上下运动,吸吮、咀嚼或吞咽系列动作
咽反射	压舌板或棉签轻触咽后壁	反射性吞咽动作
吞咽反射	让患者吞咽唾液或含服 2 ml 水	吞咽系列动作或咳嗽

3. 吞咽评定

1) 反复唾液吞咽测试

被检查者采取坐位,卧床时采取放松体位。检查者将手指放在被检查者的喉结骨处,让其尽量快速反复吞咽,观察 30 s 内喉结及舌骨随着吞咽运动越过手指,向前上方移动再复位的次数。高龄患者做 3 次即可。

2) 洼田饮水试验

让患者分两三口喝下一茶匙水,如无问题,嘱患者取坐位,将 30 ml 温水一口咽下,记录饮水情况,① 可一口喝完,无噎呛;② 分两次以上喝完,无噎呛;③ 能一次喝完,但有噎呛;④ 分两次以上喝完,且有噎呛;⑤ 常常呛住,难以全部喝完。情况①,若 5 s 内喝完,为正常;超过 5 s 则可疑有吞咽障碍;情况②也为可疑;情况③~⑤则确定有吞咽障碍。

3) 吞咽障碍程度评分

吞咽障碍程度评分如表 2-5-13 所示。

表 2-5-13　吞咽障碍的程度评分

程 度	评 分
口腔期	(1) 不能把口腔内的食物送入咽喉,从口唇流出,或者仅重力作用送入咽喉(0分) (2) 不能形成食块流入咽喉,只能把食物形成灵灵群群状流入咽喉(1分) (3) 不能一次就把食物完全送入咽喉,一次吞咽动作后,有部分食物残留在口腔内(2分) (4) 一次吞咽就可完成把食物送入咽喉(3分)

续　表

程　度	评　分
咽喉期	(1) 不能引起咽喉上举,会厌的闭锁及软腭弓闭合,吞咽反射不充分(0 分) (2) 在咽喉凹及梨状窝存有多量的残食(1 分) (3) 少量贮留残食,且反复几次吞咽可把残食全部吞咽入咽喉下(2 分) (4) 一次吞咽就可完成把食物送入食管(3 分)
误咽程度	(1) 大部分误咽,但无呛咳(0 分) (2) 大部分误咽,但有呛咳(1 分);少部分误咽,无呛咳(2 分) (3) 少量误咽,有呛咳(3 分) (4) 无误咽(4 分)

程度判断:重症为 0 分,正常为 10 分

4) 特殊检查

(1) 电视 X 线透视检查(video fluoroscopic swallowing study,VFSS):利用电视 X 线透视检查可详细观察吞咽各期的运动情况,评定吞咽障碍的部位及程度,是吞咽障碍评定的"金标准"。其方法是在 X 线透视的条件下,让患者吞咽制剂(50 g 硫酸钡加 100 ml 水调成糊状,每次吞咽 5 ml),观察钡剂由口腔通过咽到食管的整个运动过程,可较准确地了解吞咽是否安全及有效。进行 VFSS 检查的患者应处于清醒状态,能配合医生指令,维持一定时间坐位或立位并耐力较好。VFSS 观察的主要内容如表 2-5-14 所示。

表 2-5-14　电视 X 线透视检查(VFSS)观察的内容

分　期	观　察　内　容
制备期口唇闭合情况	有无在面颊内及舌上存留食物,有无钡剂过早流向咽部,是否在舌中央凹陷处形成食团
口腔期情况	钡剂在口腔内是否异常停留,是否向鼻腔内异常流动,食团由硬腭至吞咽反射开始的时间是否超过 1 s
咽期情况	是否有吞咽反射启动延迟,通过咽部的时间是否超过 1 s,是否有钡剂流入气管内,在梨状隐窝、会厌部是否有钡剂停留,喉部上提及关闭动作是否正常
食管期情况	钡剂是否停留梗阻,有无异物;上部食管括约肌的功能、食管的蠕动运动、下部食管括约肌的功能

从 VFSS 中应了解到:① 患者的放射学异常是否与临床症状相关;② 引起患者吞咽障碍的解剖结构或生理功能异常表现;③ 康复训练改善吞咽障碍的有效性;④ 确定患者最佳进食体位、食谱及进食方式。

(2) 纤维内镜吞咽检查(fibreoptic endoscopic exploration of swallowing,FEES):患者取坐位,在鼻黏膜上部使用表面麻醉剂和血管收缩药,让纤维内镜进入鼻孔;先检查舌基部、咽部、喉部,再让患者食用染成蓝色的乳蛋粉、牛奶和固体食团进行比较,以评定患者的吞咽情况,即检查咽壁、喉和会厌运动,观测咽期吞咽活动速度,记录会厌谷和梨状窝是否存在溢出物,记录误咽情况。通过纤维内镜评定咽期吞咽障碍、误咽危险性,确定最初摄食状况(经口或非经口),恢复经口摄食的时机和选择何种食团稠度以达到最佳的吞咽功能。

(3) 肌电图:可以记录吞咽时特定肌肉收缩的时间节点及相对强度的信息。一般有表面肌电图及针极肌电图。表面肌电图是将采集电极贴于喉部皮肤采集吞咽活动肌群的生物电信号。表面肌电图的优点在于可以无创地记录生物电活动,并鉴别吞咽功能障碍的原因是肌源性还是神经源性,同时还能利用肌电

反馈的技术进行吞咽训练。针极肌电图主要研究吞咽时肌肉的功能和活动情况,比较不同动作产生电位的差别。

(4)咽部压力计测量法:通过在喉部放置实心的传感器来反映吞咽时快速的压力变化。一般有3个传感器附着于似鼻胃管的管子上,分别放置于舌根、上食管括约肌(环咽肌)和食管上。咽部压力计测量法可与电视荧光摄影相结合观察环咽肌开启放松的情况。测压检查是现阶段唯一能定量对咽部以及食管力量检查的方式。采集数据后再由计算机进行分析,可得到关于环咽肌静息情况下的压力及时间。

(5)超声检查:通过超声探头观察舌头的功能,测量口腔期通过的时间及舌骨的动作进行定性分析。其优点在于是一种无创性和无辐射的检查,并且超声波仪器可在床边进行检查。但超声检查缺乏完整而标准的检查法和对于环咽肌的观察效果不佳,故在临床上应用有限。

4. 吞咽障碍的饮食须知

各种吞咽异常患者最易进食或必须避免的食物质地如表2-5-15所示。

表 2-5-15 吞咽异常患者最易进食或必须避免的食物质地

吞 咽 异 常	最易进食的食物质地	要避免的食物质地
舌头运动范围不足	浓稠液体	糊状物
舌头协调不足	浓稠液体	糊状物
舌头力量不足	液体	大量糊状物
延迟咽部期吞咽	浓稠液体和食物	稀释液体
呼吸道闭合不足	布丁和糊状物	稀释液体
因喉部动作不足而环肌功能	液体	较浓稠,很黏的食物
咽壁收缩不足	液体	较浓稠,很黏的食物
舌根后送动作不足	液体	很黏的食物

(诸 懿 卢 健)

第六节 脑高级功能评定

高级脑功能即认知,是指人在对客观事物的认识过程中对感觉输入信息的获取、编码、操作、提取和使用的过程,是输入和输出之间发生的内部心理过程,这一过程包括知觉、注意、记忆及思维等。认知的加工过程通过脑这一特殊物质实现。因此,认知过程是高级脑功能活动。高级脑功能障碍,即认知功能障碍是在脑卒中、脑外伤患者及痴呆患者的常见症状,是导致残疾的重要原因之一。高级脑功能障碍的出现能够使患者的日常生活活动、工作及休闲活动等严重受限。

一、感知功能评定

感觉和知觉功能是人类认识世界的基础,是人类最基本的心理过程。所谓感觉,是指客观事物的个别属性通过感觉器官在人脑中的反映。知觉则是客观事物作用于感觉器官,其各种属性在人脑中经过综合,借助于以往经验所形成的一种整体印象。感知发生于异常变化或明显失常时,统称为感知障碍。

(一) 失认症评定

失认症是指患者的感觉功能正常,但对事物、人体的感知能力的丧失,包括对视觉、知觉、触觉及对身体部位的感知能力的丧失。患者没有能力去辨认、识别物体。非优势半球顶叶下部邻近缘上回的病变可导致失认,故失认症以右半球病变为主。其评定包括:

1. 触觉失认检查

触觉失认检查包括对物品的质觉、形态、实体的辨认测验。检查时,让患者闭上眼睛分别触摸不同日用品、不同形状的积木及不同质地的材料(如纸张、布料、塑料布等),不能正确辨认者为阳性。

(1) 辨质觉检查方法:用不同原料制成形状、大小、薄厚相同的布料,令患者闭目触摸。

(2) 形态觉检查方法:用木制的不同形状模块,让患者闭目辨认。

(3) 实体觉检查方法:给出大小、形状、质地各不相同的几种物品,让患者闭目触摸后说出其名称,如钢笔、曲别针、卡片等。

2. 听觉失认检查

听觉失认检查包括无意义的声音配对、声源匹配、音乐匹配等测验。

(1) 无意义声音配对检查方法:让患者为无意义的声音配对。

(2) 环境音检查方法:辨别录制好的环境音,如汽车喇叭音、上课铃声、流水声、雷声、雨声和猫狗叫声等。

(3) 音乐辨识检查方法:辨别熟悉的音乐,如歌曲、钢琴曲、二胡曲、笛子曲等;语声辨识检查。

(4) 辨别不同类型语声,如男声、女声、童声及老人声或外语及汉语字、词、句等。

3. 视觉失认检查

视觉失认检查包括形态辨别、辨认和挑选物品、图片辨别、涂颜色试验、相片辨认等。

(1) 颜色失认检查方法:颜色匹配;形廓着色(提供各种物体,如国旗、橘子、树等的轮廓图,让患者填上正确的颜色,不正确者为阳性);按指令指出不同的颜色;说出颜色名称。

(2) 物品失认检查方法:相同物品配对,如鼠标、书签、钢笔等各放2枚,混在一起,让患者把相同的物品分开;按物品用途分组:如钥匙-钥匙扣;牙刷-牙线;按物品命名或按口令指物;按指令使用物品,如请戴上戒指。

(3) 形状失认:可用圆形、正方形、三角形、菱形的塑料片各2片,混放于患者面前,让其分辨,不正确者为阳性。

(4) 面容失认:可用知名人物或熟悉的人物(家人、挚友等)的照片让患者辨认,或将照片和写好的名字让患者配对,不正确者为阳性。

(5) 视空间失认:可询问患者或家属平时有无常碰撞物体、跌倒或迷失方向等现象;重叠图试验,可让患者从重叠图中找出是何物品重叠在一起。

4. 单侧忽略评定

包括 Albert 划杠测验、删字测验(Diller 测验)、平分直线测验、Sheckenberg 测验、高声朗读测验。

(1) Albert 划杠试验:该测验是将 40 条 2.5 cm 长的短线按不同方向有规律地分布在一张 16 开白纸的左、中、右,让患者将全部线条划掉。无忽略:漏划 1 或 2 条;可能忽略:漏划 3～23 条;单侧忽略:漏划＞23 条。

(2) 删字测验(Diller 测验):让患者删掉指定的字母和数字,这些字母和数字随机出现在一张纸的各行。单侧忽略:漏删一侧指定的字母或数字;注意力障碍:每 100 秒漏删或错误＞1 个。

(3) 绘画测验:给出一个图形让患者仿图绘画或说一种物品让患者画,应用较多的是画房子、自行车和雏菊,也可以画钟表、星星等。单侧忽略:显示一侧明显漏画或歪斜失真。

（4）平分直线测验：在纸上有一条直线，让患者标出直线的中间点来平分这条直线。Sheckenberg 测验：即在一张纸上画有不同长度的线段 20 条，无规律排列，并且在纸上两半空间出现的方式不同。如对一条线中段判断错误，中点偏移超过全线长度 10％为阳性；单侧漏划 2 条线为阳性。

（5）高声朗读测验：给出一篇短文让患者高声朗读一段文字。空间阅读障碍者表现为阅读时另起一行困难，常常漏掉左半边的字母和音节，阅读复合文字或数字时，随着字数增多可以观察到同样类型的异常。

（6）书写测验：听写或抄写一段短文，忽略症患者显示明显的空间书写困难。

注意：Albert 划杠测验、删字测验、平分直线测验、书写测验及高声朗读测验等应将测定纸张放在患者的正前方，不得暗示。

5. Gertsman 综合征

Gertsman 综合征可采用手指识别及命名测试、左右分辨、书写及计算检测。检查主要依据临床表现及医师检查发现。

（1）手指失认：试验前让患者弄清各手指的名称，然后检查者分别呼出右侧或左侧的示指、小指等手指的名称，让患者举起他相应的手指，或让他指出检查者相应的手指。回答不正确者为阳性，一般中间 3 个手指易出现错误。

（2）左右失认：检查者叫出左侧或右侧身体某部分的名称，嘱患者按要求举起相应的部分，或由检查者指点患者的某一侧手，让患者回答这是他的左手还是右手，回答不正确者为阳性。

（3）失写：让患者写下检查者口述的短句，不能写者为失写阳性。

（4）失算：让患者心算或笔算简单的算术。患者无论是心算还是笔算均会出现差错者为失算阳性。

6. 体象障碍

体象障碍包括疾病感缺失、偏侧躯体失认症、自体部位失认症，主要依据临床表现及医师检查发现。检查时，嘱患者按指令触摸躯体的某些部位，如请指你的鼻子、模仿检查者的动作、拼接躯体/面部的图板碎块、画人像等。

7. 疾病失认

疾病失认主要依据临床表现及医师检查发现。检查时，询问患者对自己疾病的了解程度，患者根本不承认自己有病。

（二）失用症评定

失用症是由于中枢神经损伤后，在运动、感觉和反射均无障碍的情况下，不能按命令完成原先学会的动作。在失用症中发病率最高的是结构性失用、运动失用和穿衣失用，其评定包括以下几种。

1. 观念性失用

采用活动逻辑试验（沏茶活动或刷牙活动或封信封活动等）检测。口述动作过程，模仿检查者的动作、完成简单-复杂动作、组合动作、执行指令（不及物动作-动作转换-及物动作）。检查方法：让患者按照指令要求完成系列动作，如发生动作顺序及动作本身错误为阳性，如泡茶后喝茶、洗菜后切菜、摆放餐桌后吃饭等动作时发现动作顺序错误，如泡茶不知道要先打开杯子盖子，再打开热水塞然后倒水这一顺序等。

2. 观念运动性失用

进行模仿运动，按口头命令动作（颜面、上肢、下肢、全身）。

3. 运动性失用

常用于手势技巧障碍及口-面失用症，检查时患者不能按命令执行过去无困难的动作。检查方法：让患者按照命令执行上肢各种动作，如洗脸、刷牙、梳头、敬礼、指鼻、鼓掌等，不能完成者为阳性，提示上肢运动性失用,但患者在无他人指令的情况下可自行完成这些动作;让患者按照口令执行吹口哨、伸舌及用舌顶侧颊部等动作,不能完成者为阳性,提示口颊舌肌运动性失用,但是患者在无人指令的情况下可自行完成这些动作。

4.结构性失用

采用画空心十字试验、火柴棒拼图试验。检查者用火柴拼成各种图形,让患者模仿、砌积木试验、集合图形临摹等。临摹立方体检查方法:让患者画有代表性的图画如小房子、立方形,此办法是发现结构性失用的最简便的方法,患者可表现为不会自己画或不能临摹。用火柴棒拼图检查方法:由检查者用火柴棒拼成各种图形,让患者照样复制,不能完成者为阳性;积木构筑模型检查方法:让患者按照模型模仿砌积木块,要计算出时间及错误的项目。

5.穿衣失用

穿衣失用是视觉定向失认的一种失用症,表现为对衣服各部位辨认不清,因而不能穿衣。评定时让患者给玩具娃娃穿衣,如不能则为阳性,让患者给自己穿衣、系扣、系鞋带,不能在合理时间内完成指令者为阳性。

6.步行失用

对患者迈步进行动作检查。

二、认知功能评定

(一)注意力障碍评定

注意是一种在指定时间内关注某种特定信息的能力,集中在相应的时间段里应用注意活动的能力。注意力不是一种独立的心理过程,它是一切心理活动的共同特征,与意志活动周围的主动适应紧密联系,与个人的思想、情感、兴趣和既往的体验有关,注意力是任何认知功能形成的基础,它是一种限制性精神活动,根据参与器官的不同,可以分为听觉注意力、视觉注意力等。故注意力障碍总是和某些心理过程的障碍相联系着的,其评定包括以下几种。

1.视觉注意力测试

视觉注意力测试包括视跟踪、形态辨认、删字母等。视跟踪检查方法:要求受试者目光跟随光源作左、右、上、下移动。每一方向记1分,正常为4分;辨认测验检查方法:要求受试者临摹画出垂线、圆形、正方形和A字形各一图,每项记1分,正常为4分;删字测验检查方法:要求受试者用铅笔以最快速度划去字母列中的C和E(试测字母大小应按规格),100 s内划错多于1个为注意力有缺陷。

2.听觉注意力测试

听觉注意力测试包括听认字母、重复数字、词辨认、声辨认等。听认字母测试检查方法:在60 s内以每秒1个字的速度念无规则排列的字母给受试者听,其中10个为指定的同一字母,要求患者听到此字母时举手,举手10次为正常;背诵数字检查方法:以每秒1个字的速度念一列数字给受试者听,要求立即背诵,从两位数开始至不能背诵为止,背诵少于5位数为不正常;词辨认检查方法:向受试者播放一段短文录音,其中有10个为指定的同一词,要求听到此词时举手,举手10次为正常;听跟踪检查方法:在闭目的受试者的左、右、前、后及头上方摇铃,要求指出摇铃的位置,每个位置记1分,少于5分为不正常;声辨认包括声识认和在杂音背景中辨认同。声识认检查方法:向受试者播放一段有嗡嗡声、电话铃声、钟表声和号角声的录音,要求听至"号角声"举手。号角声出现5次,举手少于5次为不正常。在杂音背景中辨认词:测验内容及要求同词辨认,但录音中有喧闹的集市背景等,举手少于8次为不正常。

3.其他

韦克斯勒记忆量表(简称"韦氏记忆量表")中的数字长度测试和韦氏智力测试中的算术测试、数字广度测试、数字符号测试都可用于注意力的评定。

（二）记忆障碍评定

记忆是人脑对过去经验的反映，是在头脑中积累和保存个体经验的心理过程。从信息加工的观点看，记忆就是人脑对外界输入的信息进行编码、存储和提取的过程。记忆包括 3 个基本过程：识记、保持和回忆。人们在生活中感知过的事物、思考过的问题、体验过的情绪、经历过的事件、做过的动作、学过的知识，都可以通过识记成为人的经验而保持在头脑中，在日后还可以再认或者再现。从不同的角度，可以将记忆进行不同的分类。按照记忆的内容，可以将记忆分为形象记忆、语词—逻辑记忆、情绪记忆和动作记忆；根据记忆的目的性，可以把记忆分为有意记忆和无意记忆；根据个体能否意识到自己的记忆，可将记忆分为外显记忆和内隐记忆；根据信息保持时间的长短，可以将记忆分为瞬时记忆、短时记忆和长时记忆。记忆功能是人脑的基本认知功能之一。脑损伤或情绪及人格障碍患者常出现记忆功能障碍。其评定包括：

1. 韦氏记忆量表

韦氏记忆量表适用于 7 岁以上的儿童和成人，项目包括经历、定向、数字顺序、再认、图片回忆、视觉再生、联想学习、触觉记忆、逻辑记忆和背诵数目共 10 项测验。测试目的：判断记忆功能障碍及记忆力障碍的类型、鉴别器质性和功能性的记忆障碍、指导心理治疗、判断治疗效果。韦氏记忆量表测试项目、内容和评分方法如表 2-6-1 所示。

表 2-6-1　韦氏记忆量表的测试项目、内容和评分方法

测试项目	内　　容	评 分 方 法
A 经历	5 个与个人经历有关的问题	每回答正确 1 题记 1 分
B 定向	5 个有关事件和空间定向的问题	每回答正确 1 题记 1 分
C 数字顺序关系	A 顺数从 1~100 B 倒数从 100~1 C 累加从 1 起，每次加 3~49 为止	限时记错、记漏或退数，按次数记扣分 同上 分别按计分公式算出原始分
D 再认	每套识记卡片有 8 项内容，展示 90 s 后，要求受试者说出展示内容	根据受试者再认内容与展示内容的相关性分别记 2、1、0 或 −1 分，最高分 16 分
E 图片回忆	每套图片中有 20 项内容，展示 90 s 后，要求受试者说出展示内容	正确回忆记 1 分，错误扣 1 分，最高得分为 20 分
F 视觉再生	每套图片中有 3 张，每张上有 1~2 个图形，呈现 10 s 后让受试者画出来	按所画图形的准确度记分，最高分为 14 分
G 联想学习	每套图片卡上有 10 对词，读给受试者听，然后呈现 2 s。10 对词显示完毕后，停 5 s，在读每对词的前一个词后，要受试者说出后一词	5 秒内正确回答 1 个词记 1 分，3 遍测验的容易联想分相加后除以 2，与困难联想分之和即为测验总分，最高分为 21 分
H 触觉记忆	使用一副槽板，上有 9 个图形，让受试者蒙眼用利手、非利手和双手分别将 3 个木块放入相应的槽中；再睁眼，将各木块的图形及其位置默画出来	计时并计算正确回忆和位置的数目，根据公式推算出测验原始分
I 逻辑记忆	3 个故事包含 14、20 和 30 个内容，将故事讲给受试者听，同时让其看着卡片上的故事，念完后要求复述	回忆 1 个内容记 0.5 分，最高分分别为 25 分和 17 分
J 背诵数目	要求顺背 3~9 位数，倒背 2~8 位数	以能背诵的最高位数为准，最高分分别为 9 分和 8 分，共计 17 分

2. 临床记忆测验

临床记忆量表：适用于成人，测试内容包括指向记忆、联想学习、图像自由记忆、无意义图形再认、人像特点回忆 5 项。测验目的：衡量人的记忆等级水平；鉴别不同类型的记忆障碍（如词语记忆障碍或

视觉记忆障碍);对大脑功能一侧化提供参考数据。临床记忆量表分为有文化和无文化两部分,分别建立两套正常值,但两套性质相同、难度相当(难度系数 0.85),便于前后比较。具体检查步骤包括 5 个分测验(见表 2-6-2)。

表 2-6-2　临床记忆量表

项　目	方　　法
1. 指向记忆	每套包括两组内容:每组有 24 个词,如黄瓜、西红柿等,其中 12 个词属于同类,如蔬菜、动物类等,要求患者识记;另外有 12 个与上述词接近的词,不要求识记。将以上 24 个词混在一起,随机排列,用录音机播放。第 1 组词播放完后要求受试者说出要求识记的词,间隔 5 s 后,测验第 2 组词
2. 联想学习	每套包括 12 对词,其中容易联想与不易联想的成对词各 6 对,12 对词随机排列,用录音机以不同顺序播放 3 遍,每遍播放后临床医师按不同的顺序念每对词的前一词,要求说出后一词
3. 图像自由回忆	每套包括两组黑白图片各 15 张,内容都是常见和易辨认的事物。将第 1 组图片随机排列,每张看 4 s,间隔 2 s,15 张看完后立即说出图片内容;间隔 5 s 后,再测验第 2 组图片
4. 无意义图形再认	每套有识记图片 20 张,内容为封闭或不封闭的直线或曲线图形;另有再认图片 40 张,包括与识记图片相同或相似图形各 20 张。将识记图片给受试者看,每张 3 s,间隔 3 s,20 张看完后以随机顺序看再认图片,要求指出看见过的图片
5. 人像特点回忆	每套有黑白人像 6 张,随机排列让受试者看,同时告知其姓名、职业和爱好共 2 遍,每张看 9 s,间隔 5 s;6 张看完后,以另一顺序分别呈现,要求说出各人头像的 3 个特点

评价指标:上述第 1、2、3、5 项均以正确回答数量积分;第 4 项再认分=(正确再认数-错误再认数)×2;将 5 个分测验的粗分分别插队"等值量表分表"换算成量表分,相加即为总量表分。根据年龄插队"总量表分的等值记忆商(MQ)表",可得到受试者的 MQ

分级标准:记忆商可划分为 7 个等级:130 分以上为很优秀,120~129 分为优秀,110~119 分为中上,90~109 分为中等,90~89 分为中下,70~79 分为差,69 分以下为很差,以此衡量人的记忆水平

3. 行为记忆量表(RBMT)

与以往临床上常用的记忆量表相比,行为记忆量表有其独到之处,设立了一些与日常生活关系密切的项目。行为记忆量表中包括 12 个分项目:记姓名、记被藏物、记约定、图片再认、即刻路径记忆、延迟路径记忆、信封、定向、日期、照片再认、即刻故事记忆、延迟故事记忆。

(三) 成套认知测验

神经心理测验是以心理测验的结果为脑损害的诊断提供依据。成套测验所测验的行为功能范围很广,可以代表人类的主要能力。

1. 霍尔斯泰德-瑞坦神经心理学成套测试

1) 基本要素

霍尔斯泰德-瑞坦神经心理学成套测试(Halstead Reitan neuropsychological battery,HRB)是在研究人脑与行为关系的基础上编制出来的,由成人(>15 岁),儿童(9~14 岁),幼儿(5~8 岁)3 种测试形式。共 10 个分测验,分别检查优势大脑半球、失语、握力、连线、触觉操作、音乐节律、手指敲击、语言知觉、范畴和感知觉。根据 5 个基本测验(范畴、触觉操作、手指敲击、音乐节律、语言知觉)的 7 个分数指标计算大脑的损害指数,评估大脑损害的程度。此外,综合智力测验、记忆测验、人格测验结果,了解损伤是弥漫性还是局灶性,病情是稳定还是变化,以及进行定位诊断。如表 2-6-3 所示中国修订版 HRB[HRB(A)-RC]各分测验。HRB 是鉴别脑-行为障碍患者的一种较可靠的心理测验的工具,但是仍存在一定的局限性,如测验时间太长,结果处理和分析复杂,对上肢偏瘫的患者难以适用,因此临床使用受到限制。

表 2-6-3　中国修订版 HRB[HRB(A)-RC]各分测验

分测验名称	方　　法
1. 优势侧	测定利手、利足、利眼
2. 失语甄别	测验命名、临摹、书写、心算、复述等
3. 握力	用握力计测左右手的握力
4. 连线	纸上多个小圆圈,标有数字或字母顺序,要求按数字顺序或与字母顺序交替画线连接
5. 触摸操作	蒙眼,用利手、非利手和双手将各形状木块嵌入相应槽板中;睁眼,画出木块形状及位置
6. 节律	30 对节律音响逐对出现,要求分辨每对中的两次音响的节律是否相同
7. 手指敲击	先利手后非利手,用示指尽快敲击一个按键
8. 语言知觉	用四声发音,要求从子卡上把数个发音相似的词中选出
9. 范畴	根据分类、例外等规律,对看到的图形按数字键,对正误判断有不同声音作反馈
10. 感知觉	检查触觉、听觉、视觉、手指失认、指尖识数及触摸辨认

2) 评定指标

HRB 的评定指标包括:

(1) 划界分值和损伤指数:每个分测验有划界分值,用以确定受试者的测验成绩属于正常或异常范围。6 个分测验有 9 个变量的划界分值。划界分值与年龄性别有关;损伤指数(damage quotient,DQ)计算公式如下:DQ=划入异常的测验数/测验总数。

(2) 定性与定位:定性是指确定有无脑器质性损伤。有脑器质性损伤的参数指征是:DQ 在划界分值以上;感知检查也有多次阳性发现;失语检查有发现;WAIS 及 WMS 中测得 IQ 和 MQ 都低,与以往的学习工作成绩不相符。定位是确定脑损伤在何侧或是否是弥漫性的。

2. 洛文斯顿作业治疗认知评定

洛文斯顿作业认知评定(Loeweistein occupational therapy cognitive assessment,LOTCA)最先用于脑损伤患者认知能力的评定,与其他方法相比具有效果肯定、项目简单、费时少的优点,可将脑的认知功能的检查时间从约 2 h 缩短到 30 min,而且信度和效度良好。LOTCA 成套检验法包括 4 个方面 20 项,4 个方面是定向、知觉、视运动组织和思维运作,20 项检查每一项可得 4 分或 5 分,通过评价后即可了解每个领域的认知情况,根据需要评价也可分几次进行(见表 2-6-4)。

表 2-6-4　洛文斯顿作业治疗认知评定(LOTCA)各分测验项目与方法

测验类别和名称	方　　法
Ⅰ 定向 1. 时间和地点定向	问患者当时所在地点:医院? 城市? 家庭地址? 靠近家的大城市? 问患者日期:星期几? 不看钟表估计当时的时间,住院多久?
Ⅱ 知觉 2. 物体(视)鉴别	让患者辨认椅子、茶壶、表、钥匙、鞋、自行车、剪刀、眼睛 8 种日常日用品的图片
3. 形状鉴别	让患者分辨正方形、三角形、圆形、矩形、菱形、半圆形、梯形、六角形 8 种形状
4. 辨认重叠的图形	让患者辨认:① 香蕉、苹果、梨;② 锯、钳、锄三者重叠在一起的图形
5. 辨认重要特征不明 　显或不完整的物体	指出:① 小汽车前的挡风玻璃;② 电话的后面;③ 锤子的前面
6. 空间知觉	让患者分辨左和右;坐在他前面医师的左边和右边;前臂和小盒(笔放在小盒的前、后或内、外)

测验类别和名称	方 法
7. 运用	让患者:① 模仿检查者的动作;② 表演刷牙动作;③ 用手势表达检查者提出的动作
Ⅲ 视运动组织 8. 复绘几何图形	让患者绘:① 圆;② 三角;③ 菱形;④ 立方形;⑤ 负责图形
9. 复绘二维图形	让患者复绘一幅复杂的平面图:此图下方为两个并列的三角形,其间嵌入一斜置的正方形,三者合称为一个大三角形,此三角形顶部接一个小圆形
10. 插板拼图	让患者在一块 100 个洞孔的塑料插板上,用 15 个塑料插钉插出一个斜置的三角形
11. 有色木块图设计	让患者用 9 块 5 种颜色(黄橙绿蓝红)的积木,切出检查者给出的模型
12. 无色木块图设计	让患者用 7 块积木砌出检查者给出的图形
13. 拼图	让患者将 1 个一分为九的蝴蝶片拼成一只蝴蝶
14. 绘钟面	给出一个圆,让患者绘出长短指针指在"10:15"上的钟面(含标明时间的数字)
Ⅳ 思维运作 15. 范畴检验	让患者将火车、直升机、电话、缝纫机、剪刀、铅笔、锤子、飞机、自行车、小汽车、轮船、针、螺丝刀、帆船 14 种物品,按不同原则分类
16. Riska 有组织的形状分类	让患者将深棕色、浅棕色、奶色的扇形、箭头形、椭圆形塑料片,按自己的意图分类
17. Riska 有组织的形状分类	与 16 相仿,所不同的是让患者按检查者出示的分类方式分类
18. 图片排列 A (图形性序列测验)	给患者 5 张某人上树摘苹果的图,打乱次序后让患者排成合乎逻辑的顺序
19. 图片排列 B	给患者 6 张某人扫树叶,然后树叶被风刮走的图,打乱次序后让患者排成合乎逻辑的顺序
20. 几何推理	给患者先看一组按规律变化的几何图,再看一系列未完成的几何图,让患者按规律排列

20 项检查每一项得 4 分或 5 分,其中第 15、16、17 项最高得分 5 分,其余最高分均为 4 分

注意事项:LOTCA 成套测验项目较多,根据患者情况评价也可分几次进行。

三、心理功能评定

(一) 心理功能评定的定义和目的

1. 定义

康复心理功能评定是指运用心理学的理论和方法,对因疾病和外伤造成的身体功能障碍的患者的心理状况,即认知功能、情绪、行为和人格等方面,进行量化描述和诊断。

2. 目的

根据申请者的评定目的不同,康复心理功能评定主要包括 6 个方面的目的:① 单独和协同做出心理和医学诊断;② 在进行临床和康复干预前提供患者的基础信息;③ 计划和指导康复治疗;④ 预测临床和康复治疗结局;⑤ 医学和心理学等方面的科学研究;⑥ 用于司法、就业和教育的能力鉴定。

(二) 心理功能的评定的原则

(1) 直接评定和间接评定相结合。

(2) 心理评估量表的选择与临床以及康复治疗计划和目标要一致。

(3) 评定要尽可能减少对患者的负面效应。

(4) 评定的内容要尽可能全面反映患者的心理状况。

(三) 心理功能评定的主要方法

1. 观察法

(1) 定义：是指在自然条件下，对患者表现出来的心理现象的外部活动进行系统、有目的和计划地观察，以了解患者的心理状况、情绪和行为等方面的现状和问题。

(2) 主要内容：观察患者的仪表，如穿戴、举止和表情；人际沟通风格，如主动或被动，可接触或不可接触；言语和动作，言语方面如表达能力、流畅性、中肯、简洁、赘述；动作方面如过少、适度、过度、怪异动作和刻板动作；在交往中的表现，如兴趣、爱好、对人对己的态度；对困难情境的应付方法，如主动或被动、冲动或冷静等。

2. 访谈法

访谈法是指心理医师或医护人员运用词语或非词语语言与患者进行的一种有目的的沟通和交流，以更深入地了解患者心理状况的评定方法。访谈法是临床心理评定的一种基本技术，不仅可以根据一定的目的直接收集评定的信息，对所评定的内容做出精确的描述，而且面谈者与受访者之间可以进行情感思想方面的沟通，为建立治疗性的医患关系奠定基础。在临床康复工作中，可利用访谈法收集患者需要帮助解决的诸多问题，了解这些问题产生的原因，感受患者对这些问题的态度，以及与这些问题相关的家庭和社会情况等。另外，在进行语言沟通时，还要注意非语言的沟通，如会谈中有意图的手势、动作、姿势及面部表情等、说话的音调和语速变化等，都传达了与语言相同或语言以外的诸多信息。

3. 心理测验法

心理测验法是运用一套预先经过标准化的问题(量表)来评估患者的某些心理状况的方法。主要包括心理测验和评估量表，是心理功能评定的主要标准化手段之一。心理测验按照测验的内容，可分为智力测验、成就测验、态度测验和人格测验等。标准化的心理测验一定须包括样本、常模、信度和效度等方面的技术指标。

韦氏智力测验包括 3 个年龄段，即《韦氏成人智力量表-WAISR》(16 岁以上)《韦氏儿童智力量表-WISC》(6~16 岁)《韦氏幼儿智力测验-WPPSI》(4~6 岁)。每套韦氏智力测验包括言语智力和操作智力两个部分，除分量表所包括的分测验有数目不同外，其余均相同。此处只对韦氏成人量表作简要说明。韦氏成人智力测验量表含 11 个分测验，其中知识、领悟、算术、相似性、背数和词汇 6 个分测验组成言语量表；数字-符号、填图、积木图案、图片排列和拼物 5 个分测验组成操作量表。该量表分为总智商、言语智商和操作智商。智商(IQ)等级划分为：IQ≥130 属于极超常，IQ 120~129 为超常，IQ 110~119 为高于平常，IQ 90~109 为平常，IQ 80~89 为低于平常，IQ 70~79 为边界，IQ≤69 为智力缺陷。

1) 韦氏记忆测验

韦氏记忆测验是应用较广的成套记忆测验，也是神经心理测验之一。量表已进行汉化，并且已进行了标准化研究，适用 7 岁以上的儿童和成人，有甲乙两式。

韦氏记忆量表共有 10 项分测验，分测验 A~C 测长时记忆，D~I 测短时记忆，J 测瞬时记忆。测试结果记忆商数(memory quotient, MQ)在 85 分以上者为正常，以下者为异常，按偏离正常的标准差(15)数再分等。

2) 艾森克人格测验

艾森克人格测验(Eysenck personality questionnaire，EPQ)有成人版和儿童版，由 N 量表(调查神经质)、E 量表(内向、外向)、P 量表(调查精神质)、L 量表(掩饰量表)组成。通过 88 个题目的回答，根据得分的多少查出被试者的个性特点。测试是要求受试者看到问题后按照最初的想法回答"是"或"否"。评分方法是计算出各量表的粗分，查表将粗分换算量表分，最后根据量表分和手册中剖面图，诊断出受试者的人格特征。EPQ 量表简短，P、E、N 维度的界定清楚，在临床上较为容易使用和解释，因此在心理功能评定中经常使用。

3) 简易精神状态量表

简易精神状态量表(mini-mental state examination，MMSE)由美国人 Folstein 等人于 1975 年制定。

该方法简单易行,国外已广泛应用。MMSE是老年认知功能评定量表,是一种常用于老年智力功能有无衰退的筛查工具。全量表分为5个方面的内容:定向(1题和2题)、记忆力(3题)、注意力和计算力(4题)、回忆(5题)、语言(6~11题)。结果评定总分为30分。

4) 自评抑郁量表

自评抑郁量表(self-rating depression scale,SDS)由Zung于1965年编制。SDS含有20个项目,每个项目按照症状出现的频度评定,分4个等级,即没有或很少时间(偶无)、少部分时间(有时)、相当多的时间(经常)、绝大部分时间或全部时间(持续)。SDS主要由患者自行操作评定,如果自评者文化程度太低,不能理解或看不懂SDS问题的内容,可由工作人员念给患者听,逐条念,让患者独立做出评定。在进行SDS结果评估时,先将20项的得分相加计算出总粗分,然后用总粗分除以80,得出抑郁系数。Zung等评定抑郁划定程度等级结果为:0.5分以下者为无抑郁;0.50~0.59分为轻微至轻度抑郁;0.60~0.69分为中度抑郁;0.70分以上为重度抑郁。

5) 自评焦虑量表

自评焦虑量表(self-rating anxiety scale,SAS)由Zung于1971年编制。从量表设计的形式到具体的评定方法,都与自评抑郁(SDS)类似,用于评定患者的主观感受。SAS的主要评定依据为项目所定义的症状出现的频度,分4级,没有或很少时间(A)、少部分时间(B)、相当多的时间(C)、绝大部分时间或全部时间(D)。在自评评定结束后,将20个项目的各个得分相加,即得总粗分,然后将总粗分乘以1.25换算成标准分。具体标准分参考的划界结果为:小于30分为无明显焦虑;30~44分为轻度焦虑;45~59分为中度焦虑;60~74分为重度焦虑;75分以上为极重度焦虑。

(梁贞文)

第七节　康复辅具配置评定

一、概述

无论是在疾病发生的早期、中期、晚期,都会导致患者的功能受限、活动参与障碍。随着社会经济的发展,残疾人的增多和被重视,他们对辅助器具的需要急剧增加。由于残疾人具有不同类别、不同年龄、不同需求和不同程度的功能障碍,所需要的辅助器具也各不相同。因此,辅助器具种类繁多,形式多样。《中华人民共和国残疾人保障法》规定:残疾人包括视力残疾、听力残疾、言语残疾、肢体残疾、智力残疾、精神残疾、多重残疾和其他残疾人。上海市提供的残疾人辅助器具适配品种主要分为肢体类、视力类、听力类、智力类、生活类、康复类、信息类、无障碍类8大类辅助器具。

由于每一个残疾人功能障碍的程度、部位不同以及其需求和康复目标不同,因此他们所使用的辅助器具也各不相同。在为残疾人选用辅助器具时,必须经过专业人员的系统评估,出具处方,才能正确选用适配的辅助器具。此外,残疾人在获得合适的辅助器具后,在试用过程中要反复进行适配训练,这样才能真正发挥辅助器具的效能。

随着残疾人对辅助器具的要求越来越高,对他们的服务理念不断更新,更加注重辅助器具的技术服务,逐步将残疾人辅助器具的配发服务转向适配服务。特别是针对那些残疾程度重、对辅助器具具有特殊需求的残疾人,更提供了专业、系统的适配服务。同时,将辅助器具适配与无障碍设施改造进行有机结合,真正实现"量身定制"的个性化服务。

二、辅助器具适配评定

辅助器具适配是指针对残疾人的功能障碍状况及潜在能力,为其配置适宜的能够补偿减轻或抵消因残疾造成的缺失或障碍的辅助器具,以帮助残疾人融于社会、参与社会活动、提高生活质量。

辅助器具适配评定包括如下内容。

1. 需求评估

根据残疾人的需求,应对其家庭的生活状况、居家环境、目前使用的辅助器具产品以及使用情况进行了解并记录,通过简单的功能测评初步判定残障程度。在需求评估中,特别要注意残疾人家庭的支持程度,这是坚持使用辅助器具的重要因素。经过需求调查严格筛选适配对象。

2. 辅助器具评估

由专业评估人员、无障碍设施建设人员组成评估小组,对适配对象的功能残障及家庭环境或岗位环境进行评估,包括以下评估内容。

(1) 身体功能评估:包括生理、认知、心理功能。在生理功能评估中,重点应包括关节活动度(是否有关节挛缩或变形)、肌肉张力、肌肉控制与肌力、姿势控制、转移位移能力、感觉功能、发展情况、日常生活功能等的评估。

(2) 辅助器具评估:依据残疾人对辅助器具的需求,结合身体功能评估,为其正确选配合适的辅助器具种类、尺寸及配件以及提出辅助器具是否需要特别改制、订制的意见。

(3) 环境评估:对残疾人的生活环境,如居家、学校、工作场所等空间范围、安全性进行评估,提出环境无障碍改造方案。

(4) 沟通交流:询问残疾人是否需要辅助器具选配方面的帮助,需要的话,根据评估结果为其制订可行的辅助器具适配初步方案。

3. 使用训练

当辅助器具交付给残疾人后,需要对残疾人进行适应性训练,要教会残疾人掌握辅助器具的使用技巧,帮助他们逐渐习惯或坚持使用辅助器具,以利于功能的改善,避免弃用。

4. 跟踪随访

主要是对适配的辅助器具的成效进行评估。辅助器具适配2周后,应上门询问残疾人,对其功能表现、使用满意度及生活质量进行评估,以确认是否达到原先制订的功能性目标。回访后如残疾人对辅助器具的使用无异常,则辅助器具适配工作方才结束;如果残疾人在使用过程中有新的问题出现,评估人员必须及时予以调整、改进。若此项辅助器具已无法符合残疾人的需求,则须按照辅助器具服务流程重新予以评估、订制。

三、辅助器具适配原则

(1) 补偿原则:以功能补偿为主,其次为辅助生活、康复训练的辅助器具。

(2) 轻重缓急原则:解决生存障碍的辅助器具优先;其次为提高生活质量的辅助器具;参与社会活动的辅助器具。

(3) BAD原则:① Buy(购买),即优先采用现有的辅助器具;② Adapt(改装),即选择功能相近的辅助器具加以修改;③ Design(设计),即当无相关适用的辅助器具,可由厂家工程师上门设计、订制。

(4) 以人为本和因人而异相结合的原则:兼顾残疾人的实际需求和专家医生的评估意见,提供相适应的辅助器具。

(解陆偌)

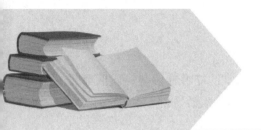

第三章 康复治疗学

第一节 物理治疗–运动疗法

物理治疗(physical therapy,PT)是指应用力、电、光、声、水和温度等物理因子来治疗患者疾患的一大类方法。物理治疗学是研究如何通过各种类型物理因子(功能训练、手法治疗、电、光、声、磁、冷、热、水、力等)来提高人体健康,预防和治疗疾病,恢复、改善或重建躯体功能的一种专门学科,是康复治疗学五大支柱之一,是康复医学的重要内容。

运动疗法(kinesiotherapy,therapeutic exercise 或 movement therapy)是运动在医学中的应用,是根据疾病特点和患者功能情况,以运动学、生物力学、神经发育学和神经生理学为基础,以改善躯体、生理、心理和精神的功能障碍为主要目标,主要利用力学因素(作用力和反作用力为主要因子),以徒手或借助器械进行运动训练来以防治疾病,促进身心功能恢复的治疗方法,是物理治疗的重要组成部分。

运动疗法既包括主动躯体活动训练,也涉及被动性躯体活动。其作用包括：改善运动组织(肌肉、骨骼、关节、韧带等)的血液循环、代谢和神经控制,促进神经肌肉功能,提高肌力、耐力、心肺功能和平衡功能,减轻异常组织压力或施加必要的治疗压力,改善关节活动度、放松肌肉、纠正躯体畸形和功能障碍,以及止痛等。

运动疗法分类：有多种分类方法,按生理机制与力学特征可分为三大类。① 常规的运动疗法：肌力训练、关节活动范围训练、协调与平衡训练、体位转换训练、步行训练、心肺功能训练、牵引疗法及医疗体操等；② 神经生理疗法：易化技术等；③ 运动再学习疗法：运动想象疗法、镜像运动疗法、强制性运动训练练等。

一、肌力与肌耐力训练

肌力是指肌肉收缩时能产生的最大力,肌力的大小主要取决于以下几种原因。① 肌肉的收缩方式及收缩的速度：肌肉收缩方式不同,产生的力也不同,如向心性收缩和离心性收缩所产生的肌力即不同。② 关节角度的影响：关节在不同的角度产生的肌力不同。等长运动时能发出最大肌力的角度通常为该关节正常运动范围的中间 1/3 区间。例如,肘关节成 60°～90°屈曲,膝关节成 60°屈曲,此时最容易用上力。如果在这个角度上再加上最大阻力进行训练,则效果则更理想。③ 年龄和性别：男性比女性肌力大,女性肌力为男性的 2/3,尤其以握力和垂直跳的力量最为明显；女性的握力为男性的 60%,垂直跳的肌爆发力约为男性的 65%。肌力与年龄也有关系,在 20 岁之前肌力是渐增的,20 岁之后则将随着年龄的增大而逐渐下降。④ 心理因素：肌力易受心理的影响。在暗示、大声命令及积极的训练目的时,受检者所发挥的肌力比自主最大肌力大 20%～30%。

肌肉耐力指有关肌肉持续进行某项特定任务(作业)的能力,其大小可以用从开始收缩直到出现疲劳时已收缩了的总次数或所经历的时间来衡量。耐力的大小受以下的因素影响：① 肌纤维的类型；② 肌红蛋白的储备；③ 酶的作用及肌力的大小等；④ 耐力与所进行的运动强度也有一定的关系，即运动强度越大，肌耐力就越小。

增强肌力和增强肌耐力的训练有许多共同点，故可统称为力量练习。力量练习常用于训练肌力低下的患者，包括因伤病固定肢体或长期卧床、活动少所致的失用性肌萎缩和骨关节及周围神经损伤所致的肌肉软弱或轻瘫，通过特定的训练，以发展肌力和耐力，从而恢复运动功能。

（一）肌力下降的原因

1. 年龄增长

20 岁后，随着年龄的增大肌力将逐渐下降，下肢较上肢下降更快。有关年龄增长导致肌力下降的现象已有许多报道，如股四头肌肌力早期即有下降，这与身体的重量有关，因为体重较重者需经常大力收缩肌肉来支撑体重。

2. 失用性肌萎缩

肌肉萎缩是由于肌原纤维的减少而导致的肌纤维萎缩，主要原因有废用性肌肉萎缩、去神经性肌肉萎缩、缺血性肌肉萎缩。制动及无功能状态所产生的以生理功能衰弱为主要特征的综合征，主要表现为失用性肌萎缩，如由于心血管疾病后保持静息而导致运动减少所产生的一系列障碍。在完全卧床休息的情况下，肌力每周减少 10%～15%，亦即每天减少 1%～3%；如卧床休息 3～5 周，肌力即可减少一半。亦可出现失用性肌萎缩，在股四头肌、踝背伸肌尤为明显。肌耐力亦逐渐减退，肌肉容积缩小，肌肉松弛，肌力、耐力下降，但通过适当的运动训练，肌肉的容积可复原。另外，由于长期卧床制动，关节韧带得不到牵拉而自动缩短，以及关节周围肌肉失去弹性，形成继发于肌萎缩的关节挛缩畸形。常见的有手指屈肌挛缩性短缩、足下垂合并足内翻等。

3. 神经系统疾病

如脑血管病、脑瘫、小脑障碍等中枢神经障碍导致的偏瘫或四肢瘫等，由于卧床时间较长，不活动或较少活动，导致肌力明显下降；而脑卒中患者发病初期的迟缓阶段即表现为患侧肌肉明显松弛、肌力下降。

4. 肌原性疾病

肌原性肌力下降主要是因肌营养不良、多发性肌炎等疾病所致。进行性肌营养性不良主要表现为四肢近端与躯干的肌力下降与肌肉萎缩。多发性肌炎出现肌力下降的部位主要为四肢近端肌群、颈屈曲肌群、咽喉肌群等。

（二）肌力训练与耐力训练基本原理

1. 肌肉收缩的形式

（1）等长或静力收缩：是指肌肉收缩时，肌肉起止点之间的距离无变化，其肌纤维长度基本不变，不发生关节运动，但肌张力明显增高。在日常工作和生活中，等长收缩常用于维持特定体位和姿势。在运动中，等长收缩是增强肌力的有效方法。具体的方法是：指示患者用全力或接近全力使肌肉收缩，维持 3～10 s（一般持续 6 s），训练中要注意取容易用力的体位，如肘关节成 90°，最容易用上力。等长运动不受环境限制，简单易行，是有效增强肌力的训练方法，特别是用于骨折、关节炎或疼痛关节不能活动的情况下进行肌力增强训练，以延缓和减轻肌肉的失用性萎缩。

（2）等张或动力收缩：是指在有阻力的情况下进行肌肉收缩，收缩过程中肌张力基本保持不变，但肌长度发生变化，产生关节运动。根据肌肉起止部位的活动方向，可分为向心性收缩和离心性收缩。① 向心性收缩：当肌肉收缩时，肌肉的起点与止点之间距离缩短，这种收缩的运动学功能是加速（由于肌肉在做动力性收缩时,肌张力事实上并未保持不变,是随肌长度改变而改变的,因此近年来已不用"等张"一词)。② 离心性收缩:当肌肉收缩时,肌肉的起点与止点之间的距离逐渐加大延长,其主要作用是使动作的快慢或肢体落下的速度得到控制,其运动学的功能是减速。

2. 训练时负荷量的增加形式

根据训练的目的不同,肌肉负荷量的大小也不同。当训练的目的为增强肌力时,应加大负荷量,加快运动速度即缩短训练的时间;而以增强耐力为目的时,则负荷量应相对减少,重复次数应增加,训练的时间应延长。

(三) 肌力训练方法

1. 训练原则

为达到增强肌力的目的,训练时应遵循以下训练原则。① 阻力原则:由于肌力与肌肉收缩时张力有关,为增加肌力,肌肉收缩时必须负重或抗阻,以使所收缩肌肉的张力水平增加。② 超常负荷原则:根据所训练肌肉现有的肌力水平,所给的负荷阻力应略高于现有的能力,即所谓超常负荷原则。肌力增加,心血管系统产生相应反应,肌肉耐力和爆发力也相应增加。故制订运动处方时,应考虑强度、时间、频率、间期以及肌肉收缩的方式。③ 肌肉收缩的疲劳度原则:训练时应使肌肉感到疲劳但不应过度的原则。

2. 训练的具体方法

根据肌肉评估的水平,分别采用以下几种运动方法。

1) 辅助主动运动

辅助主动运动是指在外力的辅助下通过患者主动收缩肌肉来完成的运动或动作。辅助力量由治疗师、患者的健肢提供,亦可利用器械、引力或水的浮力来帮助完成。其适应证是肌力较弱尚不能独自主动完成运动的部位,也就是当肌力恢复到 2 级时,应开始进行此类运动,以逐步增强肌力。在训练时要随着肌力的恢复不断地改变辅助的方法和辅助量。方法主要有:① 徒手辅助主动运动;② 悬吊辅助主动运动;③ 滑面上辅助主动运动;④ 滑车重锤的主动运动;⑤ 浮力辅助主动运动。

2) 主动运动

主动运动是指患者主动以肌肉收缩形式完成的运动。运动时既不需要助力,也不用克服外来阻力。其适应证为肌力达到 3 级以上的患者。另外,运动的速度、次数、间歇等要根据患者的实际情况给予适当的指导。方法:训练中应取正确的体位和姿势,将肢体置于抗重力位,防止代偿运动。

3) 抗阻力主动运动

抗阻力主动运动是指在肌肉收缩过程中,需克服外来阻力才能完成的运动,是最常用到的训练方法。适应证为肌力已达 4 级或 5 级,能克服重力和外来阻力完成关节活动范围的患者。方法:具体做法与辅助主动运动的形式相同,利用徒手、滑车、重锤、重物、摩擦力、流体阻力等,但作用的方向相反。主要有:① 徒手抗阻力主动运动;② 加重物抗阻力主动运动;③ 重锤与滑车抗阻力主动运动;④ 弹簧抗阻力主动运动;⑤ 摩擦阻力抗阻力主动运动;⑥ 水中抗阻力主动运动。

(1)注意事项:避免持续的握力训练,防止血压过度增加;增加负荷训练时避免长时间的憋气,否则将加重心肺功能的负担。在训练中应协调好呼吸,用力时要吸气,放松时将气体慢慢呼出;应在治疗师监督下进行负荷较重、危险性较大的训练;训练时的负荷量要缓慢、逐渐地增加。

(2)禁忌证:对于有下列症状的患者应禁止使用抗阻力的运动方法:肌肉、关节发炎或肿胀;患者训练时或训练 24 h 后仍感到关节肌肉疼痛;关节不稳定,如有肌腱的断裂或关节周围肌肉张力极其低下的患者;有 2 级以上高血压或其他心血管合并症。

4）被动运动训练

被动运动训练是指在肌肉收缩过程中,不能克服自身重量因而无法完成具体动作时所采取的运动。适应证为肌力仅1级,仅有肌纤维收缩迹象时需要在鼓励患者主动收缩的同时加外力辅助,以保全肌肉纤维被动伸缩度,以防肌萎缩性挛缩、粘连以及关节挛缩。主要有:① 自助辅助运动:例如,由患者自己的好手带动疾患手进行运动。② 动力性器具辅助运动:例如利用一种连续性被动运动装置进行训练(CPM)。③ 徒手辅助运动:由治疗师帮助患者进行被动运动。④ 主动收缩练习:适用于肢体在石膏固定中,进行主动收缩练习。

3. 注意事项

在进行肌力与肌耐力训练时应注意:① 选择适当的训练方法;② 调节合适的阻力;③ 增加负荷训练时注意避免长时间的憋气;④ 掌握正确的运动量;⑤ 固定正确的姿势及体位;⑥ 在肌力的强化训练中防止出现代偿运动;⑦ 注意心血管反应;⑧ 治疗前需对患者进行讲解和鼓励;⑨ 做好正确详细的训练记录。

(四) 耐力训练

人体运动需要能量,如果能量主要来源于细胞内的有氧代谢,即称有氧运动,如慢跑。若能量主要来自无氧酵解,则称之无氧运动,如快速跳绳1 min等。很多运动没有特别的界限,可能同一项运动在不同阶段,性质也不一样。例如,长跑是有氧运动,但短距离冲刺时则属于无氧运动。可以依据心率简单区分两者,心率保持在150次/min以内的运动量为有氧运动,因为此时血液可以供给心肌足够的氧气。

耐力训练又称有氧运动。耐力指持续运动的能力,增强耐力的训练可分为增强某些肌肉耐力和增强整个机体耐力的训练。增强肌肉耐力的训练方法与肌力训练类似,只是肌肉每一次收缩所对抗的阻力适当减小,而重复次数相应增加,训练时间相应延长。这种训练方法可使肌肉持续运动的能力增强,但肌肉收缩的爆发力和肌肉容积增长则不明显。

增强整个机体耐力的训练是指全身大肌群参加的以发展体力为主的一种持续性、周期性运动,其能量代谢以有氧代谢为主,常用有散步、慢跑、自行车、游泳及各类无身体直接对抗的球类运动等。这种运动的特点是训练需持续一定时间,保持一定强度(中等强度),多属周期性、节律性的运动项目,对增强心血管和呼吸功能及改善新陈代谢有良好作用,常用于一般健身及心血管、呼吸、代谢性疾病等的康复。有氧训练的方法,详见心肺康复。

(五) 肌力与耐力训练的临床应用

任何训练都应适合患者需要,并应模拟功能活动。各种训练方法之间的作用可相互影响,如向心性训练也可改善离心性功能,反之亦然。肌力训练也可中度改善耐力。训练部位有交叉作用,一侧肢体进行肌力训练,对侧未训练的肢体的肌力也有相应提高。故在患肢不允许做肌力训练时,应对健肢进行训练。

如前所述,肌肉收缩时抗阻有利于增加肌力。阻力的大小应根据患者现有状态、疼痛程度、体力水平而定,一般按渐进抗阻原则,主要应用于等张性训练。例如,取10次最大收缩量(10 RM)分3组进行;10 RM的1/2量、3/4量、全量各重复10次,各组之间少许休息。每天进行1次或每周进行4~5次,每周结束时进行1次调整,至少坚持6周。

训练要点:① 肌力训练应从助力活动、主动活动、抗阻活动逐步进行。当肌力在二级以下时,一般选择助力性活动;当肌力达到三级时,让患肢独立完成全范围关节活动;当肌力达到四级时,按渐进抗阻原则进行肌力训练。② 肌力训练后应观察患者全身心血管反应及局部有否不适,如有酸痛情况时,可给予热敷或按摩等,以助消除训练后的局部疲劳。如疼痛显著,应及时联系调整次日训练量。

二、关节活动度训练

关节活动度即关节所能达到的活动范围。正常各关节的屈伸和旋转均有一定的角度范围,此范围就是关节活动度。关节活动度训练是指利用各种方法以维持和恢复因组织粘连或肌痉挛等多种因素引起的各种关节功能障碍的运动疗法,有主动和被动之分。肌肉无随意收缩、在外力作用下达到的关节活动范围是被动关节活动度;由肌肉随意收缩产生的关节活动范围是主动关节活动度。关节在人体运动中起"轴"的作用,因而关节活动度的维持和改善是运动功能恢复的前提和关键,是恢复肌力、耐力、协调性、平衡等运动要素的基础,也是进行日常生活、运动训练、职业训练、使用各种矫形器、假肢、轮椅的必需条件。

(一) 关节活动度下降的原因

导致关节活动度下降的原因很多,关节部位发生病变、损伤,长期卧床或长期保持某一体位静止不动等原因均可引起关节囊水肿、增生、结缔组织变性而变厚、缩短,使关节挛缩,关节滑液分泌减少,造成软骨营养障碍、滑囊粘连闭合甚至消失,进而关节周围的粘连,关节活动度降低。除此以外,关节外部的因素,如皮肤瘢痕挛缩、肌肉痉挛、骨性强直及骨质增生,也会影响关节的活动度。

为准确理解关节活动度的下降与否,首先需要明晰正常关节活动度的限制因素。这些因素主要包括:骨性限制、软组织的限制、韧带的限制和肌肉的张力及神经支配等。① 拮抗肌的肌张力:如髋关节的外展动作受到内收肌的限制,使它不能过度外展;同样的,髋屈肌会限制髋部的伸展动作。又如,在膝关节伸展位进行屈髋将受到腘绳肌的限制。② 软组织相接触:如髋膝关节屈曲与胸腹部相接触影响髋膝关节的过度屈曲。③ 关节的韧带张力:关节韧带强,则活动的幅度就小,例如髋伸展受髋部韧带的限制,伸膝时会受到前交叉韧带、侧副韧带等的限制。④ 关节周围的弹性情况:关节囊薄而松弛,关节活动度就较大,如盂肱关节与胸锁关节同属轴关节,但因关节囊松紧不同而关节活动度不同,前者较为灵活。⑤ 骨组织的限制:如伸展肘关节时,会因关节形态而有骨与骨的接触,限制肘过伸。

许多病理因素可以影响关节活动度,具体如下。

(1) 关节周围软组织挛缩:关节囊外软组织挛缩可导致关节活动度受限,影响关节的主动运动范围。临床上,由于关节长期制动、卧床、创伤、烫伤等造成肌肉皮肤短缩,形成瘢痕而导致挛缩。

(2) 神经性肌肉痉挛:① 反射性挛缩:为了减轻疼痛,长时间地将肢体置于某一种强制体位造成的挛缩。② 痉挛性挛缩:中枢神经系统原因所造成的痉挛性疾患,因肌张力亢进造成的挛缩为痉挛性挛缩。例如,关节的主动肌进行运动时,因拮抗肌不能放松而将限制关节的运动范围。③ 失神经支配性挛缩:因末梢神经疾患,肌肉失去神经支配所致的迟缓性瘫痪造成的挛缩。由于肌张力低下,患者身体在抗重力、阻力的情况下不能完成某种动作,因此将影响关节的主动运动,不能达到全关节的活动范围。

(3) 粘连组织的形成:发生于关节内、关节周围软组织的粘连及引起该关节活动的主要肌肉的粘连。例如,关节组织受损后,大量的浆液纤维组织渗出,局部出现胶原纤维,导致粘连形成;关节活动少、不充分,使韧带、肌腱等被胶液粘在一起,一旦形成组织粘连,将影响关节的活动范围。同样,关节的周围组织烧伤、烫伤后形成的瘢痕也将与皮肤组织粘连,降低关节的活动范围,影响关节的主动、被动运动。因此,应在不加重患者的损伤及不引起难以忍受的疼痛的条件下,尽早做轻柔的关节被动或主动活动,维持关节周围组织的灵活性,防止粘连的发生,以缩短功能恢复的时间,增大关节活动范围。

(4) 关节内异物:关节外伤后,关节腔内纤维软骨撕裂,使关节内产生异物,造成关节活动受限等。

(5) 关节疾患:类风湿关节炎、关节僵硬、异位骨化、骨性关节炎等,也将影响关节活动度。

(6) 疼痛/保护性肌挛缩:关节损伤后由于疼痛或为了防止进一步的损伤而常常限制关节局部的活动,疼痛还常引发保护性痉挛,其后会产生继发性粘连和挛缩。这将影响关节的主动运动,偶尔也会影响被动运动。

（7）关节长时间制动后：关节周围的结缔组织是由网硬蛋白和胶原组成，这是一种疏松的网状组织，关节损伤后制动将使胶原纤维和网硬蛋白沉积，形成致密的网状结构。受伤后的关节固定 2 周后就会导致结缔组织纤维融合，使关节运动功能受限。例如肩关节受损后，如不固定，18 天内就能恢复；如固定 1 周，则需 52 天才能恢复；如固定 2 周，需要 121 天才能恢复；如固定 3 周，则需 300 天才能恢复。因此，应在不损伤、疼痛加重的情况下，尽早进行关节的被动活动。

（二）关节活动度训练的基本原理

正常关节活动度需要关节、关节囊、韧带、肌肉等组织保持良好的弹性，使结缔组织处于一种疏松的网状状态。这需要每天多次进行全关节活动范围的正常活动才能得以维持。有试验表明，制动会对所涉及的骨关节结构造成损伤，影响后期功能的恢复。例如，一项针对膝关节的研究表明，制动所造成的骨与关节结构的损伤包括骨骼肌、韧带、肌腱、关节软骨及半月板等多方面的一系列改变。其中 Loitz 等对兔后肢制动 3 周后发现胫前肌腱胶原可还原的交叉连接数量增加，但是肌腱最大拉伸力降低、线性阶段的拉伸应力减少、刚度降低。Okazaki 等的研究表明，家兔膝关节伸直位制动 7～14 天，关节软骨即出现早期退变，28 天后中度退变，42 天后严重退变。制动所致骨关节早期损伤可通过关节活动度训练来修复，恢复组织原有的形态和功能；但更长时间或者不合理的制动所造成的严重损伤则恢复困难，后期即便应用关节活动度训练，也不能完全恢复正常的解剖结构和功能，只能延缓损伤的病理过程，恢复肢体部分功能，因而关节活动度训练强调应早期进行。

（三）关节活动度训练方法

有多种分类方法，按照运动力量来源，有主动运动、被动运动；按照运动的连续与否，有连续与间断运动之分；按照是否需要借助器械，有自体运动与器械运动等。但无论采用何种方式，这些训练方法都是以维持正常或改善现有关节活动范围和防止关节挛缩、变形为目的。

1. 被动运动

被动运动是指在人力或器械的辅助下，不需要患者用力，肌肉不收缩，肢体处于放松状态，完全由外力完成的整个关节活动的过程。目的是通过适当的关节被动活动，可保持肌肉的生理长度和张力，保持关节的正常活动范围。被动活动对恢复关节正常的活动范围有较大的帮助，是维持关节正常形态和功能不可缺少的方法之一，特别是对有轻度关节粘连或肌痉挛的患者，进行关节的被动活动训练是十分必要的。对于肌肉瘫痪的患者，在神经功能恢复前应及早进行关节的被动活动，可以达到维持关节正常活动范围的目的。具体操作时，治疗者需根据正常人体各个关节的可动域范围进行。具体到如肩关节，则需进行前屈、后伸、内旋、外旋、内收、外展的全范围被动活动，操作中用力应均匀，动作应缓慢，达到最大可动范围时稍加停顿，反复数遍。

（1）持续被动活动（continuous passive motion，CPM）：是关节被动活动度的一种，CPM 是针对间断活动而言，即被动活动在设计好的活动度内、在一定时间内不间断地进行。因为活动是被动的，活动过程中不会产生肌肉疲劳。通过持续的被动活动促进循环来改善关节营养状况，减少渗出、减轻伤口肿胀，促进伤口愈合，促进关节软骨的愈合和再生，快速恢复关节活动度。本疗法在术后可立即用于患肢，术后当天可根据情况在 20°～30° 内活动，以后活动度可视病情改善程度每天或每次训练时进行调整，逐步增大活动范围。

（2）注意事项：在进行关节被动运动时要注意以下原则：① 对于因伤病而暂时不能活动的关节，要尽早地在不引起病情、疼痛加重的情况下进行关节的被动活动，活动范围应尽可能接近正常最大限度的活动。② 关节活动范围的维持训练应该包括身体的各个关节；每天必须进行全方位范围的关节的被动活动

(如:肘关节屈曲、伸展,肩关节的屈曲、伸展、内收、外展、外旋和内旋等)。③ 必须熟悉掌握关节解剖学结构、关节的运动方向、运动平面及其各个关节活动范围的正常值等(要求复习解剖学中与关节相关的章节、康复评定学中关节活动范围的测量章节)。④ 每次活动时只活动一个关节,固定的位置尽量接近关节的中心部位。⑤ 对于跨越两个关节的肌群,应在完成逐个关节的活动后,再对该肌群进行牵张。⑥ 对于那些活动受限的关节或长期处于内收、屈曲位的关节,要多做被动牵拉运动,如牵拉跟腱维持踝关节的背屈活动、对屈曲的肘关节做伸展活动等。⑦ 患者的体位应舒适,被固定的部位要稳定、牢固。⑧ 在关节的被动活动之前,要对患者做好解释工作,以得到患者的配合。⑨ 在运动某一关节时,要给予该关节一定的牵拉力,这样可减轻关节面之间的摩擦力,使训练容易进行,并能保护关节,防止关节面挤压。

2. 主动关节活动度训练

主动关节活动度是由肌肉随意收缩产生的关节活动范围,通常与肌力训练同时进行。

治疗前根据对患者的关节活动度评价结果决定是否做主动活动或被动活动。治疗中患者应置于正确体位,提供必要的稳定与支撑;每次每个关节做平滑而有节律的活动 5～10 次,或酌情重复;活动可按运动平面进行(额状面、矢状面、水平面),也可按复合平面或功能模式进行。

3. 牵张技术

牵张技术亦称为牵伸技术或牵拉技术,是指采用拉长挛缩或短缩软组织的治疗方法,使关节周围挛缩的软组织松弛的一种牵拉矫正方法。该法常常利用治疗师的手法、训练器具或患者自身的重量、体位等方法进行牵张,目的主要为改善或重新获得关节周围软组织的伸展性,降低肌张力,增加或恢复关节的活动范围,防止发生不可逆的组织挛缩,预防或降低躯体在活动或从事某项运动时出现的肌肉、肌腱损伤。特别是对已经有轻度关节粘连或肌痉挛的患者,牵伸下的被动活动训练非常有利于改善关节活动范围。根据牵伸力量来源,牵伸方式和持续时间,可以把牵伸分为 3 种:① 外力牵张:(i) 利用患者自身重量的方法;(ii) 利用重物重量的方法;(iii) 利用体位的方法;(iv) 治疗师徒手治疗方法;(v) 利用器械的方法;(vi) 利用拮抗肌收缩的方法。② 自我牵张训练:(i) 髋膝关节屈曲动作的自我牵拉方法;(ii) 髋关节外展外旋动作的自我牵张方法;(iii) 踝关节背屈动作的自我牵张方法;(iv) 腘绳肌的自我牵张方法。③ 机械装置被动牵伸:参见下文牵引技术。

注意事项:① 牵伸前先评估患者;② 患者尽量保持在舒适、放松的体位;③ 牵伸力量的方向应与肌肉紧张或挛缩的方向相反;④ 避免过度牵伸长时间制动或不活动的组织、肿胀的组织或肌力较弱的肌肉;⑤ 当挛缩或缩短的组织具有维持关节的稳定性或使肌肉保持一定力量、增加功能活动的作用时,牵伸应慎重;⑥ 实施时应坚持每天至少 1 次,合并有痉挛及容易引起关节挛缩时应每天数次。

4. 持续关节功能牵引

持续关节功能牵引属于牵引疗法的一种,可以用于改善关节活动范围。它是一种通过持续牵引松解关节周围的粘连组织,但不破坏其组织弹性,来增强关节活动范围的方法。对于已出现短缩的肌肉和活动范围出现受限的关节,如及早进行关节功能位的持续牵引,常可使功能尽快恢复。本疗法禁忌证:骨折未愈合、关节内或周围有炎症、关节在进行牵引或肌肉延长时有锐痛的感觉、严重的骨质疏松患者。

(1) 实施方法:① 手法牵引;② 利用重锤滑车等方法做较长时间的牵引;③ 利用骨科治疗床,自行设计方法。

(2) 注意事项:① 牵引的力量要稳定而柔和,并应持续一定的时间(一般 5 min 内);② 根据患者的忍受程度调整牵引的强度;③ 牵引的作用点要准确地落在被牵拉组织张力的最大点上;④ 在患者关节肌肉完全松弛的状态下进行;⑤ 在患者热敷完关节后或水疗后进行关节牵引,效果更好;⑥ 牵引后正常的感觉应该是患者除了一时性压痛感以外不应再有任何其他不舒服的感觉。如果肌肉关节疼痛或酸麻感持续 24 h 以上,表明牵引的力量过大,应让其休息或减少负荷。

5. 关节松动技术

关节松动技术(joint mobilization)是指治疗者在关节活动允许范围内完成的一种针对性很强的手法操作技术。具体应用时是常利用关节的生理运动和附属运动作为治疗手段,通过徒手的被动运动,利用较大的振幅、低速度的手法,使活动受限的关节副运动(或称为关节间隙运动)恢复到正常的生理状态,从而改善关节运动障碍的治疗方法。目的:减少关节疼痛或增加关节活动度。运动方式:① 生理性运动:是指关节在其自身生理活动允许的范围内发生的运动,是患者能够主动完成的动作。② 附属运动:是正常关节活动范围内具有的关节内或关节周围的动作,但是患者无法主动完成,只能被动完成。这些动作是关节在生理范围之外、解剖范围之内完成的一种被动运动,是发挥正常功能不可缺少的运动,通常自己不能主动完成。

1) 原理与作用

关节松动技术原理是建立在关节运动的解剖基础之上的。

首先根据不同关节进行分型(根据关节运动轴心数量或自由度大小)。① 单轴关节:只有一个自由度,只能绕一个运动轴在一个平面上运动。② 双轴关节:有两个自由度,可围绕两个相垂直的运动轴并在两个平面上运动。③ 三轴关节:有 3 个自由度,即可在 3 个互相垂直的运动轴上,做屈伸、内收外展、旋转、环转等多方向的运动。

其次,根据关节运动的种类做如下区分。

(1) 摆动:指骨骼力臂的动作,包括屈曲、伸直、外展、内收及旋转。动作的范围大小可以用量角器测量,称为关节活动度。

(2) 关节面之间的运动:这些运动可以使骨骼在摆动时达到较大的角度。① 转动(roll):指一骨骼在另一骨骼上滚动。特点是两骨骼面不吻合,运动中两骨骼面接触点均不相同,转动中产生骨骼的角运动(摆动)。转动的方向与骨骼运动的方向相同(无论是凸面或凹面)。如果只单独发生转动将产生骨骼面一端的压迫及另一端的分离。因此,以此方式被动牵引关节时将产生关节面的压迫,有可能造成关节损伤。功能正常的关节,纯粹的转动是不会单独发生的,一定会伴随滑移及旋转。② 滑移(slide):一个骨骼滑过另一骨骼称为滑移。特点是对于单纯的滑动,两骨骼面必须非常吻合,可为扁平或弯曲,一骨骼面上的同一点与相对骨骼面上的不同点接触。单纯的滑移不会发生在关节内,因为事实上两个关节面并非完全吻合。滑移的方向取决于移动面是凸面或凹面。若移动的关节面是凸面,滑移的方向与骨骼产生角运动的方向相反;若移动的关节面为凹面,滑移的方向与骨骼产生角运动的方向相同。这种力学关系称为"凹凸定律",是关节松动技巧决定施力方向的依据。

(3) 组合运动:特点是关节面越吻合,关节在运动时滑移动作越多。关节面越不吻合,关节在运动时产生的转动越多。肌肉主动收缩移动骨骼时,某些肌肉将导致或控制关节面产生滑移的动作。例如,肩关节外展时,旋转肌的收缩使得肱骨头部产生向尾端滑移的动作;膝关节屈曲时,腘绳肌的收缩会导致胫骨产生向后滑移的动作。

(4) 旋转(spin):是指一骨骼在另一骨骼上旋转。特点是骨骼沿一静止的机械轴做旋转。骨骼在旋转时,其运动的骨骼面上的同一点将画出一个圆弧。在关节内,旋转很少单独发生,多半与转动及滑移一起发生。如肩关节屈曲及伸展、髋关节屈曲及伸展和肱桡关节旋前及旋后。

关节松动技术类似于我国传统医学中的手法治疗(推拿或按摩技术),但在理论体系、手法操作及临床应用中,两者均有较大的区别。其主要作用:① 恢复关节内结构的正常位置或无痛性位置,从而恢复无痛、全范围的关节运动。② 关节固定时间过长时会导致关节软骨萎缩,关节松动术可使滑膜液流动而刺激生物活性,提供并改善软骨的营养。③ 关节固定后,关节内纤维组织增生,关节内粘连,韧带及关节囊挛缩,而关节松动术可维持关节及其周围组织的延展性和韧性。④ 关节受伤或退化后本体感觉反馈将减弱,从而影响机体的平衡反应。而关节活动可为中枢神经系统提供有关姿势动作的感觉信息。例如:关节松动术不能改变疾病本身的进展,如类风湿关节炎或受伤后炎症期。在这些疾病的情况下,治疗目的一是减轻疼痛,二是维持可用的关节内活动并减少因活动限制所造成的不良结果。

2) 关节松动术的适应证及禁忌证

(1) 适应证:任何因力学因素(非神经性)引起的关节功能障碍,包括关节疼痛、肌肉紧张或痉挛、可逆性关节活动降低、进行性关节活动受限、功能性关节制动等。对进行性关节活动受限和功能性关节制动,关节松动术的作用主要是维持现有的活动范围,延缓病情发展,预防因不活动引起的并发症。最佳适应证是关节附属运动丧失继发形成的关节囊、韧带疾病等。

(2) 禁忌证:关节活动已经过度;外伤或疾病引起的关节肿胀、渗出;关节的炎症;未愈合的骨折、韧带紧缩或粘连。

3) 关节松动术的操作手法

关节松动术操作时的手法分为4级。Ⅰ级:治疗者在关节活动的起始端,小范围、节律性地来回推动关节。Ⅱ级:治疗者在关节活动允许范围内,大范围、节律性地来回推动关节,但不接触关节活动的起始端和终末端。Ⅲ级:治疗者在关节活动允许范围内,大范围、节律性地来回推动关节,每次均接触到关节活动的终末端,并能感觉到关节周围软组织的紧张。Ⅳ级:治疗者在关节活动的终末端,小范围、节律性地来回推动关节,每次均接触到关节活动的终末端,并能感觉到关节周围软组织的紧张。

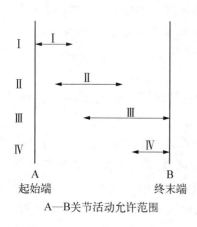

图3-1-1　关节松动技术分级

上述4级手法中,Ⅰ、Ⅱ级用于治疗因疼痛引起的关节活动受限;Ⅲ级用于治疗关节疼痛并伴有僵硬;Ⅳ级用于治疗关节因周围组织粘连、挛缩而引起的关节活动受限。手法分级范围随着关节可动范围的大小而变化,当关节活动范围减少时,分级范围相应减小;当治疗后关节活动范围改善时,分级范围也相应增大(见图3-1-1)。

(四) 关节活动度训练要点

在掌握好每一种疗法的适应证与禁忌证的基础上,注意以下几点。

(1) 注意观察:活动前后观察患者的一般情况,注意重要体征、皮温、颜色、关节活动度的变化,有无疼痛等。

(2) 酌情调整:运动出现疼痛时,酌情调整运动范围并记录治疗效果,改进训练方法。

(3) 搞好宣教:实施关节松动技术及软组织牵伸技术前,应向患者进行宣教。宣教内容包括本项训练重要性、心理护理等,使患者做好治疗前心理准备。

(4) 对症处理:特别是关节松动技术实施中可能会加重疼痛,实施后也会有一过性疼痛加重的现象,此时酌情给予止痛药物,或给予局部物理治疗以缓解疼痛。

(5) 做好准备:帮助患者做好治疗部位的准备,如局部创面的处理、矫形器、假肢的处置。

三、协调训练

协调功能是人体自我调节,完成平滑、准确且有控制的随意运动的一种能力。所完成运动的质量应包括按照一定的方向和节奏,采用适当的力量和速度,达到准确的目标等几个方面。协调性是正常运动活动最重要的组成部分,也是体现运动控制的有力指标。即使是很简单的动作也需要多组肌肉的参与,在动作的不同阶段分别作为主动肌、协同肌、拮抗肌或固定肌。协调功能主要协调各组肌群的收缩与放松。动作过程是否准确流畅取决于这些肌肉在速度、幅度和力量等方面的密切协调,同时体现神经系统在不同时间内对各组肌肉运动单位的动员数目和冲动频率的控制作用。协调功能与平衡不同,必须集中注意力,且在多种感受器的共同参与下完成。

协调性训练是以发展神经肌肉协调能力为目的的练习,常用于神经系统和运动系统疾病的患者。它是利用残存部分的感觉系统以视觉、听觉和触觉来管理随意运动,其本质在于集中注意力,进行反复正确的练习。协调性障碍包括深感觉性、小脑性、前庭迷路性及大脑性的运动失调,帕金森病及由于不随意运动所致的协调性障碍。

(一) 常见协调功能障碍的分类与表现

常见协调功能障碍主要有前庭性共济失调、感觉性共济失调、小脑性共济失调。协调功能障碍的表现:① 辨距不清;② 动作分解;③ 轮替动作失调。

(二) 协调训练原理

控制和协调能力两者密不可分,但并非完全相同。控制和协调能力练习的目的是形成感觉印象和运动程序,两者存储与大脑中,进而产生动作。当中枢神经系统受损时,可通过未受损神经元的侧支生长,或者其他神经元或神经通路的替代,在受损区域外的其他地方重新形成感觉印象和运动程序。当中枢神经系统未受损,而下运动神经元或软组织疾病导致运动障碍时,通过练习可重新启用正常情况下被抑制的神经通路。学习控制和协调能力最主要的是重复;如果一种动作重复得足够多,这种过程将被学会并储存,并且在不断重复的过程中,完成这种动作所花费的精力会越来越少。

(三) 协调训练方法

1. 训练要点

一定要结合所要完成的具体练习任务,采取单个动作练习,或相关动作组合练习:① 可指导患者利用一些生活动作来辅助强化协调动作,例如可采用作业疗法、竞赛等趣味性方法进行训练;② 操练时切忌过分用力,以避免兴奋扩散,因为兴奋扩散往往会加重不协调。

2. 训练方法

协调性训练是让患者在意识控制下,训练其在神经系统中形成预编程序,自动的、多块肌群协调运动的记忆印迹,从而使患者能够再现多块肌肉协调、主动运动形式的能力,而且比单块肌肉随意控制所产生的动作更迅速、更精确、更有力。协调性练习已广泛用于深部感觉障碍,小脑性、前庭迷路性和大脑性运动失调,以及一系列因不随意运动所致的协调运动障碍。协调训练的基础是利用残存部分的感觉系统以及利用视觉、听觉和触觉来管理随意运动,其本质在于集中注意力,进行反复正确的练习。主要方法是在不同体位下分别进行肢体、躯干、手、足协调的活动训练,反复强化练习。可以采用单块肌肉训练法,或者多块肌肉协调动作的训练。例如:① 双侧上肢的交替运动;② 双侧下肢的交替运动;③ 定位、方向性训练;④ 全身协调性训练(功率自行车、打篮球);⑤ 水中运动;⑥ 弗伦克尔训练法(Frenkel 法),由弗伦克尔设计的对本体感觉消失所致的步态失调的训练治疗方法,主要采用卧位、坐位、立位和步行 4 种姿势,其要点在于训练时使患者集中注意力,学会用视觉代替消失的本体觉;⑦ 本体感觉促进技术(PNF),详见神经生理技术。

总之,协调训练的方法要适合患者现有的功能水平。训练顺序是:先易后难、先卧位、坐位,再立位;先单个肢体、一侧肢体(多先做健侧或残疾较轻的一侧),再双侧肢体同时运动;先做双侧对称性运动,再做不对称性运动;先缓慢,后快速;先睁眼做,再闭眼做。上肢着重训练动作的准确性、节奏性与反应的速度,下肢着重训练正确的步态。

3. 临床应用范围

适应证:① 大脑性、小脑性、前庭迷路性、深感觉性协调运动障碍及帕金森病和不自主运动等疾病。

② 上运动神经元疾病及损伤引起的偏瘫、截瘫和四肢瘫痪。③ 下运动神经元疾病及损伤(多发性神经炎、脊髓灰质炎等)引起的运动及协调运动障碍。④ 运动系统伤病患者。

四、平衡训练

平衡是指人体所处的一种相对稳定状态。平衡能力是人体在静止、运动或者在受到外界干扰的时候,能够自动地调节以维持这种稳定性的能力。平衡训练指改善人体平衡功能为目的的康复性训练,用以锻炼本体感受器、刺激姿势反射,适用于治疗神经系统、前庭器官或肌肉骨骼病变所致的平衡功能障碍。通常利用平衡板、平衡木或在窄道上步行、身体移位运动、平衡运动等方式进行练习。训练内容主要包括静态平衡(即在安静坐或立位状态下能以单侧及双侧负重而保持平衡)及动态平衡(包括自动动态、他动动态平衡)。自动动态平衡指患者自己取坐或立位时,自己改变重心的平衡功能;他动动态平衡指患者在外力破坏其平衡的作用下,仍能恢复平衡。

(一) 平衡功能障碍的原因

导致平衡功能障碍的原因很多,大体可分为三大类:

1. 中枢性平衡障碍

例如,脑损伤、脊髓损伤、视觉障碍、前庭系统障碍、本体感觉障碍、精细触觉障碍、肌张力障碍、感觉输入障碍、交互支配或交互抑制障碍等神经系统整合作用障碍。

2. 周围性平衡障碍

肌力与耐力障碍(躯干肌,上、下肢肌);关节的灵活性和软组织的柔韧度下降(关节挛缩、肌腱短缩、关节强直、关节软组织粘连、关节脱位、下肢骨折、关节疼痛、关节变形、异位骨化等)。

3. 颈椎性平衡功能障碍

颈椎在人体调节平衡功能中也起至关重要的作用,当颈椎病存在时颈椎活动度下降,人体姿势调节出现障碍,特别是脊髓型颈椎病的患者步态异常及感觉障碍等,都可引发平衡功能障碍。

(二) 平衡训练原理

(1) 平衡至少包括了两个方面的内容:一是人体重心分布合理对称,并且能够在静态,动态环境下都能保持这种稳定的状态;二是身体重心在平衡维持过程中的稳定性,重心摆动幅度小。

(2) 支持面与平衡的关系:支撑面积越大,稳定性越好,易维持平衡。

(3) 支持面与重心的关系:重心越低,稳定性越好,易维持平衡。

(4) 人体平衡功能需要外周本体感受器、外周运动效应器(肌力、骨关节)以及神经传感、前庭功能完好方能维系。

(5) 平衡功能的特征:通过训练,人体平衡功能是可以提高。例如:走钢丝者,经过反复训练可以获得超常的平衡能力。

由上可得出,平衡训练原则:① 支撑面积由小变大;② 从静态平衡到动态平衡;③ 身体重心由低向高;④ 从自我保持平衡到破坏平衡的维持;⑤ 注意力从集中到不集中;⑥ 从睁眼到闭眼;⑦ 破坏前庭器官的平衡维持。

(三) 平衡训练方法

1. 训练顺序

① 坐位(长坐位→端坐位)→手膝位→爬行位→双膝跪位→单膝跪位→立位→行走;② 最稳定体位→

最不稳定体位;③ 支持面积:大→小;④ 身体重心:低→高;⑤ 静态→动态;⑥ 睁眼→闭眼;⑦ 有头颈参与→无头颈参与。

2. 平衡训练要点

① 训练时要求患者放松,消除紧张及恐惧心理。② 训练必须由易到难,注意保护,并逐步减少保护。③ 训练时所取的体位应由最稳定的体位,逐渐过渡到最不稳定的体位。身体的重心由低到高,由注意保持平衡到不注意也能保持平衡,由睁眼训练保持平衡过渡到闭眼的平衡训练。

3. 训练方法适应证及禁忌证

适应证:神经系统及前庭系统引起的平衡障碍。

禁忌证:重度痉挛、伴有高血压、冠心病者;严重认知损害不能理解训练目的和技能者;骨折、关节脱位未愈者;严重疼痛或肌力、肌张力异常而不能维持特定级别平衡者。

（四）临床应用注意事项

（1）训练过程中认真做好评定工作,训练中尽可能利用姿势镜和口令,注意利用姿势反射,可在臀下垫一小枕来矫正平衡。训练前,首先进行髋、膝关节的牵伸训练。

（2）充分理解训练的原理和方法,根据情况选择和设计合适的治疗方案和方法。要能够不违背原则而又不拘一格。

（3）训练过程中注意安全保护。

（4）配合其他的训练方法,如物理因子治疗、作业疗法等。

五、体位转换训练

体位转移是指人体从一种姿势转移到另一种姿势的过程,包括卧位的翻身训练(仰卧位与侧卧位的相互转换)、由卧位到坐位的转换及由坐位到立位的转换、轮椅与床、轮椅与坐便器之间的转移等。

（一）体位转换训练原理

（1）遵循中脑水平迷路翻正反射、颈翻正反射、腰翻正反射的发生顺序,进行卧位翻身训练。

（2）应用躯体生物力学的原理进行转换训练:① 尽可能在较大的支撑面(基面)进行操作(支撑面也称为基面,是指支撑一件物体的底部平面。支撑面越大,物体就越稳定)。② 搬移时尽可能维持人体中心线于基面范围内(物体的重心中心是物体的平衡点,人体的重心位于第 2 腰椎,重心线垂直穿过重心点;当身体继续前屈时,重心线向前移动,重心线落在基面以外会造成不稳定姿势,若以这种方法扶起患者对双方都有危险)。③ 操作者自身保护:(i) 双脚分别向前后及外侧分开,屈曲膝部,维持重心线于基面范围内,以避免腰背损伤并可保持平衡,用这种姿势转换患者较为容易。(ii) 被转换的患者与治疗者的身体一起转换时,利用股四头肌的伸展力量而不是单纯地靠腰背肌力量站起来。(iii) 在转换过程中保持腰背挺直而屈膝蹲下,这种方法可避免治疗者扭伤腰背,保护自己。

（二）分类

1. 主动体位转移

主动体位转移是指患者不需要任何外力帮助,能够按照自己的意志和生活活动的需要,或者根据治疗、护理以及康复的要求,通过自己的能力转换移动,使身体达到并保持一定的姿势和位置。

2. 助动体位转移

助动体位转移是指患者在外力协助下,通过患者主动努力而完成体位转变的动作,并保持身体的姿势和位置。

3. 被动体位转移

被动体位转移是指患者依赖外力搬运变换体位,并利用支撑物保持身体的姿势和位置。

(三)适应证与禁忌证

1. 适应证

(1)辅助的转换训练适应证:脊髓损伤、脑血管意外、脑外伤等上运动神经元损伤后,肢体部分或完全瘫痪,完成转换动作相关的主要关键肌肉的肌力低于2级,无法完成独立转换和生活自理的患者。

(2)独立的转换训练适应证:脊髓损伤、脑血管意外、脑外伤、脊髓灰质炎等上运动神经元损伤后,肢体部分或完全瘫痪,完成转换动作相关的主要关键肌肉的肌力达到2~3级,要求恢复独立转换能力和提高生活自理能力的患者。

2. 禁忌证

(1)辅助的转换训练禁忌证:合并其他情况,如骨折未愈合、关节不稳或脱位、骨关节肿瘤、重要脏器衰竭、严重感染和其他危重情况等。

(2)独立的转换训练禁忌证:合并较为严重的认知功能障碍不能配合训练者,其余同辅助的转换训练禁忌证。

(四)体位转移方法与注意事项

1. 体位转移方法

(1)训练方法:① 各种体位下的训练,均应先由治疗师辅助患者练,然后鼓励患者自己练习;② 训练顺序均应按照转动头→转动上半身→转动下半身的顺序进行训练。

(2)体位转换训练要点:① 每次训练时仅给予最小辅助,并依次减少辅助量,最终使患者独立翻身;② 向患者分步解释动作顺序及要求,以获得患者主动配合。

仰卧位→侧卧位的翻身训练要点。① 在治疗师辅助下仰卧位→侧卧位的翻身训练:患者仰卧,治疗师跪或坐于患者要转向的一侧;先转动患者的头部,使其面向治疗师,再转动其上肢及上半身,然后转动其下半身及下肢;再帮助患者转向另一侧。② 独立的仰卧位→侧卧位翻身训练:患者先将头转向要翻的一侧,再将对侧的上下肢跨到要翻的一侧,然后转身翻过去。

2. 注意事项

① 根据需要,选择适当体位及转移的方式、方法、范围等。② 转移前,向患者和家属说明转移的要求和目的,取得患者和家属的理解和配合。③ 转移中,应做到动作协调轻稳,不可拖拉,并鼓励患者尽可能发挥自己的残存能力,同时给予必要的指导和协助。④ 转移后,确保患者舒适、稳定和安全,并保持肢体的功能位。⑤ 尽量让患者独立完成体位转移,被动转移应作为最后选择的转移方法。⑥ 残疾较重和认知障碍患者,不要勉强进行独立转移活动。⑦ 转移距离过远时,难以依靠一个人的帮助完成;转移频繁时,不便使用升降机。

3. 以偏瘫为例的体位转换训练

1)独立翻身法

(1)偏瘫患者从仰卧位到患侧卧位:患者仰卧,双侧髋、膝屈曲,双上肢 Bobath 握手伸肘,肩上举约90°,健上肢带动患上肢先摆向健侧,再反方向摆向患侧,以借摆动的惯性翻向患侧。

(2)偏瘫患者从仰卧位到健侧卧位:患者仰卧,健足置于患足下方。双手 Bobath 握手上举后向左、右两侧摆动,利用躯干的旋转和上肢摆动的惯性向健侧翻身,如图 3 - 1 - 2 所示。

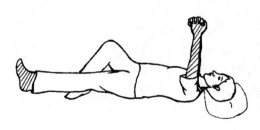

图 3 - 1 - 2　向健侧翻身

2）卧位与坐位转移法

（1）偏瘫患者独立从健侧坐起：① 患者健侧卧位，患腿跨过健腿；② 用健侧前臂支撑自己的体重，头、颈和躯干向上方侧屈；③ 用健腿将患腿移到床沿下；④ 改用健手支撑，使躯干直立。如图3-1-3所示。

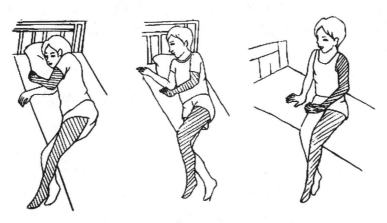

图3-1-3 偏瘫患者独立从健侧起坐

（2）偏瘫患者独立从患侧坐起：① 患者患侧卧位，用健手将患臂置于胸前，提供支撑点；② 头、颈和躯干向上方侧屈；③ 健腿跨过患腿，在健腿帮助下将双腿置于床沿下；④ 用健侧上肢横过胸前置于床面上支撑，侧屈起身、坐直。如图3-1-4所示。

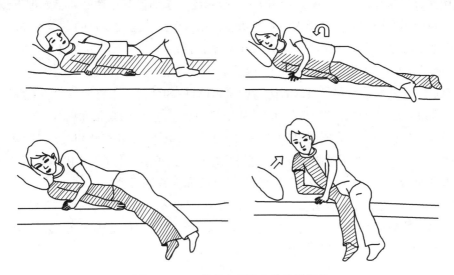

图3-1-4 偏瘫患者独立从患侧起坐

六、运动处方

运动处方多种多样，分类方法也各式各样，并且在实施过程中，存在着多种运动处方的变式。根据应用对象和锻炼目的不同，一般可分为以下几类。① 竞技性运动处方：用于提高运动员身体素质和运动技术水平的训练方案。② 预防性（保健性）运动处方：适合一般健康人，包括中老年人在内的人群，用以增强体质，预防疾病和提高健康水平。③ 治疗性运动处方：用于慢性疾病患者及患者创伤康复期的锻炼，能提高疗效，加速疾病的康复。

选择适宜的运动方案，进行科学训练，才能发挥运动对人体的有益作用。运动处方与药物处方一样，必须根据个体病变性质、程度、体能等情况的评定，来制订运动方式、持续时间、频度和进展速度，并以处方形式确定下来。

1.制订运动处方的原则

① 个体化：考虑年龄、性别、体能、疾病性质以及程度的差异。② 渐进性：按照运动训练产生的生理性反应，如开始阶段、适应阶段和维持阶段等，逐渐进行。③ 持续性：运动训练产生的有益效应不是永久的，停止运动 2 周后原有的效应便开始逐渐减退，故康复运动训练的目的是使患者长期坚持运动。④ 可变性：运动处方实施过程中应根据健康状况定期进行调整。

2.运动处方的内容

运动处方的内容一般包括运动目的、运动项目、运动强度、每次运动持续的时间、运动频率和注意事项等 6 个方面。

1) 运动目的

根据年龄、性别、职业、爱好、习惯和体质健康状况的不同，健身者的锻炼目的各不相同，因而开出的运动处方也不同。运动的目的可以有：预防疾病、强身健体、健美减肥、休闲消遣、提高身体素质，以及提高运动成绩等。

2) 运动项目

应根据锻炼目的而定，一般包括以下项目。

(1) 耐力性项目(有氧运动项目)：此类运动项目能有效增强或改善心血管系统和代谢功能，提高体能，预防冠心病、肥胖症和动脉粥样硬化等病证。锻炼的项目有快走(步行)、慢跑、骑自行车、游泳、爬山、跳绳、划船、登楼梯、滑冰和滑雪等。国外运动医学专家对经常参加体育运动的老年人进行体检时发现，参加健身跑、游泳、自行车运动锻炼的老年人的心肺功能要比从事其他运动项目的老年人好。

(2) 医疗体操(呼吸操、矫正体操等)：适用于患有某种慢性疾病和创伤康复期的中老年人或患者。如慢性支气管炎、肺气肿患者，可进行呼吸操锻炼；内脏下垂者，可进行腹肌锻炼；截瘫患者的轮椅训练，截肢患者的上、下肢训练；脊柱畸形或扁平足患者进行的矫正体操；四肢骨折康复期的功能锻炼等。

(3) 放松性训练：此类项目有调节神经系统，放松精神和躯体，消除紧张和疲劳，防治高血压和神经官能症的作用。锻炼的项目和方法有气功、打太极拳、练习瑜伽、散步、保健按摩和放松体操等。

(4) 力量性项目：力量性练习能增强肌肉力量和耐力，防止关节损伤，改善机体有氧代谢能力和增强体力。锻炼的方法有抬腿、举手、平足站立、下蹲起立、哑铃和举重练习等。

(5) 柔韧性练习：针对老年人容易发生关节僵硬和疼痛的情况，常常不是由关节炎症引起，而是缺乏运动所致。经常做一些柔韧性练习可以活动关节，增强关节的柔韧性和灵活性，延缓关节硬化。锻炼的项目有太极拳、八段锦、武术、柔软体操和伸展性练习等。

3) 运动强度

运动强度是运动处方中最重要的部分，目前运动强度的衡量有多种形式。

(1) 最大摄氧量(VO_{2max})：$60\% \sim 80\% VO_{2max}$ 一般是理想的运动强度，对于年老且有心脏病者低于 $50\% VO_{2max}$ 较为安全且有效。

(2) 心率(HR)：因心率和运动强度之间呈线性关系，故心率是一个反应运动强度的直接且简便的指标。为获得运动效果，选择安全、适宜的运动心率称为目标心率或靶心率。靶心率的计算方法有卡翁南(Kavonen)公式：靶心率=(最大心率-静息心率)$(0.6 \sim 0.8)$+静息心率。其中，$0.6 \sim 0.8$ 是适宜强度系数，通常认为以 $60\% \sim 70\%$ 最大心率训练是较合适的运动强度，亦即 $60\% \sim 80\%$ 最大心率储备(或采用简易公式，靶心率=170-年龄)。

(3) 代谢当量(METs)：运动强度还可采用 METs 来表示，它是安静坐位代谢水平的倍数[1 MET=3.5 ml/(kg·min)]，以 METs 值表示运动强度的范围为 $3 \sim 20$ METs 之间，运动开始时规定的运动强度，应比其靶心率时的 METs 值低 1 MET，直到适应运动为止。运动处方中应用 MET 最常用的方法是查相关的活动 METs 表(见表 3-1-1)。

表 3-1-1 常用日常生活、娱乐及工作活动的代谢当量(METs)表

生活活动	METs	职业活动	METs	娱乐活动	METs
自己进食	1.4	秘书	1.6	打牌	1.5～2.0
坐厕	3.6	机器组装	3.4	拉小提琴	2.6
穿衣	2	砖瓦工	3.4	有氧舞蹈	6
站立	1	织毛衣	1.5～2.0	跳绳	12
洗手	2	写作(坐)	2	网球	6
淋浴	3.5	焊接工	3.4	乒乓球	4.5
上下床	1.65	油漆工	4.5	桌球	2.3
扫地	4.5	开车	2.8	弹钢琴	2.5
拖地	7.7	缝纫	1.6	吹长笛	2
铺床	3.9	木工	4.5	打鼓	3.8
做饭	3	挖掘工	7.8	羽毛球	5.5
散步(4 km/h)	3			游泳(慢)	4.5
下楼	5.2			游泳(快)	7
上楼	9				
跑步(9.7 km/h)	10.2				
骑车(慢速)	3.5				
骑车(快速)	5.7				

(4) 无氧阈值(AT)：临床上一般用气体代谢分析仪测定 AT。AT 是选择理想运动强度的指标之一，可用来客观评价运动疗法的效果。

(5) 自觉劳累分级(rating of perceived exertion, RPE)：RPE 对分级运动反应与心肺和代谢指标，如摄氧量、心率、肺通气量和血乳酸浓度有关。RPE 是持续强度运动中用力水平可靠的指标，可用来评定耐力训练的运动强度。

(6) 谈话水平(conversational exercise or talk test)：在运动时谈话而不伴有明显气短的运动强度，即为产生运动效果的适宜强度。

以上 6 个指标在制订心脏康复运动处方时都较为常用。运动处方在每次运动持续时间、运动频率和运动的进展速度 3 个方面有很大的灵活性。

4) 每次运动持续时间

有持续和间歇运动之分，持续运动除准备活动和整理活动外，时间为 15～60 min，一般为 20～30 min。持续运动训练的优点是能较快改善心血管功能，时间长短与运动强度成反比。在运动的第 1 周应进行中等强度运动 20～30 min，2 周后产生正常运动反应，运动时间逐渐延长到 45 min。间歇运动为运动和休息交替进行，但两者合起来的运动时间至少不应低于规定的运动持续时间，运动与休息的时间比例为 1:1。对惯坐者和体适能低的人应该从小强度、短时间(20～30 min)运动开始逐渐增加。

5) 运动频率

运动频率取决于运动强度和每次运动持续的时间。由于人体对训练刺激做出反应需要时间，有的人甚至需要 24 h 以上，在进行很长时间的运动中，需要一定的时间来消除疲劳，以恢复运动所消耗的体内能

量储备水平。根据需要和功能状态,每周可以 3~7 次。功能状况<3 METs,每次运动 5 min,每天运动几次。功能在 3~5 METs 时,每天运动 1~2 次;功能在 5~8 METs 时,每周至少运动 3 次。每天运动可产生较好的训练效应。

6) 运动的进展速度

运动的进展速度可分 3 个阶段。① 开始阶段:应包括伸展体操和低强度的有氧运动,这些活动不易引起损伤和肌肉酸痛。开始阶段的运动持续时间一般为 10~15 min,然后逐渐增加;此阶段持续 4~6 周。② 改善阶段:与开始阶段不同,参加者可较快的进展。运动强度在 2~3 周内逐渐增加到 60%~80% 的最大功能水平。③ 维持阶段:常在运动训练 8 个月后开始。在此阶段参加者的心肺功能达到满意水平,对继续增加运动负荷不感兴趣,要求运动负荷保持不变和维持健康状态。运动方式除步行、慢跑外,应增加有兴趣的不同种类的活动,可以避免因重复活动乏味而中断运动。

7) 注意事项

在实施运动处方中必须注意以下两个问题。① 循序渐进:在任何情况下都要强调开始时宁少勿多。从简单运动开始以渐进的方式逐渐增加难度和强度。② 做好准备活动和整理活动:在运动开始时,轻微的运动及伸展比实际活动更重要,它们可以用来改善从休息到运动状态的转变。在刚开始运动时,要逐渐增加活动强度,一直到能达到适宜强度为止。伸展运动能增加关节活动度和下背柔软度,这些都应包括在准备活动中。在活动进行到最后时,大约要有 5 min 的整理活动,这样可使呼吸和心跳恢复到正常值;这在运动进行中是十分重要的,可以减少运动结束后产生的低血压。

七、易化技术

易化技术(facilitation techniques)又称为神经发育疗法、神经生理疗法、促进技术或促通技术。这是一大类根据神经生理与神经发育的规律,应用促进或抑制方法改善脑病损者功能障碍的系列康复技术,主要适用于偏瘫、脑瘫及神经精神发育迟缓者等。目前,康复医疗中较常用的易化技术有 Brunnstrom 法、Bobath 法、Rood 法及神经肌肉本体促进法(PNF)等。

(一) 易化技术原理

人类神经功能发育的自然规律是从低级逐步向高级发展的,因而中枢神经分为低级中枢和高级中枢神经。一些早期发育形成的原始反射活动,如吸吮反射、抓握反射、站立反射等,在高级神经中枢发育完善后被控制和抑制。而一旦高级神经中枢受到损害,其对低级神经中枢抑制减弱或丧失,低级神经中枢重新兴奋活跃而再现上述原始反射,出现各种神经系统阳性体征。神经肌肉易化技术是 20 世纪 40 年代由于基础医学特别是神经发育学、神经生理学研究的深入,加速了对脑损伤后运动控制障碍治疗技术和方法的临床研究。其典型代表为 Bobath 技术、Rood 技术、Brunnstrom 技术等,它是遵从人类神经发育规律和神经生理特点,采用促进和抑制方法来改善中枢神经系统损害所造成的功能障碍。换言之,易化技术是利用各种方式刺激运动通路上的神经元,调节其兴奋性,以获得正确的运动控制能力的一类康复治疗方法。

易化技术的共同理论基础:中枢神经系统具有可塑性,即大脑在损伤后可以自行调整以代偿损伤的功能。易化技术就是要调动这种"人体的潜能",运动(输出)可以由各种感觉(输入)来重新建立大脑中枢的兴奋区域,继而反馈性的调整或重建运动功能。

(二) 常用方法

1. Bobath 技术

Bobath 是由英籍德裔物理治疗师 Berta bobath 和她的丈夫 Karel Bobath 提出的一种主要治疗偏瘫

患者和脑瘫患儿的训练方法,其基本点是通过抑制不正常的姿势、病理反射或运动模式,尽可能地诱发出正常的运动及改善和恢复对运动的控制,逐步体验正常运动模式,达到提高患者日常生活动作能力。其主要技术要点如下。

1）反射性抑制体位摆放

中枢神经系统受损后,患者肢体痉挛状态以屈肌和伸肌共同模式出现,在康复早期把患者体位放置于反射性抑制体位。反射性抑制体位是抑制肌张力和姿势的一种有效方法。偏瘫患者仰卧呈良姿位（参见本书"脑卒中康复"一节）,上肢肩胛带应处于下降外展,肩关节呈外展、外旋,肘关节伸展,伸腕,指和拇指外展位置,下肢髋关节处于微屈曲、内旋,膝关节微屈曲,足背屈。肩和髋是相反模式,肩外旋和髋内旋。坐位时头部保持直立位,躯干直立双手互握放置体前,双腿微分开,双足足尖向上放于床上。

2）Bobath 式握手

让患者双掌心相对十指交叉相握,患侧拇指在健侧拇指上方。目的是防止前臂旋前,使屈曲的拇指有较大外展,并促进伸腕伸指。

3）控制关键点

关键点（key point）是指人体某些特定部位,这些部位对身体其他部位或肢体的肌张力具有重要影响。治疗中通过手法操作来抑制异常姿势反射和肌张力,引出或促进正常肌张力、姿势反射和平衡反应。对关键点控制是 Bobath 手法操作的核心。它是 Bobath 专为改变患者异常运动模式,降低痉挛,引导患者所需活动的操纵部位。中部关键点包括头部、躯干、胸骨中下段,近端关键点如上肢肩峰、下肢髂前上棘,远端关键点如上肢拇指、下肢踇趾。

操作时应按照运动发育顺序训练。基于人体的正常发育过程,由头到脚,由近端到远端。遵循先从运动控制中心点（躯干）缓解肌张力开始,然后上肢由肩到手,下肢由髋到足的顺序缓解痉挛。躯干肌痉挛缓解具体操作方法是：通过被动牵拉患侧躯干,被动做躯干的屈曲伸展和旋转动作来完成。

4）反射性抑制

反射性抑制是抑制肌张力和姿势的一种有效方法,常用反射性抑制模式如下。

（1）头过伸位可降低屈肌张力,增加伸肌张力；头过屈位降低伸肌张力,增加屈肌张力。

（2）肢体内旋可抑制伸展,肢体外旋可抑制屈曲,上臂（肩）水平外展或斜向伸展可抑制颈、前臂和手的屈曲；将上臂高举过头,可易化髋和躯干的伸展；屈髋、屈膝同时外展髋关节可抑制躯干、头和四肢的伸肌张力。

（3）平衡反应：是维持全身平衡的重要反应。当人体突然受到外界刺激发生重心变化,四肢和躯干会出现自动运动,以恢复重心回到原来的稳定状态。例如：当一个人站立或坐位时,身体突然受到外来推动会不自主地伸出上肢或下肢来保持重心平衡。治疗师利用上述原理对患者前后胸保护性推动,反复诱发平衡反应,逐渐增加力量和速度。

（4）调整反应：属静态反应,是人体偏离正常姿势时会自发地出现恢复正常姿势的动作,即头部对躯干位置、四肢对躯干位置恢复到正常的一系列反应。

（5）视觉翻正反应：利用视觉纠正异常姿势,保持正常体位。

（6）迷路翻正反射：身体倾斜时,头部自动保持独立垂直位。

（7）感觉刺激：利用感觉刺激治疗低张及感觉障碍的患者以调整肌肉紧张度。基本内容是触觉和本体感刺激,方法如下。① 加压或负重：用以诱发和增强姿势性张力,增加患者对病肢感知及肢体稳定性,但痉挛患者不宜。② 放置及保持：将肢体放置在一定位置上平衡控制,停留一段时间,如取仰卧位让患者患侧下肢抬高至 40°,随即停止片刻再继续重复。③ 叩打：用力叩击可增强肌张力,叩打对改善坐位、站立平衡具有一定意义。④ 轻推：压迫性轻推,向不同方向推拉身体或交替轻推改变姿势、变换重心,提高随意运动准确性和稳定性,用以增加肌张力。抑制性轻推激活由痉挛拮抗肌交互抑制所造成的肌无力。

(8) 其他反射:脑损伤后,一些原始反射被强化,给日常生活和肢体活动带来困难。在康复训练中应合理应用这些病理姿势反射来缓解肌张力,配合康复训练。如促进伸肘反应有:① 紧张性迷路反射在仰卧位促进伸肌收缩。② 利用不对称紧张性颈反射,头转向患侧,能降低患者屈肌群张力,增加伸肌群张力。③ 前臂旋转,旋前促进伸肘,旋后促进屈肘。④ 紧张性腰反射,躯干转向健侧,健肘屈曲患肘伸直。在进行伸肘训练时可选择性应用上述姿势反射,患者就能较容易完成动作达到治疗目的。

2. Brunnstrom 技术

Brunnstrom 技术由瑞典物理治疗师 Signe Brunnstrom 于 20 世纪 50 年代对偏瘫患者的运动功能长时间临床观察总结并提出的方法。该方法集中在脑卒中后偏瘫的评定和治疗上,尤其以评定方法最为著名。偏瘫恢复 6 阶段理论被广泛应用且指导脑卒中康复临床工作(参见本书"脑卒中康复")。Brunnstrom 认为,中枢神经系统损伤后失去对正常运动控制能力,出现的肢体共同运动、原始姿势反射和联合反应可看作个体发育早期的正常过程或作为疾病正常恢复顺序的一部分并加以利用。主张早期利用异常运动模式诱发出肢体运动反应,当痉挛发生后再诱导患者逐步脱离异常运动模式向正常复杂的运动模式发展,从而达到随意自主运动的目的。Bobath 认为脑卒中后出现刻板共同运动和联合反应都是异常运动模式,应设法抑制和避免;而 Brunnstrom 则认为这些动作在运动发育早期是正常存在的。这些运动模式是正常随意运动恢复之前的必经阶段,故在恢复早期(Ⅰ～Ⅲ期)应当帮助患者去控制和利用这些模式以获得一些运动反应,然后逐渐修正回归到正常运动模式(见表 3 - 1 - 2)。

表 3 - 1 - 2　Brunnstrom 肢体功能恢复阶段

功能恢复阶段	临　床　表　现
Ⅰ阶段	急性发作后,患肢失去控制,运动功能完全丧失-弛缓期
Ⅱ阶段	约在发病 2 周后出现运动,此运动伴随着痉挛、联合反应、联带运动-联带运动期
Ⅲ阶段	痉挛进一步加重,运动达到高峰-痉挛期
Ⅳ阶段	痉挛开始减弱,出现一些脱离联带运动的分离运动-部分分离运动期
Ⅴ阶段	痉挛明显减弱,联带运动减轻,以分离运动为主-分离运动期
Ⅵ阶段	联带运动及痉挛消失,协调与速度大致正常-正常阶段

1) 中枢神经系统异常运动模式及常见原始反射

(1) 共同运动:指偏瘫患者期望完成某项活动时引发的一种组合运动,没有选择性运动。由于肌张力太高甚至痉挛而且是定型的,不能选择控制所需肌群,只能遵循一种固定模式活动,所以它又是不随意的。偏瘫患者出现上肢屈肌共同运动模式和下肢伸肌共同运动模式,这两种模式严重妨碍肢体功能活动的完成。例如:当偏瘫患者抬起上肢进行肩关节主动屈曲时会引发上肢多关节共同屈曲动作,使上肢无法伸肘。

(2) 联合反应:偏瘫时患侧完全不能产生随意收缩,但当健侧肌肉用力收缩时可引发患侧肌肉收缩;这种反应是与随意运动不同的异常反射活动,其兴奋可波及患侧,引起患侧肌肉收缩。表现为肌肉活动失去意识控制,并伴随着痉挛出现;痉挛程度越高,联合反应越强烈。

(3) 原始反射:分为两种。① 对称性紧张性颈反射(symmetrical tonic neck reflex,STNR):是颈部关节和肌肉受到牵拉所引起的个体反射。表现为当颈后伸(抬头)时两上肢伸展、两下肢屈曲;颈前屈(低头)时两上肢屈曲、两下肢伸展。也就是说,颈后伸能增加上肢及躯干伸肌活动,降低上肢屈肌张力及握力。② 非对称性紧张性颈反射(asymmetrical tonic neck reflex, ATNR):是指当身体不动,头部左右转动时,头部转向一侧伸肌张力增高,肢体容易伸展;另一侧屈肌张力增高,肢体容易屈曲,如同拉弓箭一样,故又称拉弓反射。

2) 基本技术及训练

以上肢为例,简述分期训练方法。

(1) Ⅰ～Ⅱ期:该阶段是肌迟缓向痉挛增强状态的过渡阶段。发病 2 周出现痉挛和共同运动,此阶段主要是促进产生或利用共同运动,直到控制部分共同运动。早期也可适当运用联合反应诱发患肢的兴奋性,提高肌肉紧张度。① 通过对健侧肢体活动施加阻力引起患肢联合反应。如患者仰卧,健侧上肢伸直,用力前屈抵抗物理治疗师施加的阻力,通过联合反应即可引出。面部如再转向患侧,由于 ATNR 缘故,患侧上肢伸直将进一步加强。② 通过轻叩上中斜方肌、菱形肌和肱二头肌引出屈肌共同运动,轻叩三角肌牵拉前臂肌群引出伸肌共同运动。

(2) Ⅲ期:该阶段上下肢痉挛程度到达高峰。重点加强肩和肘功能训练,尤其是学会控制肢体屈伸共同运动促进伸肘。① 利用紧张性腰反射,躯干转向健侧,健肘屈曲患肘伸直。② 着手开展诱导患者分离运动:将肢体屈伸共同运动与功能活动结合起来。例如:当训练偏瘫患侧肩关节做屈曲动作时,患者通常以屈曲痉挛模式来完成。因此,治疗师在训练中不应该立即或同时打破所有的痉挛模式,而是利用一部分肘关节和手的模式先诱导患侧肩关节部分地脱离痉挛。如让患者屈曲肩关节同时,努力把患手接触自己嘴唇或放置于对肩的部位,这样患者动作与日常生活动作结合起来完成上肢屈曲,并使肩关节运动也部分脱离痉挛模式(肩关节屈曲外展外旋)。主动运动控制能力加强,分离运动充分后,再自由控制单个或多个关节正常随意运动。③ 双侧抗阻划船训练:这是 Brunnstrom Ⅰ～Ⅲ 阶段很有用的训练。它利用了来自健侧肢体和躯干的本体冲动的促进效应,这种效应对患肢的屈伸和脑卒中后患者难以进行的推拉或往返运动都有良好的促进作用。其法是患者与治疗师面对面坐着,相互交叉前臂握手,做划船时推拉双桨把手的动作,让患者推时前臂旋前,拉时前臂旋后,治疗师对其健肢施加阻力待患肢也有运动后酌情也给予阻力。

(3) Ⅳ～Ⅴ期:该期是运动恢复阶段,痉挛及共同运动逐渐减弱,随意运动效果增加。此期主要加强随意运动训练,使运动从共同运动模式中摆脱出来,诱导主动运动出现。例如:训练患手放在腰后部,在座位上被动移动患手触摸后背或试用手背推摩同侧肋骨。此动作不仅在沐浴、穿衣、从后裤袋中取物等功能活动中很重要,而且能使胸大肌的作用从伸肌共同运动中摆脱出来。训练肩前屈 90° 使伸直上肢前平举,让患者保持该姿势的同时在前中三角肌上拍打,如能保持住让患者稍降低上肢后再慢慢一点点前屈,直至达到充分前屈。

(4) Ⅵ期:痉挛消失,主要按照正常活动方式来完成各种日常生活活动,加强上肢协调性、灵活性、耐力性及手的精细动作训练。

3. Rood 技术

Rood 技术是一种感觉应答反射疗法,是由美国人 Margarets Rood 于 1940 年提出的。其基本观点是按照人体运动发育顺序和规律及运动反射模式,先有感觉刺激作用于感觉感受器,通过大脑皮质诱发出运动反应。此技术特点是在人体特定部位给予相应感觉刺激,引发出正常的运动模式。基本方法如下:

(1) 触觉刺激:其中包括快速刷擦和轻触摸。快速刷擦是指用软毛刷在治疗部位的皮肤上作 3～5 s 的来回刷动,直至出现相应肌肉反应。如 30 s 无反应则再重复 3～5 次的高强度刺激,可易化增强肌肉反应性,出现相应肌收缩反应。轻触摸是指用手法触摸手指或脚趾间的背侧皮肤、手掌或足底部,以引出受刺激机体的回缩反应,称交叉性反射性伸肌反应。此反射的调控水平在脊髓。

(2) 温度刺激:常用冰来刺激,短时间使局部皮温降至 12～17 ℃,因冰具有快速刷擦和触摸的相同原理和作用。具体操作是将冰放在局部 3～5 s,然后擦干,可以出现与快速刷擦和触摸相应效应,出现回缩反应。当出现回缩反应时应对运动的肢体适当加阻力,以提高刺激效果。如用冰刺激掌心或指(趾)间皮肤背侧,会出现反射性回缩反应。

(3) 牵拉挤压肌肉:快速轻微牵拉肌肉可引起肌肉收缩,牵拉痉挛肌群作用于关节内压力感受器,激发对痉挛的抑制反应。挤压肌肤也可引起与牵拉肌梭相同牵张反应。用力挤压关节或负重可引起关节周围的肌肉收缩。因此,各种支撑位,例如采取仰卧位屈髋、屈膝的桥式体位、屈肘俯卧位、手膝4点跪位、站立时抬起一个或两个肢体而使患侧负重,都可以产生类似效应。关节负重可使关节间隙变窄,刺激关节本体感受器引起相应肌肉收缩,也能提供运动协调和稳定性。

4. PNF技术

PNF技术是通过刺激本体感受器促进神经肌肉系统反应的方法,是以发育和神经生理学原理为理论基础,通过强调多关节、多肌群参与的整体运动(不是单一肌肉的活动),来增强关节的运动性、稳定性、控制能力以及完成复合动作的技巧;同时利用了运动觉、姿势感觉等刺激以增强有关神经肌肉反应和促进相应肌肉收缩的训练方法。其特征是肢体和躯干的对角线和螺旋形主动、被动、抗阻力运动,并主张通过手的接触、语言口令、视觉引导来影响运动模式。PNF技术的治疗原则是按照正常的运动发展顺序,运用适当的感觉信息刺激本体感受器,使某些特定的运动模式中的肌群发生收缩,促进功能性运动产生。最初用于对各种神经肌肉瘫痪患者的治疗,被证实非常有效;后来证明它可以帮助许多因肌力、运动控制、平衡和耐力有问题的患者,如脊髓损伤、骨关节和周围神经损伤、脑外伤和脑血管意外等。

1) 基本原则

(1) 运动发育按照从头到脚,由近到远的顺序发展。肢体功能恢复也是按照近端向远端的顺序。因此,只有改善了头、颈、躯干的运动后,才可能改善四肢的功能;只有控制了肩胛带的稳定性后,才有可能发展上肢的精细动作技巧。

(2) 早期运动由反射活动控制,成熟运动通过姿势反射增强。例如,伸肘肌力较弱时,可让患者注视患侧,通过非对称性紧张性颈反射来增强。反之,也可以通过反射来影响姿势,如当患者从侧卧位坐起时可借助身体的调整反射。

(3) 早期的动作是在屈肌和伸肌优势交替转换中向前发展的。在治疗中,如过去伸肌张力过高,就选择屈肌优势动作。婴儿学习向前爬行的动作时,手和脚的伸肌占优势;向后爬时,屈肌占优势;偏瘫患者上肢多以屈肌占优势,应以训练伸肌为主;下肢多以伸肌占优势,则应以训练屈肌为主。

(4) 早期动作是有节律性、可逆转的自发性屈伸动作。在治疗中要注意两个方向的动作,例如:训练患者从椅子上站起的同时,也要训练由站到坐下;同样,在日常训练中,如更衣,患者必须练习更衣和脱衣这两方面。如果患者不能进行方向的逆转,他的功能活动肯定受到限制。因此,在治疗中必须进行方向节律性逆转,这样可使拮抗肌重新建立平衡。

(5) 正常运动与姿势取决于协同作用与拮抗肌的相互平衡影响。故PNF技术主要目标就是发展拮抗肌的平衡,治疗的关键是预防和矫正拮抗肌之间的不平衡状态。例如,脑外伤患者,由于躯干伸肌占优势而出现平衡障碍,难以维持坐位平衡。又如,偏瘫患者手指屈肌占优势而出现手指屈肌痉挛。治疗时,必须首先抑制痉挛。也就是说,当存在痉挛时,先抑制痉挛,后促进拮抗肌的收缩,而后促进反射和姿势。

(6) 动作发育是按照运动和姿势的总体模式的一定顺序进行的。如,婴儿先学会爬、滚、最后才学会站立和行走。在此学习过程,婴儿也学会了在不同的动作模式中和不同姿势下使用四肢。协同运动和动作的方向的发展也是有一定顺序的。因此,在治疗中应遵循发展的观念。需要注意,动作的发育虽然具有一定的规则和顺序,但并非按部就班,其间可以跳跃和重叠。在治疗中,并非要等患者的坐位平衡很好才能够进行站立训练。发育训练可帮助治疗师找到患者治疗的开始位置和姿势。一般来讲,患者稳定并且能够成功地移动的姿势就是治疗师开始治疗的准备姿势。

(7) 动作能力的提高依赖于动作的学习:动作的学习可由感官刺激得到加强,这包括视觉、听觉和触觉的刺激。在治疗中,PNF强调不断重复地刺激肌肉,同时辅以感官刺激信号,直至条件反射发生。反复刺激和重复动作可促进和巩固动作的学习,增强肌力和耐力;像任何成人学习一种新技能一样,患者需要刺激与训练的机会,以便巩固学习过的动作。

(8) 借助促进技术加强有目的性的活动:借助 PNF 技术可加快日常生活动作的学习。因此,PNF 技术强调与功能活动相关的动作和模式的训练。例如,对平衡失调的患者,通过挤压肩关节和骨盆,提高稳定性,以便能完成站立和洗漱的动作。

2) 操作方法

(1) 基本手法操作:① 手法接触;② 牵张;③ 牵引和挤压;④ 最大阻力;⑤ 扩散和强化;⑥ 时序;⑦ 视觉刺激;⑧ 口令与交流;⑨ 运动模式。

(2) 特殊技术:① 节律启动;② 等张组合;③ 拮抗肌逆转;④ 重复牵张;⑤ 收缩-放松;⑥ 维持-放松。

3) 适应证和禁忌证

(1) 适应证:PNF 技术应用广泛。适用于多种神经疾患,如脑卒中后偏瘫、脑瘫、脑外伤、脊髓损伤、帕金森病、脊髓灰质炎后的运动功能障碍、骨折、手外伤后,均可使用这些技术。

(2) 禁忌证:PNF 技术的应用有所限制,如合并骨折部位,骨折未愈合或有开放性损伤部位的患者,不能应用牵伸手法;持续抗阻的重复收缩不能用于脑血管病急症期;有以下情况的患者也不适宜使用 PNF 技术:伤口和手术刚缝合部位、皮肤感觉缺乏部位、本体感觉障碍的部位,以及听力障碍患者、对口令不能准确反映的婴幼儿患者、无意识的患者、骨质疏松患者、血压非常不稳定的患者、关节不稳定患者。

4) 具体应用

PNF 是促进技术中应用最广泛的一种,特别适用于肌无力和控制能力差的患者。应针对患者存在的主要问题选择最适应的技术,使患者能达到最佳的康复效果。

(1) 肌肉障碍。① 肌无力:选用重复收缩、慢逆转技术来增加肌力和耐力。② 肌张力低下:快速牵拉、节律性发动技术使肌肉收缩,产生运动。③ 肌张力过高:应用保持-放松、节律性稳定、慢逆转技术降低肌张力、增加肌肉的弹性。

(2) 关节障碍。① 关节疼痛肿胀:为了防止肌肉萎缩,维持关节活动度,可选择等长收缩的技术,而不是用关节产生运动,如保持-放松。② 肌肉僵硬:由于肌肉肌腱僵硬使关节受限的患者,可选择收缩-放松、慢逆转-维持-放松技巧来放松肌肉、增加关节的活动度。③ 关节不稳:节律性稳定、慢逆转技术均可增加关节的稳定性,增加本体感觉性反应。

(3) 共济失调障碍:慢逆转-保持、节律性稳定技术可增加稳定性和协调性。

(4) PNF 对偏瘫肩半脱位治疗:治疗时利用患侧的 PNF 肩胛带模式和患侧的上肢组合模式进行有针对性的训练,具体方法如下。① 肩胛骨前伸模式:在健侧卧位下引导患侧肩胛骨对着患者的鼻尖做向上、向前运动。② 肩胛骨后缩模式:在健侧卧位下引导患侧肩胛骨朝下段胸椎做向下、向后运动。③ 肩胛骨前缩模式:在健侧卧位下引导患侧肩胛骨朝着对侧髂嵴做向下、向前运动。④ 肩胛骨后伸模式:在健侧卧位下引导患侧肩胛骨朝着对侧髂嵴的相反方向做向上、向后运动。⑤ 上肢 D2 屈模式:在仰卧位下引导患侧上肢由肩关节伸展-内收-内旋位向肩关节屈曲-外展-外旋位运动。⑥ 躯干"上提"模式:在坐位下健手握住患手腕部,在治疗人员引导下健侧上肢由 D1 伸模式运动到 D1 屈模式、患侧上肢由 D2 伸模式运动到 D2 屈模式。治疗时利用拮抗肌逆转、稳定收缩、强调节律等技术,每个模式操作 10 个,上、下午各 1 次,共计治疗 4 周。

八、呼吸训练

呼吸训练是运动疗法的基本治疗方法之一,常用于呼吸系统疾患、心肺手术后及脊髓损伤[第 5 胸椎(T5)以上损伤者]。呼吸体操还用于体弱患者早期康复时练习;如与其他运动疗法交叉进行可增强运动疗法的效果,并可作为调整运动强度的方法。

呼吸肌在呼吸活动中起重要作用,因此呼吸肌强化为呼吸训练的内容之一。对于只能取卧位的患者,由治疗师用手法揉提、按摩肋间肌;对于可以起坐的患者,进行缓慢起坐练习和侧方起坐练习以加强腹肌。除膈肌、肋间肌和腹肌外,呼吸运动增强时胸肌、腰背肌都参与呼吸运动,故进行肌肉牵张法牵张和锻炼躯干肌也很重要。患者可取坐位,以前屈辅助呼气,以后伸辅助吸气;也可取立位,双手持体操棒,双足开立,上举时吸气,放下时呼气;双手斜上举体操棒,向右侧屈时吸气,向左侧屈时呼气;双手持体操棒向后转体时吸气,转回原位时呼气。

呼吸训练要点:① 注意不可在饭后或空腹时练;② 避免过深呼吸,以防引起一过性的呼吸停止;③ 胸式呼吸训练适用于胸腹部手术的术前和术后,有助于胸肌肌力的恢复和残存肺的强化;④ 心肺手术者,应于术前1周开始预备训练。

九、步行训练

步行训练的对象为因伤病损害而造成步行障碍者,主要为下肢有疾患的患者,如偏瘫、截瘫、截肢及下肢损伤或术后的患者等。

1. 步行训练前必需的训练和准备

① 关节活动度训练;② 健侧及上肢的肌力的维持和增强;③ 耐力训练;④ 平衡及协调训练;⑤ 下肢承重练习;⑥ 合理选用辅助用具:包括矫形器、助行器、拐杖、手杖、轮椅等。

2. 步行基本动作训练

步行的基本动作训练通常利用平行杠、拐杖、手杖在训练室中进行。其顺序为:平行杠内步行→平行杠内持杖步行→杠外持杖步行→弃杖步行→应用性步行(复杂步训练)。

3. 步行训练要点

① 提供必要保护,以免跌倒。② 掌握训练时机,不可急于求成。如偏瘫患者在平衡、负重、下肢分离动作训练未完成时不可过早进入步行训练,以免造成误用综合征。③ 凡患者能完成的动作,应鼓励患者自己完成,不要辅助过多,以免影响以后的康复训练进程。

十、医疗体操

医疗体操是运动疗法的一种形式,是针对一些伤病的发病机制、病理、症状、功能障碍及患者的全身情况,所编制的专门性体操训练。有其特殊的消除症状、恢复病情、改善功能、加强代偿、促进康复的作用。其适应证十分广泛,但具体方法应根据病情需要,有针对性地合理选用呼吸运动、加大关节活动范围练习、增强肌力练习、协调练习等主动运动动作,组编为成套的体操操节。每套体操分为3部分:以3~5 min轻量的预备活动开始,然后过渡到有若干操节、持续10~30 min的基本活动,最后逐渐减小活动量,以整理活动结束。每个操节要规定活动方式和重复次数,每天练习1~2次。根据患者的体质、运动素质与功能,并经过3~7天试验,确定每次的运动强度和时间、频次与疗程,运动量循序渐增,因人而异。

医疗体操要点:① 注意实施治疗时血压应平稳;② 治疗后无过度疲劳感。如仅有治疗后疲劳感,不伴有其他异常时,可给予热水浴,以配合治疗。

十一、其他新技术

近年来,有许多新技术在我国获得了广泛运用,简介如下。

(一) 川平疗法

川平疗法即反复促通疗法(repetitive facilitative exercise, RFE),以下简称川平法。它是一种促进神经通路重建和强化的治疗手法,其效果已接受了科学的验证。由日本川平先端康复研究所所长川平和美教授发明,他在历经几十年的临床经验的基础上,总结了数万例偏瘫患者的康复治疗经验开发的专用于促进偏瘫后运动功能恢复的一套治疗技术,自2015年起已经被日本作为脑卒中治疗指南中的推荐方法(B级循证),是目前为止针对脑卒中6个月最佳康复期之后的全新康复技术。

1. 原理

脑科学最新研究表明,成人中枢神经系统也存在神经干细胞,因而脑的可塑性理论以及神经系统功能重建正在成为可能。川平法不同于神经发育促进技术,而是综合运用感觉刺激(皮肤肌肉本体感觉以及视觉、听觉如言语指令等)、同步施加特定刺激手法来引出并强化牵张反射、皮肤肌肉反射(电刺激或振动刺激等)、姿势反射(紧张性迷路反射、紧张性颈反射)、共同运动、联合反应等进行组合运用,反复促通刺激目标肢体,有意识的运动目标肢体,同时抑制不需要的运动,强调诱发共同运动的分离,来兴奋和强化特定的神经传导通路,引发目标肌肉收缩,并不断应用这种促进或抑制来反复促通,以最大化活化感觉神经外周感受器,强化各个神经通路传入,建立大脑兴奋区域最大化,进而通过反复促通来达到新通路的建立,最终达到运动再学习的目的。此外,反复促通疗法配合患者的主观意识性运动努力,可更好地帮助患者实现意图性运动。

大量的临床实践表明,该疗法不仅对脑卒中偏瘫患者(急性期、恢复期、慢性期)的上肢操作障碍、步行障碍和日常生活活动障碍有改善作用,对脊髓损伤后的肢体双侧麻痹和退行性疾病的失能等功能恢复也有更好的治疗效果。此项技术可与振动刺激、功能性电刺激、无创神经调控技术等联合应用,强化治疗效果。

2. 反复促通疗法的原则

(1) 实现偏瘫肢体的意图性运动:① 刺激最大化。为了调整目标神经通路的兴奋程度,利用姿势反射、牵张反射和皮肤肌肉反射,同时也尽量联用电刺激和振动刺激。② 由近端开始。促通疗法要从自主运动较好的近端开始,逐渐扩展到远端。要优先对步行和日常生活活动所用到的运动模式(肌肉的组合)进行训练。

(2) 反复促通:对同一运动模式进行反复促通疗法,可有效地强化目标神经通路。

(3) 健侧充分强化:应优先选择增强健侧的肌力,从早期即可开始使用辅具和双杠进行步行训练。

3. 基本方法

通过进行反复促通治疗,提高目标神经通路的兴奋程度,实现患者的意图性运动。初期刺激时会影响目标神经通路以外的神经通路,但随着目标神经通路兴奋程度的提高,患者的意图性运动会逐渐实现。

(1) 共同运动:脑卒中后肢体的紧张模式为抗重力肌痉挛,即上肢屈肌痉挛和下肢伸肌痉挛。当需要训练患者从屈肌共同运动或伸肌共同运动中进行痉挛肌群的张力调整,以及同步诱发目标运动时,应首先发出口头指令,指令包含目标运动的共同运动;并在出现运动后,对目标运动的近端施加阻力以提高目标肌肉神经通路的兴奋程度。例如:要诱发踝关节的背屈时,首先命令髋关节屈曲,并对其施加阻力来提高踝关节背屈肌神经通路的兴奋程度。

(2) 牵张反射:为了提高目标肌肉神经通路的兴奋阈值,治疗师迅速牵引目标肌肉诱发牵张反射,之后命令患者收缩目标肌肉。在诱发牵张反射时,治疗师应使用指尖触碰患者的患肢,尽可能快速地诱发反射,同时注意力度(以免拉伤肌肉);可同步联用电刺激和振动刺激来增强牵张反射。

(3) 皮肤肌肉反射:类似于Rood技术,治疗师用指尖轻擦或叩击目标肌肉的皮肤,同时命令患者收缩目标肌肉。

(4) 姿势反射:充分利用姿势反射,如在仰卧位或站立位时,下肢和躯干的伸肌神经通路的兴奋水平会提高;在侧卧位或俯卧位时,下肢和躯干的屈肌神经通路的兴奋水平会提高。因此,下肢的屈曲动作在侧卧位或俯卧位时较容易实现。上肢在视线前方容易伸展,背侧方向容易屈曲(紧张性颈反射)。因此,在做上肢伸展运动时，指示患者看着自己的手会更容易做动作。

（5）运动模式或体位：PNF 运动模式或体位容易让瘫痪患者实现意图性运动。如上肢举到面部前方，伸肌神经通路的兴奋水平会提高，更容易实现肘关节和手指的伸展运动。利用阴性支持反射（踝关节跖屈或脚趾屈曲）的下肢屈曲运动，要比利用阳性支持反射（踝关节背屈或脚趾伸展）的下肢伸展运动更容易实现。

4. 应用对象

1）适宜人群

（1）脑卒中后肢体偏瘫患者：① 已经超过急性期的患者，但有希望继续改善者；② 发病已经超过 6 个月以上，经评估手和手指有微弱分离动作（微屈伸）的患者；③ 可以借助辅助工具步行的患者。

（2）脊髓损伤引起的四肢瘫或下肢瘫（颈髓、胸髓、腰髓损伤）的患者。

2）不适宜人群

（1）认知障碍者（中重度）：学习障碍者，无法配合者。川平法是利用大脑可塑性进行运动学习的方法，故需要患者理解治疗师的指示，并且按照指令运动。

（2）记忆障碍者：如下次训练时完全没有上次的学习记忆，则可以怀疑患者有学习障碍。

（3）无主动参与意愿者。

（二）悬吊运动疗法

悬吊运动疗法（sling exercise therapy，SET）是由挪威医生与物理治疗师一起经 14 年经验总结开发的一项针对骨关节肌疾患治疗的最新技术，系一种集主动锻炼、诊断并治疗、健身于一体的新方法。与其他运动疗法的不同之处在于它强调了主动成分和不稳定情况下的多层次训练，可有选择性地激发自身功能。开创了一种在特定的模式下进行主动运动，通过这种有针对性的运动起到调节各肌肉群之间生物力学平衡、激活弱肌群、放松痉挛肌群、改善运动的协调等作用。

1. SET 原理

SET 利用悬吊装置消除重力影响后，可使目标肌群以最小肌力完成疼痛方向上的无痛运动，从而"唤醒"或"激活"受伤或暂时"失活"的主动作肌。此外，该装置通过调节吊带支点来逐步增大负荷，运用充气垫、弹力绳来增加不平稳状态及运动难度，进而增加运动器官本体觉反馈，重建各组肌群间的力学平衡。可用于治疗各种肌力失衡所引起的疼痛疾患等。

2. SET 诊断技术

诊断系统的核心是"弱链"测试。患者首先在闭链运动中接受测查，负荷逐渐增大直至不能正确做动作或者感到疼痛为止。如果发生上述这种情况或者左右两侧的负荷量有明显差别时，说明存在一个或多个"薄弱环节"。然后，用开链运动检测具体肌肉。针对肌肉耐力的测定，则是通过不断增加开链和闭链运动的负荷来实现的。

3. SET 治疗技术

在以上力学诊断的基础之上，通过低负荷的主动运动来充分激活该"失活"的靶肌或肌群，通过渐进式地增加运动的级别（递增负荷）、增加运动的难度，并由提供稳定的支撑渐进为提供不稳定的支撑来使局部本体反馈刺激达到最大化。

4. SET 技术适应证

SET 技术可以用于治疗骨骼肌疾病，包括慢性腰背痛、颈痛、骨盆痛和肩关节疾病等，脑卒中患者及其他有神经方面问题患者的康复。此外，还可用于神经肌肉反馈重建、平衡功能训练及重建，以及促进儿童运动能力发育。

(三) 肌内效贴布疗法

肌内效贴布疗法或称为运动贴布技术(简称"肌贴"),于20世纪70年代起源于日本。早期主要是为治疗关节和肌肉疼痛而开发的弹力贴布,由于其有独特的保护受伤肌纤维、提供关节稳定性等的良好作用而迅速在世界各国物理治疗界、体育界获得广泛应用。2008年北京奥运会后我国大陆地区康复医学界也开始用其治疗各种损伤、功能障碍等。近年来,肌贴的用途有了更多、更广的拓展,尤其适合社区应用。

1. 原理与功效

肌贴是一种富有弹性的超薄透气胶布(不含药物),有不同的宽度、颜色和弹性,可以根据需要剪切成不同的形状,贴在需要治疗(肌肉和关节损伤的局部)的皮肤上。与传统的膏药或局部固定绷带相比,它保持治疗部位的自然活动度,且一般不会产生皮肤过敏或适应不良的情形。

肌贴由三层组成,第一层是防水弹力棉布,第二层是医用亚克力胶,第三层是保护胶水的背亲纸。每平方米的弹力棉布上涂 4~70 g 的胶水,且胶面呈水波纹状,水波纹的宽度为 3.75 px,间隙为 8.75 px,波长 150 px,振幅 40 px。

2. 物理特性

肌贴的基本物理特性包括弹力、张力、应力、切力及黏着力等。

(1) 弹力:为贴布被拉伸后本身具有的弹性回缩力,即向心力。

(2) 张力:贴布受到外力作用时本身具有的延展性,即离心力。

(3) 应力:软组织受到贴布的外力作用时所产生的对抗力或单位面积上受到的来自贴布的垂直力量。

(4) 切力:为贴布单位面积上的横向力量,可以水平牵动皮肤皱褶走向。

(5) 黏着力:贴布的黏胶附着在皮肤上的力量。

(6) 贴布的伸缩能力:缩短 5%~10%,伸长 130%~150%。

3. 生理效应

通过粘贴时胶布的密度差牵动皮肤的走向,增加皮肤与肌肉之间的间隙,进而影响到浅筋膜组织的流向,让筋膜系统能够有足够的通透性与流通,促进淋巴及血液循环。同时,由于运动中局部肌肉的收缩与皮肤的张力改变一致,因而当局部肌纤维受到运动损伤时,因肌贴的弹力回缩作用加强了皮肤的张力,同时缓解了皮下肌肉的受力。一系列的治疗效应如表 3-1-3 所示。

表 3-1-3 肌贴布疗法的作用和原理

作 用	原 理
缓解疼痛	• 根据闸门控制理论,由于触觉传入神经(Aβ纤维)的直径大于痛觉传入神经(Aδ和C纤维)的直径,在传导速度上也较快。因此,增加触觉传入神经的感觉输入,能够抑制痛觉输入,减轻或消除疼痛 • 贴扎部位皮肤表面压力变化可对机体产生良性刺激作用,并随着人体的活动,粘贴肌贴部分机体的压力发生变化,可起到持续按摩效应而缓解疼痛
改善循环	当贴布与皮肤密合时会自然产生皱褶,这些皱褶具有方向性,可改变筋膜及组织液的流向趋势,有效改善局部血液循环
减轻水肿	借由特殊贴法(沿着淋巴管方向的爪型肌贴)所形成的皮下皱褶,有利于产生导流效应,可将组织间液引导向最近的淋巴结,从而减轻水肿
支持与放松	当贴布的自然回缩方向与被贴扎的肌肉收缩方向同向时,也就是说贴布的走行方向跨越了肌肉的起点止点位置,此时贴布的回缩力将大大缓解局部受伤肌肉在运动时所受到的牵伸力,减缓肌肉紧绷或痉挛,适度放松被贴扎的肌肉与局部筋膜

续　表

作　用	原　理
矫正姿势,增强关节稳定性	• 调整主要控制姿势动作的肌群的张力,促进肌肉协调能力,或进一步利用加大张力的贴扎方式将关节固定在对线良好的位置,提供局部关节本体感觉输入,能有效矫正不当的姿势 • 可防止因不正常肌肉收缩所造成的关节异常,能调整筋膜,使肌肉协调收缩正常化,并增加关节活动度
训练软组织	借由贴布对于局部皮肤的触觉感觉输入,如同专业治疗或训练人员的手部接触引导,持续长时间给予该处软组织一个诱发动作的信息,能有效延伸训练效果,达到给予肌肉持续刺激的目的
调节内脏功能	通过刺激皮肤表面实现对躯体内脏反射的刺激,从而增加内脏机能调节
调节局部皮温	• 表面保温作用:肌贴厚度与皮肤类似,粘贴在皮肤上有保温效应 • 局部促进血液、淋巴回流的作用可调节局部皮温,起恒温的作用 • 不同颜色的贴布因吸收光线率的不同而影响皮温,故选用黑色或其他深色的肌贴,可有局部升温效应;相反,则选用白色或其他浅色的肌贴

4. 治疗作用

肌贴主要有三方面的治疗作用:① 缓解疼痛;② 改善局部循环,减轻水肿;③ 支持、放松局部软组织,改善(或矫正)不良形态并增强关节稳定性。

通过正确的肌贴贴扎方法可以使肌贴表面产生皱褶,皱褶的产生使得皮肤和皮下组织之间产生了间隙,进而起到导流作用,使相应组织的血液淋巴循环畅通,损伤部位的渗出液容易被吸收,减少了组织间液体潴留,局部压力降低,损伤组织易于重建,从而起到缓解疼痛不适症状和加速损伤恢复等作用。

由于肌贴本身不含药物,故而疗效来自本身具有的拉力与弹性,以及正确的贴法。前者取决于肌贴品质的好坏(对于治疗效果影响很大);后者取决于对患者的正确诊断,诊断决定贴法。

5. 适应证

(1) 神经系统疾病:① 脑卒中后肩关节半脱位、躯干运动功能不足、偏瘫步态、肩手综合征;② 周围神经损伤,如腓总神经损伤、尺神经损伤、正中神经损伤等;③ 小儿脑瘫,如膝关节过伸、膝关节伸展不充分、尖足、足内(外)翻、足底感觉异常。

(2) 各部位急慢性疼痛:① 颈椎常见问题,如颈部肌肉紧张、颈部肌肉无力、姿势不良、落枕;② 腰椎常见问题,如腰部肌肉拉伤、腰椎间盘突出、姿势不良;③ 肱骨外上髁炎、肱骨内上髁炎;④ 膝关节骨性关节炎、膝关节软组织损伤、髌骨软化证;⑤ 踝关节扭伤。

(3) 其他:骨折后水肿、肌肉拉伤、小儿斜颈、感冒鼻塞、美容除皱、乳腺癌根治术后淋巴水肿等。

6. 禁忌证

肌贴无绝对禁忌证。但当患者皮肤局部有皮肤病或局部有溃疡创面等,不适宜直接用;必须用时,可以选择旁路绕开发贴法。另外,可能有极个别患者对肌贴本身过敏,一旦过敏,则停用。

(王　颖)

第二节　物理治疗-物理因子疗法

如前所述,物理治疗是应用力、电、光、声、水和温度等物理因子来治疗患者疾患的一大类方法。除去力学疗法之外的各类物理因子(电、光、声、磁、冷、热、水等)通常简称为物理因子疗法,本节重点介绍各类物理因子的作用原理以及应用。

一、电疗法

康复治疗时常用各种电疗法，以防治疾病、缓解疼痛、减轻功能障碍。电疗的基本分类有：① 直流电及药物离子导入疗法；② 低频脉冲电疗法；③ 中频电疗法；④ 高频电疗法，如长波、中波、短波、超短波、微波（分米波、厘米波、毫米波）疗法；⑤ 静电疗法等。

（一）直流电及药物离子导入疗法

直流电疗法系应用方向恒定不变的电流来治疗疾病。药物离子导入疗法系通过电流将药物导入机体以治疗疾病。所用电流以直流电为主，也可采用各种单向低频脉冲电流或经过整流的半波中频电流。

1. 直流电疗法作用原理

当直流电作用于机体时，可引起组织内正负离子的定向移动，带电胶粒的电泳和水分子的电渗，结果导致组织兴奋性、细胞膜结构与通透性、酸碱度和组织含水量等的一系列变化。阳极下钙、镁离子相对较多，钠、钾离子相对较少，膜电位上升，超极化，神经肌肉兴奋性降低，称为阳极电紧张，有镇痛作用。阴极下相反，钙、镁离子相对较少，钠、钾离子相对较多，膜电位下降，易于除极化，神经肌肉兴奋性增高，称为阴极电紧张；但当膜电位下降到一定程度时，失去兴奋性，称为阴极抑制。

当直流电作用于机体时，细胞膜通透性也发生变化：阳极下钙、镁离子相对较多，蛋白质向阳极迁移（电泳），蛋白质密度增高，易于凝结，水分较少，细胞膜致密，通透性下降，有利于水肿与渗出消散。阴极下相反，钠、钾离子相对较多，水分向阴极迁移（电渗），组织水分较多，蛋白质密度较低，细胞膜疏松，通透性增高，可促使组织炎症消散。

直流电的局部作用还有改善血液循环、促进静脉血栓机化、退缩，使血管重新开放。直流电阴极通以 $10\,\mu A$ 的微弱电流，可促进骨生长、加速骨折愈合等。此外，直流电对中枢神经系统、自主神经系统、运动神经系统及感觉神经末梢均可产生影响。应用直流电体表节段反射疗法可使相应节段深部脏器的血液循环加速，进而改善器官的功能活动。

2. 直流电药物离子导入疗法

直流电药物离子导入疗法即借助直流电的作用，将在溶液中能够解离为离子的药物或在溶液中能成为带电胶粒的药物经过皮肤或黏膜导入机体，发挥治疗作用的方法。导入的药物离子在进入皮肤后能较长时间积存于皮肤表层形成所谓"离子堆"，并逐渐进入血流或淋巴流，影响全身各器官或组织。同时药物"离子堆"可刺激局部皮内神经末梢，引起局部生理效应和全身生理效应。例如对动物作 Ca^{2+} 导入试验时，可引起电极下远隔部位的肌肉电兴奋性升高，而静脉注射氯化钙时则无此效应。

应用单向低频脉冲电流作药物导入时，由于脉冲电流的冲击作用，导入机体内的药量虽比直流电少，但进入机体内的药物比直流电深。经过整流后，中频脉动电流（中频单相正弦电流）也可用做药物导入。

药物离子导入疗法的主要特点是：① 兼有药物与电疗的双重作用；② 导入的是药物的有效成分，为组织和器官所吸收后可直接发挥药理作用；③ 病灶局部浓度高，对表浅病灶的应用特别有利；④ 药物离子在体内蓄积时间较长，发挥作用的时间亦较长。该疗法的缺点是导入的药量较少。

1）临床作用

直流电疗法具有镇静、止痛、消炎，促进神经再生和骨折愈合，调整神经系统和内脏功能，调整肌张力等作用。特别是在阳极下，止痛效应显著。

药物离子导入的治疗作用除电流作用外，取决于所用药物的药理特性。当用于单纯止痛时，可导入普鲁卡因等药物；当局部为炎症性疼痛时，可导入各种抗生素；当治疗关节粘连性疼痛时，可导入透明质酸酶等；疼痛性瘢痕增生时可导入地塞米松及瘢痕软化类药物，并可配合超声治疗和（或）音频电疗以加速瘢痕软化。

2) 治疗技术

直流电药物离子导入疗法主要包括衬垫法、体腔法及组织内导入法等。

(1) 衬垫法:采用厚衬垫(通常用12层绒布缝制而成),以充分吸附电解产物,防止极性电极下的酸性或碱性代谢产物聚集,造成化学性灼伤(酸性或碱性灼伤)。① 病灶衬垫法:在病变部位进行药物离子导入。② 穴位衬垫法:应用直径1.5～2 cm的圆形衬垫,在穴位皮肤上进行药物离子导入治疗,每次治疗取穴不超过4～6个。③ 反射法:常用的有领区药物导入法、乳房区药物导入法、短裤式药物导入法等。

(2) 体腔法:先将药物灌入体腔,再将特制体腔电极(作用极)放进腔内,辅电极在相应体表部位皮肤上。常用有阴道、耳、鼻等导入。

(3) 组织内导入法:先将药液按治疗需要,用不同的方式输入体内,如口服(胃内)、注射(病灶局部)、灌肠(直肠)、导尿管注入(膀胱)等;然后在病灶部位的两侧放置直流电极,进行直流电疗法治疗操作。

电极放置包括对置法和并置法两种。前者适合于局部以及深部病灶,后者适合于较浅且面积较大的病灶区。

3) 注意事项

治疗操作中,应特别注意以下原则:① 导入药物应明确极性,按"同性相斥"的原则,如醋酸地塞米松,应在阳极下导入。② 为达到较好止痛作用,单纯应用直流电治疗时痛点应置阳极。③ 注意操作规范,防止发生直流电酸碱性烧伤。④ 对青霉素、普鲁卡因等过敏反应药物必须经皮试证实阴性后才能做治疗。⑤ 导入剧毒药物,每次用量不得超过极量。⑥ 为避免寄生离子干扰,必须做到衬垫专药专用。⑦ 电极板要求质地柔软,可塑性大,导电性能良好。常采用铅板或导电橡胶,亦可采用薄的紫铜片。⑧ 作用极应比非作用极面积大,这样有利于集中电量于病灶区。

4) 适应证

适用于周围神经炎、神经根炎、神经损伤、神经症、自主神经功能紊乱、高血压和冠心病、慢性关节炎、慢性炎症浸润、慢性溃疡、伤口和窦道、血栓性静脉炎、雷诺病、瘢痕、粘连、颞颌关节功能紊乱、慢性盆腔炎、角膜浑浊、虹膜睫状体炎等。

5) 禁忌证

恶性肿瘤(局部直流电化学疗法除外)、高烧、昏迷、活动性出血、出血倾向疾病、恶病质、心力衰竭、心肺功能不全、妊娠、急性化脓性炎症、急性湿疹、局部皮肤破损、金属异物、植有心脏起搏器、对直流电过敏、对拟导入的药物过敏者等。

3. 电化学疗法

利用直流电极下的化学反应治疗肿瘤的方法,适用于皮肤癌、肺癌、肝癌等。

(二) 低频电疗法

应用频率1 000 Hz以下的脉冲电流作用于人体治疗疾病的方法,称为低频脉冲电疗法(low frequency electrotherapy)。医用低频电流特点是:① 均为低电压、低频率;② 无明显的电解作用;③ 对感觉、运动神经有强刺激作用;④ 有止痛作用。

低频电疗法的共性生理作用:① 兴奋神经肌肉组织;② 促进局部血液循环;③ 镇痛;④ 消散炎症。康复治疗中常用的有以下5种低频电疗法。

1. 感应电疗法

感应电流又称法拉第(Faraday)电流,是用电磁感应原理(应用感应线圈所获得)产生的一种双相、不对称的低频脉冲电流。应用这种电流治疗疾病的方法称为感应电疗法(faradization)。感应电流兴奋正常的运动神经和肌肉,除需有必要的电刺激强度外,还需要一定的通电时间。

(1)治疗作用:① 防止肌肉萎缩;② 治疗制动术后的失用性肌萎缩;③ 松解粘连;④ 促进肢体血液和淋巴循环;⑤ 止痛。

(2)治疗技术:感应电流法的操作方法及注意事项与直流电流法基本相似。感应电流的治疗剂量一般分为强、中、弱3种。强剂量时引起肌肉强直收缩,中剂量时肌肉微弱收缩,弱剂量则无肌肉收缩,但患者有感觉。常用的治疗方法有固定法、移动法和电兴奋法。

(3)适应证:失用性肌萎缩、肌张力低下、软组织粘连、周围神经部分挫伤、声嘶、癔病性麻痹。感应电疗法可防治失用性肌萎缩和反射性肌萎缩,治疗感觉异常性皮神经炎、软组织扭挫伤与劳损、胃下垂、弛缓性便秘、注射后硬结等。

(4)禁忌证:出血倾向、急性炎症、痉挛性麻痹等。

2. 电兴奋疗法

综合应用感应电和直流电进行强刺激以治疗疾病的方法。

(1)治疗作用:使中枢神经兴奋过程占优势的神经症转为抑制,改善睡眠;使肌肉扭伤后的反射性肌紧张在强收缩后转为松弛,缓解疼痛;使感觉障碍的皮神经分布区兴奋性提高,恢复感觉。

(2)适应证:腰肌扭伤、股外侧皮神经炎、神经症等。

(3)禁忌证:同直流电疗法。

3. 间动电疗法

该电流是在50 Hz正弦交流电整流后叠加在直流电上所构成的脉冲电流。常用波形有:① 疏波;② 密波;③ 疏密波;④ 间升波;⑤ 断续波;⑥ 起伏波。

(1)治疗作用。① 镇痛:间动电流的镇痛作用比直流电、感应电明显,以疏密波、间升波的镇痛作用最强,其次为密波、疏波。② 促进血液循环,消散水肿:以密波、疏密波作用较明显。③ 刺激周围运动神经,引起肌肉收缩,锻炼肌肉:以断续波、起伏波作用突出。

(2)适应证:神经痛、扭挫伤、网球肘、肩关节周围炎、肌纤维组织炎、颞颌关节功能紊乱、雷诺病等。

(3)禁忌证:与直流电疗法相同。

4. 经皮电神经刺激疗法

应用一定频率、一定波宽的低频脉冲电流作用于体表刺激感觉神经以控制疼痛的一种电疗法,称为经皮神经电刺激疗法。波形有单向方波,单向方波调制中频电,对称或不对称双向方波,没有直流电成分。频率低限 $0.5 \sim 10 \sim 25$ Hz,高限 $90 \sim 120 \sim 500$ Hz;波宽 $2 \sim 500$ μs。可连续调节或分档调节,电流强度可达 80 mA。最佳镇痛频率可通过患者在自行调节中摸索。其镇痛机制目前主要以"闸门"控制假说和内源性吗啡样多肽理论来解释。

(1)治疗作用:缓解各种急慢性疼痛。不同参数的电流镇痛作用略有不同。一般来说,兴奋神经粗纤维最适宜的电流是频率 100 Hz、波宽 100 μs 的方波。不同类型仪器输出电流的参数不同,镇痛的速度、时间和强度不同,通用型治疗仪镇痛作用较快但较短暂;针刺型治疗仪镇痛作用较慢,但持续时间较长;暂时强刺激型治疗仪镇痛作用较深,但较短暂。此外,本法还有促进局部血液循环,加速骨折愈合,加速伤口愈合等作用。

(2)适应证:术后伤口痛、神经痛、扭挫伤、肌痛、关节痛、头痛、截肢后残端痛、幻痛、分娩宫缩痛、癌痛、骨折、伤口愈合缓慢等。

(3)禁忌证:植有心脏起搏器、颈动脉窦部位、孕妇下腹部与腰部。认知障碍者不得自己使用本仪器。

5. 神经肌肉电刺激疗法

应用低频脉冲电流刺激运动神经或肌肉引起肌肉收缩以恢复肌肉功能的方法称为神经肌肉电刺激疗

法(neuromuscular electrical stimulation，NES)或电体操法。因治疗作用不同，可分为正常神经肌肉电刺激疗法、失神经电刺激疗法、痉挛肌电刺激疗法、平滑肌电刺激疗法和呼吸肌电刺激疗法。其共性治疗作用有：① 促进静脉与淋巴回流，延缓肌萎缩的发展；② 防止肌肉大量失水和发生电解质、酶系统和肌原纤维的破坏；③ 保留肌中结缔组织的正常功能，防止其挛缩和束间凝集，抑制肌肉的纤维化。

对于平滑肌功能障碍如神经源性膀胱和排便功能障碍，以及产后尿潴留、术后肠麻痹等均可通过电刺激来增强平滑肌的功能。

1) 正常神经肌肉电刺激疗法

正常神经支配肌肉包括完全正常的肌肉、神经失用的肌肉及失用性肌萎缩。

治疗作用：使肌肉发生被动收缩，防止肌肉萎缩，促进局部血液循环。

治疗技术：采用频率 50 Hz，t 宽 1 ms，t 升 1 ms 的新感应电流，治疗 10 min，休息 5 min 后再刺激 10 min。

适应证：肌痉挛、疼痛等，适用于神经失用症、各种原因所致的失用性肌萎缩、肌腱移植术后、姿势性肌肉软弱、因长期卧床活动减少所致的轻度静脉回流不畅等。

2) 失神经支配肌肉电刺激法

失神经支配肌肉是指下运动神经损伤后，肌肉失去神经支配而萎缩变性。

(1) 治疗作用：引起肌肉节律性收缩，延缓病肌萎缩，防止肌肉大量失水和发生电解质、酶系统代谢紊乱；抑制肌肉纤维化，防止其硬化和挛缩，促进神经再生和神经传导功能的恢复。

(2) 治疗技术：① 时机：因失神经支配后第 1 个月，肌萎缩最快，故确诊后应尽早开始。病程在 3 个月内用电刺激法可延缓肌肉萎缩，3 个月到 1 年时可防止肌肉纤维化，病程 3 年以上治疗效果不佳，预后不良。② 波形和参数：三角波的强度变率要适当。根据神经变性程度选择不同的 t 升，从而避免刺激正常的运动神经、感觉神经和肌肉，而只刺激病肌。根据电诊断确定 t 升值(轻度失神经 10～50 ms，中度失神经 50～150 ms，重度失神经 150～300 ms，极重度失神经 400～600 ms)，再根据 t 降等于(2/3)t 或(1/3)t 升，t 宽等于 t 升，t 止等于 t 宽的 3～5 倍，脉冲频率 $f=1\,000/(t$ 升＋t 止$)$(Hz)来确定。③ 方法：电流强度以能引起病肌的明显收缩为准。一次治疗每条病肌至少收缩 40～60 次(分 4 段进行，每段间歇 3～5 min)，每天治疗 1～6 次，直到神经支配恢复，再改为主动训练。

(3) 适应证：肌无力、酸痛等，适用于下运动神经元麻痹、神经断裂、下运动神经元伤病致肌肉失神经支配、失用性肌萎缩、习惯性便秘、宫缩无力等。

(4) 禁忌证：失神经肌肉电刺激禁用于植有心脏起搏器者、痉挛性瘫痪，其他禁忌证与直流电疗法相同。

3) 痉挛肌电刺激疗法

本疗法主要用于治疗上运动神经元病损所致的痉挛性瘫痪。用两组脉冲方波，分别刺激痉挛肌梭和拮抗肌肌梭，根据交互抑制原理，以达到使痉挛肌抑制、松弛，而其拮抗肌兴奋的作用。

(1) 治疗原理：采用两组电流交替刺激痉挛肌及拮抗肌。刺激痉挛肌时，通过兴奋神经肌梭和张力感受器，反射性地引起痉挛肌本身抑制；刺激拮抗肌时，交互抑制亦对痉挛肌发生抑制性影响。由于两组电流交替出现，所以两种抑制交替出现，使痉挛肌在治疗期间始终处于抑制状态，达到松弛痉挛肌的目的。同时促进肢体血液循环、肌力和功能的恢复。

(2) 治疗技术：把波宽(0.2～0.5 ms)和频率(0.66～1 Hz)相同、出现时间相隔 0.1～1.5 s 的两组方波分别通过两对小电极进行刺激。一组刺激痉挛肌，一组刺激拮抗肌。电流可单独调节，使两者交替收缩；电流强度以引起肌肉明显收缩为宜。2～3 天治疗一次，每次 30～60 min。

(3) 适应证：脑卒中偏瘫、儿童脑性瘫痪和脊髓损伤后的痉挛性瘫痪、多发性硬化、帕金森病、肌痉挛性疼痛、创伤性疼痛等症。

（4）禁忌证：肌萎缩侧索硬化症、多发性硬化病情进展期，其他禁忌证与直流电疗法相同。

4）功能性电刺激疗法

主要作用于已丧失功能或功能不正常的器官或肢体，以其产生的即时效应来代替或矫正器官及肢体已丧失的功能。如人工心脏起搏器通过电刺激来补偿患者丧失的心搏功能、膈神经刺激器救治某些原因所致的呼吸中枢麻痹。此外，某些疾患引起的尿失禁或尿潴留也可用功能性电刺激加以控制。

应用功能性电刺激的条件：上运动神经元发生病损时，下运动神经元完好，通路存在，并有应激功能，肌肉收缩性好。另外，接受功能性电刺激患者应意识清楚、无骨关节病变（如挛缩、畸形）。

（1）治疗作用：代替或矫正肢体或器官已丧失的功能，达到功能重建，或运动功能的代偿性"恢复"。

（2）治疗技术：治疗仪器有两类，一类为有1～8个通道的刺激器，每个通道的电流参数可单独调节，多用于医疗单位；另一类为便携机，产生低频电流刺激神经肌肉。电刺激的基本脉冲波形是方波，也可用梯形、三角或调幅正弦波；为避免电极下的电化学反应，最好选用双向脉冲。电刺激方式有体表电极和植入性电极两种。开始治疗时每天数次，每次10 min，以后逐渐延长，刺激强度随功能恢复逐渐减小。

临床最常用的是偏瘫患者的垂足刺激器。刺激器系于患者腰部，刺激电极置于腓神经处，触发开关设在鞋底足跟部。当患者足跟离地时，开关接通，足跟部的触发刺激盒发出低频脉冲电流，通过电极刺激腓神经使足背屈，直至患者足跟再次着地，开关断开，刺激停止。下个步行周期时重复上述过程。

（3）适应证：上运动神经元病损所致偏瘫、脑性瘫痪、多发性硬化、截瘫、呼吸功能障碍、排尿功能障碍，脊柱侧弯及小脑病变引起的某些运动功能失调等，还可用于肌痉挛性疼痛、关节挛缩性疼痛等。

（4）禁忌证：植有心脏起搏器者禁用其他部位的功能性电刺激。意识不清、肢体骨关节挛缩畸形、下运动神经元受损、神经应激性不正常者也不宜应用本疗法。

（三）中频电疗法

医用中频电流的范围为1 000～100 000 Hz。其特点如下：① 无电解作用；② 降低组织电阻，增加作用深度；③ 对运动神经有综合效应，通过综合多个刺激的连续作用可以引起一次兴奋；④ 中频电流对皮肤感觉神经的刺激可引起舒适的振动感，尤以6 000～8 000 Hz电流刺激时肌肉收缩阈值明显低于痛觉阈值，肌肉收缩时无疼痛感；⑤ 改善局部血液循环；⑥ 提高生物膜通透性；⑦ 整流后的半波电流可以做药物离子导入。

目前，临床上常用的中频电疗法有音频电疗法、正弦调制中频电疗法和干扰电疗法3种。

1. 等幅中频电疗法

应用频率范围为1 000～5 000 Hz的中频电流治疗疾病的方法，俗称为音频电疗法，或等幅正弦电流疗法。常用频率为2 000 Hz，由于幅度无变化，易为人体所适应。

（1）治疗作用：① 镇痛作用，可使皮肤痛阈升高10%左右，但单次治疗的镇痛作用维持时间不长，效果不及正弦调制电流；② 促进局部血液循环；③ 松解粘连、软化瘢痕；④ 消散慢性炎症，加快浸润吸收；⑤ 经过半波整流的等幅中频电流再叠加直流电可以进行药物离子导入。

（2）治疗技术：音频电疗所用导线、电极及衬垫和低频电疗法相似。电极的放置：若病灶表浅时用并置法；病灶较深时，则用对置法。治疗时电极不能在心前区对置或并置，心脏病患者电极需放置于心前区时电流强度不能太强。忌将电极置于孕妇腹部和腰骶部。其他部位治疗时，电流亦不宜太强。治疗时间一般为每次20～30 min，每天一次。

（3）适应证：各类软组织扭挫伤疼痛、关节痛、瘢痕、肠粘连、注射后硬结、关节纤维性强直、术后粘连、炎症后浸润硬化、血肿机化、狭窄性腱鞘炎、肌纤维组织炎、硬皮病、阴茎海绵体硬结、肩关节周围炎、血栓性静脉炎、慢性盆腔炎、慢性咽喉炎、声带肥厚、肱骨外上髁炎、神经炎、带状疱疹后神经痛、尿潴留、肠麻痹等。

(4) 禁忌证：急性炎症、出血性疾病、恶性肿瘤、局部金属异物、植有心脏起搏器者、心前区、孕妇下腹部及对电流不能耐受者。

2. 调制中频电疗法

该疗法使用的是一种低频调制的中频电流，其载波频率为 2 000～8 000 Hz。载波波形有正弦波和梯形波，调制频率为 1.5～150 Hz。调制波形有正弦波、方形波、三角波、梯形波、指数曲线波。输出波形有：① 连续调制波(简称连调)，调制波连续出现；② 交替调制波(简称交调)，调制波与未调制波交替出现；③ 间断调制波(简称断调)，调制波间断出现；④ 变频调制波(简称变调)，两种频率不同的调制波交替出现。上述 4 种波形均可以全波或整流型半波(正半波或负半波)的形式出现，共计 12 种。除连调波外，每种波形两种成分的持续时间分别可调；此外还可有调幅度的变化，能调出 0、50%、75%、100%。调幅的意义是：① 调幅度的深浅表示低频成分的大小；② 改变波的振幅与强度变率也就改变了刺激强度。

调制中频电流疗法的主要特点有：兼具低、中频电疗的特点，减少人体电阻，增大治疗用的电流量，增加电流作用深度；不同波型和频率变换交替出现，可以克服机体对电流的适应性。

(1) 治疗作用：由于调制中频电流含有中频电与低频电两种成分，电流的波形、幅度、频率和调制方式不断变换，人体不易产生耐受性而且作用较深，不产生电解刺激，可在多方面发生低、中频电治疗作用。① 止痛作用：以即时止痛作用较为突出，调幅度 50% 的 100 Hz 连调波镇痛效果最好；② 促进局部血液循环和淋巴回流；③ 锻炼肌肉：断调波更为突出，连调波与断调波提高胃肠、胆囊、膀胱等的平滑肌张力；④ 电流按摩作用：不同波形的调制中频电流电极下可产生明显的束缚紧压感、抖动感、挤压揉捏肌肉感等，这些电流按摩作用，能促进静脉和淋巴回流，促进代谢产物和炎症产物排出，解痉止痛；⑤ 消散炎症：调制中频电可促进慢性非化脓性炎症消散；⑥ 调节神经：调制中频电作用于颈交感神经节可以改善大脑的血液循环，作用于脊髓下颈、上胸段可以改善上肢、心脏的血供，作用于腰段可以改善下肢的血供。

(2) 治疗技术：选用正弦调制中频治疗仪，每次选用 2～3 种波形，每种刺激 3～8 min，每天一次，6～12 次为 1 个疗程。刺激强度以明显震颤感为宜，做离子导入时按直流电疗法计量(可偏大)。

(3) 适应证：本疗法镇痛作用突出，适于各种疼痛疾患的治疗。如：神经痛、软组织损伤性疼痛、颈椎病、肩周炎、坐骨神经痛、骨性关节病、肱骨外上髁炎、肌纤维组织炎、腱鞘炎、面神经炎、周围神经伤病、失用性肌萎缩、溃疡病、胃肠张力低下、尿路结石、慢性盆腔炎、弛缓性便秘、术后肠麻痹、尿潴留等。此外，还可用做神经肌肉电刺激或药物离子导入，用于角膜炎、虹膜炎、神经炎、小腿淋巴淤滞、输尿管结石等。

(4) 禁忌证：与等幅中频电疗法相同。

3. 干扰电疗法

干扰电疗法系同时使用两组频率相差 0～100 Hz 的中频正弦电流，交叉地输入人体，在交叉处形成干扰场；在干扰场中按电子学上的差拍原理"内生"出 0～100 Hz 的低频调制的中频电流。两组中频电可固定在此范围的任一频率上(称固定差频简称固频)，也可每 15 秒内频率来回变动一次，其范围由 0～100 Hz 可调(称变动差频简称扫频)。本组电流作用于人体后，可在深部组织产生有如低频电的治疗作用，因而其最突出的特点是治疗时电极下输入的是中频，干扰场产生低频。这种"内生"的低频调制的脉冲中频电刺激克服了低频电流不能深入组织内部的缺陷，且可应用较大的电流强度，兼有低频电和中频电的特点。以这种电流治疗疾病的方法称为干扰电疗法。

动态干扰电疗法：动态干扰电疗法是使两路 4 000、(4 000±100) Hz 电流的幅度被波宽为 6 s 的三角波所调制，使两组电流的输出强度发生周期为 6 s 的节律性的幅度变化，交叉作用于人体。

立体动态干扰电疗法：立体动态干扰电疗法是同时将三路 5 000 Hz 的交流电互相叠加交叉作用于人体，干扰电流受第三电场调制而发生缓慢的幅度变化。

动态干扰电流不断有节律性动态变化，人体更不易产生适应性。立体动态干扰电流则可产生立体、多部位的动态刺激作用,作用更均匀。

(1)治疗作用。① 改善周围血液循环:50～100 Hz 差频可促进局部血液循环,加速渗出物吸收。25～50 Hz 差频可引起骨骼肌强直收缩而加强局部血液循环。② 镇痛作用:干扰电流对感觉神经末梢有抑制作用,使痛阈上升而镇痛;100 Hz 差频的镇痛作用最明显。③ 对运动神经和骨骼肌的作用:可在不引起疼痛的情况下,加大电流强度引起骨骼肌明显的收缩。25～50 Hz 差频可引起正常骨骼肌强直收缩;1～10 Hz 可引起骨骼肌单收缩和失神经肌收缩。④ 对胃肠平滑肌的作用:可促进内脏平滑肌活动,提高其张力,改善内脏血液循环,调整支配内脏的自主神经。临床上可用于术后肠道功能的恢复性治疗、膀胱功能的恢复性治疗、内脏下垂、习惯性便秘等。⑤ 对自主神经的作用:干扰电作用于颈腰交感神经节可分别调节上肢、下肢血管的功能,改善血液循环。⑥ 加速骨折的愈合。

(2)治疗技术:干扰电疗机有 4 个电极或四联电极,放置电极时尽量使产生的两路电流交叉于病灶处。常用的有固定法、移动法、抽吸法和干扰电振动按摩法 4 种方法。电流强度以患者耐受量计,每次 20～30 min,每天 1 次,1 个疗程 6～12 次。

(3)适应证:各种软组织创伤性疼痛,如关节及软组织损伤、肩周炎、肌痛、神经炎、肌纤维组织炎、皮神经卡压性疼痛;各种内脏疾患疼痛,如胃痉挛疼痛、尿路结石痉挛疼痛、肠功能紊乱疼痛、肠痉挛疼痛等;局部血液循环障碍性疾病、周围神经损伤或炎症引起的神经麻痹、肌肉萎缩、胃下垂、习惯性便秘、弛缓性便秘、肠麻痹、术后尿潴留、压迫性张力性尿失禁、胃肠功能紊乱、雷诺病、骨折延迟愈合等。

(4)禁忌证:与等幅中频电疗相同。

4. 音乐电疗法

将录音磁带所产生的音乐信号经声电转换,再放大、升压所产生的电流称为音乐电流。音频的范围为 27～4 000 Hz,转换后的音乐电流频率为 200～7 000 Hz;其频率、波形和幅度按音乐的节律和强度变化而呈不规则的正弦电流,是名副其实的音频电流。实际是低频调制低频电流和低频调制中频电流,以低频电为主,中频电为辅。将听音乐与音乐信号转换成的音乐电流相结合以治疗疾病的方法称为音乐电疗法。单纯的音乐电流治疗疾病的方法称为音乐电疗法。

(1)治疗作用。① 对精神神经系统:旋律优美的音乐有镇静镇痛作用,可以消除精神紧张、安静催眠、抑制疼痛、集中注意力、增强记忆力、改善精神状态、降低肌张力;激烈高昂的音乐可产生兴奋作用,使精神兴奋,情绪激动。② 对心血管系统:舒缓的音乐可以使升高的血压下降,心率减慢;节奏激烈的音乐使血压升高,心率加快。

影响音乐对人体作用的因素:音乐的性质、人的音乐修养。

音乐电流对人体的作用:具有低中频电结合的作用。作用于局部可引起肌肉收缩,加强血液循环,镇痛;作用于穴位与神经节段可产生远隔效应。

(2)治疗技术:根据患者病情需要选用适合的音乐带,如需要镇静可选择柔和的音乐,需要兴奋神经肌肉者选择激昂的音乐;选择符合治疗需求的电极,调节音乐的音量和电量到适宜剂量,每次治疗 15～30 min,每天或隔日治疗一次。

(3)适应证:可用于脑卒后偏瘫、截瘫、神经炎、神经痛、自主神经功能紊乱以及各种慢性疼痛和心身疾病等。

(4)禁忌证:同等幅中频电疗法。

(四)高频电疗法

在医学上把频率超过 100 kHz 的交流电称为高频电流。在康复治疗中最常用的高频电疗法为短波疗法、超短波疗法和微波疗法。高频电流特点:① 对神经肌肉无兴奋作用;② 内生热作用;③ 无电解作用;

④ 多种能量输出方式,电极可以离开皮肤。

高频电疗法的生物学效应如下。① 温热效应:高频电疗法中的中波、短波、超短波、分米波、厘米波疗法可产生明显的温热效应,其机制有所不同。与热敷、蜡疗等传导热疗法及白炽灯、红外线等辐射热疗法相比,高频电疗法的作用较深。② 非热效应:小剂量或脉冲式高频电作用于人体,不足以引起温热感和组织温度升高时,组织内仍有离子的高速移动和偶极子的高速旋转等效应,以及蛋白质结构及形态变化,细胞膜上荷电粒子的浓度改变、膜通透性改变、细胞结构改变等效应,产生治疗作用。小剂量的短波、超短波、分米波、厘米波、毫米波治疗时非热效应明显;频率越高的电磁波的非热效应越明显。③ 对神经系统的作用:小剂量短波、超短波作用可使感觉神经兴奋性下降,痛阈升高;作用于受损的周围神经,可以加速其再生和传导功能的恢复。中小剂量超短波作用于头部时可能出现嗜睡等中枢神经抑制的现象;大剂量则可使脑脊髓膜血管通透性增高,可能导致颅内压增高。高频电作用于神经节段、反射区及交感神经节部位可使该神经所支配的相应区域的神经、血管、器官的功能得到调节。④ 对血液和造血器官的作用:小剂量超短波有刺激骨髓造血的功能。毫米波有保护骨髓造血的作用,甚至可增强骨髓的增殖过程。⑤ 对生殖器官的作用:大剂量超短波、分米波、厘米波可使雄性动物睾丸发生坏死、退行性变,精子生成减少并有活动障碍,使雌性动物生育能力受损并导致早产、流产。但长期接触小剂量高频电的人员中未发现生殖功能受影响的现象。⑥ 对眼的作用:大剂量分米波、厘米波作用于眼部时,因晶体缺乏血管、不易散热,易致过热而出现晶体混浊,为微波性白内障。毫米波辐射眼部则可能引起角膜上皮和基质的损伤,较大功率辐射还可引起虹膜炎、晶体混浊。

高频电的内源性温热的特点为:① 热的作用深;② 热的强度可达到很高;③ 只要电流强度不变,热强度可保持恒定;④ 通过高频输出的调节可控制热量;⑤ 通过频率与治疗技术的变化可选择性地作用于某些器官或组织,使其热量最大。

高频电疗的共性作用有:① 止痛;② 消炎;③ 解痉;④ 治疗表浅癌肿。

1. 短波疗法

应用频率 3~30 MHz,波长 100~10 m 的电流以治疗疾病的方法称为短波疗法(short wave electrotherapy)。短波疗法主要以电感场法(又称线圈场法)进行治疗。短波电流在电缆内通过时,电缆周围产生高频交变磁场,人体处于其中,感应产生涡电流,其频率与短波相同,但方向相反。涡电流属于传导电流,通过组织时引起离子的高速移动,发生离子间以及离子与周围媒质间的摩擦,引起能量损耗(欧姆损耗),转换为热能。离电缆较近的部位受磁场作用较强,且涡电流经导电率较高的组织通过,因此在浅层肌肉中产热较多。短波疗法也可采用电容场法进行治疗,其生物物理作用与超短波电容场法相似。

(1) 治疗作用:短波具有高频电疗法共有的生物学效应和治疗作用。其温热作用较明显,可改善组织血液循环、镇痛、缓解肌肉痉挛等。短波疗法也有一定非热效应,脉冲短波温热效应不明显,主要产生非热效应。

(2) 治疗技术。① 电缆法:电缆长 2~3 m,是一根粗而柔软的导线,外包橡胶。治疗时电缆环绕肢体 3~4 周,或平绕成各种形状置于治疗部位。② 涡流电极法:电极内有线圈和电容,以单极法治疗。电缆或电极与皮肤的间隙为 1~2 cm,间隙小作用表浅,间隙大作用较深。③ 电容场法:见超短波电疗法。

短波电疗法的治疗剂量按患者的温热感觉程度分 4 级,也可以参考氖灯亮度及仪表读数。Ⅰ级剂量:无热量,在温热感觉阈下,无温热感;适用于急性疾病;电流表通常为 50 mA 以下。Ⅱ级剂量:微热量,刚有能感觉的温热感;适用于亚急性、慢性疾病;电流表通常为 70 mA 左右。Ⅲ级剂量:温热量,有明显而舒适的温热感;适用于慢性疾病;电流表通常为 100 mA 左右。Ⅳ级剂量:热量,有能够耐受的强烈热感,一般治疗不要达到此剂量;适用于肿瘤;电流表通常为 100 mA 以上。

(3) 适应证:各种慢性疼痛。如扭挫伤疼痛、腰肌劳损、骨及关节退变、关节炎、颈椎病、肺炎、胃炎、坐骨神经痛等;还用于急性肾功能衰竭、恶性肿瘤热疗(大剂量)等。

（4）禁忌证：恶性肿瘤（中小剂量）、妊娠、出血倾向、高热、急性化脓性炎症、心肺功能衰竭、装有心脏起搏器、体内有金属异物等。妇女经期血量多时应暂停高频电疗法治疗。

2. 超短波电疗法

应用超短波电流治疗疾病的方法称为超短波电疗法（ultra short wave electrotherapy）。超短波的波长范围为 1～10 m，频率范围为 30～300 MHz。常以电容场法进行治疗。在导电率低，电介常数低的组织中产热多；脂肪产热多于肌肉层，易出现脂肪过热现象。

（1）治疗作用：超短波作用于人体时，除温热效应外，还存在明显的非热效应，可以改善局部血液循环，提高机体免疫力，消散炎症、镇痛，促进组织尤其是结缔组织增生的作用比较突出。脉冲超短波主要产生非热效应，其消炎作用更为突出，对急性化脓性炎症的疗效尤为显著。可加速组织再生修复。其他作用有缓解痉挛、调节神经功能、调节内分泌腺和内脏器官的功能等。大剂量有抑制、杀灭肿瘤细胞作用。

（2）治疗技术：超短波治疗机有小功率（50 W）、大功率（200～400 W）及特大功率（1～2 kW）3 种。小功率机用于治疗小部位及浅表病变；大功率机用于大部位及深部组织器官的治疗；特大功率机主要用于治疗肿瘤。治疗选用的电极面积应稍大于病灶部位，电极与皮肤平行，并保持一定间隙。电极间隙小时作用表浅。治疗剂量同短波电疗法。常用电极放置方法有对置法、并置法、单极法和体腔法。急性炎症治疗 9～10 min，急性肾衰竭治疗 30～60 min，每天或隔天一次，6～10 次为 1 个疗程。

（3）适应证：① 一般疾病治疗，如软组织、五官、内脏、骨关节的炎症感染，以及扭挫伤、神经炎、神经痛、胃十二指肠溃疡、慢性结肠炎、肾炎、骨折愈合迟缓、颈椎病、肩关节周围炎、腰椎间盘突出症、静脉血栓形成、急性肾衰竭等。超短波与抗结核药物联合应用可以治疗胸膜、骨关节等部位的结核病。② 恶性肿瘤热疗：与放疗、化疗联合治疗适用于皮肤癌、乳癌、淋巴瘤、甲状腺癌、宫颈癌、膀胱癌、直肠癌、骨肿瘤、食管癌、胃癌、肺癌等。

（4）禁忌证：恶性肿瘤（热量短波、超短波治疗与放疗、化疗联合应用时除外）、活动性出血、局部金属异物、植有心脏起搏器、心肺肾功能不全、颅内压增高、青光眼、妊娠。超短波疗法慎用于结缔组织增生性疾病，如冻结肩、瘢痕增生、软组织粘连、内脏粘连等，以免刺激结缔组织增生，不利于疾病的恢复。

3. 微波疗法

应用微波电流治疗疾病的方法称为微波电疗法（microwave electrotherapy）。微波在电磁波谱中的位置介于超短波与光波之间，兼有无线电和光波的物理特性，在空间沿直线方向传播，并能反射、折射、聚焦。微波的波长范围为 1 mm～1 m，频率范围为 300～300 000 MHz；可分三段，即分米波、厘米波、毫米波。

微波疗法具有高频电流共有的生物学效应及治疗作用，但不同波段的微波生物学作用各有差异：分米波电疗法的温热效应比厘米波电疗法明显，改善血循环、消散炎症的作用比较突出；厘米波电疗法的非热效应比分米波电疗法明显；而毫米波电疗法主要以非热效应，基本上无热的作用。作用机制类似短波疗法，但作用深度有所不同；分米波作用可达深层肌肉，厘米波作用只达皮下脂肪和浅层肌肉。

大剂量微波有一定的损害作用，可使动物眼晶状体浑浊，生殖细胞变性、坏死，妊娠动物流产、早产等。在临床应用时，应保护患者的眼及生殖器等部位。

1）分米波和厘米波疗法

分米波的波长为 10 cm～1 m，频率为 300～3 000 MHz；厘米波的波长为 1～10 cm，频率为 3 000～30 000 MHz。

（1）治疗技术：微波治疗机功率一般为 200 W，治疗肿瘤的微波机为 500～700 W。治疗时微波电流由电缆传送到辐射器内的天线上进行辐射，借反射罩集合成束辐射于治疗部位。用分米波和厘米波治疗时，患者可以穿单层吸汗衣服治疗，也可裸露治疗。治疗时应以铜网遮盖患者的眼部及阴囊部位，眼部也可戴微波防护眼镜。

（2）适应证：适用于慢性疼痛的治疗，亦可用于急性、亚急性炎性疾病(小剂量)和恶性肿瘤(大剂量)。一般治疗适用于软组织、内脏、骨关节的亚急性、慢性炎症感染、伤口延迟愈合、慢性溃疡、坐骨神经痛、扭挫伤、冻伤、颈椎病、腰椎间盘突出症、肌纤维组织炎、肩关节周围炎、网球肘、胃十二指肠溃疡等。微波组织凝固治疗法用于皮肤良性与恶性赘生物、鼻息肉、宫颈糜烂、宫颈息肉、宫颈癌、胃息肉、胃溃疡出血、胃癌、食管癌、直肠息肉、直肠癌等。

（3）禁忌证：与短波和超短波疗法相同，避免在眼部、小儿骨骺与睾丸部位治疗。

2）毫米波疗法

毫米波的波长为 $1\sim10$ mm、频率为 $30\sim300$ GHz，为极高频电磁波。故毫米波疗法又有极高频电疗法之称。毫米波辐射于人体时易为水分所吸收，对人体组织的穿透力很弱，大部在 300 μm 深的组织内吸收。毫米波疗法采用低能量(<10 mW/cm^2)辐射场辐射治疗，不产生温热效应。但毫米波的极高频振荡可产生非热效应，能量通过人体内 DNA、RNA、蛋白质等大分子的谐振向深部传送而产生远位效应。

（1）治疗作用：改善组织微循环，促进水肿吸收，炎症消散；促进上皮生长，加速伤口溃疡的愈合，并有加速神经再生，骨痂愈合的作用；辐射病患局部或相关穴位可呈现较好的镇痛作用；可增强机体免疫功能；作用于神经节段、反射区时，可调节相应区域的神经、血管或器官的功能；可保护骨髓造血功能，增强骨髓增殖过程，对肿瘤细胞有抑制作用。

（2）适应证：胃十二指肠溃疡病、高血压病、冠心病、慢性阻塞性肺疾病、颈椎病、面神经炎、关节炎、骨折、扭挫伤、肌纤维组织炎、伤口愈合迟缓、烧伤、软组织炎症感染、淋巴结炎、肾盂肾炎、慢性前列腺炎、慢性盆腔炎、颞颌关节功能紊乱、癌痛、恶性肿瘤(与放疗、化疗综合治疗)、放疗后白细胞减少等。

（3）禁忌证：局部金属异物、妊娠、植有心脏起搏器；避免眼部治疗。

4. 高频电疗法的注意事项

（1）治疗时必须用木制床椅，治疗局部的金属物品必须去除，体内有金属异物，特别是在重要脏器如心脏、脑附近有金属异物者禁用高频电疗。患者治疗时不可接触接地的导体。

（2）患者如有局部知觉障碍，治疗时应十分谨慎，多观察，剂量不宜大。

（3）衣服潮湿应换去；小儿注意尿布是否潮湿，潮湿时应更换。

（4）电极导线或电缆线圈应尽量平行，不可交叉，导线不可打圈，不可过于靠近，以免造成短路；导线不可接触患者身体。

（5）头部剂量不能过大，老年人患脑血管硬化者慎用头部高频电疗。

（6）机器宜在谐振状态下工作，此时输出较大。用含气管整流的机器，预热时间要充分，有利于延长机器使用寿命。

（7）儿童骨骺部位不做微波治疗。眼部微波治疗宜慎重并使用小剂量。患者做头部微波治疗时，应戴防护微波的眼镜或用铜网遮盖眼部及脑部，男性患者下腹部治疗注意应保护睾丸部位。

（8）血管硬化或动脉闭塞不可用大剂量高频电疗，以免加重组织缺氧；化脓性疾病不做短波治疗。

（9）装起搏器及心瓣膜置换者，禁用高频电疗。

（五）静电疗法

利用静电场作用于人体治疗疾病的方法称为静电疗法，分为高压静电疗法和低压静电疗法。高压静电疗法所采用的静电场实际是高压直流电场，两输出电极间的电压达 $50\sim60$ kV，电流不超过 1.5 mA。低压静电治疗时所应用的静电场电压一般不超过 500 V，电流小于 1 mA。

（1）治疗作用：高压静电疗法的作用因素是高压直流电场、空气负离子流及臭氧和二氧化氮。低压静电法主要是静电场作用。主要作用有镇静和调节神经、促进新陈代谢、增强血液组织营养、杀菌、消除疲劳作用。

（2）适应证：① 全身疗法，用于神经症、自主神经功能紊乱、更年期综合征、Ⅰ或Ⅱ期高血压病、低血压病、支气管哮喘、皮肤瘙痒症、贫血、脑震荡后遗症、久病体虚者、疲劳综合征、神经性皮炎、过敏性鼻炎等。② 局部疗法，用于产后乳汁分泌不足、功能性子宫出血、慢性伤口、营养不良性溃疡、烧伤创面、皮肤感觉障碍、癔症等。

（3）禁忌证：严重脑血管病，心、肺、肾功能衰竭，恶性肿瘤，高热，关节置换术后，心脏植有起搏器和血管支架的患者，以及妇女妊娠与月经期都不宜进行静电治疗。

二、光疗法

利用自然光源或人工光源辐射能量治疗疾病的方法称为光疗法（light therapy），分为可见光和不可见光两部分。可见光作用于视网膜可引起光感，波长由长至短分为红、橙、黄、绿、青、蓝、紫。不可见光包括红外线和紫外线，作用于视网膜不能引起光感。理疗中常用的光源有红外线、可见光、紫外线和激光4种。

（一）红外线疗法

应用红外线治疗疾病的疗法称为红外线疗法（infrared ray therapy）。红外线是不可见光，波长较长，光量子能量低，作用于组织后只能引起分子转动，不能引起电子激发，主要的生物学作用为热效应而无光化学作用。其能量被物体吸收后转变为热能，故红外线又有热射线之称。红外线波长范围 760 nm～15 μm。目前医疗用红外线分为两段，即短波红外线（760 nm～1.5 μm）、长波红外线（1.5～15 μm）。

治疗应用的红外线强度一般为 0.07～0.49 W/cm^2。治疗时皮肤因充血而发红，出现斑纹或线网状红斑，可以持续 10 min～1 h。反复多次照射后皮肤将出现分布不匀的脉络网状色素沉着，而且不易消退。其形成机制为血管中血液富含水分，水对红外线有强烈吸收作用，而红细胞的血红蛋白对短波红外线亦有较强的吸收，故血管内温度升高，血管周围基底细胞层中黑色素细胞的色素形成。人体对红外线的耐受与皮肤升温有关。红外线照射皮肤达 45 ℃以上的，皮肤出现疼痛；温度再高，则会出现水疱。

1. 治疗作用

红外线对机体的作用主要是热作用，所有治疗作用是建立在此基础上的，主要有镇痛、缓解痉挛、改善局部血液循环、消炎、消肿、促进组织再生等作用。

2. 治疗技术

局部照射：照射时暴露皮肤，红外线灯垂直照射与皮肤的距离一般为 30～60 cm，每次 15～30 min，每天一次。全身照射：多采用全身电光浴器，照射时脱去衣服，将光浴罩于身上照射；照射时间视病情而定，一般 15～30 min。

3. 注意事项

红外线疗法可单独应用，也可在其他不引起局部温热效应的理疗、体疗之前应用，以增加后一疗法的效果。红外线照射治疗时应注意以下问题。

（1）红外线照射眼睛可引起白内障和视网膜烧伤，故眼部不宜应用红外线照射。照射头面部或上胸部时应让患者戴深色防护眼镜或用棉垫沾水敷贴在眼睑上。

（2）下列情况用红外线照射时要适当拉开照射距离，以防烫伤：① 植皮术后；② 新鲜瘢痕处；③ 感觉障碍者或迟钝者，如老人、儿童、瘫痪患者。

急性创伤 24～48 h 内局部不宜用红外线照射，以免加剧肿痛和渗血。

4. 适应证

亚急性及慢性损伤、肌肉劳损、扭伤、挫伤、滑囊炎、肌纤维组织炎、浅静脉炎、慢性淋巴结炎、神经炎、胃肠炎、皮肤溃疡、挛缩的瘢痕、冻伤、术后粘连、腱鞘炎、关节痛、风湿性肌炎等。

5. 禁忌证

恶性肿瘤、出血倾向、高热、活动性结核、严重动脉硬化、代偿不全的心脏病等。

（二）可见光疗法

作用于视网膜能引起光感的辐射线称为可见光，包括红、橙、黄、绿、青、蓝、紫7色光，波长范围760～400 nm。利用可见光治疗疾病的方法称为可见光疗法（visible light therapy）。可见光疗法包括红光、蓝光、蓝紫光及多光谱疗法。可见光光量子能量介于红外线与紫外线两者之间，具有热效应。蓝、紫光靠近紫外线，光量子能量较大，具有一定的光化学作用。可见光对组织的穿透深度约为1 cm，可达真皮及皮下组织。其中波长最长的红光穿透最深；随波长缩短，穿透力减弱。可见光的色素沉着作用与红外线相似。

1. 治疗作用

各种颜色光的刺激对基础代谢和整个人体活动有明显作用，且主要是通过皮肤和视觉器官起作用。主要有温热作用（改善代谢、循环等）、光化学热效应（蓝紫光具有的光化学作用可用于治疗核黄疸）、镇静作用（蓝光使神经反应减慢，降低神经兴奋性，具有镇静作用）、增强体质、改变神经肌肉兴奋性（红光使神经反应加速、肌张力增加，具有兴奋作用，黄、绿光与红光的作用相反；蓝紫光具有抑制作用）。

2. 治疗技术

治疗用的红光或蓝光通常是在太阳灯前加红光或蓝光滤过板获得，也可用特定的红光、蓝光灯泡进行治疗。红光照射距离一般10～20 cm，蓝光5～10 cm，其余操作技术同红外线。

3. 适应证和禁忌证

红光的适应证同红外线相同；可用于治疗神经炎、软组织损伤、肌纤维组织炎、关节炎等。蓝光适用于烧灼性神经痛、急性、亚急性湿疹、带状疱疹、新生儿胆红素脑病（核黄疸）等。禁忌证同红外线。

（三）紫外线疗法

利用紫外线照射来预防或治疗疾病的方法称紫外线疗法（ultraviolet therapy）。紫外线在光谱中位于紫光之外，光量子能量高，有明显的光化学效应，包括光分解效应、光合作用、光聚合作用、光敏作用、荧光效应，故又称为光化学射线或化学光线。紫外线波长180～400 nm，根据生物学特点将其分为3段：长波紫外线400～320 nm，中波紫外线320～280 nm，短波紫外线280～180 nm。紫外线对人体的穿透度很浅，且波长越短透入越浅。

紫外线主要生物学作用是光化学效应，其反应强度受反射、散射、吸收和穿透程度而异。人体皮肤对紫外线的吸收程度依其皮肤的色泽以及皮肤对紫外线的反射而不同，短波和中波紫外线很大部分被角质层和棘细胞层吸收，故其光化学反应主要发生在浅层组织中。皮肤对波长220～300 nm紫外线的反射少于400 nm紫外线。

1. 治疗作用

（1）红斑反应：皮肤接受一定剂量的紫外线后，经过一定时间，照射野的皮肤上呈现均匀的、边界清楚的充血反应，称为紫外线红斑（ultraviolet erythema）。紫外线红斑反应本质上是一种光化性皮炎，属于非特异性炎症。其形成机制较复杂，主要有体液和神经两方面因素。影响紫外线红斑强弱的因素有年龄、性别、肤色、部位、过敏体质、机体的患病状态、致敏药物以及局部温热治疗等。紫外线照射后必须经过一定时间才能出现红斑反应，这段时间即称为潜伏期。潜伏期的长短与紫外线的波长有关：长波紫外线红斑的潜伏期较长，一般为4～6 h；短波紫外线的潜伏期较短，一般为1.5～2 h。红斑反应于12～24 h达到高峰,之后逐渐消退。红斑反应的局部组织学改变为血管扩张、充血、渗出、白细胞增多。通常于照射 30 min 后发生变化,8～24 h 达高峰,24～48 h 表皮细胞和组织间水肿,72 h 丝状分裂、增生,表皮变厚,1 周内棘细胞层厚度达最大,7～10 天后细胞增生减弱,30～60 天逐渐恢复正常。

影响红斑反应的因素主要有:① 波长和剂量。② 局部皮肤敏感性:身体的各部位对紫外线的敏感性不同,以腹、胸、背、腰的敏感性为最高,手足的敏感性为最低。③ 生理状态。④ 疾病因素。⑤ 药物:有些药物能增强红斑反应,如补骨脂、磺胺、异丙嗪、维生素 B 族、血卟啉;有些药物能减弱紫外线红斑,如肾上腺皮质类固醇、吲哚美辛。⑥ 植物:有些植物能增强红斑反应,如无花果、灰菜、苋菜、茴香、芹菜、莴苣等。⑦ 季节。

红斑反应的机制:① 组织胺说。② 血管内皮损伤学说:紫外线使血管内皮细胞变性,产生 α_2 -球蛋白和血管舒缓素,导致激肽的产生,引起血管扩张,出现红斑。③ 紫外线对组织蛋白的分解作用。④ 溶酶体说。⑤ 前列腺素说:紫外线照射后皮肤内有前列腺素合成,前列腺素是引起充血、水肿、细胞损伤等反应的炎症介质之一,对扩张血管的组织胺和激肽有调节作用。应用抑制前列腺素合成的药物吲哚美辛后,可使红斑反应减弱。前列腺素可能是紫外线红斑形成的介质,而组胺、激肽等是辅助因素。

红斑反应的治疗作用:① 消炎作用;② 镇痛作用;③ 加强药物作用,因为紫外线红斑可增强水杨酸钠治疗慢性风湿性关节炎的疗效。

(2) 促进组织再生:小剂量紫外线照射可刺激细胞分解产生生物活性物质,如类组胺物质,可加速细胞分裂增殖,促进肉芽组织和上皮生长,加速伤口愈合;使 RNA 合成先抑制而后合成加速,与 DNA 合成的加速一致,促进组织修复过程。大剂量照射时则先抑制细胞增长,随后细胞生长、繁殖加快,但照射剂量过大,则破坏细胞的 DNA 和 RNA,导致蛋白质变性,细胞死亡。

(3) 杀菌作用:大剂量紫外线照射后的光化学作用可以使 DNA 严重受损,结构改变,引起细胞生命活动的异常或导致细胞死亡,260～253 nm 紫外线杀菌作用最强。紫外线杀菌效力受波长、强度、菌种、环境等因素影响。当紫外线达到一定强度时,还可以破坏组胺酸、蛋氨酸、酪氨酸、色氨酸等,进而直接影响酶的活性中心。

(4) 促进维生素 D_3 的形成:人体皮肤内的 7 -脱氢胆固醇经紫外线照射后成为胆钙化醇(内源性维生素 D_3),再经肝、肾羟化而成为维生素 D_3。波长 275～297 nm 的紫外线促维生素 D 合成作用较显著,以 283 nm 和 295 nm 为最大吸收光谱。

(5) 脱敏作用:多次小剂量紫外线照射可使组织蛋白质分解、产生少量组胺;组胺进入血液后刺激细胞产生组胺酶,足够的组胺酶可分解过敏反应时血中过量的组胺。因此,紫外线多次反复照射可以治疗支气管哮喘等过敏性疾病。另外,紫外线照射可保持血中钙、磷的相对平衡,而钙离子降低血管的通透性和神经兴奋性可以减轻过敏反应是紫外线脱敏的机制之一。

(6) 免疫和保健作用:紫外线照射后,人体细胞免疫和体液免疫功能均增强。

(7) 致癌作用:目前认为正常人体有切除性修复功能,不至于因紫外线对 DNA 的影响使细胞畸变。因此,一般紫外线照射不致引起癌变。患有着色性干皮症者,缺乏切除修复功能,照射紫外线有可能致癌。

2. 治疗技术

常用的紫外线光源有高压水银石英灯、低压水银石英灯、黑光灯(低压汞银荧光灯)等,前两者用于体表照射,黑光灯主要用于光敏治疗。高压水银石英灯的水冷式体腔灯头和低压水银灯加上石英导子可进行体腔、伤口和窦道照射。

(1) 治疗剂量:紫外线剂量测量方法较多,临床主要用"生物剂量"来表示照射剂量。所谓一个生物剂量(minimal erythema dose,MED)是指紫外线灯管与皮肤一定距离时,照射皮肤引起最弱红斑所需的照射时间,单位是秒(s)。不同个体在疾病的不同阶段对紫外线的敏感度亦不同,故治疗前必须测定 MED。

紫外线治疗的剂量按照射野皮肤反应的强弱分为 6 级。Ⅰ级：亚红斑量，<1 MED，皮肤无红斑反应。Ⅱ级：阈红斑量，1 MED，皮肤出现刚可看见的红斑。Ⅲ级：弱红斑量，1～3 MED，皮肤出现弱红斑。Ⅳ级：中红斑量，3～5 MED，皮肤出现清晰可见的红斑，伴有轻度肿痛。Ⅴ级：强红斑量，6～8 MED，皮肤出现强红斑，伴有明显肿痛、脱皮。Ⅵ级：超红斑量，>9～10 MED，皮肤出现极强红斑，并有水疱、大片脱皮。

紫外线照射一般隔日一次，急性炎症可每天一次。为维持治疗所需要的红斑，下一次照射剂量应在前次照射剂量的基础上做适当增加。

（2）照射方法：紫外线照射方法有全身照射、局部照射、体腔照射和光敏治疗等几种。紫外线照射时应注意保护患者和操作者的眼睛，以防发生电光性眼炎。非照射部位应严密遮盖，避免超面积、超剂量照射。

3. 适应证

各种炎症如皮肤、皮下急性化脓性感染、感染或愈合不良的伤口等；气管炎、支气管炎、支气管哮喘、肺炎、各种关节炎等；骨质疏松症疼痛的防治；急性神经痛、周围神经炎、佝偻病、软骨病等。此外，也可用于斑秃、玫瑰糠疹、银屑病、白癜风、变态反应性疾病（如支气管哮喘、荨麻疹）等。

4. 禁忌证

恶性肿瘤、心肝肾功能衰竭、尿毒症、出血倾向、活动性肺结核、急性湿疹、光过敏性疾病（红斑狼疮、日光性皮炎、卟啉代谢障碍）；内服、外用光敏药者（光敏治疗除外）和食用光敏性蔬菜、植物者；着色性干皮症、中毒伴发烧及皮疹的传染病者、肿瘤的局部等。

（四）光敏疗法

光敏疗法又名光化学疗法或光动力疗法，即利用光敏作用（在感光物质或光敏剂的参与下，完成原来不发生光化反应的现象）治疗疾病的方法。光敏疗法始于 20 世纪 20 年代，以外涂煤焦油与紫外线照射相结合治疗银屑病为始。随着对光敏作用的深入研究，现已有皮肤、黏膜、血液、骨髓等光敏疗法，应用于包括恶性肿瘤在内的多种疾病。

1. 银屑病的光敏疗法

（1）病理：银屑病的主要病理改变为表皮细胞的 DNA 合成增强，表皮细胞增殖过速。

（2）治疗机制：光敏剂可以显著加强紫外线对上皮细胞中 DNA 合成的抑制作用，通过光聚合作用、光加成效应，致细胞损伤、受抑或死亡，即加强对上皮细胞生长的抑制作用。

2. 白癜风的光敏疗法

光敏治疗能够加强黑色素细胞的功能，使黑色素小体增多，酪氨酸酶活性提高，转移进入棘层的黑色素小体增多。

3. 肿瘤的光敏疗法

（1）光敏作用的靶系统：① 动物实验发现，光敏作用后，血管内皮细胞损伤、脱落，红细胞聚集、血流淤滞、出血、血栓形成，血管密度减少，肿瘤区血流量减少乃至停止。光敏作用的靶部位为肿瘤组织的微血管，微循环被阻断是光敏疗法体内效应的主要机制。② 光敏的靶系统为细胞膜，损伤后光敏剂进入胞质，损伤线粒体膜并进入其内，抑制其呼吸及影响氧磷酸化过程，使线粒体退化、溶解，导致细胞死亡。

（2）光敏作用使红细胞对肿瘤细胞的免疫黏附力增强，即加强了机体抗肿瘤作用。

（3）肿瘤组织对血卟啉有选择性亲和力，这是光敏作用杀伤瘤组织的前提。小鼠移植性肿瘤的光敏作用实验，证实光敏疗法可以明显抑制、杀伤瘤细胞。

4. 血液光敏疗法

血液光敏疗法始自 20 世纪 80 年代，包括全血、单血细胞成分、血浆、骨髓的光敏治疗。即以可见光或紫外线照射体外的含有光敏剂的血液制品或骨髓，通过光化学效应灭活菌毒治疗疾病的方法。目前这种疗法仍在实验研究中。

（1）血液制品的光敏疗法：即以光敏作用处理血液制品，通过光化学作用，杀灭血液制品中的细菌、灭活 DNA 病毒、RNA 病毒等。如：血卟啉衍生物、吩噻嗪类化合物等并用红光照射，补骨脂素衍生物并用紫外线照射。

（2）淋巴细胞的光敏疗法：即以光敏作用处理体外的淋巴细胞再回输的方法，可引起免疫反应，抑制破坏异常的 T 细胞、B 细胞。该疗法多用于淋巴细胞功能异常所致的自身免疫性疾病，如寻常天疱疮、系统性红斑狼疮、重症肌无力、风湿性疾病、严重特异反应性皮炎、恶性淋巴细胞性白血病、皮肤蕈性肉芽肿、T 细胞淋巴瘤红皮病、化疗或放疗后出现严重不良反应者。

三、超声波疗法

超声波是指频率在 20 000 Hz 以上，不能引起正常人听觉反应的机械振动波。应用超声波作用于人体以治疗疾病的方法称为超声波疗法。临床上治疗用的超声波一般常用频率为 800～1 000 kHz。

（一）超声波的物理性能

（1）声波：是物体的机械振动产生的能在媒体中传播的一种纵波。

（2）医用超声波的声头直径一般为其波长的 6 倍以上，因而声头上声束的强度是越接近于中心越强而成束射。

（3）超声波在空气中衰减异常急剧，所以在治疗中声头下虽是极小的空气泡，也应避免。

（4）超声波作用于人体时，在人体与发声器之间不应有空气，所以为了避免空气层，并使声头与治疗部位密切接触，必须在治疗体表与声头之间加耦合剂。注意超声声头更不能空载，否则会造成声头内晶片过热而破坏。

（二）超声波的治疗作用

1. 超声波的机械作用

机械作用是超声波的一种最基本的作用，可以引起生物体许多反应。

（1）超声波振动在组织中可以引起细胞波动而显示出一种微细的按摩作用，使局部血液和淋巴循环得到改善，对组织营养和物质代谢均有良好影响。

（2）可刺激半透膜的弥散过程，增强其通透性，从而加强其新陈代谢，提高组织再生能力。临床上常用于治疗某些循环障碍性疾病，如营养不良性溃疡等。

（3）还可使脊髓反射幅度降低，反射弧受抑制，神经组织的生物活性降低，故有明显的镇痛作用。

（4）机械作用能使坚硬的结缔组织延长、变软，因而能治疗瘢痕、硬皮症及挛缩等。

因此，超声波的机械作用对生物体系具有软化瘢痕组织、增强渗透、提高血液淋巴循环、刺激神经系统和细胞功能等作用，这在超声治疗作用机制上具有重要意义。

2. 超声波的化学作用

超声波能引起化学反应的加速和抑制。其原因甚多，如超声场中质点间的摩擦力能引起化学键的断裂，局部高温能促进化学反应进行的速度。

（1）能使复杂的蛋白质较快地解聚为普通的有机分子，因而具有活化许多酶的作用。

（2）在超声波的作用下，组织的酸碱度向碱性方向变化而使局部酸中毒的症状减轻，同时清除疼痛。

（3）由于超声波可使细胞膜通透性增高，且可使药物解聚，故药物易于透入菌体。因此将超声波与消毒杀菌药并用，可以提高药物杀菌能力。

3. 超声波的热作用

超声波在人体内热的形成,主要是由于组织吸收声能的结果。人体吸收超声波后转变成热能有 3 种应用:

(1) 超声振动通过媒质时转变成热能。

(2) 组织细胞周期性紧缩,以致引起温度提高。

(3) 在不同组织的分界部分形成热。

超声波的热作用可使组织充血,血液循环加快,提高通透性和加强化学反应。

4. 超声波的反射作用

超声波不仅作用于皮肤中周围神经浅感受器,而且也作用于深部组织的触压感受器;既可通过体液和反射途径作用于人体,又可通过穴位、经络作用而影响全身。如超声波声头作用于合谷穴可引起面部皮温升高,作用于足三里穴可引起胃肠功能增强等。

5. 超声波治疗对组织器官的影响

(1) 对皮肤的作用:皮肤是实施超声波治疗最先接触的部位,治疗时皮肤可有轻微刺激及温热感,用固定法或剂量较大时可有明显热感;治疗后皮肤轻微充血,但无红斑。在超声波的作用下,可引起汗腺分泌增强,但也有少数人不变或减弱。人体各部皮肤对超声波敏感性各有差异,如面部较腹部敏感,腹部又较四肢敏感。

(2) 对肌肉及结缔组织的影响:超声波对正常肌肉和结缔组织无明显影响,但对痉挛肌肉可使其纤维松弛而解痉。当结缔组织增生时,超声波的软化消炎作用,特别对凝缩的纤维结缔组织更为明显,因而对瘢痕及增殖性脊柱炎有治疗作用。

(3) 对骨骼的作用:超声波可使骨膜获得较多的热,可促进骨痂的生长。

(4) 对神经系统的作用:能使神经兴奋性降低,减少神经兴奋冲动,降低神经传导速度,因而有明显的镇痛作用。

(5) 对心脏血管系统的作用:心电图无改变;剂量适当,可改善血液循环。

(6) 对生殖系统的影响:生殖器官对超声波较敏感。治疗量虽不足以引起生殖器官形态学改变,但动物实验可致流产,故对孕妇不宜做腹部治疗。

在超声波治疗剂量的作用下,对脑、心、肾、肝、脾等器官无明显影响。

(三) 超声波的治疗方法

一般超声波治疗所用超声强度常规为 3 W/cm^2 以下,可分为直接接触法与间接接触法。

1. 直接接触法

直接接触法即直接将声头放在治疗部位进行治疗的方法。使用此法时,为使声头与皮肤密切接触,不留气泡,应在声头与皮肤之间涂以相应耦合剂。

(1) 移动法:治疗时先在治疗部位涂以耦合剂,声头轻压体表,并在治疗部位做缓慢往复移动或圆周移动,移动速度以 1~2 cm/s 为宜,常用强度为 0.5~1.5 W/cm^2,此法在超声治疗中最为常用。适用于范围较大的病灶治疗,可应用较大的剂量,但在治疗中不得停止声头的移动。

(2) 固定法:声头固定病变处,剂量为 0.2~0.5 W/cm^2,时间为 3~5 min。以往多用于神经根或较小的病灶及痛点等的治疗,此法应用时易发生局部过热、骨膜疼痛等。

2. 间接接触法

(1) 水下法:此法常用于治疗表面形状不规则、有剧痛或不能直接接触治疗的部位,如手指、足趾、四肢关节及开放性创伤、足部溃疡等。治疗时将声头和治疗肢体一起浸入 36~38 ℃的温开水中,声头距治疗部位 2~3 cm,做缓慢往复移动。

应注意声头与治疗部位距离保持恒定,否则剂量不准。此法的优点是声波不仅垂直地而且能倾斜地或成束状辐射到治疗部位,通过水可使超声波传导改善。

(2)借辅助器治疗:对于某些部位,如面部、颈部、脊柱、关节、阴道以及牙齿等,用普通声头不易治疗,必须应用辅助器。

(四)超声波治疗的适应证与禁忌证及注意事项

1.适应证

坐骨神经痛、周围神经痛、神经炎、面神经炎、肩关节周围炎、幻痛、强直性脊柱炎、腱鞘炎、扭伤、挫伤、注射后硬结、血肿、带状疱疹、骨折延迟愈合、脑出血、脑血栓、冠心病等。

2.禁忌证

恶性肿瘤、活动性肺结核、多发性血管硬化、心绞痛、心力衰竭、血栓性脉管炎、脊髓空洞症、孕妇下腹部、出血倾向;头部、眼、生殖器部位的治疗应特别慎重。

3.注意事项

(1)治疗时首先是将声头接触治疗部位或浸入水中,方能调节输出,切忌声头放空,否则晶体易因发射生热而损坏。

(2)治疗中声头应紧贴皮肤,勿使声头与皮肤间留有空隙。

(3)移动法治疗时勿停止不动,因移动法剂量较大,否则易引起疼痛反应。

(4)如患者有疼痛或灼热感时,应立即停止治疗,找出原因予以纠正。

(5)水下法治疗时,应采用温开水(36~38 ℃)。

(6)进行胃肠治疗时,患者应饮温开水 300 ml 左右,平坐或立位进行治疗。

四、磁疗法

利用磁场的物理能作用于人体而治疗疾病的方法称之磁疗法(magnetotherapy)。磁场类型主要有恒定磁场:磁感应强度与方向不随时间而发生变化的磁场,或称之静磁场。动磁场:磁感应强度与/或方向随时间而发生变化的磁场。此类又可以分为:① 交变磁场:磁感应强度与方向随时间发生变化的磁场。② 脉动磁场:磁感应强度随时间发生变化而方向不变的磁场。③ 脉冲磁场:磁感应强度随时间而突然变化、突然发生、突然消失、重复出现前有间歇、频率和幅度可调的磁场。

(一)治疗原理

1.调节体内生物磁场

(1)生物电流:人体内存在生物电流,在疾病状态时生物电流会发生改变,心电图、脑电图、肌电图等检测方法就是将人体内的生物电流进行记录,通过分析判定所记录的生物电信号是否正常,从而达到诊断疾病的目的。

(2)生物磁场:根据磁电关系,电流可以产生磁场。人体内的生物电流就产生了体内的生物磁场,生物磁场也用于疾病的诊断,如脑磁场图、胃磁场图等。在正常生理情况下与病理情况下,人体内的生物磁场是不同的。在病理情况下,应用外加磁场对体内的生物磁场进行调节,使体内生物磁场趋向正常,是磁疗法的重要原理。

(3)产生感应微电流:根据磁电关系,磁场可以产生感应电流。人体内形成的感应微电流对机体的生物电流产生影响,进而影响机体功能,从而达到磁场对人体的治疗作用。如微电流可引起体内钾、钠、氯等离子分布与移动的变化,改变膜电位,改变细胞膜的通透性而产生相应的生物学效应;又如微电流可刺激神经末梢,调节神经机能。

2. 局部作用和神经体液作用

(1)局部作用:在局部作用中,磁疗对穴位的作用效果尤为明显,可以出现类似针刺穴位的感觉。穴位是人体最活跃点,对穴位的磁场疗法可以达到调节经络平衡作用。

(2)神经作用:当磁场作用于人体时,可刺激人体的感受器,感觉传入沿神经传导通路直达脊髓和脑,通过神经反射影响局部直至整个机体。

(3)体液作用:磁场对体液的影响是使血管扩张、血流加速,各种致痛物质迅速被稀释或排出,使疼痛减轻和缓解;还可使体内各种内分泌素和各种酶的含量和活性发生改变而达到治疗效果。

(4)细胞膜通透性的改变:人体细胞膜具有重要的生理功能,它们的主要功能是创造和维持一定稳定的化学组分区域和选择性通透物质作用。在磁场作用下,细胞膜膜蛋白的分子取向出现重排现象,改变了膜的特性与膜的功能,引起生物学效应,达到治疗疾病的效果。

(二)生理学效应

1. 对心血管功能的影响

磁场对正常心脏无明显作用,对病理性心脏可以改善心脏功能,增强血液循环。磁场对血管的作用是双向调节作用,既可使血管扩张、血流加快,也可使淤滞性扩张的血管收缩。

2. 对血液的影响

在磁场作用下的白细胞总数降低;去磁后能迅速恢复,对红细胞无影响。磁场可以降低血脂、降低血液黏稠度。

3. 对胃肠的影响

磁场主要是促进肠系膜血流速度加快,肠道细胞钾、钠、ATP 酶活性增加。研究证明,磁场对胃肠道具有双向调节作用,对蠕动亢进的胃肠道有抑制作用,而胃肠道功能低下时能增加其蠕动。

4. 对免疫系统的影响

磁场对巨噬细胞功能有激活作用。经实验证明,静磁场、旋磁场、低频脉冲磁场,作用 60 min 后均有激活巨噬细胞的吞噬功能。但值得注意,有的研究表明磁场对免疫系统反应有轻微的抑制作用。

5. 对细菌的影响

磁场对大肠杆菌、金黄色葡萄球菌、溶血性链球菌等有杀灭作用,而对绿脓杆菌无抑制和杀灭作用。

6. 对肿瘤的影响

对于不同的肿瘤,磁场分别有抑制肿瘤细胞生长、杀伤肿瘤细胞、防止肿瘤转移的作用。

(三)磁疗的作用

1. 镇痛作用

磁疗镇痛作用十分明显,低场强可用于各种软组织疾患所致酸痛等;高场强可用于各种局部疼痛,包括术后伤口疼痛;超强磁场可用于剧烈的神经疼痛。

2. 抗炎消肿作用

磁疗可以用于局部各种炎症,包括特异性炎症(如毛囊炎、疖肿)和非特异性炎症(骨关节炎等)。

3. 镇静的作用

磁疗有较好的神经调节作用,可以用于失眠等睡眠障碍及自主神经紊乱等症。

4. 促进骨折愈合的作用

局部的生物磁场有刺激成骨细胞活性的作用,促使骨痂愈合。

5. 其他作用

降压作用、止泻作用、软化瘢痕作用、磁处理水的排石作用、抑制肿瘤细胞生长的作用等。

(四) 治疗方法

1. 静磁法

静磁法分为直接静磁法和间接静磁法。

2. 动磁法

动磁法分为电磁法、旋磁法、脉动直流电磁法、脉冲磁疗法、磁电脉冲疗法、磁按摩法等。

(五) 适应证与禁忌证

1. 适应证

慢性支气管炎、哮喘、婴幼儿腹泻、高血压、肾结石、胆结石、慢性结肠炎、慢性前列腺炎、颈椎病、肩周炎、坐骨神经痛、扭挫伤、血肿、注射后硬结等。

2. 禁忌证

没有绝对禁忌证,为了慎重起见,对于一些急性、危重患者,如急性心肌梗死、急性传染病、出血、脱水等,暂不考虑磁疗,以免延误病情;白细胞低下、高热、有出血倾向及孕妇、体质非常弱者应慎重。

五、温热疗法

温热疗法(conductive heat therapy)以各种热源为递质,将热直接传至机体达到治疗作用的方法,也称传导热疗法。应用的热源有石蜡、泥、砂、热空气等。

1. 作用与用途

① 扩张血管、加强血液循环;② 加强组织代谢;③ 降低感觉神经的兴奋性;④ 降低骨骼肌,平滑肌和纤维结缔组织的张力;⑤ 增强免疫功能。适用于扭伤、挫伤、劳损、瘢痕、粘连、外伤性滑囊炎、腱鞘炎、关节炎、关节强直、肌炎、神经炎和神经痛、冻疮、冻伤后遗症、营养性溃疡等。

禁忌证:恶性肿瘤、活动性结核、出血性疾病、甲状腺功能亢进、心脏功能不全、急性传染病、感染性皮肤病、婴儿等。

2. 温热疗法应用注意事项

① 疗前检查局部有否感觉障碍;如有,则温度不宜过热,以免发生烫伤。② 热空气治疗前应服适量盐开水,治疗后如出汗多,可多喝水。③ 疗毕淋浴后应注意保暖,以防感冒。④ 全身热疗时,可备有冷毛巾敷于头部。

3. 石蜡疗法

石蜡疗法是指利用加温后的石蜡作为导热体,涂敷于患部,以达到治疗目的的方法。石蜡疗法是传导热疗法中最常用的一种方法,具有简单易行、疗效好等特点,故广泛应用于临床。

石蜡是从石油中蒸馏出来的一种副产品,其成分为高分子的碳氢化合物,为白色半透明固体,无臭无味,呈中性反应。石蜡具有很大的可塑性、黏稠性和延展性,还具有较大的热容量,极低的导热系数,没有热的对流等物理性能。其治疗作用中除温热作用外,主要还有机械压迫作用。此外,蜡疗无化学性刺激作用。

1) 作用原理

(1) 温热作用:蜡疗有较强而持久的热作用,能使局部血管扩张,促进血液循环,使细胞的通透性加强,利于血肿的吸收,加速水肿的消散。

(2) 机械压迫作用:由于石蜡具有良好的可塑性和黏稠性,能与皮肤密切接触;在石蜡逐渐冷却的过程中,体积还逐渐缩小,加压于皮肤及皮下组织,因而产生柔和的机械压迫作用。石蜡疗法能防止组织内的淋巴液和血液渗出,促进渗出液的吸收,并使热作用深而持久,故常用于急性扭挫伤及劳损性疾病等。

（3）润泽作用：石蜡含有油质,对皮肤有润泽的作用,能使皮肤柔软、富有弹性,并能润滑和软化结缔组织,使组织恢复弹性,因而对关节强直、术后粘连、关节活动功能降低、瘢痕组织及肌腱挛缩等有软化松解作用。

（4）改善皮肤营养：加速皮肤的生长,促进再生过程和骨痂的形成,有利于创面溃疡和骨折愈合。由于石蜡有镇痛和解痉的作用,故可治疗神经炎及疼痛等。

2）操作方法

（1）蜡饼法：亦称蜡盘法：是目前常用的一种方法,将预制好的蜡饼置于治疗区。

（2）刷蜡法：利用毛刷,将蜡液刷于治疗区域,反复刷,直至涂层达到预计厚度。

（3）浸蜡法：手或足部,可以采用此法,将手浸入蜡液中,反复数次,直至手外形成厚厚的蜡套,亦称蜡涂法。

（4）其他：蜡袋法、纱布法等。

石蜡疗法一般每天一次或隔日一次,每次需用保温棉被或敷料包敷于蜡饼之外,治疗持续时间为 30～60 min,20～30 次为 1 个疗程。

3）注意事项

（1）因小儿不合作,皮肤细嫩,容易发生烫伤,所以治疗温度应稍低于成人。

（2）蜡疗时液蜡中不能混有水分。

（3）治疗部位皮肤有破溃,可盖一层凡士林纱布。如局部已经有溃疡或伤口,应事先消毒,并盖以消毒纱布。

（4）准确掌握蜡的温度。蜡饼、蜡袋应以其接触皮肤的表面温度为准。涂刷时要均匀,动作要迅速。注意蜡饼有时含有"夹心",蜡液容易流出而烫伤及污染衣物。

六、冷疗

广义的冷疗（cryotherapy）系指应用低于体温的介质接触人体,使之降温以治疗疾病的方法。冷疗按照温度的不同,可分为冷敷与冷冻疗法。

冷敷（cold therapy）亦冷疗。与冷冻疗法的区别在于,冷敷所加于人体的低温不会造成组织细胞的损伤,所用的温度一般高于 0 ℃,降温缓慢,不会引起局部组织损伤。冷疗法有局部或全身应用之分。局部应用的冷疗法有冰袋、冰垫、冰水浸浴、冰块按摩、低温湿敷、冰运动疗法（将患部浸入冰水 10～20 min,或用冰块按摩 5～7 min,随即进行主动和被动运动）、冷空气喷射疗法。全身应用有酒精擦澡、湿包裹、冷水灌肠等。全身冷疗广泛用于健身,如冷水浴、冬泳、冰块擦澡等。

冷冻治疗所用的温度低于 0 ℃,降温急骤,使组织细胞产生冰晶而被破坏。在临床上,冷冻疗法是以局部应用为主。例如,可以用于治疗皮肤病;用于美容,祛痣、祛疣等。

1. 作用原理

短暂较深的低温可以兴奋神经系统,过长则作用相反。冷作用于局部可使血管收缩,继而扩张,有利于改善局部循环。此外,冷可使呼吸加深。局部冷疗法引起人体的反应有局部的直接作用和继发的全身反应两方面。

（1）局部反应：表现为皮肤血管收缩、汗腺分泌减少、皮肤苍白;周围感觉和运动神经纤维传导速度减慢,一般每降温 1 ℃,神经传导速度将减 2 m/s。冷使皮肤神经感受器功能下降,甚至一过性丧失,其中触觉和冷觉感受器最为明显;肌肉受冷后收缩能力降低,这与肌梭兴奋性减低、神经传导速度变慢、组织黏稠度增加有关；由于组织黏稠度增高，肌力减弱、关节发僵，活动范围变小；局部组织代谢功能降低；细胞通透性改变，局部渗出从而减轻。上述局部反应均为可逆的，反应的强弱取决于降温的速度和幅度、持续时间和受冷范围。

（2）全身反应：与局部反应的强弱有关，面积小、时间短、降温幅度不大时，全身反应很小或引不起全身反应；反之引起寒战、出汗减少、心率减慢、呼吸变深等现象。

2. 治疗作用

① 消炎止血：冷使血管收缩，细胞通透性改变，局部渗出及出血减少，局部炎性水肿减轻，可用于急性软组织损伤早期。② 镇痛：冷使神经兴奋性下降、传导速度减慢，故能缓解疼痛。③ 解痉挛：为肌肉兴奋性及收缩力减低的结果。④ 退热：冷疗可以降低体温，特别是冷敷于颈部血管处，可以起到保护脑功能作用，临床用于高烧物理降温、神经官能症等。⑤ 提高机体抵抗力：全身冷疗可以起到增强机体抵抗力抵御寒冷的作用。⑥ 冷冻疗法：具有破坏作用。

3. 适应证与禁忌证

① 适应证：高热、中暑患者、脑损伤和脑缺氧、软组织损伤早期、鼻出血、神经性皮炎等。② 禁忌证：动脉血栓、雷诺氏病、系统红斑狼疮、血管炎、动脉粥样硬化、皮肤感觉障碍、重症高血压病和肾脏病。体质过弱的老年及婴幼儿患者慎用。

4. 冷疗应用注意事项

① 注意掌握治疗时间，观察局部情况，防止过冷引起组织冻伤。② 非治疗部位注意保暖，观察全身反应，如出现寒战，可在非治疗部位进行温热治疗或停止冷冻疗法。③ 对冷过敏，局部瘙痒、红肿疼痛、荨麻疹、关节痛、血压下降、虚脱时应停疗。

七、生物反馈疗法

生物反馈疗法（biofeedback therapy）又称生物回授法，指的是应用电子技术将人在一般情况下感觉不到的肌电、皮肤温度、血压、心率、脑电等体内不随意的生理活动转变为视听信号，通过学习和训练使患者对体内非随意生理活动进行自我调节控制、改变异常活动从而治疗疾病的方法，又称电子生物反馈疗法。这是一种现代心理行为性疗法，可以同时产生分散、暗示和自我感觉控制的综合效应。生物反馈的作用为分心、松弛及暗示等有效方法提供了强有力的易化或强化的媒介。

1. 治疗原理

利用电子仪器将机体的生物活动信号（心跳、血压、呼吸、脑电波、肌电波等）转换为外显信号，成为可以视、听和感觉的鲜明标志，再教患者认识、了解这些信号，然后指导患者启动自身的心理能量，自行调控某项生物活动，使其恢复正常的节律和范围。生物反馈疗法有正负反馈之分。正反馈：在反馈过程中，若反馈的结果使原动作加强，称为正反馈。负反馈：在反馈过程中，若反馈的结果使原动作减弱，则称为负反馈。

以肌电生物反馈疗法为例，肌电生物反馈治疗时通过传感器采得患者某病患部位骨骼肌的肌电信号，经过放大、处理取得积分电压，此电压与肌紧张程度呈正比。通过声、光、数码显示，可以观察到肌紧张的程度，再通过学习和训练使患者学会随意控制该骨骼肌的收缩。

2. 治疗作用

随意控制降低肌肉的紧张度，可用于放松训练的负反馈训练；或增强受训肌肉收缩、提高肌力的正反馈训练。

3. 临床应用

适用于头痛、焦虑症、失眠、脑卒中后偏瘫、脊髓损伤后截瘫、脑瘫、周围神经损伤、肌移位术后、痉挛性斜颈、肺气肿患者呼吸训练等。

4. 注意事项

本法不适用于认知障碍的患者,不用于急性疼痛的治疗。

八、水疗

水疗(hydrotherapy)是利用水的温度、静压、浮力及所含成分,以不同方式作用于人体以达到机械及化学刺激作用来防治疾病和促进康复的方法。

(一) 治疗原理

水疗法是一种非特异性全身刺激疗法,是利用水的物理特性,通过神经体液途径在体内产生的复杂生物物理变化的结果,主要通过以下途径:① 自主神经调节作用;② 肾上腺皮质激素作用;③ 巯基作用;④ 组胺作用;⑤ 蛋白质代谢作用;⑥ 离子代谢作用;⑦ 调节各器官系统功能正常化的作用;⑧ 水的浮力作用:利于促进功能障碍者的运动功能等。

(二) 分类

水疗有不同的分类方法。

1. 临床分类

(1) 按温度划分:① 冰水浴:0～4 ℃;② 冷水浴:5～25 ℃;③ 低温水浴:26～32 ℃;④ 不感温水浴:33～35 ℃;⑤ 温水浴:36～38 ℃;⑥ 热水浴:39～42 ℃;⑦ 高热水浴:>43 ℃。

(2) 按水的成分划分:海水浴、淡水浴、温泉浴、药物浴(西药浴及中药浴)、矿泉浴、气水浴。

(3) 按水的形态划分:冰水浴(冬泳)、水浴、气浴。

(4) 按作用部位划分:分为全身浴及局部浴。① 全身浴:全身擦浴、全身浸浴、全身冲洗浴、全身淋浴、全身包裹浴。② 局部浴:局部擦浴、局部冲洗浴、手浴、足浴、坐浴、半身浴。

(5) 按作用方式划分:擦浴、冲洗浴、浸浴、淋浴、湿包裹、其他特殊浴疗法。

(6) 按水压力划分:① 低压浴,1 个标准大气压(1 个标准大气压=$1.013×10^5$ Pa);② 中压浴,1～2个标准大气压;③ 高压浴,2～4 个标准大气压。

2. 从康复医疗角度的划分

1) 水的温热疗法

(1) 温敷布。① 温度:温湿敷布和冷湿敷布;② 范围:颈、胸、躯干、头部、四肢、阴部。

(2) 包裹:包括湿包和干包。① 范围:全身、3/4 身;② 时间:持续、短时间。

(3) 浴。① 温度:冷、微冷、微温、温、热、高热;② 范围:全身、3/4 身、半身、部分(坐浴、手浴、足浴)。

(4) 渐温部分浴。

(5) 交替浴:① 局部浴;② 全身浴。

2) 水的机械疗法

① 涡流浴;② 气泡沸腾浴;③ 水中按摩,水中冲洗。

3) 水中运动疗法

① 运动用大槽浴;② 运动用池浴。

4) 其他疗法

(1) 浴的形式:① 气泡浴;② 人工碳酸浴;③ 砂浴,湿性、干性;④ 药浴;⑤ 肠洗浴;⑥ 刷洗浴;⑦ 电水浴,全身电水浴、四槽浴(局部浴)。

(2) 淋浴与冲洗。① 喷淋:短时间喷淋、苏格兰式喷淋(交替冲洗);② 冲洗:冷冲洗、交替冲洗、温冲洗。

（3）蒸气形式：① 蒸气浴、全身浴（俄国浴）、蒸气箱浴局部；② 蒸气喷淋。

（4）水的化学疗法：各种温泉浴、药物浴。

3. 按治疗作用分类

有镇静的、兴奋的、退热的、发汗的、强烈刺激的、柔和刺激的、锻炼的等功效疗法。

（三）临床应用

1. 适应证与禁忌证

适应证较广,主要有：脊髓不全损伤、脑血管意外偏瘫、肩-手综合征、肌营养不良、骨折后遗症、骨性关节炎、强直性脊柱炎、疲劳、类风湿关节炎、肥胖、神经衰弱等的辅助治疗。水疗法一般无特殊禁忌证,但过高或过低温度浸浴疗法的禁忌证有动脉硬化（特别是脑血管硬化）、心力衰竭、高血压等。

2. 水疗应用注意事项

① 治疗中应随时观察患者的反应,如出现头晕、心悸、面色苍白、呼吸困难等应立即停止治疗,护理患者出浴,并进行必要的处理。② 进行全身浸浴或水下运动时,防止溺水。③ 冷水浴时,温度由 30 ℃ 逐渐降低,治疗时须进行摩擦或轻微运动,防止着凉;注意观察皮肤反应,出现发抖、口唇发绀时,应停止治疗或调节水温。④ 患者如有发热、全身不适或遇月经期等应暂停治疗,空腹和饱食后不宜进行治疗。⑤ 如有膀胱、直肠功能紊乱者应排空大、小便方可入浴。⑥ 进行温热水浴时如出汗较多可饮用盐汽水。

（四）常用水疗操作技术

如前所述,水疗种类繁多,操作方法亦各不相同,这里仅就几种常用水疗操作技术,简介如下。

1. 浸浴法

浸浴法是临床上最常见的一种方法,是让患者身体浸入水中进行治疗的方法。

1）按治疗部位分类

根据治疗部位,浸浴法可分为如下 3 种。

（1）全身浸浴法：将患者全身浸入水中进行治疗的方法。

其操作常规如下：① 患者更换浴衣、拖鞋,准备治疗。② 操作人员根据医嘱,在浴盆中放入 200～250 L 水,测定水温。需药物浴者,再加入相应剂量的药物,使其符合医嘱。③ 帮助患者入浴,入浴后水面高度不宜超过胸乳腺以上。采用卧式时,使头颈及前胸部露出水面,以减少水机械压迫心脏。④ 医嘱要求热水浴时,头部应予以冷敷。⑤ 开始记录治疗时间。⑥ 治疗中应密切观察患者反应,如有头晕、心慌气短、面色苍白、全身无力等症状时,操作人员应该立即将患者扶出。⑦ 治疗结束后用干毛巾擦身,不得进行冲洗。⑧ 治疗结束后可休息 20～30 min,再离开浴盆。⑨ 治疗结束后应进行浴盆消毒,即先用清水冲洗两遍,再用 20% 来苏儿消毒两遍,再用清水冲洗两遍。

（2）半身浸浴法：使患者坐于浴盆中,伴以冲洗和摩擦,于治疗中逐渐降低水温的一种柔和的治疗方法。具体分为：兴奋性半身浸浴法、强壮性半身浸浴法、镇静性半身浸浴法、退热性半身浸浴法。

半身浸浴法操作常规：① 先向浴盆中倒入一定温度的水,再让患者脱去衣服,淋湿头部,将颈以下身体数次浸入水中。② 在浴盆中坐起,水面淹没脐部,用小桶舀取浴盆中的水,以均匀速度的水流冲洗患者背部及胸部。③ 边冲洗边摩擦患者的背部、肩部、腹部,直至出现良好反应为止。④ 冲洗加摩擦的处置,要反复进行数次,并在治疗中将水温降低 2～3 ℃。⑤ 最后用水冲洗患者背部、胸部,令患者出浴,用干毛巾擦干全身。⑥ 水温在 35～30 ℃,治疗时间不超过 5 min,治疗后休息 20 min,每天或隔日 1 次。⑦ 治疗过程中出现寒战,应立即停止治疗。操作要求动作迅速,尽快完成。⑧ 兴奋性半身浸浴,水温 30～20 ℃,逐渐降至 20 ℃ 以下;强壮性半身浸浴法,开始时水温 35～36 ℃,逐渐降至 30 ℃,治疗时用 2 小桶比水浴温度低 1～2 ℃的水冲洗;镇静性半身浸浴法,开始水温 37～36 ℃,逐渐降至 34～33 ℃,进行极轻按摩,浴终时不冲洗;退热性半身浸浴法,水温为 19 ℃,进行强力按摩。

(3) 局部浸浴法:本法最常用,将人体某一部分浸浴在不同的水中,由冷热水的直接刺激,引起局部或全身产生一系列生理性改变,从而达到治疗目的的一种方法。依据部位可分为:手盆浴、足盆浴、坐浴、渐加温浴、漩涡浴。① 手盆浴:将脸盆放在椅子上或盆架上,倒入 40～50 ℃的水。患者脱去外衣,将衣袖挽至两肘以上 6～9 cm 部位。患者坐在椅子上,面对脸盆将一侧或双侧手腕与前臂浸泡于盆内。每次治疗时间为 10 min,为保持水温,需不断加入热水或更换热水。治疗结束后,应擦干皮肤,用棉衣或棉被包裹保温。可以应用冷热交替法进行,冷水为 20 ℃以下,热水为 40～45 ℃,先热水 0.5～1 min,再冷水 10～15 s,交替进行。治疗结束后,让患者休息,可增强疗效。② 足盆浴操作:同手盆浴。③ 坐浴:将坐浴盆放在坐浴架子上,加入 40～45 ℃热水。治疗前,患者应将大、小便排尽,脱去裤子,将骨盆及会阴部分浸入水中。盆内热水不应超过坐浴盆的 1/2 深度,治疗中应加水或更换水 1～2 次。治疗结束后,应擦干皮肤,注意保暖。可以进行冷水坐浴,温度 10～20 ℃,时间 3～10 min。冷水坐浴后应进行保温,并让患者充分休息。热水坐浴有头晕症状时,应在患者头上进行冷敷。④ 渐加温浴:患者脱衣服,将手和足部放在相应水浴槽中。浴槽有盖,盖上有一小孔,插入水温计。患者坐在椅子上,用被单及毛毯盖好,头上包冷毛巾。开始水温为 36～37 ℃,7～10 min 内水温上升到 44～45 ℃。让患者出汗,随后操作人员将患者的汗擦干,先面部后全身,让患者保持安静。治疗持续 10～15 min,出浴,擦干皮肤,卧床休息 30 min。⑤ 电水浴疗法:指的是以盛于容器中的水作为导体,把各种电流引入浸于容器内人体的一种特殊电疗法。根据部位可分为全身和局部电水浴法,具体可参考专业书籍。

2) 按水温分类

根据水温,浸泡法分为以下 3 种:

(1) 冷水浸浴法:包含冰水浸浴法、冷水浸浴法、低温水浸浴法。

(2) 不感温水浸浴法。

(3) 热水浸浴法:包括温水浴、热水浴、高热水浴,禁用于全身,可用于局部。操作方法均见部位浸浴法操作技术。

3) 按水中成分分类

根据水中成分,可分为海水浸浴法、淡水浸浴法、温泉浸浴法、矿泉浸浴法、药物浸浴法、气水浸浴法。

(1) 海水浸浴法:采用的方法为游泳、浅水浴、涉水浴、坐浴。时间:我国北部沿海,夏季 7～9 月底上午 9 时到下午 4 时。水温应是 20 ℃以上,气温高于水温。饱餐及空腹后不宜进行,应在饭后 1～1.5 h 进行。入浴前,应体检,详查血压及心率,并进行适当的体操活动和日光浴。水浴后先在浅水用手捧水冲洗头颈、胸腹部再入浴。海水浴后,温热淡水淋浴,躺卧休息 10 min。海水浴均应有救生和抢救设备。

(2) 药物浸浴法:应用特殊的中药及西药进行治疗,包括盐水浴、人工海水浴、松脂浴、芥末浴、碳酸氢钠浴、硫黄浴及中药浴。操作方法同部位浸浴法操作方法。盐水浴:含盐量 1‰～2.5‰,水温 38～40 ℃,时间 8～15 min。人工海水浴:含盐量 4‰～5‰。松脂浴:处方 NaCl 1 000 g,白松油 5 g,酒精 15 g,荧光素 1.5 g,纯松节油 5 g,水温 36～38 ℃,时间 15～20 min。芥末浴:芥末 200～500 g,水温 35～38 ℃,时间 5～10 min。碳酸氢钠浴:碳酸氢钠 75～100 g,水温 36～38 ℃,时间 8～15 min。硫黄浴:硫黄 18 g,50% NaOH 120 ml,0.3%Ca(OH)$_2$ 300 ml,制备好溶液加入 100 ml,水温 37～39 ℃,时间 10～20 min。中药浴:中药制剂放入锅内,加水煮 30～40 min,制备成 1 500～2 000 ml 溶液。每次用 200 ml,具体成分依据具体疾病而拟定。

2. 擦浴法

用一定温度的水浸湿毛巾和被单,再摩擦皮肤,达到以机械刺激为目的的一种简便而温和的治疗方法,可分为局部擦法和全身擦法。

(1) 局部擦法操作常规:① 患者平卧床上,用被单及毯子盖好,露出治疗部位。② 用水浸湿毛巾摩擦皮肤,每部位 3~5 min,到皮肤潮红而有温热感为止。③ 擦浴后,治疗部位用被单或毯子包裹,再进行另一部位治疗。④ 摩擦顺序:胸部-背部-上肢-下肢。⑤ 操作人员速度要快,动作要敏捷。

(2) 全身擦法操作常规:① 患者脱去衣服,立于盆中或木栅上。② 将已在水中浸湿的被单,尽快盖于患者身上。③ 依后颈-躯干-四肢顺序进行摩擦,直至出现良好反应为止。④ 摩擦时间为 10~15 min。擦浴后,让患者休息 30 min。

3. 冲洗法

用一定量、一定温度的水对身体某一部位进行冲洗,以达到机械刺激作用的一种治疗方法。包括全身冲洗法和局部冲洗法两种。

(1) 全身冲洗法的操作技术:① 患者立于盆中,脱去衣服,应用相差 1 ℃ 的两桶水。② 操作人员先用温度高的一桶,再用温度低的一桶,以缓慢的水流向颈部、肩部冲洗,使水均匀的经过整个身体表面。③ 冲洗后,给患者披上干被单,并在干被单上进行摩擦,到患者产生温热的舒适感为止。④ 治疗时间为 2~3 min,水温为 30~20 ℃,治疗操作要迅速。

(2) 局部冲洗法:包括后头冲洗及背部冲洗,操作方法同上。

4. 湿布包裹法

应用一定温度的浸湿被单,按照一定的方式包裹全身,再做包裹保温的治疗方法。包括全身和局部两种。

1) 全身包裹法

① 治疗前患者排便。治疗床上横铺两条毛毯,一条稍压在另一条上。毯子上放置用水浸湿的被单,左边稍多于右边,被单头一端距离毯子边缘 5~10 cm,要求铺得平展,无皱褶。② 每次治疗时间 30~45 min,15~20 次为 1 个疗程,治疗后雨样淋浴冲洗。③ 治疗过程中应密切观察呼吸、脉搏情况。④ 治疗时,患者有效感觉是逐渐感到温暖发热。⑤ 治疗应保持安静,空气新鲜,对操作正确但未出现有效感觉者,可让患者喝足热饮料或摩擦全身,或在四周放置热水袋,加强包裹疗法的效应。

(1) 被单包裹法:患者脱去衣服,先将头部浸湿,裸体仰卧床单上,被单头端在耳轮之间。患者双臂伸直,向上举起。操作人员迅速用被单两端把患者包起。自被单较窄的一边开始,从腋下将躯干和足部包起,在两足之间插入被单之褶裥。让患者把手接近头部,被单较宽的一边按同样方法包裹,应在肩上褶转,余下被单边缘要垂在床上身体下面。

(2) 毛毯包裹法:将头部毯子上端,由肩部抛向胸部,并以斜角方向向下用力拉,再将边缘下端绕过患者,垂到身体下面,在胸前形成的皱褶仔细折好,使毯子密切贴在患者身上。以足端毯子将躯干下部和双足包起或足下部多余部分向上卷起。在头颈及下颌部之间应垫一块毛巾。

2) 局部包裹法操作

操作基本同全身包裹法,但仅仅包裹局部。

5. 淋浴法

淋浴法指的是以各种形式的水流或水射流,在一定压力下喷射于人体的治疗方法,包括直喷浴、扇形淋浴、冷热交替法、雨样淋浴、针状浴、周围淋浴等。

1) 淋浴法的操作常规

① 操作人员按医嘱调好水温及水压。先开冷热水开关,再开下水开关,再调温度计,使温度达到医嘱要求。打开淋浴治疗开关,关闭下水开关,调节水压。② 患者入浴时应戴防水帽,进行水枪浴及扇形浴时,患者应在距操纵台 2.5~3 m 处,禁止水直射头部、前胸及会阴部。③ 治疗中密切观察患者反应,出现头昏、心慌气短、面色苍白、全身无力等症状时,应停止治疗。④ 治疗结束后,先打开下水开关,即此时淋

浴不再喷射。⑤ 让患者出浴,用毛巾擦干皮肤,休息 20～30 min。⑥ 注意保护仪器,防止生锈。

2) 各种淋浴法的具体操作

(1) 直喷淋浴:患者脱衣服,头戴防水帽,立于操纵台前 2.5～3 m 处,背向操纵台。操纵人员以密集水流直接喷射患者。喷射顺序:背-肩,背-足部,水柱均匀喷射,再进行两侧面喷射。患者面向操纵人员,操作人员用散开的水流喷射胸腹部,到下肢时再用密集水流。水温 35～28～25 ℃,水压(1～1.5)～(2～2.5)个标准大气压(1 个标准大气压=1.013×10^5 Pa)。治疗结束后,用被单和干毛巾摩擦皮肤,直至出现皮肤的正常反应。

(2) 扇形淋浴:患者脱衣,戴防水帽,站在操纵台前 2.5～3 m 处。操纵者用右手拇指按压喷水口,使水流成扇形射向患者,自足到头 2～3 次。患者转动顺序:背侧-前侧,每侧 2～3 次。持续时间 2 min,水温 33～28 ℃,水压 1.5～3 个标准大气压。治疗结束用干毛巾摩擦。

(3) 冷热交替浴:热水温度 40～45 ℃,15～30 min,冷水温度 20 ℃,10～20 min,先热后冷,重复 2～3 次;治疗结束后,皮肤有明显充血反应,持续时间为 3～5 min;治疗结束后擦干皮肤,休息 20～30 min。

(4) 雨样淋浴:为下行淋浴,主要为温度作用。

(5) 针状浴:应用 2～3 个标准大气压进行治疗,刺激性大。

(6) 周围淋浴:患者四周和上部水流喷射,水温 36～33 ℃,压力 2～2.5 个标准大气压,时间为 3～5 min。

6. 水中运动法

运用水中的温度、浮力及水静压作用进行各种功能锻炼,以达到治疗目的的方法。水中运动是现代医学中重要的治疗方法,包括水中辅助运动、水中支托运动及水中抗阻运动 3 种。水中运动的具体操作技术如下。

(1) 固定体位:在水的浮力下,保持肢体固定体位。患者躺在水中的治疗床上或常用的治疗托板上;患者坐在水中椅子上或凳子上;让患者抓住栏杆或池的边沿,必要时可用带子固定肢体。

(2) 利用器械辅助训练:利用橡皮手掌或脚掌增加水的阻力;利用水中肋木训练肩和肘关节功能;利用双杠在水中进行训练,以练习站立、平衡和行走;利用水球训练臂的推力。

(3) 水中步行训练:让患者进入水中,站立在步行双杠内,水面齐颈部,双手抓住双杠。应用浮力作用,可减轻下肢对身体的承受重量。让患者在水中扶双杠移动下肢,活动量以患者感觉不累为原则,并注意保护,不得有松懈;在水中出现不适时,应尽快停止训练。水中步行时间不宜过长,应循序渐进。

(4) 水中平衡训练:让患者站在步行双杠内,水深以患者能站稳为准;操作人员从不同方向向患者推水作浪或用水流冲击。使患者平衡受干扰;让患者对抗水浪及水流的冲击,保持身体平衡。注意保护患者,不要发生意外。

(5) 水中协调性训练:是在水中进行游泳,先在一固定位置进行,再放开让患者自己进行。

7. 超声波水疗法

应用水作为媒体,将超声波通过水作用于人体的治疗方法称为超声波水疗法。操作技术:① 疗前检查机器,导线通电良好,排水管应通畅(水冷式),各电键、电钮应处于零位,仪表指针均应处于零位。② 根据患者治疗需要选取适宜体位,应充分暴露患者的治疗部位。③ 按所用机器的使用说明,依次接通电源,调节输出,选择剂量进行治疗,并计时。治疗中应认真操作,正确掌握剂量,仔细观察变化。④ 治疗完毕,依治疗相反的次序关闭各种调节器与开关。⑤ 患者出浴后应擦干皮肤,让其休息。⑥ 询问治疗反应,并记录。

九、正负压疗法

正负压疗法(vaccum compression therapy, VCT)是指利用高于或低于大气压的压力作用于人体局部以促进血液循环的物理疗法,可单独或交替作用于治疗部位。负压疗法如拔罐等本文不再赘述,这里主要介绍正压疗法。正压疗法是指对肢体施加压力,以改善肢体血液循环或提高心、脑、肾等重要脏器的血流量,以纠正上述组织器官缺血、缺氧的治疗方法。主要有3类,体外反搏疗法、肢体正压序贯加压疗法、局部体表持续加压疗法。

(一) 正压疗法作用原理

通过改变机体的外部压力差,以达到促使血管内外物质交换,同时改善由于血液黏稠度增大或有形成分性质的改变而引起的物质交换障碍,促进溃疡、压疮等的愈合,促进再生修复,促进水肿的吸收。

(二) 常用正压疗法

1. 体外反搏疗法

体外反搏疗法是以心电 R 波做触发,在心脏进入舒张早期时,使扎于四肢(主要是双下肢)和臀部的气囊充气,自远端向近端序贯地加压,迫使自主动脉流向四肢的血流受阻,并产生逆行压力波,从而提高主动脉舒张压,增加冠状动脉、脑动脉及肾动脉的血流量,起到体外辅助循环的一种无创性的治疗方法。

(1) 基本原理:体外反搏治疗冠心病和其他缺血性血管疾病原理有:① 在反搏时四肢动脉内血液相对被挤向主动脉,此时主动脉已关闭,造成主动脉内压力明显升高,使冠状动脉口的灌注压明显增加,增加了冠状动脉灌注量,提高心肌供血量;同时主动脉内压力升高还可提高脑、内脏的血流量。② 促进侧支循环的建立。有研究表明,体外反搏增加了冠状动脉健支的灌注压,增大了冠状动脉正常主支与病变主支之间的压力差,使吻合支开放增加,后者促使病变组织侧支循环建立增加。

(2) 主要作用:提高主动脉内舒张压,增加冠状动脉灌注压,增加侧支循环,改善血液黏度。

(3) 适应证:冠心病、病态窦房结综合征(心率在 40 次/min 以上)、心肌炎恢复期、结节性大动脉炎、高血压病(血压控制在 160/100 mmHg 以下)、血栓闭塞性脉管炎、脑血管病(缺血性脑血管意外、短暂脑缺血发作、腔隙性脑梗死、脑血管栓塞、椎-基底动脉供血不足)及其他神经系统疾病、突发性耳聋、一氧化碳中毒、视网膜中央动脉栓塞、突发性耳聋等疾病的治疗等。

(4) 禁忌证:① 血压>160/100 mmHg;② 频发性期前收缩或心率>140 次/min;③ 主动脉瓣关闭不全;④ 大动脉病变,如夹层动脉瘤;⑤ 肺梗死,肺心病;⑥ 梗阻型心肌病,二尖瓣狭窄;⑦ 脑水肿及有发生脑水肿趋势的情况;⑧ 肢体有感染、皮炎、静脉炎及新近有静脉血栓形成;⑨ 有全身或局部出血倾向。

(5) 注意事项:① 反搏前嘱患者排尿及排便,保证室温舒适;② 治疗前后应检查记录心率、血压,必要时记录心电图。

(6) 终止治疗指征:下列情况须立即停止反搏:① 监控系统工作不正常;② 气泵故障或管道漏气,反搏压达不到 0.035 MPa;③ 充排气系统发生故障;④ 反搏中出现心律失常、心电极脱落,或患者自诉明显不适而不能坚持治疗时。脉搏曲线的反搏波波幅及时限不符合要求时应及时查找原因,并及时调整有关影响因素,以保证反搏效果。

2. 正压序贯加压疗法

正压序贯加压疗法指通过套在肢体上的气囊有规律地分段按序充气、排气而压迫肢体软组织,促使组织间液经静脉和淋巴管回流以消除肢体局部水肿的治疗方法。

(1) 治疗原理:① 提高组织液静水压,迫使静脉血和淋巴液回流。通过套在肢体上的气囊,由远端向近端序贯充气及排气产生挤压、放松的效果。这种压力由远端向近端产生梯度式的压差,从而使静脉血和淋巴回流,有利于肢体水肿的消退。② 增加纤溶系统的活性。研究显示,正压顺序循环治疗可增加纤溶系统的活性,刺激内源性纤维蛋白溶解活性。有一组研究数据表明,在预防术后静脉血栓形成方面,本疗法与低分子肝素的预防效果相近。③ 通过多腔体充气气囊有次序、有节律地进行充气膨胀与放气,形成对肢体组织的机械性循环挤压压力。这种序贯改变的压力类似于按摩,有利于促进本体反馈,防止肌肉萎缩。因而本疗法适用范围较广。

(2) 临床应用：适用于四肢动脉硬化、单纯性静脉曲张、雷诺氏病、外伤后血管痉挛、迟缓性瘫痪合并循环障碍(如肩手综合征)、糖尿病性血管病变、多动脉炎、硬皮病、系统性红斑狼疮、类风湿关节炎合并脉管炎、淋巴水肿(如乳腺癌术后)、冻伤，局部循环障碍引起的皮肤溃疡、压疮、组织坏死等，还可用于预防术后下肢深静脉血栓形成。禁忌证有：血栓形成和血管栓塞早期、动脉瘤(以防微血栓形成)、出血倾向、近期外伤(以防出血和皮下气肿)、治疗部位的感染特别是肢体严重感染未得到有效控制(以防大量有毒物质进入血液)、大面积破溃性皮疹、血管手术后、新近下肢深静脉血栓形成、恶性肿瘤。

(3) 正压序贯加压疗法应用注意事项：① 治疗前应检查设备是否完好，检查患肢若有尚未结痂的溃疡或压疮应加以隔离保护后再行治疗，若有新鲜出血伤口则应暂缓治疗；治疗前应向患者说明治疗作用，解除其顾虑，鼓励患者积极参与并配合治疗。② 治疗应在患者清醒的状态下进行；治疗中应注意观察全身情况和肢体反应，患肢的肤色变化情况，并询问患者的感觉，根据情况及时调整治疗剂量。患肢应无感觉障碍，治疗中要注意观察及时调整肢体套的压力。患者在治疗过程中如有局部疼痛、麻木等不适应及时告诉治疗师，以便调整压力或停止治疗。③ 对老年人和血管弹性差者，治疗压力可从低值开始，治疗几次后逐渐增加至所需的治疗压力。

3. 局部体表持续加压疗法

本法是一种常用于烧伤后或烧伤植皮后预防瘢痕挛缩的治疗方法，是利用特殊的弹性织物持续对瘢痕加压以防止瘢痕增生，促进功能恢复的治疗方法。例如，利用弹性织物制作的面罩、颈部弹力套或肢体(手、足)压力套，对瘢痕区域或植皮区域进行持续压迫，达到预防和减轻植皮区及边缘瘢痕增生挛缩的目的。此方法简单、易行、有效，适于植皮成活或烧伤伤口已经愈合无创面残留的患者。近年来，随着制作工艺及材料的不断改进，本疗法得到了很大发展，目前主要实施的方法有：① 单纯穿戴弹力绷带、弹力套或弹力衣；② 弹力绷带、弹力套或弹力衣内衬硅凝胶膜。

1) 治疗作用原理

通过持续加压使局部的毛细血管受压萎缩、数量减少、内皮细胞破碎等，造成瘢痕组织局部的缺血、缺氧，从而改变瘢痕组织的收缩性，阻止挛缩发生。

2) 具体应用方法

(1) 制作：颈部弹力套根据患者颈部周径裁剪，接合处缝上尼龙搭扣；还可用面罩(亦可到烧伤专科医院询问购买)。

(2) 穿戴：早期佩戴时需家属协助，内面衬垫 1～2 层纱布，平铺后用尼龙搭扣黏合加压。除每天洗漱、按摩外，原则上应 24 h 连续佩戴，坚持半年至 1 年。

(3) 提高疗效：面罩佩戴时鼻翼两侧根部要用纱布卷填充，以达到各部位受力均匀，增加面部压力。

(4) 加强适应：早期佩戴时，个别患者可出现不适，如头晕、呼吸稍感费力等症状，多为正常情况，1 周后可逐渐适应。如果此症状继续加重而不缓解，应暂停佩戴，有条件的可到医院咨询。

(5) 保护创面：出现小创面时可继续佩戴，应弹力套上相同部位剪一小洞，暴露创面，保持干燥，以利于愈合。

3) 应用注意事项

(1) 早期应用：压力疗法应用越早疗效则越好，应在创面愈合后、瘢痕形成之前就开始应用，待瘢痕形成后再应用疗效则较差。

(2) 保护创面：初愈的创面皮肤较嫩，易起水疱，内层应敷两层纱布再戴弹力套，平铺后尼龙搭扣黏合加压。

(3) 维持适当压力：要有足够、适当的压力才能达到理想的疗效，压力应持续保持在 10～25 mmHg。压力过低疗效不明显，过高轻则引起患者的不适，重则会造成局部静脉回流受阻，组织水肿甚至发生缺血坏死。总之,在不影响肢体远端血运及患者可耐受的情况下,压力越大越好。

(4)特殊部位:应给予特殊的处理如皮肤薄嫩处及骨突处应加软衬垫,以防止皮肤破溃;皮肤凹陷处应给予必要的充填,以使压力均匀地达到各处;对于中空或易变形的部位,如鼻背瘢痕和外耳瘢痕,加压时应给予必要的支撑和充填,以免造成或加重畸形。

(5)压力治疗需要较长的时间,不少患者会失去耐心和信心,因此要做好充足的解释工作,必要时可向其交代成功案例的治疗前后对照资料,以提高其信心。

(6)压力疗法还应尽可能舒适,以提高患者尤其是儿童患者的依从性。儿童使用压力衣后,应给予适当的运动疗法,以防止肌肉萎缩。

(7)定期检查:随时检查、定期清洗,保持清洁可以提高舒适性;应随时检查压力的大小,局部皮肤有无异常及治疗的效果等。

(8)压力疗法并不是治疗烧伤后瘢痕的唯一有效疗法,不能取代手术治疗;对烧伤后的瘢痕应采取包括手术、功能锻炼、其他物理疗法等在内的综合治疗措施。

十、机械振动疗法

振动疗法(vibration therapy)是一种古老的物理疗法,在古希腊时期就已经得到简单的应用。2000 年前,中国古代中医推拿手法中的拍法、抖法和振法也是振动疗法在康复治疗中的体现。

振动是一种十分普遍的物理现象,它表示机械系统中的振荡,由频率和振幅组成。不论是一种结构或是某种物体的运动,还是作用于机械系统的波动力,从广义上说都是振动范畴。

(一) 振动和振动疗法的定义

振动是物质运动的一种形式,普遍存在于自然界之中。它表示一个质点或物体沿直线或弧线相对于基准位置(即平衡位置)做来回往复的运动。振动广泛存在于人们的生产和生活之中,与人体健康有密切关系。

从物理的运动学观点,可以表象地将振动疗法定义为:利用一种物理因素作用于人体,使人体、肢体、体内物质的空间位置发生周期性和(或)非周期性往复变化,以达到治疗目的的方法。其中,从理疗学的观点可以将机械振动疗法(mechanical vibration therapy)定义为:一种利用机械振动源作用于人体,以达到治疗疾病目的的方法。

(二) 振动疗法的分类

1. 按产生振动能源的来源分类

(1)机械振动疗法:因机械原因产生的振动,如偏心轮振动器、电磁振动器、手法产生的振动等。

(2)电致振动疗法:因交变电流产生的振动,如低频电流导致的肌纤维颤动。

(3)磁致振动疗法:因交变磁场产生的振动。

(4)自主振动疗法:有人体自身引起的振动,如跳动、肌肉过度紧张性颤动(用力过度)引起的振动。

2. 按机械振动的物理性质分类

机械振动可分为周期性振动和非周期性振动,前者包括简谐振动(正弦波振动)和非简谐振动,后者包括随机振动和冲击振动。

(1)周期性振动:是指每隔一个固定的时间运动就完全重复一次。简谐振动是指运动的瞬时值按正弦或余弦三角函数的规律作周期性变化的振动。可以证明,任何复杂的振动都是由几个或很多个简谐振动组合而成。在生产和生活当中,单纯的简谐振动是少见的,大量的振动是非简谐的周期性振动和非周期性振动以及它们的组合。

（2）非周期性振动：是指每振动一次所需时间各不相同，或各次振动的幅度有变化，以致每一次振动都不能与上一次振动完全重复。

3. 按振动对人体的作用范围分类

根据振动作用于人体的部位和传播方式，可以相对地分为局部振动和全身振动，这在卫生学上有更大的意义，因为两者对人体作用、临床特征、不良反应以及医疗预防方面的应用有很大不同。

（1）全身振动疗法：人体足部或臀部接触振动，通过下肢或躯干作用于全身，使人体整体发生振动。全身振动的频率范围主要在 1～20 Hz。

（2）局部振动疗法：使某局部接触振动源，如人体的四肢、头部、躯干或腰臀发生振动，其他部位不动或振动很弱。局部振动的频率范围多在 20～1 000 Hz。

（3）肌肉组织振动疗法：使人体的某块肌肉或某组肌肉的纤维发生振动，或使人体的某脏器发生振动，其他部位不动或振动很弱。其中，最广泛使用的是深层肌肉刺激仪（deep muscle stimulator，DMS），如筋膜枪。

振动对人体的作用虽然可以相对地划分为全身振动及局部振动。但这种划分是相对的，因为 100 Hz以下的振动即有全身振动作用。因此，在一定频率范围既有局部振动作用又有全身振动作用。

4. 按振动的频率分类

（1）次声振动：频率≤10 Hz，即低于人耳可闻的频率。能量高时，次声振动对人体极其有害。

（2）声频振动：频率为 10～10 000 Hz，即人耳可闻的频率范围；又可分为低频（≤100 Hz）、中频（数百赫兹）及高频（数千赫兹以上）。

（3）超声振动：频率＞10 000 Hz，即高于人耳可闻频率（包括高强聚焦超声）。

5. 按振动的幅度（强度）分类

（1）强振动：振动幅度接近于人的耐受限。

（2）适振动：振动幅度使人感到舒适。

（3）弱振动：使人略有振动感。

6. 按振动的持续时间分类

（1）持续振动：在治疗时间内，振动幅度、频率保持不变。

（2）间歇振动：在治疗时间内，振动时有时无。

（3）变频振动：在治疗时间内，振动频率有变化。

（4）变幅振动：在治疗时间内，振动幅度有变化。间歇振动、变频振动和变幅振动组合可生成复杂的治疗模式。

7. 按激励的控制方式分类

（1）自由振动：一般指弹性系统偏离于平衡状态后，不再受外界激励的情况下所发生的振动。

（2）强迫振动：指弹性系统在受到外界激励作用下发生的振动，这时即使振动被完全抑制，激励照样存在。这是一种有控制的激励，并且是由外界所控制。

（3）自激振动：激励是受系统本身控制的，在适当的反馈作用下系统会自动地激起定幅振动；一旦振动被抑制，激励也就随同消失。

（4）参激振动：这种振动的激励方式是通过周期地或随机地改变系统的特性参数来实现的。

（三）振动疗法的作用及其机制

1. 振动疗法的作用

（1）直接作用：为机械振动波直接传递到器官、组织、细胞等结构而产生。其主要生理效应为：刺激呼吸,改善通气血流比,促进排痰,增强胃肠蠕动,调节血黏度,促进静脉血液和淋巴液回流,增加排尿量,增强韧带肌腱和皮肤组织弹性等。

(2)间接作用:为机械振动波刺激后通过神经、体液的反射和调节而获得。其主要生理效应为:通过神经反射使呼吸加深,并引起血液成分变动,反射性地使排尿量增加;刺激皮肤感受器后,反射性地使局部皮温升高;振动颈后或腰背区时,可反射性地引起颈部、腰部自主神经支配器官的相应变化等。

2. 振动疗法的作用机制

(1)神经肌肉方面:振动作用的基础是通过机械振动刺激肌梭、腱梭等本体感受器,诱发由神经支配的骨骼肌的牵张反射来增强其神经肌肉的功能。Ⅰ型和Ⅱ型肌纤维在振动训练中被同时激活,在募集更多的运动单位参与活动、改善肌肉协调性的前提下,提高对Ⅱ型纤维的训练效应,增加肌肉的爆发力。同时,振动训练还能激活拮抗肌的Ⅰa抑制神经元,使拮抗肌的兴奋受到抑制,增强肢体活动的灵活性和协调性。

(2)骨关节方面:机械振动作为一种低强度的力学刺激信号,以较高的频率作用于骨骼时,可通过拉伸应力和压缩应力的形式,转变为骨形成或骨吸收的生化信号并传递给效应细胞,刺激成骨细胞活性,抑制骨溶解过程;同时,振动刺激对局部软组织可起到按摩作用,改善局部血液循环,并将一定限度的振动沿肢体的纵轴传至骨折的断端,使其接触更加紧密,从而减少断端间血肿的形成,促进骨密度的增加和骨结构的改善。

(四)振动疗法在康复医疗中的应用

1. 用于功能障碍的治疗

(1)挛缩:振动疗法可以对肌肉、骨骼、关节疾病所引发的挛缩问题起到一定的辅助治疗作用。对中枢神经疾病患者的肌痉挛、关节挛缩强直等亦可通过振动疗法而得到一定程度的减轻。

(2)软组织损伤:用于运动创伤的康复,如改善肌肉拉伤、局部痉挛,及增进关节囊和肌腱的张力等,因而对关节活动功能恢复有积极的治疗作用。

(3)关节炎:振动治疗对于慢性关节炎的疼痛与关节功能受限有较好的改善作用,不仅对普通四肢关节炎,而且对脊柱疼痛、风湿性关节炎同样有突出疗效。振动治疗能刺激骨代谢和调节骨组织,从而丰富软骨层厚度,因此常用于膝关节炎的治疗。

(4)骨质疏松:采用振动平台的方法,用低强度的振动方式(频率50 Hz,加速度2 g,每天30 min,每周5天)来防治骨质疏松症。

(5)骨折愈合:采用机械振动可刺激骨折愈合,用以防治骨折髓内钉固定后所致骨折愈合延迟。有应用0.5 Hz机械脉冲振动仪直接作用于股骨内外髁,使经髓内钉固定后的股骨中段骨折端产生细微摆动,从而产生骨折端内应变,进而促进骨折愈合。

若采用机械振动来刺激骨折愈合应注意最适振动频率的选择。有学者通过试验证实,在髓内针固定下机械振动可诱发骨折间微动,且微动量与振动频率呈负相关。

2. 在运动医学中的应用

(1)促进疲劳肌恢复:振动疗法可以通过降低血液中的肌酸激酶(creatine kinase,CK)和乳酸脱氢酶(lactate dehydrogenase,LDH)浓度,缓解剧烈运动后肌肉的酸痛症状。应用振动疗法(频率60 Hz,振幅1 mm)可使正常人已疲劳的肱三头肌的肌力提高。

(2)改善运动能力:振动疗法可以提高肌肉代谢能力进而促进肌肉的活动能力。它可通过刺激肌肉纺锤体纤维,激活肌肉的α运动神经元的反射反应,引起一种称为"强直性振动"的非自愿的肌肉反射收缩,从而提高肌肉力量。例如:人站立于振动平台上,采用持续振动和脉冲振动,频率范围10～65 Hz,当输入频率接近于软组织自然频率时，肌肉活性提高且可增进了振动力的衰减。

3. 用于神经系统疾病的治疗

除了常见的脑卒中、帕金森病等神经系统疾病的治疗以外，有学者运用颈肌振动的方法治疗空间忽略症，发现颈肌振动对空间忽略症有明显的治疗作用，且在结合常规的暴露训练法后可促使其最终恢复。

采用振动疗法治疗特发性射精障碍及无欲症、脊髓损伤患者射精障碍（由于其安全、相对有效性及相对低的费用，这种疗法可作为首选）；采用经皮振动刺激治疗周围神经损伤数年后遗留的浅感觉异常。

4. 其他应用

在儿科康复中，振动疗法主要可用于肌源性生长发育障碍；对于老年人的保健和康复，振动训练可以简单、快速、有效地提高肌肉爆发力，从而帮助老年人预防和降低摔倒的风险性。

局部麻醉与振动疗法同步运用可减轻口腔注射痛；采用振动式探条扩张术治疗食管瘢痕性狭窄；采用生物共振疗法治疗过敏性疾病；采用循环式多向振动配合标准压力绷带法治疗静脉性下肢溃疡，可以提高溃疡的愈合率且兼有缓解疼痛的作用。

（五）振动疗法的适应证

1. 主要适应证

（1）呼吸系统疾病：如老年慢性支气管炎、慢性阻塞性肺疾病、支气管哮喘、胸部（心、肺）手术后呼吸困难、排痰训练等。

（2）心血管系统疾病：如高血压、心肌病（心肌肥大、心力衰竭）等的辅助治疗。

（3）消化系统疾病：如老年性消化不良、便秘、胆囊炎、胆道结石等。

（4）泌尿系统疾病：如泌尿系统结石（肾结石直径＜5 mm）、炎症等的辅助治疗。

（5）皮肤疾病：如用于瘢痕软化等的辅助治疗。

（6）骨关节系统疾病：如关节炎（肩关节、膝关节等）、骨折、骨质疏松、关节挛缩、肌肉（肌腱）等软组织损伤、肌肉疲劳综合征（运动过度）、肌肉痉挛腰痛（姿势性）、颈椎病等。

（7）神经系统疾病：如脑卒中、脑瘫、特发性射精障碍、脊髓损伤后射精障碍、周围神经损伤后遗浅感觉障碍、空间忽略症等。

（8）其他疾病：如肥胖症、慢性疲劳征、Ⅱ型糖尿病、原发性痛经等的辅助治疗。

2. 潜在适应证

潜在适应证可能有：局部软组织粘连、手术后肠粘连、周围神经卡压（因粘连、痉挛所致）、局部损伤后血肿（应 24 h 后开始治疗）、颈椎小关节紊乱、腰椎间盘突出（配合牵引）等。另外，还可用于提高运动员的运动能力。

（六）振动疗法的影响因素

1. 频率

频率是指物体在 1 s 时间内所完成的全振动的次数。振动频率与周期之间存在着倒数关系。频率的单位为赫兹（Hz）。

一般认为，振动频率是影响神经肌肉反应幅度的最主要因素。人可感受 1～1 000 Hz 的振动，振动频率≤20 Hz 时全身最敏感。振动频率为 1～20 Hz 时可致视觉模糊，引起眼球共振，人体会出现神经失调、内分泌紊乱等症状。垂直方向振动的敏感频率是 4～8 Hz，水平方向振动的敏感频率为 1～2 Hz。全身共振频率在 5 Hz 左右，振动频率为 8 Hz 时可以引起头、脊柱和内脏的共振。振动频率为 30～250 Hz 时易引起血管痉挛反应，并伴有神经、肌肉系统障碍；振动频率＞250 Hz 时对痉挛的作用减弱，而对神经、肌肉系统的影响增强;但振动频率>1 000 Hz时则难以被人体主观感受。当振动频率≤50 Hz时主要作用于骨-关节系统、前庭器官,并伴有神经肌肉系统的变化。因此,振动频率应避开1~20 Hz,在25~50 Hz是可取的安全范围。

一般建议使用50~120 Hz的振动频率来增加肌肉力量,而20~50 Hz的振动频率对治疗肌肉痉挛更有效;35~50 Hz的振动频率是公认为能够最大激发神经肌肉运动单元的放电率。

2. 位移

位移是指振动的物体离开平衡位置的距离,位移的峰值(最大距离)称为振幅。振动平台的振幅应在1.5~10 mm范围内。振幅太小,对人体影响效果不明显;而振幅太大会导致人体不适应反应产生,甚至会从振动平台上坠落。

3. 速度

速度是指振动的物体在单位时间内位移的变化量,即位移对时间的变化率,单位为mm/s等。

4. 加速度

加速度是指振动的物体在单位时间内速度的变化量,即速度对时间的变化率,单位为m/s^2;有时还可以用重力加速度来表示(g),根据$1\ g=9.81\ m/s^2$进行换算。

5. 强度

振动的强度可用振幅、速度或加速度表示。当频率相同时,加速度越大,危害越大;频率一定时,振幅越大,对机体的影响也越大。

(七) 振动的不良反应及禁忌证

1. 振动的不良反应

从物理学和生理学的观点来看,机体是一个复杂的系统,振动的作用不仅可以引起机械效应,更重要的是引起生理和心理效应;而且同一振动作用于不同的人,其反应可能是不同的。振动的不良反应可以从局部与全身以及对各器官系统几方面分别阐述。局部振动病主要为振动性白指(雷诺氏现象)。全身性振动不良反应主要有运动病,又称晕动病(即晕车、晕船等),临床表现为前庭自主神经功能障碍,如面色苍白、眩晕、平衡失调等。有报道称,振动后出现恶心、腹泻、热足、下肢瘙痒、下肢疼痛、颌骨及颈部不适等不良反应。

2. 振动的禁忌证

振动的禁忌证包括雷诺氏病、深静脉血栓形成、血栓不稳定等。

(王 颖 田骏涛)

第三节 作业治疗

一、概述

作业是人的属性,人类生活中离不开各种作业活动。当患者罹患各类疾病导致功能障碍时,某些作业活动能力可能受到影响。为了帮助这些功能障碍患者尽快回归社会,可以将特定的有选择性的作业活动作为治疗媒介,对患者进行作业操作性训练,这是康复治疗技术的五大支柱之一。

世界作业治疗师联盟(The World Federation of Occupational Therapists,WFOT)将作业治疗定义

为：协助残疾者和患者选择、参与、应用有目的和有意义的活动,以达到最大限度地恢复躯体、心理和社会方面的功能,增进健康,预防能力的丧失及残疾的发生,以发展为目的,鼓励他们参与及贡献社会。

由上可知,作业治疗是为改善或恢复患者当前的功能障碍,设计特定的、有选择性的活动(从日常生活、工作等活动中提取的活动),指导患者借助媒介(工具、设备等)来进行操作性(作业)训练,以增强患者肢体、心理、社会功能,促进发育,使患者实现最大限度的生活自理,回归社会的一大类独特的治疗方法。

(一)作业治疗范畴

作业治疗包括治疗性练习、神经生理学方法、计算机辅助训练、认知综合功能训练、日常生活活动能力训练;娱乐活动;工作训练;矫形器、自助具的使用训练等。

作业治疗的作用主要包括增加躯体感觉和运动功能、改善认知和感知功能、提高生活活动自理能力、改善社会和心理功能等。

(二)作业治疗的应用

作业疗法的应用是十分广泛的。凡需要改善日常生活活动能力,特别是劳动能力、身体感知觉功能、认知功能和改善情绪心理状态、需要适应住宅、职业、社会生活条件,都应当应用作业疗法进行训练。

1. 适应证

目前,作业疗法多用于以下几个方面。

(1)神经系统疾病:脑卒中、颅脑损伤、帕金森病、脊髓损伤、脊髓炎、中枢神经退行性变、周围神经伤病、老年性认知功能减退等。

(2)骨关节疾病:骨折、断肢断指再植术后、截肢后、烧伤、人工关节置换术后、骨性关节病、肩周炎、强直性脊柱炎、类风湿关节炎、手部损伤等。

(3)内科疾病:冠心病、心肌梗死、高血压病、慢性阻塞性肺疾病、糖尿病等。

(4)儿科疾病:脑瘫、肌营养不良、精神发育迟滞、学习困难等。

2. 禁忌证

意识不清、严重认知障碍不能合作者,危重症以及心、肺、肝、肾功能严重不全等需绝对卧床休息者。

二、作业能力评定

为了制订有助于患者的作业疗法方案,有必要首先对患者实施作业能力的评定。评定工作流程与物理疗法的工作流程基本相同,即收集、归纳、分析资料,做出诊断和制订治疗计划,但在某些环节上体现出作业疗法专业的特点。在收集资料时,首先对患者的作业活动能力进行评定;在此基础上展开对于影响作业活动的各种因素的评定,包括躯体因素、精神因素和各种环境因素;通过全面检查,发现患者日常生活活动能力受到影响的内容,找出原因,提出作业疗法诊断及针对性的治疗计划。作业疗法评定的工作流程如图 3-3-1 所示,它也是指导作业治疗师临床工作思路。

(一)影响作业活动的因素

作业活动的完成或患者在作业活动中的表现,有赖于身心和环境两方面的支持。任何一个方面出现问题都会对作业活动的质与量产生影响。

1. 影响作业活动的自身因素

根据美国作业疗法协会 1994 年发表的第三版《作业疗法统一术语》,影响作业活动的自身或内在因素包括躯体(感觉运动)、认知、心理社会技能和心理成分。

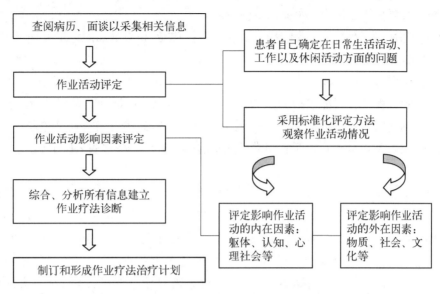

图 3-3-1 作业疗法工作流程及临床决策的思维方法

（1）躯体功能因素：包括各种感觉、关节活动范围、肌力、肌张力、反射、粗大与精细运动协调性、耐力、姿势控制、姿势对线、软组织完整性、运动控制等。

（2）认知功能因素：包括知觉与认知功能、情绪与社会行为、应对和适应能力及动机等。

（3）心理社会技能及心理因素：包括心理成分（价值、兴趣、自我概念）、社会性技能（角色行为、社会性行为、人际交往技能、自我表达）和自我管理技能（心理应对技能、时间管理、自我控制）等。

2. 影响作业活动的环境因素

作业疗法中习惯将影响作业活动实施的个人以外的因素称之为环境因素。人们每天都在特定环境中进行各种作业活动，环境障碍会阻碍残疾者最佳作业活动能力的发挥，而提供环境支持则有利于促进和帮助其发挥最佳的作业活动能力。《作业疗法统一术语》中将影响作业活动的环境分为物质环境、社会环境、文化环境。物质环境、社会环境、文化环境都可能从不同角度起着阻碍或支持作用。

（1）物质环境（physical environment）：指个人以外的环境，包括各种建筑和设施（家居、社区及公共设施）、交通工具等，即各种可利用的空间、设备、家具、工具及物品。

（2）社会环境（social environment）：包括配偶、朋友、照顾者及公众的态度，也包括较大的社会群体对于建立标准和社会常规所产生的影响。

（3）文化环境（cultural environment）：指一个特定社会群体所具有或接受的习俗、信仰、活动方式、行为标准与期望。

（二）作业能力评定

由于作业疗法主要在能力障碍（残疾）和环境障碍（残障）的层面上帮助患者，作业治疗专业的评定也就围绕患者有关作业活动能力方面存在的问题开展。

治疗决策以评定为基础，作业疗法关注患者的作业活动功能状况，无论患者因何种疾病导致何种功能受限或残疾，作业治疗师的工作目标都是要帮助患者重新参与对其来说十分重要的日常活动。因此，作业治疗师评定工作的重点是确定患者在进行作业活动方面存在的问题。当患者不能完成特定作业活动时，治疗师要进一步寻找限制完成该活动的原因。例如，当肌力下降限制了日常生活活动能力（如进食、穿衣、梳洗、行走购物、上下楼梯等），作业治疗师有必要对肌力减弱程度和分布情况进行检查。因此，影响作业活动完成的内、外因素都是作业疗法的重要评定内容。

作业能力评定包括作业活动评定、影响作业活动的躯体功能、高级脑功能评定及环境因素评定。

1. 作业能力评定的步骤与方法

作业治疗师通过各种渠道或采取多种方法收集相关信息与资料以确定问题所在。无论初期、中期或末期评定,这一评定的过程或步骤都包括:① 查阅病历;② 与患者面谈;③ 观察患者的作业活动完成情况;④ 评价影响作业活动完成的功能障碍因素;⑤ 综合总结所得信息,做出作业疗法诊断;⑥ 制订治疗计划。

(1) 查阅病历:通过阅读病历可以了解患者的病史、疾病诊断、治疗经过、用药或手术情况以及其他专业的检查、评定结果。

(2) 与患者面谈:进行初期评定时必须与患者进行面谈。面谈的目的有两个:① 听取患者关于过去、现在和将来的情况及对未来的需求和想法等。② 培养和建立与患者的和谐关系,利用交谈对患者进行治疗。作业治疗师在面谈时应注意技巧,如提问方法、治疗师的目光、语态、姿势、态度,谈话时与患者的距离、面谈的环境等都会对面谈的结果产生影响。除了与患者交谈之外,还应与患者的家属进行交流。治疗师可以从中了解他们对患者恢复的期望目标,残疾对患者日常生活的影响、对患者性格的影响及对家庭的影响。

(3) 观察日常生活活动的完成情况:治疗师通过与患者交谈,了解其能做什么、不能做什么、期望能做什么及优先考虑的治疗目标。然后,需要进一步观察患者实际完成这些作业活动的情况。在观察的过程中,治疗师要注意活动障碍种类和为完成日常生活活动所需要帮助的水平即帮助量。可以使用标准化的日常生活活动能力评定量表进行观察实际完成这些作业活动的情况。在观察的过程中,治疗师要注意活动障碍种类和为完成日常生活活动所需要帮助的水平即帮助量,可以使用标准化的日常生活活动能力评定量表进行观察。

(4) 检查相关的功能障碍因素:需要对哪些功能障碍进行检查,是治疗师在了解了病史、疾病诊断之后,并在与患者交谈及亲自观察基础上做出的选择。一旦确定作业活动障碍的方面或种类并提出导致作业活动障碍的可能原因,治疗师即需要进一步通过具体评定来检验自己的假设或判断是否正确。

2. 建立作业能力诊断

在综合、归纳和总结所有资料的基础上,提出作业能力诊断。作业能力诊断包括各种作业活动障碍和影响作业活动完成的各种相关因素。例如,一位脑卒中患者的作业能力诊断包括如下内容。

(1) 作业活动障碍:① 进食障碍;② 梳洗障碍;③ 穿衣障碍;④ 上下楼梯障碍。

(2) 影响作业活动的因素(即功能障碍):躯体运动功能与神经心理障碍。① 患侧上肢痉挛、共同运动模式;② 下肢部分分离运动;③ 知觉障碍。

(3) 环境障碍:① 住宅内门的宽度不允许轮椅自由进出;② 住宅入口处无斜坡、扶手。

建立作业疗法诊断后,为了确定治疗重点,治疗师还需要对作业活动障碍按照重要程度的先后顺序进行一些调整,使之与患者的考虑和需求一致。如果患者的要求不切实际,治疗师则需耐心疏导、解释,帮助患者建立安全、可实现的治疗目标。

3. 确定康复目标,制订作业治疗计划

作业疗法的治疗目标一定要紧紧围绕提高作业活动的独立性来制订。例如,"扩大肩关节活动度至160°"不是作业疗法的治疗目标,而"扩大肩关节运动范围使患者能够用手摸到头,从而达到独立地洗头和梳头的目的"才是作业疗法所要实现的目标。

三、作业治疗处方

作业疗法的处方内容包括:作业种类、治疗目的、分量及次数、注意问题等。例如,某男性患者,38 岁,机械工人,手部损伤术后恢复期,拇指对指及示、中二指的对指和屈伸功能障碍,须进行作业治疗,经过作业功能的检查和评估后,为患者开出表3-3-1所示的作业疗法处方。

表3-3-1　作业治疗处方

序号	治 疗 种 类	治疗目的及活动次数和分量	注 意 事 项
1	日常生活活动能力训练	恢复手精细活动功能:解和扣衣扣、手持碗筷、梳头、拧干毛巾,60 min,每天1~2次	可给家庭作业回家自己练习
2	职业技巧训练	为恢复劳动能力做准备,如拧螺丝母、装配机械设备等,30~45 min,每天1次	循序渐进
3	工艺治疗训练	手精细功能,改善情绪,如泥塑、编织等,每周2次,每次1~2 h	
4	复业前评估和就业咨询治疗		后期安排,决定是否需要改变工作

至于作业治疗计划的制订,须以患者残疾或功能障碍问题的分析作为依据。作业治疗须长期进行,直至患者恢复生活自理和(或)劳动,重返社会。

四、常用作业治疗

(一) 常用治疗性作业活动

1. 木工作业

木工作业一般是患者熟悉、感兴趣,并且具有实用性的工作。木工用具包括锯、刨、打锤、打砂纸等,木工训练技术可以利用工具、材料、辅助装置等的变化设计出从简单到复杂的各种不同水平的作业活动。这种作业可以根据患者的病种、障碍程度不同灵活设计,是一种利用率高,行之有效的治疗方法。

(1)工具:木工使用的工具在作业活动中均需重新研制,如锯。锯的种类很多,无论锯的外形如何,在训练计划的记录中以锯的长度和锯齿的数量作为考虑运动量的主要标准,锯身越长齿越多,抵抗力量越大,活动范围越大。因此,要根据患者的肌力、关节活动度的训练要求选择锯的大小。锯柄的形状也是研究的对象。如偏瘫患者可以使用双手把持的锯柄,手指屈曲受限的可以将锯柄加粗,锯柄可以设计成水平位或垂直位。

(2)材料:木材因质量不同,硬度的差别很大。大小、形状不同,其抵抗值也不同,因此可以根据患者的需要,选择不同材料的方法调节抵抗值。另外也可应用辅助装置,当患者的肌力、关节活动度、协调性不充分时,可以设计一些辅助装置,协助患者克服一部分障碍,对残存能力进行训练,也可以在人体或工具上增设一些装置,来增加作业的难度。

(3)方法:做刨的动作时通过刀刃的宽度和切削角度的调节来改变抵抗值,切削角度越小抵抗值也随之减小。宽木料适用于耐久力的训练,硬大木料适用于肌力的增强。根据患者关节活动度受限程度和部位设计木料摆放放置和决定具体要求。锤的种类很多,要根据患者情况变化锤头的重量,锤柄的长短、粗细。另外,还要考虑患者肢位,姿势的变化与训练的关系。打砂纸:是将木料刨平之后再用不同型号的砂纸固定在磨器上摩擦表面的工作。研磨器要根据患者的功能情况进行设计,如双手用、单手用、带柄的(水平柄、垂直柄)、带负荷装置的研磨器、矫正手指挛缩的手套式磨具等。水平柄研磨器用于恢复偏瘫初期前臂旋内的患者。双手垂直柄可用前臂中立位的患者。还要从调节砂纸粗细,木材的光滑度、长度、宽度,作业台的高度,倾斜的角度等条件的改变,设计不同的训练内容和强度。

(4)禁忌和注意事项:防止工作中受伤;避免训练强度过大;锯、锉或用砂纸磨细的工作灰尘较大,不适于呼吸系统病症的患者;使用油漆等易燃物品时要注意安全。

2. 制陶工艺

从儿童时代起孩子们就喜欢用黏土和成软硬适度的泥团,以反复揉捏便可以随心所欲地制成小壶、小碗、小猫、小狗之类的"工艺品"。陶艺工艺工序繁多。利用这一作业活动,根据患者的文化程度,兴趣爱好,以及在功能上、心理上存在的问题设计出丰富多彩的活动,使患者的个性和创造力得到充分的发挥。

1) 工具

操作台、和泥板、各种磨具、模子和窑等。操作台的台面高低,倾斜角度可以调节等。

2) 方法

有多种方法,简述如下:

(1) 糅合黏土动作:将黏土糅合成适合造型需要的硬度。常用的有橡胶黏土、硅酮树脂黏土等。糅合泥团的动作是双侧的粗大协调动作,并且可以强化上肢肌肉的伸展。部分患者由于上肢伸肌无力,可能会发生肘屈曲不能控制的情况,此时可以用弹性绷带,或是杂志等在肘关节伸面固定。训练可以由易到难,开始时利用肘关节的固定和躯干屈伸协助上肢用力,然后逐渐去除固定,减少躯干活动,再过渡到上肢用力揉按。

(2) 捏压造型动作:不使用工具,仅用手指的力量完成黏土的造型工作。在完成作业的同时,拇指的屈曲、伸展、对指、四指的屈曲伸展等各种精细动作均得到训练。这样不仅增强了肌力,动作的协调性也可以得到改善。

(3) 作用:黏土的抵抗力很小却有很强的可塑性,适合改善患者的心理状态;和泥的过程可以改善上肢、腕关节、手指关节的活动范围,并且有止痛作用;提高上肢肌力;改善手功能的精细动作;促进认知功能的改善;提高身体的耐力。

3. 马赛克工艺

1) 工具

锤子、马赛克钳、瓷砖刀具、圆规、尺子、海绵刷。

2) 材料

三合板、铁板、塑料底板、马赛克、快干胶、石膏。

3) 方法

底板上画出图案或是将患者喜爱的图案用复写纸印在底板上。然后涂上颜色,再选择各种马赛克等材料,用钳子、锤子打碎备用,用快干胶将打碎的马赛克贴在图案内,制成美丽的工艺品。

4) 作用

(1) 身体功能方面:增强手指的把持力和上肢肌力,改善手指的精巧性,改善眼睛和手的协调性,维持和改善关节活动度。

(2) 心理方面:可以消散攻击性;提高集中力;提高耐心和耐力;通过集体作业可以改善患者的自信心和人际关系的协调性。

(3) 禁忌和注意事项:注意刀、钳、锤子等工具的使用和管理,防止意外受伤;呼吸疾病、眼科疾病的患者,要杜绝碎片和粉尘飞扬;手指有外伤和皮肤疾病的患者禁忌;注意防止马赛克碎片和刃器造成手的外伤。

4. 手工艺

1) 工具

根据工种的区别可以准备一些钩针、刺绣架、刺绣针、刀、剪、熨斗、皮革工艺用各种图案模子、锤子等。

2) 材料

各种颜色的布料、毛线、刺绣用丝线、塑料绳、石膏等。

3）方法

许多手工均可以作为训练方法,简述如下。

(1)刺绣、编织、雕刻、补花等:是广为流传的民间手工艺,要在此基础上研究出新的、有吸引力的内容。如缝制丑娃、大熊猫、小熊,都是目前市场上高价而又畅销的产品,完成后可以将制品送给患者,这样无论从身体功能还是心理调节上都会有很好的效果。

(2)皮革工艺:就是用皮革作为材料,制成钱包、烟袋、钥匙坠物等各种工艺品。可以用各种图案的模具在皮革上敲打出患者喜欢的图案,然后制成自己设计的制品,方法简单、制品新颖、美观大方、有实用价值,患者乐于接受。

4）作用与应用注意事项

(1)身体功能方面:增强手指的把持能力和上肢肌力,改善手指的精细动作,改善手眼的协调性,改善和维持关节活动度,增强坐位耐力。

(2)心理方面:提高注意力,培养创造性,可以缓解精神上的紧张。

(3)禁忌证和注意事项:视力低下的患者不宜使用过细的针线;运动失调和不随意运动严重的患者不得采用此疗法;注意工具的使用和管理,如感觉迟缓或丧失的患者对熨斗、刀、剪等刃器的使用要特别注意。

5. 治疗用游戏

(1)利用以精细动作为主的治疗性游戏训练上肢:此类训练多采用棋类游戏,如象棋、跳棋等。通过下棋游戏可以训练患者手的精细动作,改善手眼的协调能力,提高患者的耐力,同时在心理上、人际关系上收到较好的效果。

(2)利用以粗大动作为主的治疗性游戏训练上肢:投包、套圈、皮球投篮等游戏都是以上肢粗大运动为中心的训练,同时还可以使下肢与躯干进行协调的收缩,改善身体平衡功能。

(3)以训练上下肢和躯干为主的治疗游戏:常用的游戏如地滚球,使用木质的球撞击站立的木瓶,类似简易的保龄球。此项游戏可以改善患者上肢的功能,包括诸关节的活动度、肌力、动作的协调能力等。

游戏治疗目前开展较多,但必须考虑到在作业治疗中的游戏活动是治疗手段之一。因此,开展任何治疗性游戏活动之前,必须对患者进行认真的评价。根据评价的结果设计游戏方案、工具、场地、规则等都应分成若干级别,以适应不疾病同患者或是疾病康复的不同阶段的需要。

(二)常用作业治疗操作技术

1. 运动和感知觉功能训练

1）加大关节活动范围的作业训练

(1)肩肘伸屈作业训练:用砂纸板打磨木板、锯木、刨木、打锤、在台面上滚筒,擦拭桌面、在编织架上编织、打篮球、保龄球等。

(2)肩外展内收作业训练:粉刷、编织、绘图、拉琴、写大字等。

(3)肘伸屈作业训练:锤打木板或钉制木盒、调和黏土等。

(4)前臂旋前旋后作业训练:锤打、拧螺帽、拧龙头、拧铁丝等。

(5)腕伸屈、桡尺偏作业训练:粉刷、锤打、和泥、和面、绘图、打乒乓球等。

(6)手指精细活动作业训练:捡拾珠子或豆、黏土塑形、陶艺制作、和面、捏饺子、木刻、打结、编织、刺绣、插钉、弹琴、打字、书法、珠算、绘画、下棋、拼图、拧螺钉等。

(7)髋膝伸屈作业训练:上下楼、踏自行车等。

(8)踝伸屈作业训练:脚踏缝纫机、脚踏风琴、踏自行车等。

2) 增强肌力的作业训练

（1）增强上肢肌力的作业训练：拉锯、刨木、砂磨、调和黏土、推重物等。

（2）增强手部肌力的作业训练：捏黏土或橡皮泥、和面、捏饺子、木刻等。

（3）增强下肢肌力的作业训练：踏功率自行车等。

（4）改善协调平衡的作业训练。

（5）手眼上肢协调作业训练：砂磨板、拉锯、刺绣、编织、缝纫、嵌插、剪贴、木刻等。

（6）下肢协调作业训练：脚踏板、脚踏缝纫机等。

（7）上下肢协调作业训练：用脚踏缝纫机缝纫、打保龄球、打乒乓球等。

（8）平衡作业训练：套圈、接球、打保龄球、推小车、向两侧摆放物品等活动。

3) 感觉功能的作业训练

（1）感觉再训练：不断给予触觉、听觉、视觉等感觉刺激，刺激强度和范围从小到大，逐渐强化和扩大感觉信息，让患者能识别各种不同的刺激，最后恢复感觉功能。如先后在直视和闭眼时以木杆、笔或铅笔橡皮头刺激手指或在手指上滑动与按压，判断刺激的位置或感觉，训练位置或动静态触觉；或以 30 Hz 或 256 Hz 音叉反复刺激手指，判断振动觉。

（2）感觉敏感性训练：将两脚规的针尖距离由 10 mm 逐渐缩小至 2 mm，促使两点辨别觉的出现与加强；通过患者触摸不同质地的实物，训练患者对物体软硬程度的识别；通过 Bobath 球来刺激本体感觉、平衡觉；通过单眼训练视觉；通过不同的声音刺激以分辨声源的空间特征和性质，区别不同人发出的声音，辨别不同动物的发音；通过本体促进技术中的对角螺旋运动，反复体会肢体在空间的位置和运动中的感觉；体会各种不同的振动和压力。

（3）感知觉训练：包括先后在直视与闭眼时用手触摸布袋或盒内不同形状、大小、质地的物品，如小球、硬币、纽扣、钥匙、木块、塑料块、布料、棉团等，加以描述、比较和识别来进行实体觉训练；在患者手或背部书写以识别各种图形、笔画的含义，训练患者的图性感；训练患者的定位感、方向感、空间感（两点辨别）、让患者从不同方向取物，快速指出自己身体的五官部位；对各种实物大小、体积、形态、颜色、质地比较以获得视觉定型；通过色盲测试等方法训练患者的图形觉和深度感。

（4）感觉替代训练：对于感觉功能障碍者需要采取感觉替代。如盲人可以利用听、触觉替代视觉，帮助其确定方向和对人物定向；对于听力障碍者可以借助计算机进行交流；有本体感觉障碍的患者，可以通过视觉代偿保持身体的平衡。感觉注意训练是有计划地强化健全的感觉刺激以代偿丧失的感觉。

2. 日常生活活动能力的训练

1) 床上训练

（1）保持良好的功能位：不同伤病，如脑卒中后偏瘫、脊髓损伤后截瘫或四肢瘫、脊柱术后、截肢后、腰椎间盘突出症、骨折、烧伤等患者的卧床体位有不同的要求，但总的原则是保持良好的功能位，防止肢体挛缩畸形，防止不良体位对疾病的不利影响。

（2）翻身训练：除了某些伤病，如脊柱术后、脊髓损伤等对翻身有特别要求外，一般卧床患者均应定时翻身，日间每 2 小时 1 次，夜间每 3 小时 1 次，交替采取仰卧位、左右侧卧位。有些疾病如压疮、烧伤等的患者需采取俯卧位。翻身可以改变对皮肤及血管的压力，促进血液循环，防止压疮、关节挛缩、静脉血栓形成，也可以改善呼吸功能，有利于呼吸道分泌物的排出。病情允许时应尽量让患者主动翻身。

（3）坐起训练：对长期卧床患者在病情允许时，先扶起靠坐，然后使之端坐，坐稳后从侧方或前后方推动患者，使之保持坐位躯干平衡，再训练前屈、侧屈、旋转时的躯干平衡。臂力良好的患者坐位平衡良好后可进行主动坐起的训练，坐在床上，以后再外移两腿，使两腿移至床沿下，在床边坐。可从卧位到坐位、再从坐位到卧位，反复训练。

（4）转移训练：床与轮椅之间、轮椅与坐椅之间、轮椅与坐便器之间、轮椅与浴盆之间以及轮椅与汽车座之间的转移是一个复杂的动作过程，训练时要注意安全。

2）进食训练

（1）吞咽动作训练：详见本书"吞咽障碍治疗"。

（2）进食动作训练：对上肢关节活动受限、肌力肌张力异常不能抓握或动作不协调而不能正常摄食者，一方面要进行上肢功能训练，练习摄食动作；另一方面可使用自助餐具或家用辅助装置，如将汤匙柄、叉柄加大、加长或成角，或在汤匙上加一尼龙搭扣圈或 C 形圈，使手掌或前臂套入，便于握持使用；在碗、杯、盘底部加一固定器或橡皮垫，使之不易倾倒、移动。杯碗外加一 C 形圈以便握持。杯内固定一根吸管以便吸饮；患者上举困难时可在餐桌上方装一个悬吊滑轮，以牵拉带动患肢上举送食入口。

3）洗漱动作训练

与摄食障碍的训练同理，对有上肢功能障碍而不能自行洗漱者，一方面要进行上肢功能训练，练习洗漱动作；另一方面可使用自助用具或辅助装置。

（1）拧毛巾：将毛巾拴在水龙头上，用健侧手将毛巾拧湿、拧干。

（2）刷牙、剃须：将牙刷或剃须刀刀柄加大、加长，或在柄上加一尼龙搭扣圈或 C 形圈，使手掌套入，便于握持使用。

（3）刷手：将带吸盘的洗手刷吸附在水池壁上，刷手时手在刷子上刷洗即可。

（4）梳头：使用长柄或弯柄梳。

（5）洗澡：使用长柄洗擦具。

4）穿衣动作训练

除进行上下肢功能训练外，还可做如下指导。

（1）改造衣裤：为了便于穿脱，不穿套头衫，上衣不用扣子，改用拉链或尼龙搭扣；裤子不用腰带，改用松紧带；不穿系带鞋，改穿船型鞋，以简化操作。

（2）穿上衣：一般先穿患侧袖，再穿健侧袖。穿套头衫时用健手帮助提领口，从头上套下；脱衣时顺序相反。

（3）使用自助具：用带长柄的钩子拉拉链或上提裤子、袜子，用长柄鞋拔提鞋。

5）家务劳动训练和指导

认知功能和上肢运动、感觉和协调功能恢复较好者可以进行家务劳动训练。

（1）清洁卫生：铺床、打扫卫生、布置室内、洗晒或熨烫衣服等。

（2）烹饪炊事：洗菜、切菜、烹调、布置餐桌、洗涤餐具炊具等。

（3）财务管理：选购物品、财务管理等。

（4）其他家务：门户安全、使用电器（如收听广播、看电视、使用微波炉等）、阅读书报、信件处理等。

3. 改善心理状态的作业训练

（1）转移注意力的作业训练：书法、绘画、编织、插花、泥塑、木工、下棋、弹琴、游戏、养鱼、盆景等。

（2）镇静情绪的作业训练：园艺、音乐欣赏、书法、绘画、插花、钓鱼、编织、刺绣等。

（3）增强兴奋的作业训练：观看或参加竞技比赛、游戏等。

（4）宣泄情绪的作业训练：钉钉、锤打、砍木、铲雪、挖土等。

（5）增强自信的作业训练：木工、编织、绘画、泥塑等能完成作品的活动。

4. 增强社会交往的作业训练

（1）集体劳动：打扫庭院、室内卫生等。

（2）集体文艺活动：音乐会、电影、歌咏比赛、文娱晚会、游戏等。

（3）集体体育活动：保龄球、乒乓球、篮球、排球、旅游等。

5. 休闲活动训练和指导

(1) 创造性休闲活动：书画、集邮、手工艺、盆景、园艺、养鱼、养鸟、编织、泥塑等活动。通过成品的创作和完成,不但能改善手的精细功能,而且可以分散、转移注意力,建立并满足自我价值感和成就感。

(2) 文娱活动：欣赏音乐、舞蹈、戏剧、演奏乐器等文娱活动。可以分散注意力,陶冶性情,促使精神放松,促进健康恢复。

(3) 休闲活动训练和指导：下棋、打扑克、套圈、跳绳、抛球等游戏。可以分散注意力,增加乐趣与交往;也可以增加肢体肌力和协调性,加大关节活动范围。

(4) 体育活动：打乒乓球、羽毛球、篮球、排球、保龄球等体育活动。可以增强体质、上下肢协调性和肌力,加大关节活动度;还可以通过竞技比赛,密切与他人的交往,加强集体观念。

6. 工作训练

工作是指人在工作场所进行的富有创造性的活动。工作训练为最大限度使患者重返工作而专门设计的有目标的个体化治疗程序,以真实或模拟的工作活动作为手段。为患者设计工作活动,可以是与原工作相近的技能训练,也可以根据个人爱好选择相应的技能训练,训练中教会患者减轻工作中不适的技巧和自我保护的技巧。

（安丙辰　梁贞文）

第四节　言语与吞咽治疗

一、失语症康复治疗

言语治疗又称为言语训练,原则上所有失语症都是言语治疗的适应证,但有明显意识障碍,情感、行为异常和精神病患者及抗拒治疗者不适合纳入言语训练。

(一) 概述

1. 言语治疗分期

失语症的言语治疗过程可分以下 3 个时期。① 开始期：原发疾病不再进展,生命体征稳定。此时期应尽早开始训练,并使患者及家属充分了解其障碍和训练的有关情况。② 持续训练期：接受治疗师训练的时间是有限的,此期应使患者在家中或病房配合训练。本期可多次复评言语功能,可以发现前期评定存在的问题及训练中发现的问题,及时修订训练方案。③ 结束期：经一阶段训练后,患者的言语改善没有进步或进步十分缓慢时,此时可以结束康复机构内的言语训练,转为家庭维持性训练,此时要把以前训练后掌握的内容向患者的家属介绍清楚,并给出此后家庭训练的要求,并设法采取一定的言语替代指导等帮助。一定要使患者及其家属明白,言语功能练习的重要性,否则有可能出现言语功能的倒退。

2. 言语治疗原则

言语治疗的原则强调：早期介入、全面评估、分级递进、诱导主动、营造环境。

(1) 早期开始：言语障碍的患者应该遵循早发现、早治疗的原则。临床实践表明,有针对性的治疗策略越早介入,预后效果越好。

(2) 全面评定：治疗前需进行系统而全面的言语功能评定,详细了解患者的失语症的分型及程度、残存功能情况等,以利于选择相应的治疗策略,在进行一段时间治疗后需再次评估以调整治疗策略和内容。

（3）分级递进：循序渐进原则是言语治疗的基本原则，分级递进系指从患者易于接受的方面开始，如果患者听说读写均有障碍，从简单的理解开始训练，先易后难。在治疗过程中应注意防止患者疲劳。

（4）诱导主动：治疗师通过刺激来诱导患者做出相应的反馈。当反馈是正确的，则鼓励患者加强；当反馈是错误的，治疗师则需加以更正，从而形成正确的反馈，纠正错误反馈。

（5）营造环境：言语治疗的环境应按需选择，早期诱导刺激训练，应尽可能在安静环境下与治疗师进行一对一的训练。回到病房或者家中应尽可能与家人、病友一起参与交流，当患者能力改善时可参与言语的小组治疗或者团体训练。

（二）失语症治疗

1. 治疗目标

利用各种方式对言语患者进行治疗性训练，使言语障碍患者能进行交流并回归社会。原则上，对于不同程度失语症治疗目标有所不同。① 轻度失语：改善言语障碍以及心理问题，最终回归社会或工作中去。② 中度失语：以满足日常交流为目标，充分利用残存的语言功能和改善功能障碍。③ 重度失语：利用残存的语言功能和其他代偿的方式，进行日常简单的交流。

2. 失语症治疗的神经学基础

（1）语言功能系统内的重组。训练原有语言系统内未受损的功能来取代受损区域的功能，或是重建受损功能。

（2）功能系统之间的重组。当神经语言功能的某一系统受损严重无法恢复时，须利用其他功能来取代，亦称功能取代。

（3）代偿是对于某些语言功能损害严重的患者，语言功能无法复原，或是预期治疗时间比较久时，可以训练非语言的方法。例如，用手势或者图片进行沟通。

3. 治疗方法

1）刺激疗法

Schuell 刺激疗法是治疗失语症常用方法之一，也是多种失语症治疗方法的基础。此方法对已受损的语言符号系统利用强的、控制下的听觉刺激，促进患者语言的恢复与再建立。Schuell 刺激疗法的原则为：① 使用强的听觉刺激；② 使用恰当的语言刺激；③ 使用多种途径的语言刺激；④ 反复利用感觉刺激；⑤ 每个刺激均应引出反应；⑥ 正确反应要强化，并不断矫正刺激。

2）听理解训练

① 采用图片与图片匹配、文字与图片匹配、文字与文字匹配、图片选择等方法，一般从 3 张常用物品的图片，由单词的认知和辨认开始，逐渐增加难度。如患者单词听理解正确率近 100％就可进行语句理解训练。② 把一定数量的物品或图片放在患者面前，让其完成简单的指令，如把杯子拿起来。逐渐增加信息成分，使指令逐渐复杂。③ 记忆跨度训练：治疗师出示一系列图片，患者按治疗师要求去做。如把笔、帽子和牙刷拣出来等，逐渐增加难度。

3）口语表达训练

（1）语音训练：模仿治疗师发音，包括汉语拼音的声母、韵母和四声。治疗师可画出口形图，告诉患者发音时舌、唇、齿等的位置。开始练习时可面对镜子进行练习，以便纠正不正确的口形。然后进行单音节、双音节练习。

（2）命名训练：按照单词、短句、长句的顺序进行。给患者出示一组卡片，就卡片上的内容进行提问。如一张有一把钥匙的图片，可问：这是什么？它是做什么用的？进行反复训练，也可进行反义词、关联词等的训练。

（3）复述练习：从单词水平开始，逐渐过渡到句子、短文。可先由名词开始，反复听数次后让患者参与。

（4）实用化练习：把练习的单词、句子应用到生活与人交往过程中。比如问患者："肚子觉得饿的时候要怎么做？"然后让患者回答。

（5）自发的口语练习：一开始可以请患者观看一些较为简单、有趣的动作画，让患者用自己的语言自由地叙述出他看到些什么场景或者内容、人物等。再循序渐进，治疗师与患者进行较为复杂的谈话，比如让患者回答自己、朋友、亲人相关的问题。在训练过程中也要注意对患者进行声调和语调的纠正和训练。

4）阅读理解及朗读训练

（1）视觉认知训练：治疗师需要把将图片和相应的文字卡片展示给患者看，然后请患者尝试做"文字-图片"匹配，患者能够完成最初的练习后，可以逐渐增加图片的数量。

（2）听觉认知训练：在数张文字卡片中，让患者选择治疗师读出的卡片。卡片数量随患者认知能力的提高而增加。

（3）语词理解训练：治疗师在一堆字卡中挑选出两个字，让患者指出先后顺序；然后选择多个字让患者排成词组用句子或短文的卡片，让患者指出情景画，进行语句和图画的匹配，并让患者执行书面语言的指令等。

（4）阅读训练：让患者读出治疗师出示单词、句子、篇章的单词卡。如果患者在完成上有困难，通过治疗师反复的阅读，鼓励患者参与并达到自己朗读的目标。

5）书写训练

（1）抄写：让患者抄写一定数量的名词、短句和句子。

（2）听写训练：根据要求写出单词、句子与文章。

（3）描写：对着治疗图片，写出相关词句。

（4）鼓励患者记日记和写信。

6）计算能力训练

日常生活中会遇到很多需要计算的情况，如购物、计算日期等，治疗师要结合患者现有的计算能力，训练患者将生活中的实际情况融入训练中。治疗师在为失语症患者进行评估和训练时，需要针对他们各自的情况对症治疗。在经过一段时间的治疗后，治疗师需要进行再次评价，以确认先前的治疗方式是否受用于该患者；如有必要，及时修改治疗计划，以达到最终的治疗目的。

7）实用交流能力的训练

实用交流能力的训练一般用于常规言语功能改善较少的患者，在经过评估后可进行实用交流能力训练，以掌握生活中最基本的交流为目标，最大限度地利用残存的功能（言语或其他）。

促进实用交流能力的训练主要原则如下。① 重视日常性的原则：以日常生活的内容作为训练课题，通过多种方式提高交流能力，并在日常生活中练习和体会训练的效果。② 重视传递性的原则：通过多种方式，达到综合交流能力的提高。③ 调整交流策略的原则：患者学会选择适合不同场所及自身水平的交流方式，让其体验不同对应策略的成败。④ 重视交流原则：在交流中设定接近日常生活的语境，并在交流中加以反馈。

实用交流能力训练（practical communicative ability in daily living）诉求重点是训练对答中的表达和理解能力，而不急于讲求发音、词汇、句子是否准确。方法是：治疗师与患者相对而坐，中间放一叠图片，图画朝下，两人轮流抽取一张，并描述图片内容，训练的目标是说出足够的信息让对方知道图片到底画什么。

实用交流能力训练的四项原则是：

（1）治疗师和患者为互相表达者和聆听者，借由图片彼此交换信息。

（2）表达者可利用口语、手势、写字、图画来传达信息。

（3）当信息正确表达时，治疗师应马上给予适当的反馈。

（4）治疗师要将活动塑造成为自然对话的情景，一问一答中完成沟通目的。

8）旋律语调疗法

旋律语调疗法利用歌声来治疗语言障碍。旋律语调疗法第一步是教患者一首熟悉的曲子，先让他跟着节奏打拍子、哼旋律，接着加入歌词，等到患者自己可以哼唱时，治疗师再将欲教的词句加入歌词中。一旦患者可以借歌曲哼唱学会某一词句时，再把旋律变平淡些，或是只打拍子，最后不用哼唱，而是直接把词说出来。

9）角色扮演

角色扮演是一种语言实际应用的练习。治疗师针对患者日常生活须面对的情景及可能遇到的困难，安排事件及角色。如患者沟通障碍较为严重时，治疗师依照患者的能力和情景，写好剧本台词，让患者与治疗师练习，同样的台词再让患者与家人或朋友练习，最终到实际生活中操练。如果沟通障碍不太严重的，可以依照这3个步骤：① 治疗师和患者先讨论要扮演什么角色，到市场买东西、到邮局寄信、带孙子上街等，和对应在这些情境下可能需要说什么话。② 决定好角色及大致上的对话话题之后，就开始实际交谈。这时除非患者遇到很大难题，否则治疗师尽量让整个活动完成，不要中途打断，否则角色扮演就失去了意义。③ 角色扮演活动结束后，治疗师与患者再讨论刚才的得失，有哪些需要改进或者补充，如果有录音则更容易讨论。

10）团体治疗

团队治疗可以使患者之间相互支持和鼓励减少心理障碍的发生及激发患者沟通的兴趣，主要有社交互动为主和语言练习为主两种形式。

（1）社交互动为主：大家面对面坐下，讨论相关主题。例如，最近发生的社会事件、上街购物的经验、家中发生的趣事等，在没有压力的情况下分享自己的经验与心情。治疗师不介入指导，只安排聚会的时间和联络。

（2）以语言练习为主：患者在较为正式的结构中交谈。例如，根据上述实用交流能力训练或者角色扮演的方法做练习，治疗师扮演较为积极的指导者的角色，给予患者适当的鼓励与反馈，并且安排团体治疗整体的计划。

4. 代偿方式

当患者的言语功能经过一段时间训练已经不能取得进步，或者经评估该项功能已经无法恢复时，可以尝试采用一些言语的代偿性训练。

（1）肢体语言与手语：手语原是聋哑人利用手势沟通的方式，临床上失语症的患者也常会患有失用症或是右侧偏瘫，所以要求他们使用正式的手语不一定容易。但是失用症患者仍可以学习一些简单的肢体语言或手语，已有人将现有的手语修改，以方便口语障碍者使用。

（2）图片及沟通板：患有失语症并有严重认知障碍或运动障碍的患者，可能连手势语言都无法完成，这时可以利用图片进行沟通。图片主要以日常生活需要的词汇为主。

（3）视觉动作治疗法：利用图形及动作来改进完全性失语症的沟通功能。

二、构音障碍的康复治疗

（一）概述

1. 治疗目标

构音障碍的康复治疗目标是指通过采用多种方法训练来改善患者构音器官的运动功能，促进其发声说话并获得正确的构音方法，从而恢复其正常的交流能力。

2. 治疗原则

开始治疗前，首先要科学准确地评估患者构音障碍的类型及严重程度和受损部位，并根据评估结果明确近期和远期的康复目标，从而制订适合患者的康复治疗方案。

（1）根据评估结果进行治疗：治疗师通常可以按照呼吸、下颌、舌部、唇部、软腭及喉部分别进行训练。依据对患者构音障碍的评估情况确定训练顺序及是否需要着重训练某一构音器官；也可以根据不同的言语表现设计治疗方案，例如通过纠正患者的身体姿势或异常肌张力及协调功能等来改善其构音功能。

（2）确定合适的治疗方法和治疗强度：适当的治疗方法有助于提高患者的治疗效果。相反，不恰当的方式则可能会降低患者的治疗欲望，或使患者习得异常的构音运动模式。有研究表明，在通过增加训练频率以及延长训练时间两种途径的对比中发现，增加训练频率更有利于患者构音问题的改善。所以治疗师在治疗过程中应该根据患者的治疗情况来调整治疗的时间，以免患者因疲劳而出现抗拒治疗的心理从而影响治疗疗效。一般情况下，一次治疗时间在 30 min 左右。

（3）通常应遵循从易到难，循序渐进的原则。鼓励患者进行主动运动训练，但也应根据患者构音障碍的程度判断是否需要在治疗过程中予以一定的手法辅助。

（二）治疗方法

1. 呼吸训练

呼吸是构音的动力支撑，呼吸气流的量以及对于气流稳定性的控制是正确发声的基础。只有声门下能形成足够的压力才会有正确的发声和构音产生，所以对构音障碍患者进行呼吸控制训练是改善发声和构音的基础。通常程度较重的构音障碍患者呼吸功能较差，呼气常表现出频率快但幅度小，从而难以在声门下形成足够的压力，治疗师在进行康复训练时应把呼吸训练放在首位。

（1）患者调整为正确的坐姿。当患者能独立坐位时，要将躯干挺直，头部在中立位，两侧肩膀保持水平。

（2）患者尽量做缓慢、均匀的深呼吸。

（3）患者双肩向后打开做扩胸运动，以增加肺活量和呼吸时间。若患者呼气短且弱，治疗师可采取手法辅助呼吸训练。即治疗师可将双手放在患者两侧肋弓稍上方的位置，然后让患者进行自然呼吸，在呼气终末时给胸部以压力，使患者呼气量增加。这种训练也可以和发声或发音结合起来训练。

（4）口、鼻呼吸分离训练，即让患者用鼻子平稳地吸气，然后用嘴巴缓慢均匀呼出。

（5）患者进行吸气-屏气-呼气训练，治疗师可用数数方式进行引导。例如：治疗师数 1、2、3 时，患者吸气；然后数 1、2、3 时，患者屏气；然后数 1、2、3，时间至少 10 秒，患者呼气。

（6）在患者基本能够完成以上运动后，再让其继续进行快吸慢呼的呼吸练习。

2. 放松训练

（1）痉挛型构音障碍的患者通常都有咽喉部肌群紧张，并伴有肢体肌张力增高，所以治疗师可以通过放松肢体的肌紧张来放松咽喉部肌群。进行放松训练的部位主要包括：① 头、颈、肩部；② 胸、腹和背部；③ 足、腿、臀部。在进行训练时嘱患者集中注意力于要放松的部位，然后通过治疗师设计的动作先使该部位肌肉紧张，然后再突然放松，并让患者体会紧张后的松弛感。例如：治疗师让患者做耸肩的动作，耸至最高点，维持 3 s，然后放松；重复 3 次来放松肩关节。在训练时一般没有严格的顺序要求，可以根据患者的情况进行调整或着重训练某一部位。

（2）轻松起声：可以指示患者在发声时做较为轻松的声门闭合动作，以提升嗓音的音质。第一步即让患者在呼吸时，平顺且安静地叹一口气，当患者能稳定地做出轻柔的叹气后，进一步促进发音启动的方法是：深吸一口气，在呼气时咳嗽，然后将这一动作改为发元音。一旦发声建立，应鼓励患者大声叹气，促进发音。

（3）打哈欠-叹气运动：此练习的程序和轻松起声相同。要求患者把嘴完全张开，好像打哈欠，然后缓慢吸气；当吸气完全后，再让患者于轻柔地长叹时开始呼气。

3. 构音改善训练

1）构音器官的训练

（1）口腔动作训练：首次给予患者训练需与患者建立良好的互信关系，并给予一些训练指导口令。例如：这些动作每天要做 3 次，每次需时 10 min；练习时需对照镜子观察自己舌头、下颌与嘴唇的动作。① 张开你的嘴，持续地张开嘴巴，将舌头左右移动触碰双侧嘴角，来回 10 次；用最快的速度完成，直到无法继续。运动时需每次完全触碰到嘴角才能进行下一个动作。② 缓慢张嘴，张到无法继续时维持 3 s，然后慢慢放松并将嘴闭合，直到牙齿收紧且上下嘴唇紧闭为止；放松，重复 3～5 次。③ 将你的嘴张大到最大时，将双唇撅起形成一个紧紧的椭圆状，然后仅放松你的嘴唇，将嘴保持张开状态；反复噘嘴再放松，重复 10 次。④ 请你张大嘴巴并将舌头伸直出嘴巴外，尽可能伸得越远越好；然后缩回嘴巴里，越里面越好。⑤ 请你以张开嘴的状态，舌头舔嘴唇一圈，确定你做的时候舌头和嘴唇一直都有接触，并且整个唇部的表面都有舔到；放松，重复该动作。⑥ 张开你的嘴，试着用你的舌尖去触碰下巴，停住维持 3 s，放松。然后试着用舌尖去触碰你的鼻子，停住维持 3 s，放松，重复此动作。⑦ 噘起你的双唇，确定上下嘴唇紧密地闭合在一起，停住维持 3 s；放松，重复此动作。⑧ 露出最大的微笑，然后停住，维持 3 s；放松，重复此动作。⑨ 现在轮流做出噘嘴和微笑动作。噘嘴，然后停住维持一会；微笑，然后停住维持一会。尽量将这些动作表现得清楚和完整一点。反复做几次。

（2）舌头的运动训练：治疗师可以用纱布轻轻地抓住患者的舌头或者用吸舌器吸住舌头，并小心地向外拉，直到有阻抗的感觉出现，这样的伸展动作须维持 10 s。通过患者主动的伸展舌头动作，来增强舌头动作的肌力、速度及准确度。

（3）唇部的运动训练：在被动性伸展唇部运动中，治疗师用纱布轻轻抓住患者的一片唇，然后小心地往外拉离患者脸部，保持此姿势 10 s。主动性伸展唇部运动中，患者须要保持微笑姿势，噘嘴及鼓起双颊。有研究表明，通过训练唇音发音可促进患者构音障碍的恢复。唇音发音训练包括唇齿音及双唇音，治疗师可让患者做将上齿放在下唇上的动作，发"f""v"音；然后抿住嘴唇，发"m""b""p"等音。

（4）软腭及喉的训练：若患者软腭运动功能减弱、腭咽部不能适当闭合则会导致鼻音化构音障碍，此时治疗师可以训练患者集中和引导气流通过口腔。例如：让患者做吹蜡烛、喇叭、哨子等动作，通过用力叹气动作抬高软腭及重复发"a"音 3 次来促进软腭运动。通过让患者尽可能长地发"a"音、唱进阶、发四声音调、逐步增大音量等方法来训练患者对喉部的控制。

（5）对于早期构音器官运动范围过小的患者，训练时可先采用冰刺激或用软毛刷快速刷拂以及手指轻叩 3～5 s，反复刺激相应肌肉，然后再进行训练来促进上述各部位更大范围的活动。

2）语言清晰度训练

给患者一个写上单词或者字句的目录单子让他们念，然后治疗师转身以背对患者的方式来了解患者的言语表达是否清晰。治疗师完全依靠患者的构音表达来辨识自己听到的字句。

3）构音位置的训练

治疗师让患者念字之前，先教患者如何正确地配置构音器官才能成功发出目标音。构音位置练习的优点，尤其在于它能够有效地让患者认识某些音的发音方式，构音位置的训练可以帮助构音障碍患者了解他们自己当下的发音可能更像其他某个音，以此来加以纠正。

4）夸张化的辅音念法

夸张化的辅音念法又称做过度构音，是一种教导患者完全地发出所有辅音包含的语音的治疗方式。大多数患者需要特别注意最有可能发不好的音。

5）音高范围的练习

推荐在练习开始时，先利用治疗师的嗓音测验患者辨认显著音高改变的能力。如果患者无法成功地辨认,则其音高控制的预后不容乐观。下一步可以让患者先用其最低音发出"a"的延长音,然后再用最高音发出。一旦此步骤完成,便可要求患者将范围分为八阶唱上去和唱下来。最后要求患者念出印在纸上的句子。

6) 语调练习

此练习利用线条来标明句子中语调的改变。句子下方的线条表示是平直的语调,字词下方的线条表示为降低音高,字条上方的线条表示为提升音高。治疗师可以随意在任何字段中加入这些线条,患者开始最好先练习较短而简单的句子,最终的目的是让患者能够在治疗练习中学到高音改变的技巧,延伸应用到一般谈话性的言语表达上。

7) 克服鼻音化训练

上文提过,鼻音化构音主要是由于软腭运动功能减弱、腭咽部不能适当闭合而导致。除上述方法外,还可采用"推撑"方法,即让患者把两手放在桌面上向下推或两手放在自己的椅子下方想象要将自己搬起,并在用力的同时发"啊"的声音。此方法可以促进腭肌的收缩及上抬功能。另外,让患者舌根用力,发"卡"的声音也可用来加强软腭肌力,促进腭咽闭合。

8) 克服费力音训练

费力音主要是由于声带过分内收所致,听起来声音像从喉部挤出来一样,所以治疗师需要让患者用更轻松的方式发音。① 使用打哈欠发声音的方式,让患者边做打哈欠的动作边发声音。② 患者发"喝"的声音,此声音因声带的外展而产生,也可以用来克服费力音。③ 放松头颈部肌肉,可让患者分别向两侧缓缓旋转头部,并在末端停留保持 3 s 再回到中立位,然后再进行发声训练。

9) 克服气息音训练

患者在发声时声门闭合不全,则会导致气息音。所以治疗师在进行训练时应对患者在发声时进行关闭声门训练。治疗师仍可使用"推撑"法促进声门闭合,或用元音/双元音-辅音-元音结合发音,如"ama""eima"音。此法可引导患者逐步产生词、词组和句子。

10) 速率的控制训练

速率控制练习是用来训练构音障碍患者控制说话速度的能力。这样的练习方法具有高结构性,最适合用于治疗初期提升患者认知比较缓慢但清晰的语言速率,这也是活动练习的最主要宗旨。

(1) 跟着节拍器朗诵音节:将节拍器设置一个适当的速率,接着请患者朗诵或读出一些熟悉的句子。患者需要跟随节拍器,每打一次节拍说出一个音节。即使念出来的声音听起来像是自动化读音也无妨。一旦患者可以独立减缓说话速率融入言语中,节拍器的使用就可以终止。

(2) 手指或手掌轻拍:这种方式可以代替节拍器的使用,治疗师用手轻拍设定节奏,患者跟着拍子念出一段熟悉的句子。一旦固定节奏被建立,患者可以尝试跟着打拍子。

(3) 提示下朗读:有各种各样的速率提示技巧可以与短句和小段落文章相搭配。一种是治疗师用手指向一个字或者是一个音节并给予一个指定的速率,然后让患者比照此速率来念范本。另一种方法是先在一段朗读的范本上应该停顿的地方用斜线或留白做记号,再让患者大声顺着念出来;看到斜线记号,患者应稍做停顿后再继续念下去。

4. 高压氧疗法

通常脑血管病变会导致大脑局部血液循环障碍,脑部严重缺氧使得脑部组织受损,大脑功能受到抑制,此时患者亦有可能会出现构音障碍。有研究发现,高压氧舱治疗可以促进毛细血管再生,重建侧支循环,并且有利于成纤维细胞的转化,有减轻脑水肿、减少组织出血的效果,从而改善血管的微循环。经过高压氧治疗,脑部组织缺氧问题得到改善,有利于构音障碍病灶部位的恢复,从而达到治疗的目的。治疗方法为患者进入特定高压氧舱进行治疗,每天 1 次,每次治疗时间一般为 2 h。

5.本体感神经肌肉促进技术

本体感神经肌肉促进技术（proprioceptive neuromuscular facilitation，PNF）是指通过抗阻性的呼吸训练来调整患者的异常呼吸模式，采用等张组合的训练方法。例如：治疗师让患者首先做吸气的动作，并同时施以阻力，然后让患者做呼气动作，对延长的呼气部分施加阻力，从而改善不良呼吸。在呼气时也可让患者同时做发音训练，以此来加强其对发声音量的控制能力，改善患者的构音功能。

6.低频电刺激疗法

对于构音障碍的患者还可采用低频电刺激进行治疗。因咽喉部肌张力异常，患者常表现出构音器官活动受限或运动不协调，此时治疗师可以采用电刺激疗法刺激舌根处分布的舌下神经和咽神经的分支，通过神经回路的传导促进产生语言的神经反射。并且有研究表明，通过电刺激可使得受抑制的神经通路得到一定恢复，有利于未累及的神经细胞来代偿部分受损的脑细胞功能，同时还可放松紧张的肌肉，从而改善患者的构音问题。治疗师可将低频电刺激的电极片置于甲状软骨两侧，刺激强度不宜过大，一般患者喉部有轻到中度麻木感或紧缩感即可，同时配合发声训练。治疗时间每天 1～2 次，每次 20 min。

7.音乐治疗

临床治疗中发现，采用音乐疗法有助于放松患者紧张的情绪。选用患者喜爱的音乐主题可更好地调动患者训练的积极性，并且在跟随吟唱时可同时训练对构音器官的控制以及呼吸功能，此法可让患者在较为轻松的状态下完成治疗。

8.传统康复疗法

传统康复也是康复治疗中具有特色的一部分。有研究表明，通过对金津、玉液、舌二针、百汇等穴位施以针灸，可促进受损脑组织功能的恢复及未受损细胞的代偿功能，从而改善患者构音障碍。

9.心理治疗

心理康复应贯穿治疗始终。构音障碍患者在患病早期常常会伴有焦虑、抑郁等难以适应当下生活的情绪问题，这些问题也会影响患者在整个康复过程中的疗效。所以治疗师在治疗过程中也应当注意患者的心理及情绪变化，适时地给予鼓励和正向反馈，以增加患者的治疗信心，从而取得更快、更好的康复疗效。

（三）替代言语交流的方法

重度构音障碍的患者经过专业的言语治疗也难以进行日常交流，存在日常生活交流障碍。言语治疗师可以根据患者的实际需求，选取适合患者的替代交流方式。常见的替代方式有：图画板、词板和利用肢体语言等。近些年，随着智能手机的普及，嵌入式软件的应用可以帮助重度构音障碍患者辅助交流，科技的进步为患者提供了新的可能。

三、吞咽障碍康复治疗

（一）治疗目的

吞咽障碍的治疗目的主要是恢复或提高患者的吞咽功能，改善身体的营养状况；改善因不能进食所产生的心理恐惧与抑郁；增加进食的安全性，减少食物误咽、误吸入肺的机会，减少吸入性肺炎等并发症的机会。

（二）治疗时机

吞咽障碍患者，如意识清楚、生命体征稳定，无重度心肺合并症，无恶心、呕吐、腹泻等消化道症状，能听从治疗指令提示，就可以进行康复训练。

（三）治疗方法

1. 吞咽障碍物理因子治疗

1）外周性电刺激治疗

（1）电刺激疗法：利用低频脉冲电流刺激咽部神经或肌肉，引起肌肉收缩，提高吞咽肌功能，可以改善吞咽障碍。治疗时，将治疗用的电极放在咽喉部表面，当电流刺激咽喉部肌肉时，迫使患者完成吞咽动作。

（2）肌电生物反馈疗法：肌电生物反馈训练仪能无创探测到吞咽时喉上抬肌肉收缩的幅度，并实时显示在电脑屏幕上；当肌电信号水平超过预先设定的阈值时，通过肌电触发刺激器提供一次有吞咽功能活动的肌肉收缩，并通过语音提示及时给予患者鼓励。适用于遵从指令、主动配合的患者。

2）中枢神经调控技术

（1）经颅直流电刺激(transcranial direct current stimulation，tDCS)技术：在治疗脑卒中、脑外伤、颅脑手术后、运动神经元病等疾病导致吞咽障碍的患者中应用广泛。它以微弱的电流直接作用于大脑皮质相应区域，引起大脑皮质神经细胞兴奋性改变及其他改变，是一种安全、低廉、便携、无创的经颅刺激。目前，临床上治疗吞咽障碍常用的刺激部位是口舌区、前额叶背外侧、小脑和前额叶。

（2）经颅磁刺激技术：目前用作吞咽障碍的治疗，多采用重复经颅磁刺激模式(repetitive transcranial magnetic stimulation，rTMS)。rTMS治疗脑卒中后吞咽障碍的刺激部位是左侧和(或)右侧咽皮质运动区，其治疗机制可能是通过低频抑制效应和高频兴奋效应重建半球间的交互性抑制的平衡，影响患侧大脑神经元可塑，进而促进神经功能重建。

2. 吞咽器官感觉及运动训练

1）口腔感觉刺激

（1）口腔浅感觉刺激技术：可以改善吞咽功能，减轻口腔残留，预防吸入性肺炎，同时增加患者的自我保护，增加患者对进食的自我注意和警醒。① 冷刺激：采用0～10 ℃的温度进行冷刺激。治疗前应确定口腔和咽部黏膜无损伤及炎症变化。在给予食物之前，以冷水漱口或冷棉棒清洁口腔，或将棉棒蘸少许冰水，轻轻刺激软腭、腭前弓、舌根及咽后壁，然后嘱患者做吞咽动作。如出现恶心呕吐反射，则应终止刺激。② 痛觉刺激：包括辣椒素刺激和机械刺激。③ 触-压觉刺激。④ 气脉冲感觉刺激训练。

（2）口腔深感觉刺激技术：治疗目的是通过刺激本体感受器，改善口腔相关肌肉的张力和运动协调性。① 改良振动棒感觉训练；② 舌压抗阻反馈训练；③ 舌肌的主动牵拉和抗阻训练；④ 本体感觉神经肌肉促进技术。

（3）其他技术。① 特殊感觉刺激技术：包括嗅觉刺激和味觉刺激。嗅觉刺激多用芳香味刺激嗅觉，以达到改善感觉和吞咽反射活动；味觉刺激时通常选用酸、甜、苦、辣4种味道。② K点刺激：K点(K point)是由日本言语治疗师小岛千枝子教授发现的，临床上主要用于重度假性延髓麻痹吞咽反射消失或减退，以及张口困难致食物不能送入口中的患者。K点的位置位于磨牙后三角的高度，在腭舌弓和翼突下颌的凹陷处。通过K点刺激可以诱发患者的张口动作和吞咽启动。③ 深部咽肌神经刺激疗法(deep pharyngeal neuromuscular stimulation，DPNS)：利用冷冻柠檬棒刺激咽喉的反射功能区，来强化患者的咳嗽和吐痰能力、减少流涎、增强咽喉肌的力量、提高吞咽反射、改善音质、减少误吸，尤其适用于吞咽反射延迟的患者。④ 口腔感觉刺激综合训练：感觉刺激治疗和口腔运动训练技术相结合。

2）吞咽器官运动训练

（1）颌面部训练：包括张口、下颌左右运动、咀嚼运动、闭唇鼓腮训练等。

（2）唇舌训练：包括闭唇、唇力度、缩唇训练、舌前伸、后缩、上抬、上卷、左右摆动训练等。

（3）腭咽闭合训练：包括吸吮、身体用力推压发声、腭咽弓冰刺激等。

（4）咽喉功能训练：闭气时声门关闭训练(喉部上提)，包括深吸气后闭气、发声、咳嗽等，牵张和促通舌体上部肌肉也是训练喉部上提的有效方法。

（5）Shaker 训练：患者平躺在床上，抬头看脚，肩膀不能抬起，加强颈前部吞咽肌肉的力量，辅助环咽肌开放。

（6）Masako 训练：又称舌制动吞咽法。舌伸出门齿，吞咽唾液，增加咽收缩。吞咽时通过对舌的制动，使咽后壁向前突运动与舌根部相贴近，增加咽的压力，使团块推进加快。

3. 进食训练

1）体位和姿势

（1）体位：一般让患者取躯干 30°仰卧位，头前屈，辅助者位于患者健侧。此时进行训练，食物不易从口中漏出，有利于食团向舌根运送，还可以减少鼻腔逆流及误咽的危险。严禁在水平仰卧位及侧卧位进食。

（2）姿势：吞咽时要注意选择合适的进食姿势，改善或消除吞咽误吸。主要的吞咽姿势有以下几种：① 空吞咽与交互吞咽：当咽部已有食物残留，如继续进食，则残留积累增多，容易引起误咽。因此，每次进食吞咽后应反复做几次空吞咽，将食团全部咽下，然后再进食。② 侧方吞咽：咽部两侧的梨状隐窝是最容易残留食物的地方，让患者头颈部分别左转、右转，做侧方吞咽，可除去梨状隐窝残留的食物。③ 点头样吞咽：会厌谷是另一个容易残留食物的地方，当颈后伸时会厌谷会变得狭小，残留食物可被挤出；而后颈尽量前屈，形似点头，同时做空吞咽动作，去除残留食物。④ 转头吞咽：头颈部向患侧旋转可以关闭患侧梨状隐窝，使食团移向健侧，并且有利于关闭该侧气道。头前倾并向患侧旋转，是关闭气道最有效的方法，适用于单侧咽部麻痹的患者。⑤ 低头吞咽：采取颈部尽量前屈的姿势吞咽，可将前咽壁向后推挤。对延迟启动咽部期吞咽、舌根部后缩不足、呼吸道入口闭合不足的患者是比较好的选择。⑥ 头后仰：头后仰时由于重力的作用，食物易通过口腔到达舌根部，适用于食团在口内运送慢的患者。

2）食物选择

由于吞咽功能严重损害，吞咽障碍患者不能进食普通性状的食物，需要根据患者的吞咽功能制作黏稠度符合患者功能水平的平衡膳食。按食物的黏稠度，将食物划分为 6 种性状，即水、稀流质、浓流质、糊状、半固体和固体。适合吞咽障碍患者食用的食物主要有以下特点：带有不同程度的黏稠性，质地均匀，松散且爽滑，通过咽及食管时容易变形而顺利咽下、不在黏膜上残留。根据患者吞咽障碍的程度和阶段，本着先易后难的原则来选择食物。

3）一口量及进食速度

一口量即最适于吞咽的每次摄食入口量，正常人液体为 1～20 ml，浓稠泥状食物为 3～5 ml，布丁或糊状食物为 5～7 ml，固体食物为 2 ml。对患者进行摄食训练时，如果一口量过多，会导致食物从口中漏出或引起咽部残留引起误咽；一口量过少，则会因刺激强度不够，难以诱发吞咽反射。一般先从少量（>1 ml）尝试，然后酌情增加。进食稀流食时，应用力快速吞咽；进食糊状、半固体食物时，需慢速进食，确认前一口已吞完，方可进食下一口。如果患者出现呛咳，应停止进食。

4）吞咽辅助手法

吞咽过程中应用吞咽辅助手法，可以增加患者口、舌、咽等结构本身的运动范围，增加运动力度，增强患者对感觉和运动协调性的自主控制。

（1）门德尔松吞咽法（Mendelsohn maneuver）：此方法是为了增加喉部上抬的幅度与时长，提升舌肌和喉肌，增加环咽肌开放的时长与宽度，使食管上端开放。对喉部可上抬患者，吞咽时让患者感觉喉上抬，并设法维持上抬位置数秒，或吞咽时让患者以舌顶住硬腭，屏气维持数秒。对上抬无力的患者，治疗师用手上推喉部来促进吞咽。

（2）声门上吞咽法（supraglottic swallow）：此方法主要使气道入口关闭，保护气道避免发生渗漏、误吸。操作方法：深吸一口气后闭住气,保持闭气状态的同时进食一口食物,吞咽;呼出一口气后立即咳嗽,清除残留在声带处食物;再空吞咽一次,正常呼吸。适用于吞咽反射触发迟缓及声门关闭功能下降者。

(3)超声门上吞咽法：此方法与声门上吞咽法的差异是吞咽前用力屏气的程度不同,需要用尽全力屏气,在屏气的基础上增加了用力憋气动作,并协助杓状会厌襞关闭声门的后部,确保声门闭合。该法在全气道保护功能差的患者中应用最多。

(4)用力吞咽法：吞咽时头稍低使下颌内收,吞咽时增加舌根向后运动的力量,调动咽部所有的肌肉用力挤压,清除咽残留食物。

4. 呼吸运动训练

吞咽障碍患者丧失了正常的吞咽反射或吞咽的时序性,可能会在吞咽过程中发生吸气,造成食物误吸,通过相应的呼吸训练可以改善吞咽功能,防止误吸引起的吸入性肺炎。

(1)呼吸方式异常：进行呼吸放松训练和口鼻呼吸分离训练。

(2)呼吸支持不足：可进行腹式呼吸训练、缩唇呼吸训练、快速用力呼吸训练、缓慢平稳呼吸训练、诱发呼吸训练和咳嗽训练。

(3)吞咽与呼吸不协调：可根据吞咽气道的保护机制进行训练,利用生理呼吸控制来协调吞咽时的呼吸暂停,训练程序为吸气→屏气→吞咽→咳嗽。

5. 导管球囊扩张技术

选用不同型号的导管,经鼻腔或口腔自上而下插入,通过环咽肌后注入适量的水,使球囊直径增大,通过增大的球囊对环咽肌进行扩张。该技术对环咽肌失弛缓症、术后吻合口狭窄、化学灼伤性狭窄、肿瘤放疗后单纯瘢痕性狭窄、消化性狭窄、贲门失弛缓症等的治疗效果比较理想。

6. 针灸治疗

吞咽障碍属祖国医学脑卒中病舌謇、舌强、喉痹等范畴。此病的病因病机系本虚标实,以肝肾不足,精血不荣为本;痰浊阻络、瘀血内阻、风火相煽为标,病位在脑、舌体、咽喉,与肺、心、脾、肝、肾相关。取穴风池、完骨、哑门、翳风、廉泉、金津、玉液、三阴交和照海,调气活血,利咽通窍治疗。

7. 手术治疗

对于环咽肌不能松弛且保守治疗无效的患者,采用环咽肌切断术;对于喉上抬不良的患者可施行甲状软骨上抬、下颌骨固定或舌骨固定的手术;对于软腭麻痹导致鼻咽闭锁不能、吞咽时食物逆流上鼻腔的情况,可施行咽瓣形成手术,以加大吞咽的压力。

(诸　懿　任若婵　张韶辉)

第五节　康复工程治疗学

一、概述

康复工程治疗学亦称为康复工程辅助疗法,是医学和工程技术相结合的一门学科。该学科是用工程学的原理与方法来实现人体功能的康复,即通过康复工程辅助技术的支持,以代偿或补偿因疾病、外伤、衰老等而丧失的部分功能。人体功能大体可分为运动功能、感知功能、日常生活能力、语言交流能力以及认知、心理和社会活动等。针对各种功能障碍所需要的有关评估、诊断、恢复、代偿、训练和监护的设备均属于康复工程产品。

(一) 定义

利用工程学的原理和方法,通过对人体所丧失的功能进行代偿或补偿,以弥补功能缺陷,使患者尽可能独立、自理、回归家庭和社会,称为康复工程辅助疗法。

康复工程辅助疗法的主要手段是提供能帮助伤残患者和老年人独立生活、学习、工作、参与社会活动的产品,即康复工程产品或称康复辅助器具,是生物医学工程的重要分支。对于残障人士,借助康复工程手段可能是主要的,甚至可能是唯一的康复方法。康复辅助器具是帮助残疾人补偿、改善功能,提高生存质量,增强社会生活参与能力最基本、最有效的手段。

(二) 分类

残疾人辅助器具品种繁多,根据分类依据不同主要有以下 3 种分类方法。

1. 按残疾类别分类

即不同类别的残疾人需要不同的辅助器具,可分为肢体障碍者辅助器具、视力障碍者辅助器具、听力障碍者辅助器具、言语障碍者辅助器具、智力障碍者辅助器具、精神障碍者辅助器具。

2. 按用途分类

不同的辅助器具具有不同的用途,可分为生活自助类辅助器具、行动类辅助器具、交流与沟通类辅助器具、训练类辅助器具、休闲类辅助器具、助视类辅助器具、助听类辅助器具。

3. 按功能分类

不同的辅助器具具有不同的功能,目前国际上对残疾人辅助器具主要按照辅助器具功能进行分类。根据国际标准 ISO 9999:2016,将辅助器具按产品的功能划分为 12 个主类、135 个次类、741 个支类。该国际标准中的主类产品如下。

(1) 测量、支持、训练或替代身体机能的辅助产品(原个人医疗辅助产品):监测或评估个人医疗状况的产品,以及支持或替代特定身体机能的产品。包括用于医疗的产品,不包括医疗保健专业人员使用的辅助产品。

(2) 教育和技能训练的辅助产品:产品旨在提供指导来改善个人的能力和身体、精神及社会活动的表现,以实现个人在所有相关领域里(如交流、自理、移动、家务、工作、教育和休闲)能参与的目标。包括教育或学习中使用的辅助产品,还包括评定、测试和评估材料。若某种器具既可用于训练又有其他功能,应以它的主要功能进行分类。

(3) 支撑神经肌肉骨骼或有关运动功能而附加到身体的辅助产品(矫形器)和替代解剖结构而附加到身体的辅助产品(假肢):矫形器是用在体外,矫正神经肌肉和骨骼系统的结构和功能特性的装置;假肢是用在体外,替代人体缺失的某一部位的全部或部分的装置。包括自身力源和外部力源的矫形器、假肢、装饰假体和矫形鞋;不包括内置假体,不属于本国际标准。

(4) 自理活动和自我参与的辅助产品:产品旨在支持个人的日常护理,包括洗涤和烘干自己,照顾自己的身体和身体部位,穿衣和保护自己的身体;还包括用于穿衣和脱衣、身体保护、个人卫生、气管造口、肠造口和失禁护理,以及用于性活动的辅助产品。

(5) 为活动和参与的个人移动及转移辅助产品:产品支持或取代一个人在室内和室外移动的能力,以便从一个地方转移到另一个地方,或使用个人或公共交通工具。

(6) 家务活动和参与家庭生活的辅助产品:产品旨在支持或代替个人去完成家庭和日常活动及任务的能力,包括获得居住地、食品、衣服和其他必需品,家庭清洁和维修,照顾个人和其他家庭物品以及协助他人;还包括饮食的辅助产品。

(7) 在室内和室外人造环境里支持活动的家具、固定装置和其他辅助产品:为方便移动和定位而放置在建筑环境中或者以其他方式添加到建筑环境中的家具和其他产品。包括在公共建筑和私宅场所内为方便出入的产品,还包括用于坐、站立和躺下的产品。

(8) 沟通和信息管理的辅助产品:旨在支持或代替个人以不同形式来接收、发送、制作和处理信息能力的产品。包括通过语言、标志和符号进行交流、接收和制作信息,进行对话以及使用通信装置和技术;还包括看、听、读、写、通话、发信号和报警的装置和信息技术。

(9) 控制、携带、移动和操作物体及器具的辅助产品:旨在促进个人履行任务而需要移动或操纵一个对象的产品。

(10) 用于控制、调整或测量物质环境元件的辅助产品:旨在控制或修改物质环境的特定元素或测量自然或物质环境的状况和组件的产品。

(11) 工作活动和参与就业的辅助产品:为帮助一个人从事工作、商业、职业或专业的所有方面的产品,包括职业培训。包括机器、设备、车辆、工具、计算机软件、生产和办公设备,以及为职业评估和职业培训用的家具、设备和材料;但不包括主要在工作环境以外使用的产品。

(12) 娱乐和休闲的辅助产品:旨在促进个人参与任何形式的游戏、运动或爱好,或其他形式的娱乐和休闲的产品。

(三) 作用

辅助器具让残疾人能够更好地生活、学习和劳动,更好地参与社会生活。辅助器具主要有以下几方面作用:

1. 功能代偿作用

因残疾而丧失的功能通过辅助器具可以得到代偿。如高位截瘫的残疾人可以借助能够升降的床和各类移动设施坐卧、如厕,辅助器具可以减轻护理人员的劳动量。

2. 功能补偿作用

残疾人虽然有功能障碍,但是会有一定的潜能,通过辅助器具他们就能发挥潜能来补偿损失。如听觉障碍者,可以通过助听器来发挥残存的听力以达到听声音的目的。

3. 支撑和稳定的作用

肢体残疾者往往站立和行走功能减弱,配置相应的辅助器具就能起到支撑和稳定的作用。如脑卒中后一侧肢体运动功能障碍,可借助手杖达到自主步行。

4. 预防和矫正畸形作用

残疾往往伴随着畸形,辅助器具的应用可以很好地起到预防和矫正畸形的作用。如脑瘫患儿,如果出现足下垂,可以应用踝足矫形器,既可以起到矫正作用,又可以预防足下垂进一步发展。

5. 提高残疾人生活自理能力和学习自主能力的作用

残疾人走出家门、融入社会很大程度上要依靠辅助器具。如为四肢瘫患者配备专用装置的电脑,即使他们自身活动范围有限,但可以利用吹吸的方式,甚至眼球的转动也可以操控电脑,使其能够了解世界、融入社会。

(四) 康复工程辅助技术应用流程

以辅助器具的适配流程为例,包括:观察(个案的残障程度)→询问(个案的病史、生活环境和经济情况)→了解(个案的需求和期望值)→评估(个案的障碍程度、潜在功能)→处方(确定适合个案的辅助器具)→适配(为个案配置适合的辅助器具)→训练(让个案进行适用并教会正确的使用方法)→评价(对个案配置辅助器具进行最后的效果评价)→跟踪(对个案的使用效果和新的需求进行跟踪服务)。

二、假肢

假肢是指用一种人工取代物来代替失去或缺损的身体部分，执行其原来应该具备的功能，又称为"义肢"。其主要作用是恢复肢体的外形、代替失去肢体的部分功能，使截肢者恢复一定的生活自理和工作能力。

（一）分类

假肢按结构可分为外骨骼式和内骨骼式；按用途分为装饰性、功能性、作业性和运动性；按安装时间可分为临时性和正式性；按动力来源可分为自身力源、外部力源和混合力源；按组件可分为组件式和非组件式。

最常用的分类方法是按截肢部位来分成上肢假肢和下肢假肢。上肢假肢包括装饰手指、部分手装饰套、装饰性假手、前臂假肢、肘离断假肢、上臂假肢、肩关节离断假肢、肩胛胸廓截肢假肢等；下肢假肢包括部分足假肢、赛姆假肢、小腿假肢、膝离断假肢、大腿假肢、髋离断假肢、半骨盆假肢等。

（二）结构

假肢的结构一般包括接受腔、功能部件、支撑与连接部件、装饰部件 4 个部分。接受腔是包容和悬吊残肢、传递运动和力的部件，要求能保证残肢和假肢之间牢固连接、全接触、残端承重、不影响血液循环和神经功能，而且要穿脱容易、与残肢末端形状适配、耐用等。功能部件是假肢发挥功能的部件，如假脚、膝关节、扭力器等。支撑与连接部件是连接接受腔和功能部件的连接管、管连接器（管夹头）、连接盘、连接座等结构，主要起到传递力的功能。装饰部件主要是为了美观，更接近人体肢体形状等所需要的装饰材料，如海绵、装饰袜等。

（三）截肢

截肢平面主要是依据解剖学部位命名，包括上肢截肢和下肢截肢，如前臂截肢、大腿截肢等。截肢最重要的原则是在满足截肢手术需要的情况下，尽可能保留残肢长度，使其功能得到最大限度的发挥。但为了顺利装配假肢，还要求：① 残肢应有适当的长度，残端应有适度的软组织覆盖，避免圆锥形残端，保证有足够的杠杆和良好的肌肉控制力量。② 残肢关节应尽可能保留原有的生理功能，无挛缩畸形。③ 残端不应有压痛、骨刺、神经瘤。④ 残肢要有良好皮肤条件，健康平整，无瘢痕粘连，无窦道溃疡。对于儿童来说，一定要考虑儿童肢体的解剖结构和生长发育。

装配假肢时一般先要安装临时假肢。截肢手术后立即在手术台上直接为患者制作石膏接受腔，让患者术后立即穿上临时假肢进行必要的生活起居训练，有助于加快伤口愈合减少残肢痛和幻肢痛，减少瘀血水肿，加快肢体功能和心理的康复。伤口愈合后 2～4 周安装临时假肢，有助于消除水肿，促进肌肉萎缩和定型。术后 1 个月左右即可装配正式假肢，这是为长期正常使用而制作的定型假肢，也称为永久性假肢。安装永久性假肢的条件是经过包括安装临时假肢在内的各种截肢术后处理，残肢已基本定型。这种假肢安装完毕后一般不再需要过多的修改和调整。除材料选用、制作工艺、接受腔适合以及对线调整均需达到一定要求外，还需要有较好的外观。

（四）假肢功能评定

假肢功能的评定一般分为 5 个等级。① 0 级：使用或不使用辅助装置仍不能安全地行走、移动，假肢不能提高患者的生活质量和帮助其行走。② 1 级：使用假肢可以行走在较平坦的地面上，但运动范围局限于家里。③ 2 级：使用假肢可以穿越一定的障碍物（如楼梯、水管等）及不平整的路面，运动范围局限于自身所住社区。④ 3 级：使用假肢可以行走于各种路面,通过作业治疗师指导或通过简单练习利用假肢可以做一些活动性大的运动。⑤ 4 级：完全掌握使用假肢运动的基本技巧,具有较好的运动效果和等级,这种假肢主要是针对儿童、运动较强的青年人或运动员。

需要注意的是在装配假肢前必须对患者进行全面的评定,才能决定是否安装假肢,选择何种类型假肢。评定时,应当包括患者的心理状况,是否伴有抑郁、焦虑、自卑、具有攻击和敌意,患者是否愿意接受假肢等;生理状况：肢体缺失程度,是否影响站立、坐下,以及日常生活起居,是否影响到身体的其他部位等;另外患者的体能情况也应当重点评定,如果患者有心血管功能障碍、体能不足,必将影响假肢的使用。

三、矫形器

矫形器是用于人体四肢、躯干等部位,通过力的作用以预防、矫正畸形,治疗骨关节及神经肌肉疾患并补偿其功能的器械。关节外科常用的支具均属于矫形器范畴。

1. 矫形器的作用

矫形器的主要作用如下。① 稳定和支持：通过限制关节的异常活动或运动范围,稳定关节、减轻疼痛或恢复承重功能。② 固定和保护：通过对病变肢体或关节的固定促进病变痊愈,如骨折的保守治疗等。③ 预防和矫正畸形。④ 减轻承重：可减少肢体、躯干的长轴承重。⑤ 改进功能：可改进站立、步行、饮食、穿衣等各种日常生活。利用矫形器上的附加装置,患者还可以进行主动及被动训练,从而使伤后功能恢复得又快又好,达到伤而不残。现代矫形器的设计和应用,要符合关节的动静要求,明确如何限制和保护损伤部位、促进损伤组织结构愈合的同时又能保持和增强正常结构的功能活动。

2. 矫形器处方

矫形器的使用是一种医疗、康复行为,必须有文字形式记载,体现矫形器使用的科学性、服务性以及参与治疗各方的技术责任等。矫形器处方应包括患者的一般情况、诊断、应用矫形器的目的、解剖部位、矫形器的类型或者矫形器的名称、患者使用矫形器的特殊要求和注意事项等。矫形器处方由医师(康复医师)开具,矫形器技师执行。矫形器技师根据矫形器处方的要求完成下列工作。

(1) 了解患者的一般情况和需要矫形器固定部位的情况,有无矫形器使用的禁忌证。

(2) 矫形器型号的选配。需要辅助材料,如热塑板材、石膏时,取型并现场制作。

(3) 需要特殊部位、特殊要求的矫形器时,应与医师协商制作或者佩戴。

(4) 佩戴矫形器部位的医疗处置(换药、消毒等)由医师负责。康复治疗师负责矫形器的试戴和正式佩戴,并对患者进行康复训练,以增加矫形器的治疗效果,避免并发症的发生。应当注意的是,矫形器临床应用时,患者开始往往难以适应,应当根据具体病情和治疗要求,随时调整,定期复查,避免可能由矫形器所引起的各种并发症,并根据临床需要决定应用时限。

3. 矫形器分类

按照医疗目的不同可分为：医疗用矫形器(医疗阶段完成之前使用或纯粹作为医疗手段之一)、医疗用临时矫形器、康复矫形器(医疗阶段完成后,为达到更好的治疗效果而使用);根据使用目的又可分为：固定性矫形器、保持性矫形器、矫正性矫形器、免负荷性矫形器、步行性矫形器、牵引性矫形器、功能性矫形器等;还有根据制作过程中材料的弹性将矫形器分为软性矫形器和硬性矫形器。Rovere 等根据矫形器的作用将矫形器分为三大类：康复性、功能性和预防性矫形器。康复性矫形器主要应用于运动损伤或手术后康复训练过程,保护损伤或手术部位、促进运动功能恢复;功能性矫形器是在运动损伤或手术后确保运动员能够重返比赛,避免受伤部位再次受伤;预防性矫形器主要用于保护正常部位避免发生运动损伤。用于运动损伤下肢矫形器的主要作用是辅助或部分替代下肢承重,固定、制动受损肢体以及预防和矫正畸形。

1972年,美国国家假肢矫形器教育委员会根据人体使用部位,提出了矫形器统一命名方案,根据安装部位分为三大类:上肢矫形器、下肢矫形器和脊柱矫形器(见表3-5-1),1992年国际标准组织(ISO)将该方案认定为国际标准。

表 3-5-1　矫形器统一命名方案

矫形器中文名称	英 文 名 称	英文缩写
足矫形器	foot orthosis	FO
踝足矫形器	ankle foot orthosis	AFO
膝踝足矫形器	knee ankle foot orthosis	KAFO
髋膝踝足矫形器	hip knee ankle foot orthosis	HKAFO
膝矫形器	knee orthosis	KO
手矫形器	hand orthosis	HO
腕手矫形器	wrist hand orthosis	WHO
肘腕矫形器	elbow wrist hand orthosis	EWHO
肩肘腕手矫形器	shoulder elbow wrist hand orthosis	SEWHO
颈矫形器	cervical orthosis	CO
胸腰骶矫形器	thorax lumbar sacrum orthosis	TLSO
腰骶矫形器	lumbar sacrum orthosis	LSO

注:1972年,美国国家假肢矫形器教育委员会提出了矫形器统一命名方案;1992年,国际标准组织(ISO)把本方案认定为国际标准。

(1)上肢矫形器:根据功能分为固定性(静止性)和功能性(可动性)两大类。前者没有运动装置,用于固定、支持、制动。后者有运动装置,可允许肢体活动或控制、帮助肢体运动。上肢矫形器的使用目的是保持肢体于功能位,提供牵引力以防止关节挛缩,预防或矫正上肢畸形,补偿上肢肌肉失去的力量以及辅助无力肢体运动或替代手的功能等。

(2)下肢矫形器:主要作用是支撑体重,辅助或替代肢体功能,限制下肢关节不必要的活动,保持下肢稳定,改善站立和步行时姿态,预防和矫正畸形。选用下肢矫形器必须注意穿戴后对肢体没有明显的压迫,如用膝踝足矫形器(knee ankle foot orthosis, KAFO)屈膝 90°时不能压迫腘窝;对下肢有水肿的患者,矫形器不宜紧贴皮肤。

(3)脊柱矫形器:主要用于固定和保护脊柱,矫正脊柱的异常力学关系,减轻躯干的局部疼痛,保护病变部位免受进一步的损伤,支持麻痹的肌肉,预防和矫正畸形,通过对躯干的支持、运动限制和对脊柱对线的再调整达到矫治脊柱疾患的目的。

四、助行器

助行器是利用健康上肢辅助下肢支撑体重、保持平衡和行走的辅助器具。助行器主要功能如下。① 保持平衡:如老年人、非中枢性失调的下肢无力、下肢痉挛前伸不佳、重心移动不能平衡等障碍,但对高龄脑卒中、多发性脑梗死患者的平衡障碍作用不大。② 支持体重:偏瘫或截瘫后,患者肌力减弱或双下肢无力不能支撑体重或因关节疼痛不能负重时,助行器可以起到部分替代作用。

根据助行器结构和功能,可将其分为 3 类:无动力式助行器、功能性电刺激助行器和动力式助行器。实际应用中常将其分为杖和步行器。一般来说,手杖适用于偏瘫患者或单侧下肢瘫痪者,前臂杖和腋杖适用于截瘫患者。步行器支撑面积大,较腋杖稳定,多在室内使用。

(一) 杖

1. 种类

根据杖的结构和使用方法,可将其分为手杖、前臂杖、腋杖和平台杖4大类。

(1) 手杖:是一只手扶持以助行走的工具。① 单足手杖:用木材或铝合金制成,适用于握力好、上肢支撑力强者,如偏瘫患者的健侧、老年人等。② 多足手杖:由于有三足或四足,支撑面广且稳定性好,多用于平衡能力欠佳、用单足手杖不够安全的患者。

(2) 前臂杖:手的位置和支柱的长度可以调节,夹住前臂的臂套通常为折叶形式,有前开口和侧开口两种。此拐杖可单用也可双用,适用于握力差、前臂较弱但又不必用腋杖者。优点为轻便、美观,而且用拐时,手仍可自由活动。例如:需用该手开门时,手可脱离手柄去转动门把手,而不用担心手杖脱手,其原因是臂套仍把拐固定在前臂上。此拐的缺点是稳定性不如腋拐。

(3) 腋杖:可靠稳定,用于截瘫或外伤较严重的患者,包括固定式和可调式。

(4) 平台杖:又称类风湿拐,有固定带,可将前臂固定在平台式前臂托上,前臂托前方有一把手。用于手关节损害严重的类风湿患者或手部有严重外伤、病变不宜负重者改由前臂负重,把手起掌握方向的作用。

2. 长度选择

选择合适长度的杖是保障患者安全、最大限度发挥杖功能的关键。

(1) 腋杖的长度:确定腋杖长度最简单的方法是身长减去41 cm即为腋杖的长度。站立时大转子的高度即为把手的位置。测量时患者应着常穿的鞋直立。若患者下肢或上肢有短缩畸形,可让患者穿上鞋或下肢矫形器,将腋杖轻轻贴近腋窝,与腋窝保持3~4 cm(2指)的距离,两侧腋杖支脚垫分别置于脚尖前方和外侧方直角距离各15 cm处;肘关节屈曲约30°,即为腋杖最适当的长度。

(2) 手杖长度:让患者穿上鞋或下肢矫形器站立,以肘关节屈曲30°,腕关节背屈约30°的状态握住手杖,使手杖支脚垫位于脚尖前方和外侧方直角距离各15 cm处的位置;也可以采用手杖高度与大转子等高的方法确定手杖的长度。

3. 使用方法

以截瘫和偏瘫为例介绍杖的使用方法。截瘫患者常需使用两支腋杖才能行走,偏瘫患者一般只用单个手杖,两者的使用方法不同。

1) 截瘫患者的腋拐步行

根据腋杖和脚移动的顺序不同,分为以下几种形式。

(1) 交替拖地步行:方法是伸出左腋拐,再伸出右腋拐,然后两足同时拖地向前,到达腋杖附近。

(2) 同时拖地步行:又称摆至步,即同时伸出两支拐,然后两足同时拖地向前,到达腋杖附近。

(3) 四点步行:方法是先伸出左腋拐,然后迈出右脚,再伸出右腋拐,最后迈出左脚。

(4) 三点步行:方法是先将肌力较差的一侧脚和两侧腋拐同时伸出,再将对侧足(肌力较好的一侧)伸出。

(5) 两点步行:方法是一侧腋拐和对侧足同时伸出,再将余下的腋拐和足再伸出。

(6) 摆过步行:方法与摆至步相似,但双足不拖地,而是在空中摆向前,故步幅较大、速度快,要求患者的躯干和上肢控制力必须较好,否则容易跌倒。

2) 偏瘫患者的手杖步行方法

(1) 三点步行:绝大部分偏瘫患者的步行顺序为伸出杖,然后迈出患足,再迈出健足;少数患者为伸出手杖,迈出健足,再迈出患足的方式步行。

(2) 两点步行:即同时伸出手杖和患足,再迈出健足。这种方法步行速度快,适合于偏瘫程度较轻、平衡功能好的患者。

(二) 步行器

步行器(walker)也称助行架(walking frame),是另外一种常见的助行器。它一般是用铝合金材料制成,是一种三边形(前面和左右两侧)的金属框架,自身很轻,可将患者保护在其中,有些还带脚轮。步行器可以支持体重便于站立或步行,其支撑面积大,故稳定性好。

1. 类型

(1) 固定型:常用来减轻一侧下肢的负荷,如下肢损伤或骨折不允许负重时,此时双手提起两侧扶手同时向前放于地面代替一足,然后健腿迈上。

(2) 交互型:体积较小,无轮脚,可调高度。使用时先向前移动一侧,然后再移动余下的一侧向前,如此来回交替移动前进。适用于立位平衡差、下肢肌力差的患者或老年人,其优点是上厕所也很方便。

(3) 前轮型:用于上肢肌力差、单侧或整个提起步行器有困难者。此时前轮着地,提起步行器后脚向前推即可行走。

(4) 老年人用步车:此车与以上3种不同,有4个轮,移动容易;不用手握操纵,而是将前臂平放于垫圈上前进。此车适用于步行不稳的老年人,但使用时要注意保身体与地面垂直,否则易滑倒。

(5) 腋窝支持型步行器:由两腋窝支持体重而步行,有4个脚轮,体积最大,用于上肢肌力差者。

(6) 单侧步行器:很稳定,适用于偏瘫患者或用四脚手杖仍不够稳定的患者,其缺点是比四脚手杖重。

2. 使用方法

步行器高度的测量与手杖高度的方法相同。应用步行器步行时,首先使助行器置于面前,站立框中,左右两边包围;双手持扶手向前移动助行器约一步距离,将助行器4个脚放置地上摆稳;然后双手支撑握住扶手,患腿向前摆动,重心前移;稳定后移动正常腿向前一步,可适当落在腿前方;然后重复这些步骤,向前行走(移动步行器→患腿→正常腿)。使用中要确保患者迈步腿不要迈得太靠近助行架,否则有向后倾跌的危险。步行时,也不要把助行架放得离患者前方太远,否则会扰乱平衡。

五、轮椅

轮椅是一种为下肢残疾人(如偏瘫、截瘫、脑瘫患者等)、老年人和其他行动不便人士提供坐姿状态下支撑和运动的移动辅助设备,其主要由轮椅架、轮、制动装置等构成。

1. 轮椅结构

(1) 轮椅架:有固定式和折叠式两种。固定式轮椅结构简单,强度和刚度好;折叠式轮椅折起后体积小,便于携带。轮椅两侧扶手有固定式和可拆卸式两种。可拆卸式方便使用者在轮椅与床、汽车等之间的转移。轮椅架多为薄壁钢管制成,表面镀铬、烤漆或喷塑。高档轮椅架多采用合金材料,以减轻轮椅重量。

(2) 轮:轮椅装有一对大轮和一对小轮。每个大轮均装有驱动轮圈,使用者双手驱动轮圈使轮椅前进、后退或转向;一对前小轮可自由转动。其轮胎分为充气和实心两种。

(3) 制动装置:轮椅的制动装置均采用手扳式刹车,起驻车作用。

(4) 椅座和靠背:采用人造革、尼龙牛津布等材料。乘坐轮椅者承受压力的主要部位是坐骨结节、大腿后缘、肩胛区。因此,在选择轮椅时要注意尺寸是否合适,避免皮肤磨损、擦伤及压疮。

2. 轮椅分类

根据轮椅的功能可分为以下几类。

(1) 普通轮椅:多数可折叠,材料有铝合金、喷塑、不锈钢等。普通型轮椅的适用范围:下肢骨折、偏瘫、胸腰段以下截瘫患者以及行动不便的老年人。

(2) 浴便轮椅:一般以不锈钢或铝合金为材料,靠背和坐垫等多为塑料配有防滑磨砂面,防水的同时避免使用者滑倒;另配有马桶,专用于如厕和沐浴,增强残疾人或者老年人的自理能力。

(3)介护型轮椅:该轮椅的后轮比普通轮椅小,座宽也窄,使用起来转向灵活,同时也便于在狭窄通道内推行,例如在飞机、火车的过道内推行,但是使用者无法自行驱动,需要别人帮助推行。

(4)高靠背轮椅:比普通轮椅多个头靠,同时靠背能后倾接近或达到水平位。适用于头部控制能力不佳的残疾人,例如高位截瘫患者。

(5)运动轮椅:选用轻型材料,用于竞速、篮球、乒乓球、网球、击剑、排球等竞技体育项目。

(6)电动轮椅:配有电机和电池,使用者用单侧手指或单手轻微接触遥控杆就可以驱动轮椅,时速 8～12 km/h,爬坡 6°～8°。

(7)电动代步车:配有电机和电池,能载人,但需要使用者双手操作。

(8)特制轮椅:根据使用者某些特定的需要,改制或者定制的轮椅,也称为个性化轮椅。

3. 轮椅选择

(1)座宽:测量坐下时两臀间或两股之间的距离,再加 5 cm,即坐下后两边各有 2.5 cm 的空隙。座位太窄,上下轮椅比较困难,大腿两侧容易受到压迫;座位太宽不易坐稳,操控轮椅不方便。

(2)座深:测量坐下时后臀部至小腿腓肠肌之间的水平距离,将测量结果减去 6 cm。座位太浅,体重主要落在坐骨上,局部易受压过多;座位太深,会压迫腘窝,影响局部血液循环,并易刺激该部位皮肤。

(3)座高:测量穿鞋坐下时,鞋跟至腘窝的距离,再加 4 cm,在放置脚踏板时,板面至少离地 5 cm。座位太高,大腿后缘承受压力过大;座位太低,坐骨承受压力过大。

(4)靠背高度:靠背越高,越稳定;靠背越低,上身及上肢的活动范围就越大。低靠背:测量座面垂直向上至肩胛下角的距离。普通靠背:测量座面垂直向上至肩胛骨顶端高度的距离。高靠背:测量座面垂直向上至枕骨中心高度的距离。

(5)扶手高度:坐下时,上臂垂直,前臂平行于地面,测量椅面至前臂下缘的高度,加 2 cm。适当的扶手高度有助于保持正确的身体姿势和平衡,并可使上肢放置在舒适的位置上。扶手太高,上臂被迫上抬,容易疲劳;扶手太低,则需要上身前倾才能维持平衡,不仅容易疲劳,也可能影响呼吸。

(6)其他配件:例如长时间久坐的患者,可以选用凝胶坐垫或充气坐垫;需要在轮椅上进行吃饭、写字的患者,可以配用轮椅桌板等。

六、生活辅具

生活辅助器具是指失能者自主使用或在其他人帮助下使用的、用于功能增强或日常生活活动的辅助器械。除了个人医疗辅助器具、技能训练辅助器具、矫形器和假肢,其余的像生活自理和防护辅助器具、移动辅助器具、沟通和信息辅助器具、家务辅助器具、家庭和其他场所的家具及其适配件、操作物体和器具的辅助器具、环境改善和评估辅助器具、就业和职业培训辅助器具、休闲娱乐辅助器具等都与患者的日常生活活动密切相关。

1. 生活自理和防护器具

生活自理和防护器具主要包括衣帽鞋袜及穿脱辅助器具,大、小便收集器具,五官、四肢、躯干防护器具,洗漱浴洁洁身护肤辅助器具及残疾人用来测量体温、体重、身高、计时的辅助器具等。

2. 家务辅助器具

从残疾人的生存来看,家务管理辅助器具,主要是解决残疾人"食"的特殊问题。

(1)炊事用具:如单手切菜板、水果削皮器、单手炒锅架、单手开瓶器等。

(2)饮食用具:如夹持式筷子,防洒碗碟,防滑布,带粗把的餐具、水杯,重残人的喂食用具。

(3)清扫用具:如持物钳、长把扫把、长把簸箕、吸尘器等。

（4）家庭缝纫和编织工具：如专用缝纫机、编织机、剪刀、顶针、洗衣机、刷鞋用具等。

3. 家居辅助器具

家庭和其他场所的家具及其适配件是以"住"为主的辅助器具。

（1）桌子：如书桌、站立桌、床头桌等。

（2）固定灯：如读书灯、工作用灯、台灯等。

（3）坐具：如可调座椅、工作椅、工作凳、站立椅子、髋关节炎症椅子、助站坐椅、高靠背椅、腿托、足凳、靠背、靠背垫等。

（4）床：高度可调床和不可调床、可调整躺下姿势的床、一次性尿不湿床垫等。

（5）门、窗、的开闭装置：如滑动门、转动门等。

（6）家用升降装置：上下楼的助行架、上下楼梯的滑轨、轮椅升降台等。

（7）家庭安全设备：地板和楼梯防滑材料、急救信号铃、防护栏、煤气安全阀等，以及通信、信息及信号辅助器具。

4. 文化信息辅助具

除了衣、食、住、行等需要一些特殊设备以辅助残疾人生存外，为使他们全面回归社会尚需建立一些信息交流设备，以辅助他们参与社会交往。

（1）视觉辅助器：如放大镜、眼镜、双筒的望远镜、视野扩大镜、为躺着读书、看电视棱镜眼镜等。

（2）电-视觉辅助器：如盲人语言阅读机等。

（3）计算机及辅助器具：如计算机、文字处理机、打字机的输出输入和附件语言输入、打印设备，语言全盛装置，如计算机、打字机的前臂支撑器等。

（4）肢残人手写辅助用具。

（5）阅读辅助器：翻页器、图书阅读架。

（6）盲人有声读物。

（7）电话辅助用：如盲文电话机、声音放大电话机。

（8）助听器：如耳后式、眼镜架式、盒式、触觉助听器。

（9）信号辅助用具：如聋人用闪光门铃、盲人用语言板时钟和表、聋人用振动闹钟。

5. 操作物体和器具的辅助器具

这方面的辅助器具是为了解决残疾人就业而建立的一些操作控制的特殊设备。

（1）标志和指示器：如口含指标杆、光线指示器等。

（2）容器打开用具：如开瓶、开罐头辅助器，持钥匙器等。

（3）环境控制系统：如扫描、光控、语音、声控的环境遥控系统。

（4）手操作助具：如握物助具，控物助具各种操纵杆（头的、颌的、口含的）。

（5）取物器：如手取钳、电支取物钳。

（6）定位助具：如吸盘、防滑垫、磁铁吸盘用具。

（7）护理机器人。

（8）搬物助具：如各种托盘，钩子，各种小脚轮车，购物车。

6. 环境改善和评估辅助器具、工具及机器

这方面的辅助器具主要是帮助残疾人改善、维护他们回归社会所遇到的空间及气候、震动、噪声、光线、空气等环境的修整、监测，调控等方面的特殊设备。

（1）气候控制设备（调湿、调温、通气）。

（2）空气净化器。

（3）专用工作台和工作凳。

（4）手工专用工具和动力设备（包括安全设备、身体保护用具）。

7. 休闲娱乐辅助器具

残疾人回归社会（全面康复）平等参与的另一方面是休闲娱乐。其中包括游戏、玩耍、嗜好、音乐、美术工艺、竞赛和体育运动等活动的辅助器具。

七、康复机器人

（一）定义

康复机器人是能自动执行任务的人造机器装置，用以取代或协助人体的某些功能，从而在康复医疗过程中发挥作用，一定程度上解决人工康复训练中存在的易疲劳、多次训练存在差异性等问题。作为生物医学工程的分支领域，康复机器人融合了生命科学、工程学、计算机科学、心理学、康复医学等多个学科，其研发目标尤其侧重于临床实用性。目前，康复机器人已经广泛地应用到康复护理、假肢和康复治疗等方面。

（二）康复机器人的作用

康复机器人目前主要用于各类疾病例，如脑瘫、脑卒中、脊髓损伤等导致的功能障碍的功能辅助和康复治疗。对于不同关节、不同类别的功能障碍，采用不同种类的康复机器人能满足对应的康复需求，针对性地进行康复治疗。

1. 功能辅助作用

部分康复机器人是通过辅助患肢的功能来帮助患者完成日常活动，其功能覆盖较广泛，包括进食、饮水、个人卫生等。例如：一些软体式康复机器人手套可改善脊髓损伤、上肢瘫痪患者手的力量和灵巧性，改善患者日常生活活动能力，协助完成日常生活中手部参与的抓握、捏等动作。

2. 功能替代作用

功能替代类康复机器人通过直接替代患肢的功能来帮助完成日常活动，设计理念旨在令残障人士在特定工作或生活环境下实现功能性的独立，以便提高其就业或生活能力。最有名的床旁机器人 Handy 第一代由英国 Mike Topping 公司在 1987 年开始开发，设计初衷是给身体部分功能障碍的患者的喂食，后续也逐渐开发出盥洗、剃须、化妆等功能。

3. 功能康复作用

功能康复机器人最为常见。通过不同类型的康复机器人，可以完成上肢、下肢、单关节、多关节、步行功能等各式各样的综合康复训练。以三维上肢康复机器人为例，它的机器臂可灵活完成三维空间内任意方向的上肢运动，对肩、肘、腕关节进行全方位运动训练；可让患者实时看到自己上肢的位置，帮助患者恢复本体感觉；还可针对患者不同的能力进行评估，如主动参与程度、动作平滑程度、主/被动关节活动度、目标追踪准确性等。

（三）康复机器人分类

康复机器人可从多个维度进行分类。

按照人机结合方式划分，可分为外骨骼式康复机器人（ARMin 为代表）、末端控制式（MIT－MANUS 为代表）康复机器人。

在临床上，常按照针对康复部位进行分类，如上肢康复机器人、下肢康复机器人、踝关节康复机器人、腕关节康复机器人等。

(四) 常见康复机器人

1. 外骨骼式康复机器人

外骨骼式康复机器人采用机械臂固定肢体各部分,共同协同配合下完成康复运动训练。最具代表性的是 2005 年瑞士苏黎世理工大学研发的上肢康复外骨骼系统 ARMin,在其肩、肘、腕关节处共设置了 6 个自由度,同时在关节处还安装了力、位置及扭矩传感器,具有被动模式、阻抗模式及示教模式等多种运动模式,配套的显示器能够向患者展示一些与运动任务相关的游戏。ARMin 系统可以在运动过程中采集患者各传感器的数据,并由此对康复训练作出评估。

2. 末端控制式康复机器人

末端控制式上肢康复机器人主要通过末端结构带动患者肢体的一端进行康复训练。1991 年,美国麻省理工学院 Hermano Igo Krebs 教授带领团队开展了相关研究,研制了第一代上肢康复机器人 MIT - MANUS。MIT - MANUS 是末端控制式上肢康复机器人,由 5 连杆机械结构组成,通过末端把手牵引患者的上肢在二维平面内进行运动,从而实现肩部及肘部的康复训练。

3. 上肢康复机器人

在运动障碍患者的上肢康复训练方面,上肢康复机器人以辅助患者肩部、肘部、腕部和手等上肢多个关节的运动训练为主,并通过安装力传感器、扭矩传感器等对康复训练的过程和结果进行效果评估。目前多针对脑卒中、神经损伤等上肢运动功能障碍患者,模拟各种实际生活中的力学场景,主要提供包括被动、助力、主动、抗阻等力学模式,通过视、听、触觉的多种反馈结合虚拟场景促进用户运动再学习的过程,实现大脑功能重组,从而重塑上肢功能;提高了用户主动参与训练的积极性,量化的康复评估促进了更加个体化的康复计划制订,促使康复过程更加专业化和规范化;与此同时,也有利于康复机构进行临床康复课题研究。

在 MIT - MANUS 上肢康复机器人的基础上,后续为了满足三维空间的运动需求,不同机构也研制了能完成更多空间运动的康复机器人,包括美国加州 Palo Alto 市康复研究与开发中心研制的 MIME 系统、傅立叶智能研制的 EMU 三维上肢康复机器人等。同时,针对上肢关节更精确的活动控制,提出的外骨骼式上肢康复机器人,如瑞士苏黎世联邦理工学院的 Riener 教授主持研制的 ARMin 外骨骼上肢康复机器人。

20 世纪 90 年代,我国也开始进行康复机器人研究,但早期的康复机器人普遍体积大、安装复杂、运动形式少、功能相对简单,仅能帮助患者做一些简单的关节活动或肌力加强训练。经过 30 多年的发展,国内外研究机构在上肢康复机器人的技术研究方面取得了很多成果,包括主动训练、柔顺性控制、处方设计、康复评价等在内的多项技术已得到较深入的研究并逐步应用于临床,如傅立叶智能的上肢康复机器人 ArmMotus M2 Pro。

4. 下肢康复机器人

下肢智能康复机器人为脑卒中、颅脑损伤、脊髓损伤等下肢运动功能障碍者提供评估、训练与分析。该类康复机器人主要满足从坐-站、站位平衡、步行的下肢康复需求,强化刺激大脑功能重组,从而重塑下肢功能。其通常具备主动、被动和阻抗等训练模式,可根据用户的行走意图自动跟随行走。此外,可在下肢训练和行走过程中跟随人体重心转移实时提供可控的动态减重,辅助患者进行正确的下肢运动功能训练;并结合多样化的趣味性游戏,为下肢功能障碍用户提供高效可靠的坐站、平衡及步行等辅助训练,促进患者下肢运动功能康复,提高患者的生活质量。训练数据实时反馈有助于正常步态调整,为下肢功能康复训练提供量化的数据参考,使得患者的下肢功能康复治疗更加规范化和专业化。

最为典型的下肢康复机器人是瑞士苏黎世联邦理工学院在 1999 年研制的 Lokomat。这是第一套能够辅助下肢运动障碍患者在医用跑步台上进行减重步行训练的下肢康复机器人。采用悬挂减重式设计,其下肢包含两个自由度,对应于人体下肢的髋膝关节,同时结合跑台、减重系统等实现了辅助人体行走的仿生学步态。但同样也有穿戴费力、占地面积大等受限因素。在此基础上,外骨骼式下肢机器人是目前重点发展的方向之一,具有代表性的是傅立叶智能的 ExoMotus AL-800。外骨骼以步态机械腿为核心,与固定支架配合,穿脱方便的同时能为患者提供早期安全坐站及步行训练。下肢外骨骼以其重量较轻、场地空间灵活、穿戴方便、患者体验较好等优势,是目前下肢康复机器人的主要研究方向。

5. 踝关节康复机器人

踝关节康复机器人分为两类:平台式和穿戴式。平台式踝足康复训练机器人一般是放置在地面上使用,在使用时采用绑带将机器人的关节与患者的脚踝绑在一起,应用于足踝关节功能损伤患者恢复期的功能评估、分析与训练。针对踝关节功能障碍患者的康复需求,通常进行肌肉牵拉、动作诱发和肌力训练等康复治疗,强化正确的动作记忆重塑踝关节的功能。主要目的是帮助患者活动踝关节与增强肌肉力量,促进小腿和脚踝的肌力恢复。

早期踝关节康复设备以完成被动活动的 CPM 为主,代表为美国 DJO 的 ARTROMOT 系列,主要完成踝关节的被动关节活动和等长收缩练习。后续真正有代表性的足踝康复训练机器人是罗格斯大学设计研发的 Rutgers Ankle。现有的踝关节智能康复机器人在此基础上进行优化改良,通过提供主动、被动和主被动的训练方式,从患者完全无自主运动能力时的纯被动训练到具有完全自主运动能力时的主动训练实现全康复周期的覆盖,通过对患肢残余的肌力进行补偿帮助患者活动,以提升患者关节的活动度并增强肌肉力量。

踝关节穿戴式康复机器人的主要作用是帮助足踝关节运动障碍的患者进行步行训练,在步行中对患者的脚踝进行姿势矫正和力量训练。近年来,柔性材料或柔性驱动的踝关节康复机器人逐渐发展起来,以色列 ReWalk 公司推出了一款用于偏瘫患者踝关节康复训练的柔性外骨骼系统 ReStore ExoSuit,能为踝关节提供主动训练和阻抗训练两种康复训练模式,可以有效防止偏瘫患者的足下垂问题。

6. 腕关节康复机器人

腕关节智能康复机器人主要应用于腕关节功能损伤患者恢复期的上肢功能评估、分析与训练,模拟日常生活中的力学场景,将腕关节的评估、训练和分析于一体,全面适用于腕关节功能障碍患者。可自定义进行参数设置实现认知训练、肌力训练、运动控制训练、关节活动度训练,有贯穿整个康复周期的视觉、听觉、感知觉的多维度的交互反馈;可通过前臂的旋前旋后、腕关节屈伸、腕关节尺桡偏等运动控制训练来提高吃饭、拧毛巾、倒水等日常生活动作能力,刺激大脑功能重组,强化正确的动作记忆重塑腕关节的功能。

国外较早出现针对腕关节的康复是英国 Biometrics Ltd 公司的 E-LINK 上肢功能训练套件,由各种不同组件组成,完成各种手腕及手部参与的、日常生活活动相关肌群的主动和主动阻抗训练,针对缺失的被动活动训练评估。随着技术的发展,目前主流的腕关节智能康复机器人除了能进行康复训练之外,还能采集患者肌力、活动度、速度、主动占比、力量-时间曲线图等临床数据,进一步强化康复治疗的标准化和专业化。

(顾文钦)

第六节　传统康复治疗技术

人类历史上先后产生过五大传统医学体系,分别是古希腊罗马医药学、印度医药学、古埃及医药学、亚述巴比伦医药学和中医药学。然而,得到传承和发展且拥有完整理论体系的传统医学只有 3 种,即中医药学、印度医学和阿拉伯医学,其中都含有一些康复概念和元素。

一、国内外传统康复治疗技术概述

(一) 西方传统康复

西方医学是古希腊罗马医药学的延续和发展。在运动治疗方面,西方运动疗法源于希腊。古希腊神庙壁画中已有运动治疗疾病的描绘。公元前 5 世纪 Herodicus 及其学生 Hippocrates 认为自然因子如日光、海水、矿泉等有镇静、止痛、消炎作用;运动可增强肌力,促进精神、体质的恢复和改善。公元 2 世纪后,Caelus Aurelianus 首次提出瘫痪患者使用滑轮悬挂肢体进行治疗,提出步行练习及温泉中运动的理念;还提倡创伤后早期运动以加速愈合。

近代,西方在吸取东方一些传统疗法之后派生出一些诸如普拉提技术(Pilates method)、亚历山大疗法(Alexande therapy)、颅骶疗法(craniosacral therapy,CST)、内脏松动技术等。

Pilates 是以德国人约瑟夫·休伯特斯·普拉提(Joseph Hubertus Pilates)姓氏命名的一种运动方式和技能。对自创的这套独特训练动作、运动技能,普拉提称之"控制术"(contrology)。共创造了超 500 个动作,包括了垫上操及普拉提发明的工作室器械训练,形成了普拉提运动的概念。它主要是锻炼人体深层小肌肉,维持和改善外观正常活动姿势、达到身体平衡、发展躯干和肢体的活动范围和活动能力、强调对核心肌群的控制、加强人脑对肢体及骨骼肌肉组织的神经感应及支配,再配合正确的呼吸方法所进行的一项全身协调性运动。

亚历山大技术是一种头颈姿势疗法,亚历山大医生在经过细细观察和体验,发现自身的情绪、身体运动、头颈姿势和习惯与一些器官疾患有关。由此,可以矫正由于不良的情绪尤其是紧张情绪造成的头、颈、脊骨错位。通过矫正训练,其器官疾患可以达到治愈。亚历山大疗法的基本要领是:① 在开始做任何身躯运动之前都必须先让自身的颈项充分放松,颈项放松则可使全身放松;② 当运动开始之后,应让头部缓缓升起,就像吊车逐渐升起一样,而不是向后也不是向下拉;③ 尽可能使整个躯干拉长,抬头向上,不要让头下垂而使脊椎扭曲或拱起。

颅骶疗法是一种轻柔的非入侵式的手法触诊疗法,通过触摸人体中轴颅骶系统的不同部位,改变脑脊液的流动节律和流量,直接调节脑和脊髓的功能状态,使中枢神经系统与身体其他系统恢复正常联系和自然运动,可用以评估(诊断)和修正(治疗)人体中轴颅骶系统的失衡和约束,治疗机体的多种疾病和创伤,以及解除情感或心理的困扰。

内脏松动技术是以法国 Jean-Pierre Barral 医师所创立。他认为脊椎是身体的重要结构,它之所以具有弹性(resilience),是因为整个脊椎系统极其柔软且具有形变能力。同样的,内脏是否健康也与器官本身的形变能力密不可分。所有内脏病理现象起因于脏器受限。器官一旦受限,就再也无法自在活动,人体为了代偿这种状态会引发各种脏器功能障碍。内脏松动技术就是基于脏器受限的相关病征,给予受限器官适当的刺激,帮助器官恢复正常的能动律(mobility)与原动律(motinty),即恢复其生理状态。

(二) 东方传统治疗技术

1. 东方传统康复

东方传统康复技术主要有印度的瑜伽气功、斯里兰卡的滴油疗法以及泰式古法按摩等。

印度瑜伽气功强调保持和恢复人体健康从而防止疾病。它认为,通过思维和意念的力量以及瑜伽所创造的功法,可以改善人体各器官或系统的功能,从而延长寿命,防止衰老和疾病。在印度有瑜伽研究所和学校,因此瑜伽气功在印度相当流行。瑜伽气功主要包括正确的呼吸、合理的饮食制度、体内外卫生、生活的节律性、自我控制及其功法。

斯里兰卡滴油疗法是一种理疗方法,额头滴油疗法可以治疗偏头痛、头痛和中枢神经系统疾病,头顶滴油可治疗神经功能紊乱、记忆力减退、失眠、头发花白,腰部滴油则能改善坐骨神经痛和骨关节炎。

泰式古法按摩是泰国古代医学文化的代表,这种按摩有一套独特的经脉、穴位按压与伸展的理论,可以帮助人放松筋骨,促进人体血液循环与系统的新陈代谢,让精神和心灵恢复平衡。因此,泰式按摩也被称为"被动瑜伽",按摩师利用两手、两臂、两脚及全身重量,来滚压、伸展、拉抻体验者的身体,刺激肌肉和结缔组织等部位,放松韧带,活利关节。

2. 中国传统康复治疗技术

中国传统康复治疗技术历史悠久。远在两千多年前,《内经》已有关于瘫痪、麻木、肌肉关节挛缩等的康复治疗的记载。此后,中国传统康复治疗技术不断发展、推陈出新,至现代已广泛用于我国的康复实践中,并取得显著功效,受到国内外医学界的重视。中国传统康复治疗技术包括推拿、针灸、气功、五禽戏、八段锦、太极拳等。

二、推拿疗法

推拿疗法又称为按摩疗法,是用手、肘、膝、足或器械等,按特定技巧和规范化动作作用于人体体表的特定部位来防治疾病的一种临床技能。推拿疗法是以我国传统医学理论为基础的独特手法和治疗法则,是康复治疗技术的一个重要组成部分,对多种病损具有良好的康复效果。

1. 推拿的主要作用

推拿是根据经络俞穴、营卫气血的原理和神经、运动、循环、消化、代谢等解剖、生理学知识,用各种手法的物理刺激,通过经络、穴位和神经,使机体发生各种应答性反应,进而达到治疗疾病与损伤、促进功能恢复的目的,其主要作用可归纳如下。

(1) 调节神经系统和内脏功能:推拿使神经兴奋或抑制,从而反射性地引起机体的各种反应。例如,在头部轻缓地推摩,或在某个穴位上做较重推拿可引起脑电图 α 波增强。说明推拿可加强大脑皮质的抑制过程,而在身体上做快速地揉擦、捶拍,可提高神经肌肉的兴奋性。推拿亦可影响内脏功能,如用拇指推揉两侧脾俞、胃俞可引起胃蠕动增强,而推揉足三里穴可出现胃蠕动减弱。

(2) 改善血液与淋巴循环:推拿可使局部毛细血管扩张,加速淋巴液与静脉血液的回流,从而加速组织水肿及病变产物的吸收,使肿胀消除或减轻。

(3) 修复创伤组织:实验证实,在创伤早期推拿可引起组织出血,不利于创伤修复;但在后期推拿可促进坏死组织的吸收和细胞的有序排列,使创伤部位的成纤维细胞和破纤维细胞增多,细胞的吞噬作用活跃,使创伤组织较快修复。

(4) 整骨和复位:推拿可改善组织结构间的相互关系,能整复脱位的关节,理正滑脱的肌腱,还纳突出的椎间盘等。例如,桡骨小头半脱位、骶髂关节半脱位等可通过推拿手法使其复位;滑脱的肱二头肌长头肌腱、腓骨长短肌腱可用推拿将其理正。

(5) 松解粘连与挛缩的组织,改善关节活动度:应用适当的推拿手法,可松解粘连,解除或减轻挛缩,从而改善关节活动度。例如,跟腱缝合术后如应用推拿,可观察到开始时瘢痕硬而大,皮肤粘连,踝关节活动度受限,经过一段时间的推拿后,瘢痕逐渐变软,与皮肤粘连逐渐松解,踝关节活动度逐渐增大。

(6) 改善肌肉功能状态、消除肌肉疲劳:推拿可提高肌肉工作能力与耐力,消除肌肉疲劳。例如,对运动员在训练或比赛之前应用推拿作为准备活动的一部分可以改善肌肉、韧带的功能状态,使其适应高难度动作的要求;在比赛或大运动量训练后应用推拿,可使紧张或疼挛的肌肉迅速得到放松,有利于肌肉疲劳的消除。

(7) 增强体质及抗病能力:推拿可引起血液成分和代谢变化,提高机体免疫能力。据临床试验证明:推拿后白细胞总数和吞噬能力增高,血清补体效价增高,氧的需要量、排氮量、排尿量及二氧化碳的排泄量也都增加。

2. 推拿操作方法

（1）推揉法：包括推法、揉法、滚法等。

（2）摩擦类：包括摩法、擦法、抹法等。

（3）拿按类：包括拿法、按法和捏法等。

（4）叩击类：包括拍捶法、击法等。

（5）振动类：包括振法、搓法等。

（6）摇动类：包括摇法、抖法、屈伸法、扳法等。

3. 推拿的临床应用

（1）适应证：推拿的适应范围较广。① 骨科疾病：软组织损伤、关节脱位、颈椎病、落枕、急性腰扭伤、慢性腰肌劳损、断肢再植术后、椎间盘突出症、踝关节扭伤、风湿性关节炎、肩周炎及四肢骨折后关节功能障碍等；② 内科疾病：便秘、腹泻、高血压、眩晕、失眠、冠心病、糖尿病、胃十二指肠溃疡等；③ 儿科疾病：脑性瘫痪、小儿麻痹后遗症、小儿肌性斜颈、发热、惊风、咳嗽、百日咳、腹泻、呕吐及消化不良；④ 外科疾病：烧伤后瘢痕、手术后肠粘连、肢体循环障碍、急性乳腺炎（脓肿未形成前）、血栓闭塞性脉管炎等；⑤ 神经科疾病：神经衰弱、脑血管意外、外伤性截瘫、周围神经损伤、脊髓炎、多发性神经根炎等。

（2）禁忌证：主要有急性传染病、烧伤及严重冻伤、恶性肿瘤、出血性疾病、骨结核及其他部位结核进展期，推拿局部有皮肤病、精神分裂症、脓毒血症等。妇女怀孕或月经期，其腰骶部、腹部及下肢不宜推拿；极度疲劳或酒醉者亦不宜推拿。

4. 推拿疗法的注意事项

（1）操作顺序：如果是推拿肢体，一般由远端开始，逐渐向近端移动；如果是推拿躯干部位，由症状部位的外周开始，逐渐向患处。

（2）推拿强度：根据患者的症状、体征、治疗部位及耐受能力选择适宜的推拿手法和强度，才能使推拿的力量渗透到需要治疗的部位。通常推拿开始时的手法轻而柔和，逐渐增强到一定的强度，维持一段时间后再逐渐减轻强度。

（3）推拿时间：应根据病情及治疗部位而定。急性期患者每次的治疗时间应短，慢性期时间可以稍长。局部或单一关节的治疗，每次 15～20 min；较大面积或多部位的治疗，每次 20～30 min。住院患者可以每天 1～2 次。

（4）因人而异：推拿过程中如果出现不适反应，应及时调整治疗体位或改变推拿手法，若仍不见好转则应终止治疗，并及时处理。

三、针灸疗法

针灸疗法是在经络学说等中医理论的指导下，运用针刺和艾灸等对人体进行刺激，从而达到防治疾病的一种治疗方法。针灸疗法是中医学的重要组成部分，在康复治疗技术中亦占有十分重要的地位。针和灸是两种不同而又相互联系的刺激方法。"针"即针刺，是应用特别的金属针具刺入人体的某些穴位，使之发生酸、麻、胀、重等感觉而治疗病证的方法；"灸"即灸法，是使用艾叶制成的艾炷或艾条，点燃后对人体一定的穴位进行温灼而医治病症的方法。

在临床上针和灸常配合应用，所以两者相提并论，合称为针灸，但也可单独使用，各有特点；应根据病症，灵活应用，不可偏废。针灸疗法不仅历史悠久，而且具有操作简便、适应证广、疗效明显、经济、安全等优点。因此，长期以来针灸疗法一直深受我国广大人民群众的欢迎，并且越来越受到世界各国人民的重视。

1. 针法和灸法的定义

（1）针法：是用针具，通过一定的手法，刺激人体腧穴，以防治疾病的方法。

(2) 灸法:是用艾绒为主要材料制成的艾炷或艾条,点燃后在体表熏灼,给人体温热性的刺激,通过经络腧穴的作用,以达到防治疾病目的的一种疗法。临床上常用的灸法有:① 艾炷灸:分为直接灸和间接灸,临床多用间接灸,即将艾炷不直接放在皮肤上,而用他物隔开,如姜或蒜。每燃烧一个艾炷称为一壮,临床上常用"壮"的数目来确定其治疗量大大小。② 艾条灸:用成品的艾条点燃一端后放在体表的穴位熏灼,一般距皮肤 2~3 cm,使局部有温热感而无灼痛感为宜。③ 温针灸:是针刺与艾灸共同使用的一种方法,适用于既需要留针又必须施灸的疾病,是一种简单易行的针灸并用方法,故临床上常用。

针法和灸法虽然所用器材和操作方法不同,但都属于外治法,都是通过刺激俞穴,作用于经络、俞穴以调和阴阳、扶正祛邪、疏通经络、行气活血,从而达到防治疾病的目的。

2. 针灸疗法的主要作用

(1) 调节机体功能:针灸疗法对人的整体功能与局部功能均具有良好的调节作用。例如,针灸足三里、合谷、三阴交、阳陵泉、太冲、丘墟、日月等穴位,可促进胃液分泌,增强小肠蠕动功能,缓解肠痉挛,改善消化道功能;针刺内关、间使、心俞可使心率减慢;针刺大椎、风门、肺俞穴可使支气管扩张及分泌减少,从而解除支气管痉挛性喘息;针刺照海穴可促进肾的排泄功能,针刺中极、关元穴可增强膀胱的排尿功能;针剂合谷、足三里可使肾上腺皮质激素增加;针刺可促进脑出血患者出血吸收,使血肿减小,可促进损伤的周围神经再生等。由此可见,针灸疗法对消化、循环、呼吸、泌尿、内分泌、神经系统均有调节作用。

(2) 提高机体免疫能力:针灸对细胞免疫和体液免疫均有增强与调整作用。临床试验证明,针刺足三里、合谷穴后可见白细胞吞噬指数明显提高。当白细胞吞噬功能低下时,针灸可促进其功能恢复,当其功能活跃时,则可使其吞噬指数下降,说明针灸对白细胞的吞噬功能具有调节作用。针灸对免疫活性细胞功能的影响也很明显,电针后外周血中除 T 细胞明显增多外,T 细胞内酯酶活性也明显增强。针灸还可调节体液免疫,如针刺足三里穴可使血中备解素生成增加。

(3) 镇痛:中医学认为经络气血不通则产生疼痛,而针灸可通经活络使气血畅通,从而减轻或解除疼痛。大量临床试验证明,针刺镇痛与神经体液密切相关。针刺信息与痛觉信息经传入神经进入脊髓,在中枢各级水平结构中通过神经体液途径和痛觉调控系统的整合加工后,疼痛性质发生变化,疼痛刺激引起的感觉与反应受到抑制。此外,针刺信息进入中枢后可以激发神经元的活动,从而释放出 5-羟色胺、内源性阿片样物质、乙酰胆碱等神经介质,加强了针刺的镇痛作用。

3. 针灸处方原则

1) 选穴原则

基本原则是"循经取穴"。

(1) 近部选穴:是指在病变局部或距离比较接近的范围选取穴位的方法,是俞穴局部治疗作用的体现,如鼻病取晴明、上星,胃痛取中脘。

(2) 远部选穴:是指在病变部位所属和相关的经络上,距病位较远的部位选取穴位的方法;是"经脉所过,主治所及"治疗规律的具体体现。如腰痛取委中、胃痛取足三里或取太冲,咳嗽取尺泽。

(3) 辨证选穴和对症选穴:辨证选穴就是根据疾病的症候特点,分析病因病机而辨证选取穴位的方法,根据症状选取有特定作用的穴位。如发烧取大椎、曲池、合谷,便秘取支沟、天枢,痰邪所致的病证取丰隆,遗尿、脱肛取百会等。对症选穴是根据疾病的特殊症状而选取穴位的原则,是俞穴特殊治疗作用及临床经验在针灸处方中的具体运用。如哮喘选定喘穴,腰痛选腰痛点。

2) 配穴原则

根据不同的病情选择具有协调作用的一组穴位加以配伍使用。配穴是在选穴的基础上,选取 2 个或 2 个以上、主治相同或相近、具有协同作用的俞穴加以配伍应用的方法。其目的是加强俞穴的治病作用,配穴是否得当,直接影响治疗效果。常用的配穴方法主要包括本经配穴、表里经配穴、上下配穴、前后配穴和左右配穴等。配穴时应处理好主穴与配穴的关系,尽量少而精,突出主要俞穴的作用,适当配伍次要俞穴。

4.注意事项

(1)针灸部位:有出血性疾病者不宜针刺,皮肤感染、溃疡、瘢痕、肿瘤的部位不宜进针。

(2)针刺角度和强度:对胸腰胁背脏腑所居之处的俞穴不宜直刺深刺;肝脾肿大、肺气肿患者更应注意;眼区穴位和项部的风府、哑门等穴要注意一定的角度,不宜大幅地提插、捻转和长时间留针;饥饿、疲劳、酒醉者不宜针刺,精神紧张、体质虚弱者刺激量不宜过强。

(3)因人而异:孕妇的腹部及腰骶部不宜针灸,并禁用合谷、三阴交、昆仑、至阴等穴;小儿囟门未闭合时头顶部俞穴不宜针刺,且小儿不宜留针。

(4)施灸时应注意防止烫伤患者。

四、传统运动疗法

传统运动疗法古称"导引",是肢体运动与呼吸练习、自我按摩相结合的防治疾病的方法。

传统运动疗法源流久远,从春秋战国时代《庄子》中记述的"吹胸呼吸、吐故纳新、熊筋鸟伸",到两汉的《导引图》,华佗的"五禽戏",唐宋时代的"八段锦",明末清初的"太极拳",以及现代的"却病延年二十势""练功十八法"等,一脉相承,逐步完善,其在康复医疗中的应用日益广泛。

传统运动疗法能活动躯体四肢以炼形,锻炼呼吸以炼气并以意导气,气率血行,从而使周身气血得以正常运行,病体得以康复。康复医疗中常用的传统运动疗法有五禽戏、八锻锦、太极拳等。

五、杵针疗法

杵针是四川名老中医李仲愚先生在家传十四代的基础上,经五十余年临床精心研制而成适用于临床的一种特殊针灸器具,为医经所未载,《道藏》所无记的祖传导引治疗针具。杵针及杵针疗法兼针刺和按摩之长,不刺入皮肤肌肉,属无痛无创性针刺疗法,对多种急、慢性疾病经临床科研验证,有易学、易操作,疗效确切,使用安全的优点。

1.杵针的结构

杵针的制作材料可选用铜、玉石、牛角、优质硬木等,其规格、结构和名称各异,分为针头、针柄和针身三部分。

2.杵针的规格

一套杵针工具共有4件:① 七耀混元杵,长约10.5 cm;② 五星三台杵,长约11.5 cm;③ 金刚杵,长约10.5 cm;④ 奎星笔,长约8 cm。

这些杵针工具依据临床辨证、选穴的不同各有其不同的特殊用途,如金刚杵常用于肌肉丰盛处的俞穴如环跳、承扶、风市等的开阖、升降、运转手法治疗;奎星笔则多用于五俞、八廓(眼、耳部八廓穴)等肌腠薄少的俞穴。

3.杵针的手法操作

在持杵和行杵的基础上,常用以下几种手法。

(1)点叩手法:行杵时,杵尖(针头)向施术的部位反复点叩或叩击,如雀啄食,以叩至皮肤潮红为度。

(2)升降手法:行杵时,杵针针尖接触腧穴的皮肤上,作一上一下的上推下退,上推为升,下退为降。

(3)开阖手法:行杵时,杵针头接触腧穴皮肤,逐渐贯力达于杵针尖,渐向下进杵为开,随之将杵针慢慢向上提而不离开腧穴皮肤为阖。

(4)运转手法:行杵时杵柄紧贴腧穴皮肤,作从内向外、再从外向内(太极运转),或作顺时针、反时针方向的环形运转。

（5）分理手法：杵针针尖紧在腧穴的皮肤上，作左右分推为分、上下推退为理的行杵手法。

杵针手法应以杵针行针得气为宜。除酸、麻、胀等针感外，还会出现刺激部位皮肤潮红、局部温热感及患者特有的轻松、怡悦、舒适的感觉。

4. 杵针的特定腧穴

1）八阵穴

常用的有泥丸八阵穴（百会拔针穴）、风府八阵、大椎八阵、身柱八阵、神道八阵、至阳八阵、筋缩八阵、脊中八阵、命门八阵、阳关八阵等。如身柱八阵，即以身柱穴为中宫，身柱至左右魄户距离为半径所形成的八阵穴为身柱八阵，余八阵穴取穴法仿此（见图3-6-1）。

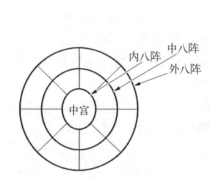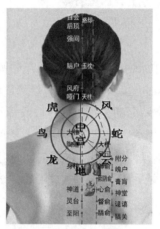

图3-6-1 八 阵 穴

2）河车路

常用的有头部河车路，又分为河车印脑段（印堂至脑户段）、河车脑椎段（脑户至大椎段）；胸背部河车路和胸腹部河车路（见图3-6-2和图3-6-3）。

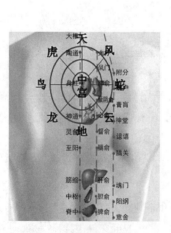

图3-6-2 胸背八阵图

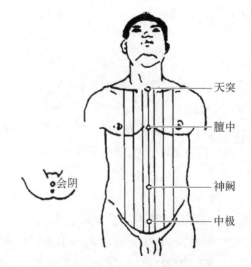

图3-6-3 胸腹河车路

八阵穴常与河车路段辨证相配，如治头痛、眩晕、失眠（包括现代医学脑动脉硬化症、血管神经性头痛、神经官能症等）多取泥丸八阵配河车印脑段；治疗冠心病、心绞痛及其他心血管病变属中医胸痹、心悸者，则多取神道八阵配河车椎至段等，临床以相应的杵针手法相配，有调节十二经经气、五脏六腑阴阳平衡的作用。

3）八廓穴

八廓穴又分为眼八廓、耳八廓、鼻八廓（见表3-6-1）。

表 3-6-1 八廓穴定位、主治和手法

八廓穴	定 位	主治	手 法
眼八廓	将眼眶骨的边缘分作天、地、山、泽、风、雷、水、火八个点	眼病	杵针点叩、开阖
耳八廓	沿耳根周围分成天、地、山、泽、风雷、水、火八个点	耳病	杵针点叩、开阖
鼻八廓	以鼻端素髎穴平行到迎香穴的距离为半径，画一个圆圈，把这个圆圈分成天、地、山泽、风、雷、水、火八个点	鼻病	杵针点叩、开阖

4）面部五轮穴

面部五轮穴如下图3-6-4所示。

（1）定位：① 上从神庭穴到左右头维穴，下从印堂穴至眉梢为火轮；② 上从印堂穴，下到鼻准，两旁从攒竹穴到内眼角，从内眼角环到迎香为土轮；③ 从人中到迎香，从迎香下行到地仓，至颏部为水轮；④ 左颧部为木轮；⑤ 右颧部为金轮。五轮当中，火轮属心，土轮属脾，水轮属肾木轮属肝，金轮属肺。

（2）主治：除主治各所属的五脏疾病外，还能治疗面部的各种疾病，如面瘫、面风、面痛等。

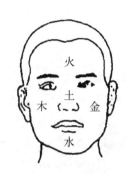

图 3-6-4 面部五轮穴

（3）手法：杵针点扣、开阖、运转。

五轮之中又可分为中央、东、南、西、北和东北、东南、西北、西南四隅，各具九注，这样就组成了九宫八卦，每宫还可以根据病情施以迎随治疗。

5. 杵针手法

凡轻而快的手法行杵为补法，重而慢的手法行杵为泻法；凡轻重、快慢适中的手法为平补平泻手法。此外，还可配合杵针开阖手法、迎随手法、升降手法等补泻手法。

6. 杵针时间

一般施术30 min，还可据病情酌情增减治疗时间。

7. 杵针治疗的注意事项

（1）患者过于饥饿、疲劳时不宜进行杵针治疗。

（2）治疗前出示杵针工具，说明杵针治疗无痛、无创伤，以消除患者的紧张情绪。然后，选择好治疗姿势和治疗腧穴开始治疗，以患者神情安静、肌肉松弛、体位舒适为宜。

（3）治疗师应静心息虑，"持针之道，坚者为宝"（《灵枢九针十二原》）；行杵时治疗师应当全神贯注，使杵力均匀，行杵有度。

（4）女性患者怀孕时，腹、腰、骶部位禁杵。

（5）小儿囟门未闭合者禁杵。

（6）皮肤有感染疖疮、溃疡、瘢痕或有肿瘤的部位禁杵。

（7）杵针治疗时要防止损伤皮肤、挫伤脏器，如胸胁、腰背、头枕部等行杵时用力不宜重，以免挫伤肺、肝、肾、髓海等。行杵时，也可根据患者的杵针感应及时调节行杵的轻重缓急。

（8）乳根、鼻窦、头面部诸穴均不宜用杵针重杵；对头面五官及四肢末端面积小的腧穴，只宜用奎星笔

(或金刚杵)行点叩、开阖手法,一般不做运转、分理手法。

(9)因手法过重引起局部皮肤青紫的,一般不必处理,可以自行消退。

六、药浴疗法

药浴是中医外治法之一,即中草药加水煎煮,用药液或含有药液水洗浴全身或局部的一种方法。全身浴分为泡浴和淋洗浴;局部洗浴又称为烫洗、熏洗、坐浴、足浴等,尤其烫洗最为常用。药浴用药与内服药一样,亦需遵循处方原则,辨病辨证,谨慎选药。同时,根据各自的体质、时间、地点、病情等因素,选用不同的方药,各司其属。煎药和洗浴的具体方法也有讲究,将药物粉碎后用纱布包好,或直接把药物放在锅内加水煎取亦可。制作时,加清水适量,浸泡 20 min,然后再煮 30 min,将药液倒进浴盆内,待温度适度时即可洗浴。在药浴疗法中,有先熏后浴的熏洗法,也有边擦边浴的擦浴法。

1. 药浴的作用

药浴的作用机制,系药物作用于全身肌表、局部、患处,并经吸收,循行经络血脉,内达脏腑,由表及里,因而产生效应。药浴洗浴可起到疏通经络、活血化瘀、祛风散寒、清热解毒、消肿止痛、调整阴阳、协调脏腑、通行气血、濡养全身等养生功效。现代药理也证实,药浴后能提高血液中某些免疫球蛋白的含量,增强肌肤的弹性和活力。

2. 药浴液的制备

药浴疗法是根据各种具体病证,在中医辨证或辨病的基础上选取适当的药物,组成药浴方剂。药浴液的制备方法:① 将药物加水适量,煎煮为液;② 将药物放入溶液中浸泡数日制成浴液;③ 将药物研细过筛,制成散剂或丸剂保存,用时加热水溶解而成浴液;④ 将药液进行有效成分提取,加入皮肤吸收促进剂,调成药浴液。

3. 药浴的种类

药浴按其用法可分为全身沐浴和局部洗浴两大类型。

(1)全身沐浴:无禁忌证者可选择。全身沐浴对各种亚健康者效果显著,刚开始泡浴可能会感觉身体不适,但泡过以后却非常舒适。

(2)局部洗浴:常见的有坐浴和足浴。坐浴主要针对妇科患者,可增强免疫力,调理周期不适。不方便全身泡浴者可以选择坐浴。足浴适合所有人群,可舒经活络、促进睡眠、缓解精神压力、缓解足部及小腿肌肉关节酸痛,方便易用。

4. 药浴方法

(1)溶解:用 10 倍于药包(粉)的开水浸泡 5~10 min。

(2)调好水温:根据自己的耐热习惯调整水温在 39~45 ℃。如果首次泡浴没有经验,夏天可将水温调整为 39 ℃,冬天调整为 42 ℃,并且在泡浴过程中适当调整温度。

(3)把溶解好的药包和药水同时到入木桶里以后要用手揉捏药包,把里面的有效成分挤压出来。

(4)首次泡药浴有一些身体反映属正常现象,只要在耐受范围之内可多坚持一段时间,最好达到 10 min 以上,直到发现有排毒反应后再休息。另外,也可以采用中间休息 2~3 次、每次 3 min 的方法来缓解身体不适,只要累计泡浴时间达到 20 min 即可。

(5)根据身体反应调整水温:不同的人对水温的耐受力有很大的差别,所以第一次进水 5~8 min 时根据人体对水温的感受及时调整水温,以达到最佳的效果。否则,水温高了会感到难以忍受,水温低了又没有效果。经几次泡浴后,就可以根据经验把温度调整到位,达到满意的效果。

5. 药浴的注意事项

(1)中药浴必须请中医师针对病情对症下药,并按照医嘱制作药汤,切勿盲目自行择药。

（2）泡浴前必须先淋浴洁身，以保持药池的卫生。浴后应立即用温清水冲洗干净，拭干皮肤，及时穿衣服。一般而言，热水药浴（39～45 ℃）适用于风湿性关节炎、风湿性肌痛、类风湿性关节炎、各种骨伤后遗症、肥胖及银屑病等；神经过度兴奋、失眠、一般疼痛、消化不良等的药浴温度，以相当于或稍低于体温为宜；25～33 ℃适用于急性扭挫伤。药浴时，室温不应低于 20 ℃；局部药浴时应注意全身保暖，夏季应避风空调直吹，预防感冒。

（3）初浴时，水位宜在心脏以下，3～5 min 身体适应后，再慢慢泡至肩位。洗浴时间不可太长，尤其是全身热水浴。由于汗出过多、体液丢失量大，皮肤血管充分扩张，体表血液量增多，造成头部缺血而发生眩晕或晕厥。如一旦发生晕厥，应及时扶出浴盆，平卧在休息室床上，同时给患者喝些白开水或糖水，补充体液与能量；或用冷水洗脚，使下肢血管收缩，头部供血充足。

（4）严重心力衰竭、严重肺功能不全、心肌梗死、冠心病、主动脉瘤、动脉硬化、高血压、有出血倾向者以及老年人、儿童慎用水温 39 ℃以上的药浴，而应以接近体温的药液沐浴，并有家人或医护人员陪护，沐浴时间不宜过长。妊娠或经期不宜泡药浴，尤其不宜盆浴及坐浴。

（5）全身泡热药浴易发生晕厥，故浴后要慢慢地从浴盆中起身；泡药浴时出现轻度胸闷、口干等不适，可适当饮水或饮料；若有严重不适，应立即停止药浴。

（6）饭前、饭后半小内不宜进行全身药浴。饭前药浴，由于肠胃空虚，洗浴时出汗过多，易造成虚脱。饭后立即药浴，可造成胃肠或内脏血液减少，血液趋向体表，不利消化，可引起胃肠不适，甚至恶心、呕吐。临睡前不宜进行全身热水药浴，以免兴奋后影响睡眠。

七、脊骨神经医学

自 1895 年 9 月 18 日帕尔默（Daniel David Palmer）医生给予利拉德（Harvey Lillard）首个有记录的所谓现代脊椎矫正，并恢复其听力以来，脊椎和肢体矫正一直是脊骨神经医学的标志性技术。脊骨神经医学（常称为脊柱推拿疗法或捏积，chiropractic）的本质在于医生和患者之间纯粹的能量交换，是治疗医生和需要治愈者之间的联系。当医生坐下来倾听患者关于功能障碍的线索时这种联系就开始了，并继续用智慧和爱之手来沟通寻找功能障碍，并在矫正脊椎和康复建议中达到顶峰。

1. 脊椎矫正的定义

脊椎矫正可以被定义为精确地把活动性下降的脊椎节段（脊椎亚脱位）恢复正常活动，这最终提升了人体的功能表现。因为真正的脊椎矫正包含了精确、速度、力量和能量的集中转移，所有这些包含在神奇的矫正瞬间。脊椎矫正仅仅是治愈能量传递、转移和转化的桥梁，这是一种患者自身无法达到的更高频率的能量，治疗者只是让这些能量与患者相接触。脊椎矫正代表了将这些能量动态地引入机体能量停滞的区域。脊椎矫正是恢复脊椎亚脱位的正常活动，将身体从脊椎亚脱位的束缚中解放出来，从而使血压恢复正常，活动范围增加，改善肺活量、反射、视力或所测量的任何其他客观因素。脊椎矫正是一个桥梁，消除了患者的力学受限，并引入更高的能量，让患者用来开启愈合。

2. 脊椎亚脱位（节段间活动性下降）的原因

脊椎亚脱位的原因可能来源于对于人体的一种或所有四种主要应激源：物理、化学、心理或温度因素。由于在体内经历的应激源或伤害性刺激，无论是急性（突然性）还是慢性（累积性），都可能导致椎体亚脱位。

（1）躯体伤害性刺激：可能包括创伤、不良姿势或其他对重力的适应不良、肥胖、虚弱、重复性运动或长期久坐姿势。

（2）化学性伤害刺激（应激）：可能包括内源性和外源性毒素（污染物、药物、肌肉和肠道废物、化学添加剂或食品的生物降解）、脱水和营养不良。

（3）心理性伤害刺激：可能包括紧张的家庭或工作环境、丧亲、人际关系差、恐惧、绝望、缺乏适当的社会支持或缺乏心理压力的情绪出口,对事情或人的过度反应或不成熟的精神/情绪反应。

(4) 热应激:主要发生在身体对温度改变的适应上。这种应激虽然经常被忽视,但医生在实践中常会看到因为进出空调房间、睡在敞开的窗户下或被晒伤而脖子僵硬的患者。

3. 脊椎亚脱位(节段间活动性下降)的影响

脊椎亚脱位(关节活动性下降)深刻影响了关节本身的完整性,并对其他系统有大量影响,包括神经学、生物力学、生物化学和血管系统。椎体活动性下降已被证明会引起生物力学改变,这些改变的生物力学反过来又继续减少节段间活动。这种潜在正常活动范围的主动减少,然后在活动性下降的关节内开始所谓的"制动退变"。这种退变的生物力学影响仅在一天内就变得明显,在一周内发生蛋白聚糖降解,都会导致炎症、趋化性和脊髓化学敏感性伤害感受器的放电。如果这种相对制动继续,结缔组织就会开始退化,并由于无法处理关节所经受的正常力量而进一步延续此影响,进而使其他邻近关节发挥作用,并造成其他生物力学和生理学的改变。椎体亚脱位引起的生理学改变会影响关节囊、脊柱韧带、筋膜、硬脊膜、皮肤、肌肉和身体其他方面。脊椎活动性下降引起的血管改变主要来自由此产生的静脉淤积。静脉血停滞为背根神经节和其他神经组织创造了一个毒性环境,这反过来又会影响中枢神经系统,并产生异常的运动反应,使问题进一步恶化。

由椎体亚脱位引起的大量神经学改变本身就可以成为一个焦点。本质上,关节和肌肉力学感受器不仅告诉大脑身体在空间中的位置,而且对伤害感受器有抑制作用。因此,一个可以全范围活动的关节不仅通过适当地刺激大脑对神经系统有积极影响,而且还可以阻止伤害感受器信号被传到大脑并被解释为疼痛。因此,节段间活动性下降导致关节和肌肉力学感受器的活动减少,进而导致对伤害感受器的抑制丧失。因此,在受限方向上适当纠正椎体节段的活动性下降,即在生物力学、生理学和神经学上消除了疼痛的原因。此外,躯体内脏通过中间神经元发生联系。中间神经元从脊髓背角向中间外侧细胞柱提供信息,交感神经系统的节前神经元位于中间外侧细胞柱,交感神经系统不仅影响各种神经丛和器官,以及血管组织、汗腺和毛囊,而且还与肾上腺髓质有单突触连接。这种影响可能导致损伤后持续性剧烈疼痛、皮肤干燥或湿冷、出汗不规律、视力模糊、眼睛干燥等症状,以及血压、脉搏、温度或心率异常。

4. 脊椎亚脱位理论从神经卡压向传入缺失进化

近一百年来,脊骨神经医学提倡亚脱位的概念,不仅具有诊断价值,而且作为专业的主要基础。当Palmer在1895年首次观察到时,亚脱位理论与当时的科学是一致的。事实上,他的理论是一次巨大的飞跃。然后,1934年当Cajal因其在神经元理论方面的工作而获得诺贝尔奖时,很明显亚脱位及由此产生的神经卡压理论并不能解释脊骨神经医学带来的巨大好处。简单地说,当神经系统被认为是没有间断的系统时,就可以解释神经卡压理论。当人们知道神经元处于突触连接状态时,神经卡压理论就不再是一个可行的模型了。

现在人们已知道,整个人体神经系统都是以受体为基础的,即来自关节机械感受器的感觉传入神经是维持神经系统能够作为一个整体单元发挥功能的基础,它以从头侧至尾侧的方式组织起来。也就是说,关节机械感受器的最大优势在脊柱,脊柱上部数量最多,脊柱下部数量最少。此外,上肢的神经学优先级高于下肢,即上肢比下肢在神经学上更加重要。

当椎体卡在其正常活动范围内但不能进行正常活动范围时,大量关节机械感受器传入就会丢失(传入缺失),神经轴的功能完整性也会下降。这种减少的影响不仅可以在局部脊髓水平影响前角或中间外侧细胞柱,引起反射性肌痉挛和相关联的自主神经紊乱等,而且更加向头侧中枢影响。它们可以导致神经轴的中枢整合程度下降,在任何水平包括小脑、丘脑或皮质,都可以影响传入缺失结构的功能性能力。因此,并非"去除神经卡压"导致可看到的脊椎矫正后的效果。相反,通过矫正伴随的快速牵伸,刺激关节机械感受器增加这些结构的关节传入,使神经生理学恢复到更正常的中枢整合状态。另一方面,当神经确实被卡压,经历沃勒退变、逆行性染色质分解,最终导致其轴突死亡,进而神经元本身死亡。那些退变到细胞死亡的神经元不能恢复其功能,患者的功能持久丧失,而功能上的神经传入缺失可以通过增加关节机械感受器的传入来逆转。

因此,并非关节的生物力学活动去除了神经卡压,而是脊椎矫正通过去极化关节机械感受器和增加其传入来影响神经轴,导致在脊椎矫正治疗中普遍看到的积极和几乎瞬时的生理学改变。由椎体亚脱位复合体引起的神经传入缺失从而造成的系统性影响,已经替代了由亚脱位引起的"骨压在局部神经上"的传统理论。本质上,科学正在证明脊椎亚脱位影响整个神经系统,而非仅仅一根神经。

5. 脊椎矫正手法的动力学

新手矫正者在进行椎体矫正时会有增大力量的倾向。从力学上讲,这是有道理的。力量=质量×加速度,这样会带来一些效果。然而,使用能量而非力量是更加谨慎和有益的。随着医生的经验增长,最终会碰到更加难以矫正或体重更大的患者。矫正能力应该使用爱因斯坦能量原理而非牛顿力学原理的方式发展。换句话说,在矫正脊椎时,使用能量而非力量。因此,为了在不会受伤的情况下对关节施加更多有益的力量,应该增加加速度或手的速度,而非试图使用更多质量。换句话说,就是不要手太重。请记住:$E=mc^2$,能量=质量×光速^2。当矫正活动性降低的关节时,关键在于发展手速而非增加力量。按照能量原理,如果能把手的速度发展到足够的程度,就这会使矫正激活患者的愈合。

脊骨神经医学是伟大的。如果想激活患者使其重获应有的健康,必须确保给他们注入优质能量。脊骨神经医学中的医患关系好比棒球运动中投手和捕手之间的互动。医生是投手,患者是捕手,两人必须以和谐的节奏合作,才能击败功能障碍、疾病或痛苦。医生应该能够理解患者给出的迹象,并且提供适当的治疗。一个专注而勤奋的投手和一个有信心的捕手才能赢得效果。

八、内脏松动术

内脏松动术是基于整脊医学发展而来的一项新技术,起源于法国。其通过精巧轻柔的手法作用于特定的解剖学位置,通过恢复内脏器官之间张拉关系平衡,促使受损的内脏器官恢复节律性运动,局部结缔组织松解,达到恢复内脏器官功能的作用。

内脏松动术是一种通过调理内脏生理律动功能以达到治疗内脏律动功能紊乱的手法治疗技术。

1. 内脏器官运动的规律

内脏器官有两种生理节律性运动,即能动律动与原动律动。能动律动指来自肢体主动运动或呼吸过程中横膈运动引起的继发内脏位置变化。原动律动指内脏器官本身固有的节律性运动。

能动律动主要受两方面的影响控制,一方面是中枢神经所控制的运动继发的内脏运动。例如,走路、弯腰、翻身等全身性动作,内脏位置会由于腹腔及胸腔的空间位置改变而发生对应的位置变化。另一方面是自主神经所控制包括内分泌,直接与间接影响内脏运动。例如,横膈在呼吸时的下降上升,挤压舒张腹腔的空间,使在腹腔中的内脏发生空间位置的变化。心脏的跳动产生的胸腔波动会传导到横膈,影响胸腔及腹腔内脏。胃肠蠕动产生的蠕动波影响腹腔内的其他内脏等。原动律动是内脏器官内源性、主动性的节律运动,不需要外在施加影响。原动律动分为两个阶段,即膨胀期和消退期,每分钟7~8个循环往复。

2. 病理性的内脏节律运动

内脏器官也与骨关节系统一样,具有滑动的平面和连接点。其解剖原理是以浆膜层作为滑动平面,壁膜与脏膜的双层膜结构结合浆液形成了双层膜系统,使脏膜与壁膜相互滑动。腹膜与内脏韧带形成的张拉结构将器官两两固定在相对应的空间位置,而腹内器官的膨压与腔内压将进一步限制内脏器官的过度位移,使其保持相对固定的位置。内脏通过结缔组织相互连接、相互影响。当人体活动受到限制时,交感神经过度兴奋或抑制,长期不良的姿势习惯或手术后产生的继发张拉结构变化都会导致内脏运动功能受到限制。

(1)常见的病理性内脏节律运动有:① 内脏节律性运动的轴向与运动幅度异常;② 器官本身的原动

律动发生改变;③ 器官由于结构或软组织的问题经由内脏关节相互影响。

(2) 常见的内脏运动受限有:① 内脏与周围内脏器官之间缺乏有效的滑动影响了器官本身的淋巴与血液循环;② 内脏器官周围韧带系统的脱垂与松弛,由于长期过度的牵引力,使得内脏器官周围的张拉结构失衡,韧带丧失了原有的弹性,失去了固定内脏相对位置的功能;③ 内脏器官的痉挛,指中空内脏器官如胃、大肠、小肠等,内脏关节异常的张拉结构会引起胃肠蠕动的无效率化,使得食物残渣在消化系统停留的时间增长,引起一系列的连锁反应。

3. 内脏松动术的治疗机制

内脏松动术侧重于内脏器官、环境以及其他结构和生理功能障碍的潜在影响。内脏松动术关注内脏效应对躯体的影响,及其与运动时关节的动态、肌肉如何附着和神经支配之间的联系。内脏手法以内脏器官和肌肉骨骼系统之间功能和结构相互关系作为治疗基础。筋膜可以监测机体内环境的变化,通过遍布筋膜的感觉神经感受各种物理和化学刺激。当受伤或生病时,筋膜同时影响肌肉和器官,使其无法发挥应有的功能。内脏松动术可以使器官从粘连中恢复适当流动性,损伤老化的组织细胞被清除、修复和再生,对健康有着重要意义。内脏韧带有丰富的神经支配,通过释放内脏韧带的限制可以达到协调组织的目的,进一步通过神经系统,产生本体感觉互通的效果。针对韧带的松动手法基于体表-自主神经反射效应,通过神经网络可以靶向特定内脏。通过脊柱节段,针对神经的手法可以治疗相关联的内部器官。人体筋膜组织的神经调控主要通过神经递质扩散的形式与筋膜中活跃的细胞膜上相应受体结合激活细胞,主要调控形式为干细胞的分化与增强。内脏器官旁和器官内的筋膜组织受交感神经和副交感神经的双重支配。交感神经的二级神经元分泌去甲肾上腺素,刺激干细胞向功能细胞分化,副交感神经的一级、二级神经元分泌乙酰胆碱刺激筋膜组织中干细胞增殖,机械牵拉刺激促进干细胞增殖。治疗性触摸伴随副交感神经反应,可以导致压敏机械感受器的活跃,在副交感神经影响下,可使局部血管舒张及组织黏性产生变化,降低肌肉筋膜内平滑肌细胞强直,最后响应本体感受器输入。

神经内分泌在内脏及其筋膜系统中发挥的功能。① 健侧机体内外环境的变化,通过内脏和筋膜中的感觉神经感受各种理化刺激。② 促进功能细胞的更新和修复,在局部细胞再生因子和神经递质内分泌激素的共同作用下,人体筋膜中的干细胞进行增殖和分化,修复受损的功能细胞。③ 调节功能细胞的代谢。一方面,筋膜结缔组织含有的交感和副交感神经末梢,通过作用于功能细胞所附着的毛细血管可改变局部的血液供应,为功能细胞的活动提供充足的营养物质;另一方面,交感神经和副交感神经的神经递质可直接或通过旁分泌的形式作用于功能细胞。

4. 评估和触诊

器官位置与活动性的评估先于治疗。常规的触诊方法是判断内脏器官节律运动轴向与运动幅度的主要指标。一般先将手置于目标器官之上,施加轻柔缓和的压力,施力程度依内脏器官解剖深度而定,一般为 20～200 g。手的形状尽可能地贴合目标器官外周,缓慢地将触觉加以延伸与拓展,感受内脏器官的节律性运动。操作的时候手会被拉向受限最严重的区域。

5. 内脏的节律运动方向

(1) 肺的能动律动:主要来自呼吸运动,吸气时肋骨沿着垂直轴做向外旋转与扩张运动。由于肺脏的内侧固定于纵隔,吸气时上半部肺会以脊柱为中心向后被牵拉做外旋动作,而下半部肺则呈现朝外下方延伸的动作。肺的原动律动与能动律动几乎相同,肺上叶轴向垂直,肺下叶部分呈倾斜状,朝外下方延伸。膨胀期做外旋动作,消退期朝身体中线回归。

(2) 肝脏的能动律动:是由于膈肌运动而继发的运动。从冠状面看,膈肌下降产生了向下、稍向前的推压力,由于腹腔阻力位于膈肌中心点,故而吸气时肝脏外侧较内侧下降得更多。从矢状面看,在吸气动作的最后,肝脏前下端会顺时针旋转直到肝管为止;从水平面上看,肝脏的右侧外缘会由右而左逆时针旋转。肝脏的原动律动与能动律动几乎一样,但振动幅度相对较小,节奏会稍慢。

(3)胃的能动律动:从冠状面看,吸气时由于膈肌下压与腹腔阻力位置靠中间,导致胃的右外侧下降较多,胃底部往下内侧旋转,整个胃的宽度将会变窄并朝脊柱方向移动。从矢状面看胃是由后往前顺时针转动,从水平面看胃底部向右旋转。胃的原动律动与能动律动大致相同。从冠状面看,消退期的运动方向是胃底部与胃大弯往下降并往左侧倾斜。从矢状面看胃往前转动,从水平面看胃向右转动。

(4)小肠的能动律动:十二指肠的节律运动方向是沿着镰状韧带弧线向中线顺时针旋转。空肠回肠段因太长,其能动律动无法精确描述。小肠的原动律动消退期为环形顺时针朝脊柱方向旋转。

(5)大肠的能动律动:主要为肝曲和脾曲的运动。从冠状面来看,由于膈肌往两侧的运动较大,肝曲与脾曲会随着膈肌向下约 3 cm,用力吸气时下降更多。一般的运动方向为由上到下,由前往后,由外往内。大肠的原动律动大肠会在其腱结的壁面上做横向移动,交替的向内、向外(升结肠或降结肠)移动或向上、向下(横结肠)移动,从整体看整个大肠和小肠会向顺时针和逆时针方向反复转动。

(6)肾脏的能动律动:是受呼吸运动的影响。吸气时,肾脏沿着腰大肌轨道往下运动,上端由于肝脏胃的存在会被向前推,内侧会往外旋转;在呼气时则运动方向相反。肾脏的原动律动是指肾脏会垂直地向上、向下并带有少许的内旋与外旋,在膨胀期向下、向外旋转,在消退期则动作相反。

(7)膀胱与子宫的能动律动:吸气时均向后上方移动,呼气式向前下方移动。膀胱与子宫的原动律动较相似,在消退期膀胱顶向后、向上移动。

6. 临床技术

内脏松动术通过局部解决整个身体的问题,通过移动和释放腹部和骨盆筋膜的紧张,促进器官的正常及自然运动,改善其生理功能;同时激发自然愈合机制,潜在地提高器官系统的功能以及机体结构完整性,消散压力的负面影响,增强整体健康和对疾病的抵抗力。

功能性方法最基本的形式是在第一次活动受限时控制身体,以激发机体的本体感觉,这是重新评估和重组的机会。身体几秒钟内就可以感到局部释放,并且可以通过组织网络传导至远处。功能性方法起始于中立位,慢慢移动到第一次受阻时需要轻微费力移动身体的关键点部位,不必达到极限范围。功能性治疗可以作用于第一次运动受阻时向易移动或易于受力方向,其在机体易于释放的方向通常效果更强,组织对易于受力方向的治疗反应最好。用一只手抓住另一只手,使手腕接近中立位。首先,缓慢将手腕掌屈然后背伸,直到实现该动作需要的力增大为止。在此过程中,注意哪个方向相对更容易,再次将手腕缓慢向更容易的方向旋转,只到第一次运动受阻点;机体此时正在重组,在几秒钟内患者会感到组织释放。然后,重新测试掌屈和背伸方向的运动释放。通常治疗作用不只体现在治疗的方向,其他方向同样受益。如果没有感觉到释放,尝试更慢、更柔和地接近受阻位点。通常的错误是用力过猛。如果身体在超越第一次受阻点前就固定了,那么防御机制便不会激活和释放。对于患者和医生来说,精确地施加很小的力相对容易接受,这是内脏松动术的优势所在。治疗中经常应用更复杂、多变的功能性方法。手腕可以尝试治疗前先确认诊断以及受限的位置与类型(粘连、固化、脱垂或脏器痉挛)。内脏松动术的目标是通过精巧的力道给予目标脏器刺激,引起器官自身的纠正机制,治疗其移动受限的功能障碍。

7. 适应证和操作注意事项

内脏松动术主要适用于内脏系统(消化系统、呼吸系统、循环系统等)疾病术后、产后康复等领域。主要适应证:① 泌尿系统疾病,如输尿管逆流引起的感染、尿失禁、肾脏脱垂等;② 胃肠系统疾病,如结肠张力下降引起的便秘、食物运输受阻引起的肠激惹症、阑尾切除术后小肠粘连引起的便秘、因机械性原因导致的食管孔疝、胃下垂、幽门括约肌痉等;③ 呼吸系统疾病,如肺病及胸膜后遗症等;④ 肝胆疾病,如肝脏代谢功能降低、胆汁淤积、免疫反应低下等。

操作时应注意:需要在患者生命体征平稳,以及感染、疼痛、肿瘤等急重症急性期过后方可实施治疗。

九、肌筋膜松解技术

筋膜松解技术是一种通过向筋膜施加较低应力、较长时间牵伸以恢复组织长度、缓解疼痛、提高患者功能的手法治疗技术。筋膜松解是一项高互动性的治疗技术,需要根据患者的反馈来决定治疗的方向、力量和牵拉的时间,以促进紧张或受限的软组织最大限度地放松。筋膜覆盖了所有器官,包括所有肌肉和包裹每块肌肉的筋膜纤维。因此,有的肌肉牵拉实际上都是筋膜的牵拉。操作者通过手的触摸建立了与肌肉运动知觉的联系,这个联系使治疗师能够监测患者的软组织运动和神经生理的组织变化。通过手的触摸感受在患者身体内部筋膜的紧张和受限,并且通过筋膜松解处理这些紧张。相比于使用其他牵拉手法和牵拉练习,筋膜松解直接聚焦在特别紧张或者受限的区域。

(一) 治疗理论

筋膜是覆盖人体结构的疏松或致密结缔组织的薄膜样结构,是人体内最广泛的组织。筋膜从头开始到脚趾形成一个三维的网络,保护并连接由其形成的功能结构单元。筋膜组织富含胶原蛋白,且平行排列,基质和弹性纤维含量较少。筋膜的分层包括浅筋膜、深筋膜及浆膜下筋膜。

1. 筋膜

筋膜直接位于皮肤下,也称皮下组织。筋膜由三种类型的疏松结缔组织构成,即胶原纤维、弹性纤维和网状纤维,呈凝胶状包绕在器官周围。疏松脂肪组织或称脂肪结缔组织,含有专门储存脂肪的细胞,具有绝热性,是长期的能量储备库。交织于少量基质中的纤维组成网状结缔组织,形成器官保护网,可滤去脾脏和淋巴结中的外源性物质,同时为神经和血管的穿行提供通道。浅筋膜是一个隐蔽空间,在组织水肿或有渗出物时会膨胀。因此,即使很细微的创伤,筋膜都会被破坏和牵拉。

2. 深筋膜

深筋膜包绕肌肉并深入内部形成一个卷曲的网状系统,由致密结缔组织构成,含有更多、更坚韧的纤维。致密结缔组织的纤维是平行走向,因此仅在一个方向上具有非常大的伸展能力。而致密结缔组织的胶原纤维呈不规则状,常见于机体内在多方向上承受压力的部分,如骨膜、肝脏和脾脏的包膜。致密弹性结缔组织主要由悬浮于半固态基本物质中的弹性蛋白构成,为组织的持续伸展和回缩提供了必要的弹性和强度。深筋膜可作为肌肉附着点对肌层起缓冲作用,并包裹神经和血管。

3. 浆膜下筋膜

浆膜下筋膜是颅骶系统的神经膜层,由致密结缔组织构成,包围着中枢神经系统,即脑部和脊髓。这些筋膜层间的结缔组织允许内脏器官在一定范围内移动。

4. 筋膜与肌肉的关系

一个肌群被筋膜包裹分为相互独立的肌肉。形成筋膜的结缔组织纤维沿不同走向相互编织,使筋膜变得可扩张,以适应肌束的变化。肌肉收缩时肌束增粗,筋膜出现暂时性的张力增加。交替的肌肉收缩和放松创建了一个泵系统,促进了液体的流动和交换,泵系统的抑制会导致水肿的产生,特别是在下肢。筋膜通过扩张适应肌肉体积增大,到不能再接受更大的张力时,筋膜内丰富的神经就会产生疼痛,而后筋膜会产生自发的破裂来缓解炎症反应,使疼痛减轻。发生炎症和延迟愈合时,因为没有充足的血液供应,会引起筋膜收缩,从而增加了粘连的可能性。

5. 筋膜与颅骶系统的关系

正常情况下,由于神经系统的调控,整个筋膜系统会随着颅骶的脉动产生持续性的运动。因为脑脊髓膜与脑膜系统以外的筋膜在解剖上有密切的连贯性,两者有时会直接连在一起,有时会以连接到共同的骨质结构而间接相连。这两个筋膜系统借由这种直接或间接的解剖关系而产生互动。颅骶系统是筋膜系统的最深层,是一个半封闭的液压系统,具有很坚硬的防水膜,是脑脊液形成和重吸收的场所,可缓解脑室压力的改变。颅骶系统的解剖结构包括脑膜系统及其骨质部分、与脑膜系统有密切关系的非骨质类结缔组织、脑脊液以及所有生成、吸收和容纳脑脊液的结构。此外,颅骶系统也与神经系统、肌肉骨骼系统、血管系统、淋巴系统、内分泌系统和呼吸系统有关。任何系统发生异常,皆会影响颅骶系统;反之,颅骶系统功能异常也会对神经系统(尤其是脑部)的发展和功能产生深远的影响。确切地说,人体从胚胎到死亡为止,颅骶系统都提供脑与脊髓生长、发育和有效动作的内在环境。

6. 张力体系

人类的肌体在没有筋膜的支撑下不能完成直立向上的动作。当筋膜的张力平衡时,人体对抗重力则变得更加高效。不对称的姿势使身体一侧的肌肉持续处于高张力,另一侧的肌肉持续处于低张力的状态。筋膜本身也有持续的不对称张力,在高张力一侧的筋膜被牵拉并且在对角线的部分产生疼痛;在低张力一侧的筋膜缩小或变短,导致对角线另一侧的身体部分产生疼痛。肌肉力量的训练必须与处理不对称姿势和放松软组织张力同时进行。当肌肉力量变得更加平衡和均匀,患者的中枢神经系统会学着接受和维持改进姿势。

7. 筋膜松解的作用及后续影响

筋膜松解可以缓解力量代偿性软组织的紧张,减少因代偿模式而产生的不对称压力和神经疾病引发的疼痛。使用筋膜松解技术后,由于身体处于一个新的对称姿势,不熟悉的力量作用可能会导致短暂的新的损伤。在中枢神经系统中,当姿势被调整时,中枢神经系统必须重新学习接受和维持更多的姿势。开始时,中枢神经系统察觉到旧姿势更舒适和熟悉,而新的姿势则是一种刺激源;之后,中枢神经系统认识到新的姿势更有能量效率,但仍然疼痛和不熟悉。当疼痛得以缓解时,新的姿势会更长时间地维持。最后,中枢神经系统察觉到新的姿势更有效和舒适,而旧姿势效率低并且疼痛,就接受了新的姿势。每次后续治疗后,姿势的改变会维持更长的时间。在前几次治疗后,会建立一个简单的刺激-反馈影响。当患者建立刺激-反馈模式后,周期性地命令自己精神集中来暗示治疗阶段以帮助改善姿势。这种精神集中训练可以加强新的肌肉收缩模式,并且可以促进中枢神经系统接受姿势上的改变。每一个运动都是一个新的问题,并且需要被解决。患者对于筋膜松解治疗的反馈都可以用肌肉生理学、运动学和运动再学习的理论和知识解释,中枢神经系统通过学习会获得新的姿势和运动模式,获得最高效、无痛的运动模式。

(二)治疗技术

使用筋膜松解技术时,患者不需要收缩任何肌肉或者完成特定的动作来牵拉紧张或者受限制的区域,但也不能因为非常放松而进入睡眠状态。治疗师应根据患者身体的反馈和引导来完成治疗。当不均匀的软组织紧张和受限被定位时,最初的治疗目标是将这些不对称的压力对称化。筋膜松解会减少或消除在软组织上的过量压力。活跃的筋膜扳机点和粘连属于特殊的软组织受限,这种受限妨碍了肌肉在其长度上平滑地收缩。使用筋膜松解的最终目标是获得最高效的运动模式,这种运动模式允许患者在疼痛最小范围或消除疼痛的情况下进行,并维持身体的运动模式。

筋膜松解的形式很多,包括瘢痕松解、关节松解、耦合/分离(压迫/分离)、松弛促进技术、颅骶治疗、内脏松动及反冲治疗等。

1. 筋膜松解技术的评估及治疗方法

筋膜手法执行前需要做详细的评估,评估内容包括:① 个人信息,包括姓名、性别、年龄、地址、联系电话、职业、爱好;② 主要疼痛区或主要功能障碍区;③ 症状的类型、程度、持续时间、出现频率;④ 加重和减轻疼痛的动作;⑤ 是否有其他相关症状;⑥ 24 h 内症状的变化;⑦ 既往史,如外伤、手术、用药史等;⑧ 力线及姿势;⑨ 触诊,包括主要疼痛节段、伴随疼痛节段等。

2. 浅筋膜的评估内容及治疗方法

(1) 触诊:像所有致密结缔组织一样,在自然状态下筋膜可呈固态或流体样。正常、固定不变的皮肤皱褶反映了皮下胶原纤维的排列。由于筋膜的位置和组织的健康状态不同,筋膜在扪及时可呈波浪感、致密或光滑。筋膜采取哪种形式存在,取决于温度、压力和施加于该组织的张力。筋膜可以多层形式出现,并且几乎存在于人体各处。因此,扪及筋膜比扪及参与人体运动的其他组织更困难。

(2) 治疗方法:浅筋膜松解一般采用直接松弛法,如图3-6-5至图3-6-9所示。

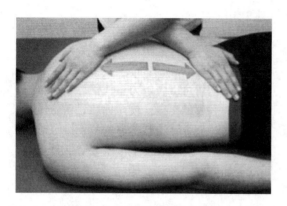

图3-6-5　前臂交叉松解技术

注:治疗师前臂交叉,肘关节伸直,可使用掌根、小鱼际或整个手掌进行筋膜的固定,双手紧贴皮肤,沿筋膜紧张方向轻微牵伸并维持,直到筋膜放松,再逐渐放松其他部位;本法可用于腰背部或大肌肉部位的筋膜松解。

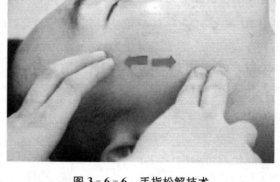

图3-6-6　手指松解技术

注:当遇到骨突较明显的部位以及较小或局限的部位,不方便使用手掌固定时,可使用双手的手指固定住筋膜,如面部、筋膜紧张的范围较小的部位;力的方向不要压迫皮肤,而是几乎与皮肤平行,轻微用力,向筋膜紧张的方向牵伸,直到筋膜放松,再逐渐放松手的拉力;本法可用于面部筋膜松解。

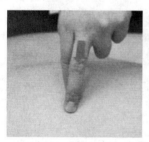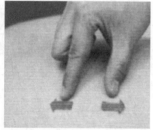

图3-6-7　一只手松解技术

注:当遇到骨突较明显的部位以及较小或局限的部位,治疗师不方便使用双手固定时,可使用单手的手指固定住筋膜,如面部、筋膜紧张的范围较小的部位,力的方向不要压迫皮肤,而是几乎与皮肤平行,轻微用力,向筋膜紧张的方向牵伸,直到筋膜放松,再逐渐放松其他部位;本法可用于治疗面积极小的面部或治疗部位不规则处等。

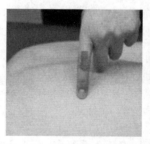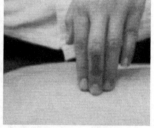

图3-6-8　压迫松解技术

注:治疗师使用单个或多个手指指腹接触患者皮肤,力的方向垂直于皮肤,轻微用力直到筋膜放松,再逐渐放松其他部位;本法适用于非常局限的紧张的筋膜,可用于浅筋膜,也可用于深筋膜,甚至是内脏的松解。

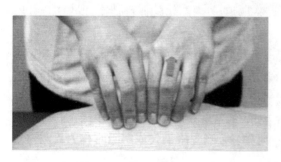

图3-6-9　分离松解技术

注:治疗师使用双手手指指腹部位提拉起患者筋膜,力的方向垂直于皮肤,轻微用力直到筋膜放松,再逐渐放松其他部位;本法适用于存在粘连的紧张的浅筋膜。

3. 深筋膜的评估内容及治疗方法

深筋膜主要涉及骨盆、膈肌、胸廓入口、舌骨,评估内容及治疗方法如图3-6-10至图3-6-13所示。

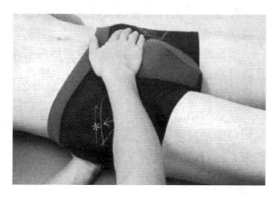

图3-6-10 骨盆的松解

注:① 患者取仰卧位。治疗师坐于患者一侧,面向患者,双脚着地,一只手掌侧放于患者骨盆后侧骶骨处,另一只手掌朝下,一个手指置于耻骨下,其余手指置于耻骨上,腹肌下的软组织处。注意保护患者的隐私,如遇患者与治疗师性别不同时,放于骨盆前侧的手必须是小鱼际处朝向患者足部方向,拇指朝向患者头部方向。② 治疗时力的方向:第一个方向是内侧/外侧的运动,第二个方向是头向/尾向的运动,第三个方向是顺时针/逆时针的运动;三个方向均需要找到更容易推动的方向,然后保持这个支点,并维持到放松的出现。

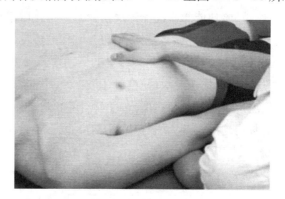

图3-6-11 骨盆松解治疗时力的方向

注:① 辅助呼吸肌筋膜松解。患者取仰卧位,治疗师坐于患者一侧,面向患者,双脚着地,一只手手掌侧置于T12/L1棘突处,另一只手的手掌朝下,置于肋弓下,手及手指接触胸骨,双侧肋骨及肋骨下软组织。② 治疗时力的方向:第一个方向是内侧/外侧的运动,第二个方向是头向/尾向的运动,第三个方向是顺时针/逆时针的运动;三个方向均需要找到更容易推动的方向,然后保持这个支点,并维持到放松的出现。

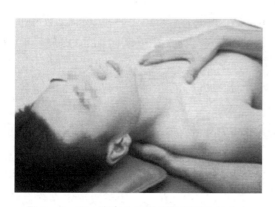

图3-6-12 胸廓入口松解治疗时力的方向

注:① 患者仰卧位,治疗时坐于患者侧方,面向患者,双脚着地,一只手的掌侧置于C7/T1棘突,另一只手的指尖置于胸廓入口,手的其余部位置于锁骨上的软组织、锁骨、胸骨及双侧肋骨。② 治疗时力的方向:第一个方向是内侧/外侧的运动,第二个方向是头向/尾向的运动,第三个方向是顺时针/逆时针的运动;三个方向均需要找到更容易推动的方向,然后保持这个支点,并维持到放松的出现。

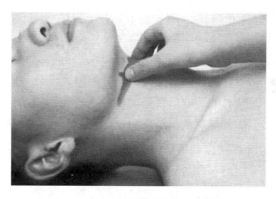

图3-6-13 舌骨松解治疗时力的方向

注:① 患者仰卧位,治疗时坐于患者侧方,双脚着地,一只手的拇指和示指轻轻握住舌骨,另一只手放松地置于颈部后侧,舌骨的水平。② 治疗时力的方向:第一个方向是内侧/外侧的运动,第二个方向是头向/尾向的运动,第三个方向是顺时针/逆时针的运动;三个方向均需要找到更容易推动的方向,然后保持这个支点,并维持到放松的出现。

4. 颅骶筋膜的评估内容及治疗方法

(1)触诊:治疗师在触诊时应保持开放的大脑、放松的身体及轻柔的双手;对组织施加轻微压力,渗入更深的组织,越深的组织用力越轻,触诊均需直接接触皮肤。

颅骶节奏指的是全身因颅骶系统活动所产生的规律性运动,此运动非常轻微且运动范围很小。称其是一种生理性运动,是因为它具备了无意识且不随意的特性,观察内容包括对称性、质量、幅度与节律。

颅骶活动的受限是指体内正常生理运动受损。通常这些受限发生在结缔组织或筋膜,起因可能是发炎、粘连、机体功能障碍或神经反射异常。当受限消失或解除时称为松弛。当松弛发生时,个体可感受到原先人体内能所对抗的受限或阻滞有软化的感觉。

(2)颅骨松解技术:是当颅骨的运动模式失去正常的运动幅度或失去其对称性后,产生异常的运动模式,通过治疗师给予刺激,使颅骨运动恢复到正常运动模式的治疗技术。因此,当颅骨出现异常运动时,治疗师只需用手将异常模式停止,使颅骨停止运动后,让颅骨自己重新寻找新的运动模式。

颅骨活动的机制为屈与伸的运动。以下各骨骼以屈曲运动模式为例,伸展运动则以相反模式运动,如图 3-6-14 所示。

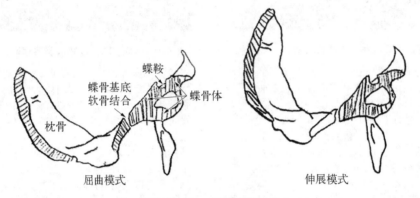

图 3-6-14　颅骨松解技术

(3)蝶骨在屈曲运动时向头向运动,前部向前下方向运动,会影响到枕骨、筛骨、腭骨、梨骨、颧骨,更大幅度的运动会影响到穹窿(额骨、颞骨及顶骨),也会出现继发的影响,如颞骨会影响下颌骨、顶骨会影响上颌骨。

(4)枕骨的屈曲运动是枕骨基底的前部向头向的运动,后部在枕骨大孔上横向轴的弓进行向下和向前的运动,可使颞骨被推动到外旋的方向。

(5)颞骨的屈曲运动是使颞骨的坚硬部分向前外侧运动,乳突部分沿着外耳道的轴向后内侧运动。

(6)顶骨的屈曲运动是向前并播散到外侧。

(7)额骨的屈曲运动是向后、轻微向上,并两侧沿着额骨缝向外的运动。

5.其他类型的筋膜松解技术

(1)压迫/分离技术:主要针对连接组织及关节的筋膜进行松解。

(2)关节筋膜松解:治疗师在需要松解的关节面位置上施加三个方向的力,均采取更容易移动的方向开始松解,保持到关节松解;然后用阻力诱导患者主动运动,并且维持这个支点。

(3)肌肉松解:治疗师将双手置于肌肉上,轻轻握住肌肉(但要握紧),推动肌肉寻找三个方向的运动;可使用直接或间接的手法,保持这个位置,直到肌肉放松。

(4)瘢痕松解:治疗师手指远端指腹置于患者瘢痕的近端及远端,使瘢痕延长,如果瘢痕很短,可使用一只手的第二、第三指,轻微地加压,维持三个方向的压力;可使用直接手法或间接手法,直到瘢痕组织松解。

(5)反冲治疗:治疗师握住患者锁骨、胸骨或肋骨,患者进行吸气及呼气训练。患者在呼气时治疗师保持放松,3~4 次呼吸以后,放松压力以减少胸腔的负压,以此促进更加深入的吸气及松解。

(三)常规操作流程

1.触诊

触诊是筋膜松解术的重要检查手法,触诊成功与否的关键在于力度轻柔、稳定,不带一丝侵入感地将触诊的手接触患者。另一个操作重点是完全相信与接受自身本体感觉所传来的所有信息。治疗师触诊时手的敏感程度决定了使用这个技术的有效性。通常疼痛的位置并非是有障碍的位置。如果触诊结果与患者的描述相矛盾时,以触诊结果为准。

触诊评估的内容包括组织对称性(姿势、肌肉、力线)、关节灵活性、关节活动范围、组织质地(纹路)、筋膜滑动程度,以及颅骶节奏。

触诊时手的放置位置:前/后、内/外、上/下、前臂交叉、一只手或两只手技术;可以是整体牵拉,也可以是局部牵拉。

2. 筋膜松解的基本步骤

筋膜松解的基本步骤是评估/反馈、伸展、固定、松弛、终末感。终末感应该是柔软、松弛的感觉。治疗时,首先治疗最紧张的部位。如果同时存在数个紧张部位,则首先治疗最紧张的部位。治疗顺序由近端到远端,由表浅到深部。

3. 筋膜松解的方法

(1) 直接松解技术:是直接针对缩短的筋膜或活动范围受限的部位,采用牵张的方法解除限制。具体操作步骤:向阻力方向推进,使组织进入拉紧状态,需要三维的"伸展",包括前臂交叉技术、两手技术、手指技术、一只手技术、压迫技术、分离技术等。

直接松解技术的应用要点:保持骨盆、肩带、腕及手在同一直线上,通过皮肤表面向下压直到感觉到接近浅表结缔组织。操作时注意不要在一处按住不动超过 1 min,如果不能跟随一个动作,那么改变手的位置再尝试。如果尝试几次都不能找到好的方向,那么改用一个较温和的浅表结缔组织技术;待力量沉到适当的深度后,在直角方向上施行第二个按压。深层及浅层筋膜附着于包绕骨骼的深层或浅层肌肉处,通常是开始寻找筋膜阻力点之处。

(2) 间接松解技术:是对患者的身体组织施加一定的压力,达到促发运动的效果。压力不能直接放松筋膜,而是产生的活动有助于放松筋膜。具体操作步骤:向远离阻力的方向推进,使组织进入松弛状态,筋膜的运动可发生在冠状面、矢状面和横切面,需要三维的"固定"。本法可用于浅筋膜的松解,但多数用于深层筋膜松解;使用三维技术,即前/后、内/外、上/下三个方向的合力。压力大小的感觉是治疗师施加的压力好像压一个气泡,但是不要刺破它。头/尾向运动时,治疗师施加的压力好像推一个气泡向上或向下运动;内/外向运动时,治疗师施加的压力好像推一个气泡向内或向外运动;顺时针/逆时针运动时,治疗师施加的压力好像推一个气泡顺时针或逆时针运动。治疗师的每只手都将四个不同方向的力聚集在一起,同时还需维持这个支点等待组织放松,双手力的方向是在移动中产生相对抗的力,并维持这个支点。

(3) 直接疗法与间接疗法的选择:当机体的某一部位创伤太严重或是太疼痛时,直接疗法可能会使疼痛加剧和产生防御反应;而间接疗法会使机体处于放松方向(即避免导致疼痛的体位,保持身体自然移动的位置),使患者保持在安全的状态下,避免防御反应,利于患者的治疗。无痛治疗可以使神经肌肉本体感受器得以重新调整,促进疼痛缓解和急性炎症反应的消除。

4. 筋膜松解的反应

治疗时患者可能会出现下列反应:渐强与渐弱的热感,然后热感渐渐散去,有颤动或脉动感;震动与搏动感;患者深呼吸;缓慢地或突然地"松解",软化及延长。

(四) 临床应用

1. 适应证

主要包括:① 在使用传统物理治疗后患者的疼痛主诉没有减轻;② 患者有复杂、全面或特别的疼痛,这种疼痛不遵循皮区、肌节或内脏参照模式;③ 患者有潜在的慢性病状态,这种状态引发软组织的紧张和受限;④ 患者有疼痛、不对称的复杂姿势;⑤ 患者由于一个急性或慢性的周围神经或中枢神经疾病而产生不对称性肌肉无力的;⑥ 患者有呼吸损伤,并且由于慢性呼吸疾病、中枢神经系统损伤或骨骼系统和软组织错误的功能而导致的胸廓不灵活;⑦ 患者有高频的大强度头痛,这种疼痛被很多种因素激发;⑧ 患者由于舌骨和咀嚼的肌肉有紧张或限制而导致的口腔闭合、吞咽和发声存在障碍;⑨ 患者因为迷路引发的眩晕或头晕。

2. 禁忌证

主要包括发热、败血症、使用抗凝药物、严重免疫力低下、恶性肿瘤、炎症、妊娠、骨折愈合期、蜂窝织炎、动脉瘤、血肿、开放伤口、缝合术后、感染、风湿性关节炎急性期、新近骨折、颅内动脉瘤、急性颅内出血、延髓瘤、传染性疾病(可通过上呼吸道传染或皮肤直接接触传染)。

3. 注意事项

(1) 治疗前准备时注意事项:如表 3-6-2 所示。

表 3-6-2　筋膜松解治疗前准备

项　目	具　体　内　容
治疗环境准备	理想的筋膜松解环境是让患者充分地放松和感到舒适,并且可以使治疗师灵活地运动。保持治疗室安静,避免分散治疗师和患者的注意力。治疗区不允许家属或朋友陪同,房间灯光不宜过亮,要以患者的舒适度为准
治疗师准备	首先在身体和大脑上充分放松,尽量保持良好的工作姿势,高效地用身体来提供牵拉的力量而不是靠肌肉的收缩来提供;尽可能地使用一些支撑,双手或双前臂充分支撑,双足置于地面。治疗前需要移走所有的首饰,避免划伤患者
患者准备	一般采取仰卧位或较舒适的体位,充分放松与舒适,同时保持在容易接近的姿势下避免操作者的劳损,适当保暖,注意保护患者隐私。理想的状态下,首次治疗时患者应着最少的衣物。男性患者穿短裤,女性患者穿运动内衣。如果环境的温度或者与患者的喜好不同,则根据患者需求来决定穿衣量,以避免影响治疗过程中患者的舒适度。如果在治疗过程中需要暴露更多的皮肤,用毛巾遮盖住需要暴露的区域。治疗前移走所有的首饰、手表、皮带、钱包、钥匙和其他口袋里的东西,避免治疗中划伤
治疗床	调整至适合的高度,避免治疗师因姿势不对造成过度压力

(2) 治疗后患者要多喝水:筋膜松解使紧张的肌肉得到放松,加速液体从身体中排除,加快正常肌肉的新陈代谢。筋膜松解治疗后,叮嘱患者饮水量要多于平常,避免因治疗造成痛感。治疗结束后 1~2 天,多余的水分便会被排出体外。

(3) 操作过程中及治疗后注意事项:筋膜松解技术对循环系统有明显影响,操作过程中及治疗后需要注意:① 筋膜松解会持续降低血压。治疗后所有患者须在治疗床上休息 10~15 min,治疗结束后要缓慢坐起,眩晕等不适症状消失前禁止离开。② 筋膜松解可能造成血糖降低,特别是当进行深层扳机点松解时;糖尿病患者在治疗前需测血糖,必要时在治疗前适当进食,并在治疗结束后监测血糖。③ 伴有循环障碍的患者可以在不受累的区域进行筋膜松解治疗,但需要密切监测。④ 正在服用增加凝血时间药物的患者容易导致瘀青。

十、麦肯基技术

麦肯基力学诊断与治疗是由新西兰物理治疗师罗宾·麦肯基(Robin Mckenzie)发明的一套用于脊柱和四肢的骨骼肌肉系统疾患的分类诊疗系统,他是鉴别出脊柱疾患方向特异性(direcuonal preferences)和向心化(cenialisation)现象的临床现象第一人。麦肯基是由一位偶然的腰痛病例受到启发而创立独具特色的脊柱生物力学诊断和治疗技术,其主要诊疗观念认为,长时间不良姿势和长时间的脊柱处于屈曲位,产生姿势性紧张及脊柱的机械性损伤,导致姿势异常综合征、功能不良综合征和移位综合征三大综合征,并针对性应用特定方向的反复运动、特定的体位、姿势矫正及手法等进行相应的力学处理,同时强调患者的自我治疗和背部教育。麦肯基提出了恢复过程中独特的向心化现象是产生治疗效果的重要指标。经过多年的临床实践由腰椎逐渐扩展到颈椎、胸椎及四肢的治疗,创立和完善了"麦肯基力学诊断与治疗"诊疗体系,经历了半个多世纪发展和完善,已得到国际康复治疗界的广泛认可。

麦肯基力学诊断与治疗的核心机制是所提出的动态间盘模型的理论,即脊柱在进行某一方向的反复运动时,对于运动节段的椎间盘产生了非对称性的挤压力,使得椎间盘内容物向挤压的反方向移动,椎间盘的移动改变了纤维环和(或)神经根的张力,使该疼痛加重或减轻。麦肯基用该理论来解释反复的脊柱运动后,可改善患者症状的程度和(或)部位变化的临床现象。大量的临床研究也证实了麦肯基提出的动态间盘模型的理论的正确性,构成麦肯基力学诊断与治疗的基本原理及理论基础。

基于流体静力学机制,只有在纤维环外层保持完整的条件下,脊柱的运动才可产生髓核运动,此时应用麦肯基力学诊断与治疗方法有效。如果纤维环外层破裂,髓核已经脱出,流体静力学机制丧失,脊柱运动或髓核受到挤压时,髓核会向破损处移动,此时应用麦肯基力学诊断与治疗方法疗效不佳。

(一)麦肯基力学评估方法

麦肯基独特的力学评测方法,通过对病史采集、体格检查、运动功能缺失评估和运动试验等进行临床推理及治疗性诊断,确定属于姿势异常综合征、功能不良综合征及移位综合征三大综合征中哪一型,并针对性采取相应的治疗原则及处理措施。

(1)主观检查:包括一般资料、现病史、既往史,紧张的姿势、疼痛性质、疼痛变化与活动和体位的关系,以及发作次数等。

(2)客观检查:观察患者的坐姿、站姿及有无脊柱畸形等。评测受累节段脊柱各个方向活动范围有无缺失、在运动过程中是否伴有脊柱偏移,并判定特定方向运动对患者症状的影响。

(3)运动试验:是麦肯基力学诊断与治疗中核心的部分,通过运动试验以确定患者的力学诊断。对治疗前后症状变化常用的术语,如加重、减轻、产生、消失、向心化、外周化、变化、好转、好转维持、好转不维持、加重维持、加重不维持等来描述并记录(见表3-6-3)。

表3-6-3 麦肯基颈部运动试验

试 验 名 称	试 验 顺 序	
颈椎运动试验 (按顺序依次进行)	(1)坐位颈椎前突 (2)坐位反复颈椎前突 (3)坐位颈椎后缩 (4)坐位反复颈椎后缩 (5)坐位颈椎后缩加伸展 (6)坐位反复颈椎后缩加伸展 (7)卧位颈椎后缩	(8)卧位反复颈椎后缩 (9)卧位颈椎后缩加伸展 (10)卧位反复颈椎后缩加伸展 (11)坐位颈椎侧屈 (12)坐位反复颈椎侧屈 (13)坐位颈椎旋转 (14)坐位反复颈椎旋转
腰椎运动试验 (按顺序依次进行)	(1)站立位腰椎屈曲 (2)站立位反复腰椎屈曲 (3)站立位腰椎伸展 (4)站立位反复腰椎伸展 (5)卧位腰椎屈曲	(6)卧位反复腰椎屈曲 (7)卧位腰椎伸展 (8)卧位反复腰椎伸展 (9)站立位腰椎侧方滑动 (10)站立位反复腰椎侧方滑动

（4）加强试验：如果运动试验不能诱发出患者的症状，需进行加强试验。即让患者在受累脊柱节段某个方向的终点位持续维持 3 min，观察患者的症状变化（见表 3-6-4）。

表 3-6-4　颈部与腰部加强实验

试　验　名　称	试　验　顺　序	
颈椎静态试验	（1）维持颈椎前突位 （2）维持颈椎后缩位	（3）维持颈椎屈曲位 （4）维持颈椎伸展位
腰椎静态试验	（1）弓背坐姿 （2）挺直坐姿 （3）弓背站立	（4）挺直站立 （5）俯卧腰椎伸展位 （6）直腿坐位

（5）其他检查：为明确诊断，除进行感觉、运动、反射等方面的检查外，需对邻近关节进行检查，如髋关节、骶髂关节、肩胛、肩关节等，以排查出四肢关节等的病变。

（二）三大综合征

（1）姿势异常综合征：多见于长时间不良坐姿和站姿，症状多局限在脊柱中线附近，呈间歇性痛，无四肢放射痛，可分别或同时伴有颈、胸和腰椎各部位的疼痛。体检无阳性体征。

（2）功能不良综合征：多见于创伤愈合过程中形成了短缩的瘢痕所致，表现为常在运动终末端出现牵拉性疼痛，为间歇性痛，伴有神经根粘连时可出现肢体症状。根据活动受限的方向分为屈曲功能不良综合征、伸展功能不良综合征，也有部分侧屈功能不良综合征。

（3）移位综合征：多见于髓核移位，椎间盘突出所致。有突发性疼痛，症状可局限或放射至远端肢体。运动或特定体位可诱发症状的产生或消失、加重或减弱，严重时伴有脊柱后凸畸形和侧凸畸形。80％以上的腰痛属移位综合征。颈椎和腰椎各部分型主要基于脊椎节段、疼痛表现是单侧或双侧、是否对称、局部是有否畸形来划分。

麦肯基将脊柱在进行某个方向的反复运动或某个体位调整后，脊柱单侧方和（或）单侧肢体远端的脊柱源性疼痛减轻，疼痛位置向脊柱中线方向移动的现象称为向心化现象。向心化现象仅为移位综合征病例的特殊表现，临床病例中出现向心化现象可作为判断慢性下背痛保守治疗结果的指标，临床上出现向心化现象预后多良好。

（三）治疗技术和临床应用

1. 治疗原则

1）姿势综合征的治疗原则

（1）姿势教育：让患者意识到姿势与疼痛密切关系，帮助患者学习主动的自我姿势矫正方法，在此基础上逐步教授患者自我矫正不良姿势，注意避免或终止日常生活中对加重症状的不良姿势的自我管理。

（2）不良姿势矫正：从姿势的整体观念出发，不过度拘泥于局部，逐步纠正脊柱各节段，循序渐进、持之以恒。此外，在姿势矫正过程中可能会产生新的疼痛，是由于调整姿势后应力改变和结构性张力增高引发短暂疼痛的结果，对于新姿势不适应产生的疼痛一般在 5～6 天内缓解。

2）功能不良综合征的治疗原则

（1）姿势矫正：日常生活中注意保持正确的姿势，避免由于异常姿势因素所引起的不适或疼痛。

（2）牵伸治疗：对引起功能受限的短缩的组织进行循序渐进的有效牵伸，以产生力学变形，重塑短缩的组织的目的。牵伸的力度可有轻微疼痛但不应引起损伤,牵伸中引起的疼痛应在牵拉力消除后不久缓解或消失。

3)移位综合征的治疗原则

(1)复位:选择与髓核移位方向相反的脊柱运动进行反复运动,使移位的髓核复位。后方移位时应用伸展方向的力复位,前方移位时应用屈曲方向的力复位,后侧方移位时应用侧方的力复位。

(2)姿势的维持:短时间内避免做与复位方向相反的脊柱运动,使复位得以维持。

(3)恢复功能:症状消失后(1周左右),逐渐开始做与复位时方向相反的脊柱运动,以不加重或出现症状为原则,预防功能不良综合征的发生。

(4)防止复发:日常生活中注意保持正确的姿势,适度运动。若出现复发先兆,如运动缺失或疼痛,进行自我运动治疗,防止症状加重。

(5)力的升级:一旦出现了症状减轻或向心化现象,则逐渐增加该运动方向的力。一般情况下,力的升级先从静态体位、患者自我运动开始,逐步进行自我过度加压和治疗师过度加压后,再实施关节松动技术和(或)手法治疗,以确保治疗的安全性和有效性。在此基础上,还需考虑力的变换、有效运动的重复、姿势维持、不同体位下的静态和动态的力学矫正。

2. 禁忌证

原发或继发恶性肿瘤、感染性疾病炎症活动期、中枢神经受累(脊髓受压体征、马尾病灶等)、严重骨骼疾病、骨折、脱位和韧带撕裂等骨关节肌肉系统不稳定因素、血管性疾病、糖尿病晚期。

(四)腰椎的治疗技术

腰椎麦肯基治疗技术共 18 项,具体步骤如表 3-6-5 所示。

表 3-6-5　腰椎麦肯基治疗技术

治 疗 技 术	具 体 步 骤
1. 俯卧位	患者俯卧在治疗床上并维持该体位 30 min,静态俯卧位是腰椎力学治疗的起始位(第一步);临床上可根据患者疼痛的程度调整腰部的体位(如急性腰痛不能耐受平卧,可从腰部屈曲位开始直到能耐受平卧)
2. 俯卧伸展位	让患者前臂支撑将上半身推起,下半身(骨盆和大腿)不离开床面,维持体位 10 min;不能耐受此体位时间太长的急性腰痛患者,可间歇性地进行体位调整;腰部尽可能自然放松下陷(伸展)
3. 俯卧伸展	从俯卧位起始,让患者用前臂支撑将上半身推起至最大范围后,维持片刻再回到起始位,重复 10 次为一组,每天做 3～4 组;为动态俯卧位下的伸展运动,应逐渐递增腰背伸展度,当运动至最大范围时应保持腰部自然放松下陷
4. 俯卧伸展加压	患者取俯卧位,腰部用一条安全带或大浴巾加压固定;同上(腰部伸展运动时抵抗安全带的阻力),安全带加压可产生更好的复位和更有效的牵张效果,但安全带的固定不宜太紧
5. 持续伸展位	患者俯卧在可调式治疗床上;将床头抬高至腰椎的最大伸展位后(可耐受),维持 20～30 min 后,缓慢回至起始位;持续的伸展应力比间断的伸展应力效果更好
6. 站立位伸展	患者取站立位,双足分开与肩同宽,双手支撑腰部;双手支撑腰部,尽量伸展腰部达最大伸展范围后回复至起始位,动作重复 10 次为一组,每天 3～4 组
7. 伸展松动术	患者俯卧位,头朝向一侧;治疗师站在患者一侧身旁,将双手掌根部放置于相应节段的两侧腰椎横突位置;治疗师在治疗节段的横突上做节律性关节松动技术,逐渐递增下压力度,重复 5～15 次(根据患者的反应来确定治疗节段、力度及用力方向)
8. 伸展手法	治疗师在腰椎伸展松动术治疗节段及操作的基础上,施加一次瞬间、小幅度、快速的猛力后,松开双手;常在伸展松动术治疗无满意疗效时应用该技术

治　疗　技　术	具　体　步　骤
9. 伸展位旋转松动术	患者取俯卧位，头朝向一侧；治疗师站在患者一侧身旁，将双手掌根部放置于相应节段的两侧腰椎横突位置；治疗师用压在双侧横突上的手掌根交替下压一侧的横突，做节律性的旋转松动术，力度逐渐递增，重复 10～15 次
10. 伸展位旋转手法	患者取俯卧位，治疗师在腰椎旋转松动术治疗节段及操作的基础上，向下施加一次瞬间、小幅度、快速的猛力后，松开双手；常在伸展旋转松动术治疗无满意疗效时应用该技术
11. 屈曲位持续旋转术/屈曲位旋转松动术	患者取仰卧位；治疗师面向患者站在其身旁，一只手固定于远侧的肩上，另一只手将患者的双侧髋膝关节屈曲；治疗师向近侧肩的方向旋转腰部至最大范围，使腰部处于屈曲伴旋转体位，维持 1 min；常在旋转松动术治疗后无满意疗效时应用
12. 屈曲位旋转松动术	患者取仰卧位；治疗师一只手固定于远侧的肩上，另一只手将患者的双侧髋膝关节屈曲，向近侧肩的方向旋转至最大范围后，立即放松，节律性地重复 10 次；治疗时需密切观察患者症状的外周化反应，症状加重时慎用
13. 屈曲位旋转手法	患者取仰卧位，治疗师在腰椎屈曲位旋转松动术治疗节段及操作的基础上，治疗师将患者下肢屈曲并旋转至最大幅度后，施加一次瞬间、小幅度、快速的猛力后，松开双手；常在屈曲位旋转松动术治疗无满意疗效时应用
14. 卧位屈曲	患者取仰卧位，屈曲双侧髋膝关节，双足支撑在床上；让患者用双手抱双膝向胸部运动至最大范围后，回复至起始位，重复 10 次；是前方移位综合征恢复期的复位治疗技术；屈曲功能不良综合征可在该体位进行终点位的有效牵拉
15. 站立位屈曲	患者取站立位，双足开与肩同宽；患者尽可能弯腰（双手扶在大腿前方下滑），达到最大屈曲范围后回复至起始位，重复 10 次；是卧位屈曲治疗的升级，应间歇进行，根据患者症状的变化逐渐弯腰，手应扶在腿上以减轻躯干负重
16. 抬腿站立位屈曲	患者取站立位，一侧下肢独立站在地面上，另一侧下肢放在凳子上，髋膝关节屈曲 90°；治疗师让患者上身前倾，并尽量靠近膝部，达到最大屈曲范围后回复至起始位（每次屈曲后一定要回复至直立位），重复 6～10 次；需注意调节凳子的高度，因该技术可产生非对称性张力或复位力，适用于对称性的屈曲治疗技术无效时选用该技术
17. 侧方偏移的手法矫正	患者取站立位，双足开与肩同宽；治疗师站在躯干偏移侧，让患侧的肘关节屈曲靠在胸侧壁上；治疗师用肩部抵住患者屈曲的肘关节以固定躯干，同时用双上肢环绕患者骨盆，缓慢有节律地拉动骨盆，直到达到过度矫正，重复 10～15 次；复位力不宜过快，治疗过程中密切评测症状的变化，以出现向心化现象为原则
18. 侧方偏移的自我矫正	患者取站立位，双足分开与肩同宽；治疗师与患者面对面站立，治疗师一只手置于患者偏斜侧的肩，另一只手置于对侧的髂棘；在治疗师的帮助及指导下，让患者做骨盆的侧方移动来进行自我侧方偏移的矫正，运动方向是侧方滑动而不是侧屈；矫正侧凸后立刻做伸展运动以减轻后方移位

（梁贞文　高　强　俞晓杰　诸　懿）

第七节　认知和心理治疗

一、心理治疗

（一）概述

康复心理治疗是在良好的治疗关系基础上，由经过专业训练的治疗者运用心理治疗的有关理论和技术，对患者进行帮助的过程，目的是消除或缓解来访者的心理问题或障碍，促进其在疾病或损伤后人格向健康、协调的方向发展。

1. 康复心理治疗的原则

康复心理治疗的原则主要包括：① 好的医患关系是心理治疗的基础；② 心理治疗要以增强患者信心、缓解和消除负性情绪为首要目的；③ 在心理治疗过程中要无条件尊重患者；④ 对患者的隐私必须要严格保密；⑤ 对于疾病和预后等敏感问题要采取灵活的回答方式。

2. 康复心理治疗的过程

（1）问题探讨阶段：治疗者最初与患者接触时，可以通过观察、患者的主诉及心理会谈情况，了解患者的心理史、个人史、家庭史、人际关系、应激事件及对病情和有关问题的态度等情况，最终明确患者心理方面存在的主要问题。

（2）分析解释节段：治疗者在明确患者主要心理问题后，进一步与患者探讨形成心理问题的主要原因及问题的关键。同时，运用心理学的理论对患者的心理问题进行比较科学、合理的解释，并在此基础上制订治疗目标，讨论并构思治疗的策略和方法。

（3）治疗阶段：在问题澄清、目标明确、医患协作的基础上实施治疗计划。医师通过运用心理治疗的技术促进患者的领悟，认知重建或提供各种"学习"和训练方法，引导患者逐步解决心理问题，建立积极的适应性行为方式。

（4）总结结束阶段：此阶段治疗者主要是帮助患者重新回顾治疗要点，检查治疗目标实现的情况，指出他在治疗中已取得的成绩和进步，以及还需要注意的问题，提出进一步训练的建议或当病情反复时的处理策略，鼓励患者在日常生活中运用已学到的应对技巧独立处理各种问题，巩固疗效。另外，治疗者还可检查自己发出的信息，对方是否正确地接收到了。若有出入，应及时纠正。

（二）常用康复心理治疗方法

1. 支持性心理治疗

支持性心理治疗是指医师用治疗性语言，如劝导、启发、鼓励、支持、解释、积极暗示、提供保证和改变环境等方法，帮助患者表述自己的情感和认识问题、消除疑虑、改善心境、矫正不良行为、增加战胜疾病的信心，从而促进心身康复的过程。支持性心理治疗的主要方法有以下几种。

（1）倾听：治疗师满怀热情投入地、认真地听，并站在当事人的视角去理解患者。倾听的基本技巧主要有：① 多用开放式问题、少用封闭式问题提问；② 及时用简单肯定的词语及躯体的语言回应谈话；③ 重复对方说话的内容表示关注对方的谈话；④ 简单说明对方谈话内容，确认对方传达的信息；⑤ 肯定、感受、接纳和表达对方的情绪（共情）；⑥ 对谈话进行小结。

（2）指导、鼓励患者表达情感：在良好医患关系的基础上，指导、鼓励患者表达深层的情绪和情感。对不善于表达的患者应有意识地指导或示范表达。

（3）解释：针对患者对病情和治疗等方面的疑惑，要进行积极、合理的解释，以帮助患者解除顾虑、树立信心、加强配合，为治疗创造良好的心理环境。

（4）鼓励和安慰：患者肢残或患重病后，心理反应往往很强烈，特别是在治疗一段时间后效果不明显时，患者情绪波动会更大，这时要及时鼓励和安慰患者，使他们振作精神，增强信心。

（5）保证：对患者的诊断和预后要作出他们能接受的保证，以缓解患者的心理压力，增强他们战胜疾病的信心。

（6）促进环境的改善：改善环境主要指改善与患者有关的人际环境，特别要注意寻求家人和其周围人对患者心理上的支持，帮助他们与家属进行有效沟通。

2. 认知治疗

认知治疗是根据认知过程影响情感和行为的理论假设，通过认知行为技术来改变患者不良认知的一类心理治疗方法的总称。

理性情绪疗法是认知治疗的一种。由艾利斯(A.Ellis)创立于20世纪50年代。它的理论基础是心理功能失调的 A－B－C 理论。这个理论假设：心理失调并不是由事件或生活环境直接引起的，而是由个体对它们的解释或评价所引起，A 代表个体在环境中所感受的刺激事件(activating events)，B 代表个体认知领域的观念系统(belief system)，C 代表在刺激作用下产生的情绪或行为上的后果(emotion and behavioral consequences)，C 并不是 A 直接导致的，而是以 B 为中介所致。由于情绪来自思考，所以改变情绪或行为要从改变思考着手，既然是人们对事件的错误判断和解释造成了问题，那么人们也能够通过接受理性的思考，改变自己的不合理思考和自我挫败行为。合理情绪疗法就是促使患者认识到自己的不合理信念及这些信念的不良情绪后果，通过修正这些潜在的非理性信念，最终获得理性的生活哲学。

3. 行为治疗

行为治疗或条件反射治疗，是以行为学习为指导，按一定的治疗程序，来消除或纠正人们的异常或不良行为的一种心理治疗方法。它的主要理论基础是巴普洛夫的经典条件反射原理和斯金纳操作条件反射理论。行为治疗强调，患者的症状即异常行为或生理功能，都是个体在其过去的生活历程中，通过条件反射作用即学习过程而固定下来的。因此，可以设计某些特殊的治疗程序，通过条件反射作用的方法，来消除或矫正异常的行为或生理功能。

行为治疗的主要种类有 6 种。

(1) 系统脱敏法：此法可用于治疗康复患者焦虑和恐惧等情绪障碍。治疗原理是基于对抗条件反射。实施治疗时，首先要深入了解患者的异常行为表现(焦虑和恐惧)是由什么样的刺激环境引起的，把所有焦虑反应由弱到强按次序排列(0～10 分，0 分表示完全平静，10 分表示极度焦虑)，然后教会患者一种与焦虑、恐惧相抗衡的反应方式，即放松训练，使患者感到轻松而解除焦虑。进而把放松训练技术逐步、有系统地和由弱到强的焦虑阶层同时配对出现，形成交互抑制环境。这样循序渐进地、有系统地把不良条件反射而形成、强弱不同的焦虑反应，由弱到强一个个地予以消除。

(2) 厌恶疗法：是一种帮助患者将异常行为同某种使人厌恶的或惩罚性的刺激结合起来，通过厌恶性条件作用，从而达成戒除或减少这些异常行为出现的目的。厌恶刺激可采用疼痛刺激，如橡皮圈弹痛刺激、耳针疼痛刺激等。临床上厌恶治疗可矫正一些患者的吸烟、强迫等不良的行为。

(3) 行为塑造法：是通过正强化而造成某种期望的良好行为的一项行为治疗技术。此法对于矫正患者的被动行为、提高注意力和行为的依从性等方面比较有效。实施时，可采用一项适中的作业让患者去完成。在患者完成作业的过程中，对患者取得的进步及时反馈并进行正强化如表扬、奖励、鼓励等。

(4) 代币制疗法：是通过某种奖励系统，在患者做出预期的良好行为表现时，马上就能获得奖励。即可得到强化，从而使患者所表现的良好的行为得以形成和巩固，同时使不良行为得以消退。代币作为阳性强化物，可以使用不同的形式表示，如记分卡、筹码和证券等象征性的方式。

(5) 暴露疗法：此疗法可用于治疗患者的恐惧心理的行为治疗技术。其治疗原则是让患者较长时间地想象恐怖的观念或置身于严重恐怖环境，从而达到消退恐惧的目的。此法与系统脱敏疗法有相似之处，如让患者接触恐惧的事物或情境；不同之处是在暴露疗法实施过程中。首先，恐怖情境出现时无须采用松弛或其他对抗恐惧的措施；其次，暴露疗法需让患者暴露于恐惧情境的时间比较长，每次治疗时间 1～2 h；另外，系统脱敏法一般仅对较轻的恐惧症有效，而暴露疗法则常用于治疗严重恐惧的患者。

(6) 放松疗法：是指通过自我调整训练，由身体放松进而导致整个身心放松，以对抗由心理应激而引起的交感神经兴奋的紧张反应，从而达到消除心理紧张和调节心理平衡的目的。放松训练的种类很多，主要包括渐进性放松、自生训练、瑜伽、超觉静默、放松反应、想象放松、生物反馈训练等。由于伤残患者需要经常卧床，且他们的伤残部位和伤残程度也不尽相同，选择适合他们放松训练的方法和内容很重要。一般认为自生放松训练、渐进性肌肉放松训练和想象放松训练比较适合伤残患者使用,但这些方法都需要结合患者的伤残情况选择合适的放松训练内容。原则上患者身体没有感觉的部位或截肢的部位最好不要作为放松的内容,否则不仅放松的效果不好,而且还可能引起他们的反感。例如,对于高位截瘫的患者来说,选择放松的部位主要在头部、上肢和胸背部。

在临床伤残人员的心理康复中,可以结合伤残人员的具体情况,将自生放松训练、渐进性肌肉放松训练和想象放松训练结合起来,对他们进行治疗训练。具体做法是,首先让患者体会紧张和放松的区别,然后调整呼吸,让他们安静下来,接着让患者按照顺序体会或想象有关身体部位放松、舒服、温暖、沉重等感觉。具体部位和顺序为:额头的感觉-眉毛或眼眶的感觉-眼球的感觉(可以加上眼前有亮光的感觉)-鼻腔呼吸的感觉-嘴巴两边的感觉-嘴唇的感觉(可以想象喝水的感觉,嘴唇湿润的感觉等)-压根和牙隙的舒服感觉-舌头放松感觉-唾液甜甜的感觉-口腔清爽的感觉-肩关节-肘关节-双手(可以想象 10 个手指完全放松的感觉、温暖的感觉等)-胸部(呼吸起伏的感觉等)-腹部-大腿-膝关节-小腿-双脚-整个大脑内部-全身放松感觉等。在上述放松路线中,加上更多面部部位的放松内容主要是考虑到伤残肢体可能有丧失或残疾。如果一位伤残者肢体有严重的残疾,放松的部位可以多几种在头部和面部具体的部位,这样做可以避免放松残疾部位给患者心理造成的负面影响。

4. 家庭治疗

家庭治疗是指将家庭作为一个整体进行心理治疗,治疗者通过与某一家庭中全体成员有规律地接触与交谈,促使家庭发生变化,并通过家庭成员影响患者,使之症状减轻或消除。家庭治疗的过程大致分为 3 个阶段。

(1)开始阶段:开始时应将家庭治疗的性质作简要的解释,说明互相要遵守的原则,以便使治疗工作能顺利进行。治疗者在早期要重视与家庭建立良好的治疗关系,并共同寻找问题所在与改善方向。

(2)中间阶段:运用各种具体方法,协助家人联系改善个人状况及彼此的关系。在这个阶段,最重要的是要时刻去处理家庭对行为关系改变所产生的阻力,适当地调整家庭"系统"的变化与进展,以免有些成员变好时,相对的另一些成员却变得更坏,协助其平衡地发展。

(3)终结阶段:养成家庭成员能自行审察、改进家庭行为的能力与习惯,并维持已修正的行为。治疗者宜逐渐把家庭的领导权归还给家庭成员,恢复家庭的自然秩序,以便在治疗结束后家庭仍能维持良好的功能,并继续良性发展和成熟。

5. 催眠治疗

催眠治疗即利用催眠的方法对患者进行心理治疗。从一般意义上说,是指治疗者运用催眠手段,将患者引入催眠状态,并在这种特殊心理生理状态下,通过治疗者特定的暗示指导语达到治疗目的的一种心理治疗方法。催眠现象是人类一种特殊意识状态,处于催眠状态中,人暗示性会明显提高,会毫无阻抗地顺从暗示指令。催眠治疗的标准程序分为询问解疑阶段、诱导阶段、深化阶段、治疗阶段、解除催眠节段 5 个步骤。

催眠治疗可用于缓解和治疗康复患者的焦虑、恐惧、抑郁情绪,以及在康复治疗过程出现的失眠、头痛和强迫症状等。同时,也可用于帮助患者分析心理病因,矫正不良行为,以及健全人格等。如与其他心理治疗方法配合效果更佳。另外,如果能教会患者一些催眠的方法和技巧,让他们每天在睡眠前进行自我催眠,可大大改善患者的情绪,巩固心理治疗的效果。

(三)常见康复心理问题的治疗

1. 急性应激障碍的治疗

急性应激障碍是由剧烈的、异乎寻常的精神刺激、生活事件或持续困境的作用下引发的精神障碍。临床表现为强烈的恐惧及精神运动性抑制,甚至木僵状态,常伴有惊恐性焦虑的自主神经症状。

急性应激障碍的治疗主要采取药物治疗、支持性治疗和心理治疗。对于表现激越兴奋的、抑郁的患者首先要考虑使用相应的药物治疗，以保证患者睡眠、减轻焦虑、烦躁不安和抑郁的情绪。对处于精神运动性抑制状态者，若不能进食，要给予输液和补充营养。由于本病是由强烈的生活事件引发，因此心理治疗对于患者的心理康复很重要。本病常用的心理方法主要由支持性治疗、认知治疗和放松训练治疗等。

2. 创伤后应激障碍的治疗

创伤后应激障碍是指在异乎寻常的威胁或灾难打击之后，延迟出现或长期持续的精神障碍。主要表现为创伤性体验的反复出现，持续回避创伤的相关刺激，且伴有明显的焦虑和警觉性提高。

药物治疗和心理是创伤后应激障碍的主要治疗方法。对闯入和回避症状较为严重的患者，可以使用抗抑郁和抗焦虑药进行治疗，以帮助患者改善睡眠、消除抑郁和焦虑的症状。对过度兴奋和暴力行为者可以采用抗精神药物进行治疗。支持性心理治疗可帮助创伤后应激障碍患者疏泄和稳定情绪，通过解释、保证、鼓励、指导等可以帮助患者摆脱阴影，从痛苦中走出来，配合使用行为治疗可以帮助患者治疗焦虑、抑郁和恐怖情绪。认知心理治疗可以帮助患者理解创伤后的心理反应与自己错误认知评价之间的联系，并通过合理评价创伤事件来进一步稳定患者的情绪和减轻创伤后的心理痛苦。家庭心理治疗可以加强或重建患者社会支持系统，改善患者生活环境的心理支持条件等。

3. 适应障碍的治疗

适应障碍的发生是由于心理社会应激因素与个体素质共同作用的结果，表现为烦恼、抑郁等情感障碍，以及适应不良行为和生理功能障碍，并产生个体社会功能受损的一种慢性心因性应激障碍。

对适应障碍的患者药物治疗不必作为首选的方法，但对情绪异常较明显的患者应酌情选用抗焦虑和抑郁药。对出现冲动行为威胁到自身或他人安危时可给予抗精神病药物治疗。支持性心理治疗和认知行为治疗是适应障碍最常用的心理康复治疗方法。支持性心理治疗是适应障碍患者起初出现心理危机干预的重要手段之一。它对适应不良的情绪和行为，及改善患者的社会功能都有积极的作用。当应激源消失一段时间后，如果患者的情绪行为异常仍无明显好转就需要进行认知行为治疗，通过矫正患者的不合理或负性的认知评价来达到治疗的目的。

4. 抑郁性障碍的治疗

抑郁性障碍是以显著而持久的心境低落为主要特征的一组疾病。临床上主要表现为情感低落，伴有相应的认知和行为改变，包括抑郁发作和持续性心境障碍，常有复发倾向。

抗抑郁药物是临床上治疗抑郁障碍最常用的治疗方法。对焦虑失眠及躯体不适症状明显者，可配合使用抗焦虑药，如患者伴有幻觉、妄想等精神病性症状，可合并抗精神病药治疗。认知行为治疗对抑郁症有较好的疗效。多数研究认为，其治疗效果与抗抑郁药相当，且不良反应小，预后较好，尤其适合拒绝服用精神类药物的患者。一般认为，心理治疗和抗抑郁药物联合应用比单独用其中一种的效果要好。另外，也可对抑郁障碍的患者进行深入的分析性心理治疗，但需要治疗的时间较长。

5. 焦虑障碍的治疗

焦虑障碍是以焦虑为主要表现的一种神经症，具体表现为持续性紧张或发作性惊恐状态，但此状态并非由实际威胁所引起，或其惊恐程度与现实事件不相称。

抗焦虑药物治疗应是焦虑障碍患者首先考虑的治疗方法，具有较快缓解患者焦虑、镇静和增强睡眠的作用，某些抗抑郁药亦具有较好的抗焦虑作用。一般抗焦虑药短期治疗不良反应少，但长期使用易致耐药性和依赖性。深层次心理治疗可以发现患者的病因和冲突并进行处理，阻止病情进一步发展；支持性心理治疗可以增强患者的心理支持，有利于焦虑的缓解；认知心理治疗主要是对导致焦虑的认知成分进行矫正，包括纠正那些症状的出现和对发病时的身体感觉和情感体验的不合理解释，让患者意识到这类感觉和体验并非对身体健康有严重损害，以减少焦虑、恐惧和回避。行为治疗的暴露疗法、系统脱敏疗法和放松训练对焦虑障碍患者有很好的治疗作用。另外，催眠疗法、音乐治疗和生物反馈疗法对焦虑障碍的患者也有很好的辅助治疗作用。

6. 恐惧症的治疗

恐惧症是一种以恐惧症状为主要临床表现的神经症。患者所恐惧的客体或处境是外在的，实际上并不存在。恐惧发作时往往伴有显著的焦虑和自主神经症状。

恐惧症患者通常采用药物控制与心理行为综合治疗方法，选用某些抗焦虑药和抗抑郁药可以缓解恐惧症患者紧张、焦虑和烦躁的情绪。支持性心理治疗一般对较轻的恐惧症患者有良好的疗效，治疗的目的在于减轻患者的预期焦虑，鼓励患者重新进入害怕的场所。认知行为治疗被认为是治疗恐惧症最有效的心理治疗方法，如系统脱敏法或暴露疗法，包括静默暴露和现场暴露两种方式。严重病例宜先从默想暴露开始，可以针对患者对处境产生的焦虑反应、预期焦虑及回避行为3个方面进行引导，同时给予放松训练，直至达到紧张、焦虑消除；然后鼓励患者进入现场暴露，反复训练，直到取得满意的效果。

7. 强迫症的治疗

强迫症是以反复出现的强迫症状为主要临床表现的神经症。患者意识到自身的观念或行为有悖于正常，但不能自控，无法摆脱，并因此感到焦虑和痛苦。

一般认为抗抑郁药对治疗强迫症由较好的治疗效果，但有些患者拒绝使用。心理治疗主要采用精神分析疗法、支持性心理治疗或认知行为治疗。精神分析疗法通过分析患者内心冲突与当前强迫行为的联系，来帮助患者缓解心理焦虑情绪和减轻强迫的症状。支持性心理治疗则是通过对强迫症患者进行耐心细致的解释和心理教育，使患者了解其疾病的性质，指导患者把注意力从强迫症状转移到日常生活、学习和工作中去，有助减轻患者的焦虑和强迫症状。认知行为治疗是通过矫正患者负性认知评价和行为暴露，来减轻强迫症状伴随的焦虑反应，从而达到治疗强迫症状的目的。

8. 睡眠障碍的治疗

睡眠障碍是指各种心理社会因素引起的非器质性睡眠与觉醒障碍，以及某些发作性睡眠异常情况。睡眠障碍包括失眠症、嗜睡、睡眠觉醒节律障碍以及睡行症、夜惊及梦魇等。

睡眠障碍需要心理治疗与药物治疗相配合才能取得很好的效果，但由其他疾病引起者则有赖于消除病因。使用药物治疗时，要注意安眠药物的依赖，以及对患者心理和生理功能的影响。对于一些心理因素为主的失眠症患者，心理治疗主要采用支持性心理治疗、放松训练治疗、催眠治疗和行为矫正治疗（如兴奋调控法和反常意向法）。支持性心理治疗主要是通过细致地了解患者深层次的心理问题，对患者的痛苦和身体不适表示同情和关注，以增强患者对心理治疗的依从性，提高治疗效果。支持性心理治疗也可改善患者的不良情绪，从而有助于患者的睡眠。放松训练治疗是通过训练使患者学会有意识地控制自身心理活动，以改善机体的功能紊乱，同时放松训练也可以引导患者进入睡眠状态。催眠治疗主要是让患者在催眠的状态下，通过暗示体验睡眠的感受，处理心理冲突增加睡眠的信心。兴奋调控法则利用一套规则以确保卧室仅与睡意有联系。例如规定，若在10 min内不能入睡，应当起床离开卧室，仅在感到有睡意时才回到卧室。反常意向法不同于一般的惯例，即要求患者自己尽可能长地保持觉醒，出发点是制止执意想要入睡而通常可能产生的逆反意图。

9. 网络成瘾

网络成瘾又称网络成瘾综合征（internet addiction disorder，IAD），临床上是指由于患者对互联网过度依赖而导致的一种心理异常症状以及伴随的一种生理性不适。网络成瘾被视为行为成瘾的一种，其发病尚无明确的生物学基础，但与物质成瘾具有类似的表现和特点。按照《网络成瘾诊断标准》，网络成瘾分为网络游戏成瘾、网络色情成瘾、网络关系成瘾、网络信息成瘾和网络交易成瘾。

对于网络成瘾的治疗,可以从预防和治疗两个方面入手。预防网络成瘾首先可以通过改善网络环境,加强色情网络打击力度,加强游戏产业监管入手,如建立由网络服务商、软件供应商、消费者权益保护组织和教育机构参与的网络热线,及时对网络和游戏内容进行监督管理;其次,是在学校教育中采取相应预防措施,正确引导学生的求知方向,制订措施规范网络行为等;第三,是改善家庭教育模式,特别是在孩子性格特点形成的关键期,要接纳、鼓励、支持、尊重孩子,引导他们成功建立健康的人格,正确认识网络的作用,将注意力转移到生活和学习中。

对于青少年网络成瘾现象的治疗,更多的是要依靠社会、家庭及青少年自身力量而不是药物和一些强制性措施来解决问题。可根据具体情况分别采用个别心理治疗、家庭心理治疗、团体心理治疗等方法进行针对性的治疗。

10. 脑器质性精神障碍的治疗

脑器质性精神障碍是一组由脑变性脑血管病、脱髓鞘脑病、颅内感染、颅脑创伤、颅内肿瘤或癫痫等器质性因素直接损害脑部所致的精神障碍。其主要临床表现为谵妄、遗忘综合征、智能障碍、人格改变、精神病性症状、情感障碍、神经症表现或行为障碍。

脑器质性精神障碍的治疗应首先进行脑部原发病变的控制和治疗。如果脑部原发病变得到有效控制和治疗,患者的精神障碍症状一般都会好转和消除。针对脑器质性精神障碍的药物治疗也很必要,具体治疗时要针对不同的精神障碍特点,适当选择抗精神病药、抗焦虑药、抗抑郁药。心理治疗对一些脑器质性精神障碍的患者也是有效的,需要注意的是在对他们进行心理治疗前,不仅要对他们的精神状况和行为进行评估,同时也要对他们的认知功能、语言和行为沟通能力、合作程度等进行评估。然后,根据患者的评估情况选择不同的心理治疗方法。对于听理解能力较好的患者,可多采用支持性心理治疗、放松训练、催眠治疗、家庭治疗;对于听理解有障碍的患者,则多采用行为塑造和矫正治疗。在心理治疗过程中,如果患者表现出积极的想法,治疗者可同时采用语言、情绪和动作及时鼓励和强化,这种积极的互动不仅有利于树立患者的信心,而且也有利于改善患者的情绪和增强他们对心理康复治疗的依从性。家庭治疗的重点是指导家人如何积极与患者进行正性的心理行为沟通,从而减少和避免他们与家人、病友和护工等人员的行为冲突,为患者建立一个有利于精神障碍康复的家庭和社会支持环境。利用心理学的条件反射原理,对患者的认知功能和语言交往能力等进行塑造训练,不仅可以提高和促进患者大脑高级神经功能的恢复,而且也可以改善他们的负性情绪和行为。

二、认知功能训练

1. 感知认知训练

1)失认症训练

(1)视觉失认训练。① 物品失认训练方法:对常用的、必需的、功能特定的物品通过反复实践进行辨认,如坐便器、牙刷等;提供非语言的感觉-运动指导,如通过梳头来辨认梳子,教会患者注意抓物品的明显特征;鼓励患者在活动中多运用感觉如触觉、听觉等来代偿;为了最大限度地独立,必要时可在物品上贴标签,提示患者。② 色彩失认训练方法:可用检查中的各个项目对患者进行训练。如颜色匹配可正确完成;按指令指出不同的颜色不能完成;呼出颜色名称不能完成;形廓着色不能完成,如给画面上的香蕉涂色错误。③ 面容失认训练方法:按照年龄顺序将某人的照片进行排列比较,帮助患者辨认;让患者从不同场景、不同角度、与不同人合影的照片中去寻找他熟悉的人;教会患者根据人的特征如发型、声音、身高和服饰等进行辨认。

(2)听觉失认训练:反复进行听声指物练习,用其他感官代偿,如用门铃附加闪灯代偿。

(3)体觉失认训练(触觉失认训练方法):先用粗糙物品沿患者手指向指尖移动,待患者有感觉后用同样方法反复进行刺激,使其建立起稳定的感觉输入;完成含感觉成分多的作业时,应告诫患者要始终集中注意力,避免损伤,如切菜等;利用其他感觉如视觉或健侧手的感觉,帮助患肢体会感觉;在学习过程中要强调患者把注意力集中在体会物品的特征上,如物品的质地、软硬、冷热等。

（4）空间关系综合征：该综合征训练方法如表3-7-1所示。

表3-7-1　空间关系综合征训练方法

方　法	具　体　操　作
1. 形态辨认障碍训练方法	用不同形状的积木作匹配训练;按功能将物品分类;在上述作业前让患者触摸所用物品,增加触觉刺激;摆动一个倒挂的几何形物品,让患者辨认,使患者感觉物品在空间形状、位置的变化;对外形相似的物体通过示范其用途,强化识别;物品在垂直状态下最容易辨认,所以放置物品时最好直立;重要的、不易区分的东西做标记或贴标签;将物品分类保存在相对固定的位置
2. 图形-背景区分障碍训练方法	将物品放置桌面,按指令指出,物品数目可逐渐增加;使用专为患者设计的电脑软件进行训练;让患者描述是如何根据任务特征设法完成任务的,并启发患者使用同样的方法去完成类似的日常生活;改变环境,以适应患者的需要,如夜间的活动简单化、减少分辨,让患者自己分类摆放抽屉中的物品,尽量少放,轮椅手闸用红色标记等
3. 空间关系辨认障碍的训练	让患者完成含空间成分的活动任务,如"请把门后面的拖布拿来""轻站在桌子与床之间";让患者把几种物品放置在房间的不同位置,然后离开房间,再返回,逐件指出或这几种物品的准确位置,并按原先摆放的顺序拿回;可使用特别设计的软件做训练,常用物品的摆放要相对固定,混杂物品最好贴上标记,便于寻找
4. 地形方位辨认困难训练方法	改变及适应环境,用标记标出路径,教会患者辨认,标记物可使用图片、文字、物品等,待掌握后逐渐将它们取消;告诉患者及家属存在的问题,外出时随身带上写有姓名、地址、电话的卡片,以防走失
5. 深度和距离辨认障碍训练方法	尽可能多地使用触觉,如移乘前,先让患者伸手探查距离及高度,倒水前先用手抹杯边等;使用特别设计的软件进行训练;改造环境,如台阶用彩条标出;给予语言提示

（5）单侧忽略训练：如表3-7-2所示。

表3-7-2　单侧忽略训练方案

方　法	具　体　操　作
1. 基本技能训练	视扫描训练:双眼在视野范围内不断变换注视点、寻找并追踪目标的能力训练,通过增加眼动范围来加强对被忽略侧的注意。包括采用各种文字、字母、梳子、符号、图形的划销作业。删除字母训练,在3行不同的字母中,无删漏2分;忽略侧有删漏,但非100%删除为1分;忽略侧完全删漏为0分
2. 忽略侧肢体的作业活动	将木钉盘、拨算盘、下棋等作业活动设计到忽略侧空间,在听、触觉诱导下进行。取放于忽略侧的物品,能完成2分,不能完成为0分;交叉促进训练,健侧上肢越过中线在患侧进行作业;躯干旋转,为减轻左侧空间忽略,在头转向左侧的同时躯干也要向左侧旋转;右眼遮盖,遮盖左侧忽略者的右眼,可以提高患者对左侧物体的注意水平,原因可能是由于右眼的遮盖减弱了左上丘脑核团的抑制作用
3. 忽略肢体的感觉输入训练	要求患者在注视忽略肢体的同时进行,正确反映2分,无反应或错误反应为0分。浅感觉训练,对忽略侧肢体的皮肤进行冷、热、触觉刺激;深感觉刺激:主动或被动活动忽略侧肢体;视觉:训练患者对忽略侧有意识地扫描,面对镜子自画像、梳洗等;激发警觉可用蜂鸣器,5~20 s鸣1次,提醒患者将注意力放在左侧,可提高全身警觉
4. 阅读训练	阅读文章时给予视觉暗示,在忽略侧用彩色线条标出或用手指指出做标记;书写时给予运动暗示,在桌面上或膝上间歇移动左手(主动或被动);记录:阅读书报3行,无漏读2分,有漏读0分;读出排列在前方的数字卡片中的数字,无漏读2分,有漏读为0分
5. 代偿及环境适应	改变环境,与患者讲话时站在忽略侧,日用品、电视机等放在忽略侧,促使他注意;早期步行,觉醒水平低下者早期使用下肢装置以提高警觉水平;口头回忆法:也称为关键词法,在日常生活活动训练中,将复杂的动作分解,让患者记住每一活动的各个步骤,活动前先背出步骤,以指导动作

（6）身体失认训练：如表 3-7-3 所示。

表 3-7-3　身体失认训练

方　法	具　体　操　作
1. 躯体失认训练方法	首先确定失认部位及其对其功能的影响,然后告诉患者及家属日常注意事项,如何代偿等;如患者知道器官的功能,但不能辨认器官或器官部位间的关系,应多用口头暗示,如不要说"请举起你的手",而应该说"举起你拿东西的手";对躯体定位不准确时,如让他动手,患者可能动肩或肘,此时应该要提醒他"请动一下,比你刚才动过的部位更低的部位";感觉训练法,令患者自己用粗布擦拭治疗人员所指的部位;用检查用的各个项目进行训练;在活动中鼓励运用双侧肢体或患侧肢体,强化正常运动模式
2. 偏身失认训练方法	患者在完成自理活动前,对患侧肢体进行深浅觉刺激;患者自己用粗布擦拭患肢,同时注视治疗部位;日常活动中,鼓励患者尽量使用双侧肢体,以唤醒其对患侧的注意;提供视觉暗示,如在镜子上贴写有"您的胡子是否两侧都刮干净了"的纸条;日常生活训练中给予语言提示;训练患者自我督促检查,如穿完衣服后问自己"我是否两只袖子都穿上了"
3. 手指失认训练方法	由于身体的表象须反复刺激才能在大脑皮质中再现,所以作业活动必须能使患者的指尖、指腹得到外界反复刺激,如按键、弹琴等。接受的刺激必须有一定的强度,在操作中可先睁开眼睛体会,再闭目说出手指名。在抓握物品时需要给一个压力,压力的大小取决于物品的轻重。同时可移动手中的物品,使产生摩擦感,这种刺激对活化大脑皮质是有效的
4. 左右失认训练方法	给患者触觉、本体觉的输入,还可在利手腕部加重量;对有困难的活动给予提示,如更衣动作,将一侧袖子或裤腿与对应肢体做上相同标记,便于患者完成;与患者讲话避免使用含左右的词,如"你的梳子在书的旁边",而不是"左边"

2）失用症训练

鉴别失用症的种类对治疗十分重要。例如急性心肌梗死患者在做随意的粗大运动时不会出现问题,而将动作分解后会感到困惑。如失用波及全身,则将活动分解成小部分,分解进行教授,如单侧或双侧肢体,则使用一些全身水平的自主性运动,如起身、迈步等。

（1）观念性失用训练：给予触觉、本体觉和运动觉的输入,且贯穿在动作前及整个过程中;控制患者的手去完成动作,尤其在纠正错误动作时不是通过语言,而是用动作帮助指导,如患者用牙刷梳头,此时应握着患者的手,将它从头部慢慢移到口部,并帮助做刷牙动作;把语言命令降低到最低程度,一定要口头指令时,必须注意说话的语气及方法,如制动轮椅手闸时,不要说"把手闸关上",而应说"请注意一下你的手闸";完成日常生活活动最好在相应的时间、地点和场景中进行,如穿衣在起床时;在患者做动作前闭上眼睛想象动作,然后睁开眼睛尝试完成;在患者不能完成动作时,给予必要的支持,要及时告诉他"没有完成动作并不是你不会做,而是动作太难",然后降低动作的复杂度;为患者的日常生活活动建立时空顺序,如泡茶,第1步将茶叶放入茶壶,第2步打开热水瓶,第3步将水倒入茶壶,第4步盖好热水瓶,第5步将茶倒入茶杯。

（2）运动性失用训练：在进行特定的活动前,给予本体觉、触觉、运动觉的刺激,如在制动轮椅前,可将肢体做所需的关节活动范围训练;尽量减少口头指令。

（3）结构性失用训练：在患者进行一项结构性作业前,让患者用手触摸该物,进行触觉和运动的暗示;在患者操作时,可提供触觉和运动觉得指导,如组合螺钉、螺母,也可手把手完成动作,根据完成的情况减少帮助;分析动作成分,确定哪些有困难,在完成的过程中提供辅助技术,可用逆行链锁法,先完成部分,再完成全部;找出完成某项任务的关键环节,如完成组装任务时,须把配件按一定顺序摆放或配件按顺序做出标记;给相当于儿童大小的人体模型穿衣服,穿右袖,穿左袖,穿右裤腿,穿左裤腿,戴帽子;指导患者完成桌面上的二维、三维动作,并逐渐增加其复杂性,如增加所使用的积木数量或使用不同的形状和大小的积木。

（4）穿衣失用训练：如表 3-7-4 所示。

表 3-7-4　穿衣失用的功能训练

方　法	具　体　操　作
1. 鼓励患者自己穿衣	提供声音和视觉暗示，如在穿衣的全过程中要始终给予视觉和运动觉的指导；当有进步后可减少或消除指导，如某个步骤出现停顿或困难，可重新给予指导
2. 患侧感受抚摸	穿以前让患者用手去感受衣服的不同重量、质地，变换不同的穿衣技巧，目的是迫使患者使用受累侧肢体
3. 简化动作	找出穿衣动作的一些表面特征，怎样变换能够使患者完成动作，如将一次性给多件衣服变为一次只给一件衣服
4. 使用功能代偿的方法	使用商标区分衣服的前后；用不同颜色做标记区分衣服的上下左右；系纽扣有困难可采取由下而上的方法，先系最后一个，逐个向上。如仍不能完成，可找相同颜色的纽扣和扣眼相匹配；用手指触摸的方法系纽扣和检查是否正确
5. 示教	告诉患者及家属穿衣困难的原因，教会使用简便实用的技巧和技术
6. 教育与鼓励	对伴有失认、失用症的患者，应向他们讲解相关知识，让他们了解障碍对日常生活活动的影响，鼓励他们尽可能地独立完成日常生活活动

3）认知技能训练

（1）定向能力训练：每天对患者进行空间、时间的问题刺激；让患者区别上下、左右，知道自己所处的位置、地点和时间。

（2）注意力训练：要求患者保持一段时间的注意力，并逐渐延长注意时间和内容。如安排患者看一段录像或电影、听一段录音或学习一项简单技能，通过逐渐调整时间长度和内容提高注意力，注意选择内容的多样性以吸引注意力，如表 3-7-5 所示。

表 3-7-5　注意力训练

方　法	具　体　操　作
1. 猜测游戏	取 2 个杯子和一个弹球，让患者注意看由训练者将一杯反扣在弹球上，让患者指出球在哪个杯里，反复数次。如无误差，改用 2 个以上的杯子和多种颜色球，方法同前；扣上后让患者分别指出各颜色球杯扣在哪里
2. 删除作业	在白纸上写汉字、拼音或图形等，让患侧用笔删去指定的汉字、拼音或图形，反复多次无误后，可增加汉字的行数或词组
3. 时间感	给患者秒表，要求患者按照训练者指令开启秒表，并于 10 s 内自动按下停止秒表；以后延长至 1 min，当误差小于 1~2 s 时改为不让患者看表，开启后心算到 10 s 停止；然后时间延长至 2 min，当每 10 s 误差不超过 1.5 s 时，改为一边与患者讲话，一边让患者进行上述训练，要求患者尽量不受讲话影响分散注意力
4. 数目顺序	让患者按顺序说出或写出 0~10 之间的数字，或看数字卡片，并按照顺序排好；反复数次，成功后改为按奇偶数或逢 5 的规律说出或写出一系列数字
5. 代币法	让训练者用简单的方法在 30 min 的治疗中，每 2 min 记录 1 次患者是否注意治疗任务，连记 5 天作为行为基线；然后在治疗中应用代币法，每当患者能注意治疗时就给予代币，每次治疗中患者得到的代币数要达到给定值才能换取喜爱的食物；当注意改善后，训练者逐步提高上述的给定值

（3）提高觉醒能力训练：促醒训练对意识障碍的患者非常重要，尤其是一些处于植物状态的患者。促醒的方法以感觉刺激为主。对于脑损伤意识障碍患者，可以通过不同节律、频率、音调的声音刺激（家人的

呼唤、音乐、唱歌等），身体皮肤的触摸、擦刷、拍打、按摩、温度刺激以及配合关节的被动活动、挤压、牵伸或通过体位变化（坐、直立床站立等），以及光线刺激等逐渐提高患者的觉醒水平，促其逐渐恢复意识和觉醒状态。

（4）抽象思维能力训练：包括对不同概念的理解和定义，学会对不同物种进行分类，如食品（胡萝卜、青椒、鸡蛋、土豆、面包、香肠等）、家具（床、衣柜、书柜、沙发、茶几、椅子等）、衣物（衬衣、长裤、上衣、背心、鞋子、帽子、风衣等）、家用电器（冰箱、空调、电视、微波炉、电饭煲、吸尘器、洗衣机）、梳洗用具（牙刷、牙膏、牙线、肥皂、梳子、毛巾等）、学习用具（书、字典、笔、纸、尺子等）等的分类。学会从一般到特殊推理，能够举出各种类并列举具体实例。如，食物-米饭、工具-锤子、植物-兰花、职业-医生、宠物-狗或猫等，学会找出不同事件之间的关联等。经常向患者提出一些一般问题，如上街钱包丢失了怎么办？出门忘带钥匙了怎么办？买菜忘记带钱了怎么办？到陌生地方迷路了怎么办？学会从报纸新闻、天气预报、广播电视、体育、文娱、广告等节目、书刊、杂志中提取相关信息和资料，帮助患者提高分析、解决和处理问题的能力，学会处理各种食物，协调好人际关系。

（5）学习能力训练：包括技能训练，如练习简单的加、减、乘、除，以至于综合运算，逐渐增加运算难度，提高运算速度。学习烧饭、做菜等各种日常活动和家务活，学习动作的组合及顺序排列。如学习阿拉伯数字、英文字母的排列，星期、月份、年份的排列顺序，学习假话和安排工作的日程。学会基本的家庭预算，如每月工资用在房租、水电、伙食、衣着、装饰、文化、娱乐、保健、医疗、预算外等方面的分配是否合理。

（6）记忆能力训练：包括短期和长期记忆，简单记忆和复杂记忆等。通过启发和诱导帮助患者回忆一天做的事情，回顾自己的出生日期、近期事件和远期事件；通过玩牌训练长期记忆；通过趣闻趣事的讨论训练远期记忆。

（7）社交能力训练：加强患者与外界的交往能力（包括口头、非口头等），开始可以是与患者共同完成一些游戏性作业、外出购物、郊游等，帮助其参加集体活动，观看各种比赛，参加舞会、座谈会等，选择一些集体性作业项目，如跳广场舞、团体操、打排球等，训练患者与其他人之间的相互合作与交流。学会利用电话、书信、电子邮件与不同类型、不同职业的人物交往，不断树立自信，提高社交能力。

（8）改善患者自知力训练：颅脑损伤患者额叶损伤常见，如自知力缺陷；如不克服，患者将不承认自己有病，不接受治疗和训练，或即使接受也会确定不现实的目标，严重影响治疗。通过自知力训练让患者发现自己的缺陷，认识缺陷的含义，并学会从无效的行为中分辨出有效的行为，如表3-7-6所示。

表3-7-6　改善自知力训练

方　法	具　体　操　作
1. 改善患者对自身缺陷的察觉	如有条件摄像，可向患者播放一段针对暴露其在一些活动中的缺陷的视频，向患者指出哪些是对的，哪些是错的，并逐步将视频播放任务交给患者，并要求患者在视频中发现自身错误时停住，由自己述说错误所在；如无条件摄像，可面对镜子活动，并在实际活动中指出自己的错误
2. 改善患者的感知功能	让患者观看一群颅脑损伤患者的集体活动，并让其观察和记下其中某一患者的错误，一起分析错误的特征和原因
3. 改善患者对现存缺陷和远期目标之间差距的认识	具体详尽地讨论患者的长期目标和期望，拟定一个为了达到这一目标所需技能的详尽的一览表，和患者讨论哪些已掌握，哪些尚有不足可以改进的地方

2. 记忆障碍训练

1）记忆训练方法

（1）联想法：教会患者将要记住的信息在脑中形成有关的视觉形象。如要记住电话号码，933210090，可以想象成 9 个平均年龄 33 岁的干部要去 2 个县 100 个村看望 90 个孤寡老人;兼容,教会患者将要记住的信息与已知事情联系起来;自身参照,教会患者将要记住的信息与自身联系起来;精细加工,教会患者将要记住的信息进行详细分析,找出能与已知信息联系的各种细节。

(2) 背诵法:反复大声或无声地背诵要记住的信息。

(3) 分解-联合法:从简单到复杂,先一步一步练习,再逐步联合。

(4) 提示法:提供言语或视觉提示。

(5) 记忆技巧法:第一,首词记忆法,将要记住信息的第一个词编成熟悉好记的一个短语或句子,如记忆的目标单词为"地理、大海、物理、博览",即可用"地大物博"的成语来记忆;第二,PQRST 法(Glasgow),P(Preview)表示预习或浏览要记住的段落内容,Q(Question)表示向自己提问该段的目的或意义,R(Read)表示仔细阅读材料,S(State)表示用自己的话陈述从段落中得到的信息,T(Test)表示用回答问题的方法检验自己的记忆;第三,编故事法,将要记住的信息编成一个自己熟悉或形象化的故事来记。

(6) 常规化:建立恒定的日常生活活动程序,如定时吃饭、定时睡觉、固定穿衣顺序、固定散步路径等。

2) 实际操作

(1) 视觉记忆:先将 3~5 张绘有日常生活中熟悉物品的图片卡放在患者面前,告诉患者每张卡片可以看 5 s,看后将卡收去,让患者用笔写下所看到的物品的名称,反复数次,成功后增加卡的数目;反复数次,成功后再增加卡片的行数(如原本仅 1 行,现改为 2 行或 3 行卡片等)。

(2) 地图作业:在患者面前放一张大的、上面有街道和建筑物而无文字标明的城市地图,由治疗人员示范,手指从某处出发,沿其中街道走到某一点停住,让患者记忆路径,然后患者手指放在停处,从该处沿原路返回到出发点,反复 10 次,连续两日无错误,再增加难度(路程更长、绕弯更多等)。

(3) 彩色积木块排列:用品为 6 块 2.5 cm×2.5 cm×2.5 cm 的不同颜色的积木块和一块秒表,以每 3 s 一块的速度向患者呈示木块,呈示完毕,让患者按照呈示次序向治疗人员逐一呈示木块,正确地记"＋",不正确的记"－",反复 10 次,连续两日 10 次完全正确时加大难度进行,增多木块数或缩短呈示时间等。

3) 记忆辅助物的应用

(1) 日记本:对有读写能力的患者可练习记日记。开始时,每 15 min 记录一段文字,能力提高后酌情延长记录时间。

(2) 时间表:将每天的活动制成大而醒目的时间表贴在患者常在的场所。

(3) 地图:适用于有空间、时间定向障碍的患者。

(4) 闹钟、手表、各种电子辅助物(如可设定时间报时的电子表等)。

(5) 记忆提示工具,包括清单、标签、记号、提示等。

三、抑郁症的康复

抑郁障碍是指以各种以显著而持久的心境低落为主要临床特征的一类情感障碍。抑郁障碍的核心症状包括情绪低落、兴趣缺乏和快感缺失,可伴有躯体症状、自杀观念和行为等。抑郁可一生仅发作一次,也可反复发作。若抑郁反复发作,则称为复发性抑郁障碍(recurrent depression)。

(一) 流行病学

抑郁发作多数为急性或亚急性起病,好发于秋冬季节。2013 年的荟萃(meta)分析资料显示,中国大陆抑郁症的现患率为 1.6%,年患病率为 2.3%,终身患病率为 3.3%。根据 2003 年国际精神疾病流行病学调查资料,全球 10 个国家(包括美洲、欧洲和亚洲)的成年样本中,抑郁障碍的终身患病率为 3.0%~16.9%。初次抑郁发作平均年龄为 20~30 岁,复发性抑郁障碍平均起病年龄为 40~49 岁。每次抑郁发作平均持续时间为 6～8 个月。

(二) 病因和发病机制

抑郁症的致病因素不明确,但普遍认为与遗传因素、社会环境因素、个性特质、自身内分泌功能、脑功能等有关。

(1) 遗传因素:研究显示,父母中有一人患抑郁症,子女患病概率为 25%;若双亲都是抑郁症患者,子女患病率则提高至 50%～75%。

(2) 社会环境因素:应激性以及负性生活事件可以诱发抑郁症,如丧偶(尤其是老年丧偶)、离婚、失业、生意失败、病痛等。

(3) 生化因素:抑郁症发生的基础是脑内一些化学物质代谢紊乱,有一类人的调节能力比较差,容易造成代谢紊乱。目前研究比较透彻的是生物学因素,即中枢神经递质的功能及代谢异常。

(4) 躯体疾病:调查显示,在综合性医院的内科患者中有 1/3 伴有抑郁症,外科患者中也有许多人伴有抑郁症。有资料显示,抑郁症状发生率在一般人群中为 5.8%,慢性躯体疾病患者为 9.4%,一般住院患者为 33%,老年住院患者为 36%,门诊癌症患者为 33%,住院癌症患者为 42%,脑卒中患者为 47%,心肌梗死患者为 45%,帕金森病患者为 39%。

(5) 性格特质:抑郁症与患者的性格关系密切。通常有两类人比较容易患抑郁症,一类是自卑、自责、多愁善感的人,另一类是过于追求完美的人。

(6) 增龄引起的脑退行性改变:这是近年来新发现的一个抑郁症发病原因。老年人在没有明显外因刺激的情况下,随着年龄的增长,脑功能发生退变,机体调节能力下降,抑郁症的发病率明显上升。

(7) 性别因素:女性抑郁症患病率是男性的 2 倍,有研究认为这与雌激素分泌水平改变有关。

(三) 临床表现

1. 主要症状

(1) 核心症状群:① 情绪低落。患者自诉心情不好,高兴不起来;感到无助、无望,与其处境不相称。② 兴趣缺乏:对任何事情都不想参与,有的甚至离群索居,不想见人。③ 乐趣丧失:或称快感缺失,无法从生活中体验到乐趣。

(2) 心理症状群:① 心理学伴随症状,包括焦虑、自责自罪、精神病性症状(如虚无妄想、罪恶妄想或幻觉)、认知障碍(注意力集中困难或下降、联想困难,自觉思考能力显著下降)、自杀观念和行为、自知力(严重程度的评判标准)。② 精神运动性症状,表现为精神运动性迟滞或激越。

(3) 躯体症状群:失眠、早醒或睡眠过多;食欲不振,体重明显减轻;性欲明显减退;精力丧失;晨重夜轻(抑郁情绪在晨间加重)。

2. 认知功能障碍

抑郁发作时,抑郁症患者存在着明显的认知障碍,可随着病情的改善而恢复。有研究发现,抑郁症患者的认知功能障碍可能独立于抑郁症状之外,这是抑郁症患者在缓解期内仍不能恢复社会功能的主要原因之一。

(1) 执行功能障碍:学习和归纳规律的能力减退,无法像健康人一样有效而迅速地进行逻辑判断。

(2) 记忆力明显减退:具体表现为短时记忆和瞬间记忆能力下降,自由联想、粗质回忆和再认的困难;重度抑郁症患者韦氏成人记忆量表(WMS)测验中再生、联想和理解的表现比中度患者更差。这表明病情严重程度与信息加工过程中再认和粗质回忆的缺陷程度相关。

(3) 注意障碍:抑郁症患者额叶功能下降,明显影响注意力。临床可以表现为注意力集中困难、不能持久或注意力固定于病态观念或妄想上。

3. 分类

ICD-10 和 DSM-5 两大诊断系统对抑郁障碍的分类及描述基本一致，认为抑郁障碍是一类"发作性"精神疾病，是系列综合征（连续谱）。

（1）ICD-10 分类（CCMD-3 与 ICD-10 一致）：① 抑郁发作（单次发作），通常表现为心境低落、兴趣和愉快感缺失，疲倦，乏力，活动减少。依据严重程度不同，可分为轻度、中度、重度抑郁发作。重度抑郁发作可伴精神病性症状和不伴有精神病性症状。当不符合上述描述的抑郁发作时诊断为其他抑郁发作。② 复发性抑郁发作，分为轻性抑郁、伴或不伴精神病性症状的抑郁。复发性抑郁发作经治疗后病情缓解，称为复发性抑郁发作缓解状态。③ 持续性心境障碍，包括环性心境、恶劣心境和其他持续性心境障碍。

（2）DSM-5 分类：① 破坏性情绪失调障碍；② 重度抑郁障碍，单次和反复发作；③ 持久性抑郁障碍（心境）；④ 经前期心境恶劣障碍；⑤ 物质/药物引起的抑郁障碍；⑥ 由于其他医疗条件所致的抑郁障碍；⑦ 其他特定的抑郁障碍；⑧ 未特定的抑郁障碍。

破坏性情绪失调障碍和经前期心境恶劣障碍是 DSM-5 中新增的抑郁障碍分类。前者主要是指从儿童期到 18 岁之间，表现为持续的易激惹和频繁的极端行为失控发作的患者。

（四）辅助检查

（1）实验室检查：目前尚无特异性的实验室检查项目可以确定抑郁障碍诊断，地塞米松抑制试验和促甲状腺激素抑制试验对诊断有一定的意义。

（2）评估：为了明确抑郁障碍的诊断，应先对患者的精神症状及躯体情况进行检查和评估，主要包括现病史、目前症状、是否有自杀意念、既往是否有过躁狂发作及治疗史等；还可以使用临床量表或自评量表来评估其精神症状的严重性。

（五）诊断与鉴别诊断

1. 抑郁发作

（1）症状标准：抑郁症的常见症状如下。① 兴趣丧失、无愉快感；② 精力减退或疲乏感；③ 精神运动性迟滞或激越；④ 自我评价过低、自责或有内疚感；⑤ 联想困难或自觉思考能力下降；⑥ 反复出现想死的念头或有自杀、自伤行为；⑦ 睡眠障碍，如失眠、早醒或睡眠过多；⑧ 食欲降低或体重明显减轻；⑨ 性欲减退。以上 9 项症状中存在 4 项即可做出诊断。

（2）严重程度标准：社会功能受损，或给本人造成痛苦或不良后果。

（3）病程标准：① 符合症状标准和严重程度标准至少已持续 2 周；可存在某些分裂症状，但不符合分裂症的诊断。② 若同时符合分裂症的诊断标准，在分裂症状缓解后，满足抑郁发作标准至少 2 周。

（4）鉴别诊断：① 继发性抑郁障碍，如器质性疾病、躯体疾病、某些药物、精神活性物质、精神分裂症均可伴发抑郁障碍，但前者出现的时间与抑郁症状有先后之别。② 精神分裂症：此类患者的思维、情感和意志行为等精神活动表现不协调。③ 焦虑障碍：抑郁障碍常伴有焦虑症状，当抑郁与焦虑严重程度主次分不清时，应先考虑抑郁症的诊断。

（5）创伤后应激障碍：发病前有严重的生活事件。

2. 复发性抑郁症的诊断要点

目前发作符合某一型抑郁的诊断标准，并在间隔至少 2 个月前有过另一次发作符合某一型抑郁诊断标准；以前从未有过躁狂发作。

3. 持续性心境障碍

(1) 诊断要点：① 心境恶劣障碍，是指在大多数时间内表现轻至中度的抑郁，且没有间断的发作。② 环性心境障碍，包括轻躁狂发作与轻度或中度抑郁发作，但不符合躁狂或抑郁发作症状标准；一旦符合相应标准即诊断为其他类型情感障碍。③ 心境恶劣障碍或环性心境障碍，症状至少持续 2 年以上才能确诊。

(2) 鉴别诊断：① 心境恶劣障碍，最常见的鉴别诊断为具有抑郁情绪的居丧或适应性障碍。与心境恶劣障碍相反，居丧反应或适应性障碍存在一个明确的生活刺激事件，促使抑郁症状的产生，症状随时间缓解。适应性障碍的症状在应激事件后 3 个月内出现，应激事件终止后持续时间不超过 6 个月。② 物质滥用，特别是中枢神经系统镇静剂的滥用，可与心境恶劣障碍相似；使用中枢神经系统兴奋剂的患者看上去像轻躁狂。③ 重性抑郁障碍，呈发作性且程度严重，导致社交与职业功能极度受损。心境恶劣障碍呈持续性、慢性病程，程度较轻，导致个人功能轻度、中度或重度受损，从不出现精神病性症状。④ 某些重性抑郁障碍患者，不完全缓解时可以心境恶劣障碍为特征(双重抑郁)。

(六) 治疗

抑郁障碍的治疗以药物治疗为主，特殊情况下可使用电抽搐或改良电抽搐治疗，心理治疗应贯穿治疗的始终。

1. 药物治疗

(1) 常用的抗抑郁药物：① 选择性 5-羟色胺重摄取抑制剂(serotonin-selective reuptake inhibitor, SSRI)，代表药物有氟西汀、帕罗西汀、舍曲林、氟伏沙明、西酞普兰；② 5-羟色胺和 NE 再摄取抑制剂(SNRIs)，代表药物有文拉法辛和度洛西丁；③ 去甲肾上腺素(norepinephrine, NE)和特异性 5-羟色胺能抗抑郁药，代表药物有米氮平；④ 三环类及四环类抗抑郁药，代表药物有丙咪嗪、氯米帕明、阿米替林及多塞平、马普替林等；⑤ 单胺氧化酶抑制剂(monoamine oxidase inhibitor, MAOI)，代表药物有吗氯贝胺；⑥ 其他抗抑郁药：安非他酮、瑞波西汀、曲唑酮、尼法唑酮、噻奈普汀、阿戈美拉汀等均有较好的抗抑郁作用。

(2) 抗抑郁药物治疗原则：① 全面考虑患者的症状特点、年龄、躯体情况、药物耐受性、有无合并症等，做到个体化合理用药；② 小剂量开始，逐步递增；③ 尽可能单一用药，足量、足疗程治疗；④ 倡导全程治疗：分为急性期治疗、巩固期治疗和维持期治疗；急性期治疗以控制症状为主，尽量达到临床痊愈。

2. 电抽搐治疗

电抽搐治疗又称改良电抽搐治疗。对于有严重消极自杀言行或抑郁性木僵的患者，电抽搐治疗是首选治疗方法；对使用抗抑郁药治疗无效的患者也可采用电抽搐治疗，6~12 次为 1 个疗程。电抽搐治疗后仍需用药物维持治疗。

3. 心理治疗

在药物治疗的同时常合并心理治疗(如疏导治疗、认知治疗、音乐治疗、发泄疗法)，心理治疗能提高患者对疾病的认识、生活的满意度以及解决问题的能力和应对应激的能力，促进康复，预防复发。心理治疗对有明显心理社会因素作用的抑郁发作患者及轻度抑郁或恢复期患者效果尤其明显。

(七) 病程与预后

经抗抑郁治疗，大部分患者会缓解或显著减轻。对每次抑郁发作而言，显著和完全缓解率为 60%~80%。首次抑郁发作缓解后，接近一半的患者不复发。有过 2 次抑郁发作的患者复发可能性为 70%，有过 3 次抑郁发作的患者复发风险几乎达 100%。发作间期一般缓解完全，多次发作后可慢性化。

抑郁症状缓解后，患者的社会功能一般可恢复至病前水平，即使主要抑郁症状长期缓解，仍有一些其他的残留症状，如消沉、自觉状况差、社会适应功能减退及自杀死亡率高于一般人群。有资料显示，抑郁障碍的终身自杀风险为6%。

四、精神分裂症的康复

精神分裂症是一组病因未明的精神病,多起病于青壮年,常有感知、思维、情感、行为等多方面的障碍和精神活动的不协调。一般无意识障碍和明显的智能障碍,有的患者在疾病过程中可出现认知功能损害,病程多迁延,呈反复加重或恶化,但部分患者可保持痊愈或基本痊愈状态。

(一) 流行病学

精神分裂症在成年人口中的终身患病率将近1%。总的来看,男性发病率略高于女性,城市发病率高于农村。

(二) 病因与发病机制

(1) 遗传因素:家系研究发现,精神分裂症患者亲属罹患该病的概率高于一般居民数倍(精神分裂症子女患病的风险为17%,孙子女为6%);患病率随着血缘关系的密切程度而增加;先出现症状者病情越重,亲属患病率越高。但遗传因素并非患精神分裂症的决定性因素。

(2) 其他因素:药物对精神分裂症的治疗效果验证了神经生化异常是精神分裂症发病的基础之一。有些非常严重的刺激(灾难、重大疾病),确实曾在某些健康的人身上引发过精神病,说明心理社会因素可以诱发精神分裂症。此外,有证据表明神经发育、神经病理学及环境因素可能也都是精神分裂症的发病因素。总之,精神分裂症的发生是生物、心理、社会多种因素共同作用的结果。

(三) 临床表现

1. 精神症状

精神分裂症患者的感知、思维、情感、意志行为异常可表现为形式多样的不同症状,统称为阳性症状、阴性症状和认知功能障碍。

(1) 阳性症状:是指外在的、显露的症状,主要包括妄想、幻觉、怪异行为以及阳性思维形式障碍。

(2) 阴性症状:是指不太引人注意的症状。包括情感淡漠,也就是在情感的体验和表达上都有所缺陷;思维贫乏,以致言语的质和量都减少;对环境和事物的兴趣减退;社交缺陷,往往趋于孤独;注意力难以集中。

(3) 认知功能障碍:在精神分裂症患者中,约有85%的患者出现认知功能障碍。主要表现为信息处理和选择性注意、工作记忆、短时记忆和学习、执行功能等认知缺陷,患者不能学习新的技能和回归社会。多数学者认为首发精神分裂症患者认知功能缺损是原发的,相对独立于阳性症状和阴性症状,但与其他精神病性症状之间存在一定相关性,如思维形式障碍明显的患者认知缺陷症状更明显,阴性症状明显的患者认知缺陷症状更明显,认知缺陷可能与某些阳性症状的产生有关。认知缺陷可能发生于精神病性症状明朗化之前(如前驱期),或者随着精神病性症状的出现而急剧下降,或者是随着病程延长而逐步衰退,初步认为慢性精神分裂症患者比首发精神分裂症患者的认知缺陷更明显。

另外,抗精神病药物特别是传统抗精神病药对认知功能也存在一定的影响。药物加重认知损害实际上是药物的一种不良反应,如苯二氮䓬类药降低觉醒水平、损害工作记忆和回忆;抗胆碱药可损害记忆和执行功能;传统抗精神病药阻断多巴胺的D_2受体,降低注意广度及瞬间记忆和短期记忆,进一步损害执行功能。

2. 精神分裂症的早期临床表现

精神分裂症患者的早期常有一些不易被人察觉的异常表现,这种变化并不典型,发展较缓慢,可能持续几个月甚至数年。最常见的前驱期症状可以概括为以下几方面。① 情绪改变:出现抑郁、焦虑、情绪波动、易激惹等症状;② 认知改变:零星出现一些古怪或异常观念,学习或工作能力下降等;③ 对自我和外界的感知改变;④ 行为改变:如社会活动退缩或丧失兴趣,多疑敏感,社会功能水平下降等;⑤ 躯体改变:睡眠和食欲改变,乏力活动和动机下降等。

3. 躯体和神经系统变化

精神分裂症患者的神经系统检查,如发现有个别神经系统体征,通常不稳定,都不具有特征性,血液和脑脊液一般正常。

紧张性木僵状态患者的躯体变化较为明显。神经系统体征可见肌张力增高、腱反射亢进,极少数患者可出现病理反射或阵挛现象。

4. 精神分裂症的分型

我国的 CCMD - 3 将精神分裂症分成五型:青春型、妄想型(偏执型)、紧张症型、单纯型、未定型。临床上,同一患者在不同阶段症状表现可能会相互转换,所以临床上诊断精神分裂症时往往未注明具体分型。DSM - 5 也以评估核心症状严重性的维度代替了这些分型,只是根据病情状况将精神分裂症分为:① 初次发作,目前在急性发作期;② 初次发作,目前为缓解期;③ 初次发作,目前为未完全缓解;④ 多次发作,目前在急性发作期;⑤ 多次发作,目前为完全缓解;⑥ 多次发作,目前为被部分缓解。如果症状绝大部分时间持续存在则为"持续型";如果主要症状不典型则列为"未定型"。

考虑到国内的情况,本书仍按 CCMD - 3 中的分型来描述。

(1) 偏执型:是精神分裂症中最常见的一种类型,以妄想为主要临床表现。例如:患者彭某,男,42岁,公司员工,认为3户邻居串谋整蛊他,经常无人在家却将电视、音响声音开得很响,有时还将脏水泼到邻居门口,还到居委会和派出所吵闹,认为他们偏帮邻居。

(2) 青春型:在青少年时期起病,典型表现是思维散漫、思维破裂,情感、行为反应幼稚,可能伴有片段的幻觉、妄想;部分患者可以表现为本能活动亢进,如食欲、性欲增强等。该型患者首发年龄低,起病急,社会功能受损明显,一般预后不良。例如:患者梁某,女,16岁,高一学生,入学后表现孤僻少语,间自语自笑。有一天,上课时径自离开教室,到宿舍要求开门进去换衣服,后在校服外面套着连衣裙,浓妆艳抹,说香港某明星要来学校见她。

(3) 紧张型:以紧张综合征为主要表现,患者可以表现为紧张性木僵、蜡样屈曲、刻板言行,以及不协调性精神运动性兴奋、冲动行为。一般该型患者起病较急,部分患者缓解迅速。例如:患者某女,30岁,农民,近两日无故表现呆滞、不语、拒食;入院后长时间站立不动,对护理、检查不合作,多问不答,体检发现肌张力高。

(4) 单纯型:该型主要在青春期发病,主要表现为阴性症状,如孤僻退缩、情感平淡或淡漠等;治疗效果欠佳,患者社会功能衰退明显,预后差。例如:患者谭某,女,28岁,初中毕业后一直闲散在家,饮食、起居甚至经期料理都需家人督促。开始几年家属认为其年纪尚小,不以为然。但随着年龄逐渐增长,其对工作、婚姻仍无动于衷,对身边亲人也漠不关心,间有自笑。

(5) 未分化型:该型具有上述某种类型的部分特点,或是具有上述各型的一些特点,但是难以归入上述任何一型。

(6) 残留型:该型是精神分裂症急性期之后的阶段,病程迁延呈慢性,临床症状以阴性症状为主,同时伴有性格改变或社会功能衰退。

(7) 精神分裂症后抑郁:是指当患者的症状部分或大部分控制后,出现抑郁状态。抑郁一般达不到重性抑郁程度,但存在自杀的危险性,临床上应予重视。

(四) 辅助检查

精神分裂症目前尚无特异性实验室检查,各种检查的异常发现只能作为诊断的参考依据。为了便于对疗效的观察,临床上常用 90 项症状自评量表(symptom check-list - 90,SCL - 90)、精神现状检查(present state examination,PSE)、阴性和阳性精神症状评定量表(positive and negative syndrome scale,PANSS)进行治疗前的评定。

(五) 诊断与鉴别诊断

1. 症状评定

精神分裂症的症状评定主要应根据病史、临床症状、病程及体格检查和实验室检查,先向熟悉患者病情的人了解患者的病史,以此为线索进行精神检查,确定其症状的构成,包括阴性症状和阳性症状。

2. 诊断标准

目前国际上影响较大的精神分裂症的诊断标准有 ICD - 10 和 DSM - 5。我国目前使用的是中国精神疾病分类方案与诊断标准第三版(CCMD - 3)。

(1) 症状标准:CCMD - 3 规定至少具备下列中的 2 项,并非继发于意识障碍、情感高涨或低落,单纯型分裂症另有规定。① 反复出现的言语性幻听;② 明显的思维松弛、思维破裂、言语不连贯、思维贫乏或思维内容贫乏;③ 思想被插入、被撤走、被播散、思维中断或强制性思维;④ 被动、被控制,或被洞悉体验;⑤ 原发性妄想(包括妄想知觉、妄想心境)或其他荒谬的妄想;⑥ 思维逻辑倒错、病理性象征性思维或语词新作;⑦ 情感倒错或明显的情感淡漠;⑧ 紧张综合征、怪异行为或愚蠢行为;⑨ 明显的意志减退或缺乏。

(2) 病程标准:① 符合症状标准和严重程度标准至少持续 1 个月,单纯型另有规定。② 若同时符合分裂症和情感性精神障碍的症状标准,当情感症状减轻到不能满足情感性精神障碍诊断标准时分裂症状需继续满足分裂症的症状标准至少 2 周以上,方可诊断为分裂症。

(3) 排除标准:排除器质性精神障碍、精神活性物质和非成瘾物质所致精神障碍;尚未缓解的患者,若同时罹患本项中前述两类疾病,应并列诊断。

(4) 鉴别诊断:需与偏执性精神障碍、情感性精神障碍、分裂情感性障碍、分裂型、分裂样、偏执型与边缘型人格障碍、药物或精神活性物质所致精神障碍、强迫性神经症等疾病进行鉴别。

(六) 治疗

1. 治疗原则

抗精神病药物治疗是精神分裂症首选的治疗措施。部分急性期患者或疗效欠佳的患者可以合用电抽搐治疗。鉴于精神疾病的发生和发展与生物、心理、社会因素密切相关,对精神疾病的治疗应采取综合治疗的原则,即在药物或物理治疗时应结合心理社会干预措施。

2. 药物治疗

药物治疗应系统而规范,强调早期、足量、足疗程,注意单一用药原则和个体化用药原则。抗精神病药分为第一代药物(典型、传统、经典)和第二代药物(非典型、新型)两类。第一代药物主要有吩噻嗪类、硫杂蒽类和丁酰苯类。代表药物有氯丙嗪(冬眠灵)、奋乃静、氯普噻吨(泰尔登)、氟哌啶醇等。其药理作用有抗精神病作用和锥体外系反应两种特征。第二代(非典型)抗精神病药物的药理作用均为多巴胺 D_2 受体拮抗剂,如利培酮、奥氮平、喹硫平、阿立哌唑等,可以改善阴性症状、认知损害和较少出现锥体外系反应。因此,临床上主张将第二代药物作为治疗精神分裂症的一线药物,第一代药物及非典型抗精神病药物的氯氮平作为二线药物使用。

3. 全病程治疗

目前提倡健康教育、工疗娱疗、心理社会干预等措施应该贯穿精神分裂症患者治疗的全过程,即全病程治疗。支持性心理治疗,对提高患者对治疗的依从性、保持良好的健康状态、恢复原有的工作或学习能力、重建恰当稳定的人际关系、提高社会适应能力及预防复发有至关重要的意义。

(七) 病程和预后

多数患者表现为间断发作或持续病程两类。大约 1/5 的患者发作一次缓解后终身不发作。反复发作或不断恶化者可出现人格改变、社会功能下降,临床上呈现为不同程度的残疾状态。病情的不断加重最终可导致患者丧失社会功能,需要长期住院或反复入院治疗。

精神分裂症的慢性病程可以导致患者逐步脱离正常生活的轨道,个人生活陷入痛苦和混乱。据统计,有近 50% 精神分裂症患者曾试图自杀,至少 10% 的患者最终死于自杀。此外,精神分裂症患者遭受意外伤害的概率也高于常人,平均寿命缩短。

(梁贞文)

第八节　冲击波疗法

一、概述

自 20 世纪 80 年代开始应用体外冲击波(extracorporeal shock wave therapy,ESWT) 治疗泌尿系统结石(体外碎石)以来,ESWT 的应用范围正在全球范围内不断扩展,随着 ESWT 临床和基础研究的不断深入,该治疗方法已扩展应用到包括康复医学科、疼痛科等多个临床科室,如泌尿外科的阳痿治疗、内分泌科的糖尿病足、烧伤整形外科的皮肤溃疡和瘢痕、血管外科的血管疾病、心内科的冠心病等。

ESWT 属于机械波,波源有聚焦和散焦两类。常用的有四种:液电式、电磁式、压电式、气压弹道式,其中前三种多为聚焦类,气压弹道式目前以散焦为主。液电式是利用水中放电原理产生冲击波的装置,它是通过在水下电极的尖端瞬间高压放电产生冲击波,毫微秒级的强脉冲放电产生的液电效应,冲击波经半椭圆球反射聚焦后,通过水的传播进入人体,其能量再作用于第二焦点。压电式是利用反压电效应使石英晶体产生振动。电磁式冲击波由导电线圈和一个与水接触的金属膜片以及透镜组成。脉冲电能通过线圈形成脉冲磁场,磁场使金属膜片产生感应磁涡流,线圈磁场对金属膜感应场的推斥作用导致金属膜高速震动,急速向前推动水分子,产生冲击波,经透镜整合形成高能量通道(见图 3-8-1)。气压弹道式冲击波是利用压缩气体产生的能量驱动手柄内的子弹体,使子弹体产生脉冲式冲击。

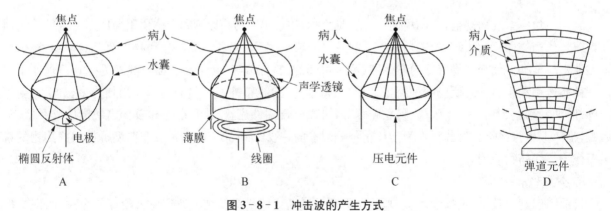

图 3-8-1　冲击波的产生方式

注:A. 液电式;B. 电磁式;C. 压电式;D. 气压弹道式

1980 年，世界上首台聚焦状 ESWT 碎石设备在德国慕尼黑大学投入使用，1997 年 EMS 公司发明放散状 ESWT 并逐步应用于医学领域。图 3-8-2 为聚焦式冲击波与放散式冲击波在空气中传播的波形的对比。虽然压力变化幅度不同，但都具有在极短时间内压力急剧变化的特性。

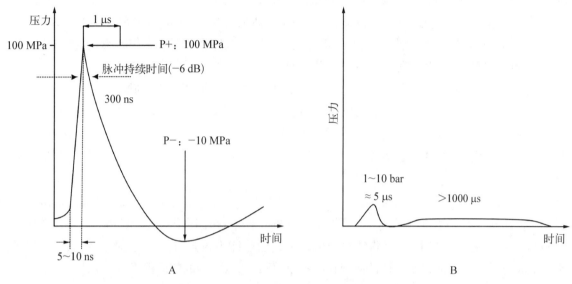

图 3-8-2　体外冲击波典型压力波形对比
注：A. 聚焦式；B. 散焦式

二、ESWT 的作用机制

由于 ESWT 与超声波同属于机械波（或称声波），故而具有声波同样的四大特性，如机械效应、压电效应、空化效应、热效应与理化效应。

1. 生物学效应

（1）机械效应：冲击波的机械作用（低频高能量振动）来自传播途中介质密度变化所致，即振动使生物组织中各质点交替压缩与伸张形成交变声压，不仅可使介质质点受到交变压力及获得巨大加速度而剧烈运动、相互摩擦，而且能使组织细胞产生容积和运动的变化，拉应力可引起组织间的松解，促进微循环；而压应力可使细胞弹性变形，增加细胞摄氧。这种交变往复的局部应力，促进组织间液的交换，进而促进新陈代谢和循环。

（2）压电效应：冲击波的牵拉和压应力，可改变冲击部位组织的细胞电位，产生电荷变化带来的生物效应。骨基质中的胶原和蛋白多糖等非对称性的生物质在压力作用下发生形变，静止的正负电荷极化，形成电位差，表现为压电效应。负电荷激活成骨细胞，抑制破骨细胞促进骨形成，正电荷激活破骨细胞促进骨吸收。

（3）空化效应：是指冲击波传播过程所致介质中气体或充气空隙形成、发展和波动的动力学过程。它可在体液、细胞悬浮液或组织中发生。在冲击波的拉应力下（负压相），存在于介质中的空化核（液体中水泡快速逸出）迅速膨胀、爆破，随即又在正压相突然收缩以至崩溃。这一过程即为瞬态空化。空化效应是冲击波治疗时的"双刃剑"，可以松解局部粘连，针对某处的病灶"扳机点"起到迅速疏通软化等作用，但局部也有可能造成血肿、血管破裂和组织器官（实质脏器）损伤。

（4）热效应：冲击波的刺激强度达到 $5×10^3 \sim 3×10^4$ W/m² 可产生热效应。由于每个脉冲间隙时间非常短，故虽然能量很高，局部升温却不显著。由于机械波的特性，不同组织的界面将产生折射反射，特别是肌腱附着于骨骼之处,应注意治疗不可过度,以免产生局部不良反应。

2. 治疗原理

冲击波对组织的作用可以分为直接作用和间接作用,简述如下。

(1) 直接的撕裂作用:冲击波的峭化(steepening)和反射作用使得在短距离内形成巨大压力差,仅仅几个分子层的细胞壁难以承受如此大的张力,突出表现为细胞膜的分子间联系松动,管道和裂隙增宽。各种离子和分子的通道过分开放,破坏了细胞的正常代谢活动。被撕裂的不仅有细胞膜,也可以是线粒体和细胞核等细胞器的膜。在通过声阻抗没有很大差异的软组织时冲击波的直接效应不大。

(2) 间接的空化作用:空化的结果如同爆炸,发出微细的射流,射程可以达数十微米,直接粉碎细胞结构如细胞质、肌动蛋白、波形纤维等,或者穿破血管壁而导致细微的针状出血。空化作用的高温产生的自由基也有重要的生物学意义,目前研究最关注的是 NO 和 H_2O_2 等。这些新形成的自由基往往引起组织损伤。但空泡塌陷能否产生自由基仍然没有定论,可以肯定的是在试管中的细胞外确实可以,但是在活体细胞内则存疑。

(3) 热效应:冲击波治疗没有热效应。冲击波最多每秒一个脉冲,每个脉冲最大不超过 33 mJ,也就是 33 mW,而且分布到直径约 10 mm、长度约 70 mm 的焦柱区,瞬间升温不会超过 0.02 ℃。平均每分钟升温<0.005 3 ℃。再加上作用区域(焦柱)极小,周围的散热能力极强,这种升温不会累积。没有任何文献证明冲击波有热作用。前述空化中的微观瞬间高温,只是超微结构的瞬间温度变化,对于整个组织或器官没有意义。

(4) 化学效应:冲击波治疗可以产生一系列化学变化,最普遍的是自由基导致细胞损伤。例如,冲击波使兔子跟腱炎模型中的肌肉和肌腱和腱旁液体中的 TGF-β 和 IL-1 表达增加。冲击波作用于不同的组织有不同的特异生物化学产物。

但是这些化学因子产生的具体原因不明,影响临床效应的机制不明。似乎它们是非特异性产生的,可能是生物膜通透性增高或整个细胞崩解的非特异性后果。更多容易被接受的观点是新生血管增加,血液循环改善,因而调节了各种组织的不同功能。

3. 治疗作用

冲击波治疗的基本作业是细胞水平上的力学刺激。低剂量冲击波增加细胞、线粒体、粗面内质网、细胞核膜的通透性,胞质空化,肌动蛋白和波形蛋白丝损害。高剂量冲击波可以导致严重的细胞坏死或崩解,其后的所有病理生理现象都是继发的。作用于不同的部位,引起相应的组织反应各有其特异性。

(1) 止痛效应:很多文献报告冲击波有镇痛作用,但是各报告差异甚大。有的报告是冲击波治疗后先有数小时的疼痛加剧然后是长时间缓解,有的报告 2~3 h 的缓解以后疼痛回复如前,有的报告则在对照分析以后不能证明冲击波的镇痛作用。冲击波的直接镇痛作用有以下一些考虑。有人用 0.03~0.12 mJ/mm² 的冲击波治疗跟腱炎、桡侧上髁炎和膝腱病等,有 2~3 h 的立即镇痛效果,和数天后延时性二次镇痛效果。立即镇痛效果的一种解释是冲击波抑制了释放内啡肽的疼痛感受器,破坏了末梢神经微管的致痛介质的上流;另外一种解释是通过门控理论的脊髓水平抑制。二次镇痛是由于改善了局部血管化,消除了炎症。

(2) 成骨作用:有研究表明,通过成骨细胞特异性转录因子、骨钙蛋白、I型胶原、骨桥蛋白、骨唾液蛋白、核因子 κB 受体活化因子配体和骨保护素等的分析证明,用 500 个脉冲的能流密度为 0.05 mJ/mm² 的低强度冲击波处理对于破骨细胞的发生有抑制作用。将培养的人骨髓间质细胞用 0.16 mJ/mm² 的冲击波 0、250、500、1 000、2 000、3 000 个脉冲处理,证明 250 和 500 个脉冲的冲击波能够在 5 min 内使骨髓间质细胞膜超极化,30 min 内 Ras 活跃,2 天内细胞增殖。6 天内表示骨生成的碱性磷酸酶活性增加,12 天内骨钙素 mRNA 表达增加。但是 1 000 个以上的脉冲则反之对骨髓间质细胞增殖有抑制作用。Martini 等将成骨细胞样细胞 MG63 用能流密度 0.15、0.18 和 0.40 mJ/mm² 的冲击波 500 个脉冲处理,证明能流密度 0.15、0.18 mJ/mm² 的冲击波很少破坏细胞的作用,而有强的骨基质沉积和刺激成骨细胞增殖与 MG63 合成的作用,有利于骨不连和假关节的愈合。而 1 500 个 0.40 mJ/mm² 的冲击波脉冲可以由于空化而直接破坏细胞,或抑制其生长。

(3) 解痉作用:许多报告证明,冲击波对于偏瘫和脑瘫患者的肢体痉挛有效。Sohn 等用冲击波治脑卒中踝跖屈痉挛患者,治疗后 MAS 改善,作用机制不明。治疗前后胫神经传导速度、H 反射、F 波、H - M 比均无变化,提示解痉作用与周围神经无关。

三、适应证

冲击波可以用于肌骨慢性疼痛等症、特别对于一些肌腱止点的慢性炎症有较好效果,此外尚有冠心病、男性阳痿等症。由于冲击波治疗有一定不良反应风险,故不应随意扩大病种。

1. 肌腱类适应证

(1) 跖筋膜炎:即足底筋膜炎。骨刺、扁平足、负重站立、过度跑步、肥胖等是常见的诱发因素。本病为足底部疼痛最常见的原因,占因足部问题就医患者的 11%～15%。其中,位于跟骨内侧结节处的足底筋膜跟骨附着点是足底筋膜炎最常疼痛的部位。已有大量临床研究证实 ESWT 治疗跖筋膜炎的安全性和有效性。跖筋膜炎是第一个经美国 FDA 认证的 ESWT 治疗适应证,证据级别为 1a、A 级推荐。

(2) 肱骨外上髁炎:俗称网球肘,是肱骨外上髁部伸肌总腱起始处的慢性损伤性筋膜炎,以退行性肌腱变性为特征,可伴有桡侧屈腕短肌肌腱附着于肱骨上髁处的纤维不全撕裂及骨膜炎性反应。肱骨外上髁炎是继跖筋膜炎后第二个经美国 FDA 认证的 ESWT 治疗适应证,证据级别为 1a、A 级推荐。

(3) 钙化性冈上肌肌腱炎:冈下肌肌腱炎是指劳损和轻微外伤或受寒后逐渐引起的肌腱退行性改变,属无菌性炎症;钙化性冈上肌肌腱炎为肌腱组织内有钙盐沉积的无菌性炎症,X 线片可见局部有钙化影。治疗钙化性冈上肌肌腱炎多用 ESWT,能减少钙化灶面积,缓解疼痛,证据级别为 1a、A 级推荐。

(4) 慢性跟腱病:跟腱炎和跟腱变性现统称为跟腱病。早期跟腱两侧缘有压痛,晚期跟腱常出现梭形肿大或局限性隆起,疼痛反复发作并常伴软组织肿胀,MRI 显示跟腱存在变性。已有大量文献支持 ESWT 治疗慢性跟腱病的有效性,不良反应和并发症少,患者满意度较高。但其治疗成功率波动较大,且由于该疗法难以消除病因,是以缓解局部疼痛症状为主,因此存在复发的概率。证据级别为 1b、A 级推荐。

(5) 肱二头肌长头腱肌腱炎:包括腱鞘炎和肌腱炎,疼痛持久且严重,结节间沟及其上方肱二头肌长头腱处有压痛,抗阻屈肘及前臂旋后使肱二头肌长头腱紧张可使疼痛加剧,部分患者会引起显著的睡眠障碍。证据级别为 1b、A 级推荐。

(6) 股骨大转子疼痛综合征:是股骨大转子附近的组织结构发生病变或者局部损伤而导致局部出现疼痛症状的一系列疾病的总称。该部位有肌肉、筋膜、韧带、滑囊等结构。该综合征最常见的为股骨大转子滑囊炎,临床表现为股骨大转子周围肿胀、髋部外侧偶有间歇性的尖锐痛。已有文献证实,fESWT 可改善髋关节疼痛和下肢功能,证据级别为 1b、A 级推荐。

2. 骨组织疾病

(1) 骨折延迟愈合及骨不连:通常将超过 6 个月仍缺乏愈合迹象的骨折定义为骨折延迟愈合;凡骨折 6 个月后骨折两端未能达到骨性连接的骨折,称为骨不连。ESWT 作为一种非侵入性的治疗手段,已成为治疗骨折延迟愈合及骨不连的常用方法之一,成功率可达 60%～90%。证据级别为 1a、A 级推荐。近年来,ESWT 联合自体间充质干细胞治疗(证据级别为 2b、B 级推荐)、联合富血小板血浆治疗(证据级别为 4、C 级推荐)等作为补充方案也应用于骨折延迟愈合及骨不连的临床治疗中。

(2) 膝骨关节炎:骨关节炎是慢性退行性疾病,最易发生在膝关节,膝骨关节炎占骨关节炎的 90%。

膝骨关节炎的临床表现主要是进行性关节疼痛、肿胀、僵硬、功能障碍,严重时甚至可致关节畸形,使关节功能丧失,严重影响患者的正常生活和工作。ESWT 能刺激膝关节软骨再生,适用于成人早中期膝骨关节炎,如 Kellgren-Lawrence 分期Ⅰ~Ⅲ期,证据级别为 1L、A 级推荐。

(3)股骨头坏死:是股骨头血供中断或受损,导致骨细胞、骨髓成分死亡及股骨头结构改变的一种骨科难治性疾病。常见症状为髋关节、大腿近侧疼痛,可放射至膝部;髋部活动受限,特别是旋转活动受限或有跛行。治疗原则是早期发现、早期治疗。ESWT 适用于成人早、中期股骨头坏死。用于国际骨微循环研究协会(Association Research Circulation Osseous,ARCO)股骨头坏死分期的Ⅰ~Ⅲa 期均有治疗报道,证据级别为 1b、A 级推荐。另外,ARCO Ⅲb 期及部分Ⅳ期股骨头坏死、股骨头坏死伴有髋关节创伤性关节炎、髋臼骨折、股骨头骨折可能发生股骨头血运障碍也是其相对适应证。ESWT 联合自体间充质干细胞治疗(证据级别为 3b、B 级推荐)的治疗方案也被应用于股骨头坏死的临床治疗中。

3. 其他骨骼肌肉功能障碍

(1)肌痉挛:脑卒中后大脑运动皮质及其下行通路被抑制,病灶对侧的运动前皮质-辅助运动皮质-皮质-网状脊髓束超兴奋,脊髓牵张反射的调控发生障碍,导致发生肌痉挛、协同异常和运动控制紊乱。通过对肌腱持续或间断的加压可抑制脊髓运动神经元的兴奋性;可诱导酶性和非酶性一氧化氮合成。与肉碱不同,抗痉挛治疗的低能级 ESWT 不会损伤周围神经,不会产生失神经反应,证据级别为 1a、A 级推荐。另一方面,国内外已开展脑瘫性肌痉挛的治疗研究,特别是在小腿三头肌的疗效较为肯定。

(2)难愈合创面:ESWT 可以治疗烧伤创面、皮肤溃疡、创面继发感染、术后伤口、皮瓣缺血性坏死等难愈合创面,低能量 rESWT 为优先推荐。其中,糖尿病性溃疡是由血管病变和小血管闭塞、周围神经病变和继发性感染引起的皮肤溃疡,rESWT 可以有效降低溃疡疼痛,促进伤口修复,其效果优于高压氧疗法,证据级别为 1a、A 级推荐。

4. 勃起功能障碍

能流密度 $<0.2\ \mathrm{mJ/mm^2}$ 的低强度 ESWT 可促进血管源性和部分神经源性勃起功能障碍恢复。2013 年《欧洲泌尿外科学会男性性功能障碍指南》和 2016 年《中国男科疾病诊断治疗指南》中均已将低强度线性 ESWT 作为勃起功能障碍的临床治疗方法之一。

5. 临床经验性适应证

临床经验性适应证包括应力性骨折(证据级别为 3b、D 级推荐)、距骨软骨损伤(证据级别为 2b、B 级推荐)、腱鞘炎(证据级别为 2b、B 级推荐)、髌腱炎(证据级别为 2b、B 级推荐)、骨髓水肿(证据级别为 3b、B 级推荐)、胫骨结节骨软骨炎(证据级别为 4、C 级推荐)等。

ESWT 还应用于肱骨内上髁炎、肩峰下滑囊炎、髌前滑囊炎、腕管综合征、骨坏死性疾病(月骨坏死、距骨坏死、舟状骨坏死)、髋关节骨性关节炎、弹响髋,肩袖损伤、肌肉拉伤、骨质疏松症、扳机点痛(仅限于 rESWT)等。

四、ESWT 治疗的禁忌证及不良反应

ESWT 的禁忌证根据患者情况分为全身因素禁忌证和局部因素禁忌证。

1. 全身因素

(1)绝对禁忌证:① 凝血功能障碍,未治疗、未治愈或不能治愈的出血性疾病;② 严重认知障碍和精神疾病;③ 生长痛的患儿;④ 2 个月内接受化疗者。

(2)相对禁忌证:下列疾病在使用电磁式和压液式冲击波治疗时为相对禁忌证,而气压弹道式冲击波治疗不完全受到限制。① 严重心律失常;② 未控制的严重高血压;③ 安装心脏起搏器;④ 恶性肿瘤已多处转移;⑤ 孕妇;⑥ 感觉功能障碍;⑦ 痛风急性发作。

2. 局部因素

治疗部位的局部因素禁忌证包括以下几项：① 肌腱、筋膜断裂及严重损伤；② 治疗焦点位于脑和脊髓、大血管和重要神经干走行、肺组织；③ 治疗部位存在关节液渗漏；④ 治疗部位存在骺板；⑤ 大段缺损性骨不连，骨缺损>3 cm；⑥ 治疗区域存在血栓；⑦ 治疗局部存在严重的骨质疏松；⑧ 治疗局部存在窦道、蜂窝织炎或脓性渗出物。

3. ESWT 的不良反应

ESWT 的不良反应主要包括：① 治疗部位局部血肿、瘀斑、点状出血；② 治疗部位疼痛反应短期增强；③ 治疗部位局部有麻木、针刺感，感觉减退；④ 高能量 ESWT 可能导致局部神经、血管损伤；⑤ 接触性皮炎。

五、ESWT 治疗操作注意事项

精准定位是 ESWT 取得良好疗效的前提，常用的定位方法包括体表解剖标志结合痛点定位、X 线定位、超声定位及 MRI 定位。定位时，治疗点应避开脑和脊髓组织、大血管和重要神经干以及肺组织，同时应避开内固定。

操作时的注意事项如下：① ESWT 治疗操作不当会影响治疗效果，需由接受过培训的专业人员进行操作；② 排除禁忌证以及不确定因素，如诊断不明者；③ 冲击头应避免放置在皮肤有破溃的区域击打；④ 冲击头未接触患处时禁止开启输出，以免对患者和设备造成不必要的损伤；⑤ 治疗手柄通常分为常规手柄和高能手柄，各配备专用冲击头，不得混用；⑥ 治疗手柄连接管避免弯折；⑦ 在治疗过程中，因痛阈存在个体差异，部分患者会出现疼痛，故首次治疗应从低剂量开始，及时调整冲击能量，逐渐调至患者能耐受的最佳剂量；⑧ 治疗过程中，应密切关注患者的反应，若不能耐受应立即停止治疗；⑨ 在使用 fESWT 时应保持肢体位置稳定，防止因肢体位置变动而影响治疗效果；⑩ 治疗后即刻及治疗后几天内，局部组织出现红、肿、热、胀等属正常反应，无须特殊处理。

（王　颖　李　丽）

第九节　经颅磁刺激和虚拟现实技术

一、经颅磁刺激治疗技术

经颅磁刺激（transcranial magnetic stimulation，TMS）是一种大脑神经功能调制技术，电磁感应引起生物电流在脑组织中传导进而产生可塑现象。TMS 作为精神神经领域的一种新型治疗干预方法，越来越获得患者和临床医师的青睐。由于它无痛、无创、无损的特点让其有着很大的发展空间，而且可移动、操作简单，是目前唯一能够无创探明大脑功能联系、大脑活动与执行任务之间因果关系的技术，研究已表明对多种神经精神疾病有治疗价值（见图 3-9-1）。

（一）概念及原理

TMS 是 1985 年由 Barker 等首创的一种利用脉冲磁场作用于大脑皮质，产生感应电流改变皮质神经细胞动作电位，从而影响脑内代谢和神经电活动的生物刺激技术。TMS 的基本原理是把一个绝缘线圈放在头皮特定部位上，通过控制线圈中的脉冲电流进而在线圈周围产成脉冲磁场；磁场的峰值强度与线圈的

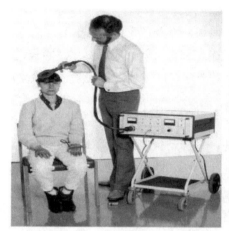 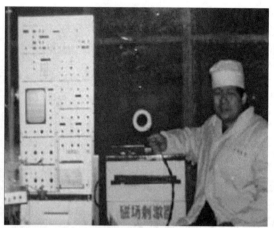

1987年，英国MAGSTIM开始生产　　　　　1988年，中国第一台经颅磁刺激仪研制成功
经颅磁刺激仪

图 3-9-1　经颅磁刺激仪的研制

引自：窦祖林，廖家华，宋为群.经颅磁刺激技术基础与临床应用[M].北京：人民卫生出版社，2012.

电流大小和线圈匝数有关，磁场穿透颅骨，进而定点刺激大脑皮质特性区域，在大脑神经组织中产生感应电流；当感应电流超过神经组织兴奋阈值时，引起神经细胞去极化并产生诱发电位，影响脑内诸多代谢及电活动，用于调节和干预脑功能。

（二）TMS 模式

TMS 模式如表 3-9-1 所示。

表 3-9-1　经颅磁刺激(TMS)模式

刺激模式	刺激形式	应用
单脉冲刺激	每次输出一个刺激脉冲，刺激皮质拇指运动区。	主要应用于电生理检查，测定运动诱发电位(MEP)，测定治疗能量或运动皮质功能障碍定量评估等
成对脉冲刺激	同一个线圈在数十毫秒内先后发放2个脉冲，刺激同一脑区或2个不同线圈刺激不同脑区	主要应用于皮质兴奋性的评估
重复经颅磁刺激(rTMS)	在某一特定皮质部位按照固定频率连续发放多个脉冲	通过暂时性兴奋或抑制特定皮质功能区域进行临床治疗，不同频率的 rTMS 对皮质的调节作用不同：高频 rTMS(≥5 Hz)常表现为兴奋作用，低频 rTMS(≤1 Hz)常表现为抑制作用
爆发模式脉冲刺激(TBS)	将一种固定频率脉冲嵌套在另一种固定频率脉冲中。	应用于临床治疗，连续爆发模式脉冲(cTBS)刺激抑制皮质功能，间断爆发模式脉冲(iTBS)刺激兴奋皮质功能

（三）TMS 的临床应用

最初的 TMS 技术应用于大脑-脊髓在运动功能方面的研究。随着研究的深入，TMS 作为一种无创、无痛、安全可靠的技术可以广泛用于研究大脑激活和抑制方面的效应及临床应用，目前在临床上已经取得显著成果。由于一定程度上能调节神经元电活动，在帕金森病、抑郁症以及其他精神与神经性疾病的治疗中已经得到广泛的应用，同时在神经康复学和精神心理学等领域，也显示出了很好的疗效。TMS 还可用于脑功能的检测以及大脑皮质功能的定位,在调节人体认知、语言以及运动方面,也展示出了巨大的潜在价值。TMS 一方面为人们研究临床疾病的发病机制提供了新思路,另一方面也为临床治疗提供了新方法。

1. 评估手段

TMS 多用于脑卒中患者发病后大脑皮质兴奋性及神经传导系统完整性的检测,以预测患者的预后情况,临床与之结合应用最多的是运动诱发电位(motion evoked potential,MEP)及其潜伏期和中枢运动传导时间。

MEP 是检查运动神经系统功能的神经电生理方法,其潜伏期包括大脑皮质兴奋所需时间、皮质脊髓束冲动传导时间、脊髓前角细胞兴奋和传导冲动所需时间。MEP 是反映中枢运动传导通路功能的客观指标,可反映锥体束受损的严重程度。目前普遍认为如果脑卒中患者早期患肢能够引出 MEP,提示预后良好。而发生脑卒中时,主要表现为运动皮质兴奋所需时间和皮质脊髓束冲动传导时间的延长,这两部分时间的微小变化不能明显地体现于 MEP 的改变中。与 MEP 比,中枢运动传导时间少了脊髓到肌肉冲动传导所需要的时间,因此,可以更好地反映中枢神经系统的完整性及功能状态。

2. 治疗手段

2018 年 2 月中国医师协会神经调控专业委员会电休克与神经刺激学组专家团队发布 rTMS 在临床中的治疗方案推荐,包括抑郁症、慢性神经性疼痛、偏头痛(Ⅰ级证据);脑卒中、癫痫、耳鸣、强迫症、精神分裂症、物质成瘾、睡眠障碍(Ⅱ、Ⅲ级证据);帕金森病运动障碍(Ⅰ、Ⅱ、Ⅲ级证据);肌张力障碍、偏侧忽略、焦虑(Ⅲ级证据);运动性失语(Ⅲ、Ⅳ级证据)等。

1) 常见疾病 TMS 应用的理论依据

(1) 抑郁症:rTMS 可以单独或联合药物治疗。但是对于病情严重,伴有自杀观念的抑郁症患者不建议单独使用 rTMS。PET 研究结果表明,抑郁症患者左背外侧前额叶代谢下降,rTMS 可使背外侧前额叶代谢改变。

(2) 慢性神经性或非神经性疼痛:目前建议 rTMS 治疗持续的慢性疼痛,刺激通常应用于疼痛对侧半球的运动皮质,长期高频 rTMS 治疗,对慢性疼痛有适度的临床有效性。循证研究证实,重复 rTMS 疗程可以产生累积的疼痛减轻,但是对于兼顾长期效果及安全性的最佳时机仍不明确。目前研究结果显示,神经病理性疼痛是从运动皮质 rTMS 获益最大的疾病。多重研究表明,面部神经病理性疼痛的效果好于其他类型的神经病理性疼痛,rTMS 治疗中枢性疼痛的效果发现,刺激位置和频率似乎与疗效相关。在采用 rTMS 治疗慢性疼痛时,需要考虑多种因素如线圈类型、定位、刺激部位及治疗参数。"8"字形线圈比环形线圈能更有效缓解疼痛程度,甚至有研究表明环形线圈无效。

(3) 脑卒中:研究认为,正常机体大脑双侧半球皮质功能处于一种平衡状态,包括兴奋平衡和抑制平衡,表现为半球间的联络和联合纤维的相互协同及相互抑制作用,其中相互抑制作用又称为经胼胝体抑制作用。单侧脑卒中后,大脑半球相互抑制失去平衡,患侧大脑被健侧大脑过度抑制。研究证实,低频 rTMS 可降低健侧大脑皮质兴奋性,而高频 rTMS 则可提高患侧大脑皮质兴奋性,因此可用低频刺激健侧大脑,引出长时程压抑样改变,降低健侧大脑的兴奋性,减少对患侧大脑的抑制;也可用高频刺激患侧大脑,引出长时程增强样改变,促进刺激部位血流量增加、突触功能增强及神经营养因子合成,使受损的神经细胞修复、再生、重建,恢复神经功能。此外,研究表明 rTMS 能够改变皮质代谢及脑血流,通过促进突触调整影响多种神经递质的传递及基因表达水平等,促进神经功能恢复。

(4) 癫痫:与皮质抑制功能障碍有关。用 TMS 治疗癫痫,发现患者的 MEP 阈值降低,广泛性皮质兴奋性增高。

(5) 耳鸣:与初级听觉中枢兴奋性有关。对于主观性耳鸣的治疗,rTMS 的疗效优于安慰剂,但临床上效果通常是部分和短暂的。未来的研究有必要综合考虑患者的听力、耳鸣分型、病程等各种因素。

(6) 物质成瘾：成瘾是学习与记忆的研究范畴，称为成瘾记忆，属于长时程增强。TMS可用特殊、适当的刺激参数，使刺激部位产生翻转性的长时程抑制以治疗各种成瘾，但目前证据提示尚没有长期疗效。

(7) 脊髓损伤：TMS主要改善脊髓损伤后的运动功能。研究认为，脊髓的可塑性变化是脊髓损伤患者功能恢复的重要机制之一，TMS可通过刺激大脑运动皮质使运动区M1的神经元去极化，促进中枢神经系统的可塑性变化，从而增强皮质脊髓束的传导作用，促进轴突生长，以改善运动功能。频率是rTMS的一个重要参数，但高频率或低频率对脊髓损伤运动功能的改善是否具有显著差异，还需要进一步探讨。一般认为高频刺激脊髓损伤相关皮质运动区和受损下端神经根，对于肌张力影响较大，低频可以降低肌张力、缓解痉挛。

2) TMS的线圈定位

① 参照国际标准脑电电极10～20导联系统定位；② 根据功能反应定位，对于功能明确、易于检测到靶区刺激效果的刺激部位定位，如刺激不同部位的运动皮质，在上、下肢或面部等很容易检测到肌肉抽动；③ 结合功能与解剖结构定位，如常用M1区向前移动5～6 cm，以定位背外侧前额叶(dorsolateral prefrontal cortex，DLPFC)；④ 借助脑影像导航技术定位；⑤ 机器人无框架导航系统。

3) 临床应用方案

TMS治疗技术的临床应用方案如表3-9-2所示。循证证据等级来源于欧洲神经学会联盟，根据证据价值由高到低分为四个级别，如表3-9-3所示。

表3-9-2　TMS治疗技术临床应用方案推荐

疾 病 类 型		刺 激 部 位	刺 激 频 率	证 据 等 级
抑郁症		左侧DLPFC区	高频rTMS	I级证据
		右侧DLPFC区	低频rTMS	
疼痛	慢性神经痛	疼痛对侧M1区	高频rTMS	I级证据
	偏头痛	枕叶	低频rTMS	I级证据
	有先兆偏头痛		1个单脉冲刺激	I级证据
	非神经性疼痛	左侧DLPFC区或M1区	高频rTMS	II、III、IV级证据
脑卒中	运动障碍	健侧M1区	低频rTMS	II、III级证据
		患侧M1区	高频rTMS	
	运动性失语	患侧Broca区	高频或低频rTMS	III、IV级证据
	单侧忽略	左后侧顶叶皮质	连续爆发模式	III级证据
帕金森病	运动障碍	M1区或辅助运动区	高频或低频rTMS	I、II、III级证据
	药物诱发震颤			III级证据
	合并抑郁症	左侧DLPFC区	高频rTMS	II、III级证据
	肌张力障碍	M1区	低频rTMS	III级证据
癫痫		皮质癫痫病灶	低频rTMS	II、III级证据

续　表

疾 病 类 型		刺 激 部 位	刺 激 频 率	证 据 等 级
耳鸣		颞叶或颞顶叶皮质	低频 rTMS	Ⅱ、Ⅲ级证据
		右侧 DLPFC 区	高频 rTMS	
焦虑障碍	创伤后应激	右侧 DLPFC 区	高频 rTMS	Ⅲ级证据
		左侧 DLPFC 区	低频 rTMS	
	惊恐发作	右侧 DLPFC 区和颞顶区	低频 rTMS	Ⅲ级证据
强迫症		双侧 DLPFC 区	高频或低频 rTMS	Ⅱ、Ⅲ级证据
精神分裂症	幻听	颞顶叶皮质	低频 rTMS	Ⅱ、Ⅲ级证据
	改善阴性症状	左侧或双侧 DLPFC 区	高频 rTMS	
物质成瘾		左侧 DLPFC 区	高频 rTMS	Ⅱ、Ⅲ级证据
睡眠障碍		双侧 DLPFC 和顶枕区	低频 1HZ	Ⅱ、Ⅲ级证据

表 3-9-3　循证证据分级

证 据 分 级	证 据 内 容
Ⅰ级证据	有足够的数据支持、前瞻性、双盲、安慰剂对照控制的临床研究,接受治疗的样本量≥25 例
Ⅱ级证据	随机、安慰剂对照研究,样本量<25 例或者有某种未能满足 A 类证据的要求
Ⅲ类证据	所有的对照研究
Ⅳ类证据	非对照性研究或病例报道

3. TMS 的治疗风险及评估

(1) TMS 的安全性一直是临床争论热点,许多相关研究证实适当频率、强度的 TMS 是安全的。rTMS 最大的不良反应可能是诱发癫痫,但研究认为低频 rTMS 安全性较高。TMS 要求专人管理,定期维护,保证电压稳定、电流不会过载,避免安全隐患,治疗前必须签署知情同意书并完成安全筛查评估。

(2) 癫痫及惊厥:高频刺激有诱发癫痫或抽搐发作风险,但低频刺激可以用于抗癫痫治疗。根据治疗目的选定 rTMS 强度、频率和数目,应严格限制在安全序列范围内,避免诱发癫痫或惊厥风险的安全序列。

(3) 头颅或体腔内存在金属磁性物质(电子耳蜗、部分心脏起搏器等植入性医疗产品)者慎用。

(4) 听力损害:成人建议操作时佩戴耳塞,12 岁以下患者必须佩戴耳塞可以最大程度上避免噪声对听力的损害。

(5) 孕妇应至少远离线圈 0.7 米,儿童年龄小于 2 岁慎用(保护外耳道生长)。

(四) 总结和展望

TMS 作为一种无创、无痛、安全可靠的技术在临床上已经取得显著成果。该项技术一方面为人们研究临床疾病的发病机制提供了新思路,另一方面也为临床治疗提供了新方法。TMS 临床疗法的具体机制尚不清楚,治疗具有一定的盲目性,因此有待进一步研究。目前 TMS 装置所产生的刺激还不能完全满足应用所需要的指标,但 TMS 技术是生物工程与电气工程的交叉学科,具有很广阔的发展前景,能更好地服务于人们的身心健康。

　　未来的技术发展将主要集中在生产新形式的线圈和磁场几何结构,以及神经导航技术的进展,尤其是结合功能成像和高分辨率脑电图,以实现 TMS 治疗的个性化定制。TMS 的使用应该作为一种辅助性治疗,与药物、物理治疗或心理治疗相结合来考虑和系统地研究,以提高这些治疗方法的疗效。

二、虚拟现实技术

　　虚拟现实(virtual reality,VR)这一名词是由美国 VPL 公司创建人拉尼尔(Jaron Lanier)在 20 世纪 80 年代初提出的,也称灵境技术或人工环境。Virtual 的英文本意是表现上具有真实事物的某些属性,但本质上是虚幻的。Reality 的英文本义是"真实"而不是"现实",但在中国习惯称之为"虚拟现实"。从这个名字可以看出,VR 的英文本意是真实世界的一个映像,而不仅只是一个狭义定义中的人机界面而已。

　　虚拟现实中的"现实"是泛指在物理意义上或功能意义上存在于世界上的任何事物或环境,它可以是可实现的,也可以是难以实现的或根本无法实现的。而"虚拟"是指用计算机生成的意思。因此,虚拟现实是指用计算机生成的一种特殊环境,人可以通过使用各种特殊装置将自己"投射"到这个环境中,并操作、控制环境,实现特殊的目的,即人是这种环境的主宰。

　　VR 是一项综合集成技术,涉及计算机图形学、人机交互技术、传感技术、人工智能等领域。它用计算机生成逼真的二维视、听、嗅觉等感觉,使人作为参与者通过适当装置自然地对虚拟世界进行体验和交互作用。使用者进行位置移动时,电脑可以立即进行复杂的运算,将精确的 3D 世界影像传回产生临场感。概括地说,VR 是人们通过计算机对复杂数据进行可视化操作与交互的一种全新方式,与传统的人机界面以及流行的视窗操作相比,VR 在技术思想上有了质的飞跃。

　　VR 技术演变发展史大体上可以分为四个阶段:有声形动态的模拟是蕴涵 VR 思想的第一阶段(1963年以前);VR 萌芽为第二阶段(1963—1972 年);VR 概念的产生和理论初步形成为第三阶段(1973—1989年);VR 理论进一步的完善和应用为第四阶段(1990—2004 年)。

(一) VR 系统构成

　　VR 系统是一种由计算机局部或全部生成的多维虚拟感觉环境,给参与者产生各种感官信息,如视觉、听觉、手感、触感、味觉及嗅觉等,能体验、接受并认识客观世界中的客观事物。三维立体显示是一项必不可少的关键设备,它是系统向用户输出反馈信息的主要手段。双眼视觉对产生 VR 系统环境至关重要。

　　VR 系统可由如下各部分构成:① 高性能计算机系统、计算机图像的特征采样与图形交互作用技术;② 虚拟环境生成器,即智能虚拟环境是 VR、人工智能及人工生命技术的有机结合;③ 计算机网络;④ 三维视景图像生成及立体显示系统;⑤ 立体音响生成与扬声系统,是虚拟环境多维信息中的一个重要组成部分,听觉是仅次于视觉的感知途径,它向用户提供的辅助信息可增强视觉的感知,弥补视觉效果的不足,增强环境的逼真性;⑥ 力反馈触觉系统,即参与者在虚拟环境中产生沉浸感的重要因素之一是用户在用手或身体操纵虚拟物体时,能感受到虚拟物体与虚拟物体之间的作用力与反作用力,从而产生出触觉和力觉的感知;⑦ 人体的姿势、头、眼、手位置的跟踪测量系统:运动跟踪作为人与虚拟环境之间信息交互的一个重要因素,是近年来 VR 技术发展的一个重要领域;⑧ 人机接口界面及多维的通信方式,这些技术目前主要集中反映在头盔显示器和数据手套这两类交互设备中(见图 3-9-2 和图 3-9-3);⑨ 各种数据,如地形地貌、地理信息、图像纹理、气动数据、武器性能参数、导航数据、气象数据、背景干扰及通用模型等;⑩ 软件支撑环境:需建立并开发出虚拟世界数据库。在底层支撑软件及三维造型软件的支撑下建立起 VR 系统的开发工具软件,在输入输出传感器等硬件支撑下建立起人机交互图形的界面。

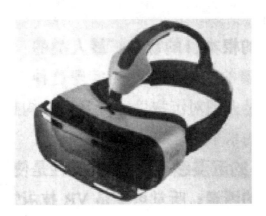
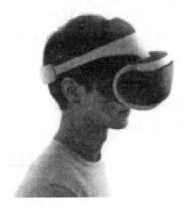

图 3-9-2 头盔立体显示器

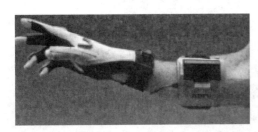
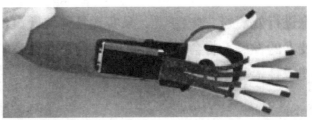

图 3-9-3 数据手套和跟踪器

(二) VR 技术原理以及关键技术

人在物理空间通过传感器集成等设备与有计算机硬件和 VR 引擎产生的虚拟环境交互。多感知交互模型将来自多传感器的原始数据经过传感器处理成为融合信息,经过行为解释器产生行为数据,输入虚拟环境并与用户进行交互,来自虚拟环境的配置和应用状态再反馈给传感器(见图 3-9-4)。

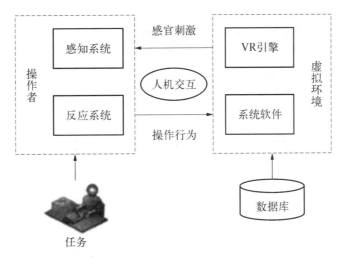

图 3-9-4 虚拟现实(VR)技术原理

1. VR 的特点

(1) 沉浸性(immersion):是指用户对虚拟世界中的真实感,此种真实感将使用户难以觉察、分辨出其自身正处于一个由计算机生成的虚拟环境。

(2) 交互性(interaction):是指用户对虚拟世界中物体的可操作性。

(3) 构想性(imagination)：是指用户在虚拟世界的多维信息空间中，依靠自身的感知和认知能力可全方位地获取知识，发挥主观能动性，寻求对问题的完美解决。

2. VR 设计的关键技术

研究和开发 VR 技术的根本目的是扩展人类的认知与感知能力，建立和谐的人机环境。为实现这种新型的信息处理系统，满足人们对沉浸性、交互性和构想性日趋增高的需求，在众多技术难题中至少应重点提高三项关键技术的水平。

(1) 提高"身临其境"的沉浸感：VR 的沉浸性是使人具有逼真感之根本。视觉是提高沉浸感的重要因素，但并非是唯一的因素；听觉可能是 VR 技术中最先达到逼真程度的领域；触觉是一个刚起步研究与试验的领域。由微处理器和传感器构成的数据手套与视觉、听觉相配合，大大地增强了 VR 系统的逼真感。嗅觉与味觉还属于一个尚未实质性开展研究的领域。

(2) 开发高性能的传感器：VR 的交互性是达到人机和谐的关键，其性能优劣在很大程度上取决于与计算机相连的高性能传感器及其相应的软件。为与虚拟环境发生交互作用，迄今已研制出多种传感设备，如鼠标器、数据手套、跟踪球和超声波头部跟踪器等。

(3) 研制高性能的计算机：VR 的构想性是辅助人类进行创造性思维的基础。因此，高效的计算机信息处理技术是直接影响 VR 系统性能优劣的关键。高性能计算机是构建 VR 系统的"基石"，是对多维信息进行处理的"加工厂"，是实现各种软硬设备的集成及控制人机协调一致的"工作平台"。未来 VR 技术的发展必将会对计算机的性能提出更高的要求，主要是网络技术、信息压缩与数据融合、系统集成技术等三个方面。

(三) VR 的应用

(1) 军事：从 20 世纪 90 年代初起，美国率先将 VR 技术用于军事领域，主要用于以下四个方面：① 虚拟战场环境；② 进行单兵模拟训练；③ 实施诸军兵种联合演习；④ 进行指挥员训练。

(2) 教育：VR 应用于教育是教育技术发展的一个飞跃。它营造了"以教促学"的学习方式，并为学习者提供通过自身与信息环境的相互作用来得到知识、技能的新型学习方式。主要应用在以下几个方面：① 科技研究；② 虚拟实训基地；③ 虚拟仿真校园。

(3) 其他：VR 在医学(虚拟人体、虚拟外科手术和远程外科手术、医学影像学、康复医疗、虚拟实验室等)、娱乐、艺术、航天工业、在城市规划、室内设计、房产开发、工业仿真、应急推演、文物古迹、游戏、Web3D/产品/静物展示、道路桥梁、地理、虚拟演播室、水中、维修等方面均有广泛应用。

(四) VR 在国内外康复领域的应用进展

VR 技术在康复中的应用最初集中在对人体肩肘关节的康复训练，随着数据手套及其他手部传感设备的发展，基于 VR 的手功能康复训练系统也取得很大发展。临床实验表明，提高康复训练的趣味性，将传统疗法和 VR 技术有机地结合在一起，可极大地提高康复训练效果。

(五) VR 技术在康复训练中的应用

可视化虚拟康复由 Wann 和 Tumbull 于 1993 年首次提出，即为患者提供一个虚拟环境，利用一个计算机生成的世界可以让患者看见其自身执行功能任务，也被称为计算机辅助疗法。可视化康复计划可以让患者更了解治疗过程，并使他们更易于接受治疗，而且也节约了治疗师的时间，在心血管病、脑血管病、脑外伤等多种疾病康复方面已经取得一定效果。

VR 系统根据其沉浸程度和系统组成可分为以下三种。① 桌面式：以计算机显示器或其他台式显示器的屏幕为虚拟环境的显示装置，其特点是虚拟系统视野小，沉浸感差，但成本与制作要求低，易普及和实现。② 大屏幕式：包括弧形宽屏幕、360°环形屏幕甚至全封闭的半球形屏幕。这种大视野的虚拟环境较好地把观察者与现实环境隔离开来，使人和环境完全融合，虚拟效果接近完美。但是该虚拟方式的实现技术非常复杂，开发和运行费用昂贵，通常只为特殊用途而专门开发研制。③ 头盔式：是上述两种系统的折中。它将观察景物的屏幕拉近到观察者眼前，大大扩展了观察者的视角；而头盔又把观察者与周围现实环境隔离开，反过来增加了身临其境的效果。④ 另外，在头盔上安装立体声和一些控制装置，更加增强它的沉浸感。各种监视器如图3-9-5所示。

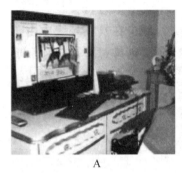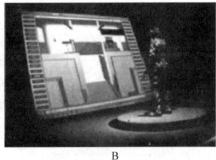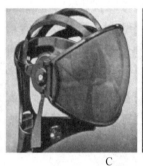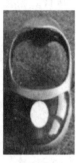

A　　　　　　　　　　B　　　　　　　　　C

图 3-9-5　各种虚拟现实(VR)监视器

注：A. 桌面式显示器；B. 大屏幕式显示器；C. 头盔式显示器

VR技术已经被广泛应用于康复治疗的各个方面，如在注意力缺陷、空间感知障碍、记忆障碍等认知康复，焦虑、抑郁、恐怖等情绪障碍和其他精神疾患的康复，以及运动不能、平衡协调性差和舞蹈症、脑瘫等运动障碍康复等领域都取得了很好的康复疗效。

1. VR 的治疗作用

（1）反馈-激励：可视化虚拟治疗计划可向患者提供持续而迅速的反馈，这些反馈创造并且增强了患者的治疗积极性。最佳的计划应该是为实时训练活动提供快速和积极的反馈，并为长期的治疗效果提供清晰的图像，患者可以自己感觉到病情在长期治疗中得到的改善，从而有助于患者设定合适的治疗目标并体验治疗过程（见图3-9-6）。

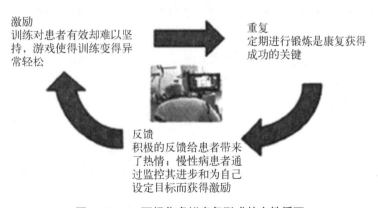

激励
训练对患者有效却难以坚持，游戏使得训练变得异常轻松

重复
定期进行锻炼是康复获得成功的关键

反馈
积极的反馈给患者带来了热情；慢性病患者通过监控其进步和为自己设定目标而获得激励

图 3-9-6　可视化虚拟康复形成的良性循环

引自：Holden MK.身体康复的虚拟可视化环境[J].计算机心理学和行为，2005，(3)：18711.

VR技术提供了重复练习、成绩反馈和维持动机三个关键要素的技术手段。VR用于康复训练的优势在于能为接受康复训练的患者提供两种反馈，包括每次练习结果的实时反馈和一组练习后的成绩反馈，可以提高患者对结果的知晓感。患者能在虚拟环境中学会运动技能，并且能将习得的运动技能迁移到现实世界的真实环境中。

(2) 注意力集中：患者可以完全将注意力放在可视化虚拟的任务上，而无须对运动进行苛刻的要求。可视化虚拟康复通常按照日常生活中的经历和考验设定一些双重或多重功能性任务，如防摔倒计划，而与纯粹注重于孤立的肌肉技巧的治疗性运动完全相反。在训练中，患者试图达到治疗性运动目标，并开发支持该目标的运动策略。早期的证据证明双重任务环境能够真正改善治疗结果。

(3) 促进生活技能转化：可视化虚拟康复可以有效增强治疗计划产生的动态感受外界刺激的暗示，尤其在计算机创造的意外情况发生时会更加有效。研究表明，在运动期间提供的非预测考验，能对日常生活环境中所需要技能产生有效的转化。

VR可以使患者能以自然方式与具有多种感官刺激的虚拟环境中的对象进行交互，比人类教练更有耐心和一致性，患者可以根据自己的情况反复观察模仿练习，减少在真实环境中由错误操作导致的危险，可以提供多种形式的反馈信息，使枯燥单调的运动康复训练过程更轻松、更有趣和更容易，VR允许用户进行个性化设置，将运动训练、心理治疗及功能测评有机地结合起来，针对患者个人的实际情况制订恰当的康复训练计划，由于虚拟环境与真实世界的高度相似性，在虚拟环境中习得的运动技能能更好地迁移到现实环境中。

2. 临床应用及疗效

1) 运动功能训练

(1) 平衡和协调能力训练：最早用于平衡训练的VR系统，包括一辆固定的自行车和提供视觉虚拟环境的VR平面显示器，经过一段时间在虚拟视觉空间里的骑行训练后，患者保持姿势平衡的控制水平有了很大提高。虽然该系统为患者提供了一种相对安全的训练技术，但由于技术方面不足，还存在自行车运动和视觉、听觉等线索信息不匹配的问题。目前，已开发的用于平衡和动作协调训练的VR程序，包括多种训练任务。如由Rademaker等应用SilverFit进行所有有关臀部运动后的相关平衡训练研究表明，患者通过使用SilverFit改变方向的次数大约是传统治疗的两倍。传统治疗中的患者一般只是被动和机械地重复着简单的转向和向前跨步动作，并在意识里始终关注着这些动作，而使用SilverFit的患者关注的是可视化虚拟任务(双重任务)，而且患者还可做更多横向运动和向后跨步运动。

(2) 下肢及行走训练：帕金森病患者的运动失能主要表现为发起运动和保持动作困难，例如行走中很难迈出第一步，患者往往要借助外部线索才能发起行为动作。利用VR视觉呈现技术，在行走训练的虚拟道路上提供一个视觉线索，可以有效引导患者迈出行走的第一步。在行走过程中，该线索始终位于患者脚前方指示前进方向，有助于患者持续行走。视觉线索越真实，对患者行走能力的康复越有利。由于脑卒中偏瘫患者常产生身体的前倾运动感，站立姿势和步态不协调，可用GaitMaster2(GM2)VR设备对此类患者进行步态训练。脚踏板按照正常人行走的轨迹和步幅交替运动，向患者的双腿传递正常行走的本体感觉，同时用显示屏幕提供各种虚拟地形环境的视觉空间。结果表明，患者的行走速度、步幅长度、持续行走的距离、步态协调性、时空参数、Berg平衡量表评分、起立-行走计时测试等均有明显改善。此外，融入VR元素的复杂程度和自动化程度更高的机器人系统可改善偏瘫患者的步行速度及距离，且可持续至训练结束后3个月。

相较于传统康复训练，VR可以通过营造类似真实生活的训练场景，达到从训练到生活的良好过渡。有些患者在康复中心已经恢复了独立步行能力，却难以适应真实生活环境的复杂路面情况。因此，跨越障碍物对于患者的步行能力具有重要意义。一项随机对照研究中，比较了真实和虚拟障碍物对患者训练效果的影响。VR组采用简易的头戴式VR设备结合下肢运动传感器，患者在行进中前方逐渐出现各种静止的虚拟障碍物。对照组则在训练场地中布置真实的障碍物。经过训练，VR组的独立步行速度明显优于对照组。

与单纯传统的康复治疗相比，VR可以帮助患者获得更好的姿势控制能力。精细化也是VR训练的一大特点。通过六向压力感应踏板和屏幕反馈系统,患者可以通过模拟驾驶船只和飞机训练足踝部运动功能。由于患者处于坐位,下肢不负重,可以将注意力集中在是踝部,从而改善踝关节的控制能力,提高步行速度和距离,促进脚踝运动功能的康复速度。训练程序可以通过调节通道的个数和位置、飞机速度以及触觉接口数量,来设置不同的难度水平。

(3) 上肢及手的训练:手功能是决定日常生活能力的重要因素,对脑卒中后患者生活质量具有重要影响。VR 技术可用于手指精细运动功能训练,并且可以通过动作模拟,针对生活中常用的功能性动作进行强化练习。通过与 VR 相连接的辅助手套,对患者进行 18 次手功能训练,可使患者更好地完成虚拟任务,临床检查发现患者的拇食指对捏能力明显改善。另一项研究中,患者可以通过患手控制气压联动的手套驱动虚拟手完成弹琴动作。同样在 18 次训练之后,手指的分离运动较前明显改善。

抓取物体结合了上肢粗大运动和手的精细运动,是日常生活中应用最多的实用性动作之一。一项研究要求脑卒中后偏瘫患者分别在传统治疗桌和 VR 环境中抓取物体,训练目的和强度相近。训练 3 个月后,VR 组患者肩关节外展和肘关节屈伸活动较对照组明显改善,且在训练中感到的心理压力小。

后遗症期的脑卒中患者以功能维持为主要目的,康复训练的地点多在社区及家庭。一项自身前后对照的研究显示,脑卒中后 1～3 年的患者使用 Wii 游戏系统,可改善患者的 Fugl-Meyer 上肢及手功能评分。

2) 日常生活行为康复训练

VR 技术在模拟真实生活场景,提供日常生活技能训练方面具有不可比拟的优越性。在虚拟环境中跟随计算机程序学习诸如倒茶、烹饪、打扫、购物等日常行为,可以保证训练指导跨条件的一致性,并降低错误操作导致危险的可能性。Guidali 等提出一种能够结合机器人辅助支持日常生活活动的康复系统,将重要的日常生活活动任务在虚拟环境中被鉴别和实施,而且和人合作的控制策略可以辅助患者在完成任务的时间和空间上修改自由度。技术可行性和系统的使用在 7 位健康受试者和 3 位慢性脑卒中患者身上得到了证实。

日常生活活动的成功康复需要精确和有效的评估和训练。大量研究已经强调康复方法的需求,这些方法应该与患者的现实生活环境相关,并能将其转化到日常生活任务中。VR 在日常生活活动康复技术方面占有很大优势,并具有开发人为绩效测试和训练环境的潜能。

3) 认知功能训练

(1) 颅脑损伤:VR 干预可以通过个体交互的娱乐活动改善认知功能和注意力。应用 3D 电子游戏在记忆康复的开发应用很少。虚拟航行是一种允许参与者编码环境的空间安排,并能激活记忆程序区域。Caglio 等通过治疗颅脑损伤伴有记忆障碍的患者,并应用神经心理方法和反映大脑活性的 fMRI 来评测虚拟航行治疗记忆的功效。结果提示,强化航行训练可以改善成人脑损伤患者记忆功能,fMRI 还提示海马区的脑活动明显增强。各种研究均证实,基于社区生活技巧的 VR 技术对获得性脑损伤患者的技巧获得和记忆成绩都有改善,并能将这种技巧转移到现实环境中。

(2) 脑卒中:这类患者常伴随着注意力、集中度、记忆力、空间理解力、语言、解决问题和任务规划能力的全面下降。脑卒中后 12 个月内痴呆综合征的发生率为 8%～26%。认知功能障碍影响运动再学习的能力,以及患者参与康复训练的信心和积极性,从而成为康复预后不良的主要原因。因此,准确地评估认知功能和早期干预是康复训练成功的关键。将已完成住院期间急性期干预的脑卒中患者随机分为 VR 组和对照组。在治疗师的指导下,VR 组患者接受一系列日常生活模拟训练,包括工作记忆任务、视觉空间定向任务、选择性注意任务、识别记忆任务和计算等,并逐渐增加对记忆和注意力的需求。结果显示,VR 训练可以改善脑卒中患者的记忆力和注意力,运动再学习也在一定程度上依赖于认知功能。而 VR 训练一直强调认知因素是干预治疗重要组成部分。研究发现,认知负荷组的步行速度、节奏、步长、计时起立-行走测试成绩、Berg 平衡能力评分等明显优于单纯 VR 组。

单侧空间忽略（unilateral spatial neglect，USN）是脑卒中后最常见的认知障碍之一，大约50%的患者可以出现，表现为一些特异性症状，如只吃盘子右边的饭菜，过马路不顾及左侧车辆及障碍物。USN是运动和认知康复预后不良的标志。VR应用于USN患者康复的研究多为个案报道。例如：一例右额颞叶出血的65岁老年男性患者，经过1个月的VR训练，在线段划销测试、字母划销测验、线段等分试验、简易精神状态检查表、标记测验中均取得了更好的成绩，并且这一效果在5个月后的随访中仍然存在。

4）轮椅训练

轮椅虚拟驱动环境可以提供定量评测驾驶能力、驾驶员训练以及评测选择性控制。Spaeth等设计了虚拟驱动环境，将轮椅图标显示在一台2寸的鸟瞰视野中，配有一逼真的转向器和惯性。通过一个标准动作传感操作杆（MsJ）和一个实验性等距操作杆进行比较。结论是虚拟驾驶环境和评定虚拟驾驶技术能替代真实的驾驶。

5）评定作用

颅脑外伤经常会影响真实环境下的航行（导航功能）。Livingstone等对颅脑创伤后的导向定位问题通过水迷宫（morris water maze）虚拟刺激进行研究，即标准的海马功能实验。虚拟环境包括：在一个虚拟大房间中放置一个大的平台，房间四壁是自然风景。11位社区居住的颅脑创伤幸存者和性别、年龄及教育水平匹配的12位对照组参与者，测试他们能否发现测试台上的不同定位。结果显示，颅脑创伤生存者的导航在邻近线索存在时没有障碍，但当邻近线索缺乏时就会表现出障碍。由于能够形成记忆或使用认知地图，从而对颅脑创伤后导航能力损伤提供更多的证据。

6）精神和情绪

精神病（psychosis）是指严重的心理障碍，患者的认识、情感、意志、动作行为等心理活动均可出现持久的明显的异常；不能正常地学习、工作和生活；动作行为难以被一般人理解；在病态心理的支配下，有自杀或攻击、伤害他人的动作行为。焦虑症和自闭症都属于精神类疾病，情感缺失是导致疾病暴发的主要因素。因此，调节情感是辅助治疗的关键所在。在虚拟环境中构建情感化虚拟人可以辅助患者进行情绪调节，从而达到康复治疗的效果。近年来，VR治疗焦虑症和自闭症的文献报道不少，且疗效肯定。

7）康复教育

探讨VR训练系统在康复治疗学本科临床教学的应用价值。将26名本科康复治疗学专业实习生，在物理治疗临床教学中分为两组。研究组（$n=14$）采用先VR教学后传统教学的方式，对照组（$n=12$）采用传统教学的方式，学习结束后进行学生自我评价和物理治疗操作考试。结果显示，研究组在提升训练目的性和趣味性、提高学习主动性和积极性、提高临床能力等方面优于对照组。理论考试成绩两组无统计学差异，操作考试成绩研究组优于对照组。提示为VR系统可提高物理治疗学的教学效果。

8）戒毒

将VR技术与心理治疗技术相结合，可以创造逼真的虚拟环境，更好地实施心理学的系统脱敏疗法、正性强化疗法、厌恶疗法、放松疗法等。针对稽延性戒断症状，利用计算机VR技术生成一个包括视、听、触觉等感觉在内的VR环境，通过传感器装置使毒瘾患者进入VR环境，从多方面引导患者的心理、生理状况发生变化，从而达到治疗稽延性戒断症状的目的，进而取得良好的社会效益和经济效益。总之，这种研究具有很大的研究空间以及重要的现实意义，前景广阔，值得重视。

9）其他

功能性游戏已经作为一个靶向的康复治疗应用到慢性下背痛和慢性颈痛的患者中，工作焦点是全身运动采集系统、生物信号采集装置以及游戏引擎的连接。现在已经提供了这个应用的短期综述和初步结果。例如：将一个适合手的传感器手套，连接到一个安装在自己家中的远程监控的视频游戏控制台上。结果显示，患有脑瘫的患儿使用远程监控的VR游戏能改善手功能及前臂骨健康。

3. 国内使用的几种 VR 仪器设备

(1) 跑步机：程序员在跑步机前设计了一个大屏幕，投影仪模拟虚构了一个虚拟环境。跑步机可以安装在壮丽的自然奇观中或著名的城市中，当然也可以安置在当地的居委会，患者会感到自己好像在户外行走一样(见图 3-9-7)。其特点如下：① 视觉影响：大型投影屏幕会立即吸引进行锻炼的训练者和患者的注意力。对于他们来说，屏幕变成了他们的世界，而且这种处于康复室内的环境比起专业电影创造的户外场景要安全得多。② 不同路径：虚拟跑步机包含有很多不同形式的路径。既可以步行走过著名的城市，也可走过村庄、森林和公园。走完每个完整的路径大约需要 50 min，但患者每次都可以根据自己的兴趣选择不同的步行路段，因为路径可以在不同的地点开始。③ 当地漫游：设备还可以展现当地的影像，使人们能够在他们熟悉的家乡散步。例如：患者可以围绕着疗养院散步，也可以在市中心行走，甚至可以在当地的一个公园或旅游景点里散步。④ 适应体能：跑步机可以根据使用者体能进行调节，设定不同的行走速度和使用时间。对于需要精神护理的患者，可以令其每天走过相同的路程，以便他们逐渐熟悉路线。⑤ 操作简便：相关设备操作简单、使用方便，治疗人员可以专注于患者的训练。

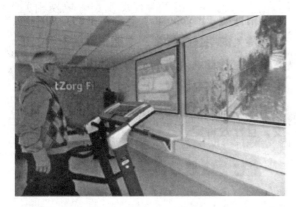

图 3-9-7　虚拟跑步机

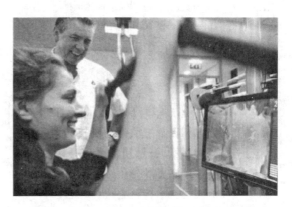

图 3-9-8　用于体能训练的虚拟治疗系

(2) 用于体能训练的虚拟治疗系统：此类设备的作用原理是以游戏吸引患者的注意力，这些游戏一般具有画面精美、引人入胜的特点，游戏装置通常配备有直观的触屏界面。游戏软件可以安装在设备的小屏幕上，也可以安装在可移动屏幕上，这样就可以将游戏屏幕由一个训练点转移到另一个训练点(见图 3-9-8)。软件多包含基础练习、生物反馈练习、客观结果检测、患者跟踪数据库和视频分析模块。

(3) 用于临床的虚拟治疗系统简介：在康复领域，除了测量诊断、辅助支持和社交娱乐外，VR 技术最重要的用途在于对受损的运动功能进行康复训练，能够让各个年龄段的神经系统、骨关节、心肺疾病患者通过情景互动的形式，进行个性化的全身主动性运动训练，提高患者运动能力，如平衡和协调能力、行走运动康复训练、上下肢康复训练(肌力、关节活动范围)、运动控制及姿势控制；日常生活行为康复训练；认知康复训练以及轮椅使用训练等。

动能医生情景互动系统(DK-Premium)是荷兰生产的一款临床使用的 VR 系统(见图 3-9-9)，该虚拟治疗系统主要用于运动功能训练。

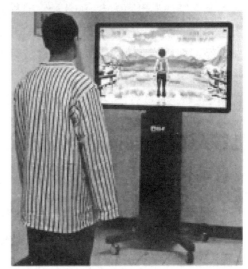

图 3-9-9　用于临床的虚拟治疗系统

(刘　亮　梁贞文)

第十节　淋巴引流术

一、概述

(一) 基本概念

淋巴引流技术(manual lymphatic drainage，MLD)属于现代按摩手法的一种,它基于淋巴系统正常的解剖路径和生理功能,通过手法帮助淋巴液沿特定的方向将身体的代谢废物从周围组织带回到血液循环系统当中。MLD广泛应用于各类淋巴水肿的治疗,例如乳腺癌术后水肿、复杂性区域性疼痛综合征(complex regional pain syndrome)等。此外,MLD还广泛应用于美容养生、运动竞技康复等诸多领域。

MLD由丹麦的Vodder夫妇于20世纪30年代始创,创立之初主要用于慢性鼻窦炎等免疫相关疾病的治疗。在对淋巴系统进行细致的研究后,他们对手法进行了改良,创立了一套轻柔的、富有节律性的淋巴引流手法。20世纪70—80年代,德国的Ethel和Michael Foeldi又将其进一步改良,同时结合了绷带包扎、运动治疗与皮肤护理等治疗,形成了一套国际上公认的淋巴水肿标准治疗方案,即综合淋巴消肿治疗(complete decongestion therapy),并一直沿用至今。

淋巴系统的正常生理功能依赖于其结构和功能的完整。淋巴系统运输淋巴液的动力来源于淋巴管壁平滑肌收缩和淋巴管周围骨骼肌收缩,并在淋巴管内瓣膜的单向引导下沿着特定的方向回流到心血管系统。而淋巴引流手法作为一种外力,可以给予淋巴系统以外界刺激,并充分调动淋巴系统的潜力,引流淋巴液。

(二) 治疗原理

1. 淋巴系统的解剖

淋巴系统是一个大的淋巴网状系统,由淋巴管道、淋巴组织和淋巴器官组成(见图3-10-1)。淋巴管道和淋巴结的淋巴窦内含有淋巴液,简称为淋巴。自小肠绒毛中的中央乳糜池至胸导管的淋巴管道中的淋巴因含乳糜微粒呈白色,其他部位的淋巴管道中的淋巴呈无色透明。血液流经毛细血管动脉端时,一些成分经毛细血管壁进入组织间隙,形成组织液。组织液与细胞进行物质交换后,大部分经毛细血管静脉端吸收入静脉,小部分水分及大分子物质进入毛细淋巴管,形成淋巴液。淋巴液沿淋巴管道和淋巴结的淋巴窦向心性流动,最后汇入静脉。因此,淋巴系统是心血管系统的辅助系统,协助静脉引流组织液。此外,淋巴器官和淋巴组织具有产生淋巴细胞、过滤淋巴液和进行免疫应答的功能。

1) 淋巴管道

(1) 毛细淋巴管(lymphatic capillary):以膨大的盲端起始,互相吻合成毛细淋巴管网,然后汇入淋巴管。毛细淋巴管由很薄的内皮细胞构成,基膜不完整。内皮细胞间隙较大,内皮细胞外面有纤维细丝牵拉,使毛细淋巴管处于扩张状态。因此,毛细淋巴管的通透性较大,蛋白质、细胞碎片、异物、细菌和肿瘤细胞等容易进入毛细淋巴管。上皮、角膜、晶状体、软骨、脑和脊髓等处无毛细淋巴管。

(2) 淋巴管(lymphatic vessel):自毛细淋巴管网发出,注入淋巴结。淋巴管的结构与静脉相似,内有很多瓣膜,可防止淋巴液逆流。

(3) 淋巴干(lymphatic tmnk):由淋巴结发出的淋巴管在膈下和颈根部汇合成淋巴干。共有9条淋巴干,包括腰干、支气管纵隔干、锁骨下干、颈干各2条和1条肠干(见图3-10-2)。

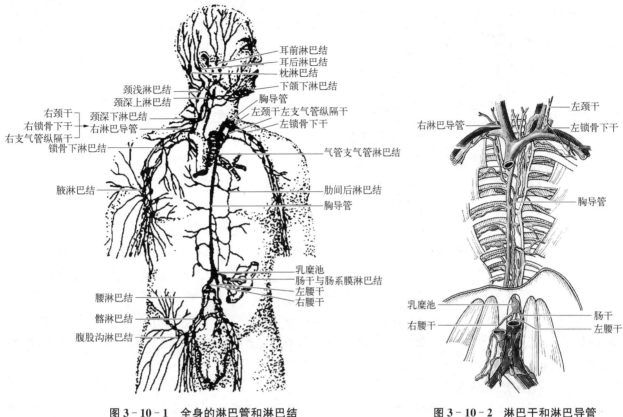

图 3‑10‑1 全身的淋巴管和淋巴结

注：引自 http://www.a-hospital.com/

图 3‑10‑2 淋巴干和淋巴导管

注：引自 https://www.kkme.net/
newsinfo-BjkggTdEA.html

（4）淋巴导管（lymphatic duct）：淋巴干汇合成胸导管和右淋巴导管，分别注入左、右静脉角。此外，少数淋巴管注入盆腔静脉、肾静脉、肾上腺静脉和下腔静脉。胸导管是全身最大的淋巴管，起自乳糜池平T12下缘高度，经主动脉裂孔进入胸腔。沿脊柱右前方胸主动脉与奇静脉之间上行，至 T5 高度经食管与脊柱之间向左侧斜行，再沿脊柱左前方上行，经胸廓上口至颈部。在左颈总动脉和左颈内静脉的后方转向前内下方，注入左静脉角。乳糜池位于 L1 前方，呈囊状膨大，接受左、右腰干和肠干。胸导管在注入左静脉角处接受左颈干、左锁骨下干和左支气管纵隔干。胸导管引流下肢、盆部、腹部、左上肢、左胸部和左头颈部的淋巴，即全身 3/4 部位的淋巴。右淋巴导管长 1~1.5 cm，由右颈干、右锁骨下干和右支气管纵隔干汇合而成，注入右静脉角。右淋巴导管引流右上肢、右胸部和右头颈部的淋巴，即全身 1/4 部位的淋巴。右淋巴导管与胸导管之间存在着交通。

2）淋巴组织

淋巴组织分为弥散淋巴组织和淋巴小结，前者主要位于消化道和呼吸道的黏膜固有层，后者包括小肠黏膜固有层内的孤立淋巴滤泡、集合淋巴滤泡以及阑尾壁内的淋巴小结等。

3）淋巴器官

（1）淋巴结（lymphnode）：为大小不一的圆形或椭圆形灰红色小体，一侧隆凸，另一侧凹陷，凹陷中央处为淋巴结门（见图 3‑10‑3）。淋巴结凸侧连有输入淋巴管，数目较多。淋巴结门有输出淋巴管、神经和血管出入。一个淋巴结的输出淋巴管可成为另一个淋巴结的输入淋巴管。淋巴结按位置不同分为浅淋巴结和深淋巴结，浅淋巴结位于浅筋膜内，深淋巴结位于深筋膜深面。淋巴结的主要功能是滤过淋巴、产生淋巴细胞和进行免疫应答。

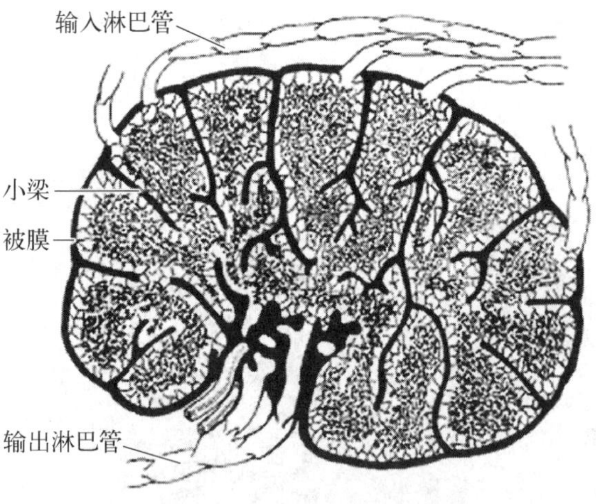

输入淋巴管

小梁

被膜

输出淋巴管

图 3 - 10 - 3　淋巴结

（2）胸腺（thymus）：是中枢淋巴器官，培育、选择和向周围淋巴器官（淋巴结、脾和扁桃体）、淋巴组织（淋巴小结）输送 T 淋巴细胞。此外，胸腺还具有内分泌功能。

（3）脾（spleen）：是人体最大的淋巴器官，具有储血、造血、清除衰老红细胞和进行免疫应答的功能。

（4）扁桃体（tonsil）：位于消化道和呼吸道的交会处，此处黏膜内含有大量淋巴组织，可引起局部免疫应答。按部位分为腭扁桃体、咽扁桃体、咽鼓管扁桃体和舌扁桃体。

4）淋巴回流及侧支循环

在安静状态下，每小时约有 120 ml 淋巴流入血液，每天回流的淋巴相当于全身血浆总量。淋巴流动缓慢，流量是静脉的 1/10。相邻两对瓣膜之间的淋巴管段构成“淋巴管泵”，通过平滑肌的收缩和瓣膜的开闭，推动淋巴向心流动。淋巴管周围的动脉搏动、肌肉收缩和胸腔负压对于淋巴回流有促进作用。运动和按摩有助于改善淋巴回流功能。如果淋巴回流受阻，大量含蛋白质的组织液不能及时吸收，可导致淋巴水肿。

5）淋巴系统的功能解剖

为了更好地解释手法引流的路径，需要了解淋巴系统的功能解剖。如图 3 - 10 - 4 所示，人体躯干上红色的线称为分水线，分水线两侧的淋巴液被引流到相反的方向。分水线可以将躯干分割成一块块的区域，称为象限，人体正面和背面各有四个主要的象限（左上象限、右上象限、左下象限、右下象限），每个象限内的淋巴液都回流到对应的腋窝或者腹股沟淋巴结集团。腋窝或者腹股沟淋巴结集团之间都有吻合结构，这些结构好似淋巴结集团之间的“高速公路”，是淋巴引流手法的重要作用区域。

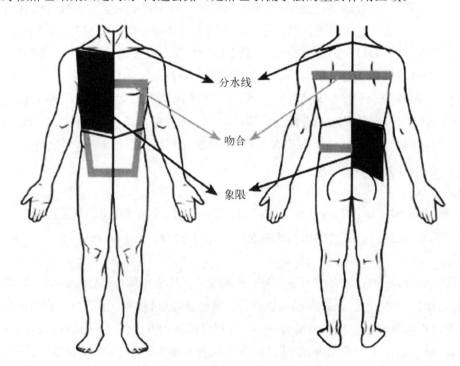

分水线

吻合

象限

图 3 - 10 - 4　淋巴分水线、象限和吻合

2. 淋巴系统的生理和病理特性

(1) 淋巴液的生成和输送:淋巴系统的起始结构是毛细淋巴管,毛细淋巴管起始于组织间隙,其形状是似"铅笔"一样的盲端。毛细淋巴管的管壁由单层内皮细胞构成,其通透性较毛细血管大,故组织液中的大分子物质,如蛋白质、细菌和癌细胞等较易进入。当组织液进入毛细淋巴管之后,被称为淋巴液。由于内皮细胞层叠的方式形似"叠瓦"状,故组织液可以较容易地进入毛细淋巴管,进入毛细淋巴管的液体却比较难重新回到组织液当中。在毛细淋巴管的周围有一个重要的结构称为锚丝。锚丝一端连着毛细淋巴管壁的单层内皮细胞,另一端连着组织间隙中的纤维细胞。当锚丝收缩时,内皮细胞就会被牵拉打开,那么一个个"叠瓦"样的闸门就会开放,让大分子物质进入毛细淋巴管中。牵拉锚丝、促进闸门开放正是淋巴引流手法的重要作用原理。

众多的毛细淋巴管彼此之间吻合成网状结构,逐渐汇合成前集合淋巴管,前集合淋巴管既有运输作用,又有重吸收作用。前集合淋巴管继续往前形成了集合淋巴管,集合淋巴管内层是单层内皮细胞、中层是平滑肌细胞、外层是结缔组织,该三层式结构较为致密,故集合淋巴管只有运输功能,没有重吸收功能。集合淋巴管内有瓣膜结构,该结构的存在使得淋巴液在淋巴管中的流向是单向的。集合淋巴管壁上的平滑肌收缩时,上一节段内的淋巴液就会被挤到下一个节段。

集合淋巴管继续往前会遇到一个个淋巴结,淋巴结是过滤站,有着重要的免疫作用。淋巴管继续汇合形成较粗的淋巴干,淋巴干大都汇入胸导管,接着通过上腔静脉重新进入血液循环系统。

(2) 淋巴水肿的发生机制:根据经典 Starling 定律,毛细血管动脉端滤出液体到组织间隙中,大部分从静脉端重新吸收,剩余的约 10% 会被淋巴系统吸收。人体在不同情况下滤过到组织间隙中的液体量是动态变化的,例如人在休息和运动时,血液循环系统的工作负荷相差较大,其对应的淋巴液产生量也会相差较大。但是,为什么正常人不会出现水肿呢? 这跟淋巴系统的功能储备息息相关。

淋巴系统的输送能力是指淋巴系统所能承载的最大运输量,它的度量单位是单位时间内运输淋巴液的多少。基础淋巴流量是指静息状态下人体正常的淋巴系统流量。当个体的淋巴系统被完全调动起来,其所承载的负荷就是淋巴系统的输送能力,此时淋巴系统在单位时间内运输的淋巴液量可高达静息状态时的 10 倍。淋巴系统的输送能力和基础淋巴流量之间的差值代表着整个淋巴系统的代偿能力,称为功能性储备。

图 3-10-5 形象地展示了淋巴水肿的发生机制,以乳腺癌术后上肢淋巴水肿患者为例进行分析:在手术前,淋巴系统运输能力和淋巴系统实际承载的负荷都处于正常范围,且淋巴系统的运输能力要远远高于淋巴系统的实际负荷,此时不会发生水肿。当乳腺癌手术清扫了腋窝淋巴结后,淋巴系统的运输能力因为淋巴系统本身的损伤而显著下降,但此时淋巴系统所需要承担的实际负荷并未发生改变,这个时间段淋巴系统实际承载的负荷仍小于淋巴系统的运输能力,故并未发生淋巴水肿,属于代偿期。但如果患者发生特殊事件,例如患侧肢体发生了感染,此时淋巴系统所要承载的负荷显著增加,当负荷量超过淋巴系统的运输能力时就会发生淋巴水肿,称之为失代偿期。淋巴水肿是一种渐进性的慢性病症,其发生发展存在着自我加重的趋势,故一旦淋巴水肿出现,往往很难自发恢复。如果在早期代偿期就进行淋巴引流手法,可能起到预防水肿发生的作用;如果在水肿初期就使用淋巴引流手法干预,往往水肿的预后会较好。

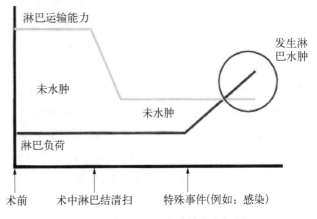

图 3-10-5 淋巴水肿的发生机制

3. 淋巴引流手法的作用机制

(1) 牵拉锚丝:由于毛细淋巴管的末端是由单层细胞构成的盲端结构,所以大分子物质例如蛋白质要回流进淋巴管就必须由锚丝牵拉,打开有内皮细胞层叠而成的"闸门"。而淋巴引流手法正是通过轻柔的手法充分接触并牵拉水肿区域的皮肤,从而刺激位于皮肤表皮层下方的毛细淋巴管周围的锚丝组织,打开毛细淋巴管的"闸门"允许大分子物质进入毛细淋巴管。

(2) 压力效应:组织液和毛细淋巴管内淋巴液的压力差是组织液进入淋巴管内的动力。徒手淋巴引流会给皮肤造成一定的压力,该压力可使组织液的压力升高,从而促进组织液进入淋巴管内,加快淋巴液的生成速度。

(3) 促淋巴管运动:集合淋巴管的管壁中含有可以收缩的平滑肌,管壁平滑肌的收缩和瓣膜共同构成了"淋巴管泵",能够推动淋巴液的流动。淋巴引流手法通过对身体组织的按摩和压迫,促进了淋巴管的"泵效应",加快淋巴管的搏动率,从而加速淋巴回流。

(4) 胸腔负压:呼吸对于淋巴回流非常重要,胸导管是人体最深、最粗的淋巴导管。淋巴引流手法通常配合腹式呼吸训练,腹式呼吸可以激活人体的横膈膜,从而形成胸膜腔内负压,负压可以进一步促进淋巴和静脉回流。

(5) 镇静和镇痛:徒手淋巴引流还有镇痛和镇静的作用,通过轻柔的推送手法,可以降低交感神经系统活性,增加副交感神经系统活性,加快将疼痛介质从组织液中引流出来,并通过闸门控制理论起到镇痛作用。

二、治疗技术

(一) 概述

淋巴引流手法可以分成激活类手法、引流类手法以及其他辅助技术。其中激活类手法主要包括颈部淋巴结、腋窝淋巴结和腹股沟淋巴结的激活;引流类手法在躯干、肢体、额面部等区域有着不同的技巧;其他辅助技术包括腹式呼吸训练、纤维松解技术等。

1. 淋巴引流手法应遵循的通则

(1) 体表淋巴组织所在的位置比较表浅,因此淋巴引流手法的力度应轻柔、均匀,不要使皮肤发生褶皱,更不能引起疼痛或充血,力度过大反而有可能阻碍淋巴液回流。

(2) 淋巴引流手法保持最大面积接触皮肤,起始的时候应充分地牵拉肌肤,螺旋或圆形轻握,或轻柔推压,这样可以刺激淋巴管壁的收缩,加速淋巴液的生成。

(3) 淋巴引流在推压的时候,需根据淋巴系统的解剖结构沿着特定的方向进行推动。

(4) 淋巴引流每次发力后的放松阶段,治疗师的手指放松并回到初始位置,这样会在局部形成一个负压,从而将周围尚未引流区域的淋巴液吸引过来。

(5) 淋巴引流手法应具有节律性,通常是每秒一个动作,每个区域重复5~7次。

2. 注意事项

临床应用时并不需要完全依照本节介绍的手法路径进行操作,治疗人员可根据患者的具体情况自行对手法进行调整组合,以取得最好的临床治疗效率。此外,在治疗的过程中需要注意治疗区域的顺序,通常从近端开始,只有当近端的淋巴液被充分引流后,方可转向更远的区域。因此,治疗总是从短暂的颈部治疗准备开始,只有当近端被充分引流后,才有空间让远端的淋巴液进入。治疗结束后,患者的淋巴系统仍会继续维持一段时间的活跃状态,因此需给予充分的休息。

后文治疗图示中会使用不同颜色的箭头来指代操作提示,其中黑色箭头表示手法的发力阶段,白色箭头表示治疗师手指放松并回归到初始位置。

（二）基本淋巴手法

国际通行的 MLD 一般包括四种主要的手法：固定圆手法、压送手法、旋转手法和铲形手法。

1. 固定圆手法

固定圆（stationary circles）手法操作形似一个椭圆，治疗师用一侧手指掌面充分沿半圆轨迹牵拉皮肤，随后放松，另一只重复该动作并覆盖前一只手的作用区域，如此双手交替在患者皮肤上移动。作用在手指和脚趾上的静止圆技术也称为拇指画圆手法（thumb circle），由治疗师用拇指操作（见图 3-10-6）。

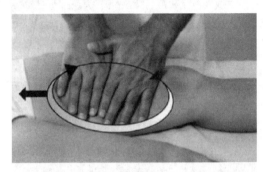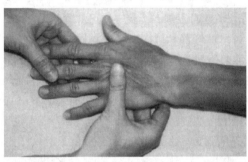

图 3-10-6　固定圆手法

2. 压送手法（pump）

治疗师拇指和示指张开半包住肢体，然后以示指为支点向上翻腕，接着在把倾斜的手腕放下的同时示指和拇指边牵扯住皮肤边往前移动。手法全过程中，示指和拇指不得离开皮肤表面（见图 3-10-7）。

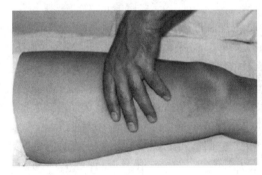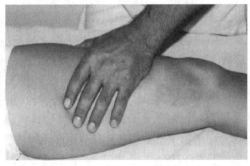

图 3-10-7　压送手法

3. 旋转手法

旋转手法（rotary）操作时，手平放于患者较大区域的皮肤，以大拇指为支点，掌根抬起，手指掌面在患者皮肤上边牵拉边往前旋转移动，随后放下掌根，与刚刚相反的方向旋转手腕；同时拇指在患者皮肤上往前滑动，不断重复动作。双手操作时，对称、交替进行（见图 3-10-8）。

4. 铲形手法

铲形手法（scoop）的起始相与压送手法很相似，首先张开拇指和示指并半包住肢体的内侧，然后以示指为支点向上翻腕，接着在把手腕放下的同时从肢体内下往外上方牵拉皮肤。该手法可以将肢体内侧的淋巴引流到外侧（见图 3-10-9）。

（三）不同区域的淋巴引流手法

1. 颈、肩、头部的淋巴引流手法

（1）体位准备：治疗师站在患者一侧，面对患者。患者取仰卧，治疗师双手朝向小指方向做圆周运动。

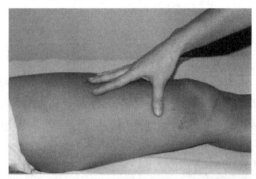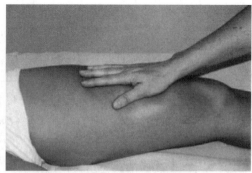

图 3-10-8　旋　转　手　法

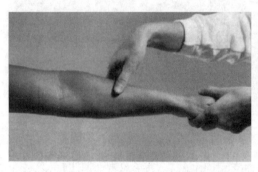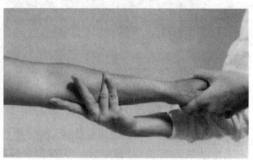

图 3-10-9　铲　形　手　法

(2) 手法路径如下。① 轻抚按摩:手掌摊平、拇指展开从胸骨开始往肩峰的方向轻抚。② 被动松动肩胛带:肩胛带的被动活动有助于肩胛周围淋巴干的扩张和锁骨下静脉的回流。由于锁骨下静脉和胸锁部的筋膜是相连的,因此肩胛带的活动可以促进静脉的管径扩张,从而加速血液的回流,而血液回流加快的连带效应就是帮助淋巴进入两侧的静脉角。③ 颈部淋巴结链的激活:四指柔和地往下施加压力在锁骨上窝做环转运动,朝着小指头的方向,该手法可以激活下颈部淋巴结。接着手指掌面移动到颈部上段外侧,做环转运动,往下划半圆时发力,往上划半圆时放松归位。④ 枕部手法:从枕骨隆突开始用双手的手指做固定圆手法,往颈外侧的淋巴结链引流。从枕骨开始逐渐往下沿颈椎的隆突往颈前部重复上述手法,最后引流到锁骨上窝(终池)。⑤ 耳前耳后手法:在耳前淋巴结(示指和中指)和耳后淋巴结(无名指和小指)做固定圆手法。接着往颈上部淋巴结引流,最后引流到锁骨上窝。⑥ 颈部三角区手法:在颈后部、肩胛冈上方的斜方肌构成的颈部三角区域行固定圆手法。注意三角区的下缘是肩胛冈,而肩胛冈是颈淋巴结和腋窝淋巴结管控区域的分水线。⑦ 肩峰手法:从肩峰区域往锁骨上窝行固定圆手法。⑧ 头后部手法:让患者俯卧,治疗师双手从头后部往肩峰方向轻抚。用固定圆手法从头后部中段往枕部淋巴结引流,接着再做固定圆手法,由头顶部往耳后引流。最后,用固定圆手法从耳后淋巴结和枕后淋巴结往前下方的锁骨上窝引流。

(3) 注意事项:① 颈部淋巴引流手法是以胸锁乳突肌为界的,只做其后方的区域;② 对于颈部的淋巴回流手法,需要注意的禁忌证包括甲状腺功能亢进、颈动脉窦过于敏感以及心律失常;③ 对于 60 岁以上的患者,由于颈部血管可能存在动脉粥样硬化,需要慎用。因为血栓脱落有可能导致脑栓塞,必须提前与医生沟通是否存在该风险。

2. 面部淋巴引流手法

(1) 体位准备:患者仰卧,治疗师站或坐在患者头部旁边。

(2) 手法路径如下。① 起始手法:沿着引流线的大致方向轻抚,基本方向是从上部往下、中线往两侧。② 下颌周围手法：治疗师面朝患者脚的方向，双手手指弯曲放于患者的下颌下方，往小指方向做固定圆手法，激活下颌下淋巴结和颏下淋巴结。接着从颏下淋巴结推送淋巴液到下颌角的下颌下淋巴结，再到上颈段淋巴结，最后到锁骨上窝的终池。③ 口周围手法：采用固定圆手法，将嘴巴下方的淋巴引流到下方的颏下淋巴结，将嘴巴两侧（面颊）区域以及嘴巴和鼻子之间区域的淋巴液引流到外下方的下颌下淋巴结和上颈段淋巴结，接着按照前述的路径最终引流到锁骨上窝。④ 鼻部手法：采用固定圆手法，从鼻梁开始往外往下引流，经过脸颊区域到达下颌下淋巴结。⑤ 眼周手法：采用固定圆手法，将眼睛下方区域引流到外下方的下颌下淋巴结，眼睛上方区域引流到耳前淋巴结，然后再按照前述的路径最终都引流到终池。⑥ 额头手法：治疗师用双手采用固定圆手法，从前额的中线开始往两侧引流到颞区，再往外下方引流到耳前淋巴结，接着到下颌角，最终引流到锁骨上淋巴结。

（3）注意事项：① 脸部的感染（例如疖等）是面部淋巴引流手法的禁忌证，尤其是在面部危险三角区，其静脉血管无瓣膜结构，直接可以和颅内血管相连，因此对面部感染的患者实施徒手淋巴回流手法，有感染扩散到颅内的风险；② 脸部淋巴回流手法一般在颈部手法完成后才实施；③ 常用于额面部手术后的水肿（例如面部整形术后、口腔整形后）。

3. 躯干上象限手法（一侧腋窝淋巴结支配的区域）

（1）体位准备：患者仰卧，治疗师站在患者旁边。

（2）手法路径如下。① 起始手法：从胸骨往腋窝轻抚，范围包括整个上象限。② 腋窝淋巴结激活：采用固定圆手法分别激活腋窝外侧壁、上壁以及内侧壁的淋巴结群。③ 躯干外侧：采用固定圆手法，从腋窝下区域往腋窝引流，并不断将手法向下延伸，一直到把整个上象限的侧面全部引流完成。④ 乳房上部手法：采用固定圆手法，从锁骨之下、胸骨内侧开始往腋窝引流，一直到乳房上部为止。⑤ 乳房手法：治疗师双手分别在乳房的上下部，然后采用旋转技术将乳房淋巴液引流到腋窝去（见图3-10-10）。⑥ 乳房下部区域手法：采用旋转手法，将淋巴液引流到躯干侧面，然后接着用固定圆手法引流到腋窝淋巴结（见图3-10-11）。

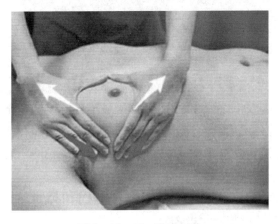

图 3-10-10 乳房手法

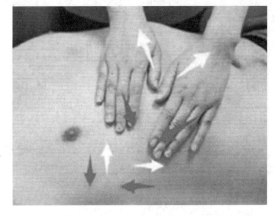

图 3-10-11 乳房下部区域手法

（3）注意事项：正面躯干的淋巴引流手法主要应用在继发性淋巴水肿，例如乳腺癌术后继发上肢淋巴水肿，在对水肿的肢体做淋巴引流之前需要先把躯干淋巴清空。

4. 背部上象限手法（单侧腋窝淋巴结支配的区域）

（1）体位准备：患者俯卧，治疗师站在患者的旁边。

（2）手法路径如下。① 手法准备：从背部上象限的脊柱旁往腋窝淋巴结轻抚。② 腋窝淋巴结激活：如前文所述。③ 躯干上段手法：采用固定圆手法往腋窝淋巴结引流。④ 肩胛骨手法：采用固定圆手法往腋窝淋巴结引流。⑤ 躯干下段手法:采用旋转技术往躯干侧面引流,再用固定圆手法引流到腋窝淋巴结。

(3)注意事项:① 躯干背面的淋巴引流手法主要应用在继发性淋巴水肿;② 治疗前,颈部和腋窝的淋巴结需要先进行激活。

5. 上肢的淋巴引流手法

(1)体位准备:患者仰卧,治疗师站在患者的旁边。

(2)手法路径如下。① 手法准备:从上肢的远端(手部)开始往近端(腋窝)轻抚。② 腋窝淋巴结激活:如前文所述。③ 上臂手法:采用固定圆手法将上臂近端正面区域的淋巴引流到腋窝淋巴结,采用固定圆手法将三角肌所在的区域引流到腋窝淋巴结,采用压送手法将手臂外侧和背侧的淋巴液引流到腋窝淋巴结。④ 肘关节手法:采用固定圆手法激活肘关节内外侧(肱骨内外上髁)的淋巴结,往手臂近端时发力。接着,治疗师将一只手放在患者肘窝处行固定圆手法,与此同时另一只手被动屈伸患者的肘关节(图 3-10-12)。⑤ 前臂手法:采用铲形手法将前臂正面区域淋巴引流到前臂背面,再用压送手法将淋巴液往近端引流。⑥ 手部手法:治疗师用双手的拇指同时行拇指固定圆手法引流手掌背部区域的淋巴液到腕关节处,接着继续用拇指固定圆手法引流手指背部的淋巴液到腕关节背侧面,最后采用压送手法将淋巴液一直引流到肘窝和腋窝淋巴结。若掌面也有肿胀,则采用拇指固定圆手法将淋巴液如图 3-10-13 所示引流到腕部或者手掌背面。

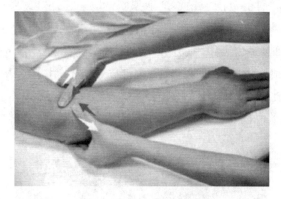

图 3-10-12　肘关节手法

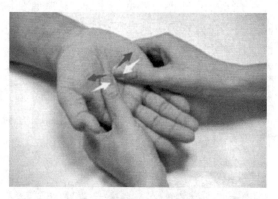

图 3-10-13　手部手法

(3)注意事项:① 上肢淋巴手法适用于反射性交感神经营养不良(Sudeck 萎缩)、创伤或术后上肢水肿、偏瘫患者手部水肿、风湿性疾病的辅助治疗。② 在上肢手法治疗之前,颈部区域淋巴应该已经充分引流完毕。③ 对于肿胀侧腋窝淋巴清扫的患者(例如乳腺癌术后继发性淋巴水肿),需要先将颈部和躯干的淋巴液都预先清空,引流路径也需要进行调整。

6. 腹部淋巴引流手法

(1)体位准备:患者取仰卧,屈髋屈膝,垫高背部,充分放松腹部;治疗师站在患者的一侧。

(2)手法路径:从肚脐开始,沿图 3-10-14 所示的"M"形"1~9"数字依次操作。治疗师右手放在患者脐上,嘱患者放松正常呼吸。当患者吸气时,治疗师的手随之抬起;当患者呼气时,治疗师的手微微加力随之下降,下降到最低点后停住;当患者继续吸气将腹部鼓起时,治疗师的手施力阻挡腹部隆起;当患者吸气到一半进程时,治疗师突然松手,然后移动到下一个位置,重复上述步骤,直到将"M"全部操作完毕。

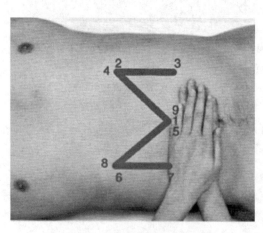

图 3-10-14　腹部淋巴引流手法

（3）注意事项：① 由于双下肢的淋巴引流到腹股沟淋巴结后，会进一步引流到深腹部的淋巴结，随后伴行腹主动脉引流到胸导管。因此，腹部的手法就会存在"泵效应"，把远端的淋巴液吸引到胸腹部深部的淋巴管中。② 深腹部手法的禁忌证较多，包括妊娠、月经期、癫痫（因为快速深呼吸有可能诱发癫痫）、肠梗阻、肠憩室病、腹主动脉瘤或手术治疗后、大动脉硬化、结肠炎、胃肠溃疡、克罗恩病、术后腹部组织粘连、放射性膀胱炎、放射性结肠炎、盆腔深静脉血栓等。③ 深腹部手法不应引起任何疼痛，因此治疗师需要注意手法的力度。

7. 躯干下象限淋巴引流手法（包括下腹部、下背部和臀部）

（1）体位准备：患者平躺，治疗师站在一侧。

（2）手法路径如下。① 腹股沟淋巴结激活：治疗师首先用示指和中指触诊腹股沟处寻找到股动脉的搏动点，接着如图3-10-15所示画"T"字，淋巴结就分布在其周围。双手叠加，采用固定圆手法，用较重的手法分别激活外侧、内侧和水平分布的腹股沟淋巴结。② 下腹部手法：采用固定圆或者旋转技术将下腹部区域的淋巴液引流到腹股沟淋巴结中。③ 下背部手法：首先从骶骨往背部下象限侧面轻抚；接着采用固定圆手法，将侧面的淋巴液引流到腹股沟淋巴结中；再采用旋转技术从中线（腰骶部）往身体侧面引流；最后，使用固定圆手法将身体侧面的淋巴液引流到腹股沟淋巴结中（图3-10-16）。④ 臀部手法：采用固定圆手法，以臀线为界，分别将臀线内侧区域的淋巴液往内侧引流，臀线外侧区域引流到前侧的腹股沟淋巴结（图3-10-17）。

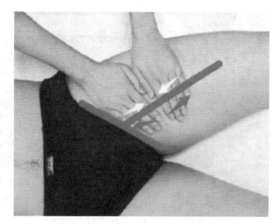

图 3-10-15 腹股沟淋巴结激活

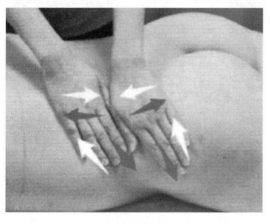

图 3-10-16 下背部手法

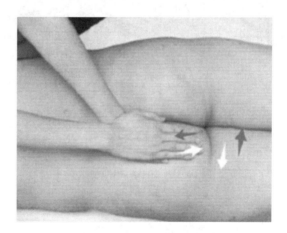

图 3-10-17 臀部手法

（3）注意事项：① 对于局部下肢的淋巴水肿，往往只需要激活腹股沟淋巴结就可以直接进行下肢的淋巴引流；② 对于单侧腹股沟淋巴结清扫的下肢淋巴水肿患者，则需要充分利用健侧的腹股沟淋巴结，因此下象限需要充分打通和清空后再行下肢淋巴水肿的引流手法。

8. 下肢的淋巴引流手法

（1）体位准备：患者仰卧，治疗师站在患者身旁。

（2）手法路径如下。① 首先由下肢远端向近端腹股沟淋巴结轻抚。② 腹股沟淋巴结激活同前述。③ 股部手法：先采用固定圆手法将大腿前部内侧区域的淋巴液引流到腹股沟，然后交替使用固定圆和压送手法将大腿前面中部以及外侧区域的淋巴液引流到腹股沟；嘱患者取俯卧位，采用固定圆手法将大腿后部内侧区域的淋巴液引流到腹股沟，交替使用固定圆和压送手法将大腿后侧中部以及外侧区域的淋巴液向外上方向引流到腹股沟淋巴结（图 3-10-18）。④ 膝部手法：采用固定圆手法用双手掌面激活膝关节内外侧的淋巴结，然后用双手手指采用固定圆手法激活腘窝淋巴结；采用固定圆手法激活股骨外侧腓骨小头下方的淋巴结，最后采用压送手法将膝前的淋巴往近端引流（图 3-10-19）。⑤ 小腿部手法：膝关节屈曲，采用铲形手法将小腿内侧淋巴由后侧引流到小腿外侧，然后采用压送手法将小腿外侧的淋巴往近端引流（图 3-10-20）。⑥ 足部手法：先采用固定圆手法激活踝关节周围的淋巴结，可以适当配合踝关节的被动屈曲（背屈）；采用固定圆手法将足背部淋巴往脚踝附近引流，采用拇指固定圆手法引流足趾背部的淋巴液至脚踝，最后采用压送手法将踝周淋巴往近端引流（图 3-10-21）。

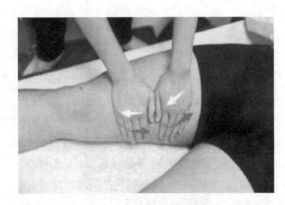

图 3-10-18　股部手法

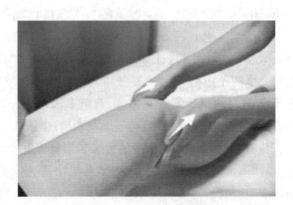

图 3-10-19　膝部手法

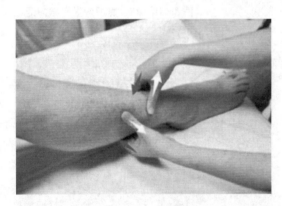

图 3-10-20　小腿部手法

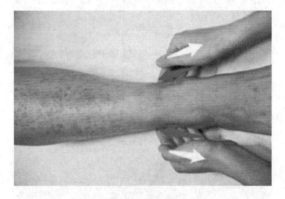

图 3-10-21　足部手法

（3）注意事项：① 下肢的急性血管疾病是绝对禁忌证；② 如果患者下肢有真菌感染，则首先需要进行充分的抗真菌治疗；③ 可以用于下肢慢性静脉功能障碍导致的水肿、踝关节扭伤后水肿以及继发性下肢淋巴水肿（例如前列腺癌术中清扫了腹股沟淋巴结）等。

三、临床应用

1. 适应证和禁忌证

（1）适应证：原发性淋巴水肿（例如儿童淋巴发育不全导致的淋巴水肿）、继发性淋巴水肿（例如乳腺癌术后上肢淋巴水肿）、创伤或者术后水肿、脂肪水肿、复杂性区域性疼痛综合征等。

（2）相对禁忌证：传染性疾病患者、孕妇、癌症患者（视癌症的种类和严重程度而定，对于稳定期的恶性肿瘤仍然可以实施淋巴回流手法）、脆弱皮肤或咽喉部位慎用、甲状腺疾病。

（3）绝对禁忌证：恶性肿瘤活动期、严重的感染和炎症、丹毒急性期、急性静脉血栓、失代偿性心功能不全。

2. 常见淋巴水肿的引流策略

（1）乳腺癌术后上肢淋巴水肿：乳腺癌手术后血液回流障碍、淋巴回流障碍以及放化疗损伤是导致乳癌术后上肢水肿的主要原因。由于术中腋窝淋巴结的清扫必不可少，手术造成上臂的淋巴回流通路被切断，从而减少了淋巴引流的容量。如果术后在腋窝区域进行放疗会导致臂丛神经损伤和继发性炎症，而炎性粘连、瘢痕形成会进一步阻塞淋巴回流通路，使得组织间质中的蛋白质堆积，体液从毛细血管流入组织间质中，故出现不同程度的上肢水肿。

对于乳腺癌术后上肢淋巴水肿而言，其根本的发病原因是患侧上肢的淋巴回流通路受到了破坏，淋巴回流受阻。因此，其治疗思路的核心就是"另辟蹊径"寻找淋巴引流的旁路。具体来说，就是激活颈部的淋巴结、损伤对侧的腋窝淋巴结以及损伤同侧的腹股沟淋巴结，并通过手法将水肿区域的淋巴液引流到上述完好的淋巴结中。

（2）脑卒中后复杂性区域性疼痛综合征：是脑卒中患者的一种常见病症。据文献报道，脑卒中后偏瘫手肿胀的发生率为16%～82.8%，患者常常表现为发病后1～3个月内出现继发性的手部肿胀和疼痛，并常伴有肩痛，如果不及时治疗，将导致患者后期出现关节僵硬挛缩，甚至是永久性的手指畸形，严重影响手功能。脑卒中后复杂性区域性疼痛综合征的发病机制目前尚没有定论，可能的原因包括患侧肢体交感神经系统功能障碍、腕关节持续屈曲受压、患侧上肢肌肉收缩明显减弱、治疗师对手部关节的过度牵拉、输液时液体渗漏至手背组织内等。

淋巴引流手法应用于脑卒中后复杂性区域性疼痛综合征的治疗在临床上有不错的疗效。和乳腺癌术后淋巴水肿不同，复杂性区域性疼痛综合征患者肿胀侧肢体的淋巴回流通路并未发生明显的损伤，因此治疗师在应用淋巴引流手法的时候，只需要沿着正常的淋巴解剖路径去引流即可。具体来说，需要充分激活肿胀同侧上肢的腋窝淋巴结和肘窝淋巴结，同时适当激活颈部和其他区域的淋巴结。具体治疗策略需要根据患者病情的严重程度而定，患者水肿越严重，则需要激活的健康的淋巴结就越多。本书后附典型案例，供参考。

（3）扩展阅读：综合消肿治疗被推荐为治疗淋巴水肿的标准疗法，包括MLD、低弹力绷带包扎、运动治疗和皮肤护理。MLD因其良好的疗效和舒适性，且对场地器械等无特别要求，在临床上广为使用。低弹力绷带包扎是整个综合淋巴消肿治疗治疗方案的"基石"，MLD治疗效果需要运用绷带包扎来进一步巩固和维持，国外大量的循证医学文献也证实了绷带包扎的重要作用。运动治疗对于淋巴水肿的患者来说也很重要。运动治疗主要分成两类，一类是常用的有氧运动，另外一类是淋巴保健体操。研究表明，肥胖是淋巴水肿的主要危险因素之一，通过有氧运动可以帮助患者控制体重，并且增强全身各系统器官的代谢功能；而淋巴保健体操则将淋巴水肿的治疗理念包含其中，成为患者进行家庭消肿康复的重要内容。皮肤护理是淋巴水肿治疗的重要环节。皮肤是人体抵御外界环境的第一道屏障，对于淋巴水肿的肢体而言，一旦发生皮肤感染，就有可能在短时间内导致肿胀迅速加重，因此皮肤护理必须高度重视，并积极预防和控制皮肤感染。综上所述，淋巴水肿的消肿治疗需要采取综合手段进行干预，只有综合应用综合淋巴消肿治疗的各项治疗内容，才能全面控制患者的淋巴水肿，取得最好的疗效。

（梁贞文）

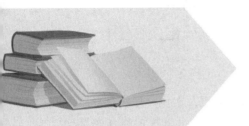

第四章 神经系统疾病康复学

第一节 神经系统疾病康复症状学

神经结构病损后出现的症状,按其表现可分为四组,即缺损症状、刺激症状、释放症状和断联休克症状。① 缺损症状:指神经结构受损时正常功能的减弱或消失。例如:一侧大脑内囊区梗死时,破坏了通过内囊的运动和感觉传导束而出现对侧偏瘫和偏身感觉缺失;面神经炎时引起面肌瘫痪等。② 刺激症状:指神经结构受激惹后所引起的过度兴奋表现,例如大脑皮质运动区受肿瘤、瘢痕刺激后引起的癫痫;腰椎间盘突出引起的坐骨神经痛等。③ 释放症状:指高级中枢受损后,原来受其抑制的低级中枢因抑制解除而出现功能亢进。如上运动神经元损害后出现的锥体束征,表现为肌张力增高、腱反射亢进和病理征阳性;基底核病变引起的舞蹈症和手足徐动症等。④ 断联休克症状:指中枢神经系统局部发生急性严重损害时,引起功能上与受损部位有密切联系的远隔部位神经功能短暂丧失。例如:较大量内囊出血急性期,患者出现对侧肢体偏瘫、肌张力减低、深浅反射消失和病理征阴性,称脑休克;急性脊髓横贯性损伤时,损伤平面以下表现弛缓性瘫痪,称脊髓休克。休克期过后,多逐渐出现受损结构的功能缺损症状或释放症状。

神经系统疾病常见症状包括意识障碍、认知障碍、运动障碍、感觉障碍等多种表现。神经科就诊患者提供的信息往往是症状,这就需要从症状入手,结合病史和查体,对症状进行定位和定性,以指导诊断和治疗。

一、意识障碍

意识是指个体对周围环境及自身状态的感知能力。意识障碍可分为觉醒度下降和意识内容变化两方面。前者表现为嗜睡、昏睡和昏迷;后者表现为意识模糊和谵妄等。意识的维持依赖大脑皮质的兴奋,上行网状激活系统或双侧大脑皮质损害均可导致意识障碍。

1. 以觉醒度改变为主的意识障碍

按照严重程度可分为嗜睡、昏睡、浅昏迷、中昏迷和深昏迷。大脑和脑干功能全部丧失时称脑死亡,即患者对外界任何刺激均无反应,无任何自主运动,但脊髓反射可以存在;脑干反射(包括对光反射、角膜反射、头眼反射、前庭眼反射、咳嗽反射)完全消失,瞳孔散大固定;自主呼吸停止,需要人工呼吸机维持换气;脑电图提示脑电活动消失,呈一直线;经颅多普勒超声提示无脑血流灌注现象;体感诱发电位提示脑干功能丧失;上述情况持续时间至少 12 h,经各种抢救无效;需除外急性药物中毒、低温和内分泌代谢疾病等。

2. 以意识内容改变为主的意识障碍

(1) 意识模糊(confusion):表现为注意力减退,情感反应淡漠,定向力障碍,活动减少,语言缺乏连贯性,对外界刺激可有反应,但低于正常水平。

(2) 谵妄:常呈波动性,夜间加重,白天减轻,常持续数小时和数天。引起谵妄的常见神经系统疾病有脑炎、脑血管病、脑外伤及代谢性脑病等。其他系统性疾病也可引起谵妄,如酸碱平衡及水电解质紊乱、营养物质缺乏、高热、中毒等。谵妄的常见病因如表4-1-1所示。

表4-1-1　谵妄的常见病因

分　类	病　因
颅内病变	脑膜炎、脑炎、脑外伤、蛛网膜下腔出血、癫痫等
药物过量或戒断后	抗高血压药物、西咪替丁、胰岛素、抗胆碱能药物、抗癫痫药物、抗帕金森病药物、阿片类、水杨酸类、类固醇等
化学品中毒	一氧化碳、重金属及其他工业毒物
其他	肝性脑病、肺性脑病、低氧血症、尿毒症性脑病、心力衰竭、心律不齐、高血压脑病、伴有发热的系统感染、各种原因引起的电解质紊乱、手术后、甲状腺功能减退、营养不良等

3. 特殊类型的意识障碍

常见的特殊类型意识障碍有去皮质综合征、去大脑强直、无动性缄默、植物状态等。

4. 意识障碍的鉴别诊断

以下各综合征易被误诊为意识障碍,临床上应加以鉴别。

(1) 闭锁综合征(locked-in syndrome):又称去传出状态,病变位于脑桥基底部,双侧皮质脊髓束和皮质脑干束均受累。患者意识清醒,因运动传出通路几乎完全受损而呈失运动状态,眼球不能向两侧转动、不能张口、四肢瘫痪、不能言语,仅能以瞬目和眼球垂直运动示意与周围建立联系。本病可由脑血管病、感染、肿瘤、脱髓鞘病等引起。

(2) 意志缺乏症(ahulia):患者处于清醒状态,运动感觉功能存在,记忆功能尚好,但因缺乏始动性而不语少动,对刺激无反应、无欲望,呈严重淡漠状态,可有额叶释放反射,如掌颏反射、吸吮反射等。本病多由双侧额叶病变所致。

(3) 木僵(stupor):患者表现为不语不动、不吃不喝,对外界刺激缺乏反应,甚至出现大小便潴留,多伴有蜡样屈曲、违拗症,言语刺激触及其痛处时可有流泪、心率增快等情感反应,缓解后多能清楚回忆发病过程。有精神分裂症的紧张性木僵、严重抑郁症的抑郁性木僵、反应性精神障碍的反应性木僵等。

5. 伴发不同症状和体征意识障碍的病因诊断

意识障碍可由不同的病因所引起,临床宜对具体问题具体分析,尤其是伴发不同症状或体征时对病因诊断有很大提示,如表4-1-2。

表4-1-2　伴发不同症状和体征意识障碍的常见病因

伴随症状或体征	可　能　病　因
头痛	脑炎、脑膜炎、蛛网膜下腔出血、脑外伤
视盘水肿	高血压脑病、颅内占位病变
瞳孔散大	脑疝、脑外伤、乙醇中毒或抗胆碱能与拟交感神经药物中毒
肌震颤	乙醇或镇静药过量、拟交感神经药物中毒
偏瘫	脑梗死、脑出血、脑外伤
脑膜刺激征	脑膜炎、脑炎、蛛网膜下腔出血
肌强直	低钙血症、破伤风、弥漫性脑病

伴随症状或体征	可　能　病　因
痫性发作	脑炎、脑出血、脑外伤、颅内占位病变、低血糖
发热	脑炎、脑膜炎、败血症
体温过低	低血糖、肝性脑病、甲状腺功能减退
血压升高	脑梗死、脑出血、蛛网膜下腔出血、高血压脑病
心动过缓	甲状腺功能减退、心脏疾患

二、认知障碍

认知是指人脑接受外界信息,经过加工处理转换成内在的心理活动,从而获取知识或应用知识的过程。它包括记忆、语言、视空间、执行、计算和理解判断等方面。认知障碍是指上述几项认知功能中的1项或多项受损,当上述认知域有2项或2项以上受累,并影响个体的日常或社会能力时,可考虑为痴呆。

1. 记忆障碍

记忆是信息在脑内储存和提取的过程,一般分为瞬时记忆、短时记忆和长时记忆三类。临床上记忆障碍的类型多是根据长时记忆分类的,包括遗忘记忆减退、记忆错误和记忆增强等不同表现。

(1) 遗忘(amnesia):对识记过的材料与情节不能再认与回忆,或者表现为错误的再认或回忆。根据遗忘的具体表现可分为顺行性遗忘、逆行性遗忘、进行性遗忘、系统成分性遗忘、选择性遗忘和暂时性遗忘等多种类型,其中前两者最为重要。① 顺行性遗忘:指回忆不起在疾病发生以后一段时间内所经历的事件,近期事件记忆差,不能保留新近获得的信息,而远期记忆尚保存。常见于阿尔茨海默病的早期、癫痫、双侧海马梗死、间脑综合征、严重的颅脑外伤等。② 逆行性遗忘:指回忆不起疾病发生之前某一阶段的事件,过去的信息与时间梯度相关的丢失。常见于脑震荡后遗症、缺氧、中毒、阿尔茨海默病的中晚期、癫痫发作后等。

(2) 记忆减退:指识记、保持、再认和回忆普遍减退。早期往往是回忆减弱,特别是对日期、年代、专有名词、术语概念等的回忆发生困难,以后表现为近期和远期记忆均减退。临床上常见于阿尔茨海默病、血管性痴呆、代谢性脑病等。

(3) 记忆错误:常表现为记忆恍惚、错构和虚构。① 记忆恍惚:包括似曾相识、旧事如新、重演性记忆错误等,与记忆减退过程有关。常见于颞叶癫痫、中毒、神经症、精神分裂症等。② 错构:指患者记忆有时间顺序上的错误,如患者将过去生活中所经历的事件归之于另一无关时期,而患者并不自觉,并且坚信自己所说的完全正确。常见于更年期综合征、精神发育迟滞、乙醇中毒性精神病和脑动脉硬化症等。③ 虚构:指患者将过去事实上从未发生的事或体验回忆为确有其事,患者不能自己纠正错误。常见于科尔萨科夫综合征(Korsakoff syndrome),即健忘综合征,可以由脑外伤、乙醇中毒、感染性脑病等引起。

(4) 记忆增强:指对远事记忆的异常性增加。患者表现出对很久以前所发生的、似乎已经遗忘的时间和体验此时又能重新回忆起来,甚至一些琐碎的毫无意义的事情或细微情节都能详细回忆。多见于躁狂症、妄想或服用兴奋剂过量。

2. 视空间障碍

视空间障碍指患者因不能准确地判断自身及物品的位置而出现的功能障碍。例如:患者停车时找不到停车位,回家时因判断错方向而迷路;铺桌布时因不能对桌布及桌角的位置正确判断而无法使桌布与桌子对齐;不能准确地将锅放在炉灶上而将锅摔到地上。患者不能准确地临摹立体图,严重时连简单的平面图也无法画出。生活中可有穿衣困难,如不能判断衣服的上下和左右,衣服和裤子穿反等。

3. 执行功能障碍

执行功能障碍与额叶-皮质下环路受损有关。执行功能障碍时,患者不能作出计划,不能进行创新性的工作,不能根据规则进行自我调整,不能对多件事进行统筹安排。检查时,不能按照要求完成较复杂的任务。执行功能障碍常见于血管性痴呆、阿尔茨海默病、帕金森病痴呆、进行性核上性麻痹、路易体痴呆和额颞叶痴呆等。

4. 计算力障碍

计算能力取决于患者本身的智力、先天对数字的感觉和数学能力,以及受教育水平。计算力障碍指计算能力减退,以前能做的简单计算无法正确作出。如"黄瓜8角1斤,3元2角能买几斤"这样的问题患者难以回答,或者要经过长时间地计算和反复地更正。日常生活中,患者买菜购物不知道该付多少钱,该找回多少。随着病情的进展,患者甚至不能进行如2+3、1+2等非常简单的计算,不能正确列算式,甚至不认识数字和算术符号。计算障碍是优势半球顶叶特别是角回损伤的表现。

5. 失语

失语(aphasia)是指患者在神志清楚、意识正常、发音和构音没有障碍的情况下,大脑皮质语言功能区病变导致的言语交流能力障碍,表现为自发谈话、听理解、复述、命名、阅读和书写六个基本方面能力残缺或丧失,如患者构音正常但表达障碍,肢体运动功能正常但书写障碍,视力正常但阅读障碍,听力正常但言语理解障碍等。不同的大脑语言功能区受损可有不同的临床表现。具体评估与治疗,请参见本书相关章节。

6. 失用

失用(apraxia)是指在意识清楚、语言理解功能及运动功能正常情况下,患者丧失完成有目的的复杂活动的能力。临床上失用可大致分为以下几种:

(1) 观念性失用:对复杂精细的动作失去正确概念,导致患者不能把一组复杂精细动作按逻辑次序分解组合,使得各个动作的前后次序混乱、目的错误,无法正确完成整套动作。如冲糖水,应是取糖→入杯→倒水→搅拌,而患者可能直接向糖中倒水。该类患者模仿动作一般无障碍。本症常由中毒、动脉硬化性脑病和帕金森综合征等导致大脑半球弥漫性病变的疾病引起。

(2) 观念运动性失用(ideomotor apraxia):指在自然状态下患者可以完成相关动作,可以口述相关动作的过程,但不能按指令去完成这类动作。如向患者发出指令命其张口,患者不能完成动作,但给他苹果则会自然张嘴去咬。本病的病变多位于优势半球顶叶。

(3) 肢体运动性失用(melokinetic apraxia):病变多位于双侧或对侧皮质运动区。主要表现为肢体,通常为上肢远端,失去执行精细熟练动作的能力,自发动作、执行口令及模仿均受到影响,如患者不能弹琴、书写和编织等。

(4) 结构性失用(constructional apraxia):是指对空间分析和对动作概念化的障碍,表现为患者绘制或制作包含有空间位置关系的图像或模型有困难,不能将物体的各个成分连贯成一个整体。结构性失用病变多位于非优势半球顶叶或顶枕联合区。

(5) 穿衣失用(dressing apraxia):是指丧失了习惯而熟悉的穿衣操作能力,表现为患者穿衣时上下颠倒,正反及前后颠倒,扣错纽扣,将双下肢穿入同一条裤腿等。穿衣失用病变位于非优势侧顶叶。

(6) 失认(agnosia):指患者无视觉、听觉和躯体感觉障碍,在意识正常情况下,不能辨认以往熟悉的事物。临床上主要包括视觉失认和听觉失认。① 视觉失认:指患者的视觉足以看清周围物体,但看到以前熟悉的事物时却不能正确识别、描述及命名,而通过其他感觉途径则可认出。如患者看到手机不知为何物,但通过手的触摸和听到电话的来电立刻就可辨认出是手机。视觉失认病变多位于枕叶。视觉失认包括:物体失认,不能辨别熟悉的物体;面容失认,不能认出既往熟悉的家人和朋友;颜色失认,不能正确地分辨红、黄、蓝、绿等颜色。② 听觉失认：指患者听力正常但不能辨认以前熟悉的声音，如以前能辨认出来的手机铃声、动物叫声、汽车声、钢琴声等。听觉失认病变多位于双侧颞上回中部及其听觉联络纤维。③ 触觉失认：即实体觉缺失，患者无初级触觉和位置觉障碍，闭眼后不能通过触摸辨别以前熟悉的物品，如牙刷、钥匙、手机等。触觉失认病变多位于双侧顶叶角回及缘上回。本症患者一般少有主诉，临床医师如不仔细检查很难发现。

（7）体象障碍：指患者基本感知功能正常，但对自身躯体的存在、空间位置及各部位之间的关系失去辨别能力。体象障碍病变多位于非优势半球顶叶，临床表现如下。① 偏侧忽视：对病变对侧的空间和物体不注意、不关心，似与己无关；② 病觉缺失：患者对对侧肢体的偏瘫全然否认，甚至当把偏瘫肢体出示给患者时，仍否认瘫痪的存在；③ 手指失认：指不能辨别自己的双手手指和名称；④ 自体认识不能：患者否认对侧肢体的存在，或认为对侧肢体不是自己的；⑤ 幻肢现象：患者认为自己的肢体已不复存在，自己的手脚已丢失，或感到自己的肢体多出了一个或数个，例如认为自己有三只手等。

三、头痛

头痛的主要临床表现为全头或局部的胀痛或钝痛、搏动性疼痛、头重感、戴帽感或勒紧感等，同时可伴有恶心、呕吐、眩晕和视力障碍等。临床上，多种疾病均可引起不同种类的头部疼痛，根据发生的速度、疼痛的部位、发生及持续的时间、疼痛的程度、疼痛的性质及伴随症状等可对头部疼痛加以鉴别诊断。

头痛的部位和发病快慢对病灶的诊断有一定的参考价值，如表 4-1-3 和表 4-1-4 所示。

表 4-1-3 头痛部位与疾病的可能关系

疼 痛 部 位	病　因
全头	脑肿瘤、颅内出血、颅内感染、紧张性头痛、低颅压性头痛
偏侧头部	血管性偏头痛、鼻窦炎性头痛、耳源性头痛、牙源性头痛
前头部	颅内肿瘤、鼻窦炎性头痛、丛集性头痛
眼部（单侧或双侧）	高颅压性头痛、丛集性头痛、青光眼、一氧化碳中毒性头痛
双颞部	垂体瘤、蝶鞍附近肿瘤
枕颈部	蛛网膜下腔出血、脑膜炎、后颅窝肿瘤、高颅压性头痛、高血压头痛、颈性头痛、肌挛缩性头痛

表 4-1-4 头痛发病快慢与疾病的关系

头痛的发病形式	病　因
急性头痛	蛛网膜下腔出血、脑梗死、脑出血、脑炎、脑膜脑炎、癫痫、高血压脑病、腰穿导致的低颅压、青光眼、急性虹膜炎
亚急性头痛	颅内占位病变、良性颅内压增高、高血压性头痛
慢性头痛	偏头痛、丛集性头痛、紧张性头痛、药物依赖性头痛、鼻窦炎

四、痫性发作和晕厥

痫性发作和晕厥是临床上较为常见的发作症状，两者均可导致短暂的可逆性意识丧失，但两者具有不同的病理基础及临床特点，临床上需加以鉴别。

1. 痫性发作

痫性发作(seizure)是指由于大脑皮质神经元异常放电而导致的短暂脑功能障碍。根据痫性发作时大脑病灶部位及发作时间的不同,可有多种临床表现。① 意识障碍:发作初始可有突发意识丧失,发作结束后可有短暂的意识模糊、定向力障碍等;② 运动异常:常见有肢体抽搐、阵挛等,依发作性质(如局限性或全面性)可有不同表现,如单手不自主运动、口角及眼睑抽动、四肢强直阵挛等;③ 感觉异常:发作时可表现为肢体麻木感和针刺感,多发生于口角、舌、手指、足趾等部位;④ 精神异常:发作时可有精神异常,表现为记忆恍惚(如似曾相识和旧事如新等)、情感异常(如无名恐惧和抑郁等)以及幻觉、错觉等;⑤ 自主神经功能异常:发作时可表现为面部及全身苍白、潮红、多汗、瞳孔散大及小便失禁等。

临床上,痫性发作的病因多种多样,可由原发性神经系统疾病引起,也可由其他系统疾病引起。表4-1-5列出了发作的常见病因。

表4-1-5 痫性发作的常见病因

分　类	病　因
原发性神经系统疾病	特发性癫痫、脑外伤、脑卒中或脑血管畸形、脑炎或脑膜炎
系统性疾病	低血糖、低血钠、低血钙、高渗状态、尿毒症、肝性脑病、高血压脑病、药物中毒、高热

2. 晕厥

晕厥(syncope)是由于大脑半球及脑干血液供应减少导致的伴有姿势张力丧失的发作性意识丧失。其病理机制是大脑及脑干的低灌注,与痫性发作有明显的不同。

晕厥的临床表现如下。① 晕厥前期:晕厥发生前数分钟通常会有一些先兆症状,表现为乏力、头晕、恶心、面色苍白、大汗、视物不清、恍惚、心动过速等;② 晕厥期:此期患者意识丧失,并伴有血压下降、脉弱及瞳孔散大,心动过速转变为心动过缓,有时可伴有尿失禁;③ 恢复期:晕厥患者得到及时处理很快恢复后,可留有头晕、头痛、恶心、面色苍白及乏力的症状,休息后症状可完全消失。

晕厥不是一个单独的疾病,是由多种病因引起的一种综合征,其常见病因如表4-1-6所示。

表4-1-6 常见的晕厥原因

分　类	病　因
反射性晕厥	血管迷走性晕厥、直立性低血压性晕厥、颈动脉窦性晕厥、排尿性晕厥、吞咽性晕厥、咳嗽性晕厥、舌咽神经痛性晕厥
心源性晕厥	心律失常、心瓣膜病、冠心病及心肌梗死、先天性心脏病、原发性心肌病、左心房黏液瘤及巨大血栓形成、心脏压塞、肺动脉高压
脑源性晕厥	严重脑动脉闭塞、主动脉弓综合征、高血压脑病、基底动脉型偏头痛
其　他	哭泣性晕厥、过度换气综合征、低血糖性晕厥、严重贫血性晕厥

3. 痫性发作与晕厥的鉴别

痫性发作与晕厥有着完全不同的病因及发病机制,但其临床表现存在一定的相似之处,有时两者容易混淆。由于痫性发作与晕厥的治疗差别很大,因此对它们的鉴别尤为重要。表4-1-7列出了痫性发作与晕厥的鉴别要点。

表 4-1-7　痫性发作与晕厥的鉴别要点

临 床 特 点	痫 性 发 作	晕 厥
先兆症状	无或短(数秒)	可较长
与体位的关系	无关	通常在站立时发生
发作时间	白天夜间均可发生,睡眠时较多	白天较多
皮肤颜色	青紫或正常	苍白
肢体抽搐	常见	无或少见
伴尿失禁或舌咬伤	常见	无或少见
发作后头痛或意识模糊	常见	无或少见
神经系统定位体征	可有	无
心血管系统异常	无	常有
发作间期脑电图	异常	多正常

五、眩晕

　　眩晕(vertigo)是一种运动性或位置性错觉,造成人与周围环境空间关系在大脑皮质中反应失真,产生旋转、倾倒及起伏等感觉。眩晕与头昏不同,后者表现为头重脚轻、步态不稳等。临床上按眩晕的性质可分为真性眩晕与假性眩晕。存在自身或对外界环境空间位置的错觉为真性眩晕,而仅有一般的晕动感并无对自身或外界环境空间位置错觉称假性眩晕。按病变的解剖部位可将眩晕分为系统性眩晕和非系统性眩晕,前者由前庭神经系统病变引起,后者由前庭系统以外病变引起。详见本书相关章节的介绍。

六、视觉障碍

　　视觉障碍(disturbance of vision)可由视觉感受器至枕叶皮质中枢之间的任何部位受损引起,可分为视力障碍和视野缺损两类。

　　1. 视力障碍

　　视力障碍是指单眼或双眼全部视野的视力下降或丧失,可分为单眼视力障碍及双眼视力障碍两种。

　　(1) 单眼视力障碍:① 突发视力丧失,可见于眼动脉或视网膜中央动脉闭塞。一过性单眼视力障碍,又可称为一过性黑矇,主要见于颈内动脉系统的短暂性脑缺血发作。② 进行性单眼视力障碍,可在几小时或数分钟内持续进展并达到高峰,如治疗不及时,一般为不可逆的视力障碍。常见于视神经炎、巨细胞(颞)动脉炎和视神经压迫性病变。视神经炎:亚急性起病,单侧视力减退,可有复发缓解过程。巨细胞(颞)动脉炎:最常见的并发症是视神经前部的供血动脉闭塞,可导致单眼失明。视神经压迫性病变:见于肿瘤等压迫性病变,可先有视野缺损,并逐渐出现视力障碍甚至失明。Foster-Kennedy 综合征是一种特殊的视神经压迫性病变,为额叶底部肿瘤引起的同侧视神经萎缩及对侧视盘水肿,可伴有同侧嗅觉缺失。

　　(2) 双眼视力障碍:① 一过性双眼视力障碍。本病多见于双侧枕叶视皮质的短暂性脑缺血发作,起病急,数分钟到数小时可缓解,可伴有视野缺损。由双侧枕叶皮质视中枢病变引起的视力障碍又称为皮质盲(cortical blindness),表现为双眼视力下降或完全丧失、眼底正常、双眼瞳孔对光反射正常。② 进行性视力障碍。本病起病较慢,病情进行性加重,直至视力完全丧失。多见于原发性视神经萎缩、颅高压引起的慢性视盘水肿、中毒或营养缺乏性视神经病(乙醇、甲醇及重金属中毒,维生素 B_{12} 缺乏等)。

2. 视野缺损

当眼球平直向前注视某一点时所见到的全部空间,称为视野。视野缺损是指视野的某一区域出现视力障碍而其他区域视力正常。视野缺损可有偏盲及象限盲等。

(1)双眼颞侧偏盲:多见于视交叉中部病变。由双眼鼻侧视网膜发出的纤维受损,患者表现为双眼颞侧半视野视力障碍而鼻侧半视力正常。常见于垂体瘤及颅咽管瘤。

(2)双眼对侧同向性偏盲:视束、外侧膝状体、视辐射及视皮质病变均可导致病灶对侧同向性偏盲。由双眼病灶同侧视网膜发出的纤维受损,患者表现为病灶对侧半视野双眼视力障碍而同侧半视力正常。枕叶视皮质受损时,患者视野中心部常保留,称为黄斑回避(macular sparing)。其可能原因是黄斑区部分视觉纤维存在双侧投射,以及接受黄斑区纤维投射的视皮质具有大脑前-后循环的双重血液供应。

(3)双眼对侧同向上象限盲及双眼对侧同向下象限盲:双眼对侧同向上象限盲主要由颞叶后部病变引起,表现为病灶对侧半视野上半部分视力障碍。双眼对侧同向下象限盲主要由顶叶病变引起,表现为病灶对侧半视野下半部分视力障碍,常见于颞、顶叶的肿瘤及血管病等。

七、听觉障碍

听觉障碍可由听觉传导通路损害引起,表现为耳聋、耳鸣及听觉过敏。

1. 耳聋

耳聋(deafness)即听力减退或丧失。临床上有两个基本类型,即传导性耳聋和感音性耳聋。

(1)传导性耳聋:由于外耳和中耳向内耳传递声波的系统病变引起的听力下降,声波不能或很少进入内耳 Corti 器从而引起神经冲动。临床特点:低音调的听力明显减低或丧失,高音调的听力正常或轻微减低;Rinne 试验阴性,即骨导大于气导;Weber 试验偏向患侧;无前庭功能障碍。多见于中耳炎、鼓膜穿孔、外耳道耵聍堵塞等。

(2)感音性耳聋:由于 Corti 器、耳蜗神经和听觉通路病理改变所致。临床特点:高音调的听力明显减低或丧失,低音调听力正常或轻微减低。Rinne 试验阳性,即气导大于骨导,但两者都降低;Weber 试验偏向健侧;可伴有前庭功能障碍。多见于迷路炎或听神经瘤等。双侧蜗神经核及核上听觉中枢径路损害可导致中枢性耳聋,如松果体瘤累及中脑下丘时可出现中枢性听力减退,一般程度较轻。

传导性耳聋和感音性耳聋的鉴别如表 4-1-8 所示。

表 4-1-8　传导性耳聋与感音性耳聋的鉴别

检查方法	正　常	传导性耳聋	感音性耳聋
Rinne 试验	气导>骨导	气导<骨导	气导>骨导(均缩短)
Weber 试验	居中	偏向患侧	偏向健侧

2. 耳鸣

耳鸣(tinnitus)是指在没有任何外界声源刺激的情况下,患者听到的一种鸣响感,可呈发作性,也可呈持续性,在听觉传导通路上任何部位的刺激性病变都可引起耳鸣。耳鸣分主观性耳鸣和客观性耳鸣。主观性耳鸣指患者自己感觉而无客观检查发现;客观性耳鸣指患者和检查者都可听到,用听诊器听患者的耳、眼、头、颈部等处常可听到血管杂音。神经系统疾病引起的耳鸣多表现为高音调(如听神经损伤后、脑桥小脑脚处听神经瘤或颅底蛛网膜炎),而外耳和中耳的病变多为低音调。

3. 听觉过敏

听觉过敏(hyperacusis)是指患者对于正常的声音感觉比实际声源的强度大。中耳炎早期三叉神经鼓膜张肌肌支刺激性病变,导致鼓膜张肌张力增高而使鼓膜过度紧张时,可有听觉过敏。另外,面神经麻痹时,引起镫骨肌瘫痪,使镫骨紧压在前庭窗上,小的振动即可引起内淋巴的强烈振动,产生听觉过敏。

八、眼球震颤

眼球震颤(nystagmus)简称眼震,是指眼球注视某一点时发生的不自主的节律性往复运动。按照眼震节律性往复运动的方向可将眼震分为水平性眼震、垂直性眼震和旋转性眼震。按照眼震运动的节律又可分为钟摆样眼震和跳动性眼震。钟摆样眼震指眼球运动在各个方向上的速度及幅度均相等,跳动性眼震指眼球运动在一个方向上的速度比另一个方向快,因此有慢相和快相之分,通常用快相表示眼震的方向。神经系统疾病出现的眼震大多属于跳动性眼震。

眼震可以是生理性的,也可由某种疾病引起,脑部不同部位的病变产生的眼震表现不同,下面介绍几种常见的眼震类型。

1. 眼源性眼震

眼源性眼震是指由视觉系统疾病或眼外肌麻痹引起的眼震,表现为水平摆动性眼震,幅度细小,持续时间长,可为永久性。本症多见于视力障碍、先天性弱视、严重屈光不正、先天性白内障、色盲、高度近视和白化病等。另外,长期在光线不足的环境下工作也可导致眼源性眼震,如矿工井下作业等。

2. 前庭性眼震

前庭性眼震是指由于前庭终末器、前庭神经或脑干前庭神经核及其传导通路、小脑等的功能障碍导致的眼震,分为周围性和中枢性两类(见表 4-1-9)。

表 4-1-9　前庭周围性和中枢性眼震的鉴别

特　点	前庭周围性眼震	前庭中枢性眼震
病变部位	内耳或前庭神经内听道部分病变	多数为脑干或小脑,少数可为中脑
眼震的形式	多为水平眼震,慢相向患侧	为水平(多为脑桥病变)、垂直(多为中脑病变)、旋转(多为延髓病变)和形式多变(多为小脑病变)
持续时间	较短,多呈发作性	较长
与眩晕的关系	一致	不一致
闭目难立征	向眼震的慢相侧倾倒,与头位有一定的关系	倾倒方向不定,与头位无一定关系
听力障碍	常有	不明显
前庭功能障碍	明显	不明显或正常
中枢神经症状与体征	无	常有脑干和小脑受损体征

前庭性眼震属于前庭中枢性眼震的范畴,病变部位如下。① 延髓病变:多呈旋转性自发性眼震。例如:左侧延髓部病变时,呈顺时针性旋转性眼震;右侧延髓部病变时,呈逆时针性眼震。常见于延髓空洞症、血管性病变、延髓肿瘤或感染性疾病。② 脑桥病变:多呈水平性,少数可为水平旋转性眼震,为内侧纵束受损所致。常见于脑桥肿瘤、血管性病变、多发性硬化等。③ 中脑病变:多为垂直性眼震,常在后仰时眼震明显,向下垂直性眼震较向上者多见。常见于中脑松果体肿瘤或血管病、脑炎、外伤等。还有一种垂直旋转性眼震,称为跷板性眼震,表现为一眼上转伴内旋,同时另一眼下转伴外旋,交替升降;多为鞍旁肿瘤所致,也见于间脑-中脑移行区的病变。小脑型眼震具有两个特点:一是眼震与头位明显相关,即当头

处于某一位置时出现眼震;另一个特点是眼震方向不确定多变,如由水平性变成旋转性等。小脑型眼震向病灶侧侧视时眼震更明显、速度更慢、振幅更大。

小脑蚓部病变可出现上跳性眼震,即快相向上的跳动性垂直眼震。绒球病变常出现水平性眼震,伴下跳性眼震成分,追随运动时明显。小结病变可出现快相向下的下跳性眼震。小脑型眼震见于 Wernicke 脑病、延髓空洞症、Chiari 畸形、颅底凹陷症和延髓-颈连接区域的疾病。

九、构音障碍

构音障碍(dysarthria)是指与发音相关的中枢神经、周围神经或肌肉疾病导致的一类言语障碍的总称。患者具有语言交流所必备的语言形成及接受能力,仅表现为口语的声音形成困难,主要为发音困难或发音不清,或者发声、音调及语速异常,严重者完全不能发音。不同病变部位可产生不同特点的构音障碍,具体如下。

1. 上运动神经元损害

单侧皮质脊髓束病变时造成对侧中枢性面瘫和舌瘫,主要表现为双唇和舌承担的辅音部分不清晰,发音和语音共鸣正常。最常见于累及单侧皮质脊髓束的脑出血和脑梗死。双侧皮质延髓束损害导致咽喉部肌肉和声带的麻痹(假性延髓麻痹),表现为说话带鼻音、声音嘶哑和言语缓慢。由于唇、舌、齿功能受到影响,以及发音时鼻腔漏气,致使辅音发音明显不清晰,常伴有吞咽困难、饮水呛咳、咽反射亢进和强哭强笑等。主要见于双侧多发脑梗死、皮质下血管性痴呆、肌萎缩侧索硬化、多发性硬化、进行性核上性麻痹等。

2. 基底核病变

此种构音障碍是由于唇、舌等构音器官肌张力高、震颤及声带不能张开所引起,导致说话缓慢而含糊、声调低沉、发音单调、音节颤抖样融合、言语断节及口吃样重复等。常见于帕金森病、肝豆状核变性等。

3. 小脑病变

小脑蚓部或脑干内与小脑联系的神经通路病变,导致发音和构音器官肌肉运动不协调,又称共济失调性构音障碍。表现为构音含糊,音节缓慢拖长,声音强弱不等甚至呈暴发样,言语不连贯,呈吟诗样或分节样。主要见于小脑蚓部的梗死或出血、小脑变性疾病和多发性硬化等。

4. 下运动神经元损害

支配发音和构音器官的脑神经核和(或)脑神经、司呼吸肌的脊神经病变,导致受累肌肉张力过低或张力消失而出现弛缓性构音障碍,共同特点是发音费力和声音强弱不等。面神经病变影响唇音和唇齿音发音,在双侧病变时更为明显;舌下神经病变使舌肌运动障碍,表现为舌音不清、言语含糊,伴有舌肌萎缩和舌肌震颤;迷走神经喉返支单侧损害时表现为声音嘶哑和复音现象,双侧病变时无明显发音障碍,但可影响气道通畅而造成吸气性哮鸣;迷走神经咽支和舌咽神经损害时可引起软腭麻痹,说话带鼻音并影响声音共鸣;膈神经损害时造成膈肌麻痹,使声音强度减弱、发音费力、语句变短。该类型构音障碍主要见于进行性延髓麻痹、急性脊髓炎、吉兰-巴雷综合征、脑干肿瘤、延髓空洞、副肿瘤综合征以及各种原因导致的颅底损害等。

5. 肌肉病变

发音和构音相关的肌肉病变时出现此类型构音障碍,表现类似下运动神经元损害,但多同时伴有其他肌肉病变,如重症肌无力、进行性肌营养不良和强直性肌病等。

十、瘫痪

瘫痪(paralysis)是指个体随意运动功能的减低或丧失,可分为神经源性、神经肌肉接头性及肌源性等类型(见表 4-1-10)。本节主要讲解神经源性瘫痪。

表 4 - 1 - 10　瘫痪的分类

分 类 依 据	分　类
按瘫痪的病因	神经源性瘫痪、神经肌肉接头性瘫痪、肌源性瘫痪
按瘫痪的程度	不完全性瘫痪、完全性瘫痪
按瘫痪的肌张力状态	痉挛性瘫痪、弛缓性瘫痪
按瘫痪的分布	单瘫、偏瘫、交叉瘫、截瘫、四肢瘫
按运动传导通路的不同部位	上运动神经元性瘫痪、下运动神经元性瘫痪

1. 上运动神经元性瘫痪

上运动神经元性瘫痪也称痉挛性瘫痪(spastic paralysis),是由于上运动神经元,即大脑皮质运动区神经元及其发出的下行纤维病变所致。其临床表现如下。

(1)肌力减弱:一侧上运动神经元受损所致瘫痪可表现为一侧上肢或下肢的瘫痪,称为单瘫;也可表现为一侧肢体的上下肢瘫痪,称为偏瘫。双侧上运动神经元受损时表现为双下肢瘫痪,称为截瘫;也可表现为四肢瘫(见图 4 - 1 - 1)。上述由上运动神经元受损导致的瘫痪一般只表现在受单侧上运动神经元支配的肢体,而一些双侧支配的运动可不受影响,如眼、下颌、咽喉、颈、胸和腹部等处的运动。该类型瘫痪还有以下特点:① 瘫痪时肢体远端肌肉受累较重,尤其是手、指和面部等;而肢体近端症状较轻,这是由于肢体近端的肌肉多由双侧支配,而远端多由单侧支配。② 上肢伸肌群比屈肌群瘫痪程度重,外旋肌群比内收肌群重,手的屈肌比伸肌重;而下肢恰好与上肢相反,屈肌群比伸肌群重。

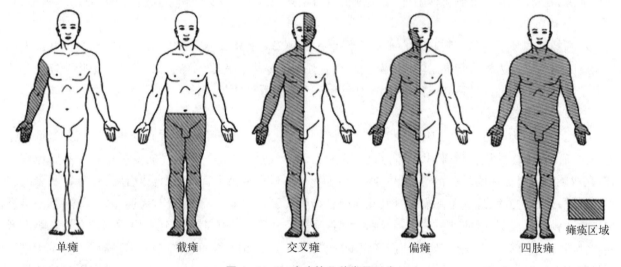

| 单瘫 | 截瘫 | 交叉瘫 | 偏瘫 | 四肢瘫 |

瘫痪区域

图 4 - 1 - 1　瘫痪的几种常见形式

(2)肌张力增高:上运动神经元性瘫痪时,患侧肢体肌张力增高,可呈现特殊的偏瘫姿势,如上肢呈屈曲旋前、下肢则伸直内收。由于肌张力的增高,患肢被外力牵拉伸展时开始时出现抵抗,当牵拉持续到一定程度时,抵抗突然消失,患肢被迅速牵拉伸展,称为"折刀"现象(clasp-knife phenomenon)。

(3)腱反射活跃或亢进:上运动神经元性瘫痪时,腱反射可活跃甚至亢进。还可有反射扩散,如敲击桡骨膜不仅可引出肱桡肌收缩,还可引出肱二头肌或指屈肌反射。此外,腱反射过度亢进时还可有阵挛,表现为当牵拉刺激持续存在,可诱发节律性的肌肉收缩,如髌阵挛、踝阵挛等。

(4)浅反射的减退或消失:浅反射通路经过皮质,并通过锥体束下传。因此,上运动神经元瘫痪时,损伤可导致浅反射的减退和消失,包括腹壁反射、提睾反射及跖反射等。

（5）病理反射：正常情况下锥体束对病理反射有抑制作用。当上运动神经元瘫痪时,锥体束受损,病理反射就被释放出来,包括巴宾斯基征（Babinski sign）、奥本海姆征（Oppenheim sign）、戈登征（Gordon sign）、查多克征（Chaddock sign）等。

（6）无明显的肌萎缩：运动神经元性瘫痪时,下运动神经元对肌肉的营养作用仍然存在,因此肌肉无明显萎缩。当长期瘫痪时,由于肌肉缺少运动,可表现为失用性肌萎缩。

2. 下运动神经元性瘫痪

下运动神经元性瘫痪又称弛缓性瘫痪（flaccid paralysis）,指脊髓前角的运动神经元以及它们的轴突组成的前根、神经丛及其周围神经受损所致。脑干运动神经核及其轴突组成的脑神经运动纤维损伤也可造成弛缓性瘫痪。下运动神经元瘫痪临床表现为：① 受损的下运动神经元支配的肌力减退；② 肌张力减低或消失,肌肉松弛,外力牵拉时无阻力,与上运动神经元瘫痪时"折刀"现象有明显不同；③ 腱反射减弱或消失；④ 肌肉萎缩明显。

上运动神经元和下运动神经元性瘫痪的比较如表 4-1-11 所示。

表 4-1-11　上运动神经元和下运动神经元性瘫痪的比较

临 床 检 查	上运动神经元瘫痪	下运动神经元瘫痪
瘫痪分布	整个肢体为主	肌群为主
肌张力	增高,呈痉挛性瘫痪	降低,呈弛缓性瘫痪
浅反射	消失	消失
腱反射	增强	减弱或消失
病理反射	阳性	阴性
肌萎缩	无或有轻度失用性萎缩	明显
皮肤营养障碍	多数无障碍	常有
肌束颤动或肌纤维颤动	无	可有
肌电图	神经传导速度正常,无失神经电位	神经传导速度异常,有失神经电位

十一、躯体感觉障碍

躯体感觉（somatic sensation）指作用于躯体感受器的各种刺激在人脑中的反映。一般躯体感觉包括浅感觉、深感觉和复合感觉。感觉障碍可以分为抑制性症状和刺激性症状两大类。

1. 抑制性症状

感觉路径破坏时功能受到抑制,出现感觉（痛觉、温度觉、触觉和深感觉）减退或缺失。一个部位各种感觉缺失,称完全性感觉缺失。在患者意识清醒的情况下,同一部位内只有某种感觉障碍,而其他感觉仍保存的现象称为分离性感觉障碍。患者深浅感觉正常,但无视觉参加的情况下,对刺激部位、物体形状、重量等不能辨别者,称皮质感觉缺失。当一神经分布区有自发痛,同时又存在痛觉减退者,称痛性痛觉减退或痛性麻痹。

2. 刺激性或激惹性症状

感觉传导路径受到刺激或兴奋性增高时出现刺激性症状,可分为以下几种。

（1）感觉过敏：指在正常人中不引起不适感觉或仅有轻微感觉的刺激,而在患者中却引起非常强烈甚至难以忍受的感觉。常见于浅感觉障碍。

（2）感觉过度：一般发生在感觉障碍的基础上，具有以下特点。① 潜伏期长：刺激开始后不能立即感知，必须经历一段时间才出现。② 感受性降低，兴奋阈增高：刺激必须达到一定的强度才能感觉到。③ 不愉快的感觉：患者所感到的刺激具有暴发性，呈现一种剧烈的、定位不明确的、难以形容的不愉快感。④ 扩散性：刺激有扩散的趋势，单点的刺激患者可感到是多点刺激并向四周扩散。⑤ 延时性：当刺激停止后，在一定时间内患者仍有刺激存在的感觉，即出现"后作用"，一般为强烈难受的感觉，常见于烧灼性神经痛、带状疱疹疼痛、丘脑的血管性病变。

3. 感觉倒错

感觉倒错指对刺激产生的错误感觉，如冷的刺激产生热的感觉，触觉刺激或其他刺激误认为痛觉等。常见于顶叶病变或癔症。

4. 感觉异常

感觉异常是指在没有任何外界刺激的情况下，患者感到某些部位有蚁行感、麻木、瘙痒、重压、针刺、冷热、肿胀，而客观检查无感觉障碍。常见于周围神经或自主神经病变。

5. 疼痛

疼痛是感觉纤维受刺激时的躯体感受，是机体的防御机制。临床上常见的疼痛可有以下几种。① 局部疼痛：是局部病变的局限性疼痛，如三叉神经痛引起的局部疼痛。② 放射性疼痛：中枢神经、神经根或神经干刺激病变时，疼痛不仅发生在局部，而且扩散到受累神经的支配区，如神经根受到肿瘤或椎间盘的压迫，脊髓空洞症的痛性麻痹。③ 扩散性疼痛：是刺激由一个神经分支扩散到另一个神经分支而产生的疼痛，如牙疼时，疼痛扩散到其他三叉神经的分支区域。④ 牵涉性疼痛：内脏病变时出现在相应体表区的疼痛，如心绞痛可引起左胸及左上肢内侧痛，胆囊病变可引起右肩痛。⑤ 幻肢痛：截肢后患者感到被切断的肢体仍然存在，且出现疼痛，与下行抑制系统的脱失有关。⑥ 灼烧性神经痛：剧烈的烧灼样疼痛，多见于正中神经或坐骨神经损伤后，可能是由于沿损伤轴突表面产生的异位性冲动，或损伤部位的无髓鞘轴突之间发生了神经纤维间接触。

十二、共济失调

共济运动指在前庭、脊髓、小脑和锥体外系共同参与下完成运动的协调和平衡。共济失调(ataxia)指小脑、本体感觉以及前庭功能障碍导致的运动笨拙和不协调，累及躯干、四肢和咽喉肌时可引起身体平衡、姿势、步态及言语障碍。临床上，共济失调可有以下几种。

1. 小脑性共济失调

小脑本身、小脑脚的传入或传出联系纤维、红核、脑桥或脊髓的病变均可产生小脑性共济失调。小脑性共济失调表现为随意运动的力量、速度、幅度和节律的不规则，即协调运动障碍，可伴有肌张力减低、眼球运动障碍及言语障碍。

2. 大脑性共济失调

大脑额、颞、枕叶与小脑半球之间通过额桥束和颞枕桥束形成纤维联系，当其损害时可引起大脑性共济失调。由于大脑皮质和小脑之间纤维交叉，一侧大脑病变引起对侧肢体共济失调。大脑性共济失调较小脑性共济失调症状轻，多见于脑血管病、多发性硬化等损伤额桥束和颞枕桥束纤维联系的疾病。

3. 感觉性共济失调

深感觉障碍使患者不能辨别肢体的位置及运动方向，出现感觉性共济失调。深感觉传导路径中脊神经后根、脊髓后索、丘脑至大脑皮质顶叶任何部位的损害都可出现深感觉性共济失调。表现为站立不稳，迈步的远近无法控制，落脚不知深浅，踩棉花感。睁眼时有视觉辅助，症状较轻；黑暗中或闭目时症状加重。感觉性共济失调无眩晕、眼震和言语障碍。多见于脊髓后索和周围神经病变,也可见于其他影响深感觉传导路的病变等。

4. 前庭性共济失调

前庭损害时因失去身体空间定向能力,产生前庭性共济失调。临床表现为站立不稳,改变头位可使症状加重,行走时向患侧倾倒;伴有明显的眩晕、恶心、呕吐、眼球震颤;四肢共济运动及言语功能正常。多见于内耳疾病、脑血管病、脑炎及多发性硬化等。

十三、不自主运动

不自主运动指患者在意识清楚的情况下,出现的不受主观控制的无目的的异常运动。不自主运动主要包括以下几种。

1. 震颤

震颤(tremor)是主动肌与拮抗肌交替收缩引起人体某一部位有节律的振荡运动。节律性是震颤与其他不随意运动区别,主动肌和拮抗肌参与的交替收缩可与阵挛(一组肌肉短暂的、闪电样的收缩)区别。震颤可为生理性、功能性和病理性,如表4-1-12所示。下面主要叙述病理性震颤。

表4-1-12　震颤的分类

分　类	特　点
生理性震颤	震颤细微,常见于老年患者
功能性震颤	
强生理性震颤	震颤幅度较大,常于剧烈运动、恐惧、焦虑、气愤时产生
癔症性震颤	幅度不等,形式多变;常见于癔症
其他功能性震颤	精细动作或疲劳时出现,常见于精细工作者,如木匠、外科医生
病理性震颤	
静止性震颤	静止时出现,幅度小;常见于帕金森病等
动作性震颤	特定姿势或运动时出现,幅度大;常见于小脑病变等

(1)静止性震颤(static tremor):是指在安静和肌肉松弛的情况下出现的震颤,表现为安静时出现,活动时减轻,睡眠时消失,手指有节律的抖动,每秒4～6次,呈"搓药丸样",严重时可发生于头、下颌、唇舌、前臂、下肢及足等部位。常见于帕金森病。

(2)动作性震颤(action tremor):① 姿势性震颤(postural tremor)。这种震颤在随意运动时不出现,当运动完成,肢体和躯干主动保持在某种姿势时才出现。例如:当患者上肢伸直、手指分开,保持这种姿势时可见到手臂的震颤;肢体放松时震颤消失,当肌肉紧张时又变得明显。姿势性震颤以上肢为主,头部及下肢也可见到。常见于特发性震颤慢性乙醇中毒、肝性脑病、肝豆状核变性等。② 运动性震颤:又称意向性震颤(intention tremor),是指肢体有目的地接近某个目标时,在运动过程中出现的震颤,越接近目标震颤越明显。当到达目标并保持姿势时,震颤有时仍能持续存在。多见于小脑病变,丘脑、红核病变时也可出现此种震颤。

2. 舞蹈样运动

舞蹈样运动(choreic movement)多由尾状核和壳核的病变引起,为肢体不规则、无节律和无目的的不自主运动,表现为耸肩转颈、伸臂、抬臂、摆手和手指伸屈等动作;上肢比下肢重,远端比近端重,随意运动或情绪激动时加重,安静时减轻,入睡后消失。头面部可出现挤眉弄眼、噘嘴伸舌等动作。病情严重时肢体可有粗大的频繁动作。见于小舞蹈病或亨廷顿病等,也可继发于其他疾病,如脑炎、脑内占位性病变、脑血管病、肝豆状核变性等。

3. 手足徐动症

手足徐动症(athetosis)又称指划动作或易变性痉挛。表现为由于上肢远端的游走性肌张力增高或降低,而产生手腕及手指做缓慢交替性的伸屈动作。如腕过屈时,手指常过伸,前臂旋前,缓慢过渡为手指屈曲,拇指常屈至其他手指之下,而后其他手指相继屈曲。有时出现发音不清和鬼脸,亦可出现足部不自主动作。多见于脑炎、播散性脑脊髓炎、核黄疸和肝豆状核变性等。

4. 扭转痉挛

扭转痉挛(torsion spasm)病变位于基底核,又称变形性肌张力障碍,表现为躯干和四肢发生的不自主的扭曲运动。躯干及脊旁肌受累引起的围绕躯干或肢体长轴的缓慢旋转性不自主运动是本症的特征性表现。颈肌受累时出现的痉挛性斜颈是本症的一种特殊局限性类型。本症可为原发性遗传疾病,也可见于肝豆状核变性以及某些药物反应等。

5. 偏身投掷运动

偏身投掷运动(hemiballismus)为一侧肢体猛烈的投掷样的不自主运动,运动幅度大,力量强,以肢体近端为重。为对侧丘脑底核损害所致,也可见于纹状体至丘脑底核传导通路的病变。

6. 抽动症

抽动症(tics)为单个或多个肌肉的快速收缩动作,固定一处或呈游走性,表现为挤眉弄眼、面肌抽动、鼻翼扇动、噘嘴。如果累及呼吸及发音肌肉,抽动时会伴有不自主的发音,或伴有秽语,故称"抽动秽语综合征"。本病常见于儿童,病因及发病机制尚不清楚,部分病例由基底核病变引起,有些与精神因素有关。

十四、尿便障碍

尿便障碍包括排尿障碍和排便障碍,主要由自主神经功能紊乱所致,病变部位在皮质、下丘脑、脑干和脊髓。有关排尿障碍的康复请参见本书相关章节。

排便障碍是以便秘、便失禁、自动性排便以及排便急迫为主要表现的一组症状,可由神经系统病变引起,也可为消化系统或全身性疾病引起。下面主要叙述由神经系统病变引起的排便障碍。

1. 便秘

便秘是指2～3日或数日排便1次,粪便干硬。表现为便量减少、过硬及排出困难,可伴有腹胀、食欲缺乏、直肠会阴坠胀及心情烦躁等症状,严重时可有其他并发症,如排便过分用力时可诱发排便性晕厥、脑卒中及心肌梗死等。便秘主要见于:① 大脑皮质对排便反射的抑制增强,如脑血管病、颅脑损伤、脑肿瘤等;② $S_{2\sim4}$ 以上的脊髓病变,如横贯性脊髓炎、多发性硬化、多系统萎缩等。

2. 大便失禁

大便失禁是指粪便在直肠肛门时,肛门内、外括约肌处于弛缓状态,大便不能自控,粪便不时地流出。在神经系统疾病中,大便失禁常见于深昏迷或癫痫发作患者。另外,大便失禁也是先天性腰骶部脊膜膨出、脊柱裂患者的主要表现之一。

3. 自动性排便

当脊髓病变时,由于中断了高级中枢对脊髓排便反射的抑制,排便反射增强,引起不受意识控制的排便,患者每天自动排便4～5次以上。主要见于各种脊髓病变,如脊髓外伤、横贯性脊髓炎等。

4. 排便急迫

由神经系统病变引起的排便急迫较为罕见,本症多由躯体疾病引起,有时可见于腰骶部神经刺激性病变,此时常伴有鞍区痛觉过敏。

十五、颅内压异常和脑疝

1. 颅内压异常

颅内压异常主要有颅内压增高以及颅内压降低。

(1) 颅内压增高(intracranial hypertension):是指在病理状态下,颅内压力超过 200 mmH$_2$O (1 mmH$_2$O=9.78 Pa)。常以头痛、呕吐、视盘水肿为主要表现,多为颅腔内容物的体积增加并超出颅内压调节代偿的范围,是颅内多种疾病共有的临床综合征。以下从颅内压增高的病因及临床表现方面进行叙述。颅内压增高的常见机制和病因如表 4-1-13 所示。

表 4-1-13 颅内压增高的常见机制和病因

发 病 机 制	病 因
脑组织体积增加	是指脑组织水分增加导致的体积增大,即脑水肿,是颅内压增高的最常见原因。根据脑组织水肿机制的不同分为以下两种: (1) 血管源性脑水肿:临床最常见,为血脑屏障破坏所致,以脑组织间隙的水分增加为主,常见于颅脑损伤、炎症、脑卒中及脑肿瘤等 (2) 细胞毒性脑水肿:由缺氧、缺血、中毒等原因所致的细胞膜结构受损,水分聚积于细胞内,常见于窒息、一氧化碳中毒、尿毒症、肝性脑病、药物及食物中毒等
颅内占位性病变	为颅腔内额外增加的颅内容物。病变可为占据颅内空间位置的肿块,如肿瘤(原发或者转移)、血肿、脓肿、肉芽肿等;此外,部分病变周围也可形成局限性水肿,或病变阻塞脑脊液通路,使颅内压进一步增高
颅内血容量增加	见于引起血管床扩张和脑静脉回流受阻的各种疾病,如各种原因造成的血液中二氧化碳蓄积,严重颅脑外伤所致的脑血管扩张,严重胸腹挤压伤所致上腔静脉压力剧增以及颅内静脉系统血栓形成等
脑脊液增加(脑积水)	可由脑脊液的分泌增多、吸收障碍或循环受阻引起。分泌增多见于脉络丛乳头状瘤、颅内某些炎症;吸收障碍见于蛛网膜下腔出血后红细胞阻塞蛛网膜颗粒等;循环受阻除了可由发育畸形(导水管狭窄或闭锁、枕大孔附近畸形等)引起外,尚可因肿瘤压迫或炎症、出血后粘连、脑脊液循环通路阻塞所致
颅腔狭小	见于颅缝过早闭合致颅腔狭小的狭颅症等

颅内压增高的类型主要有弥漫性和局限性两类(见表 4-1-14)。此外,还有良性颅内压增高(benign intracranial hypertension),是指以颅内压增高为特征的一组综合征,又称为"假脑瘤"。临床表现为颅内压增高,伴头痛、呕吐及视力障碍,神经系统检查除视盘水肿、展神经麻痹外,无其他神经系统定位体征,腰穿压力>200 mmH$_2$O,头颅 CT 或 MRI 检查显示无脑室扩大或颅内占位病变。须排除颅内占位性病变、梗阻性脑积水、颅内感染、高血压脑病及其他脑内器质性病变才可诊断。多数患者可自行缓解,预后良好。

表 4-1-14 颅内压增高的类型

类 型	病 因
弥漫性颅内压增高	多由弥漫性脑实质体积增大所致,其颅腔部位压力均匀升高而不存在明显的压力差,故脑组织无明显移位,即使颅内压力很高,也不至于发生脑疝;解除压力后,神经功能恢复也较快;见于弥漫性脑膜脑炎、弥漫性脑水肿、交通性脑积水、蛛网膜下腔出血等
局限性颅内压增高	多由颅内局灶性病变所致,其病变部位压力首先增高,与邻近脑组织形成压力差,脑组织通过移位将压力传递至邻近部位,故易发生脑疝;压力解除后,神经功能恢复较慢;见于颅内占位性病变、大量脑出血、大面积脑梗死等

主要病因包括：① 内分泌和代谢紊乱，如肥胖、月经不调、妊娠或产后(除外静脉窦血栓)、肾上腺功能亢进、甲状旁腺功能减退等；② 颅内静脉窦血栓形成；③ 药物及毒物，如维生素 A、四环素等；④ 血液及结缔组织病；⑤ 脑脊液蛋白含量增高，如脊髓肿瘤和多发性神经炎；⑥ 其他疾病，如假性脑膜炎、空蝶鞍综合征及婴儿期的快速增长等；⑦ 原因不明。

临床上根据颅内压增高的速度将颅内压增高分为急性和慢性两类，具体临床特点见如 4-1-15 所示。

表 4-1-15　急性和慢性颅内压增高的临床表现鉴别

临 床 表 现	急性颅内压增高	慢性颅内压增高
头痛	极剧烈	持续钝痛，阵发性加剧，夜间痛醒
视盘水肿	不一定出现	典型而具有诊断价值
单或双侧展神经麻痹	多无	较常见
意识障碍及生命体征改变	出现早而明显，甚至去脑强直	不一定出现，如出现则为缓慢进展
癫痫	多有，可为强直阵挛发作	可有多为部分性发作
脑疝	发生快，有时数小时即可出现	缓慢发生甚至不发生
常见病因	蛛网膜下腔出血、脑出血、脑膜炎、脑炎等	颅内肿瘤、炎症及出血后粘连

(2) 颅内压降低：又称低颅压(intracranial hypotension)，是指脑脊液压力降低(<60 mmH$_2$O)而出现的一组综合征。

2. 脑疝

脑疝(brain herniation)是颅内压增高的严重后果，是部分脑组织因颅内压力差而造成移位，且移位超过一定的解剖界限。脑疝是神经系统疾病最严重的症状之一，如不及时发现或救治，可直接危及生命。临床上最常见、最重要的是小脑幕裂孔疝和枕骨大孔疝。

(1) 小脑幕裂孔疝(tentorial herniation)：因颅内压增高而移位的脑组织由上而下挤入小脑幕裂孔，可分为外侧型(钩回疝)和中央型(中心疝)。① 钩回疝：颞叶内侧海马回及钩回等结构疝入小脑幕裂孔而形成钩回症。表现为颅内压增高的症状明显加重，意识障碍进行性恶化，动眼神经麻痹可为早期症状(尤其瞳孔改变)，出现双侧锥体束损害体征，继而可出现去脑强直及生命体征的改变。最常继发于大脑半球的脑卒中。② 中心疝：中线或大脑深部组织病变使小脑幕上内容物尤其是丘脑、第三脑室、基底核等中线及其附近结构双侧性受到挤压、向下移位，并压迫下丘脑和中脑上部，通过小脑幕裂孔使脑干逐层受累。表现为明显的意识障碍进行性加重，呼吸改变较明显，瞳孔可至疾病中晚期才出现改变，较易出现去皮质或去脑强直。多见于中线或大脑深部占位性病变，也可见于弥漫性颅内压增高。

(2) 枕骨大孔疝(herniation of foramen magnum)：小脑扁桃体及邻近小脑组织向下移位经枕骨大孔疝入颈椎管上端，可分为慢性和急性枕骨大孔疝。慢性枕骨大孔疝症状相对轻，而急性枕骨大孔疝多突然发生或在慢性脑病基础上因某些诱因，如用力排便、不当的腰椎穿刺等导致。枕骨大孔疝表现为枕、颈部疼痛，颈强直或强迫头位，意识障碍，伴有后组脑神经受累表现。急性枕骨大孔疝可有明显的生命体征改变，如突发呼吸衰竭、循环功能障碍等。主要见于后颅窝占位性病变，也可见于严重脑水肿的颅内弥漫性病变。幕上病变先形成小脑幕裂孔疝，随病情进展合并不同程度的枕骨大孔疝。

十六、睡眠障碍

睡眠是生命过程中不可或缺的部分。睡眠-清醒节律受三个系统因素调节，即内稳态系统、昼夜生物节律系统和次昼夜生物节律系统。睡眠障碍是一种常见的疾病,不仅引起患者的苦恼,影响日常生活活动能力,还会导致严重的并发症。睡眠障碍的内容详见后续章节介绍。

(梁贞文)

第二节　脑卒中康复

一、概述

脑卒中又称脑血管意外(cerebrovascular accident,CVA),是由于各种病因使脑血管病变而导致脑功能障碍的一组疾病的总称。

根据病因和临床表现的不同,分为出血性(脑出血、蛛网膜下腔出血)和缺血性(脑梗死)两大类。由于病变的部位、范围不同,在临床上的表现如下① 感觉和运动功能障碍:表现为偏身感觉(浅感觉和深感觉)障碍、一侧视野缺失(偏盲)和偏身运动障碍;② 交流功能障碍:表现为失语、构音障碍等;③ 认知功能障碍:表现为记忆力障碍、注意力障碍、思维能力障碍、失认等;④ 心理障碍:表现为焦虑、抑郁等;⑤ 其他功能障碍:如吞咽困难、两便失禁、性功能障碍等。

每年的 10 月 29 日已定为世界脑卒中宣传日。在我国城乡,脑卒中年发病率约为 200/(10 万),年死亡率为(80~120)/(10 万),存活者 70％以上有不同程度的功能障碍,其中 40％为重度残疾,脑卒中的复发率为 40％。近年来,随着临床诊疗水平的提高,脑卒中急性期死亡率有了大幅度下降,使得人群中脑卒中的总患病率和致残率明显升高。脑卒中致残致患者不同程度地丧失独立生活及工作能力,需要依赖他人,给个人、家庭及社会造成巨大负担。大量的临床实践证明,早期、科学、合理的康复训练,能有效地预防各种并发症,最大限度地减轻障碍和改善功能,提高日常生活能力,最终使患者回归家庭、回归社会。同时,应当积极推广应用三级康复网络(卒中单元、康复科、社区和家庭),实现三级康复的系统服务,使患者享有终身康复。

二、诊断与功能评定

(一) 诊断

1. 临床诊断

根据中华医学会第四届全国脑血管病会议制定的诊断标准,脑卒中分为蛛网膜下腔出血、脑出血、脑梗死。

(1) 病史:有脑血管病相关危险因素急性起病,出现神经系统症状如头痛呕吐、意识障碍、偏侧肢体活动障碍、偏身感觉异常、口角歪斜、流涎、口齿含糊、饮水呛咳、走态不稳等。

(2) 体征:有相应神经系统定位体征如颅神经病变、偏瘫、偏盲、偏身感觉障碍、共济失调、病理征、脑膜刺激征等。

(3) 辅助检查:通过头颅 CT 和头颅磁共振成像(MRI)扫描明确。

2. 功能诊断

主要涉及躯体功能障碍、日常生活活动能力的障碍以及社会参与能力的障碍。

(1) 躯体功能障碍:① 脑卒中直接引起的功能障碍,如运动障碍(偏瘫、肌张力异常、协调运动障碍、平衡功能障碍等)、感觉障碍、言语障碍(构音障碍)、吞咽功能障碍;认知障碍、智力和精神障碍;二便功能障碍;偏盲及意识障碍等。② 病后处理不当而继发的功能障碍:废用综合征,如长期卧床不动所致的压疮、肺部感染、关节挛缩、肌萎缩、肌力、耐力下降、骨质疏松、深静脉血栓形成等,全身活动减少所致的心肺功能下降、易疲劳、直立性低血压,感觉运动刺激不足所致的反应迟钝、自主神经不稳定等;误用及过用综合征,如病后活动不当所致的肌肉及韧带损伤、骨折、异位性骨化,肩关节半脱位、肩手综合征,膝过伸、异常痉挛模式加重,异常步态,尖足内翻加重等。

(2) 日常生活活动能力障碍:不同程度丧失生活自理、交流能力等。

(3) 社会参与能力障碍:功能和活动能力障碍限制了患者参与家庭生活和社会活动的能力。

(二) 功能评定

1. 一般情况的评定

如年龄、性别、失能部位、病程、受教育的程度、个性、爱好、精神状态、经济状况、医疗保障、家庭及社会环境、个人的意愿、家庭支持度等。

2. 功能状况的评定

(1) 运动功能的评定:有 Brunnstrom 法、Fugl-Meyer 法、上田敏法等(见本书康复评定的相关章节)。以 Brunnstrom 法在临床较为简便实用,可全面评定患者上肢、下肢及手功能恢复阶段,为下一步制订治疗计划提供依据。Brunnstrom 将脑卒中偏瘫的运动功能恢复分为 6 期,根据患者上肢、手和下肢肌张力与运动模式的变化来评定其运动功能恢复情况。Ⅰ期:无任何随意运动,手、上下肢无任何运动;Ⅱ期:有联合反应、可共同运动,仅有极少的随意运动;Ⅲ期:异常肌张力明显增高,可随意出现共同运动,如手可抓握、不能伸展;Ⅳ期:异常肌张力开始下降,出现分离运动,如手能捏、小范围伸展;Ⅴ期:肌张力逐渐恢复,可看见分离精细运动,手指可同时伸展、但单独伸展差;Ⅵ期:运动能力接近正常,但速度和准确性较健侧差。

(2) 平衡功能评定:三级平衡检测法、Berg 平衡评定量表等。

(3) 日常生活活动能力评定:可采用修订的 Barthel 指数评定量表、功能独立性评定(functional independence measure,FIM),以了解患者日常生活活动能力。

(4) 其他功能障碍评定:包括感觉功能评定、认知功能评定、失语症评定、构音障碍评定和心理评定等,请参见有关章节。

3. 康复预后的评定

由于大部分患者偏瘫手功能的恢复在病后 3 个月以内,3 个月以后恢复较为困难;而步行能力的恢复主要在病后 6 个月。所以,正确评估手和步行恢复的状况,有利于指导治疗。患者偏瘫后,手和步行功能的预后预测方法如表 4-2-1 和表 4-2-2 所示。

表 4-2-1　脑卒中偏瘫后手功能恢复的预测

手指能在全关节活动度内完成协调的屈伸的时间	手功能恢复程度
发病当天就能完成	几乎可以全部恢复为实用手
发病后 1 个月内完成	大部分恢复为实用手,小部分为辅助手
发病后 1~3 个月内完成	小部分恢复为辅助手,多数为废用手
发病后 3 个月后完成	多数为废用手

表 4-2-2　脑卒中患者偏瘫后步行恢复预测法

发病初期仰卧位可完成的试验	将来步行恢复的可能性（%）			
	独立步行	辅助下步行	可以步行	不能步行
空中屈伸膝：先仰卧伸直下肢,屈患髋约 45°,然后将膝在 10°~45°之间来回伸屈	60~70	20~30	90	10
主动直腿抬高：仰卧位作患侧直腿抬高	44~55	35~45	90	10
保持立膝：仰卧位,屈膝约 90°,保持下肢立于床上,不向左右摇摆、坠落	25~35	55~65	90	10
上述 3 项试验均不能进行	33	33	60	33

三、康复治疗

（一）康复原则与目标

1. 康复原则

早期介入、全面评估、综合治疗、循序渐进是脑卒中后康复原则。在功能评定的基础上,由康复治疗小组共同制订康复计划,循序渐进,综合康复治疗,争取患者的主动参与及其家属的积极配合,积极防治并发症,做好脑卒中的二级预防。

2. 康复目标

预防脑卒中后可能发生的并发症,改善受损的功能,提高患者的日常生活活动能力和适应社会生活的能力。

（二）康复方法

1. 运动功能障碍康复

1）软瘫期

软瘫期是指发病后 1~4 周内,相当于 Brunnstrom 分期 Ⅰ~Ⅱ期。此期患者从患侧肢体无主动活动到肌张力开始恢复,并有弱的屈肌与伸肌共同运动。

开始康复训练的时间：一般而言,脑卒中患者病情稳定（生命体征稳定,症状体征不再进展）后应尽早介入康复治疗,选择循序渐进的训练方式。如果已经并发其他疾病,如心肌梗死、上消化道出血、肺部感染、肾功能不全等,则应在康复治疗师的具体指导下,以摆放抗痉挛体位为主,适当给予瘫侧肢体电刺激以及被动运动。总之,以不影响临床抢救,不造成病情恶化为前提,康复治疗措施应早期介入。目的是预防并发症和继发性损害,同时为下一步功能训练做准备。

本期康复目标是通过被动活动和主动参与,促进偏瘫肢体肌张力的恢复和主动活动的出现,以及肢体正确摆放和体位的转换（如翻身等）,预防可能出现的压疮、关节挛缩或僵硬、关节肿胀、下肢深静脉血栓形成、泌尿系和呼吸道的感染等并发症。

具体康复方法如下。

（1）软瘫期的良姿位摆放：床上良姿位是早期抗痉挛治疗的措施之一。良姿位能预防和减轻上肢屈肌、下肢伸肌的典型痉挛模式,是预防出现病理性运动模式方法之一。一般每 2 h 更换一次良姿位,以预防压疮、肺部感染及痉挛模式的发生。

a. 健侧卧位：健侧在下,患侧在上。患者头部垫枕,胸前放一枕头,患肩前伸,患侧肘关节伸展,腕、指关节伸展放在枕上。患侧下肢髋、膝关节自然屈曲向前,放在身体前面另一枕上。健侧肢体自然摆位(见图4-2-1)。

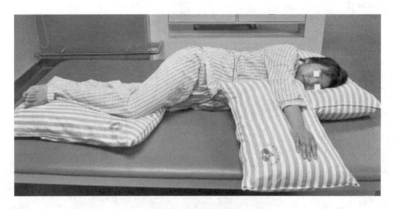

图4-2-1　健侧卧位肢体摆放

b. 患侧卧位:患侧在下,健侧在上,躯干稍向后旋转,后背用枕头支撑。患臂前伸,前臂外旋,将患肩拉出以避免受压和后缩;手指张开,掌心向上,患腿髋关节略后伸,膝关节略屈曲,放置舒适位。健侧上肢放在身上或后边的枕头上,避免放在身前,以免因带动整个躯干向前而引起患侧肩胛骨后缩。健腿屈髋、屈膝向前,腿下放一枕头支撑(见图4-2-2)。患侧卧位可增加对患侧的知觉刺激输入,并使整个患侧被拉长,从而减少痉挛。

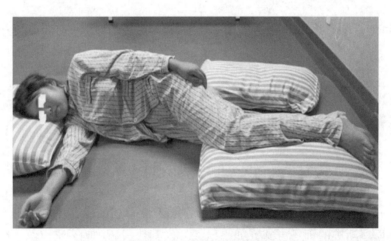

图4-2-2　患侧卧位肢体摆放

c. 仰卧位:易引起压疮及增强异常反射活动,是最差卧位,应尽量少用;或与健侧卧位、患侧卧位交替使用。仰卧位时,患者头部垫枕,患侧肩胛下放一枕头,使肩上抬前挺,上臂外旋稍外展,肘与腕均伸直,掌心向下,整个上肢放在枕头上。患侧髋下放一枕头,使髋向内旋位,患侧臀部、大腿外侧下放一枕头,其长度要足以支撑整个大腿外侧,以防下肢外旋。膝关节稍垫起使微屈并向内(见图4-2-3)。注意:此期足底不宜施加刺激(电疗、手法等),但可以使用柔性踝背伸矫形托,以预防足下垂内翻畸形。

(2)软瘫期关节的被动活动:如病情较稳定,在病后第3~4天起患肢所有的关节都应做全范围的被动运动,以防关节挛缩。每天2~3次,活动顺序从大关节到小关节,循序渐进,动作应缓慢进行,切忌粗暴,直到主动运动功能恢复。如肩关节的被动活动(见图4-2-4和图4-2-5)。

(3)软瘫期肢体的主动活动:软瘫期肢体主动训练的主要原则是利用躯干肌的活动,以及应用各种手段促使肩胛带和骨盆带的功能恢复。

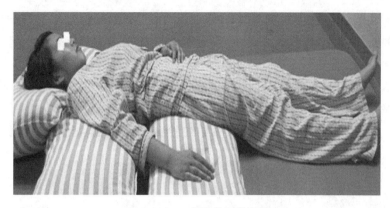

图 4-2-3　仰卧位肢体摆放

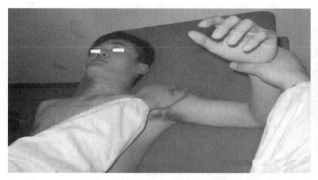

图 4-2-4　软瘫期关节的被动活动(1)

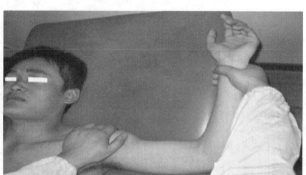

图 4-2-5　软瘫期关节的被动活动(2)

a. 翻身训练：尽早使患者学会向两侧翻身，以免长期卧床，或固定于某一种姿势，易出现压疮、肺部感染等并发症。① 向健侧翻身：患者仰卧位双手交叉，患侧拇指置于健侧拇指之上（Bobath 式握手）（见图 4-2-6），屈膝，健腿插入患腿下方。交叉的双手伸直举向上方，左右侧方摆动，借助摆动的惯性，让双上肢和躯干一起翻向健侧。康复治疗人员可协助或帮助其转动骨盆或肩胛。② 向患侧翻身：患者仰卧位，双手呈 Bobath 式握手，向上伸展上肢，健侧下肢屈曲。双上肢左右侧方摆动，当摆向患侧时，顺势将身体翻向患侧（见图 4-2-7）。

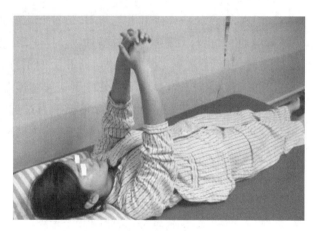

图 4-2-6　软瘫期肢体的主动活动(1)

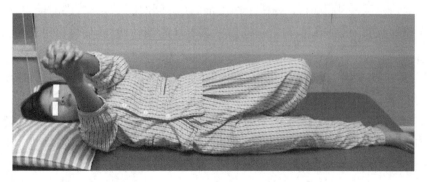

图 4-2-7　软瘫期肢体的主动活动(2)

　　b. 桥式运动：在床上进行翻身训练的同时，必须加强患侧伸髋屈膝肌的练习。这对避免患者今后行走时出现偏瘫步态十分重要。① 双侧桥式运动：帮助患者将两腿屈曲，双足在臀下平踏于床面，让患者伸髋将臀抬离床面。如患髋外旋外展不能支持时，则须帮助稳定患膝(见图4-2-8)。② 单侧桥式运动：当患者能完成双侧桥式动作后，可让患者伸展健腿，患腿完成屈膝、伸髋、抬臀的动作。③ 动态桥式运动：为了获得下肢内收、外展的控制能力，患者仰卧屈膝，双足踏住床面，双膝平行并拢，健腿保持不动，患腿做交替的幅度较小的内收和外展动作，并学会控制动作的幅度和速度。然后患腿保持中位，健腿做内收、外展练习。

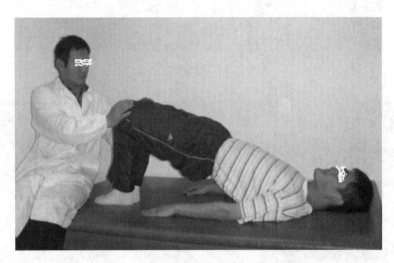

图4-2-8　桥式运动

　　2) 痉挛期

　　一般在发病后4～12周，相当于Brunnstrom分期Ⅲ～Ⅳ期。患者能主动活动患肢，但肌肉活动均为共同运动，肢体开始出现痉挛并逐渐加重。这是疾病发展的规律，一般持续3个月左右。

　　本期康复治疗原则：在偏瘫侧上肢和手的治疗性活动中，尤要重视"由近到远，由粗到细"的恢复规律，近端关节的主动控制能力直接影响到该肢体远端关节的功能恢复。

　　本期康复目标：此期的康复治疗目标是通过抗痉挛姿势或体位来预防和拮抗痉挛，纠正异常的运动模式，促进分离运动的出现。加强患侧肢体的主动活动并与日常生活活动相结合，同时，针对患者其他方面的功能障碍配合相应的康复治疗。

　　具体康复方法如下。

　　(1) 抗痉挛训练：大部分患者患侧上肢以屈肌痉挛占优势，表现为肩胛骨后缩，肩带下垂、后撤、肩内收、内旋位，肘屈曲，前臂旋前，腕屈曲并伴一定的尺侧偏，手指屈曲内收；患侧下肢以伸肌痉挛占优势，表现为骨盆旋后并上提，髋伸、内收、内旋，膝伸，足趾屈内翻。

　　a. 卧位抗痉挛训练：采用Bobath式握手上举上肢，使患侧肩胛骨向前，患肘伸直。仰卧位时双腿屈曲，Bobath式握手抱住双膝，将头抬起，前后摆动使下肢更加屈曲。此外，还可以进行桥式运动，也有利于抑制下肢伸肌痉挛。

　　b. 主动和被动活动肩关节和肩胛带：患者仰卧，Bobath式握手，健手带动患手上举，伸直加压患臂，可帮助上肢运动功能的恢复，也可预防肩痛和肩关节挛缩。

　　c. 下肢控制能力训练：卧床期间进行下肢训练可以改善下肢控制能力，为以后行走训练做准备。① 髋、膝屈曲练习：患者仰卧位，康复治疗师用手握住其患足，使之旋外、腿屈曲，并保持髋关节不外展、外旋，待此动作阻力消失后再指导患者缓慢地伸展下肢，伸腿时应防止内收、内旋。在下肢完全伸展的过程中，患足始终不离开床面，保持屈膝而髋关节适度微屈。以后可将患肢摆放成屈髋、屈膝、足支撑在床上，并让患者保持这一体位。随着控制能力的改善,指导患者将患肢从健侧膝旁移开,并保持稳定。② 踝背屈练习:当患者可以控制一定角度的屈膝动作后,以脚踏住支撑面,进行踝背屈练习。康复治疗师握住患者的踝部,自足跟向后、向下加压,另一只手抬起脚趾使之背屈且保持足外翻位,当被动踝背屈抵抗逐渐消失后,要求患者主动保持该姿势。随后指导患者进行主动踝背屈练习。③ 下肢内收、外展控制训练方法见动态桥式运动。

(2)坐位及床边坐起训练:尽早让患者坐起,能防止肺部感染、静脉血栓形成、压疮等并发症,开阔视野,减少不良情绪。

a. 坐位训练:为避免长期卧床因突然坐起引起体位性低血压,坐位训练首先应从半坐位(约 30°)开始,如患者能坚持 30 min 并且无明显直立性低血压,则可逐渐增大角度(45°、60°、90°)、延长时间和增加次数。如患者能在 90°坐位坐 30 min,则可进行床边坐起训练。

b. 从卧位到床边坐起训练:患者先侧移至床边,将健腿插入患腿下,用健腿将患腿移于床边外,患膝自然屈曲。然后头向上抬,躯干向患侧旋转,健手横过身体,在患侧用手推床,把自己推至坐位,同时摆动健腿下床。必要时康复治疗师可以一手放在患者健侧肩部,另一手放于其臀部帮助坐起,注意千万不能拉患肩。

3)恢复期

一般指发病后的 4～12 个月。相当于 Brunnstrom 分期 Ⅴ～Ⅵ期,此期患者大多数肌肉活动为选择性的,能自主活动,不受肢体共同运动影响直至肢体肌肉痉挛消失,分离运动平稳,协调性良好,但速度较慢。

本期康复原则:平衡训练是基础。

本期康复目标:改善运动控制能力,促进精细运动,提高运动速度和实用性步行能力,掌握日常生活活动技能,提高生存质量。

具体康复方法如下:

(1)平衡训练:静态平衡为一级平衡,自动动态平衡为二级平衡,他动动态平衡为三级平衡。平衡训练包括左右和前后移动训练。一般静态平衡完成后,进行自动动态平衡训练,即要求患者的躯干能做向前后、向左右,以及不同方向不同摆幅的摆动运动。最后进行他动动态平衡平衡训练,即在他人一定的外力作用下训练患者保持平衡的能力。

a. 坐位左右平衡训练:让患者取坐位,康复治疗师坐于其患侧,一手放在患者腋下,一手放在其健侧腰部,嘱其头部保持正直,将重心移向患侧,再逐渐将重心移向健侧,反复进行(见图 4 - 2 - 9)。

b. 坐位前后平衡训练:患者在康复治疗师的协助下身体向前或后倾斜,然后慢慢恢复中立位,反复训练(见图 4 - 2 - 10)。

c. 坐到站起转换平衡训练:指导患者双手交叉,让患者屈髋、身体前倾,重心移至双腿,然后做抬臀站起动作。患者负重能力加强后,可让患者独立做双手交叉,屈髋,身体前倾,然后自行站立(见图 4 - 2 - 11)。

d. 站立平衡训练:完成坐到站起动作后,可对患者依次进行扶持站立、平行杠内站立、独自站立以及单足交替站立的三级平衡训练。尤其做好迈步向前、向后、向左、向右的重心转移平衡训练。

(2)步行训练:减重装置可以很好地辅助进行步行训练。在没有减重装置的情况下,步行训练应在患腿能够单腿负荷体重时方可开始。学习平行杠内患腿向前迈步时,要求患者躯干伸直,用健手扶栏杆,重心移至健腿,膝关节轻度屈曲。康复治疗师扶住其骨盆,帮助患侧骨盆向前下方运动,防止患腿在迈步时外旋。当健腿向前迈步时,患者躯干伸直,健手扶栏杆,重心前移;治疗师站在患者侧后方,一手放置于患腿膝部,防止患者健腿迈步时膝关节突然屈曲以及发生膝反张,另一手放置于患侧骨盆部,以防其后缩。健腿开始只迈至与患腿平齐位,随着患腿负重能力的提高,健腿可适当超过患腿。治疗师指导患者利用助行器和手杖等帮助练习。

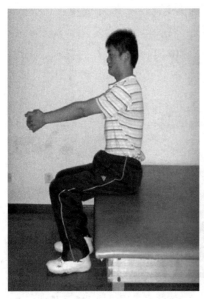
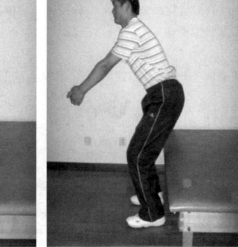
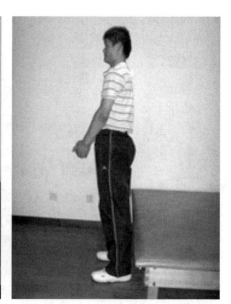

图 4-2-9　坐位左右平衡训练　　　图 4-2-10　坐位前后平衡训练　　　图 4-2-11　坐到站起转换平衡训练

（3）上下楼梯训练：原则为上楼时健足先上，患足后上；下楼时患足先下，健足后下。上楼时，健足先放在上级台阶，伸直健腿，把患腿提到同一台阶；下楼时，患足先下到下一级台阶，然后健足迈下到同一级台阶。在进行训练前应给予充分的说明和示范，以消除患者的恐惧感。患者步态逐渐稳定后，治疗师指导患者用双手扶楼梯栏杆独自上下楼梯。

（4）上肢控制能力训练：包括臂、肘、腕、手的训练。

a. 前臂的旋前、旋后训练：指导患者坐于桌前，用患手翻动桌上的扑克牌；亦可在任何体位让患者转动手中的小物件。

b. 肘的控制训练：重点在于再伸展动作上。患者仰卧，患臂上举，尽量伸直肘关节，然后缓慢屈肘，用手触摸自己的口、对侧耳和肩。

c. 腕指伸展训练：双手交叉，手掌朝前，手背朝胸，然后伸肘，举手过头，掌面向上，返回胸前，再向左、右各方向伸肘。

（5）改善手功能训练：患手反复进行放开、抓握和取物品训练。纠正错误运动模式。

a. 作业性手功能训练：通过编织、绘画、陶瓷工艺、橡皮泥塑等训练两手协同操作能力。

b. 手的精细动作训练：通过打字、搭积木、拧螺丝、拾小钢珠等以及进行与日常生活活动作有关的训练，加强和提高患者手的综合能力。

c. 日常生活活动能力训练：早期即可开始，通过持之以恒的日常生活活动训练，争取患者能自理生活，从而提高生活质量。训练内容包括进食方法、个人卫生、穿脱衣裤鞋袜、床椅转移、洗澡等。为完成日常生活活动能力训练，可选用一些适用的装置，如便于进食的特殊器皿、改装的牙刷、各种形式的器具及便于穿脱的衣服。

4）后遗症期

一般病程为 1 年左右，患者经过治疗或未经积极康复，仍可留有不同程度的后遗症，主要表现为肢体痉挛、关节挛缩畸形、运动姿势异常等。

本期康复原则：主要是加强残存和已有的功能，即代偿性功能训练，注意防止异常肌张力和挛缩的进一步加重。避免废用综合征、骨质疏松和其他并发症的发生，帮助患者下床活动和适当的户外活动，注意多与患者交流和必要的心理疏导，激发其主动参与的意识，发挥家庭和社会的作用。

本期康复目标：指导患者继续训练和利用残余功能，指导家属尽可能改善患者的周围环境，争取最大限度的生活自理，进行必要的职业技能训练。

具体康复方法如下。

（1）进行维持功能的各项训练。

（2）加强健侧的训练，以增强其代偿能力。

（3）指导正确使用辅助器，如手杖、步行器、轮椅、支具，以补偿患肢的功能。

（4）改善步态训练，主要是加强站立平衡、屈膝和踝背屈训练；同时进一步完善下肢的负重能力，提高步行效率。有条件的患者可以借助下肢机器人、矫形器等辅助步行能力的恢复。

（5）对家庭环境做必要的改造，如门槛和台阶改成斜坡，蹲式便器改成坐式便器，厕所、浴室、走廊加扶手等。

2. 感觉功能障碍康复

可以进行患侧上肢负重训练，以及进行痛、温觉、触压觉等的训练，加强患者肢体感觉信息的输入，提高中枢的兴奋性。触觉训练：① 快地刷拂；② 轻敲皮肤。温度训练：主要应用冰刺激，局部刺激 3～5 s，可促进肌收缩；但冰刺激后 30 s 左右常引起反跳现象，这是由兴奋转为抑制结果，需要注意。本体感觉训练：① 快而轻地牵张肌肉；② 牵张手的内在肌；③ 关节活动度达到极限后再进一步牵张；④ 抗阻收缩；⑤ 在肌腹上推摩或加压；⑥ 轻叩肌腱或肌腹；⑦ 在骨尖上加压；⑧ 有力地压缩关节；⑨ 振动台的运用等。

3. 言语功能障碍康复

语言是为了交流沟通，发病后应尽早开始语言训练。虽然失语，但仍需与患者进行语言或非语言交流，通过交谈和观察，全面评定语言障碍的类型和程度。不同类型的失语治疗方法也不相同，Broca 失语症以训练表达和文字阅读为主，Wernicke 失语症以听理解及复述为主，传导性失语以训练复述为主，命名性失语以口头及文字称呼为主，经皮质运动性以口头和书写表达为主，经皮质感觉性以听理解为主，完全性失语可进行视觉、听觉理解训练的同时附加手势交流等。构音障碍患者应先进行松弛训练和呼吸训练，在此基础上再进行发音训练、发音器官运动训练和语音训练等。每次训练应注意合适的训练环境及训练时间，要考虑患者的注意力、耐力及兴趣，可根据患者日常生活及工作选择训练内容。脑卒中康复是多方面的，故言语训练也必须与其他整体康复训练同步进行，才能取得较好的效果。

4. 吞咽功能障碍康复

脑卒中患者颅脑损害严重或有脑干病变时常出现吞咽困难并有构音障碍。正常的吞咽过程包括口腔期、咽期和食管期，脑卒中患者的吞咽障碍主要在口腔期和咽期。常用的治疗方法有：① 唇、舌、颜面肌和颈部屈肌的主动运动和肌力训练；② 一般先用糊状或胶状食物进行训练，少量多次，逐步过渡到普通食物；③ 进食时多主张取坐位，颈稍前屈易引起咽反射；④ 软腭冰刺激有助于咽反射的恢复；⑤ 咽下食物练习呼气或咳嗽有助于预防误咽；⑥ 构音器官的运动训练有助于改善吞咽功能。

5. 认知功能障碍康复

主要方法有以下几种。

（1）感知障碍训练：如单侧忽略的康复方法是通过视觉、言语诱导使忽略侧受到注意；通过视觉扫描和躯体感觉意识的训练，以及注意训练等。

（2）失用症：在训练时应先选用分解动作，逐步再把分解动作连贯结合。

（3）智力障碍：轻痴呆患者运用记录的方法或运用视觉提醒物来代偿丧失的记忆。严重者康复困难。可应用促智药物奥拉西坦、安理申等。

6. 心理功能障碍康复

脑卒中后抑郁的发生率为 30%～60%，大多抑郁患者常哭泣、悲伤、沉默寡言，几乎每天感到疲倦或乏力,失眠或睡眠过多,注意力和判断能力降低,自我责备和产生自卑感,严重者可有自杀念头。常用的治疗方法如下。① 心理康复治疗:可采用个别治疗和集体治疗两种方式,同时要有患者的家庭成员、朋友或同事等社会成员的参与。心理治疗人员应注意与患者建立良好的医患关系,使患者身心放松,解除其内心的痛苦,矫正或重建某种行为等。② 药物治疗:可应用三环类抗抑郁药(如多塞平)、5-羟色胺再摄取抑制剂(如氟西汀)。

7. 其他康复手段

各类物理因子可酌情按需选用。

(1)物理因子:常用的有局部机械性刺激、冰刺激、功能性电刺激、低中频电刺激、肌电生物反馈和局部气压治疗等,可使瘫痪肢体肌肉通过被动引发的收缩与放松来逐步改善其张力。高压氧治疗增加脑供氧改善脑功能等。

(2)律动(振动)训练:增加本体感觉、骨质疏松治疗。

(3)其他:一些新技术,如重复经颅磁刺激、经颅直流电刺激、体外冲击波、虚拟现实治疗技术、脑机接口训练技术等。

(4)传统疗法:常用的有按摩和针刺治疗等,通过深浅感觉刺激有利于局部肌肉的收缩和血液循环,部位宜选择偏瘫侧上肢伸肌和下肢屈肌,以改善其相应的功能。

四、并发症防治

1. 肩部问题

有 70% 左右的脑卒中患者在发病 1~3 个月发生肩痛及其相关功能障碍,限制了患侧上肢的功能活动和功能改善,常见的有肩手综合征、肩关节半脱位和肩部软组织损伤(如肩袖损伤、滑囊炎、腱鞘炎)等。肩手综合征表现为肩痛、肩部运动障碍、手肿痛,后期出现手部肌肉萎缩、手指关节挛缩畸形,常用的治疗方法有抬高患侧上肢、腕关节背屈、鼓励主动活动,活动受限或无主动活动时加用被动活动、向心性气压治疗或线缠绕加压治疗、手部冷疗、糖皮质激素制剂局部注射治疗等。肩关节半脱位表现为肩部运动受限、局部有肌肉萎缩、肩峰与肱骨头之间可触及明显凹陷,常用的治疗方法包括纠正肩胛骨的后缩、刺激三角肌和冈上肌的主动收缩(如关节挤压、局部拍打或冰刺激、电针治疗等),Bobath肩托有利于患侧肩关节的主被动活动,预防肩部损伤。肩部软组织损伤表现为肩部主动或被动活动时肩痛,后期可有局部肌肉萎缩,治疗上应在肱骨外旋位做肩部活动,可加用局部理疗、严重时外用和口服非甾体抗炎药等。

2. 肌痉挛与关节挛缩

大多数脑卒中患者在运动功能恢复的过程中都会出现不同程度的骨骼肌张力增高,主要是由于上运动神经元受损后引起的牵张反射亢进所致,表现为患侧上肢屈肌张力增高和下肢伸肌张力增高,可早期使用夹板作为预防措施。常用的治疗方法有神经肌肉促进技术中的抗痉挛方法、正确的体位摆放(包括卧位和坐位)和紧张性反射的利用、口服肌松药物(如巴氯芬等)、体外冲击波、局部注射肉毒毒素等。关节挛缩是因脑卒中患者长时间骨骼肌张力增高,受累关节不活动或活动范围小,使得关节周围软组织短缩、弹性降低,表现为关节僵硬,常用的治疗方法有抗痉挛体位和手法的应用、被动活动与主动参与(患肢负重)、矫形支具的应用,必要时可行手术治疗。

3. 下肢深静脉血栓形成

脑卒中患者由于患侧下肢主动运动差、长期卧床或下肢下垂时间过长,肢体肌肉静脉泵的作用降低,使得下肢血流速度减慢、血液高凝状态以及血管内皮破坏,血小板沉积形成血栓。临床可表现为患侧下肢肿胀、局部温度稍高,受累关节活动受限。如果血栓脱落可引起肺动脉栓塞,患者突发呼吸困难、胸闷、急性心衰,危及生命。下肢血管超声检查有助于诊断。

早期预防可以避免下肢深静脉血栓形成,常用的方法有:① 下肢主动运动和被动运动;② 抬高下肢(卧床时)和穿压力长筒袜;③ 下肢外部气压循环治疗联合低分子肝素;④ 主动活动差时进行下肢肌肉功能性电刺激。对已出现下肢深静脉血栓者,避免气压等挤压类治疗,从而引起血栓脱落。治疗可采用低分子肝素、达比加群等抗凝治疗。

4. 肺炎

脑卒中患者发生肺炎主要为吸入性肺炎和坠积性肺炎,前者可以通过治疗原发病和吞咽功能训练预防,后者可以通过减少卧床时间、呼吸功能训练、主动咳嗽和体位排痰减少其发生。

5. 压疮

脑卒中患者发生压疮主要是由于保持某一体位时间过长,使局部皮肤长时间受压迫,血液循环障碍,造成皮肤组织缺血坏死。定时翻身(1 次/2 h)、应用减轻局部压力的充气垫、清洁床面和皮肤护理、加强营养可以预防压疮的发生。对已出现压疮的患者,应及时解除压迫,进行疮面处理、紫外线治疗和增加营养,必要时考虑外科治疗。

6. 失用性骨质疏松

负重站立;力量、耐力和协调性的训练;尽可能独立完成日常生活活动;适当补钙治疗。增加户外活动。

7. 直立性低血压

① 定时变换体位;② 平卧时,头高于足 30～50 cm,随着病情稳定逐步抬高上身;③ 适当主动或被动活动四肢;④ 睡眠时,上身略高于下身;⑤ 深呼吸运动;⑥ 对健侧肢体、躯干、头部作阻力运动;⑦ 按摩四肢,冷水摩擦皮肤;⑧ 下肢、腹部用弹性绷带。

五、社区康复管理

(一) 预防和治疗

脑卒中的复发率很高,关键在于做好以下几个方面。

1. 严格做好二级预防

主要针对三个环节,即改良生活方式、控制危险因素、专科特异性治疗。

(1) 改良生活方式,做好情绪管理和饮食管理:保持心情舒畅,避免过度情绪波动,始终树立战胜疾病的信心。每天饮食种类多样化,采用包括水果、蔬菜和低脂奶制品以及总脂肪和饱和脂肪含量较低的均衡食谱;推荐的食盐摄入量≤6 g/d,钾摄入量≥4.7 g/d;戒烟,避免主动和被动吸烟;不提倡用少量饮酒的方法预防卒中,饮酒者应戒酒。

(2) 控制危险因素:严格控制血压、血糖、血脂、心脏病、高尿酸血症、高同型半胱氨酸血症以及体重等,定期至医院复查,在医生的指导下按时用药,不可自行停药和换药。

(3) 专科特异性治疗:缺血性脑卒中无禁忌证的情况下应长期应用抗血小板药物(如阿司匹林、氯吡格雷等)和他汀类药物(如阿托伐他汀、瑞舒伐他汀等);出血性脑卒中患者以控制危险因素为主。

2. 学会识别

当气温骤变、情绪变化时,体弱多病者更容易发病,简易识别方法如 BEFAST 试验:B(balance)是指平衡,表现平衡或协调能力丧失,突然出现行走困难;E(eyes)是指眼睛,表现突发的视力变化,视物困难;F(face)是指面部,表现面部不对称,口角歪斜;A(arms),是指手臂,表现手臂突然无力感或麻木感,通常是出现在身体一侧;S(speech)是指语言,表现言语困难、理解困难;T(time)是指时间。上述症状可能意味着出现卒中,请勿等待症状自行消失,应立即拨打"120"获得医疗救助。

(二) 社区康复策略

对于绝大多数脑卒中患者来说,即使在接受了专科的康复中心的康复服务后回到家庭和社区,也可能还需要社会的康复服务。

1. 卧床患者的护理技术

(1) 患者房间的布置:房间的布局应尽可能使患侧在白天自然地接受更多的刺激。因此,把床头柜、电视及日常必需品尽可能放在患侧,这样做的目的是使患侧可以有连续的刺激输入,迫使偏瘫侧经常做出反应,使患者对自己的患侧给予更多的关注。

(2) 卧床患者的体位摆放:由于有必要加强对患侧的刺激,家属及护理人员应该在患侧照料患者,帮助其洗漱或喂饭。探访者也最好站在患者的患侧,与其谈话时可握住患手,以提供更多的刺激。如果患者最初转头有困难,家属可以用手帮助他转头,这样可以减轻其对患侧空间的忽视。

2. 环境的改造

环境的改造对于改善一个功能障碍的人获得功能性独立来说是必要的,硬件的改造可以从两个层面来改善。一是家庭内部的改造。例如:增大门的宽度,厨房、厕所的改造,在走道安装扶手等;二是社区水平的改造。例如:为轮椅而设的斜坡、社区环境的改造、公共建筑和工作场所的改造。

3. 矫形器和辅助器具的应用

社区康复的方法除了恢复功能外,补偿功能的缺失或补偿功能受限的各种措施也是其中的一个重要手段。就脑卒中患者而言,常用矫形器和辅助器有矫正足下垂辅助器具、手杖、轮椅以及日常生活辅助器具。

4. 建立自助小组

在社区还可以组织相似残损或相似康复需求的人组成自助小组,一起分享资讯、想法和经验。特别是当难以得到康复人员帮助时,自助小组就更加有益。自助小组能展示个人新得到的辅助器具,教育他们如何维护辅助器具,以及能提供有关自我照料的建议,如预防二次并发症及如何达到最佳功能。对于许多人而言,有机会得到来自有着相似问题的人的支持和实用的建议,要比得到来自医务人员的建议更有用。

5. 专业培训

社区康复工作人员还可以不定期地组织专科康复机构专业技术人员到社区进行康复技术指导和实际技术操作培训,解决康复中的一些疑难问题。

6. 开展社区和家庭康复训练应注意事项

(1) 预防跌倒:每年进行一次跌倒风险评估,提供个体化的跌倒预防方案,进行平衡功能训练,降低跌倒风险。

(2) 训练频率至少每周 2～3 次,最好每天 1～2 次,每次约 30 min。运动量不宜过大:训练强度由小到大,使患者有一个适应的过程,逐渐恢复体力。如静息时心率超过 120 次/min,收缩压超过 180 mmHg(24 kPa),有心绞痛或严重心律失常,应暂停训练。训练后脉率不宜超过 120 次/min。如果患者经过一天的训练,休息一夜后仍感疲劳,脉率仍高于平日水平,则表示运动量过大,应适当减量。

(3) 若在训练过程中出现其他疾病,如感冒等,则应暂停训练,并与医师取得联系。

(4) 运动后切勿立即进行热水浴,以免导致循环血量进一步集中分布于外周,从而使血压突降,甚至诱发心脑血管疾病等。

(5) 不穿过紧过小的衣服,以免影响血液循环和肢体活动。

(6) 结合日常生活进行训练:鼓励患者自己做事。例如,更衣、梳洗、进食等,减少其对家庭的依赖,提高独立生活能力。

(7) 顺其自然:患者能达到什么程度就到什么程度,但可以建议患者坚持做 1～2 次更难的动作。

（8）注意日常保健，按时服药，规律起居，保持平稳的情绪和开阔的胸怀。多食高纤维素的清淡饮食，保持大便通畅，避免过劳。

（陈秋红）

第三节　颅脑创伤康复

一、概述

颅脑创伤（traumatic brain injury，TBI）是指由于头部受到外界暴力的作用导致颅骨、脑膜、脑血管和脑组织的机械形变，引起暂时性或永久性神经功能障碍。临床特点有：意识障碍；头痛、呕吐；生命体征的改变；眼部征象；神经系统局灶症状与体征；脑疝。

（一）分类

按照创伤后脑组织与外界相通与否，分为闭合性和开放性颅脑创伤两类。按照颅脑创伤的病理机制，可以分为以下类型。

1. 脑震荡

脑震荡主要表现为伤后立即发生短暂的意识障碍，一般不超过半小时，清醒后多数患者并有近事性遗忘而不能叙述当时的受伤经过，神经系统检查无阳性特征，脑脊液检查无红细胞，CT 检查颅内无异常发现。一般认为脑震荡是最轻微的一种颅脑创伤。

2. 脑挫裂伤

脑挫裂伤好发于额叶与颞叶，往往合并硬膜下血肿和外伤性蛛网膜下腔出血，其继发性改变如脑水肿和血肿形成等具有更为重要的临床意义。

3. 弥漫性轴索损伤

弥漫性轴索损伤多因车祸导致头部的加速运动，造成脑白质广泛性轴索损伤。伤后通常立即昏迷，而且昏迷程度深、持续时间长，一般无中间意识清醒（或好转）期。此类型所引起的病理改变常难以恢复，且至今仍缺乏有效治疗手段，不仅病死率高，而且是导致颅脑创伤患者伤后植物生存状态和严重神经功能障碍的重要原因。

4. 原发性脑干损伤

原发性脑干损伤主要表现：① 伤后立即出现意识障碍，特点是昏迷程度深。② 早期出现脑干损伤的症状与体征：如呼吸、循环功能紊乱，瞳孔的变化。

5. 颅内血肿

颅内血肿按血肿来源和部位分为硬膜外血肿、硬膜下血肿和脑内血肿，以硬膜外和硬膜下者为常见。

（二）流行病学

颅脑创伤主要见于交通事故、工伤、运动损伤、跌倒和头部撞击等。在我国，其发病率仅次于四肢损伤。颅脑创伤具有发病率高、病情急、病情变化快、多功能障碍及多发生于青壮年的特点。伤者即使生存下来，也都有不同程度的功能障碍，如感觉、运动、言语、认知、情绪、行为障碍等，给家庭、社会带来沉重负担。因此，一直以来都是临床康复的重点工作内容之一。患者颅脑创伤的程度不一，其预后、遗留的功能障碍及大脑功能缺损症状也不尽相同,因而制订出个性化康复治疗计划显得尤为重要。

二、诊断与功能评定

(一) 诊断

1. 临床诊断

依据病史、体征、辅助检查可以确立诊断。

(1) 病史:明确的外伤史,头痛呕吐、意识障碍、肢体活动障碍、行为异常等。

(2) 体征:昏迷、颅神经病变、肢体活动障碍、失语、认知障碍等。

(3) 辅助检查:头颅 CT、MRI 或 X 线可证实颅脑损伤的改变。

(4) 严重程度分级:根据国内公认的颅脑创伤的严重程度,将其分为轻、中、重、严重四级。其标准如表 4 - 3 - 1 所示。

表 4 - 3 - 1　颅脑创伤的严重程度分级

分 级	分 型	体 征
Ⅰ级	轻型	相当于单纯的脑震荡,无颅骨骨折;昏迷时间不超过 0.5 h,有轻度头痛、头昏等自觉症状。神经系统检查和脑脊液检查均正常
Ⅱ级	中型	相当于轻的脑挫裂伤,有或无颅骨骨折,蛛网膜下腔出血,无脑受压征象;昏迷时间不超过 12 h,有轻度神经系统病理体征,体温、脉搏、呼吸及血压的变化
Ⅲ级	重型	相当于广泛的脑挫裂伤,脑干损伤或急性颅内血肿;深昏迷或昏迷在 12 h 以上,或出现再次昏迷;有明显神经系统病理体征,如瘫痪、脑疝综合征、去大脑强直征等;有明显的体温、脉搏、呼吸和血压的变化
Ⅳ级	严重型	病理情况与Ⅲ级相似,但病情的发展极快,伤后立即出现深昏迷,去大脑强直征,或伴有其他脏器损伤、休克等;迅速出现脑疝,双瞳散大,生命体征严重紊乱甚至呼吸停止

2. 功能诊断

依据颅脑创伤后损伤部位不同,可有运动障碍、言语障碍(构音障碍)、进食障碍、认知障碍、行为障碍、二便障碍、日常生活活动能力障碍、心理障碍等。

(二) 功能评定

1. 功能状况的评定

(1) 严重程度的评定:国内普遍采用国际上通用的格拉斯哥昏迷量表(Glasgow coma scale, GCS)来判断急性颅脑创伤患者的意识情况(见表 4 - 3 - 2)。GCS 总分为 15 分,≤8 分提示有昏迷,为重度损伤;9～11 分为中度损伤;≥12 分为轻度损伤。

表 4 - 3 - 2　格拉斯哥昏迷量表(GCS)

评分	临 床 表 现		
	睁 眼 反 应	语 言 反 应	运 动 反 应
1	任何刺激均无睁眼反应	任何刺激均无语言反应	疼痛刺激时无反应
2	疼痛刺激有睁眼反应	言语模糊不清,字意难辨	疼痛刺激时肢体过伸(去大脑强直)
3	声音刺激有睁眼反应	言语不当,但字意可辨	疼痛刺激时肢体过屈(去皮质强直)

续　表

评分	临床表现		
	睁眼反应	语言反应	运动反应
4	自发性睁眼反应	对话混淆不清,不能准确回答有关人物、时间、地点等定向问题	对疼痛刺激有肢体退缩反应
5		对人物、时间、地点等定向问题清楚	能确定疼痛部位
6			可按指令动作

（2）运动功能评定：可采用 Brunnstrom 法,具体内容见本章第一节。该方法可全面评定瘫痪侧上、下肢及手功能状况。

（3）日常生活活动能力评定：可采用修订的 Barthel 指数评定量表、IADL 评定量表,以了解患者日常生活能力。

（4）认知障碍评定：包括注意力、记忆力、动作开始及终止能力、判断能力、执行能力和抽象思维能力等的评估,详见本书康复评定的相关章节。

（5）言语交流及吞咽功能评定：详见本书康复评定的相关章节。

2.康复预后的评定

临床常用格拉斯哥预后评定（Glasgow outcome scale，GOS）,如表 4-3-3 所示。

表 4-3-3　格拉斯哥预后评定（GOS）

分　级	特　征
1.死亡	死亡
2.持续性植物状态	无意识,有心跳和呼吸,偶有睁眼、吸吮、哈欠等局部运动反应,无意识动作
3.严重残疾	有意识,但认知、言语、躯体运动有严重残疾,24 h 均需他人照顾
4.中度残疾	有认知、行为、性格障碍;有轻度偏瘫、共济失调、言语困难等残疾,在日常生活、家庭与社会活动中尚能勉强独立
5.恢复良好	能重新进入正常社交活动,并能恢复工作,但可有各种轻后遗症

三、康复治疗

（一）康复原则与目标

康复治疗是颅脑创伤治疗中不可缺少的重要组成部分。颅脑创伤引起的各种功能障碍,包括认知、行为、言语、情绪、运动、感觉等以及各种继发性功能障碍都是康复治疗的适应证。康复治疗的目的就是使功能障碍能够最大限度地降低,残余的功能能够最大限度地提高及代偿,尽可能防止继发性功能障碍的产生。

康复原则：强调早期介入。目前国际上一致强调颅脑创伤的康复治疗要早期开始,应从急性期就介入。

康复目标：最大限度地恢复患者的感觉、运动、生活自理功能、认知功能、言语交流功能和社会生活功能的能力。

颅脑创伤康复治疗的实施与否以及康复措施的强度取决于疾病稳定状况和患者的基本情况。以下情况需要首先进行临床处理(包括手术治疗),属于颅脑创伤康复治疗的禁忌证:开放性颅脑创伤、意识障碍加重、生命体征不稳定、神经系统症状体征进展、颅内血肿进行性扩大、弥漫性脑肿胀、颅内压明显增高、脑疝、高热、癫痫发作等。

(二)康复方法

颅脑创伤可导致运动功能障碍、言语和吞咽功能障碍,但可能精神和认知功能障碍更为突出。前者康复内容详见本书"脑卒中康复",本章节着重于精神和认知功能障碍康复。

1. 急性期康复

急性期康复一般是在神经外科病房中进行,以床边康复治疗为主。

本期的康复目标是防治各种并发症,提高觉醒能力,促进创伤后行为障碍改善,促进功能康复。

(1)药物和外科手术治疗:目的是减少脑水肿、治疗脑积水、清除血肿及监测颅内压和脑灌注等。一旦患者病情稳定48～72 h后,即使患者仍处于昏迷状态,也应考虑加以康复治疗。

(2)一般康复处理:具体康复措施包括床上良肢位摆放;定时翻身与拍背,并指导体位排痰引流;各关节被动活动;牵拉易于缩短的肌群和软组织;尽早开始床上活动和坐位、站位的练习。其他如理疗、按摩、针灸等均可应用,这些治疗可参考"脑卒中康复"的相关内容。

(3)常用的促醒治疗方法。① 听觉刺激:定期播放患者受伤前熟悉的音乐;亲属定期与患者谈话,内容是以往的重要事件和患者关心的话题。② 视觉刺激:可以通过不断变化的彩光刺激患者视网膜和大脑皮质。③ 肢体运动觉和皮肤感觉刺激:可由治疗师和患者家属每天对患者四肢关节进行被动活动;利用毛巾、毛刷等从肢体远端至近端进行皮肤刺激。④ 穴位刺激:选用头针刺激感觉区、运动区、百会、合谷等穴位,并连接电针仪,有助于解除大脑皮质的抑制状态,起到开窍醒脑的作用。

(4)高压氧治疗:在促醒方面有不可低估的作用,可以增加血氧含量,改善脑循环,改善脑缺氧所致的脑功能障碍,减少继发性损害,促进脑功能恢复。高压氧治疗可贯穿全康复周期。

2. 恢复期康复

恢复期康复指患者在经过神经外科手术治疗后,短时间不再需要神经外科特殊处理,又留有不同程度的功能障碍时,由神经外科转入专门的康复中心进行康复的阶段,一般在外伤后第2～3个月。

本期的康复目标是改善认知功能,减少患者定向障碍和言语错乱,提高记忆、注意、思维、组织和学习能力,提高生存质量。

1)行为障碍的康复治疗

对于颅脑创伤患者的行为障碍,其治疗目的在于设法消除患者不正常的、不为社会所接受的行为,促进其亲社会行为。其治疗方法如下。

(1)创造适当的环境:指创造一种能减少异常行为出现和增加亲社会行为出现概率的环境。这需要对患者进行详细的观察,找出能够促进亲社会行为出现的一些因素,以及能引发异常行为出现的一些不良因素,对于前者要多加维护与保持,对于后者要设法消除之。稳定、限制的住所与结构化的环境是改变不良行为的关键。

(2)药物治疗:一些药物对患者的运动控制和运动速度、认知能力和情感都有一定效果。尤其是在颅脑创伤早期,药物治疗确有必要。多应用对改善行为和伤后癫痫有效而不良反应少的药物。如卡马西平、奥氮平等对攻击行为或焦躁有效;选择性5-羟色胺再摄取抑制剂如氟西汀、帕罗西汀、西酞普兰等对症状性抑郁有效。

(3)行为治疗:行为障碍可分为正性行为障碍和负性行为障碍。正性行为障碍常表现为攻击他人,而负性行为障碍常表现为情绪低落、感情淡漠,对一些能完成的事不愿意做。其治疗原则:① 对所有恰当的行为给予鼓励;② 拒绝奖励目前仍在继续的不恰当行为;③ 在每次不恰当行为发生后的一个短时间内,杜绝一切鼓励与奖励;④ 在不恰当行为发生后应用预先声明的惩罚;⑤ 在极严重或顽固的不良行为发生之后,及时地给患者以他所厌恶的刺激。在行为疗法中,常用代币法或用优惠券法向患者提供他所需要的东西;常用氨气等提供厌恶性刺激,或用隔离室等给以惩罚。在强化与惩罚中,实践证明最重要的是正强化与负惩罚。

2) 认知障碍的治疗

处于恢复期的患者一般都具有一定程度的运动和认知功能障碍。除运动功能障碍外,常伴有记忆困难、注意力不集中、思维理解困难和判断力降低等认知障碍。认知功能训练是提高智能的训练,应贯穿于治疗的全过程。

(1) 记忆训练:记忆是过去感知过、体验过和做过的事物在大脑中留下的痕迹,是过去的经验在人脑中的反映,是大脑对信息的接收、储存及提取的过程。短期记忆是指保持信息 1 min 至 1 h 的能力;长期记忆是保持信息 1 h 或更长时间的能力。改善记忆功能可应用石杉碱甲、奥拉西坦、多奈哌齐等。进行记忆训练时,注意进度要慢,训练从简单到复杂,将记忆作业化整为零,然后逐步串接。每次训练的时间要短,开始要求患者记住的信息量要少,信息呈现的时间要长,以后逐步增加信息量。患者成功时应及时强化,给予鼓励,增强信心。如此反复刺激,反复训练,提高记忆能力。

(2) 注意训练:注意是心理活动对一定事物的指向和集中能力。颅脑创伤患者往往不能注意或集中足够的时间去处理一项活动任务,容易受到外界环境因素的干扰而精力分散。

(3) 思维训练:思维是心理活动最复杂的形式,是认知过程的最高阶段,是脑对客观事物概括和间接的反映。思维包括推理、分析、综合、比较、抽象、概括等多种过程,而这些过程往往表现在人类对问题的解决中。根据患者存在的思维障碍进行有针对性的训练。

3) 知觉障碍的治疗

知觉障碍治疗法有 3 种,即功能训练法、转换训练法和感觉运动法,以前者最常用。

(1) 功能训练法:在功能训练中,治疗是一个学习的过程,要考虑每个患者的能力与局限性,将治疗重点放在纠正患者的功能问题上,而不是放在引起这些问题的病因上,使用方法是代偿和适应。要对存在的问题进行代偿,首先要让患者了解自己存在的缺陷及其含义,然后教会其使用健存的感觉和知觉技能。适应指的是对环境的改进。训练中应注意用简单易懂的指令,并建立常规方法,用同样的顺序和方式做每个活动,并不断地重复。

(2) 转移训练法:是需要一定知觉参与的活动练习,对其他具有相同知觉要求的活动能力有改善作用。使用特定的知觉活动,如样本复制、二维和三维积木、谜语这类活动可以促进日常生活活动能力的改善。

(3) 感觉运动法:通过给予特定的感觉刺激并控制随后产生的运动,可以对大脑感觉输入方式产生影响。① 单侧忽略:主要出现在左侧。进行一些刺激忽略侧的活动、改变环境,使患者注意偏瘫侧,如将食物、电灯、电话、电视机置于患者偏瘫侧,站在患者偏瘫侧与其交谈,进行躯体和视觉越过中线的活动,让患者知道它的存在。② 视觉空间失认:在抽屉内、床头柜上只放少数最常用的物品,对其中最多用的再用鲜艳的颜色标出,使用语言性提示和触摸,多次重复进行练习,并练习从多种物品中找出特定的物品;练习对外形相似的物体进行辨认,并示范其用途。③ 空间关系辨认:适当的分级活动可帮助患者恢复掌握空间关系的能力,先练习从包含 2 项内容的绘画中选择 1 项适当的内容,再练习从包含 3 项内容的绘画中选择 1 项适当的内容,最后练习从一整幅绘画中选择 1 项适当的内容。逐渐升级到较为正常的刺激水平。④ 空间位置:练习将钢笔放入杯中,按照要求摆放物品,并描述两种物品的不同位置。经过针对性的训练,患者的知觉功能将有改善。

3. 后遗症期康复

后遗症期康复是指患者在经过康复中心规范的康复治疗后转入到社区或家庭,一般在颅脑外伤后的第4～12个月内,社区康复应该属于这一阶段。颅脑创伤后患者功能可以在创伤后1年内均有不同程度的恢复,严重的颅脑创伤患者功能恢复的时间可能超过1年。

本期的康复目标是使患者学会应对功能不全状况,学会用新的方法来代偿功能不全,增强患者在各种环境中的独立和适应能力,回归社会。

(1) 继续加强日常生活能力的训练:利用家庭和社区环境,强化患者自我照料生活的能力,学习乘坐交通工具、购物、看电影、逛公园等,争取早日回归社会。

(2) 继续维持或强化认知、言语等障碍的功能训练:如读报纸、看电视、表达训练等,促进功能的进步。

(3) 职业训练:青壮年外伤后在功能康复后仍需重返工作岗位或者更换工作,应尽可能对其进行有关工作技能的训练。

(4) 矫形器和辅助器具的应用:如足托、轮椅等。

(5) 物理因子和传统疗法的应用:如电疗、针灸、按摩、中药等,仍有一定的作用。

四、并发症防治

1. 癫痫

创伤后癫痫(post traumatic epilepsy,PTS)是指颅脑损伤发生7 h内出现反复的癫痫发作,可根据发作类型合理使用抗癫痫药物(丙戊酸钠、左乙拉西坦等),但不推荐使用抗癫痫药物预防晚发型PTS。

(1) 患者要保持良好的心境,训练有度,避免过劳。

(2) 患者要起居有常,改善居住条件,经常通风换气,减少感冒受凉的机会。

(3) 坚持服药,根据患者情况,定期1～3个月复查脑电图、肝功能、血常规。

(4) 一旦发作癫痫,做到现场急救有序,注意将患者头偏向一侧,以防误吸;同时,将压舌板或类似硬物塞于上、下牙咬合处以防舌咬伤,待病情稳定后社区及时向上级专科医院转诊治疗。

2. 深静脉血栓

因存在原发颅脑创伤所致高凝状态、长时间卧床和局灶性运动功能障碍,重型创伤性脑损伤患者有发生静脉血栓栓塞的高风险。除机械性治疗(弹力袜、间歇充气加压装置等)外,如果颅脑创伤已稳定且药物预防的获益超过颅内出血的风险,可考虑进行药物预防(低分子肝素钠、口服抗凝药物等)。推荐机械性治疗和药物预防整合应用。

3. 营养不良

颅脑创伤后常导致患者昏迷,食物摄入减少、代谢增加引起营养不良。早期肠内营养有助于改善患者预后,鼻饲管是最常用的营养补充途径,长期肠内营养患者有条件时可选择经皮胃镜下胃造口术。喂食时床头持续抬高30°以上,注意配方,容量从少到多,速度从慢到快。这是一个长期要求,增强患者的免疫功能,加快患者康复。

4. 其他

如肺炎、压疮、关节挛缩等详见脑卒中康复相关内容。

五、社区管理

(一) 适宜社区及家庭康复训练患者应具备的条件

(1) 患者能恢复到一定的认知水平,听理解能力基本正常,情绪基本稳定。

(2) 全身情况基本良好,病情稳定,心肺功能基本正常。

（3）无严重的并发症，比如肺部感染、泌尿系统感染等。

（二）药物治疗

1. 改善认知功能药物

继续应用促智药物改善认知功能，如石杉碱甲、奥拉西坦、多奈哌齐等。

2. 改善行为障碍药物

应用卡马西平、奥氮平等药物改善改为障碍。

3. 改善焦虑或抑郁药物

应用氟西汀、帕罗西汀、西酞普兰等药物改善焦虑或抑郁症状。

4. 迟发性癫痫患者康复治疗

（1）患者要保持良好心境，训练有度，避免过劳。

（2）患者要起居有常，改善居住条件，经常通风换气，减少感冒受凉的机会。

（3）坚持服药，根据患者情况，定期1～3个月复查脑电图、肝功能、血常规。

（4）一旦发作癫痫，做到现场急救有序，注意将患者头偏向一侧，以防误吸，同时将压舌板或类似硬物塞于上、下牙咬合处以防舌咬伤；待病情稳定后，社区及时向上级专科医院转诊治疗。

（三）预防保健

一级预防：加强各类人群的安全教育，做好预警措施，加强自我保护意识，减少意外发生，减轻意外伤害的程度。

二级预防：院前急救正确到位，不同部位和不同程度的受伤患者给予适当的处置；住院期间对患者、家属和陪护人员做好健康教育，患者家属应尽早参与患者的康复计划，并应对颅脑损伤康复的长期性和艰巨性有清醒的认识。

三级预防：当患者出院后，让患者尽快熟悉环境，防跌倒、防次生伤害；对患者进行心理健康的教育。家属还需继续得到康复专业人员的指导和支持。此外，家属还需要为存在类似情况的患者创造相互交往的机会。整个社会均应为这些患者回归社会、并将他们视为同等的一员创造条件。

（陈秋红）

第四节　脑性瘫痪康复

一、概述

脑性瘫痪（cerebral palsy，CP），简称脑瘫，由发育不成熟的大脑先天性发育缺陷或获得性等非进行性脑损伤所致，以运动功能障碍为主的致残性疾病，表现为永久性运动障碍和姿势异常。迄今为止，脑瘫的预防与康复治疗仍是世界性难题。

（一）定义与流行病学

脑性瘫痪是一组持续存在的中枢性运动和姿势发育障碍、活动受限综合征，这种综合征是由于发育中的胎儿或婴幼儿脑部非进行性损伤所致。脑性瘫痪的运动障碍常伴有感觉、知觉、认知、交流和行为障碍，以及癫痫和继发性肌肉骨骼问题。

脑瘫发病率的变化趋势各国报道不一,但并无减少趋势。在世界范围内,脑瘫发病率一直稳定在2‰~3‰,男性略高于女性。我国最近统计脑瘫发病率为2.48‰。

(二) 病因与病理

1. 病因

脑瘫的病因复杂多样,既往认为围产期原因是导致脑瘫的主要病因。近年来的研究表明,70%~80%的脑瘫发生于出生前,出生窒息所致脑瘫不到10%,还有很大比例的脑瘫病因不明。

(1) 出生前因素:主要包括母亲妊娠期各种感染、用药、先兆流产、妊娠中毒症、重度贫血、胎盘脐带病理等母体因素及遗传因素,还包括多胎妊娠和辅助生殖技术的应用。

(2) 围产期因素:主要包括早产和产时因素。早产是目前发现导致脑瘫的最常见因素之一,但早产背后可能另有病因;低出生体重儿或巨大儿发生脑瘫的概率是正常体重儿的数十倍;胎盘功能不全、缺氧缺血、胎粪吸入、Rh或ABO血型不合、葡萄糖-6-磷酸脱氢酶缺乏症、高胆红素血症等也与脑瘫有关;足月妊娠的胎盘早剥、前置胎盘、脐带绕颈或胎粪吸入,可能会引起新生儿窒息,导致缺血缺氧性脑病(HIE)进而发生脑瘫。

(3) 出生后因素:主要包括缺血缺氧性脑病、脑部感染、新生儿期惊厥、呼吸窘迫综合征、外伤性或自发性颅内出血、脑外伤、胆红素脑病、脑积水、中毒等。

2. 病理学改变

脑瘫的病理改变非常广泛且不固定,临床表现严重的脑瘫不一定有影像学的改变。

(1) 脑损伤主要部位:① 锥体系(大脑皮质、锥体束);② 锥体外系(基底核、丘脑、海马等部位);③ 小脑。

(2) 脑损伤的常见神经病理改变:中枢神经系统发育障碍及先天畸形,脑室周围白质软化(PVL),颅外伤、产伤所致脑损伤,胆红素脑病,缺血缺氧性脑病,TORCH先天性感染。主要改变可概括为皮质、灰质团块、脑干神经核的神经元结构改变,白质中神经纤维变性及髓鞘分离等。上述各种脑损伤往往不单独存在,临床表现常以一种损伤为主。

(3) 脑瘫的骨关节和肌肉系统的改变:是由于慢性运动障碍所致。这些变化进一步限制了脑瘫儿童的运动功能,从而导致二次损伤并与原发性损伤交织在一起,加重了病情,增加了康复的难度。

(三) 临床分型与分级

目前国际上对脑瘫分型标准的制定趋于简化,在注重临床表现及解剖学特征的同时,更注重功能判定。

1. 脑瘫的分型

脑瘫分为痉挛型四肢瘫(spastic quadriplegia)、痉挛型双瘫(spastic diplegia)、痉挛型偏瘫(spastic hemiplegia)、不随意运动型(dyskinetic)、共济失调型(ataxic)和混合型(mixed)。最常见的是痉挛型,约占75%,不随意运动型约占20%,共济失调型约占5%。

2. 脑瘫的分级

脑瘫按粗大运动功能分级系统(gross motor function classification system,GMFCS)分级:按照0~2岁、2~4岁、4~6岁、6~12岁、12~18岁5个年龄段GMFCS标准,功能从高至低分为Ⅰ~Ⅴ级。

(四) 临床表现

脑瘫表现为中枢性运动障碍、姿势及运动模式异常(主要表现为粗大及精细运动功能,以及姿势运动模式异常)、活动受限、原始反射延迟消失、立直(矫正)反射及平衡反应延迟出现、肌张力异常为主。发育神经学异常是脑瘫的特征和核心要素。

1. 痉挛型

痉挛型是最常见的脑瘫类型,低出生体重儿和窒息儿易患本型。主要损伤部位是锥体系,病变部位不同,临床表现也不同。临床检查可见锥体束征、腱反射亢进、骨膜反射增强、踝阵挛阳性。

其主要表现为被动屈伸肢体时有"折刀"样表现;由于屈肌肌张力增高,多表现为各大关节的屈曲、内旋内收模式;受累关节活动范围变小、运动障碍、姿势异常;上肢表现为手指关节掌屈、手握拳、拇指内收、腕关节屈曲、前臂旋前、肘关节屈曲、肩关节内收;下肢表现为尖足,足内、外翻,膝关节屈曲或过伸展,髋关节屈曲、内收、内旋,呈剪刀步态,下肢分离运动受限,足底接触地面时下肢支持体重困难;多见躯干及上肢伸肌、下肢部分屈肌及部分伸肌肌力降低;动作幅度小、方向固定、运动速率慢。

痉挛型双瘫最常见,主要为全身受累,下肢重于上肢,多表现为上肢屈曲和下肢伸展模式;痉挛型四肢瘫可表现为全身肌张力过高,上下肢损害程度相似,或上肢重于下肢;痉挛型偏瘫具有明显的非对称性姿势和运动模式。

2. 不随意运动型

不随意运动型脑瘫的损伤部位以锥体外系为主,以手足徐动临床表现多见,此外可见舞蹈样动作等。

其主要表现为难以用意志控制的全身性不自主运动,面肌、发音和构音器官受累,常伴有流涎、咀嚼吞咽困难、语言障碍,亦可见皱眉、眨眼、张口、颈部肌肉收缩、脸歪向一侧、独特的面部表情等;原始反射持续存在并通常反应强烈,尤以非对称性紧张性颈反射(ATNR)姿势为显著特征;头部控制差、与躯干分离动作困难,难以实现以体轴为中心的正中位姿势运动模式;由于上肢的动摇不定,可使躯干和下肢失去平衡,容易摔倒;主动运动或姿势变化时肌张力突然增高,安静时肌张力变化不明显;当进行有意识、有目的运动时,表现为不自主、不协调和无效的运动增多,与意图相反的不随意运动扩延至全身,安静时不随意运动消失。

病变早期部分婴儿表现为松软,主动运动减少,因此早期较难确定病型。智商一般较痉挛型高。

3. 共济失调型

共济失调型脑瘫约占脑瘫的 5%,多与其他型混合。主要损伤部位为小脑,以协调及平衡障碍为主要表现;指鼻试验、对指试验、跟胫膝试验难以完成。

其主要表现为不能保持稳定姿势,步态不稳、不能调节步伐、醉酒步态,易跌倒,步幅小,重心在足跟部,基底宽,身体僵硬,方向不准确,过度动作或多余动作较多,动作呆板而机械;肌张力多不增高或可能降低;可见手和头部的轻度震颤,眼球震颤极为常见;语言缺少抑扬声调,而且徐缓。

4. 混合型

某两种或几种脑瘫类型同时存在时称为混合型,以痉挛型和不随意运动型同时存在为多见;可以一种类型的表现为主,也可以几种类型的表现大致相同。

5. 脑瘫的其他问题

脑瘫患者存在的问题包括:① 智力障碍及学习困难;② 斜视、弱视、听力损害等感知觉障碍;③ 语言障碍;④ 癫痫;⑤ 心理行为异常;⑥ 吸吮、咀嚼、吞咽等障碍;⑦ 流涎;⑧ 继发性肌肉骨骼问题;⑨ 直肠和膀胱问题;⑩ 感染问题。

二、诊断与鉴别诊断

(一) 诊断

脑性瘫痪主要靠临床诊断。脑瘫的诊断标准包含 4 项必备条件及 2 项参考条件。

1. 必备条件

主要有 4 项:① 持续存在的中枢性运动功能障碍(主要表现为粗大及精细运动功能障碍,呈持续性、非进行性）；② 运动和姿势发育异常（静态与动态姿势异常）；③ 反射发育异常（原始反射延迟消失，立直/矫正反射及保护性伸展反射延迟出现，平衡反应/倾斜反应延迟出现，锥体系损伤可出现病理反射、牵张反射亢进及踝阵挛等）；④ 肌张力及肌力异常，表现为肌张力增高或降低、不稳定或不对称，同时伴有肌力减弱。

2. 参考条件（非必备条件）

主要有2项：① 引起脑瘫的病因学依据；② 头部影像学如MRI、CT、B超检查佐证。

3. 辅助检查

包括脑瘫直接相关检查和伴随问题的相关检查。

1）脑瘫直接相关检查

（1）头部影像学检查：MRI被认为是发现脑组织形态结构改变及追踪观察其发育变化情况的最佳方法，主要特点如下。① 痉挛型脑瘫常在额叶、顶叶 T_1 像有低信号区，侧脑室扩大等。痉挛型双瘫及四肢瘫儿童以脑室周围白质软化（PVL）为常见，多见于早产儿；亦可见多种类型的损伤，包括皮质和皮质下萎缩、脑畸形、多发囊性脑软化、髓鞘发育延迟、皮质-皮质下梗死、皮质下白质软化、先天脑发育畸形、基底核及丘脑损伤等。痉挛型偏瘫以一侧损伤为主。② 不随意运动型脑瘫，早产儿以PVL为主，足月儿以双侧丘脑、壳核和苍白球改变为主。③ 不随意运动型与痉挛型混合型脑瘫，可见第三脑室扩大和侧脑室扩大。④ 共济失调型脑瘫，可见第四脑室扩大及小脑低密度区，亦可见小脑萎缩、小脑蚓部损伤、小脑梗死。

（2）B超检查：仅适用于囟门未闭的小婴儿，新生儿采用B超检查更为经济方便，如发现异常可采用MRI追踪观察。

（3）遗传代谢：有脑畸形和不能确定某一特定的结构异常，或疑有遗传代谢病，应考虑遗传代谢检查。

2）脑瘫伴随问题的相关检查

（1）脑电图：作为判断癫痫发作类型及药物治疗效果的依据，脑电图背景波还可帮助判断脑发育状况。

（2）诱发电位：对于判断是否存在中枢性听觉、视觉障碍具有参考价值。脑干听觉诱发电位（BAEP）可早期诊断脑瘫儿童听力障碍的性质和程度；视觉诱发电位（VEP）可用于判断脑瘫儿童视觉障碍的性质及程度。

（二）鉴别诊断

应与运动发育落后/障碍性疾病（发育指标延迟、全面性发育落后、发育协调障碍、孤独症谱系障碍）、颅内感染性疾病、脑肿瘤、智力落后、进行性肌营养不良、先天性肌迟缓及良性先天性肌张力低下、脑白质营养不良、脊椎肿瘤畸形等脊椎病、小脑退行性病变、各类先天性代谢性疾病、自身免疫性疾病、内分泌疾病等进行鉴别。

三、康复功能评定

康复评定是脑瘫儿童康复的重要环节，通过评定可以明确脑瘫儿童的发育水平、功能状况、障碍情况，为制订合理的康复治疗方案、预测和判定康复治疗效果提供依据。根据儿童实际需求和目的不同，可采用国内外公认的评定量表或工具进行评定，也可根据临床经验采用自制的量表或工具进行评定。

（一）评定目的

了解儿童的身体状况、家庭和社会环境相关信息；对儿童的能力及发育情况进行评定，掌握儿童功能障碍的特点，分析功能障碍程度与正常标准的差别；为制订康复训练计划提供依据；为疗效评定及残疾等级判定提供客观指标。

(二) 身体状况评定

对儿童的一般状况及精神心理状况进行评定,包括身体素质,性格特点、情绪、行为、反应能力等精神心理状况及感知觉和认知功能等。

(三) 发育水平评定

发育水平评定主要是对脑瘫儿童的运动、语言、认知、适应能力等各个领域的发育进行全面评定。常用的评定工具包括 Gesell 发育量表、Bayley 发育量表、Peabody 运动发育量表、S-S语言发育迟缓评定等。

1. 反射发育评定

小儿反射发育可以准确地反映中枢神经系统的发育情况,根据神经系统的成熟度可分为原始反射、姿势反射、平衡反应、背屈反应及病理反射。

(1) 原始反射:包括觅食反射、吸吮反射、握持反射、拥抱反射、张口反射、跨步反射、踏步反射、侧弯反射等。脑瘫儿童往往表现为原始反射不出现、亢进或延迟消失。

(2) 姿势反射:是重力维持姿势平衡、修正姿势的反射总称,可反映神经系统的成熟度,是运动障碍评定的依据,主要包括不对称性颈强直反射(ATNR)、对称性紧张性颈反射(STNR)、紧张性迷路反射(TLR)、矫正反射、降落伞反射等。不同的姿势反射应在发育的不同时期出现、消失或终身存在。脑瘫儿童常表现为姿势反射延迟消失、亢进、缺如或延迟出现。

(3) 平衡反应:是皮质水平的反应,从 6 个月到 1 岁逐渐完善。其成熟发展,可以使人体维持正常姿势。不同体位的平衡反应出现时间不同,终身存在。临床通常检查卧位、坐位、跪立位、立位平衡反应。脑瘫儿童平衡反应出现延迟或异常,严重痉挛型脑瘫患儿几乎不能建立平衡反应;中、轻度痉挛型脑瘫患儿建立不完全,出现较晚;不随意运动型脑瘫患儿大部分反应都可建立,但反应不协调、不直接。

(4) 背屈反应:从背后拉立位的小儿使之向后方倾斜,则踝关节和足趾出现背屈,对于无支持的站立和行走十分重要。正常小儿出生后 15～18 个月出现,不出现或出现延迟为异常。

(5) 病理反射:痉挛型脑瘫可出现病理反射、牵张反射亢进、踝阵挛;痉挛型和不随意运动型脑瘫都可能出现联合反应,如主动用力、张口、闭口时发生姿势的改变等。在检查评定和治疗中,要避免和减少儿童的联合反应。

2. 姿势与运动发育评定

姿势与运动发育评定是早期发现异常及康复效果评定的依据。评定时应根据儿童年龄及临床特点,在俯卧位、仰卧位、坐位、跪立位、立位及体位转换、翻身、爬、行走等不同体位时进行。

1) 脑瘫儿童发育的主要特征

主动特征为不同程度的运动发育延迟、运动发育不均衡、姿势和运动模式异常、运动障碍呈现多样性。

2) 评定内容与方法

评定内容:姿势与运动发育是否有落后,是否有异常模式,是否协调对称,动态观察这种状况是否改善或恶化。可采用一些常用的评定量表进行运动功能评定,如 Alberta 婴儿运动量表、粗大运动功能评定(gross motor function measure,GMFM)、PALCI评定、功能独立性评定(FIM)、Peabody 运动发育评定等。

(1) 粗大运动功能(gross motor function)发育:是指抬头、翻身、坐、爬、站、走、跳等运动发育,是人类最基本的姿势和移动等运动功能的发育。粗大运动功能发育评定主要参考患儿目前的运动发育龄,即根据正常小儿的平均运动发育规律判断患儿的运动发育水平。由于患儿在各种体位上的发育未必是平行的,所以要对各种体位的发育分别进行评定与分析,应评定仰卧位、俯卧位、坐位、四点支持位、膝立位、单膝立位、扶持立位、独自立位等各体位上的发育水平,计算出发育商。常用的粗大运动评定量表如表 4-4-1 所示。

表 4-4-1　常用粗大运动评估量表

量 表 名 称	适用人群和评估内容
丹佛发育筛查测验(DDST)(筛查测试)Gesell 发育量表(检测发育商)	是对运动发育、社会性发育以及语言发育的全面评定的方法,反映儿童,特别是婴幼儿的整体发育状况
新生儿 20 项行为神经测定(neonatal behavioral neurological assessment,NBNA)	检测新生儿行为能力(6 项)、被动肌张力(4 项)、主动肌张力(4 项)、原始反射(3 项)和一般评估(3 项),从而早期发现异常,早期干预
全身运动评估(general movements assessment,GMA)	对婴儿进行神经学评估,通过直接评估法或录像评估法对婴儿自发性运动模式进行观察和评估,从而预测高危新生儿后期发展趋势
Alberta 婴儿运动量表(Alberta infant motor scale,AIMS)	对正常运动发育、运动发育迟缓及可疑异常运动模式进行监测
Milani 正常儿童发育量表	通过对自发反应和诱发反应 6 个方面的 27 项检测,对运动发育进行评定,得出运动发育率
粗大运动功能评定量表	将不同体位的反射、姿势和运动模式分为 88 项评定指标,共分 5 个功能区,最后得出原始分(5 个能区原始分)、各能区百分比(原始分/总分×100%)、总百分比(各能区百分比相加/5)、目标区分值(选定能区百分比相加/所选能区数);全面评定粗大运动功能状况被广泛采用,该量表还被修订为 66 项评定指标
粗大运动功能分级系统(gross motor function classification system,GMFCS)	以自发运动为依据,侧重于坐(躯干控制)和行走功能,按照不同年龄段粗大运动功能特点,分为 I～V 级,级别越高则功能越差
Peabody 运动发育量表 2(Peabody developmental motor scale-2,PDMS-2)	是目前国内外康复界和儿童康复领域中被广泛应用的一个全面的运动功能评定量表,适用于 0～72 个月儿童,是一种定量和定性功能评定量表,包括 2 个相对独立的部分、6 个分测试和 3 个给分等级,最后得出原始分、相当年龄、百分比、标准分(量表分人综合得出发育商和总运动商)

(2)精细运动功能评定:是对精细运动功能(按精细动作发育顺序进行评定,协调性、灵巧性、眼球运动、手眼协调功能发育)、肌张力、姿势及反射等进行评定。注意:对小年龄组儿童进行肌力评定比较困难,可以将评定融入游戏中,在游戏中进行评定。常用的精细运动评定量表如表 4-4-2 所示。

表 4-4-2　常用精细运动功能评估量表

量 表 名 称	适用人群和评估内容
脑瘫儿童手功能分级系统(manual ability classification system for children with cerebral palsy,MACS)	适用于 4～18 岁脑瘫儿童,是针对脑瘫儿童在日常生活中操作物品的能力进行分级的系统;旨在描述哪个级别能够很好地反映儿童在家庭、学校和社区中的日常表现,评定日常活动中的双手参与能力,并非单独评定每一只手
Peabody 运动发育量表 2(PDMS-2)	适用于评定 0～72 个月的所有儿童(包括各种原因导致的运动发育障碍儿童)的运动发育水平。用于精细运动功能评定的分测验包括:① 抓握分测试,共 26 项 52 分,评定儿童应用手的能力,即从单手抓握物体开始逐渐发展到用双手手指的动作。② 视觉-运动整合分测试:共 72 项 144 分,评定儿童应用视觉感知技能完成一些复杂的手眼协调任务的能力,如伸手抓住一些物体、搭积木、模仿绘画等,可以得出精细运动发育商
精细运动功能评定量表(fine motor function measure scale,FMFM)	属于等距量表,适用于 0～3 岁脑瘫儿童,可判断脑瘫儿童的精细运动功能水平,并且具有良好的信度和效度。量表分为 5 个方面,共有 45 个项目,包括视觉追踪、上肢关节活动能力、抓握能力、操作能力、手眼协调能力,每项为 0～3 分 4 个等级

(四)运动功能评定

1. 关节活动度评定

关节活动度评定是在被动运动下对关节活动范围进行测定。当关节活动受限时,还应同时测定主动运动的关节活动范围,并与前者比较。常用评定方法如下。

(1)头部侧向转动试验:正常时下颌可达肩峰,左右对称,肌张力增高时阻力增大,下颌难以达肩峰。

(2)臂弹回试验:使小儿上肢伸展后,突然松手,正常时在伸展上肢时有抵抗,松手后马上恢复原来的屈曲位置。

(3)围巾征:将小儿的手通过前胸拉向对侧肩部,使上臂围绕颈部,尽可能向后拉,观察肘关节是否过中线。新生儿不过中线,4~6个月小儿过中线。肌张力低下时,手臂会像围巾一样紧紧围在脖子上,无间隙;肌张力增高时肘不过中线。

(4)腘窝角:小儿仰卧位,屈曲大腿使其紧贴到胸腹部,然后伸直小腿,观察大腿与小腿之间的角度。肌张力增高时角度减小,降低时角度增大。正常4个月龄后的小儿腘窝角应大于90°。

(5)足背屈角:小儿仰卧位,检查者一手固定小腿远端,另一手托住足底向背推,观察足从中立位开始背屈的角度。肌张力增高时足背屈角减小,降低时足背屈角增大。正常3~12个月龄小儿的足背屈角为0°~20°。

(6)跟耳试验:小儿仰卧位,检查者牵拉足部尽量靠向同侧耳部,骨盆不离开床面,观察足跟与髋关节的连线与桌面的角度。正常4个月龄后的小儿该角度应大于90°,或足跟可触及耳垂。

(7)股角(又称内收肌角):小儿仰卧位,检查者握住小儿膝部使下肢伸直并缓缓拉向两侧,尽可能达到最大角度,观察两大腿之间的角度,左右两侧不对称时应分别记录。肌张力增高时角度减小,降低时角度增大。正常4个月龄后的小儿股角应大于90°。

(8)牵拉试验:小儿呈仰卧位,检查者握住小儿双手向小儿前上方牵拉,正常小儿5个月时头不再后垂,上肢主动屈肘用力。如小儿肌张力低时头后垂,不能主动屈肘。

脑瘫儿童易发生挛缩及关节变形,如斜颈、脊柱侧弯、骨盆前倾或侧倾、髋关节脱臼或半脱臼、膝关节屈曲或过伸展、足内外翻等。通过被动屈伸及在不同体位下进行关节活动度评定,可较好地辨别关节是否存在挛缩。关节变形后容易造成肢体的形态变化,因此还要注意测量肢体长度及肢体的周径等。

2. 肌张力评定

肌张力的变化可反映神经系统的成熟度和损伤程度,脑瘫儿童均存在肌张力异常。肌张力评定指标量化比较困难,目前多从以下几方面进行评定(见表4-4-3)。

表4-4-3 肌张力评定分类表

检查方法			评定	
			肌张力亢进	肌张力低下
安静时	肌肉形态	望诊:肌肉的外观	丰满	平坦
	肌肉硬度	触诊:肌肉的硬度	硬	软
	伸张性	过伸展检查,被动检查	活动受限 抗阻力	关节过伸展 抗阻力
	摆动度	用手固定肢体近位端关节,被动摆动远位端关节	振幅减少	振幅增加
活动时	姿势变化	姿势性肌张力检查	肌紧张	无肌紧张变化
	主动运动	主动运动检查	过度抵抗	关节过度伸展

1) 静息性肌张力评定

静息性肌张力评定时儿童多取仰卧位,需保持安静、不活动、精神不紧张。评定内容包括肌肉形态、肌肉硬度、肢体运动幅度改变及关节伸展度。关节伸展度可通过头部侧向转动试验、头背屈角、臂弹回试验、围巾征、腘窝角、足背屈角、跟耳试验、股角等进行判断。

2) 姿势性肌张力评定

姿势性肌张力在姿势变化时出现,静息时消失;可以利用四肢的各种姿势变化观察四肢肌张力的变化。利用各种平衡反应观察躯干肌张力,也可转动小儿头部,发生姿势改变时观察肌张力的变化。

3) 运动性肌张力评定

多在身体运动时观察主动肌与拮抗肌之间的肌张力变化,在四肢主动或被动伸展时检查肌张力的变化。锥体系损伤时,被动运动时出现折刀现象;肌张力增高有选择地分布,上肢以内收肌、屈肌及旋前肌明显,下肢多以伸肌明显。锥体外系损伤时,被动运动时出现铅管样或齿轮样运动;除上述表现外,可出现活动时肌张力突然增高。

4) 肌张力异常的几种主要表现

(1) 肌张力低下:蛙位姿势、"W"字姿势、对折姿势、倒"U"字姿势;外翻或内翻扁平足;站立时腰椎前弯,骨盆固定差而走路左右摇摆似鸭步、翼状肩、膝反张等。

(2) 肌张力增高:头背屈、角弓反张、下肢交叉、尖足、特殊的坐位姿势、非对称性姿势等。目前多采用Ashworth痉挛量表或改良Ashworth痉挛量表,两者都将肌张力分为0~4级(见表4-4-4)。

表4-4-4　改良Ashworth痉挛评定量表

级　别	评 级 标 准
0	无肌张力增高
1	肌张力轻度增高:被动运动患侧肢体在关节活动度终末呈现最小阻力或突然卡住
1+	肌张力轻度增高:被动运动患侧肢体在关节活动度后50%内突然卡住,之后出现较小的阻力
2	肌张力较明显地增高:被动运动患侧肢体在大部分关节活动度内均有阻力,但仍能比较容易地进行被动运动
3	肌张力显著增高:被动运动患侧肢体在整个关节活动度内均有阻力,被动运动困难
4	僵直:患侧肢体呈僵直状态,不能完成被动运动

3. 肌力评定

通常检查关节周围肌群及躯干肌群,评定时的运动方向主要为屈-伸、内收-外展、内旋-外旋、旋前-旋后。

手法肌力评定(manual muscle testing, MMT),分级标准通常采用六级分级法(参见本书第二章),也可在六级分级法的基础上以加、减号进行细化。

4. 活动和参与的评定

活动(activity)是由个体执行一项任务或行动。活动受限指个体在完成活动时可能遇到的困难,这里指的是个体整体水平的功能障碍,如学习和应用知识的能力、完成一般任务和要求的能力、交流的能力、个体的活动能力、生活自理能力等。参与(participation)是个体参与他人相关的社会活动,如家庭生活、人际交往和联系、接受教育和工作就业等主要生活领域,参与社会、社区和公民生活的能力等。参与限制是指个体的社会功能障碍。活动和参与的评定包括粗大运动功能、精细运动功能、日常生活活动能力、交流能力、主要生活领域、社会交往技能的评定。

1) 日常生活活动能力评定

脑瘫儿童日常生活活动能力评定表:包括个人卫生动作、进食动作、更衣动作、排便动作、器具使用、认识交流动作、床上动作、移动动作、步行动作共 9 部分 50 项内容。主要评估以下几个方面。

（1）自理活动：包括进食、穿衣、个人卫生（包括刷牙、洗脸、洗澡、洗头、梳头、化妆、剃须、剪指甲等）、如厕（包括进出厕所、穿脱衣裤、大小便的控制、便后清洁、厕冲洗）。

（2）功能性活动：包括床上运动、转移、行走、交通工具的使用。

（3）家务：包括购物、炊事、洗衣、打扫卫生、使用家具及家用电器等。

（4）交流与认知：包括理解、表达、阅读、书写、听广播、看电视、打电话、使用电脑、记忆、解决问题、社会交往等。

2）交流能力评定

交流能力评定包括理解能力和表达能力的评定，以及交流障碍的判断。可依据 Gesell 发育量表、贝利婴儿发展量表中智力量表、S－S 语言发育迟缓评定、构音障碍评定量表中有关交流能力部分的得分和 ABC 量表等，做出综合评估。

3）环境评定

环境（environmental）评定主要是指针对脑瘫儿童矫形器和辅助用具的评定、家庭环境评定和社区人工环境评定。针对脑瘫儿童的功能水平，主要对其即将回归的环境进行实地考察、分析，以了解儿童在实际生活环境中活动的完成情况、舒适程度及安全性，准确找出影响其活动的因素，向儿童所在的家庭、社区（包括幼儿园、学校）及政府机构提供环境改造的适当建议和科学依据，最大限度地适应其功能水平，提高其独立生活能力和安全性。

（1）辅助器具评定：应结合儿童的身体功能与结构，根据活动、参与等需求目标，对预选的辅助器具进行评定。评定辅助器具对儿童身体功能的要求，平衡辅助器具作用与儿童需求之间的差异。先进行试用以了解辅助器具能否满足儿童的需要。使用辅助器具进行训练后需再次评定，以了解是否达到了预期的作用，儿童能否正常使用，是否需要改良，有无安全方面的顾虑等，如存在问题应及时进行处理。

（2）家庭环境评定：家庭环境是儿童主要的活动环境，大部分设施几乎都与儿童的活动有关。脑瘫患儿回归家庭后，或多或少存在不同的功能障碍。因此，家庭环境必须进行有针对性的设计和改造，符合无障碍要求，达到使儿童在室内活动安全、高效和舒适的目的，才能方便其生活。评定可以根据调查问卷与儿童及其家长交谈，必要时进行家访，家访时儿童及其家长应在现场。观察的主要内容包括两大部分，即住宅的外部结构和内部结构，主要考察人口、楼梯、地面、家用电器的安全性、浴室安全性、电源插座的位置、电话及紧急出口等。

5. 其他方面的评定

脑瘫患儿还可共患言语–语言障碍、听力障碍、视觉障碍、智力障碍、心理行为异常等。因此，应根据患儿临床表现和需求，进行言语–语言、听觉、视觉、智力、心理行为评定和步态分析等。可以根据儿童发育不同阶段的关键年龄所应具备的标准，参考和应用各类量表以及相关设备进行评定。

6. 脑瘫 ICF－CY 核心分类组合

ICF－CY 是 WHO 所倡导的首个基于 ICF 的脑瘫儿童评定工具，使脑瘫儿童功能评定的内容国际化、标准化，同时可描述涉及各种类型脑瘫的全部功能水平。其可引导研究者和脑瘫临床康复工作者去鉴定评定脑瘫儿童残疾和功能的工具和评定结果，即作为一个更全面的方法，而不仅仅评定身体结构和功能的损伤。

四、康复治疗

（一）康复的基本原则

1. 早发现、早干预

早期发现异常、早期干预是恢复脑瘫儿童神经系统功能的最有效手段，是取得最佳康复效果的关键。

2. 康复方案个性化

采取个性化特点的综合性康复方法,以儿童为中心,组织医师、治疗师、护士、教师等各学科人员共同制订全面系统、体现个性化特点的康复训练计划,进行相互配合的综合性康复,以实现儿童身心的全面康复。

3. 与日常生活相结合

除正规的康复训练外,还要培训家长和看护者。开展家庭康复。深入了解患儿生活的各种细节,把整个日常生活设计成康复的过程。不仅使儿童学会日常生活能力,而且学习和注意保持正常运动和姿势模式,积极主动地参与到康复训练中。

4. 符合儿童发育特点及需求

为脑瘫儿童提供趣味、游戏、轻松愉快的环境和条件,采用符合儿童发育特点及需求的康复方法,最大限度地引导儿童主动参与,使其身心得到全面发育。

5. 推进社区康复和医教结合

开展社区康复和家庭康复,与社区医疗、妇幼保健、特殊教育、环境改造及宣教等相结合,逐渐形成适合我国国情的小儿脑瘫康复模式,使所有脑瘫儿童得到康复服务。

6. 不同年龄段应选择不同的康复策略

脑瘫儿童正值生长发育时期,不同生长发育阶段具有不同生理、心理及社会功能特点和规律。不同的功能障碍特点及程度,所处环境也会随着年龄的增长而变化。因此,不同年龄段脑瘫儿童应选择不同的康复策略。

(二) 主要康复方法

1. 物理治疗

物理治疗(physical therapy,PT)包括运动疗法及物理因子疗法。

1) 运动疗法(kinesiotherapy)

运动疗法指采用主动和被动运动,通过改善、代偿和替代的途径,旨在改善运动组织(肌肉、骨骼、关节、韧带等)的血液循环和代谢,促进神经肌肉功能,提高肌力、耐力、心肺功能和平衡功能,减轻异常压力或施加必要的治疗压力,纠正躯体畸形和功能障碍。

(1) 基本原则如下:① 遵循儿童运动发育规律,以主动运动及诱发运动为主,促进运动发育;② 抑制异常运动模式,诱导正常运动模式,促进左右对称的姿势和运动,逐渐实现运动的协调性,使儿童获得保持正常姿势的能力,提高整体运动功能;③ 改善肌张力;④ 增强肌力;⑤ 处理局部功能障碍;⑥ 肌-骨骼系统的管理;⑦ 根据需求采用目前国内外公认的技术,主要选择采用多种技术与方法的联合运用,训练中应高度重视针对性、个性化、多系统、多角度训练,强调综合康复治疗。

(2) 运动疗法的要点:主要包括头部的控制、支撑抬起训练、翻身训练、坐位训练、膝手立位和高爬位的训练、站立和立位训练、步行训练、步态改善和实用性训练等。应遵循运动疗法的特点,不仅要依据观察到的障碍纠正异常姿势和异常运动模式,更要重视功能的建立;不仅要解决局部问题,更要提高整体的运动功能;适当进行被动运动训练,但主要应采用诱导运动、主动运动以及运动感知与运动认知等使患儿学习建立和巩固所期待的功能的训练;训练中一定要注重多种技术与方法的联合运用;康复训练要避免过度治疗。

(3) 主要技术包括:① 神经生理治疗技术中的神经发育学疗法及神经易化技术被广泛采用,包括Bobath 技术、Rood 技术、Brunnstrom 技术、本体感神经肌肉促进技术(PNF)、Temple Fay 技术、Domain 技术、Phelps 技术等;② 引导式教育(Petö 疗法);③ 运动控制(motor contral,MC)及运动再学习(motor relearning program,MRP);④ 其他技术如强制性诱导疗法、减重步态训练、平衡功能训练、借助于辅助器具的训练等;⑤ 核心稳定训练。

2）物理因子疗法

物理因子疗法包括功能性电刺激疗法中的经皮神经电刺激法、神经肌肉电刺激法、单极运动点电刺激法、仿生物电刺激法、生物电子激导平衡疗法等；传导热疗法的石蜡疗法、热袋温敷法、温热毡（蜡）包疗法、Kenny湿敷温热法、蒸汽疗法等；水疗法（应用最为广泛）的涡流浴、伯特槽浴、步行浴、水中运动的头部控制、缓解肌紧张、呼吸的控制、增强平衡能力、最基本的游泳运动、水中功能训练等；冷疗法；生物反馈疗法中的肌电生物反馈疗法、脑电生物反馈疗法等；重复经颅磁刺激等。

2. 作业治疗

作业治疗（occupational therapy）主要是为了恢复和学习各种精细协调动作，解决生活、学习、工作及社交中所遇到的困难，取得一定程度的独立性和适应能力。同时，让患儿认识自己的障碍和能力所在，学会和养成对自身问题的处理能力。除一般概念的作业疗法外，感觉统合训练亦归类于作业疗法范畴。作业治疗内容主要包括：① 保持正常姿势；② 促进上肢功能发育；③ 促进感知觉及认知功能发育；④ 促进日常生活活动能力发育；⑤ 促进情绪的稳定和社会适应性的发育；⑥ 环境改造、辅助器具、矫形器、移动工具的使用：包括进食用自助具、整容用自助具、更衣用自助目、如厕入浴自助具、家务用自助具、交流用自助具、休闲活动、其他动作、矫形器（上肢）轮椅等辅助器具的应用。

3. 言语治疗（speech therapy）

言语障碍的矫治实际上是指言语及交流障碍的矫治。脑瘫患儿约有80%具有不同程度的言语障碍。其发生机制为：语言发育迟缓、发音器官功能障碍、交流意愿障碍及其他障碍所致。特点为：语言发育迟缓和（或）构音障碍。对于语言障碍的患儿，必须了解其是否伴有智力障碍、听力障碍、构音障碍、吞咽障碍等，这样才能进行针对性的语言、言语治疗。言语治疗主要包括以下几个方面。

（1）日常生活交流能力的训练：应尽可能帮助患儿参与家庭和社会活动，鼓励他和其他小孩一起玩，增进其社会交往的能力，注意不要把表达的手段只限定在言语上，要充分利用手势语、表情等可能利用的交流方法，将其作为日常生活交流的手段，也作为促进语言发育的基础。在日常生活活动中，让患儿的语言产生分化和泛化。

（2）进食训练：儿童的进食训练可以提高口腔诸器官的协调运动功能，这对构音运动也有很大的促进作用，进食训练同时也是发音训练的基础。

（3）吞咽障碍训练：如脑瘫患儿因口腔、咽、食管等吞咽器官发生病变，出现进食障碍时进行训练。吞咽障碍训练包括吞咽器官运动训练、感觉促进综合训练、摄食直接训练、对吞咽障碍患者及其家属的健康教育及指导等。

（4）语言发育迟缓训练：根据每个儿童语言发育迟缓检查、评价结果、语言特征来制订训练目标及方法。从检查结果确定患儿处于哪个阶段水平，就把此阶段定为开始训练的出发点，设定训练内容。患儿通过学习已掌握了某一阶段的部分内容，则可以学习这一阶段其他尚未掌握的内容，并以此为基础逐渐扩展本阶段的学习内容。如果横向扩展训练患儿已经完成并达到目标，则训练转向下一阶段。训练方法包括未学会言语符号儿童的训练、手势符号训练、扩大词汇量训练、词句训练、语法训练、表达训练、文字训练、交流训练等。

（5）构音器官运动训练：是改善脑瘫患儿呼吸和发音功能的训练，不同类型脑瘫患儿训练重点不同。制订训练计划要全面考虑，并应在抑制异常趋势、反射的条件下进行，原则是先易后难。

（6）构音训练：脑瘫儿童的构音障碍个体差异很大，按照先元音后辅音，然后是单句、短文的顺序进行训练。在构音训练的同时，还应注意以语言发育的阶段为基础，制订具体的训练计划。训练中要遵循横向扩展，纵向提高的原则。

（7）利用语言交流辅助器具进行交流的能力训练：交流板或交流手册是将日常生活通过常用的字、图片或照片表示出来,儿童通过指出交流板上或交流手册中的字或图来表达自己的意图。交流板可以包括图画板、字板、词板和句子板等多种形式。交流手册和交流板更便于随身携带而且内容丰富。在一定的条件下,儿童可以凭借交流手册达到与他人"交谈"的目的。

(8) 小组语言训练:可为患儿提供相互了解、学习、合作的机会能够使患儿之间相互修正与强化自己的行为,逐渐增强社会适应能力,建立语言能力和社会交往能力。

4. 传统医学康复疗法

传统医学康复疗法是中国在小儿脑瘫康复治疗中的特色,包括针刺疗法的头针、体针、手针、耳针、电针、推拿按摩的各种手法、穴位注射,中药药浴、熏蒸等中医综合疗法。

5. 辅助器具及矫形器

根据脑瘫的不同类型、年龄、瘫痪部位及不同目的,规范地选配辅助器具和矫形器。目前软组织贴扎技术也被应用于脑瘫康复治疗中。根据目的不同可分为医疗用、恢复用、固定用、矫正用、步行用等不同矫形器。根据材料不同可分为软性、硬性、带金属等不同矫形器;根据不同部位可分为手部矫形器、矫形鞋、短下肢、长下肢、膝关节、髋关节、骨盆、脊柱、躯干或同时针对两个以上部位的矫形器。辅助器具还包括坐位、立位、步行、移动、日常生活等不同用途的器具。

6. 多感官刺激

脑瘫患儿由于脑损伤或发育障碍,不仅具有运动功能障碍,还可伴有触觉、听觉、视觉等多种感知觉障碍或异常。因此,选择性采取多感官刺激十分必要。通过多感官刺激,可促进和矫正患儿对各类刺激的正确反应,降低紧张情绪和减少一些不适应行为,提高专注力,促进对外界的探索和沟通。根据条件可布置简易的或完善的多感官刺激室。

7. 游戏及文体治疗

儿童在游戏中可以认识世界、他人和自我,在游戏中学会人际交往和社会交往,并得到愉悦,促进感知、认知、思维和创造能力,促进身心发育。脑瘫患儿由于运动障碍等多种原因,难以如健康儿童一样游戏和参与文体活动,父母及家人也往往忽视了他们的游戏和文体活动的需求,从而自觉或不自觉地剥夺了他们的天性,人为造成了不利于他们身心发育的环境。根据患儿的不同特点,开展具有针对性、适于脑瘫儿童的游戏和文体活动,将游戏贯穿于康复训练之中,对于提高康复治疗效果,促进患儿身心的全面发育极其必要。

8. 音乐治疗

对脑瘫患儿开展音乐治疗,是以音乐的形式对患儿进行的感知、认知、交流等能力的促进,发展社会功能,也可通过音乐的节律辅助运动功能的训练。尤其针对共患有心理行为异常的患儿,进行音乐治疗效果更佳。

9. 感觉统合治疗

脑瘫患儿多存在不同程度的感觉统合障碍。感觉统合治疗对于提供感觉刺激信息、提高调节感觉信息能力、培养正确的感觉接收调节、提高感觉辨别等适应性反应、提高平衡功能和运动稳定性、改善行为组织能力、提高学习能力、改善姿势控制、集中注意能力等方面具有重要意义。

10. 虚拟现实康复训练

通过辅助设备,将脑瘫患儿的自然运动方式与具有多种感官刺激的虚拟环境中的对象进行交互,并力图达到与虚拟环境中运动的一致性,反复观察、模仿和练习,形成多种形式的反馈信息,将运动训练、心理治疗及功能测评相结合,加强康复效果。

11. 护理与管理

小儿脑瘫的护理和管理主要由护理人员与家人承担,专业工作者应重视对家长的教育和辅导,了解儿童所处的环境状况,儿童的精神、营养、睡眠、饮食、消化功能状况;教授正确抱姿和携带、移动方式;制作和选择简易的防护用具及辅助器具;进行日常生活能力、交流能力、理解能力、交往能力和智力水平的开发;防止并发症及合并症的发生,合理使用药物等。特别注意预防关节畸形和肌肉挛缩。

12.心理康复

脑瘫儿童可能伴有情绪、性格的问题和障碍,与正常儿童相比较,更易产生自卑感和抑郁的情绪,产生一些心理障碍及学习困难。因此,脑瘫儿童的心理康复宜早期进行。脑瘫患儿由于存在脑损伤,不仅造成肢体运动障碍,而且多数患有不同程度的情绪障碍、行为异常、自我伤害和认知障碍等问题。运动障碍导致社会活动受限不能接受正常的教育。因此,脑瘫患儿的心理康复,对于促进全身心的发育是非常必要的。

13.医教结合

脑瘫儿童的教育需早期进行。主要教育途径包括学校教育(普通学校特殊班、特殊学校、普通学校)、康复机构的教育、家庭教育、社区教育等。教育方法主要包括诊疗教学法、主题单元教学法、行为矫正法、任务分析法、引导式教育、感觉统合训练、音乐治疗、电脑辅助教学等。提倡医疗康复与教育康复相结合的教育方法。在保证患儿享有受教育权利的同时,保障其得到最好的康复治疗。通过教育可以培养脑瘫患儿的学习生活能力、良好的思想品德、较强的社会适应性,提高文化修养和知识水平。即使在医疗机构进行康复治疗,也要尽可能不间断教育。同时,鼓励家长的合作和参与。

14.家庭及社区康复(community based rehabilitation,CBR)

家庭是患儿最佳的也是最终的康复场所,我们有义务帮助患儿在自己的环境中得到成功。脑瘫儿童定期到康复机构接受康复评定和康复治疗,平时以家庭或社区康复站点为基地,进行康复训练和治疗。近年来基于物联网的远程指导家庭康复模式逐渐成熟,通过物联网,可以实现集中式康复、社区康复、家庭康复的一体化,真正解决我国脑瘫儿童人人享有康复权利这一目标。社区康复是依靠社区资源,为本社区的脑瘫患儿提供康复服务。我国大多数脑瘫患儿生活在农村或城市的普通家庭,没有能力和条件长期住院接受康复治疗。长期接受集中式的康复治疗,也不利于患儿像健康儿童那样在家庭和社区的社会环境中得到生理、心理、社会能力的全面发展,建立健全的人格和意志品质。社区康复为脑瘫患儿提供了简单、通俗易懂的康复技术,充分发挥患儿自己的积极性,以及家庭成员的参与,使患儿得到长期的康复训练,达到理想的康复效果。因此,集中式康复、社区康复、家庭康复的一体化的康复模式,是脑瘫患儿实现全面康复的现实道路。

15.职业康复及社会康复

(1)职业康复:是脑瘫儿童从儿童期转向成年期后回归社会的重要途径,其核心内容是协助大年龄组的脑瘫儿童妥善选择能够充分发挥其潜在能力的最适职业,如手工作业、电脑作业、器械作业、服务作业等不同的作业方式,帮助他们逐渐学会适应和充分胜任这一工作,取得独立的经济能力并贡献社会。

(2)社会康复:应充分发挥社区政府、机构及民间的作用,制定相关政策,保障公平待遇与权利,提供接受教育和培训的机会。开展宣传教育,组织不同形式的社会活动等,使脑瘫儿童及家庭真正融入社会。社会工作者在社会康复、社区康复、集中式康复与社区康复相结合中起到桥梁和骨干作用。

16.其他方法

主要针对脑瘫儿童的伴随症状和合并症的药物和手术治疗包括:肌、肌腱和骨关节矫形手术,脊神经后根部分切断术和巴氯芬鞘内注射在内的手术治疗,音乐治疗,游戏及娱乐治疗,马术治疗,神经肌肉激活技术(neuromuscular activation,Neurac),镜像视觉反馈疗法,虚拟现实康复训练等。

五、小儿脑瘫的预后和预防

(一)预后

尽管脑瘫儿童的期望寿命比一般人群短,但90%以上可以活到成年乃至老年。脑瘫儿童的预后与脑损伤的程度、是否早期发现、早期干预、康复治疗方法是否得当、康复预防情况以及社会因素有关。

(二) 预防

小儿脑瘫的预防可分为三级预防。

(1) 一级预防:是脑瘫预防的重点,主要目的是防止脑瘫的发生,即研究预防能够导致脑瘫的各种原因及所采取的干预措施。

(2) 二级预防:是对已经造成脑损伤的儿童,采取各种措施防止其发生残疾。早期发现异常、早期干预和康复治疗,使其功能达到正常或接近正常,使脑瘫儿童得以身心全面发育。

(3) 三级预防:是对已经发生残疾的脑瘫,应通过各种措施,预防残障的发生。特别预防次生损害如挛缩畸形的发生。深入进行脑瘫的临床和基础理论研究,积极采取综合措施,通过全社会的共同努力和网络化建设,可以有效预防脑瘫的发生,减少残疾和残障。

(唐　亮)

第五节　脊髓损伤康复

一、概述

(一) 定义

脊髓损伤(spinal cord injury, SCI)是指由外伤或疾病等原因导致的脊髓结构和功能损伤,导致损伤平面以下运动、感觉、自主神经等多种功能障碍并存,是一种极为严重的高致死率和高致残率疾病。

脊髓损伤是中枢神经损伤的一种,其对患者、家庭和社会带来的后果往往是毁灭性的,负担是极为沉重的。绝大多数脊髓损伤都是外伤性的,非外伤性脊髓损伤主要因脊髓炎症、肿瘤、血管性疾病等引起。

(二) 分类

1. 创伤性

(1) 颈脊髓损伤:屈曲型旋转脱位或骨折脱位:最常见,最好发部位为 C5 - C6;压缩性骨折:C5 - C6 为最常见部位。过伸性损伤:最常见于伴有退行性变的老年人脊柱,占颈椎损伤的 30% 左右,最常见于 C4 - C5,属于稳定性损伤。

(2) 胸、腰髓损伤:屈曲型旋转脱位或骨折脱位最常见,多位于 T12 - L1,造成椎体前移,通常不稳定,导致脊髓、圆锥或马尾神经功能的完全性障碍;压缩性骨折:较为常见,通常表现为椎体高度减低,损伤稳定,神经损伤少见;过伸性损伤:比较少见,通常导致完全性脊髓损伤。

(3) 开放性损伤:占脊髓损伤的 15% 以下,可因爆裂伤、血管损伤引起,也可因子弹穿过或骨折片刺破脊髓所致,这些损伤通常不导致脊柱不稳。

(4) 挥鞭样损伤:放射线表现往往呈阴性,无骨折和脱位;脊髓损伤为不完全性,一般病情较轻,但仍有少数患者可相当严重。

2. 非创伤性

(1) 血管性:如动脉炎、梅毒、结核、动脉栓塞性疾病、脊髓前动脉栓塞性疾病、由骨盆向脊髓静脉逐渐延伸的脊髓栓塞性静脉炎、动静脉畸形、主动脉造影并发症、减压性疾病引起。

（2）感染性：如病毒性横贯性脊髓炎、脊髓灰质炎、脊髓炎、急性脑膜脑炎、硬膜外脓肿等。

（3）退行性：如脊柱肌萎缩、肌萎缩性侧索硬化、脊髓空洞症、多发性硬化症、恶性贫血所致。

（4）肿瘤：包括原发性和继发性。原发性：脑膜瘤、神经胶质瘤、神经纤维瘤、多发性骨髓瘤；继发性：继发于肺癌、前列腺癌、乳腺癌、甲状腺癌、肾癌和淋巴瘤等。

其他的非创伤性损伤还有椎管狭窄、变形性骨炎（Paget 病）、类风湿性畸形、强直性脊椎炎、椎间盘突出症、神经管闭合不全、脊柱侧凸、放射性脊髓病、电击伤等。

（三）流行病学

据调查，2002 年北京地区脊髓损伤患者发病率为 60/100 万，最常见的原因是高空坠落，其次是车祸；在美国脊髓损伤患者的发病率约为 50/100 万。美国每年新发约有 1.2 万例脊髓损伤患者，迄今为止美国脊髓损伤幸存者总数为 25 万例。绝大多数脊髓损伤患者年龄为 16～30 岁，超过 80% 为男性，交通事故、坠落和枪伤是美国脊髓损伤最主要的原因。65 岁以上人群中，坠落或跌伤是主要原因。根据美国疾病控制和预防中心估算，脊髓损伤相关医疗费用每年约为 97 亿美元。

20 世纪 30—40 年代以来，由于急救医学的进步，更多的脊髓损伤患者得以存活下来，表现为截瘫或四肢瘫，遗留移动不能、感觉异常、排尿、排便障碍等多种程度不一的功能障碍，其破坏性的影响波及患者及其家庭的各个方面，尤其严重地影响了患者的生活质量。因此，康复护理对减少脊髓功能进一步损害，预防并发症，最大限度地挖掘残存的功能潜力，在尽可能短的时间内让患者重建信心，重返家庭和社会具有重大意义。

（四）主要功能障碍

1. 运动障碍

根据损伤部位，主要表现为四肢瘫或截瘫，即下肢或四肢有不同程度的肌力减弱或消失，肌张力异常，患者完全不能行走和站立，甚至无法保持站立和坐位平衡，是影响脊髓损伤患者的最重要的方面。脊髓损伤后运动障碍的原因主要有以下几个方面。

（1）肌肉瘫痪：肌肉瘫痪是运动功能障碍的最主要原因。由于失神经支配的肌肉失能，也可以由于长期制动而导致肌肉萎缩。

（2）关节挛缩畸形：长期缺乏活动，肌肉纵向萎缩，肌腱弹力纤维短缩，常导致关节挛缩。迁延日久，甚至导致关节畸形，影响患者的移动和步行。

（3）痉挛：上运动神经元病变合并脊髓中枢兴奋性失控，上位中枢对下位中枢失去抑制，导致肌张力过高、活动过多甚至痉挛。痉挛一般在损伤后 3～6 周开始，6～12 个月达到高峰。常见诱因是膀胱充盈或感染、结石、尿路阻塞、压疮等。如患者反复痉挛，则要警惕是否有并发症。由于痉挛，导致皮肤高强的剪切力，皮肤易发生损伤，甚至压疮。痉挛限制关节活动，影响日常生活活动能力。股内收肌痉挛影响小便及会阴部清洁。但是下肢肌群痉挛有助于患者尽早地站立和行走，预防直立性低血压，预防深静脉血栓，膀胱和腹部肌肉痉挛有助于排尿。

2. 感觉障碍

感觉障碍主要有感觉丧失、减退或过敏，即感觉异常和疼痛。脊髓损伤患者的感觉功能障碍主要有以下几个方面。

1）疼痛

疼痛是困扰和影响脊髓损伤患者最常见的感觉障碍之一。尽管运动功能的丧失在脊髓损伤患者功能障碍中影响最大的，但是疼痛依然是决定患者能否充分发挥残存的功能能力、参与日常生活活动以及社会参与至关重要的因素。

疼痛也是脊髓损害的早期症状,但是由于疼痛的复杂性,到目前为止,还没有一种国际公认的疼痛分类标准。最近,由国际脊髓损伤学会、美国脊髓损伤学会、美国疼痛学会专家学者整合以往分类系统的要素,提出了新的分类系统。疼痛分为伤害感受性疼痛和神经病理性疼痛。

(1) 伤害感受性疼痛:是指组织受到任何机械性、温度或化学性损伤以后发生的疼痛,此类疼痛经由完整的伤害感受性传导通路传递。① 肌肉骨骼性疼痛:一般来说,此类疼痛常被患者描述为"麻木""疼痛""与运动相关""休息后可以缓解"等表现。一般是由于骨骼、肌肉、韧带、椎间盘及小关节的损伤引起的,也可以由于术前脊柱不稳定所造成的伤害性疼痛,可出现在损伤平面以上、损伤平面及以下保留部分感觉的区域。② 内脏性疼痛:一般发生在胸腹部,也就是躯干部位,常被患者描述为"肚子绞痛""钝痛"等与内脏器官病例损害或功能异常有关。如果临床检查未能发现内脏器官病理损害,而对相应内脏结构的神经阻滞以后不能减轻疼痛,则应将这种疼痛归为神经性疼痛。③ 其他:不能归类为肌肉骨骼性疼痛者。

(2) 神经病理性疼痛:此类疼痛的特点是"尖锐""放射性""电击样""烧灼样",可能伴有感觉过敏、痛觉过敏等症状。一般以脊髓损伤部位划分,共分为4个亚型。① 损伤平面的疼痛,即疼痛区域在损伤平面。② 损伤平面以下型,即疼痛区域在损伤平面以下,一般不会在损伤后短时间内出现,常在6个月至1年间出现症状加重。③ 损伤平面及以下型,即损伤平面和平面以下都有疼痛区域。④ 其他神经病理性疼痛,疼痛可出现在损伤平面或损伤平面以上及以下,但与脊髓或神经根损伤无关。

2) 感觉异常

不完全性脊髓损伤患者感觉障碍表现不同,身体两侧针刺觉、轻触觉表现为缺失、减退或过敏。胸髓病变可出现束带感。

3) 感觉丧失

完全性脊髓损伤患者,损伤平面以下感觉功能完全消失。触觉、痛觉、温度觉等感觉全部消失,存在潜在的被烫伤、冻伤及挤压伤的风险。

3. 膀胱和直肠功能障碍

主要表现为尿潴留、尿失禁和排便障碍。

(1) 膀胱功能障碍:正常情况下膀胱可以贮尿和排尿,当膀胱内尿液达一定程度(400~500 ml)时,膀胱的牵张感受器受到刺激而兴奋,冲动传入骶髓排尿中枢,同时向上到达脑干和大脑皮层,产生尿意。然后神经冲动传出到效应器,膀胱逼尿肌收缩,尿道括约肌放松,尿经由尿道口排出。但脊髓损伤早期,膀胱无充盈感,呈无张力性神经源性膀胱,膀胱充盈过度时出现尿失禁,若导尿不及时,会出现膀胱输尿管反流和肾积水,甚至可发展为急性肾衰竭;若膀胱逼尿肌无收缩或不能放松尿道外括约肌,从而产生排尿困难,造成膀胱内压增加和残余尿量增多,出现尿潴留。

(2) 直肠功能障碍:主要表现为顽固性便秘、大便失禁及腹胀。排便与排尿一样受意识控制,由于乙状结肠的充盈与扩张所引起的神经冲动至圆锥部的骶髓中枢 L2 - L4 节段后产生反射活动。传出冲动发出后,乙状结肠和直肠收缩而肛门括约肌协调性松弛,大便排出。当肛管排空后,肛门括约肌与提肛肌收缩而肛门闭锁。

与排便有关的神经损伤后,由于排便低级中枢与高级中枢联系中断,缺乏胃结肠反射,肠蠕动减慢,肠内容物水分被过多吸收,最后导致排便困难或便秘。

当 T12 - L1 节段及以上的脊髓损伤时,排便反射弧及中枢未受损,但是与高级中枢的联系被切断,缺乏主动控制,称反射性大肠。而 T12 - L1 节段及以下的脊髓损伤及马尾损伤,破坏了排便反射弧,无排便反射,直肠内外括约肌功能丧失,称迟缓性大肠,两次排便间隔期可有大便失禁。

4. 脊髓休克

脊髓休克是指脊髓受到外力作用后短时间内损伤平面以下的脊髓功能完全消失,所有反射消失,肢体呈完全性迟缓性瘫痪、尿潴留、便失禁,持续时间一般为数小时或数周,偶有数月之久。

5. 自主神经调节功能障碍

脊髓损伤后,由于自主神经系统紊乱,会出现直立性血压的改变,即头高足低位血压显著下降,平卧血压恢复到原水平,下肢抬高血压升高;也会出现体温调节障碍,颈髓损伤后,交感和副交感神经系统失衡,引起损伤平面以下血管扩张,汗腺麻痹而不能分泌汗液,产生热量散发障碍,体温增高。同时,由于寒战及竖毛反射消失、血管扩张及肌肉瘫痪不能收缩而产热量较少,也可出现低体温;此外,还会造成自主神经反射亢进,表现为心动过缓、心律失常、阵发性高血压、出汗、视野缺损等症状。

6. 呼吸功能障碍

高位脊髓损伤患者,如颈髓损伤,由于损伤平面以下神经传导阻滞,参与呼吸的肌肉瘫痪,常存在不同程度的呼吸功能障碍,可引发多种呼吸系统并发症。呼吸系统并发症是导致颈髓损伤患者住院时间长,医疗费用增加,甚至死亡的最主要原因之一。

绝大多数脊髓损伤患者死于并发症,只有及时有效地防治并发症,才能提高患者的生存质量和延长生存期。主要并发症包括呼吸道感染、呼吸衰竭、心血管功能退化、泌尿系感染、下肢深静脉血栓形成、异位骨化、压疮、关节痉挛、骨质疏松、迟发性神经功能恶化、心理障碍等。

二、康复诊断和康复功能评定

(一)康复诊断要点

1. 外伤史

脊髓损伤患者有明确的外伤史,最常见为车祸,其次为高处跌落造成。

2. 临床表现

这类患者临床表现为损伤水平以下躯体感觉、运动障碍,大小便功能障碍,体温控制障碍及性功能障碍。

3. 影像学检查显示

患者有椎体骨折或脱位,CT 和 MRI 扫描可发现脊髓损伤。

(二)功能评定

1. 脊柱稳定性评估

临床康复治疗中,普遍重视通过训练达到提高功能的目的,往往忽视康复治疗带来的一些不良反应,甚至不可逆转的严重后果。脊髓损伤后虽经手术固定或外固定制动,但因脊柱稳定性重建时间过短,尚不完全稳定或刚刚稳定,因此在康复治疗前,必须对脊柱稳定性进行详细的评价,包括脊柱骨折类型、手术方式与内固定材料性质、外固定及患者病情情况、病程长短等内容。应定期进行骨折部位的影像学检查,观察骨折复位及内固定与植骨的融合情况。

脊髓不稳定或病程 2 周内的脊髓损伤患者,应在床边进行评定和康复治疗。应加强主管医师、康复治疗师、护士及其家属之间的联系和沟通,根据患者反应随时调整治疗内容和安排。所有康复治疗必须防止可能因损伤部位的移位而产生脊髓的再损伤。早期活动时不允许范围过大,更不应该影响手术效果,进行关节活动度训练和肌力增强训练中,应注意避免影响脊柱的稳定性,治疗要循序渐进,控制肢体活动的范围和强度,并应注意观察治疗过程中患者的反应与病情变化。

(1)颈椎稳定性标准:下列 6 种情况每项为 2 分,① 脊椎前部破坏或功能丧失;② 脊椎后部破坏或功能丧失;③ 相对矢状面的移位超过 3~5 mm;④ 相对矢状面的旋转超过 11°;⑤ 牵张试验阳性;⑥ 脊髓损伤。以下 2 种情况每项为 1 分,根部损伤、异常椎间隙变窄。总分 5 分以上表明脊柱不稳。以上标准不适用于颈部 C1 和 C2 的损伤。

(2) X 线影像胸椎稳定性标准:一般采用 Danis 的三柱概念,前柱是由前纵韧带、纤维环和椎体前部组成;中柱包括椎体后部、纤维环后部和后纵韧带;后柱由所有后面结构组成,包括椎弓、棘突和韧带。如果三柱中任何两柱受到破坏或出现其中一柱破坏伴有神经损伤时,可以认为脊柱不稳。

(3) 压缩性骨折稳定性标准:脊柱后凸<20°,侧屈<10°,椎体高度压缩小于 50%。

2. 脊髓损伤的神经功能评估

1) 损伤平面的评定

损伤平面的确定主要以运动损伤平面为依据。运动损伤平面和感觉损伤平面是通过检查关键性肌肉的徒手肌力和关键性感觉点的痛觉和触觉来确定。

当关键感觉点或关键肌因某种原因无法检查时,检查者将记录"无法检查"来代替神经评分。如可能会因为关键点处损伤治疗的原因而无法评定受累处的感觉运动分数和总的感觉与运动分数,但即使同时合并有脑外伤、臂丛神经损伤、肢体骨折等影响神经系统的检查,也应该尽可能精确地评定神经损伤平面。必要时所测的感觉运动评分和残损分级可以参考以后的检查结果。

(1) 运动平面(motor level)评定:运动平面是指身体两侧均具有正常运动功能的最低脊髓节段。运动功能正常是指该脊髓节段所支配肌肉的肌力≥3 级,同时其上一节段关键肌的肌力≥5 级。由于左右两侧的运动平面可能不一致,因此需分别评定。某些脊髓平面相应肌节的肌力无法通过徒手检查获得,只能假定其运动平面与感觉平面相同,以感觉损伤平面来确定。

表 4-5-1 为运动检查 10 对关键肌的评分标准。

表 4-5-1 运动检查 10 对关键肌

右侧评分	平　面	代表性肌肉	左侧评分
5	C5	肱二头肌	5
5	C6	桡侧伸腕肌	5
5	C7	肱三头肌	5
5	C8	中指指深屈肌	5
5	T1	小指外展肌	5
5	L2	髂腰肌	5
5	L3	股四头肌	5
5	L4	胫前肌	5
5	L5	足(拇)长伸肌	5
5	S1	腓肠肌	5

选择这些肌肉是因为它们与相应节段的神经支配相一致,并且脊髓损伤时更适合于做仰卧位检查。俯卧位是被禁止的。

脊髓损伤评定还可包括其他肌肉,但并不用来确定运动分数或运动平面,建议测定下列肌肉:膈肌(通过透视)、三角肌、腹肌(Beevor 征)、内侧腘绳肌、髋内收肌。肌力按无、减弱、正常来记录。所推荐的选择性项目虽不用于评分,但可以对特定患者的临床描述进行补充。

（2）感觉平面(sensory level)评定：感觉平面即身体两侧具有正常感觉功能的最低脊髓节段，或其下一平面即出现感觉异常的节段。确定感觉平面时，须从 C2 节段开始检查，直到针刺觉或轻触觉<2 分的平面为止。由于左右两侧的感觉平面可能不一致，因此需分别评估。表 4-5-2 为感觉检查 28 个关键点。

表 4-5-2　感觉检查 28 个关键点

部　位	关　键　点	部　位	关　键　点
C2	枕骨粗隆	T8	第 8 肋间(在 T6-T10 的中点)*
C3	锁骨上窝	T9	第 9 肋间(在 T8-T10 的中点)*
C4	肩锁关节的顶部	T10	第 10 肋间(脐)*
C5	肘前窝外侧	T11	第 11 肋间(在 T10-T12 的中点)*
C6	拇指近节背侧皮肤	T12	腹股沟韧带中点
C7	中指近节背侧皮肤	L1	T12 与 L2 之间的 1/2 处
C8	小指近节背侧皮肤	L2	大腿前中部
T1	肘前窝内侧	L3	股骨内髁
T2	腋窝顶部	L4	内踝
T3	第 3 肋间*	L5	第 3 跖趾关节足背侧
T4	第 4 肋间(乳线)*	S1	足跟外侧
T5	第 5 肋间(在 T4-T6 的中点)*	S2	腘窝中点
T6	第 6 肋间(剑突水平)*	S3	坐骨结节
T7	第 7 肋间(在 T6-T8 的中点)*	S4-S5	肛门周围(作为 1 个平面)

*指位于锁骨中线上的关键点。

除对这些两侧关键点进行检查外，还要求检查者做肛门指检测试肛门外括约肌。感觉分级为存在或缺失（即在患者的总表上记录有或无）。肛门周围存在任何感觉，都说明患者的感觉是不完全性损伤。

2）损伤程度的评定

根据 ASIA 的损伤分级（见表 4-5-3），判定最低骶节(S4-S5)有无残存功能。骶部感觉功能包括肛门黏膜皮肤交界处的感觉及肛门深感觉，运动功能是指肛门指检时肛门处括约肌的自主收缩。

表 4-5-3　ASIA 损伤分级

分　级	损伤程度	临　床　表　现
A	完全损伤	S4-S5 无任何感觉和运动功能保留
B	不完全损伤	损伤水平以下，包括 S4-S5 有感觉功能但无运动功能
C	不完全损伤	损伤水平以下，运动功能存在，大多数关键肌肌力<3 级(0~2 级)
D	不完全损伤	损伤水平以下，运动功能存在，大多数关键肌肌力≥3 级
E	正常	感觉和运动功能正常

（1）完全性损伤(complete injury)：是指最低骶段(S4-S5)的感觉和运动功能完全消失。

（2）不完全性损伤(incomplete injury)：指在神经平面以下包括最低位的骶段(S4-S5)保留部分感觉和（或）运动功能。骶部感觉包括肛门黏膜皮肤交界处和肛门深部的感觉。骶部运动功能检查是指通过肛门指检发现肛门外括约肌有无自主收缩。

（3）部分功能保留区(zone of partial preservation，ZPP)：指在神经平面以下皮节和肌节保留部分神经支配，只适用于完全性脊髓损伤患者。有部分感觉或运动功能的最低节段范围成为部分保留区。运动损伤平面以下保留 3 个节段的运动功能，鞍区感觉保留并有肛门括约肌的自主收缩。

（4）脊髓休克的评定：判断脊髓休克是否结束的指征之一是球海绵体反射，反射消失为休克期，反射的再出现表示脊髓休克结束。需要注意的是正常人有 15%～30% 不出现该反射，圆锥损伤时也不出现该反射。脊髓休克结束的另一指征是损伤水平以下出现任何感觉运动或肌肉张力升高和痉挛。

3. 运动功能评定

（1）运动评分：脊髓损伤患者的肌力评定不同于单块肌肉，要综合评估。ASIA 采用运动评分法(motor score，MS)进行脊髓损伤的肌力评估。选择 10 块关键肌，评估时分左、右两侧进行。评估标准：采用 MMT 法测定肌力，每一条肌肉所得分与测得的肌力级别相同，如测得肌力为 1 级则评 1 分，肌力为 5 级则评 5 分。将两侧肌节得分相加得出一个总的运动评分，并用这一评分量化评定运动功能的变化。最高分为 100 分，左、右侧各 50 分。评分越高，肌肉功能越佳。NT 表示无法检查，如果任何因素妨碍了检查，如疼痛、体检或失用等，则该肌肉的肌力被认定是 NT。

（2）痉挛评定：临床上多采用改良 Ashworth 量表。

4. 感觉功能评定

采用 ASIA 的感觉指数评分(sensory index score，SIS)来评定感觉功能。选择 C2 - S5 共 28 个节段的关键感觉点，分别检查身体两侧的针刺觉和轻触觉，缺失为 0 分，障碍(部分障碍或感觉改变，包括感觉过敏)为 1 分，正常为 2 分。针刺觉检查时常用一次性安全针。轻触觉检查时用棉花。在针刺觉检查时，不能区别钝性和锐性刺激的感觉应评为 0 级。一侧、一种感觉最高得 $2×28=56$ 分，左右两侧两种感觉最高得 $56×2×2=224$ 分。分数越高，表示感觉越接近正常。无法检查为 NT。

5. 日常生活活动评估

截瘫患者可用改良的 Barthel 指数(modified Barthel index，MBI)评定(见第二章)，四肢瘫患者可用四肢瘫功能指数(quadriplegic index of function，QIF)来评定。

6. 心理社会状况评估

脊髓损伤患者因有不同程度的功能障碍，会产生严重的心理负担及社会压力，正确评估患者及家庭对疾病和康复的认知程度。心理状态、家庭及社会支持程度，对疾病康复有直接影响。

7. 压疮风险评估

压疮是脊髓损伤后主要的并发症之一，且具有易复发，难治性的特点。因此，评估脊髓损伤患者的压疮风险极为重要(见表 4 - 5 - 4)。

表 4 - 5 - 4　脊髓损伤压疮风险评估量表

患者姓名：	评定者：	日期：
项目	参考值	得分
1 活动水平	步行 0 分 轮椅 1 分 卧床 4 分	
2 移动能力	无障碍 0 分 受限 1 分 制动 3 分	
3 完全性脊髓损伤	是 1 分　否 0 分	

续　表

4 尿失禁或总是潮湿	是1分　否0分	
5 自主神经反射异常或严重痉挛	是1分　否0分	
6 年龄	<34 岁 0 分 35~64 岁 1 分 >65 岁 2 分	
7 抽烟史	不吸烟 0 分 以前抽烟 1 分 依然在抽 3 分	
8 肺脏疾病	有1分　无0分	
9 心脏疾病	有1分　无0分	
10 糖尿病	有1分　无0分	
11 肾脏疾病	有1分　无0分	
12 认知功能损伤	有1分　无0分	
13 在护理院或养老院	是1分　否0分	
14 白蛋白<34 g/L 或总蛋白<64 g/L	是1分　否0分	
15 血红蛋白<120 g/L	是1分　否0分	
总分(0~25分)		
风险程度:低风险 0~2 分　中等风险 3~5 分　高危险 6~8 分　极高风险 9~25 分		

按照美国压疮协会分类,压疮分为4度。Ⅰ度:为具有红斑但皮肤完整;Ⅱ度:损害涉及皮肤表层或真皮层,表现为皮损、水疱或浅层皮肤创面;Ⅲ度:损害涉及皮肤全层及其皮下脂肪交界的组织,表现为较深皮肤创面;Ⅳ度:损害广泛涉及肌肉、骨骼或结缔组织(肌腱、关节、关节囊等)。

8. 功能恢复与预后

对于完全性脊髓损伤的患者,C7 是关键水平。C7 基本上能自理,C7 以下完全能自理,C5、C6 只能部分自理,C4 完全不能自理。从轮椅上能独立的角度看,C8 是个关键水平,C8 以下均能独立。从步行功能看,T3-T12、L1-L2、L3-L5 分别为治疗性、家庭性、社区性功能步行的关键水平。如为不完全性脊髓损伤,则结局要好很多。

对完全性脊髓损伤的患者,可根据其不同的损伤平面预测其功能恢复情况(见表 4-5-5 和表 4-5-6)。

表 4-5-5　损伤平面与功能预后的关系(轮椅依赖与独立程度)

损伤平面	不能步行	轮椅依赖程度			轮椅独立程度		独立步行
		大部分	中度	轻度	基本独立	完全独立	
C4-C5	√						
C4		√					
C5			√				
C6				√			

续　表

损伤平面	不能步行	轮椅依赖程度			轮椅独立程度		独立步行
		大部分	中度	轻度	基本独立	完全独立	
C7 - T1					√		
T2 - T5						√	
T6 - T12							√①
L1 - L3							√②
L4 - S1							√③

注：① 可进行治疗性步行；② 可进行家庭性步行；③ 可进行社区性步行。

表 4 - 5 - 6　不同平面脊髓损伤患者的功能预后

神经平面及关键肌	运　动	功能活动能力	辅助工具或帮助
C1 - C3 节段 面部及颈肌	讲话、咀嚼、饮水、吹气	床上活动（依赖）	
		日常生活活动（完全依赖）	需要全日制的护理人员
		轮椅技能	声控电动轮椅
		转移（依赖）	
C4 节段 膈肌、斜方肌	呼吸、提肩胛	床上活动（依赖）	
		日常生活活动进食	电动上肢支具（有肘腕关节）及改造过的餐具
		日常生活活动打字	口/头操控杆敲击键盘
		日常生活活动翻页 日常生活活动电话、家具、电器使用	口/头操控杆或电动翻页器 环境控制系统
		轮椅技能：减压	口头操纵杆、电动轮椅
		轮椅技能：转移	电动 tilt-in-space 轮椅
		皮肤监控	依赖
		娱乐	依赖，口/头操纵杆
C5 节段 肱二头肌、肱肌、肱桡肌、三角肌、冈下肌、菱形肌	肘屈曲、前臂旋后、肩后伸、肩外展 90°、有限的肩前屈	床上活动	需要一定的帮助
		日常生活活动 可以通过更少的帮助完成第 4 颈髓节段所完成的所有活动	需要他人帮助其穿戴辅助具，之后独立完成一些日常活动
		日常生活活动进食	可移动的上肢支撑，改造的餐具及腕支具
		日常生活活动打字	电脑键盘、手支具、改造的打字杆、部分患者可能需要上肢的可移动支撑或悬吊
		翻页	同上
		有限的自理活动，如洗脸、刷牙、梳头	洗脸手套、改造牙刷、梳子
		轮椅技能	需要装置凹凸不平的橡胶覆盖物或者选用有操纵杆的电动轮椅
		转移（依赖）	滑板

续 表

神经平面及关键肌	运 动	功能活动能力	辅助工具或帮助
		皮肤监控（依赖）	
		减压	电动挺仰式（tilt-in-space）
		咳嗽	需要器具增加腹压
C6 节段 桡侧腕伸肌、冈下肌、背阔肌、胸大肌、旋前圆肌、前锯肌、小圆肌	肩关节前屈后伸、内旋、内收肩胛骨外展及外上回旋、前臂旋前、腕关节伸展	床上活动	需要部分帮助达到独立，如床边应用围栏、床头应用悬吊
		日常生活活动进食	万能腕套
		日常生活活动穿衣	有限的穿衣能力，需要通过惯性伸展肢体、需要纽扣钩、拉链套等辅助帮助
		自理	万能腕套及改造的自理用具（牙刷、梳子）
		轮椅技能	可以独立手动驱动轮椅，轮椅驱动轮边缘需要装置橡胶覆盖物，远距离行动需要电动轮椅
		转移	需要滑板可独立完成部分转移
		皮肤监控和减压	独立
		直肠和膀胱护理	需要帮助
		咳嗽	需要器具增加腹压
C7 节段 拇长伸肌、拇短伸肌、指伸肌、桡侧腕屈肌、肱三头肌	肘关节伸展、手指伸展、腕屈曲	床上运动	独立
		日常生活活动进食	独立
		日常生活活动穿衣	独立，需要纽扣钩等辅具
		日常生活活动自理	淋浴椅及环境改造的淋浴装置
		轮椅技能	独立驱动手动轮椅，标准的驱动轮
		转移	独立，部分患者需要滑板帮助
		直肠膀胱护理	需要直肠刺激器、直肠栓剂、尿引流装置等
		咳嗽	独立
		家务	部分厨房活动，厨房能够容纳轮椅通行，需要家庭环境改造
		驾驶	改造的汽车，可以手动控制可以让轮椅进出汽车
C8 节段 T1 节段 指屈肌、尺侧腕屈肌、拇长屈肌、拇短屈肌、手固有指屈肌	完全的上肢神经肌肉支配能完成协调性和力量很好的抓握	床上活动	独立
		日常生活活动	在个人自理和卫生方面完全自理需要一些改造的器具，如淋浴椅、扶手等
		轮椅技能	独立驱动手动轮椅，标准的驱动轮
		家务	部分家务独立，可以独立准备食物，家居环境适合轮椅通行
		转移	独立
		驾驶	改造的汽车，可手动控制
		就业	可以在无障碍建筑中工作

续　表

神经平面及关键肌	运　动	功能活动能力	辅助工具或帮助
T4 - T6 节段 上半部分肋间肌、竖脊肌 (竖脊肌、半脊肌)	改善的躯干控制 更好的呼吸功能	床上活动 日常生活活动 轮椅技能 1. 过障碍物 2. 轮椅运动 转移 治疗性站立 家务	独立 独立 独立的手动驱动轮椅 通过翘轮技术过障碍物 完全参与 独立 需要站立架,固定髋膝踝关节 独立,需要适合轮椅通行的家居环境
T9 - T12 节段 全部肋间肌、腹肌	更好的躯干控制 改善的耐力	室内步行轮椅	双 KAFO、腋杖、助行器 完全独立
L2 - L4 节段 髂腰肌、股四头肌、腰方 肌、股薄肌、缝匠肌	髋关节屈曲、膝关节 伸展、髋关节外展	功能性步行轮椅	KAFO 或 AFO 及拐杖轮椅用于能 量节约
L4 - L5 节段 股四头肌、胫前肌、胫后 肌、趾伸肌、腘绳肌内侧	更强大的髋屈、膝伸 展,较弱的踝背屈	功能性步行	AFO、肘杖或手杖

三、康复治疗

(一) 康复目标与原则

1. 康复原则

早期应以急救、制动固定、防止脊髓二次损伤及药物治疗为原则;恢复期以康复治疗为中心,加强姿势控制、平衡、转移及移动能力的训练,提高日常生活活动能力。

2. 康复目标

恢复独立生活能力、回归社会,开创新生活。

(1) 短期目标:脊髓损伤发生后,早期以急救、固定制动、药物治疗及正确选择手术适应证,防止脊髓二次损伤及并发症的发生。

(2) 长期目标:最大限度地恢复独立生活能力及心理适应能力,提高生存质量,并以良好的心态回归家庭与社会,开始新的生活。

(二) 康复方法

1. 物理治疗

主要采用各种运动疗法,按照不同病程阶段,运动疗法的侧重点有所不同。其次可以采用各种经典物理因子,如直流电疗法、短波疗法、超短波疗法、微波疗法、超声波疗法、低中频电疗法、神经肌肉电刺激、痉挛肌电刺激、经皮神经电刺激、功能性电刺激、肌电生物反馈疗法、磁疗、气压疗法、紫外线疗法、激光疗法、红外线疗法及蜡疗等。应根据功能情况及并发症的发生情况酌情选用。此外,在恢复后期还可以采用水疗,通常根据工伤职工脊柱稳定性和残余肌力等情况进行气泡浴+涡流治疗、水中肢体功能训练和水中步行运动训练等水疗项目。

现将各种运动疗法运用,简述如下。

1) 急性期运动疗法

脊髓损伤的早期康复应该从受伤现场救治就开始进行,在脊柱稳定性重建术后需要及时地进行系统、规范的康复治疗,并将康复理念贯穿于整个临床治疗过程的始终。

急性期是指脊髓损伤后 6~8 周内,主要问题是脊柱骨折尚不稳定,咳嗽无力呼吸困难,脊髓休克。此期主要防止并发症,其次维持关节活动度和肌肉的正常长度,进行肌力和耐力训练,为过渡到恢复期治疗做准备。脊柱、脊髓损伤患者早期急救处理极为重要,急救措施的正确及时与否,决定患者的预后。不完全脊髓损伤可因急救处理不当而造成完全性损伤,完全性损伤可因急救处理不当造成损伤水平上升。对颈脊髓损伤患者,上升一个节段就意味着康复目标的降低及残疾程度的增加。

脊髓损伤早期康复阶段包括卧床期和轮椅活动适应期。早期康复治疗应分阶段进行,预防和减少脊髓功能的丧失是最重要的,任何可能造成脊髓损伤加重的救治都必须避免。卧床期应在配合临床治疗同时,积极预防和干预失用综合征与并发症的发生和发展,轮椅活动适应期主要是训练脊髓损伤患者逐步离床活动,对残存肌力或受损平面上的肢体进行肌力和耐力训练,并为过渡到恢复期的训练做准备,以适应后期系统、规范、强度较大的康复治疗,为提高日常生活活动能力奠定坚实基础。

(1) 正确体位的摆放:急性期卧床阶段正确的体位摆放,不仅对保持骨折部位的正常排列,稳定脊柱以避免进一步损伤,而且对于预防压疮、关节挛缩及痉挛的发生都是非常重要的,应在发病后立即按照正确体位摆放患者。

仰卧位:四肢瘫痪患者上肢体位摆放时应将双肩向上,防止后缩,肩下的枕头高度适宜;双上肢放在身体两侧的枕头上,肘伸展,腕关节背屈 30°~45°以保持功能位,手指自然屈曲。手掌可握毛巾卷,以防形成功能丧失的"猿手"。

截瘫患者上肢功能正常,采取自然体位即可。四肢瘫及截瘫患者下肢体位摆放相同。髋关节伸展,在两腿之间放 1~2 个枕头,以保持髋关节轻度外展。膝关节伸展,膝关节下可放小枕头,以防止膝关节过度伸展。双足底可垫软枕,以保持踝关节背屈,预防足下垂的形成;足跟下放小软垫,防止出现压疮。

侧卧位:四肢瘫患者应将双肩向前,肘关节屈曲,上侧的前臂放在胸前的枕头上,下侧的前臂旋后放在床上,腕关节自然伸展,手指自然屈曲,在躯干背后放一枕头给予支持。四肢瘫及截瘫患者的下肢体位摆放相同,下侧的髋和膝关节伸展,上侧的髋和膝关节屈曲放在枕头上,与下侧的腿分开;踝关节自然背屈,踝关节下垫一软枕。

(2) 关节活动度训练:早期即应对脊髓损伤患者所有关节进行关节活动度内的被动活动。活动时动作应轻柔,避免引起躯干旋转,四肢关节均需活动。手术内固定或外固定手术后 2 周,在评估脊柱稳定性基础上,可以根据病情在不影响脊柱稳定的情况下,给予起立床站立训练。

对外伤和脊柱骨折导致的脊髓损伤,脊柱稳定性差的患者禁止脊柱的屈曲和扭转活动;四肢瘫的患者禁止头颈部及双肩的牵伸运动。为避免加重胸、腰椎的损伤,截瘫患者的髋关节活动应禁止。肩关节屈曲、外展对上脊柱有影响,应控制在 90°以内。对下脊柱有影响的直腿抬高运动时应禁止超过 45°,膝屈曲下髋关节屈曲运动禁止超过 90°。

患者处于休克期时,每天应进行 2 次被动活动,休克期后每天 1 次,并靠自己的力量保证充分的关节活动度。进行被动活动时,每个肢体的关节从近到远端的活动时间应在 10 min 以上,每个关节都要进行数次的全范围的活动。

一定要注意对日常活动意义重要的一些关节活动范围的保存,例如肩关节屈伸、水平外展及外旋;肘关节屈伸、腕关节的掌屈背伸;指间关节的屈曲与拇指外展;髋、膝、踝、足趾等下肢关节的屈伸活动。被动活动可促进血液循环,保持关节和组织的最大活动范围,防止关节畸形、肌肉缩短和挛缩。患者受伤后就应开始训练。

(3) 肌力训练：在保持脊柱稳定性原则基础上,所有能主动运动的肌肉均应强化训练,防止发生肌肉萎缩或肌力下降,也为后期代偿动作的进行做好准备。根据损伤平面的不同,一般主要针对三角肌、肱二头肌、肱三头肌、背阔肌等肌群进行肌力训练,采用助力运动、抗阻训练、渐进性抗阻训练等方式。肌力训练可加强上肢支撑力和维持坐、立姿势的能力,为日后手控制轮椅或用拐杖步行打下基础。

加强患者肢体残存肌力的训练,可以提高机体的运动功能,增强日常生活能力,为患者重返社会奠定基础。不同肌肉、不同肌力的训练方法不同,以循序渐进为原则,不可操之过急,造成损伤,逐渐从被动运动过渡到主动运动,并尽早进行独立的功能性上肢运动。

主动运动包括：助力运动,肌力小于3级的肌群可采取助力运动,在治疗师的帮助下配合完成肢体运动,也可在悬吊装置的帮助下进行肢体减重运动,提高肌力;抗阻力运动,肌力大于3级需进行抗阻力运动,可用沙袋、滑轮提供阻力,或采取渐进性抗阻力运动;等速肌力运动,对肌力大于3级可利用等速训练仪进行训练,可较快提高肌力。但抗阻力运动和等速肌力训练还有一定限制,最好在恢复早期或后期康复进行中进行。

(4) 基本轮椅运动：保证脊柱稳定性原则下,可根据患者病情做早期轮椅适应性训练。C6及以下水平损伤患者首先从坐位平衡开始训练,让患者能直腿能坐在床上,进一步训练其稳定性,令其两臂伸直前平举,维持坐位姿势,又可突然对患者身体施以少许推力,训练患者维持平衡的能力。训练患者轮椅与治疗床之间、轮椅与厕所之间的转移;学习如何控制和推动,使之前进、后退和转弯,接着学习如何上坡、下坡,最后学习如何离开轮椅到床上和地板上,然后再回到轮椅上。

(5) 体位变换：应防止患者某一部位长时间持续受压,一般采取交替变换仰卧、侧卧位等体位的方法。卧位变换体位的时间一般不超过2 h;坐位时,应间隔20~30 min用双手撑起身体,使臀部抬离床面30 s,以改善受压部位的血液循环。

脊髓损伤患者应根据病情变换体位,一般每2 h变换一次,使用气垫床可延长体位变换时间。变换前向患者及家属说明目的和要求,以取得理解和配合。体位变换时,注意维持脊柱的稳定性,可由2~3人轴向翻身,避免托、拉、拽等动作。

并仔细检查全身皮肤有无局部压红、破溃、皮温、肢体血液循环情况,并按摩受压部位。可用软枕、海绵等将骨突出部位垫高,特别是枕后、肩胛骨、骶尾部、髋关节、膝关节以及足跟和内外踝。对于四肢部位的压疮无论变换何种体位,都应用两块小海绵垫将压疮部位架空;对躯干部的压疮(如骶尾部、两侧坐骨结节)可用两块大海绵垫将压疮部位架空。

(6) 呼吸功能训练：呼吸肌由膈肌、肋间肌和腹肌3组肌肉组成。膈肌的神经支配为C4节段,它是主要的吸气肌,肋间肌的神经支配为T1-T7节段,其主要作用是稳定肋骨骨架,以配合膈肌运动。腹肌的神经支配为T6-T12节段,是主要的呼气肌,并在咳嗽、呕吐及排便动作中起很大作用。低水平脊髓损伤患者的肺功能一般是正常的,高位尤其是颈段脊髓损伤后,损伤平面以下的呼吸肌麻痹,胸廓活动能力及肺活量降低;尤其是急性期,呼吸道分泌物增多而无法排除,很容易发生肺部感染和肺不张。目前,呼吸系统并发症已在脊髓损伤患者死亡原因中占据首位,尤其是在早期,最容易发生呼吸系统并发症。

为增加肺活量,清除呼吸道分泌物以保证呼吸道通畅,减少肺部感染发生率,脊髓损伤患者应每天进行2次以上的呼吸和排痰训练。虽然胸腰段脊髓损伤患者的肺功能一般是正常的,但坚持呼吸功能训练和鼓励咳嗽、改善排痰是十分重要的。呼吸功能训练包括胸式呼吸训练、腹式呼吸训练以及辅助咳嗽训练、体位排痰训练等。

a. 呼吸肌肌力训练：所有患者要进行深呼吸锻炼。指导患者运用腹式呼吸,先从放松缓慢开始,逐渐用手法或使用沙袋将一定阻力施于患者腹部等方式,锻炼呼吸肌的负荷能力。阻力施加时应循序渐进,开始训练时最好进行血氧饱和度监测,以患者感到稍许呼吸困难但血氧饱和度仍维持在95%以上为度。在患者进行有效呼气期间,用两手在患者胸壁上施加压力,并尽量分开双手,每次呼吸之后应变换手的位置,尽量多覆盖患者胸壁。

b. 辅助咳嗽:用双手在膈肌下施加压力,可代替腹肌的功能,协助完成咳嗽动作。单人辅助法:两手张开放在患者的胸前下部和上腹部,患者在咳嗽时借助躯体力量均匀有力地向内上挤压胸廓,压力要酌情,避免骨折处疼痛,又要把痰排出为度。两人辅助法:如患者有肺感染、痰液黏稠或患者胸部较宽,可两人操作。操作者分别站在患者的两侧,将前臂错开横压在胸壁上或张开双手放在患者靠近自己一侧的胸壁上和下部,手指向胸骨,待患者咳嗽时同时挤压胸壁。最初2周内,每天进行3~4次,以后可每天1次,患者可每天自行练习咳嗽或在家人的帮助下练习。该方法对颈脊髓损伤患者十分重要,可有效排出呼吸道分泌物,预防和治疗肺感染。

c. 增加胸壁运动:在医师允许下,以不影响脊柱稳定性为前提,有目的性地被动牵伸双上肢,增加胸壁运动,或者指导或协助患者进行床上翻身活动。

d. 排痰训练:指导并督促管床护士及患者家属坚持每天按照由外向正中线、由下向上有节律地叩击、拍打患者胸背部,同时鼓励患者主动进行咳嗽、咳痰训练,防止气道分泌物潴留。

e. 日常趣味训练:为提高患者肺活量、延长呼气时间及提高呼吸肌肌力,还可设计多种多样的主动呼吸训练的方法,如吹蜡烛游戏、吹气球等。对高位、依赖呼吸机的患者进行舌咽式呼吸和颈辅助肌呼吸训练,可增加患者的用力肺活量,减少对呼吸机的依赖,并锻炼患者的功能性咳嗽能力。

(7) 排便功能训练:脊髓损伤后出现的排尿障碍为神经源性膀胱,不能排空尿液而遗留不同程度的残余尿,为细菌繁殖提供培养基,造成尿路感染。残余尿增多还可造成膀胱输尿管反流,形成上尿路积水使肾功能受损。

脊髓损伤后1~2周内多采用留置导尿的方法,指导并教会患者家属定期开放尿管,一般每3~4 h开放一次,嘱患者做排尿动作,主动增加腹压或用手按压下腹部使尿液排出。保证每天摄水量在2 500~3 000 ml,引流袋低于膀胱水平以下,避免尿液反流,预防泌尿系感染。

待病情稳定后尽早停止留置导尿,施行间歇导尿法。如有尿道狭窄、膀胱颈梗阻、尿道或膀胱损伤(尿道出血、血尿)、膀胱容量小于200 ml及有认知障碍等禁用间歇导尿。间歇导尿应注意饮水控制,规律导尿,以达到每4~6 h导尿一次。当间歇导尿后,残留尿量小于100 ml时,经过系统的膀胱训练后可停止间歇导尿,锻炼反射性排尿。

应进行定时饮水、定时排尿训练,增加腹压的训练,尽可能站立或坐位排尿,少用卧位排尿。排尿时患者或者家属可用手在下腹部用力压迫将尿排出,但不能用力过大,以免尿液反流。排尿前,可叩击、按摩下腹部或大腿根部,挤压下腹,牵拉阴毛;在耻骨联合上进行有节奏地拍打,进行电刺激。通过训练建立排尿反射。

在脊髓损伤早期,因脊髓休克期,直肠松弛,结肠蠕动也少,通常3~4天不用处理大便。4天以后,戴乳胶手套检查直肠内,如有大便直接抠出来。7天以后,进食正常,可服用些缓泻药,如番泻叶泡水喝,或口服中药"麻仁润肠丸"。排便时可按压结肠,用带指套指扩张肛门括约肌,刺激肠蠕动,以增进排便。患者能起床生活及病情稳定后,应坐在马桶上排便。每次排便时间不少于20 min,中间要支持臀部,加软垫圈,防止压疮,患者可戴手套,自行将甘油注入肛门内,用手扩张肛门括约肌,并在腹部加压,一般可养成顺利排便的的习惯。应尽量避免卧床排便的方式。另外,平时多吃富含维生素多的食物和水果,以利于大便排出。

饮食为高纤维素、高热量和高营养食物为主。排便困难者,可按结肠走向按摩,使用缓泻药或低压灌肠。排便频度以每2~3天1次为宜。

2) 恢复期运动疗法

脊髓损伤患者的生命体征平稳、骨折部位稳定、神经损害或者压迫症状稳定、呼吸平稳后即可进入恢复期治疗。

脊髓损伤患者经过急性期的综合康复治疗后,运动、平衡、转移及日常生活活动能力都有了一定程度的改善,此期的问题是关节挛缩、各种功能性活动能力低下以及日常生活不能自理。

(1) 肌力训练:为促进运动功能恢复,脊髓损伤患者可应用轮椅、拐杖或自助器,在卧床或坐位时应重视肌力的训练。上肢针对肩带肌、胸大肌、三角肌、肱二头肌、肱三头肌、肱桡肌,屈伸腕部、屈伸手指肌群及握力训练。躯干部针对背肌、腹肌进行强化训练。下肢针对腰方肌、髂腰肌、股四头肌、胫前肌、踇长伸肌、腓肠肌、臀大肌、臀中肌等进行训练。① 0级和1级肌力主要训练方法为被动活动、肌肉电刺激及生物反馈治疗;② 2~3级肌力时,可进行较大范围的辅助、主动及器械性运动,根据患者的肌力情况,调节辅助器;③ 3~4级肌力时,可进行抗阻力运动。

(2) 垫上训练:患者的垫上训练主要针对躯干、四肢的灵活性、力量及功能性动作的训练。

a. 垫上翻身:患者平卧在垫上,头颈屈曲旋转,双上肢上举,做节律性对称性摆动,借摆动惯性,头从一侧转向另一侧,随后双上肢、躯干、下肢顺势转向俯卧位。从俯卧位向仰卧位翻身,可先在一侧骨盆或肩胛下放枕头帮助最初的旋转,如翻身仍困难,可增加枕头,实现躯干和肢体的转动,四肢瘫患者需帮助才能完成,也可借助绳梯或吊环,如高颈髓损伤者可借助吊环在翻身或坐起时,将前臂穿进吊环,用力屈肘完成起坐或翻身动作。

翻身对床上的体位变换和减压以及协助穿裤子方面有重要意义。在翻身训练中,患者需要学会应用头、颈、上肢的旋转以及旋转带来的惯性驱动躯干和下肢,实现翻身。从仰卧位翻向俯卧位较为简单,翻身训练从仰卧位开始。如果患者身体两侧力量不平衡,可以选择从较强一侧翻向较弱一侧。

开始时,翻身训练可以在垫上进行,但最终患者必须掌握在其家居用床上独立翻身的能力。为了让患者最大限度地掌握翻身技能,在进行训练时尽可能地不用床边扶手、绳索、悬吊等辅助器具的帮助。患者也需要掌握在盖有被褥或毯子时的翻身技能。

在从仰卧位向俯卧位翻身时,可以在肩胛和骨盆下垫置枕头制造躯干旋转,帮助实现翻身。在开始时可以选择垫置两个枕头,随着训练的进步逐渐减少枕头的数量和垫起的高度,直至最后患者可以在没有枕头帮助的情况下实现独立翻身。在从俯卧位向仰卧位翻身时,可以考虑在胸壁和骨盆下垫放枕头。对于一些翻身困难较大的患者,可以考虑从侧卧位开始。

b. 垫上胸肘支撑:为改善床上活动,强化前锯肌和其他肩胛肌的肌力,促进头颈和肩胛肌的稳定,应在垫上进行胸肘支撑的练习。俯卧位时,两肘交替移动,直到两肘撑起后肘位于肩的下方,也可做双肘伸直支撑、手支撑俯卧位,可用于床上移动,但需要三角肌、肱二头肌、肱三头肌、肱桡肌等的良好肌力及肘关节活动正常。

c. 垫上双手支撑:进行垫上双手支撑的患者,上肢功能必须正常,这项训练更适用于截瘫患者。患者双手放于体侧臂旁支撑的垫上,使臂部充分抬起,这是日常生活动作的基础,有效支撑动作取决于上肢力量、支撑手的位置和平衡能力。训练时为保持坐位平衡,头、肩、躯干要前屈,使重心保持在髋关节前面,双上肢靠近身体两侧,手在髋关节稍前一点位于垫上,手掌尽可能伸展,手指伸展,身体前倾,头的位置超过膝关节。双侧肘关节伸直,双手向下支撑。双肩下降,把臀部从垫上抬起,如患者上肢长度不足抬起以支撑使臀部抬离床面,可加用一段拐。

d. 垫上转移:包括侧方支撑移动、前方支撑移动和瘫痪肢体移动,患者可利用吊环进行坐起和床下训练,对改善患者的日常生活活动能力非常重要。截瘫患者因双上肢功能正常,垫上移动容易完成,而四肢瘫患者的垫上移动与损伤水平、上肢的长度有关。移动方法是:先借助吊环自我坐起,双手放在体侧,躯干前屈、前倾。双手用力快速向下支撑,头及肩后伸,躯干及下肢向前移动,反复训练。相同方式进行向后和两侧的移动。

(3)坐位训练:脊髓损伤患者多采用长坐位和端坐位进行平衡维持训练,包括静态平衡训练和动态平衡训练。在训练中,应逐步从睁眼状态过渡到闭眼状态下进行。

a. 静态平衡训练:患者取长坐位,在前方放一姿势镜,患者和护士可随时调整坐位的姿势。当患者在坐位能保持平衡时,再指示患者将双上肢从前方、侧方抬起至水平位。

b. 动态平衡训练:护士可与患者进行抛球、传球的训练,不但可以加强患者的平衡能力,也可强化患者双上肢、腹背肌的肌力及耐久力。

对于缺乏躯干有效肌肉收缩的患者,当其前移或侧移时可能失去躯干直立姿势的控制,此时要保持坐位的躯干稳定需要借助上肢的帮助。损伤平面较高或者躯干力量较差的患者可以依靠于轮椅的靠背,或者通过躯干的对线保持躯干的平衡,但脱离了这些位置后就会失去平衡,这时患者便需要借助上肢的帮助。

利用上肢维持躯干直立姿势的一个较简单的方式是上肢后伸勾住轮椅推手。如果患者的肱三头肌存在有效收缩,也可以选择双上肢支撑大腿或扶手来控制重心的前移,维持躯干的直立姿势。

(4)转移训练:转移训练分为平面转移和非平面转移。平面转移是指两个高度相同的支持面之间的转移。平面转移相对来讲难度系数低,非平面转移难度系数较高,可能需要很强的肌力,较好的躯干姿势控制和平衡能力。

对于双上肢神经支配完整、肌力正常的患者,平面转移容易完成。而对于高位损伤,特别是C5、C6脊髓节段平面损伤,缺乏有效的肱三头肌收缩的患者,在独立转移的过程中都将面临较大的困难。因为在独立的转移过程中,上肢对躯干的支撑极为重要,而肘关节的锁定对保证上肢负重异常重要。对于高位损伤患者,缺失了肱三头肌的神经支配,要实现独立转移需要寻求代偿的方式保证肘关节的锁定。

对于C5脊髓节段平面脊髓损伤患者,仍然保留三角肌的支配,因此肘关节的锁定方式主要靠上肢的位置摆放和三角肌的代偿性收缩。患者将一侧上肢向前侧方放置于床上或垫上,在放置时要尽可能地远离身体重心为臀部侧方转移提供空间,同时又不能太远而影响支撑。另一侧上肢放置于髋关节侧方的轮椅坐垫上。在上肢的放置中要保证肩关节外展外旋、肘关节伸展、前臂外旋、腕关节伸展、指间关节屈曲(保护屈指肌腱)。在这种上肢闭链支撑的情况下,通过三角肌前束的收缩内收内旋肩关节,实现肘关节的过伸,达到代偿性锁定的目的。转移过程中,患者向前侧方倾斜躯干,通过前侧的上肢负重支撑,向相反方向甩动头颈,利用头-髋位置关节移动臀部,达到转移目的。

对于C6脊髓节段损伤的患者,由于保留了前锯肌的神经支配,能够利用前锯肌的收缩控制肩胛骨的运动,在转移的过程中能够更有效地控制肩胛,而帮助上肢负重。因为C6脊髓节段以下平面损伤的患者,因为保留了肱三头肌神经支配,在转移的过程中能够通过肱三头肌的收缩锁定肘关节而实现上肢的有效支撑负重,从而使转移容易实现。

按照是否需要他人帮助,可分为辅助转移训练和独立转移训练。

a. 辅助转移训练:可由1人辅助进行双足不离地的躯干垂直转移,或2人辅助进行。转移训练时,治疗师双足及双膝抵住患者的双脚及双膝的外面,开始时患者躯干前倾、髋关节屈曲、髋后伸、伸膝、躯干伸展。治疗师双手抱住患者臀下或提起患者腰带,同步完成站立动作。注意患者站立时锁住双脚及双膝,以防跌倒。坐下时,患者髋关节屈曲,治疗师双手由臀部滑向肩胛,使患者屈髋,臀部坐到凳子上。

b. 独立转移训练:包括臀部在轮椅上向前移动、将下肢移到训练床上及躯干移动。从轮椅到床的转移方法有如下。① 向前方转移:训练前,护士应先演练、讲解,并协助患者完成训练。将轮椅靠近床边30 cm,锁住轮椅,将双下肢放在床上,打开刹车靠近床边,然后刹车,用双上肢支撑将身体移至床上完成转移。② 向侧方转移:轮椅侧方靠近床边并去掉床侧轮椅的扶手,将双下肢放在床上,一手支撑在轮椅的扶手上,另一手支撑在床上,将臀部移至床上。另一种方法是将双脚放在地上,使脚与地面垂直,这种转移方法可以使双脚最大限度地负重。③ 斜向转移:将轮椅斜向30°刹住,并将双脚放在地面上,利用支撑动作将臀部移到床上。上述转移过程也可使用滑板,如床与轮椅转移时将轮椅与床平行,前轮尽量向前,刹住轮椅,取下靠床的轮椅扶手,架好滑板,放好双下肢,用双上肢支撑将臀部移到滑板上,然后将臀部移到床上。

(5) 站立训练:病情较轻的患者经过早期坐位训练后,无体位性低血压等不良反应即可在康复医师指导下进行站立练习。训练时应注意协助患者保持脊柱的稳定性,协助佩带腰围训练站立活动。T10以下截瘫患者,可借助矫形器与拐杖实现功能性步行。若借助传动矫形器、电动矫形器和拐杖,甚至损伤平面更高的患者也能实现独立步行。患者站起立床,从倾斜20°开始,逐渐增加角度,约8周后达90°。

(6) 步行训练:站立平衡是进行步行训练的基础。在步行训练之前,患者需要掌握维持躯干直立姿势的能力。脊髓损伤患者双下肢瘫痪,膝踝足矫形器可以帮助其控制膝关节和踝关节,要维持站立平衡,患者需要很好地控制髋关节。在缺失髋周围肌肉主动收缩的情况下,患者可以通过髋关节的过伸维持躯干的平衡。

在步行过程中,完全性脊髓损伤患者需要依赖下肢矫形器和步行辅助工具的帮助。下肢矫形器沉重而且限制下肢关节的活动,穿戴矫形后患者需要良好的躯干对线和足够的髋关节后伸才能实现稳步站立,步行时下肢的摆动动力往往全部来源于上肢和躯干的代偿。穿戴矫形器的步行速度很慢,步行的能耗是正常步行的2~4倍,所以脊髓损伤患者要实现功能性步行需要良好的呼吸和循环系统耐力。虽然患者可以通过上肢的耐力训练改善躯体的耐力状况,但患者的年龄、体重以及呼吸和循环系统的疾病往往是很大的限制因素。另外,患者的痉挛、本体感觉缺失、疼痛、关节挛缩畸形和其他并发症使得实现功能性步行更为困难。

伤后3~5个月,已完成上述训练,可佩戴矫形器完成步行训练。尽早开始步行训练可防止下肢关节挛缩,减少骨质疏松,促进血液循环。先在平行杆内训练轮椅上坐位到站位的转移,要注意保护并协助患者,在患者实现站立平衡后再在平行杆内行走训练。可采用摆至步、迈过步、四点步、二点步、后方侧方迈步等方法训练,平稳后移至杆外训练,用双拐来代替平行杆,方法相同。

平面步行技能的掌握,可以帮助患者实现独立的室内步行。社区的步行环境较室内更为复杂,步行的支持面往往高低不平,患者要实现独立的社区步行需要掌握过障碍物的技能训练。通过上下路崖、上下楼梯、上下坡道等训练方式使患者能够适应更为复杂的步行环境。不同损伤部位及损伤程度的患者,步行能力恢复的程度是不一样的。

(7) 摔倒训练:脊髓损伤患者通过下肢矫形器和辅助工具的帮助的步行总有摔倒的风险。摔倒可能会对患者的身体造成伤害,为了尽可能地减少伤害,患者需要掌握安全摔倒的方式,并在摔倒后掌握从地面站起的技能。有两种方式可以一定程度地减少摔倒造成的伤害。① 在摔倒的过程中,将拐杖甩开,避免倒落过程中拐杖对躯干或上肢带来伤害。② 在摔倒时,可以考虑用手掌触地,并通过肘肩关节的支撑缓冲地面对身体的反作用力伤害。③ 靠近墙时,可以顺着墙面缓缓滑落到地面上。

2. 作业治疗

(1) 床边训练:早期进行体位摆放,并行床边日常生活活动能力训练,内容包括床上翻身、坐位平衡、进食和修饰等。

(2) 日常生活活动能力训练:包括进食、梳洗、如厕、更衣、沐浴、交流、家务、外出等训练。训练前,应协助患者排空大小便,如患者携带尿管、便器等应在训练前协助患者妥善固定好;训练后,对患者整体情况进行观察及评估,如有不适感及时与康复医师联系,调整训练内容。① 进食:不具备手的抓握功能的患者需要借助自助具来完成进餐动作。训练用的餐具如碗、盘应特殊制作,具有防滑、防洒功能。② 梳洗:手功能受限的患者在刷牙、梳头时可用环套套在手上,将牙刷或梳子套在套内使用。拧毛巾时,可指导患者将毛巾中部套在水龙头上,然后将毛巾双端合拢,再将毛巾向同一个方向转动,将水挤出。③ 如厕:患者如厕一定要遵照轮椅转换的动作。④ 更衣:训练用的衣服宜宽大、简单,衣扣和带子改为尼龙搭扣。以穿脱开襟衣服为例。⑤ 穿法：衣服背面放在膝盖上，领子对着自己，衣服的前面向上并打开，将一手伸入衣袖内并伸出手腕；用同样方法完成另一只手，低头将衣服举翻过头顶，手臂伸直，让衣服垂落至肩膀上，身体前倾，使衣服沿躯干与椅子之间的空隙滑下来。⑥ 脱法：解开衣服纽扣，躯干尽量前屈，双手由衣领处向上拉并使衣服过头，恢复躯干伸展坐位，一只手拇指勾住对侧衣袖腋窝处使手推出衣袖，用同样方法退出另一只手。⑦ 沐浴：一般采用长坐位的姿势，身体向前倾，头颈部屈曲，可借助长柄的海绵刷擦洗背部和远端肢体，注意防止烫伤。⑧ 交流：通常语言交流无障碍，由于手功能差，可能无法进行书信交流和电话交流，可以制作不同的自助具，以提高患者生活质量。⑨ 家务：T1 节段以下脊髓损伤患者一般能做家务，但由于患者须坐在轮椅上，因此患者的生活环境需要进行改造。⑩ 外出：主要是轮椅与汽车间的转移动作。需要注意的是：坐在轮椅上时，每 30 min 左右用上肢撑起躯干使臀部离开椅面减压一次，以免坐骨结节等处形成压疮。

（3）轮椅操作技术训练：进行轮椅上减压、平地驱动和转移训练（轮椅与床、椅、厕座、浴缸、交通工具等的转移），上肢功能比较好的进行上下斜坡训练，截瘫患者需进行大轮平衡技术训练。

（4）辅助器具配置及使用训练：配置辅助器具，并对患者进行辅助器具使用训练。

（5）文体训练和虚拟现实训练：文体训练可包括手工艺训练、艺术治疗、园艺治疗、小组治疗（室内小组、户外小组）和治疗性游戏训练等。

（6）功能训练指导：进行家庭康复指导、家居环境改造指导和环境适应训练。

（7）其他操作性训练：如耐力训练等。

3. 康复心理治疗

脊髓损伤患者由于身体的残障形成了与其他人不同的特殊群体心理，这种心理特征决定了心理康复的内容、方法与应注意的问题。患者大多经历震惊、否定、抑郁反应、对抗独立以及适应阶段。以上各阶段多数时候无法截然划分，可能交叉出现。应运用心理治疗方法减轻患者的心理障碍，减少焦虑、抑郁、恐慌等神经症状，帮助患者建立良好的人际关系，促进人格的正常成长，很好地面对生活及适应社会。当然有关人员（同事或家属）的协助系统、专家协助系统、社区辅助支持系统的合作与帮助，在康复过程中起着非常重要的作用。

4. 传统康复治疗

进行针刺治疗，根据情况选择电针、头皮针、水针等；进行推拿治疗，选穴参照针刺穴位，手法施以滚法、按法、揉法、搓法和擦法等。根据情况选择艾灸、火罐、中药药膳、内服、外敷和熏洗治疗等。

5. 辅助技术与器具

颈椎损伤患者早期配置头颈胸矫形器，胸腰椎损伤配置胸腰骶椎矫形器以加强脊柱的稳定性。大部分脊髓损伤的患者配置防静脉血栓袜预防深静脉血栓形成。配置防压疮床垫和（或）防褥疮坐垫预防压疮。

（1）颈髓损伤：根据患者的功能情况选配高靠背轮椅、普通轮椅或电动轮椅。部分患者需进行轮椅个性化改造，以提高其使用轮椅的安全性和便利性。早期活动时可佩戴颈托，部分患者需要配置手功能位矫形器和（或）踝足矫形器等，多数需要进食、穿衣、打电话和书写等自助具，坐便器和洗澡椅可根据情况选用。

（2）T1－T4 脊髓损伤：常规配置普通轮椅、坐便器、洗澡椅和拾物器。符合条件者可配备截瘫步行矫形器或髋膝踝足矫形器，配合助行架、拐杖和（或）腰围等进行治疗性站立和步行。多数夜间需要踝足矫形器维持足部功能位。

（3）T5－L2 脊髓损伤：可通过截瘫步行矫形器或膝踝足矫形器配合助行架、拐杖和（或）腰围等进行功能性步行，夜间使用踝足矫形器维持足部功能位。常规配置普通轮椅，部分需要配置坐便器、洗澡椅，可根据情况选用。

（4）L3 及以下脊髓损伤：应用踝足矫形器、四脚拐或手杖等可独立步行，但部分仍需要轮椅、坐便器和洗澡椅。

6. 家居无障碍环境改造

为了使脊髓损伤患者在家能顺利完成日常生活活动,方便轮椅的出入,家居环境具体要求如下:出入口的屋内外地面宜相平,若有高度差时,应用坡道连接,坡度不超过5°;门最好采用推拉门或红外自动感应门,门开启的净宽不得小于0.8 m;调整床和坐便器的高度,便于轮椅转移动作;家庭卫生间宽度不能小于0.8 m,卫生间的门与坐便距离不小于1.2 m,在坐便器附近的墙上安装可承受身体重量的安全抓杆;厨房用具的台面需要调低,水龙头开关要求装有长柄,易开关,方便使用;浴室内轮椅面积不应小于1.2 m×0.8 m,邻近墙面应装有安全抓杆;床旁、厨房、沙发、饭桌旁均安装可拆卸的扶手,以利于完成转移动作;家用电器带有遥控器装置,可使用专门设计的"环境控制系统"等。

7. 康复护理

(1) 体位护理:体位摆放、体位变换、体位转移和使用体位垫等。

(2) 神经源性膀胱护理:开展盆底肌肉训练、尿意习惯训练以及应用激发技术和行为学疗法进行训练,制订饮水计划,进行膀胱容量测定、膀胱残余尿量测定、间歇导尿清洁导尿、留置尿管和改良膀胱冲洗等。

(3) 排便训练:调整饮食结构,早期开始肠道功能训练,如排便操、腹部按摩等,养成每天或隔日的排便习惯。保持大便通畅,3日无大便给予缓泻剂或使用开塞露,必要时进行人工掏便方法排便。

(4) 康复延伸治疗:根据康复治疗师的意见,监督和指导患者进行关节活动度、肌力、日常生活活动、站立步行和(或)呼吸功能等延续性训练。

(5) 并发症的预防及护理:开展预防体位性低血压、自主神经反射增强、下肢深静脉血栓和骨质疏松等并发症的护理;开展预防泌尿系统和呼吸系统等感染的护理;防压疮护理;开展预防关节挛缩及废用综合征的护理。

8. 职业社会康复

1) 职业康复

根据不同的损伤水平和个体差异设计不同的康复方案,四肢瘫患者可利用上肢残余功能,以个体化的技能培训为主,必要时须借助辅助器具或改良设备;截瘫患者按需要进行工作耐力训练、技能培训、就业选配等职业康复训练。训练内容主要包括职业咨询与指导、职业技能再培训、工作职务调整与再设计及职前训练。

2) 社会康复

(1) 住院期:主要采用康复辅导、伤残适应小组辅导、社会行为活动训练等方式,对患者伤残社会心理适应提供专业支持,协助他们建立合理的康复期望和目标;提供家庭咨询,使患者及其家庭成员循序渐进地接受伤后的生活转变,适应家庭角色的转换,逐步重建生活常规。

(2) 出院准备期:为患者提供出院准备指导、家居环境改造咨询家庭康复技巧指导及医疗依赖者家属辅导等,在真实的社区参与活动过程中体验和增强自己的能力,还原社会人的角色,协助患者有效使用社区资源、合理计划未来生活安排、进行家居环境改造,重点解决家庭生活适应和社交退缩问题。

(3) 出院后:出院后为严重的脊柱脊髓损伤者提供持续的个案管理服务及社会环境适应干预,通过重返社区跟进协调,促进患者更好地适应和融入社会生活。

(三) 临床治疗和防治并发症

脊髓损伤早期临床救治对脊髓损伤患者至关重要。在相当程度上,早期临床救治的正确、及时与否,决定着患者的预后或终身的残疾程度。

1. 正确地急救转运

脊髓损伤患者急救转运的原则是维持脊柱的稳定,防止脊柱的分离、扭转,以避免移动时再次损伤脊髓。因此,尽可能经制动固定后再搬动。制动装置中,简单实用的是脊柱固定板。

2. 药物治疗

脊髓损伤早期药物治疗的主要目的是减轻脊髓损伤的继发性损伤,包括使用大剂量类固醇激素、脱水剂、神经节苷脂(GM-1)、Ca^{2+} 通道阻滞剂、阿片受体拮抗剂、自由基清除剂、东莨菪碱等要药物治疗。

(1) 类固醇激素是目前国际公认的脊髓损伤早期治疗药物,主要作用机制是稳定脊髓白质、抗炎、减轻水肿及成纤维细胞的活动、减少纤维蛋白沉积,防止各种溶酶体的释放,从而维持细胞膜、血管内皮细胞的完整性。类固醇使用必须在伤后数十分钟至数小时内,最长一般在 24 h 内。最常用的方法为甲基泼尼松龙静脉注射,30 mg/kg。由于使用时间甚短,故停药后不会出现撤药综合征。治疗时很少出现类固醇激素的不良反应。

(2) 啡肽类物质拮抗剂:纳洛酮可阻断内源性啡肽类物质的降压作用,从而提高中等动脉血压计脊髓血流量,以改善神经功能。用量为 2 mg/(kg·h)静脉注射,连续 4 h,每天给药 1 次,连续 2～3 天。

(3) 渗透性利尿剂:可以采用尿素或甘露醇等,以减轻损伤局部的水肿,改善神经功能。

(4) 东莨菪碱或阿托品可以改善微循环,从而减轻脊髓损伤的程度。可采用肌肉注射 0.3～0.9 mg/次,每 3～4 h 一次,连续 3 天。

(5) 神经节苷脂(GM1):单唾液酸神经节苷脂可以通过血脑屏障嵌入神经元细胞。正常人血清中含量很低,在脑脊液中仅有微量,在脊髓不完全损伤时可以增强多巴胺代谢,使轴突再生加快,但对完全性脊髓损伤无明显疗效。

3. 手术治疗

手术的主要目的是尽早解除对脊髓的压迫,及时将椎骨骨折或脱位予以复位和固定。重建脊柱稳定性,防止不稳定的脊柱再次损伤脊髓,有利于康复训练的进行,包括牵引(颅骨牵引复位及 HaLo 牵引支架)、姿势复位、手术复位椎管减压、内固定、植骨融合等。

(梁贞文)

第六节　周围神经疾患康复

一、概述

周围神经是指中枢神经(脑和脊髓)以外的神经节、神经丛、神经干以及神经末梢,包括 12 对脑神经,31 对脊神经和自主性神经(交感神经、副交感神经)。根据分布,周围神经可分为躯体神经和内脏神经,躯体神经是由运动纤维、感觉纤维和自主神经纤维组成的混合神经。周围神经疾患的病因主要有炎症、外伤、产伤、骨发育异常、铅和酒精中毒等引起受该神经支配的区域出现感觉障碍、运动障碍和营养障碍。

1. 周围神经病的定义

周围神经病分为神经痛和神经病损两大类。神经痛是指受累的感觉神经分布区发生剧痛,而神经传导功能及神经递质无明显变化,如三叉神经痛。神经病损又可分为神经炎、神经损伤两大类,前者泛指周围神经的某些部位由于炎症、中毒、缺血、营养缺乏、代谢障碍等引起的一组疾病,属炎症性质,因而通常称为神经炎。后者与外伤损伤有关,轻者可能仅为一过性卡压。例如,习惯于跷二郎腿者,时间长会发生下肢麻木,改变体位并活动下肢即可消失。重者神经断裂,损伤神经支配区域感觉、运动障碍等。

2. 周围神经损伤分类

周围神经损伤主要有两种分法,Seddon 分类法与 Sunderland 分类法。前者系 1943 年 Seddon 首次提出,将神经损伤分为以下 3 种类型。① 神经功能失用:暂时性传导阻滞,神经保持连续性,无瓦勒变性;临床可见运动与感觉功能障碍,数天后恢复。② 轴索断裂:轴索连续性破坏,有瓦勒氏变性;运动、感觉及自主神经功能完全瘫痪,由完整的神经内膜管引导轴索再生,经一定时期可自行完全恢复。③ 神经断裂:神经纤维结缔组织鞘皆断裂,即神经连续性中断,功能完全丧失,无法自行恢复,需手术治疗(见图 4-6-1)。

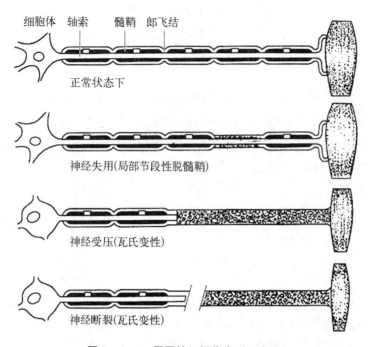

图 4-6-1　周围神经损伤类型示意图

3. 流行病学

常见的周围神经疾病有:三叉神经痛、坐骨神经痛、特发性面神经麻痹(面神经炎或称面瘫)、神经炎、急性感染性多发性神经根神经炎(格林-巴利综合征)、臂丛神经损伤、尺神经损伤、桡神经损伤、正中神经损伤、胫神经损伤、腓总神经损伤、股外侧皮神经炎、坐骨神经痛、肋间神经痛等。由于所涉及的病种较多,发病率各异。以特发性面神经麻痹为例,该病发病急骤,以一侧面部发病为多,无明显季节性,但多见于冬季和夏季,任何年龄段可见,但好发于 20～40 岁青壮年,性别差异不大。据 1982 年公布的《中国六城市居民神经系统疾病流行病学调查》,本病患病率为 425.7/10 万人口。1989 年公布了我国 21 个省区农村 1985 年面神经炎流行病学调查结果,患病率为 259/10 万人口,各个省区患病率不一样。发病季节以 4～5 月与 7～8 月较多。

二、诊断

如前所述,本类疾患病因复杂,可能与局部炎症、营养代谢、药物及中毒、血管炎、肿瘤、遗传、外伤或机械压迫等原因相关。这些因素损伤周围神经的不同部位,导致相应的临床表现。依据患者的临床表现、特有体征,结合各类实验室检查、电生理学检查、影像学检查等可以做出诊断。

1. 周围神经疾患的主要障碍

(1)运动障碍:弛缓性瘫痪、肌张力降低、肌肉萎缩、束颤。

(2)感觉障碍:局部感觉消失或感觉异常(局部麻木,疼痛如灼痛、刺痛,感觉过敏)、实体感缺失等。

(3)反射障碍:浅反射和深反射(腱反射)减弱或消失等。

(4)自主神经功能障碍:① 刺激性,如皮肤发红、皮温升高、潮湿、角化过度及脱皮等;② 破坏性,如皮肤发绀、冰凉、干燥无汗或少汗、菲薄,皮下组织轻度肿胀,指甲(趾甲)粗糙变脆,毛发脱落,甚至发生营养性溃疡等。

（5）并发症状：周围神经损伤后，如若治疗不及时，将有继发症状发生，如浮肿、关节挛缩等症。

2. 周围神经疾患的临床诊断

1）早期诊断

周围神经疾患的早期诊断是制订正确有效治疗方案的前提，及早明确诊断，实施适宜的临床治疗手段，配合早期康复治疗，才可能使肢体及早获得功能上的恢复。错误或延误的诊断，将直接影响肢体的功能康复。

（1）伤病史：询问患者发病史、出现相应神经症状和体征的时间、有否其他疾病史；如果系受伤，应了解受伤细节以及与出现症状的关联等。如腕部切割伤，立即发生正中神经或尺神经支配区的运动和感觉功能丧失；若在反复手法整复或小夹板或石膏固定后数小时内出现，可考虑是骨折处的血肿压迫或外固定压迫造成的正中神经损伤。如肱骨内上髁骨折，若于数天后出现尺神经支配区的运动和感觉障碍，应考虑为尺神经被局部血肿或水肿组织压迫。

（2）了解受伤部位：对于预测可能出现的周围神经损伤也是很重要的，上肢、下肢周围神经特定的解剖部位，容易受到肢体骨折脱位的影响，造成神经损伤。例如：肩关节前脱位易引起腋神经损伤。肱骨骨干中段骨折易引起桡神经损伤，肱骨髁上骨折易引起正中神经损伤，肱骨内上髁骨折易引起尺神经损伤，桡骨头脱位易引起桡神经深支损伤，髋关节后脱位易引起坐骨神经损伤，腓骨颈骨折易引起腓总神经损伤等。

2）临床检查

神经损伤将引起该支配区的运动肌、感觉和植物性神经系统的功能障碍。故针对周围神经支配区的运动、感觉和自主神经系统的检查是必需的。通过详细的病史采集和体格检查，可以初步判断神经受损的部位和程度；再进一步通过一些特殊物理检查、功能检查与评估，可以确定神经受损的性质、程度、合并症有无等；继而为确定康复目标、制订康复计划、评价康复效果，做出预后判断等。

3. 神经损伤诊断要点

（1）有无神经损伤：任何四肢损伤都应考虑神经损伤的存在；任何开放性损伤，不论伤口大小和深浅都有邻近神经损伤的可能；特别是闭合性损伤，更应高度警惕神经损伤的发生。感觉神经障碍是判断周围神经有无损伤的重要方法。

（2）神经损伤的定位诊断：应做详细的功能检查，根据运动及感觉丧失情况进行定位诊断。

（3）神经损伤的定性诊断：根据病程，临床体征表现及神经-肌电检测结果，进行综合判断。

三、康复功能评定

周围神经疾患的康复功能评定，在于正确判断疾病性质、病损的部位，病理变化过程以及功能障碍的程度和预后。康复评估的重点应围绕周围神经损伤康复过程中可能存在的问题：① 神经损伤；② 运动功能障碍；③ 感觉、知觉功能障碍；④ 局部畸形，包括关节肿胀、僵硬等；⑤ 其他器官系统的损伤、并发症，如糖尿病、骨折、感染等；⑥ 日常生活活动不能自理；⑦ 有压疮的可能，皮肤溃疡迁延不愈；⑧ 心理障碍；⑨ 社会交往方面的问题；⑩ 职业、经济上的问题等。

1. 外观评估

当周围神经完全损伤时，由于与麻痹肌肉相对的正常的拮抗肌肉的牵拉作用，肢体呈现特有畸形，因而必须首先观察有否关节畸形、肢体肿胀、肌肉萎缩等情况的存在。

（1）关节畸形：观察畸形，如上臂部桡神经损伤后，因伸腕、伸指和伸拇肌肉发生麻痹，而手部受正常的屈腕、屈指和屈拇肌肉的牵拉，使手呈现典型的垂腕和垂指畸形。腕部尺神经损伤后，它所支配的小鱼际肌、第3蚓状肌、第4蚓状肌和所有骨间肌发生麻痹，呈现典型的爪形指畸形。尺神经损伤发生于肘部，因无名指和小指的指深屈肌也发生麻痹,手部爪形较尺神经在腕部损伤者为轻。

(2) 肢体围径和长度测定:肌肉萎缩、肿胀的程度及范围可用尺测量或容积仪测量对比。

2. 运动评定

神经完全损伤后,肌肉的肌力完全消失,但在运动神经不完全损伤的情况下,肌力多表现为相应程度的肌力减退。伤病后,随着施行手术修复或各种康复治疗手段的介入后,其肌力将逐渐恢复。故首先应进行的是 MMT 与关节活动度的评估,以正确地评价肌力以及关节、肌肉、软组织的挛缩程度。进一步的评估需要上下肢功能评定、电诊断、神经肌肉电图检查、神经传导速度测定等。

(1) 肌力和关节活动范围测定:参见本书有关章节。此外,也应对耐力、速度、肌张力、肌腱反射检查予以评价。注意对昏迷患者可进行轻瘫试验、坠落试验。

(2) 运动功能恢复情况评定:英国医学研讨院神经外伤学会将神经损伤后的运动功能恢复情况分为六级(见表4-6-1),这种分法对高位神经损伤很有用。

表 4-6-1 周围神经损伤后的运动功能恢复等级

恢 复 等 级	评 定 标 准
0 级(M0)	肌肉无收缩
1 级(M1)	近端肌肉可见收缩
2 级(M2)	近端、远端肌肉均可见收缩
3 级(M3)	所有重要肌肉能抗阻力收缩
4 级(M4)	能进行所有运动,包括独立的或协同的
5 级(M5)	完全正常

3. 感觉功能评定

周围神经损伤后,其分布区的触觉、痛觉、温度觉、振动觉和两点辨别觉可出现完全丧失或减退。由于各皮肤感觉神经有重叠分布、交叉支配的现象,所以神经受损后,感觉消失区往往较该神经实际支配区小,但局限于某一特定部位,称为单一神经分布区(或称绝对区)。例如:正中神经损伤,开始时它的桡侧 3 个半手指,即拇指、示指、中指和环指桡侧有明显感觉障碍,后来仅有示指和中指末节的感觉完全丧失,即为正中神经单一神经分布区。尺神经损伤后,开始是小指和环指尺侧感觉发生障碍,后来只有小指远端两节感觉完全丧失的单一神经分布区感觉丧失。桡神经单一神经分布区是在第 1 和第 2 掌骨间背侧的皮肤。

1) 感觉检查

感觉检查包括浅感觉(痛、温、触),深感觉(关节位置、振动、压痛)和复合觉(数字识别、二点辨别、实体);此外,还要根据病例特点询问有无主观感觉异常(异常感觉、感觉倒错)。在神经不全损伤的情况下,神经支配区的感觉(触觉、痛觉、温度觉、振动觉和两点辨别觉)丧失的程度不同;在神经恢复过程中上述感觉恢复的程度也有所不同。

目前,临床上感觉评定的方法较多,除了常见的用棉花或大头针测定触觉、痛觉外,还可做温度觉研究、Von Frey 单丝压觉研究、Weber 两点辨别觉研究、手指皮肤皱褶研究、皮肤定位觉、皮肤图形辨别觉、实体觉、运动觉和位置觉研究、Tinel 征检查等。

2) 感觉功能恢复评定

对感觉功能的恢复情况,目前临床上多采用英国医学研究会神经外伤学会(BMRC)1954 年提出的评价标准,将其分为六级(见表 4-6-2)。

表 4-6-2　感觉功能恢复评定

恢 复 等 级	评 定 标 准
0 级(S_0)	神经支配区感觉完全丧失,无恢复
1 级(S_1)	支配区皮肤有深部痛觉存在
2 级(S_2)	支配区有一定的表浅痛觉和触觉恢复
3 级(S_3)	浅痛触觉存在,但有感觉过敏
4 级(S_4)	浅痛触觉存在,感觉过敏消失
5 级(S_5)	除 S3 外,有两点辨别觉部分恢复
6 级(S_6)	感觉正常,两点辨别觉≤6 mm,实体觉存在

在康复评价中上述感觉检查已够用,但为了仔细查明神经损伤程度和术后恢复情况,可加用 Von Frey 设计的各种单丝做 Semmes Weistein 单丝触觉试验。

3) 神经干叩击试验

神经干叩击试验(Tinel test)在神经损伤和神经再生的判断方面有一定的临床价值。此法简单易行,可以判定断裂神经近端所处的位置。

(1) 方法:用指或叩诊锤沿着缝接的神经干叩打时,若在神经分布区远端有麻电或蚁走感,为阳性。

(2) 意义:神经有再生现象。

(3) 原理:在神经断裂后,其近侧断端出现再生的神经纤维,开始时无髓鞘,如神经未经修复,即使近端已形成假性神经瘤,叩击神经近侧断端,可出现其分布区放射性疼痛,称为 Tinel 征阳性。断裂的神经在经过手术修复以后,神经的纤维生长会沿着神经内膜管向远端延伸。此时,沿着神经干缝合处向远端叩击试验,到达神经轴突再生的前沿时即出现放射性疼痛。通过这一试验,可以测定神经再生的进度。待髓鞘形成后,上述征象即消失。在早期,如沿神经干无上述征象,表示无神经再生,可能是缝接的神经失败或再断裂;若出现阳性部位不向远段移动,表示神经再生遇到障碍。

4. 自主神经功能评定

神经损伤后,由交感性自主神经纤维支配的血管舒缩功能、出汗功能和营养性功能发生障碍。开始时出现血管扩张,汗腺停止分泌,因而皮肤温度升高、潮红和干燥。2 周后,血管发生收缩,皮温降低,皮肤变得苍白及其他的营养性变化,有时皮肤可出现水疱或溃疡。骨骼可发生骨质疏松,幼年患者神经损伤侧肢体可出现生长迟缓。

(1) 发汗试验(diaphoretic test):汗液分泌与交感神经功能有关,当交感神经受损时,在其支配体表区域内少汗或无汗。试验方法:① 在被检查部位的皮肤上涂以含碘溶液,干后再在其上均匀地撒上细淀粉一薄层。② 发汗方法:温度调节法或称加"热"发汗,服阿司匹林 0.6～0.9 g,再饮热开水 1 杯,再将患者置于干烤电架,足端盖毛毯。作用于中枢,可能为刺激下丘脑汗腺分泌中枢,引起全身出汗。③ 原理:采用碘与淀粉在汗液作用下呈蓝色反应的原理,根据蓝色的深浅了解出汗障碍的区域及其程度,间接了解皮肤交感神经分布的功能状态。

(2) 手指皮肤试验:该试验是将手浸泡在 40 ℃的温水中 20～30 min。正常手指腹皮肤起皱纹,与之相反,丧失交感神经指配的手指腹皮肤仍光滑。

5. 神经电生理学评定

对周围神经损伤,电生理学检查具有重要的诊断和功能评定价值。应用不同物理参数的电刺激可以了解神经或肌肉的功能状态,判断周围神经病损的部位、程度与范围以及损伤神经修复后的恢复情况,为评估现状及预后提供更加准确的客观依据。电生理学评定方法较多,从准确判定及操作程度的方便程度,较好的是 i/t 曲线、时值、肌电和神经传导速度测定,现简介如下。

(1) 直流感应电测定:又称古典式电诊断,是用直流电和感应电来测定神经肌肉兴奋性的一种定性检查方法。原理是神经肌肉均具有兴奋性,且神经与肌肉的兴奋阈值不同。正常:神经兴奋性>肌肉兴奋性;神经损伤早期:肌肉兴奋性>神经兴奋性;神经损伤晚期:兴奋性消失(见表 4-6-3)。

表 4-6-3 直流感应电检查法诊断标准

反 应	感 应 电	直 流 电
正常反应:神经	强直性收缩	单个闪电样收缩,阴通>阳通
肌肉	强直性收缩	单个闪电样收缩,阴通>阳通
部分变性反应:神经	反应减弱	反应减弱
肌肉	反应减弱	收缩缓慢,阴通≤阳通
完全变性反应:神经	反应消失	反应消失
肌肉	反应消失	蠕动收缩,阴通<阳通
绝对变性反应:神经	反应消失	反应消失
肌肉	反应消失	反应消失

本项测试可以了解神经损伤程度、损害部位、当前康复程度以及预后。缺点是灵敏度差,一般在50%以上的支配肌的神经纤维受损时,或者临床检查肌力在3级以下时方有异常反应,故早期检出神经异常的灵敏度不如肌电图检查。

(2) 强度-时间曲线检查:这是一种神经肌肉兴奋性的电诊断方法。通过时值测定和曲线描记判断肌肉为完全失神经支配、部分失神经支配及正常神经支配,可对神经损伤程度、恢复程度、损伤的部位及病因进行判断,对康复治疗有指导意义。本法只检测肌肉,在肌肉运动点刺激,根据刺激时间、刺激强度观察不同反应曲线,观察指标有:曲线(左移、右移、弯折)、时值(2倍基强度)、最短反应时。通过时值测定和曲线描记判断肌肉为完全失神经支配、部分失神经支配及正常神经支配。① 正常曲线:特点是斜度小、平滑,上升部分偏左,阈值普遍较低,在0.1~100 ms范围内均有反应。② 肌肉部分失神经的曲线特征:阈值较高,曲线抬高,曲线右移弯折。③ 肌肉完全失神经支配的曲线特征:位置显著右移,阈强度明显升高,斜率没有突变曲线光滑。如图 4-6-2 和表 4-6-4 所示。

表 4-6-4 强度-时间曲线检查法诊断标准

曲线类型	斜率	最短反应时间	扭结	时值	适应比值
正常神经支配	小	≤0.03 ms	无	<1 ms	3~6
部分失神经支配	较大	>0.05 ms	有	1~10 ms	1~3
完全失神经支配	大	>0.3 ms	无	>5 ms	<1

强度-时间曲线较直流-感应电检查敏感,在支配肌肉的神经纤维有10%~30%变性时即可检查出异常,但较肌电图敏感性差。肌电图可检出5%以上有变化。

(3) 肌电图检查:肌电图是研究运动单位的电活动和测定运动系统功能的一种手段。通过针极肌电图检查,可判断神经受损的程度是神经失用或轴突断离或神经断离。通过纤颤电位、正锋波数量减少、出

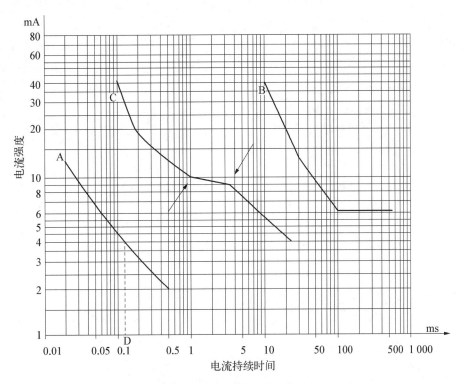

图 4 - 6 - 2　强度-时间曲线

A：正常肌肉；B：完全失神经支配；C：部分失神经支配；D：时值；箭头处为弯折

现多相新生电位可判断神经再生。在肌肉获得神经支配的早期，往往看不到明显的肌肉收缩或肢体运动，此时可用肌电图来测定（见图 4 - 6 - 2）。肌电图一般可比肉眼或手法检查早 1～2 个月发现肌肉重新获得神经支配的迹象。意义：① 肌电图可以显示这个系统中各个不同环节的损害。上运动神经元，如大脑皮质、脊髓、椎体束和椎体外系等；下运动神经元，如前角细胞和神经轴索；神经-肌接头及肌肉。② 鉴别神经源性和肌原性肌萎缩。③ 早期诊断神经或肌肉病变。④ 预测神经外伤的恢复，协助制订正确的神经肌肉诊疗计划，但肌电图不能确定病因。

（4）神经传导速度测定：应用一定参数的电流刺激运动神经或感觉神经，以引出肌肉、神经的动作电位，测定运动或感觉神经传导速度。对损伤以外的神经病具有极为重要的价值。运动神经传导速度＝两刺激点间距（mm）/两刺激点潜伏期之差（单位：m/s）。

神经传导速度的临床应用：① 定量测定神经的损害程度；② 确定反射弧损害的部位，区分感觉神经损害和运动神经损害，以及周围性损害和中枢性损害；③ 确定神经损害的节段是近心段还是远心段，其精度可达到 10 cm；④ 能够区分脱髓鞘性病变与轴索性病变。前者以传导减慢为主，后者以失神经电位和 MVAP 振幅下降为特征；⑤ 能够确定神经支配异常（见图 4 - 6 - 3 至图 4 - 6 - 7）。

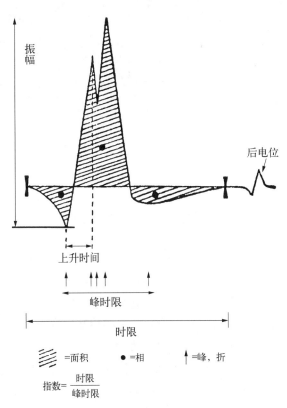

图 4 - 6 - 3　肌电图的基本波形及参数

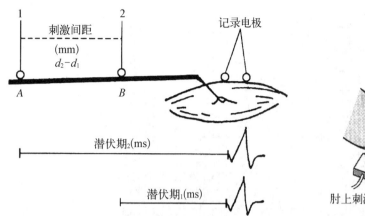

图 4-6-4 运动神经传导速度测定

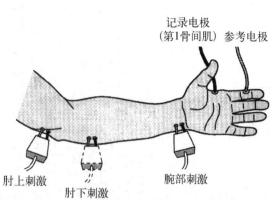

图 4-6-5 尺神经运动传导在第1骨间肌记录示意图

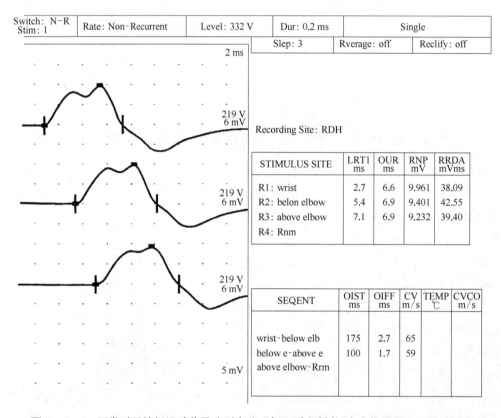

图 4-6-6 正常时尺神经运动传导分别在腕、肘下、肘上刺激,在小指展肌上记录波形图

(5)体感诱发电位检查:体感诱发电位(SEP)是刺激从周围神经上行至脊髓、脑干和大脑皮层感觉区时在头皮记录的电位,具有灵敏度高、对病变进行定量估计、对传导通路进行定位测定、重复性好等优点。对常规肌电图难以查出的病变,SEP可容易作出诊断,如周围神经靠近中枢部位的损伤、在重度神经病变和吻合神经的初期测定神经的传导速度等。

6.日常生活活动能力评定

周围神经损伤后,会不同程度地出现日常生活活动能力障碍。日常生活活动能力评定对了解患者的能力,制订康复计划,评价治疗效果,安排重返家庭或就业都十分重要。日常生活活动能力评定参见本书有关章节。

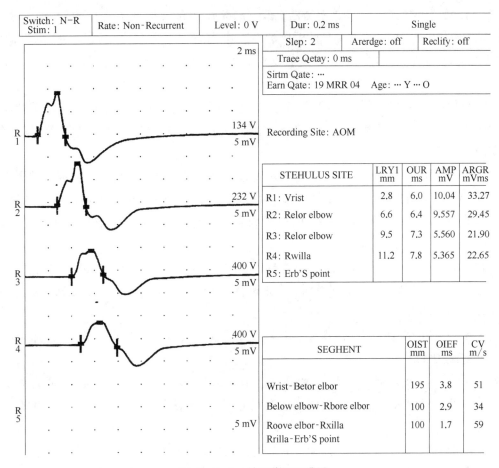

图 4-6-7 神经传导阻滞图

一患者晨起后突然右侧无名指和小指麻木,无力 2 周,尺神经传导检查发现在肘上和肘下之间即尺神经沟处有明显传导阻滞,其肌肉动作电位波幅下降达 75%,传导速度只有 34 m/s

7. 其他

功能独立性评定(FIM)、家庭、职业等社会环境的调查、生活满意度的调查等项,也应一一进行评估。

附:神经损伤的诊断要点。① 有无神经损伤:任何四肢损伤都应考虑神经损伤的存在,任何开放性损伤不论伤口大小和深浅都有邻近神经损伤的可能,特别是闭合性损伤,更应高度警惕神经损伤的发生。感觉神经障碍是判断周围神经有无损伤的重要方法。② 神经损伤的定位诊断:应做详细的作功能检查,根据运动及感觉丧失情况进行定位诊断。③ 神经损伤的定性诊断:根据病程、临床体征表现及神经-肌电检测结果,进行综合判断。

四、康复治疗

周围神经疾患的临床处理主要有药物治疗、手术治疗及康复治疗。一般药物治疗主要用于病损早期,手术治疗用于保守治疗无效而又适合或需要手术治疗的损伤,而康复治疗无论在周围神经疾患的早期与恢复期还是在手术治疗前后均应进行。康复治疗的目的是消除或减轻疼痛,预防与处理各种并发症,解决肌肉肌腱挛缩、关节僵硬等问题,防止肌肉萎缩,增强肌力,恢复运动与感觉功能,最终恢复患者的生活和工作能力。康复治疗应建立在康复功能评估的基础之上。

1. 预防与治疗并发症

(1)肿胀:可用抬高患肢,弹力绷带压迫,患肢按摩与被动运动,使用压力治疗仪、热敷、温水浴、蜡浴、红外线、电光浴以及超短波、短波或微波等方法来改善局部血液循环、促进组织水肿或积液的吸收。

（2）挛缩：预防极为重要。除采用预防浮肿的方法外，还应将受累肢体及关节保持在功能位置上，可使用三角巾、夹板、石膏托或其他支具作固定或支托，并应注意避免对感觉丧失部位的压迫，以免引起新的损伤。

（3）继发性外伤：一旦发生创伤，由于创口常有营养障碍，治疗较难。对丧失感觉的部位等要经常保持清洁，并进行保护。对创口可采用超短波、微波、紫外线、激光等方法进行治疗，以促进创口愈合。

2. 康复治疗措施

（1）促进神经再生：对保守治疗与神经修补术后患者早期应用理疗有利于受损神经的再生过程。例如：应用微波、超短波无温量进行局部照射，每天 1 次或每天 2 次；同时，可应用促神经再生药物。

（2）保持肌肉质量，迎接神经再支配：可采用低频电刺激、电针疗法及推拿、被动运动等方法，防止、延缓、减轻失神经肌肉萎缩，保持肌肉质量。

（3）增强肌力：一旦受累肌的肌电图检查出现较多的动作电位时，就应开始进行增强肌力的训练，以促进运动功能的恢复。具体应针对不同级别肌力来进行：如助力运动（肌力 1～2 级）、主动运动（2～3 级肌力）、抗阻运动（4 级肌力）。

（4）促进感觉功能的恢复：可采用微波、超声、振动疗法等物理因子治疗措施，适当加用神经营养药物，有助于改善感觉功能。

（5）解除心理障碍：周围神经病损患者往往伴有心理问题，可采用医学宣教、心理咨询、集体治疗、患者示范、作业治疗等方式来消除或减轻患者的心理障碍，使其发挥主观能动性，积极地进行康复治疗。

（6）康复工程辅助疗法：对保守治疗无效而又适合或需要手术治疗的周围神经损伤患者，应及时进行手术治疗。对受累肢体功能不能完全恢复或完全不能恢复，应视具体情况分别给其设计、配制辅助器具，进行代偿功能训练。如表 4-6-5 所示。

表 4-6-5　周围神经损伤常见畸形与常用矫形器

症状或功能障碍部位	神经损伤	矫形器
肩关节	臂丛神经	肩关节外展矫形器
全上肢麻痹	臂丛神经	肩外展矫形器、上肢组合矫形器
指间关节、腕关节	桡神经	上翘矫形器、Oppenheimer 矫形器
指关节伸直挛缩	正中、尺神经	正向屈指器
指关节屈曲挛缩	桡神经	反向屈指器
拇对掌受限	正中神经	对掌矫形器
猿手畸形	正中神经	对指矫形器、长拮抗矫形器
爪形手	尺神经	短拮抗矫形器、反向屈指器
下垂足、马蹄内翻足	腓总神经	足吊带、AFO、踝矫形器
膝关节	股神经	KAFO、KO、膝框矫形器
屈膝挛缩	股神经	KO

3. 常见周围神经损伤

常见周围神经损伤所涉及的肌群、临床特点及康复功能训练重点总结如表 4-6-6 所示。

表 4-6-6　常见周围神经损伤特征及功能训练重点

损伤神经	损 伤 肌 群	临 床 特 征	功能训练重点
桡神经损伤	肱桡肌、桡侧腕伸肌、肘后肌、前臂伸肌	垂腕、指关节屈曲畸形	伸腕、伸指
正中神经损伤	前臂内旋、屈肌群	"猿手"畸形、拇指不能对掌、示指和中指的末节感觉障碍	手指伸屈、抓握练习
尺神经损伤	上臂区损伤：尺侧腕屈肌，指深屈肌，小鱼际肌，骨间肌，第 3、4 蚓状肌，拇内收肌，拇短屈肌内侧头 前臂区损伤：除尺侧腕屈肌，指深屈肌外，其余各肌麻痹	"爪"型手，各指内收外展不能，小指、环指掌指过伸，指间关节屈曲	各手指分开并拢练习，手指伸展练习
坐骨神经	高位损伤：半腱肌、半膜肌、股二头肌、腓总神经与胫神经支配肌均麻痹 股以下损伤：腓神经或胫神经损伤表现	小腿不能屈曲、足及足趾运动障碍，呈"跨槛步"	完全损伤应及时手术，注意预防膝关节挛缩、弓足、足内翻或外翻、趾屈畸形
腓神经	胫前肌、趾长伸肌、蹞长伸肌、趾短伸肌麻痹	"内翻垂足"，呈"跨槛步"	踝背屈及足趾伸展练习足跟着地足尖上抬练习等
胫神经	腓肠肌、腘肌、比目鱼肌、胫骨后肌、趾长曲肌、趾短屈肌、蹞长屈肌、蹞短屈肌及足底肌麻痹	"外翻足"，足跖屈、足内收，及内翻障碍	足跖屈练习、足尖着地足跟提起练习等

五、社区管理

如前所述，周围神经疾病也是十分常见的，但需要甄别不同病因。近年来，许多周围神经卡压疾患由于未能得到及时确诊，因而发展到不得不手术的地步。最常见卡压是肌痉挛，尤其是老年人群，如骨质疏松严重、肌痉挛得不到及时治疗，卡压神经久后造成神经变性。故社区管理还应注意如下事宜：

（1）针对一些老年人群，反复发生局部麻木、疼痛等症状，应检测骨代谢指标，排除肌痉挛所致局部问题。

（2）针对已经确诊为某种周围神经炎的患者，也不要仅限于局部治疗，建议要沿着该神经走行路径详细检查，排除上位存在肌性卡压问题。

（3）一旦确诊，例如肌电图确认，尽可能首选物理治疗措施，并给予足够疗程。

（4）局部存在畸形者尽早配置矫形器具，以免病程久后关节挛缩。

（5）局部存在感觉障碍者，提醒患者保护局部，以免遭受二次伤害。

（王　颖）

第七节　帕金森病康复

一、概述

帕金森病（Parkinson's disease，PD）又称震颤麻痹，是一种中老年人发病率较高的脑组织进行性变性疾病。最初由英国詹姆斯·帕金森医师于 1817 年首先描述，其后医学界就用帕金森来命名该病。根据病因不同又可分为原发性帕金森病及继发性帕金森病，后者又称之帕金森综合征（Parkinsonism），是指因药物、毒素、脑血管病、脑炎、外伤等所致的继发性帕金森病，包括脑血管病性帕金森综合征、感染性帕金森综合征、药物性帕金森综合征、中毒性帕金森综合征以及其他神经系统疾变性病。由于本病致残率较高,因而是康复医学的目标群体之一。

(一) 定义与发病机制

帕金森病是一种常见的中老年神经系统退行性疾病,主要以黑质多巴胺能神经元进行性退变和路易小体形成的病理变化,纹状体区多巴胺递质降低、多巴胺与乙酰胆碱递质失衡的生化改变,震颤、肌强直、动作迟缓、姿势平衡障碍的运动症状和嗅觉减退、便秘、睡眠行为异常和抑郁等非运动症状的临床表现为显著特征。

该病与年龄老化、遗传、环境毒素(工农业污染、室内装修污染、手机、电脑辐射可能致病)的接触等综合因素有关。20%的患者因环境污染或受化学毒素侵蚀而发病。

(二) 流行病学

我国 65 岁以上人群帕金森病的总体患病率为 1 700/10 万,并随年龄增长而升高。全球 400 万患者中有 170 万人在中国。根据 1986 年统计数据,中国帕金森病的发病率为 0.047%。而根据上海 2000 年的统计,这个数据已达到了 1.14%。2005 年的流行性学调查显示,65 岁以上人群中男性帕金森病的发病率是 1.7%,女性是 1.6%,多数患者是在 50～70 岁之间发病,最近全国范围内的统计数据则高达 2%左右。最保守的估计,近 20 年中国帕金森病的发病率至少增长了 20 多倍。两性发病无明显差异,男性稍多于女性。50 岁以上的患者占总患病人数的 90%以上,通常认为从发病至诊断明确平均为 2.5 年,5～8 年后约半数以上的患者需要帮助,是康复医学的目标群体之一。

患帕金森病的青少年往往有帕金森家族遗传背景,系因基因突变,而不只是单纯缺乏多巴胺而导致脑组织逐渐被破坏。

为提高公众对本病的关注程度,欧洲帕金森病联合会从 1997 年开始,将每年的 4 月 11 日定为"世界帕金森日"。

(三) 临床表现与主要功能障碍

1. 临床表现

震颤、强直、运动不能(或运动减少)与姿势和平衡障碍为其主要临床表现,两侧肢体症状不对称是帕金森病的临床特点之一。症状常自一侧上肢开始,逐渐发展到同侧下肢、对侧上肢、对侧下肢,呈"N"型进展。

本病首发症状存在着个体差异,以多动为主要表现者易于早期诊断。首发症状依次为震颤(70.5%)、强直或动作缓慢(19.7%)、失灵巧和(或)写字障碍(12.6%)、步态障碍(11.5%)、肌痛痉挛和疼痛(8.2%)、精神障碍如抑郁和紧张等(4.4%)、语言障碍(3.8%)、全身乏力和肌无力(2.7%)、流口水和面具脸(各1.6%)。

2. 主要功能障碍

1) 运动功能障碍

(1) 震颤:静止性震颤是帕金森病震颤的最主要特征,即肢体处于静止或休息状态时出现,随意运动时减轻,睡眠或麻醉状态时消失,情绪紧张时加重。震颤往往是发病最早期的表现,是因肢体的原动肌与拮抗肌节律性(4～6 Hz)交替收缩而引起,通常从某一侧上肢远端开始,以拇指、示指及中指为主,逐渐扩展到同侧下肢及对侧上下肢。下颌、口唇、舌及头部一般均最后受累。上肢的震颤常比下肢重,表现为手指的节律性震颤,连及手指、腕、肘、肩等关节发抖,手指内收,似握书卷,拇指做对掌抖动,称"搓丸样动作"。强烈的意志和主观努力可暂时抑制震颤,但过后有加剧趋势。

（2）肌强直：可发生于随意横纹肌和非随意平滑肌。可同时发生于肢体肌群和躯干肌群，伸肌和屈肌均可累及，当关节做被动运动时，原动肌和拮抗肌的肌张力都增高，增高的肌张力始终保持一致，而感均匀的阻力，称为"铅管样强直"。如患者合并有震颤，则在伸屈肢体时感到在均匀的阻力上出现断续的停顿，如齿轮在转动一样，称为"齿轮样强直"。肌强直最先出现是在腕关节、肘关节及肩关节，初期仅仅感到某一肢体运动不灵活，有僵硬感，并逐渐加重，出现运动迟缓，甚至做一些日常生活的动作都有困难。然后出现强直，病变的面部表情肌张力增高，使面部缺乏表情，呈"面具脸"；瞬目减少，眼肌强直致眼球转动缓慢，注视运动时可出现黏滞现象。吞咽肌肉及构音肌肉的强直引起咀嚼及吞咽动作缓慢，唾液不易咽下，大量流涎（是由口、舌、腭及咽部等肌肉运动障碍所引起，而唾液分泌并无增加，仅因患者不能把唾液自然咽下所致），易产生呛咳。严重患者可发生吞咽困难、声音低沉、说话缓慢、结巴口吃、音调直、缺乏抑扬顿挫等。

肌强直早期多自一侧肢体开始。后期则全身肌肉紧张度均增高，以颈肌、肘、腕、肩和膝、踝关节活动时肌强直更显著。由于肌肉强直，患者出现特殊姿势。头部前倾，躯干俯屈，上臂内收，肘关节屈曲，腕关节伸直，手指内收，拇指对掌，指间关节伸直，髋、膝关节均略微弯曲。疾病进展时，这些姿势障碍逐渐加重。严重者腰部前弯几乎可成为直角；头部前倾严重时，下颌几乎可触胸。肌强直严重者还可合并肢体的疼痛。

（3）运动障碍：运动不能或运动减少，各种动作缓慢，是帕金森病致残的主要原因。既往认为运动不能系肌强直所致。自手术治疗帕金森病后发现，手术可减轻甚至消除肌强直，但对运动减少或少动影响不大。临床上肌强直、少动之间表现程度也不平行。目前认为运动减少与多巴胺缺乏有关，运动障碍表现如下。① 运动徐缓：表现为运动启动困难和速度减慢。在早期，由于上臂肌肉和手指肌的强直，患者上肢往往不能做精细的动作，如解系鞋带、扣纽扣、穿脱鞋袜或裤子、剃须、洗脸及刷牙等动作变得比以前缓慢许多，或者根本不能顺利完成。日常生活不能自理，重复运动易疲劳。病至晚期，坐位不能起立，卧位不能翻身。② 运动变换困难：从一种运动状态转换为另一种运动困难，出现运动中止或重复。如行走中不能敬礼、回答问题时不能扣纽扣、系鞋带等精细动作困难，连续轮替动作常有停顿，患者上肢不能做精细动作等。

运动徐缓加上肌张力增高，常产生帕金森病特有的征象，如手指、腕、臂强直，产生写字强直，书写困难，落笔不直，字行不整，所写的字弯曲不正，越写越小，称为"写字过小症"等。

（4）姿势保持与步态、平衡障碍：最初帕金森报道时就提出姿势与步态异常为本病的主要表现。1967年，Martin就报道姿势与步态的异常是由于伴随主动运动的反射性姿势调节障碍所致，可出现于帕金森病的早期。① 姿势：尽管患者全身肌肉均可受累，肌张力增高，但静止时屈肌张力较伸肌高，故患者站立时出现低头屈背、上臂内收、肘关节屈曲、腕关节伸直、手指内收、拇指对掌、指间关节伸直、髋及膝关节略弯曲的特殊姿势。② 步态：行走时起步困难，足底似乎被冻结在地面上，不能迅速跨步向前，尤其在椅子上突然站起或开门入室，出现黏着不动现象，称之"冻结足"。步行慢，一旦开步，身体前倾，重心前移，呈步距小、前冲步态，且越走越快，不能即时停步或转弯，称之"慌张步态"。行走时因姿势反射异常，缺乏上肢应有的协同运动。③ 转弯困难：因躯干僵硬加上平衡障碍，故当患者企图转弯时，采取连续小步原地踏步，头、躯干与下肢呈同一纵轴线一起旋转。由于姿势反射调节障碍，患者行走常发生不稳、跌倒，尤其在转弯，上下楼梯更易发生，立位时轻推（拉）患者有明显不稳。因平衡与姿势调节障碍，患者头前屈、前倾，躯干前曲、屈膝、屈肘，双手置于躯干前，拇指和小指轻度对掌，构成本病特有的姿态。④ 平衡功能障碍：由于运动缓慢、身体重心转换困难而出现姿势不稳，主要表现为容易跌倒。

2）其他功能障碍

（1）自主神经功能障碍：表现为皮脂分泌过多、怕热、多汗、排尿不畅、唾液增多、顽固性便秘、直立性低血压、皮肤网状青斑、下肢水肿。出汗可只限于震颤一侧，因此有人认为出汗是由于肌肉活动增加所引起。皮脂溢出增多在脑炎后患者尤为显著。少数患者可有排尿不畅。动眼危象是一种发作性两眼向上窜动的不自主眼肌痉挛运动,多见于脑炎后震颤麻痹患者。

(2) 精神症状和认知功能障碍:部分患者有忧郁倾向、消极悲观、对事物缺乏兴趣的表现,情绪易焦虑、激动、记忆力差。15%～30%的患者存在认知功能障碍,以记忆力,尤其是近期记忆力减退明显,严重时表现为全面认知功能低下,并发痴呆。

二、诊断与功能评定

根据发病年龄、临床表现及病程,结合实验室检查、影像学检查,排除继发震颤等,即可做出诊断。

(一) 诊断

1. 实验室检查

(1) 血清肾素活力降低、酪氨酸含量减少;黑质和纹状体内去甲肾上腺素(NE)、5-羟色胺(5-HT)含量减少,谷氨酸脱羧酶(GAD)活性较对照组降低50%。

(2) 脑脊液(CSF)中 GABA 下降,CSF 中 DA 和 5-HT 的代谢产物高香草酸(HVA)含量明显减少。

(3) 生化检测:放免法检测 CSF 生长抑素含量降低。尿中 DA 及其代谢产物 3-甲氧酪胺、5-HT 和肾上腺素、NE 也减少。

2. 其他辅助检查

(1) CT、MRI 影像学表现:由于帕金森病是一种中枢神经系统退性变疾病,病理变化主要在黑质、纹状体、苍白球、尾状核及大脑皮质等处,所以 CT 影像学表现除具有普遍性脑萎缩外,有时可见基底节钙化。MRI 除能显示脑室扩大等脑萎缩表现外,T_2 加权像在基底节区和脑白质内常有多发高信号斑点存在。

(2) 单光子发射断层摄像(SPECT)影像学表现:① 通过多巴胺受体(DAR)的功能影像:可诊断早期帕金森病。但 SPECT 功能影像只能检测 DAR 受体数目,不能帮助确诊是否为原发性帕金森病,但是可以区别某些继发性帕金森病,还可用做帕金森病病情演变和药物治疗效果指标。② 通过多巴胺转运蛋白(DAT)功能显像:多巴胺转运蛋白(DAT)如何转运多巴胺(DA)尚不清楚,DAT 主要分布于基底节和丘脑,其次为额叶。DAT 含量与帕金森病的严重程度是存在着正相关性,基底节 DAT 减少,在早期帕金森病患者表现很显著。③ PET 功能影像:正电子发射断层扫描(PET)诊断帕金森病,可对帕金森病进行早期诊断,可做帕金森病高危人群中早期诊断,是判断病情严重程度的一种客观指标,对了解多巴制剂应用疗效、鉴别原发帕金森病和某些继发帕金森病均有很大作用。

3. 鉴别诊断

(1) 继发性震颤麻痹综合征:有明确病因可寻,如感染、药物、中毒、动脉硬化和外伤等。

(2) 抑郁症:抑郁症不具有帕金森病的肌强直和震颤,抗抑郁剂治疗有效,可以鉴别。此外,两种疾病也可同时存在。

(3) 其他震颤:① 特发性震颤。震颤虽与本病相似,但其震颤以姿势性或运动性为特征,无肌强直与运动徐缓症状,发病年龄早,饮酒或用普萘洛尔(心得安)后震颤可显著减轻,1/3 患者有家族史,病程良性,少数或可演变成震颤麻痹。② 老年性震颤:见于老年人,震颤细而快,于随意运动时出现,无肌强直。③ 癔症性震颤:病前有精神因素,震颤的形式、幅度及速度多变,注意力集中时加重,并有癔症的其他表现。④ 由颅脑损伤、肿瘤和中毒引起者,可根据有关病史及检查发现而做出诊断。⑤ 有基底节钙化者须查明引起钙化的原因,但基底节钙化者未必都出现震颤麻痹症状。⑥ 酒精中毒、焦虑症及甲状腺功能亢进的震颤:根据病史,不难识别。

(4) 与伴有震颤麻痹症状的某些中枢神经多系统变性病相鉴别:如肝豆状核变性、原发性直立性低血压、小脑脑桥橄榄萎缩症等。这些疾病除有震颤麻痹症状外，还具有各种疾病相应的其他神经症状，如小脑症状、锥体束征、眼肌麻痹、不自主动作、直立性低血压、运动神经元病及痴呆等。

(二) 功能评定

1. 躯体功能的评定

(1) 肌力评定：可以采用徒手肌力检查法来进行肌力评定，也可以借助一些专门的肌力测试装置来进行评定，如等长肌力测试、等速肌力测试等。

(2) 肌张力评定：大多采用 Ashworth 痉挛量表或改良 Ashworth 痉挛量表来进行评定。

(3) 关节活动度的评定：可用关节量角尺进行测量。

(4) 平衡功能评定：常用的平衡量表主要有 Berg 平衡量表（Berg balance scale，BBS）、Tinetti 量表（performance-oriented assessment of mobility）、"站立-走"计时测试（the timed "UP&GO" test）及功能性前伸（functional reach）、跌倒危险指数（fall risk index）等。另外，Fugl-Meyer 量表和 Lindmark 运动功能评估表中也有评定平衡功能的部分，临床上也可以采用。此外，也可以用平衡测试仪进行测定。

(5) 步行能力评定：包括定性分析和定量分析两种方法。定性分析是由康复医师或治疗师以目测观察患者行走过程中，通过与正常步态的对比并结合病理步态的特点从而做出步态分析的定性结论。常用的量表有 Hoffer 步行能力分级（见表 4-7-1）、Holden 步行功能分类等。

表 4-7-1　Hoffer 步行能力分级

分　　级	评　定　标　准
Ⅰ. 不能步行(nonambulator)	完全不能步行
Ⅱ. 非功能步行 (nonfunctional ambulator)	借助膝-踝-足矫形器(KAFO)、杖等能在室内行走，又称治疗性步行
Ⅲ. 家庭性步行 (household ambulator)	借助于踝-足矫形器(AFO)、手杖或独立可在室外和所在社区行走，并进行散步、去公园、去诊所、购物等活动，但时间不能持久，如需要离开社区做长时间步行仍需要坐轮椅

步态定量分析是通过专门仪器获得的客观数据对步态进行分析，包括运动学和动力学分析。运动学分析是对患者步行时的步长、步长时间、步幅、步频、步行速度、步宽、足偏角度等参数进行分析判断的方法；动力学分析是指步行时作用力、反作用力的强度、方向和时间进行分析的方法。所借助的器械设备简单的如卷尺、秒表、量角器等测量工具，复杂的如电子角度计、肌电图、三维步态分析仪等设备。

(6) 其他身体功能评定：如吞咽功能可采用洼田饮水试验来进行评定；言语功能、呼吸功能等的评定可选用相关量表或仪器进行评定。

(7) 认知、心理功能的评定：常用的智力测验量表有韦氏智力量表和简易精神状态检查法；情绪评定分为抑郁和焦虑的评定，常用的抑郁评定量表有汉密尔顿抑郁量表（HAMD）、Berk 抑郁问卷（BDI）和抑郁状态问卷（DSI）等；常用的焦虑评定量表有焦虑自评量表（SAS）、汉密尔顿焦虑量表（HAMA）。

2. 日常生活活动的评定

(1) 日常生活活动能力评定：可采用 Barthel 指数或 FIM 量表进行评定。

(2) 韦氏帕金森病评定法（Webster Parkinson disease evaluation form）：根据患者的功能情况，每项得分均分为 4 级：0 为正常，1 为轻度，2 为中度，3 为重度，总分为每项累加分，1～9 分为轻度，10～18 分为中度残损，19～27 分为严重进展阶段（见表 4-7-2）。

表 4-7-2　韦氏帕金森病评定量表

临床表现	生 活 能 力	记分
1. 手动作	不受影响	0
	精细动作减慢、取物、扣纽扣、书写不灵活	1
	动作中度减慢、单侧或双侧各动作中度障碍、书写明显受影响,有"小字症"	2
	动作严重减慢,不能书写、扣纽扣、取物显著困难	3
2. 强直	未出现	0
	颈、肩部有强直、激发症阳性,单侧或双侧腿有静止性强直	1
	颈、肩部中度强直,不服药时有静止性强直	2
	颈、肩部严重强直,服药仍有静止性强直	3
3. 姿势	正常,头部前屈<10 cm	0
	脊柱开始出现强直,头屈达 12 cm	1
	臀部开始屈曲,头前屈达 15 cm,双侧手上抬,但低于腰部	2
	头前屈>15 cm,单侧、双侧手上抬高于腰部,手显著屈曲,指关节伸直,膝开始屈曲	3
4. 上肢协调	双侧摆动自如	0
	一侧摆动幅度减少	1
	一侧不能摆动	2
	双侧不能摆动	3
5. 步态	跨步正常	0
	步幅 44~75 cm,转弯慢,分几步才能完成,一侧足跟开始重踏	1
	步幅 15~30 cm,两侧足跟开始重踏	2
	步幅<7.5 cm,出现顿挫步,靠足尖走路转弯很慢	3
6. 震颤	未见	0
	震颤幅度<2.5 cm,见于静止时头部、肢体,行走或指鼻时有震颤	1
	震颤幅度<10 cm,明显不固定,手仍能保持一定控制能力	2
	震颤幅度>10 cm,经常存在,醒时即有,不能自己进食和书写	3
7. 面容	表情丰富,无瞪眼	0
	表情有些刻板,口常闭,开始有焦虑、抑郁	1
	表情中度刻板,情绪动作时现,激动阈值显著增高;流涎,口唇有时分开,张开>0.6 cm	2
	面具脸,口唇张开>0.6 cm,有严重流涎	3
8. 言语	清晰、易懂、响亮	0
	轻度嘶哑、音调平、音量可,能听懂	1
	中度嘶哑、单调、音量小、乏力呐吃、口吃不易听懂	2
	重度嘶哑、音量小、呐吃、口吃严重、很难听懂	3
9. 生活自理能力	能完全自理	0
	能独立自理,但穿衣速度明显减慢	1
	能部分自理,需部分帮助	2
	完全依赖照顾,不能自己穿衣进食、洗刷,起立行走,只能卧床或坐轮椅	3

（3）Yahr 分期评定法：是目前国际上较通用的帕金森病病情程度分级评定法，它根据功能障碍水平进行综合评定。其中 Yahr Ⅰ、Ⅱ级为日常生活能力一期，日常生活无须帮助；Yahr Ⅲ、Ⅳ级为日常生活能力二期，日常生活需部分帮助；Yahr Ⅴ级为日常生活能力三期，需全面帮助。

Yahr 给各阶段的定义如下。① Ⅰ期：单侧身体受影响，功能减退很小或没有减退。② Ⅱ期：身体双侧或中线受影响，但没有平衡功能障碍。③ Ⅲ期：受损害的第一个症状是直立位反射，当转动身体时出现明显的站立不稳或当患者两脚并立、身体被推动时不能保持平衡。功能方面，患者的活动稍受影响，有某些工作能力的损害，但患者能完全过独立生活。④ Ⅳ期：严重的无活动能力，但患者仍可自己走路和站立。⑤ Ⅴ期：除非得到帮助外，只能卧床或坐轮椅。

3. 参与水平的评定

参与水平的评定可采用帕金森统一评定量表（unified Parkinson disease ration scale, UPDRS）。帕金森病统一评定量表包括 6 个分量表，第 1 分量表用于判断该病患者的精神活动和情感障碍；第 2 分量表用于判断该病患者的日常生活能力；第 3 分量表用于判断该病患者的运动功能；第 4 分量表用于判断该病患者治疗的并发症；第 5 分量表用于判断该病患者病程中的基本发展程度；第 6 分量表用于判断该病患者在"开"实相和"关"时相的活动功能。每部分分为 4 级指数，从 0～4 级。0 是正常，4 是最严重。通过该量表的评定，可对患者的运动功能、日常生活能力、病程发展程度、治疗后状态、治疗不良反应和并发症等方面做出客观的评定。

三、帕金森病的康复治疗

（一）康复治疗目标与原则

每一例帕金森病患者都可以先后或同时表现出运动症状和非运动症状，但在整个病程中都会伴有这两类症状，有时会产生多种非运动症状。不仅运动症状影响了患者的工作和日常生活能力，非运动症状也明显干扰了患者的生活质量。因此，对帕金森病的运动症状和非运动症状应采取全面综合的康复治疗，包括药物治疗、手术治疗、运动疗法、心理疏导及照料护理等。药物治疗为首选，且是整个治疗过程中的主要治疗手段；手术治疗则是药物治疗的一种有效补充。目前应用的治疗手段，无论是药物或手术治疗，只能改善患者的症状，并不能阻止病情的发展，更无法治愈。因此，治疗不仅要立足当前，并且需要长期管理，以达到长期获益的目的。

由于康复治疗本身不能改变疾病的进程结局或疾病的直接损伤，但康复治疗对继发性损伤障碍及由此带来的功能残损有重要作用。因而，本病的康复目标就是延缓病情发展，延长独立生活能力。

1. 康复治疗目标

（1）康复治疗的长期目标：① 预防和减少继发性损伤的障碍发生；② 注重功能代偿策略；③ 维持患者充分范围的功能能力；④ 帮助患者和家属调整心理状态。

（2）康复治疗的近期目标：① 促进所有关节进行功能范围内充分运动；② 预防挛缩和纠正不正常姿势；③ 预防或减轻失用性肌萎缩及肌肉无力；④ 增强姿势，平衡反应、安全意识；⑤ 改善步态功能，或提供补偿措施；⑥ 维持或增加肺活量、胸扩张及说话能力；⑦ 采用节能技术；⑧ 维持或改善耐久力；⑨ 维持或增加日常生活活动能力和功能独立；⑩ 帮助患者及家属针对慢性残疾进行心理调整和生活方式的修正。

由于每一患者病情是不同的，存在的问题也是不同的，因此目标的设立应个体化，并分阶段适当调整。对于轻度帕金森病，早期干预与预防是关键性的。一般来说，每一治疗期间都应鼓励参与治疗性活动，但是治疗性活动必须与适当休息相结合，注意两者的平衡，保证患者不会疲劳和消耗。

2. 康复治疗原则

由于本病主要为功能障碍，需要长期进行功能康复，因而针对本病的康复治疗原则应遵循综合治疗原则、个体化原则,包括用药原则以及功能训练原则。

临床治疗原则:用药从小剂量开始、缓慢递增,尽量以较小剂量取得满意疗效,治疗方案个体化。

(二)康复治疗措施

如前所述,本病康复治疗应选择综合治疗措施,其中药物治疗为首选,并涵盖疾病早期与中晚期。其次应根据不同病程,制订各种物理治疗、作业治疗及康复护理方案。

1. 药物治疗

应按照《中国帕金森病治疗指南》(第三版)规范用药。由于疾病的运动症状和非运动症状都会影响患者的工作和日常生活能力,因此,用药原则应该以达到有效改善症状、提高工作能力和生活质量为目标。提倡早期诊断、早期治疗,不仅可以更好地改善症状,而且可能会达到延缓疾病进展的效果。应坚持"剂量滴定"以避免产生药物的急性不良反应,力求实现"尽可能以小剂量达到满意临床效果"的用药原则,避免或降低运动并发症尤其是异动症的发生率,应强调个体化特点,不同患者的用药选择需要综合考虑患者的疾病特点(是以震颤为主,还是以强直少动为主)和疾病严重程度、有无认知障碍、发病年龄、就业状况、有无共病、药物可能的不良反应、患者的意愿、经济承受能力等因素,尽可能避免、推迟或减少药物的不良反应和运动并发症。进行抗帕金森病药物治疗时,特别是使用左旋多巴时不能突然停药,以免发生撤药恶性综合征。

根据临床症状严重度的不同,可以将帕金森病的病程分为早期和中晚期,即将 Hoehn - Yahr 1～2.5 级定义为早期,Hoehn - Yahr 3～5 级定义为中晚期。以下,我们分别对早期和中晚期帕金森病提出具体的治疗意见。

1) 早期

初期多予单药治疗,但也可采用优化的小剂量多种药物(体现多靶点)的联合应用,力求达到疗效最佳、维持时间更长而运动并发症发生率最低的目标。

药物治疗包括疾病修饰治疗药物和症状性治疗药物。疾病修饰治疗药物除了可能的疾病修饰作用外,也具有改善症状的作用;症状性治疗药物除了能够明显改善疾病症状外,部分也兼有一定的疾病修饰作用。

首选药物原则如图 4 - 7 - 1 所示。

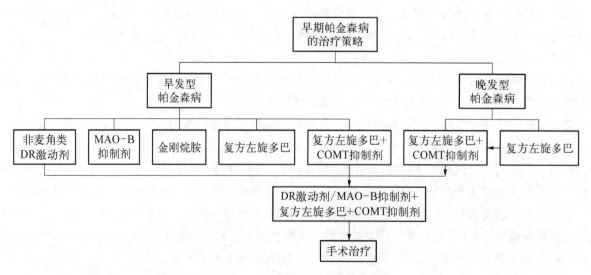

图 4 - 7 - 1 早期帕金森病的治疗策略

DR—多巴胺受体;MAO - B—单胺氧化酶 B 型;COMT—儿茶酚 - O - 甲基转移酶

（1）早发型患者：在不伴有智能减退的情况下，可有如下选择：① 非麦角类 DR 激动剂；② MAO－B 抑制剂；③ 金刚烷胺；④ 复方左旋多巴；⑤ 复方左旋多巴＋儿茶酚－O－甲基转移酶（COMT）抑制剂。首选药物并非按照以上顺序，需根据不同患者的具体情况而选择不同方案。若遵照美国、欧洲的治疗指南应首选方案①②或⑤；若患者由于经济原因不能承受高价格的药物，则可首选方案③；若因特殊工作之需，力求显著改善运动症状，或出现认知功能减退，则可首选方案④或⑤；也可在小剂量应用方案①②或③时，同时小剂量联合应用方案④。对于震颤明显而其他抗帕金森病药物疗效欠佳的情况下，可选用抗胆碱能药，如苯海索。

（2）晚发型或有伴智能减退的患者：一般首选复方左旋多巴治疗。随着症状的加重，疗效减退时可添加 DR 激动剂、MAO－B 抑制剂或 COMT 抑制剂治疗。尽量不应用抗胆碱能药物，尤其针对老年男性患者，因其具有较多的不良反应。

（3）常用治疗药物：主要有抗胆碱能药、金刚烷胺、复方左旋多巴（苄丝肼左旋多巴、卡比多巴左旋多巴）、DR 激动剂、MAO－B 抑制剂、COMT 抑制剂。

2）中晚期帕金森病的治疗

中晚期帕金森病，尤其是晚期帕金森病的临床表现极其复杂，其中有疾病本身的进展，也有药物不良反应或运动并发症的因素参与其中。对中晚期帕金森病患者的治疗，一方面要继续力求改善患者的运动症状；另一方面要妥善处理一些运动并发症和非运动症状。

运动并发症（症状波动和异动症）是帕金森病中晚期常见的症状，调整药物种类、剂量及服药次数可以改善症状，手术治疗如脑深部电刺激术（DBS）亦有疗效。

（1）症状波动的治疗：症状波动主要包括剂末恶化、开-关现象，处理原则如图 4-7-2 所示。

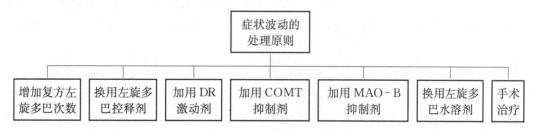

图 4-7-2　症状波动的处理原则

DR：多巴胺受体；MAO－B：单胺氧化酶 B 型；COMT：儿茶酚-O-甲基转移酶

（2）异动症的治疗：异动症（AIMs）又称为运动障碍，包括剂峰异动症、双相异动症和肌张力障碍，处理原则如图 4-7-3 所示。

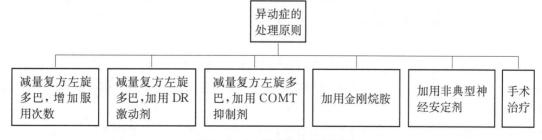

图 4-7-3　异动症的处理原则

DR：多巴胺受体；COMT：儿茶酚-O-甲基转移酶

2. 物理治疗

帕金森病的康复治疗以物理治疗（运动疗法及其他物理因子治疗）为主，作业疗法为辅。针对帕金森病四大运动障碍，即强直、少动、震颤和姿势反应异常等，以及由此产生的一系列继发性并发症造成的障碍的预防。

在制订运动治疗方案时,应注意如下原则:① 抑制不正常的运动模式,学会正常的运动模式:帕金森病患者经常将不正常的运动模式误认为是正确的,因此在训练中应通过大量重复简单的正常动作来让他学会正常的运动方式。② 充分利用视、听反馈:帕金森病患者自身具有良好的利用视、听反馈来帮助运动的能力,因此在运动治疗时应给予充分利用。③ 让患者积极主动地参与治疗:只有患者全神贯注,才能重新学会正常的运动模式,因此在治疗中应善于调动患者的积极性。④ 避免劳累:帕金森病患者易发生劳累,而且一旦发生很难消失。⑤ 避免阻抗运动:阻抗运动易加重肌紧张,一旦引发肌紧张,则不但消失慢,且易导致不愉快的感觉。

1) 松弛训练

针对肌紧张的松弛训练是十分有必要的,松弛训练方法主要有以下几类。

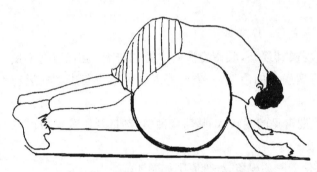

图4-7-4　利用瑜伽球做躯干屈曲训练

(1) 振动疗法:早在100年前就发现帕金森病患者坐在颠簸的车上或骑马有戏剧性的改善强直,得到松弛。其后发现让患者坐在振动的椅子上反复振动刺激,证实对肌张力降低有良好效果。

(2) 瑜伽球训练:利用瑜伽球进行缓慢的前庭刺激,如柔顺地来回摇动和有节奏的技术可使全身肌肉松弛,还可以利用摇动椅子或转动椅子都可以降低强直和提高运动能力,也可利用软垫支持位置完成缓慢节奏的转动运动。如图4-7-4所示。

躯干俯卧于球上,放松,手脚着地支撑身体;呼气、吸气,放松身体并像布娃娃一样贴附在球面上,在这个姿势位休息。

(3) 本体感觉神经肌肉促进法(proprioceptive neuromuscular facilitation, PNF)技术:有节奏地进行,从被动帮助运动到主动运动,开始在小范围运动,逐步进行到全运动范围,不仅对帕金森病的强直有松弛作用,也能克服因少动带来的损伤效应。① 头颈及上肢的旋转运动:(i)患者仰卧位,头缓慢转向左侧、两下肢向右侧转动,然后反过来,头转向右侧,而两下肢转向左侧。(ii)仰卧位,一侧上肢肩外展45°,肘屈曲90°,然后该上肢肩向外旋转,对侧肩向内旋转,肩缓慢地转向背部,有顺序地从内侧到外侧转位。(iii)进一步训练头、肩及下肢做从一侧位置到另一侧位置的类似转动。训练时应注意开始慢,运动范围小,使患者没有牵拉感。如图4-7-5所示。② 胸部与骨盆的旋转运动:在侧卧位胸部缓慢向前转,向后转,在做这一训练时治疗师手可放在患者髂嵴上,防止骨盆运动,让患者感到胸部和骨盆是分离的。一旦患者可以自己训练,就可以放开手。如图4-7-6所示。

2) 关节运动范围训练

关节主动或被动训练是每天不可缺少的项目,活动训练的重点是牵伸缩短的、绷得紧紧的屈肌,特别是挛缩的肌肉,增加关节的运动范围。在训练时必须在患者被牵拉肌肉的最大内收范围内进行,但又要避免过度牵拉引起疼痛。

(1) 俯卧位训练:若患者长久的坐或不动,站立时伸髋将牵拉发紧的屈髋肌而导致疼痛,可以俯卧练习伸髋;同时还可以往复快速伸屈两膝,协助患者克服迈步时的两足往复运动困难;还可以让患者俯卧在垫上,两肘支撑,俯卧伸展,或提高胸部伸展。

(2) 站立位训练:不能耐受俯卧训练的,可采用站立位,上肢平举推墙壁或墙角,也可以促进躯干的伸展。

(3) 可应用自动抑制技术方法,如PNF法的挛缩松弛技术,有良好效果,这是肢体旋转活动运动产生抑制,持续被动牵拉也可通过自动抑制和用手工或机械牵引,增加活动范围。必须注意的是要在患者被牵

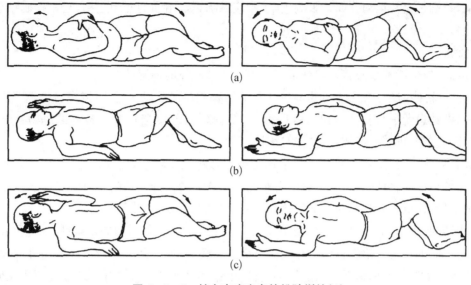

图 4-7-5 帕金森病患者的松弛训练(1)

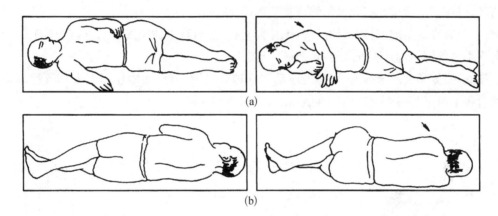

图 4-7-6 帕金森病患者的松弛训练(2)

拉的肌肉最大耐受范围中进行。治疗者要避免过度牵拉及疼痛,因为过度牵拉可刺激疼痛受体和产生反射性肌肉收缩,进而撕伤组织、形成瘢痕,最终反而造成使关节活动范围缩小。

总之,关节活动范围的训练应与其他训练结合起来,强调整体运动功能模式。在关节强直或关节周围的韧带很紧的患者,可用关节松弛技术手法有帮助。选择分级的辅助运动,也可能使关节活动范围扩大及减轻疼痛。

3) 移动训练

帕金森病患者训练程序的基础在于功能运动模式受到个别身体节段的约束。强调的是姿势训练和旋转运动,有节奏相互交替运动,进行充分范围的关节运动,开始于有扶持的位置中进行,直到直立,无支持的位置;也可使用语言、听、触刺激,增强感觉,有助于患者的运动意识。在促进活动的执行中,语言指令、音乐、拍手、进行曲,节拍、镜子和地上记号均为有效工具。这些刺激技术在运动控制方面,增加了对外来刺激的依赖。

利用 PNF 法针对帕金森病患者进行治疗是有效的训练方法。用对角线式的肢体与躯干 PNF 模式可达到个别训练的目的,许多临床问题可以在整体训练和个别运动相结合的生理模式中获得改善。

促进面、舌骨、舌等肌肉运动是训练中的又一重要目标,由于存在强直及少动使进食动作差及社交活动受到限制,对患者的全面心理状态和欲望有很大影响。使用按摩、牵拉、手法接触、阻力和语言指令均可促进面部运动,特别是交替运动。如果影响到吃,则应做嘴、颊、咀嚼的开闭运动,与颈控制结合(如头在正中位置稳定化)。

4)平衡训练

在坐位和站立位较慢地重心转移训练可帮助患者发展肢体的稳定性。

(1)垫上体重转移训练:帕金森病患者由于重心转移困难而难以坐直,可以在坐位训练患者的重心转移和平衡能力,即让患者进行将重心由一臀向另一臀转移,以及使重心前后转移的练习:让患者坐在垫上,将体重先移向左侧,再移向右侧,这样左右来回摇动。

(2)在垫上用臀"行走":在发病早期可以训练患者在垫上用臀向前或向后"行走"。向前"行走"时左臀先向前移,右臀后向前移;向后"行走"时则右臀先向后移,左臀再向后移。两种方法配合训练,不仅训练了患者躯干的旋转、体重的转移和左右交替活动,而且也训练了方向的变换。

(3)平衡促进训练:治疗者协助促进姿势及安全意识。逐渐增加活动的复杂性、增加重心转移的范围或附加上肢的作业,如从地上拾起东西。在姿势方面运动转移,如坐到站、跨步、行走均可增加难度及复杂性。应鼓励患者在力所能及的情况下增加活动速度,坐在体操球上作活动可帮助增进姿势反应,鼓励患者进行骨盆及躯干移动。慢慢摇晃骨盆,跨步或进行中交替摆动两上肢,或坐在球上做上躯干转动伴两上肢摆动模式活动,也可让患者重心点稍稍偏移或移动体操球。

中立坐位,收紧腹部肌肉,身体后仰,脊柱保持伸直中立位,双手伸向头顶上方,踮起脚尖。交换手臂,眼睛注视上举手臂的同时,对侧手放下到对侧膝(见图4-7-7)。

中立位站立,一侧脚尖放于球上,以脚尖滚动训练球并书写字母,收缩躯干肌群和支撑腿肌群保持身体稳定。通过将字母书写得更大来增加难度(见图4-7-8)。

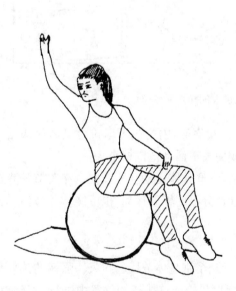

图4-7-7 坐位倾斜

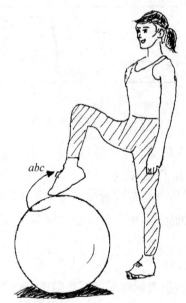

图4-7-8 站立平衡训练

(4)协调性训练:① 手足的往复或交互运动:训练时治疗师与患者相对而坐,让患者模仿治疗师做手足交互运动,如果不能完成,可以先做双上肢和双下肢的交互活动,然后再上、下肢同时活动。这种运动对于患者正确的步行及步行的稳定性有重要意义。② 同时伸腿和击掌:这一训练主要有助于患者克服同时做两个动作的困难。方法是:患者坐位,模仿治疗师的动作;伸一侧下肢时,双上肢在另一侧的头外侧击掌,然后换另一侧。③ 上肢、下肢的反向运动:即双上肢向左运动,同时双下肢向右运动,两侧交替进行。④ 上肢翻转交叉再复原:主要训练患者旋前和旋后的动作,对患者进行梳洗、用餐等日常生活活动作十分重要。

5）步态训练

帕金森病患者步行时有启动慢、前冲和小碎步步态、双上肢摆动差等异常，为了克服这些异常可以根据患者的情况做针对性的训练，也可以进行综合步态训练。

（1）使步行时足易于离地：此项训练是为了解决患者起步时足不能离地的困难。让患者手持体操棒，双上肢先向一侧摆动，躯干旋转，重心由一足移至身体朝向侧的足，另一足自然抬离地面，然后向相反方向运动，如此反复进行。

（2）上肢摆动和躯干旋转训练：如果患者步行时上肢不能与下肢协调地摆动，可训练患者一侧肩和上肢向前摆，另一侧向后摆，如此反复进行。动作的幅度可以逐渐加大，但不要失去平衡。

（3）重心的移动：让患者立正站好，在训练足前放一纸片，患者训练足迈过纸片，同时两上肢向前推，另一足离地，这时重心前移；然后向后靠，用后足负重，双手向后拉，训练足离地，重心后移。如此反复地前后来往缓慢地练习。还可以做仰泳式运动，一侧足离地，同侧上肢向前、向上、再向后做仰泳式划动，直至复原于身旁，然后再做另一侧。

（4）转身训练：开始时患者对任何方向的转换都感到困难，转身时常绊倒自己，因此要教给患者正确的转身方法。

（5）步行训练：为了克服帕金森病患者下列步态异常，如起动慢、前冲和小碎步步态、姿势调整差、肌姿势反射差等。训练目标是针对上述缺点，加快速度、加大步幅、步伐基底宽度及起动速度；增加躯干运动与上肢摆动相互交替；提高跟-足趾步态模式及重心移动；指定调节行走的程序；练习高跨步可采用站立位向前、向后跨步运动练习。综合地纠正患者的不良步态，可以在地板上加设足印标记等，按标记指示行走可以得到步态控制。如行走路线标记、转移路线标记等，也可以设 5～7.5 cm 高的障碍物，让患者行走时跨过，这样可以控制步幅及宽度，避免小碎步。同时，让患者两手执木棍或手杖的一端，治疗师执另一端，这样行走时治疗师可以指引患者双上肢的摆动。在行进中可以指令患者停止、转弯等，步态的节奏可以用口令、音乐旋律和节拍来控制。在行走时有冻结足现象时，可用视觉暗示来促进运动程序，有时可使冻结足溶解，或者先用原地踏步几次也可帮助冻结足溶解；或者在前面放置让患者跨过去的东西也可消除冻结足。调整鞋底、鞋跟高度有利于缓解前冲步态，穿着鞋底摩擦力大的鞋，如橡胶底，可使步伐不易滑。也可在平行杠内，扶着用 PNF、十字交叉步侧向行走活动。步态模式的节奏可用口令、音乐旋律或节拍来指引调节控制。

6）呼吸功能训练

帕金森病可导致肺功能低，肺活量低。因此，教会患者深呼吸训练，增大胸廓移动和改善肺活量，强调用胸式呼吸。为增大胸的扩张，可用牵拉肋间肌和阻抗肋间肌运动，以及用上肢 PNF 手法双侧对称对角线屈曲和伸展模式与呼吸训练相结合，也可用"人工呼吸"操作手法做扩胸训练。

7）其他运动疗法

帕金森病是易进展性疾病，药物治疗及康复治疗均只能减轻症状及障碍，提高生活质量，延缓病情发展，延长病程，而不能改变最终结局。为了尽可能达到上述目的，必须给予长期维持治疗，包括药物及康复治疗。关键是每天在家中进行有规则的训练和避免长期不活动。因此，要让患者及家属参与训练，学会正规的伸展和移动体操，掌握补偿技能或克服少动和"冻结足"的方法是很重要的。针对帕金森病设计的体操，具体操作如下。

（1）面肌体操：可让患者对镜子做以下动作。① 微笑露齿，然后将口收成吹口哨状；② 反复将鼻子及上唇周围的肌肉皱起、放松；③ 交替瞬眼运动；紧闭双目，睁大，再抬起眉毛；④ 张口呈"O"形，口角交替向左右移动，伸舌运动；⑤ 交替鼓腮、凹腮运动。

（2）头、颈部体操：① 头向左、右转动各 4 次；② 头向左、右侧斜各 4 次；③ 头、下颌、颈同时向后收缩、向前收缩各 4 次,向后收缩稍稍保持不动 3～4 s。

(3) 肩部体操:① 单肩向上耸,至能碰及耳垂,两肩交替进行,各 4 次;② 双肩同时向上耸,至能碰及两耳垂;③ 双肩向后,是双肩胛骨尽可能相互靠近,来回各 4 次。

(4) 躯干体操:① 背部伸展体操:直立位,两上肢伸直向后,两手平放在桌上,同时挺胸,挺腹,每次来回 4 次;俯卧位做俯卧撑来回各 4 次;站立位,两手前举水平位扶在墙上,上身向前,两肘屈曲,然后两肘伸直,上身复原位。此体操两足不能移位。② 背部旋转操:俯卧位,两上肢伸直,右上肢上举带动右半身向左转,复原位。左上肢上举带动左半身向右转,平卧位,右上肢、右半身向左,复原,左上肢、左半身向右,反复各做 8 次;注意两下肢及下半身保持不动。③ 腰椎屈曲体操:直立位,两上肢下垂,弯腰前屈,两上肢、手触及膝以下,回位,反复各 8 次。④ 腰椎旋转体操:两手叉腰,躯干向左转,复位,向右转,复位,反复各 8 次。⑤ 躯干侧屈体操:两上肢下垂,或叉腰,躯干侧屈曲,反复各 8 次。

(5) 上肢体操:① 上举运动:两手指交叉,掌心向外,两上肢垂直举过头,掌心向上,反复各 4 次。② 两上肢外展运动:两上肢外侧平举达头顶,两手掌相对,拍掌,各反复 4 次。③ 两上肢左右交替屈伸,手掌向内,上肢肘前冲,另一侧屈肘,交替进行各 8 次。④ 左右两手交替拍打对侧肩部,各做 8 次。⑤ 双手交叉握拳,手举,腕左右屈伸。

(6) 手指体操:① 交替握拳,松拳,双上肢手举,一手握拳,一手松拳,交替进行,各 10 次。② 对指体操:双手拇指点对示指、中指、无名指、小指,然后相反进行,反复各 10 次。③ 手指分开体操及屈曲体操:双手,上肢上举,五指分开,按着分别先后拇指、示指、中指、无名指、小指屈曲,再五指伸展分开,反复各 10 次。

(7) 下肢体操:① 伸髋运动:仰卧,双膝屈曲,抬起臀部,复原,反复 10 次。② 下肢分腿运动:直立位,右下肢向右侧横跨一步,收回,左下肢向左跨一步,收回,反复交替各 8 次。③ 下蹲运动:双下肢膝屈,下蹲,双手扶在双膝按压站起,各进行 8 次。④ 踢腿运动:直立位,双下肢交替进行向前踢腿。⑤ 左右交替一腿向前下蹲运动:右下肢向前跨一大步,屈膝,左下肢后伸,足跟离地,双手按压右下肢膝部,伸膝,立起,右下肢回原,左下肢跨前重复右下肢动作,左右各进行 4 次。

(8) 步伐体操:① 原地踏步操:直立位,左右双腿膝抬高交替,尽可能膝抬高至腹部,同时摆动双臂左右交替,各做 10 次。② 原地跨步体操:在地上放高 10～15 cm 高的障碍物,左右交替跨越障碍各 10 次。③ 行进体操:根据口令向前,向左,向右,走出"女"形。

(9) 床上体操:① 翻身体操:头转向一侧,一小腿放在头转向一侧小腿上,双臂上举,摆动双臂左右几次后,顺势向头转侧用力摆动,带动躯干转动,再复至仰卧位,按上述方法向另一侧翻身,每次各做 5 次。② 仰卧起坐:仰卧,双臂放在体侧,头、上身抬起,可借助双手推床帮助坐起,各做 4 次。③ 爬行体操:双膝、双手跪位,双肘屈曲,双臂向前爬行,再向后爬,复至原位,来回 10 次。

(10) 呼吸体操:① 通气调节体操:仰卧,上身轻度抬高,下肢呈屈曲伸展,一手置于胸上,一手置于腹上,鼓腹做平静深吸气,并以手调节腹部运动,收腹时将吸入的气全部呼出,再做胸扩展深吸气,以手调节胸部运动。收胸时做呼气运动。最后同时进行扩胸和鼓腹深吸气运动,继之收胸和收腹将气全部呼出。反复做 10 次。② 呼气体操:坐位,两腿分开,挺胸。挺胸时深吸气,两臂向两侧分开,扩胸。呼气时,两手按压胸廓两侧,弓背把气全部呼出。③ 增强呼气量体操:深呼吸气后,用吸管向有水杯中缓缓吹气,直至全部吹完,反复进行 10 次。

8) 其他物理因子治疗

(1) 振动疗法:如前所述,机械振动疗法有助于缓解肌张力,可用振动平台、振动垫,电动振动按摩器等,进行全身振动疗法或局部振动疗法。

(2) 高压静电疗法:利用高电位高压静电场作用于人体,进行预防和治疗疾病的方法称为静电疗法。主要原理系在交变电场的作用下,人体各个部位产生极其细微的振动,各组织器官的不平衡得到充分调整,各细胞产生与电流周期相适应的配向运动,细胞间的凝聚力趋向缓和,细胞内外液体,主要是影响体液中的矿物质离子(钾、钠、磷、镁、钙离子等),按照正常值重新分配(离子效果)。随着钙离子浓度的增加,锰离子、磷离子的减少,肌肉、心肌细胞活性提高,收缩有力;骨骼疾病得到改善,消除疲劳,精力旺盛。其次,微量的电源能介入神经,最后传入自主神经系统和内分泌系统的调整中枢——下丘脑,使其获得新的活力。有效补充人体静态的休息能量;补充人体动态的运动能量等。总之,静电场可促使人体全身放松,消除人体紧张状态。

(3) 脊髓通电疗法:采用直流电脊髓通电,颈部放置正极,腰骶部放置负极,称为脊髓通电的下行电疗法,可减低肌张力。

(4) 红外线疗法:红外线作用于人体主要起改善局部血液循环、降低肌张力、缓解肌痉挛等作用,可用于肌紧张、关节挛缩病例的手法放松前的辅助治疗。

(5) 冷疗:冰块可促进舌、面、舌骨肌肉的正常运动。

(6) 音乐治疗:对许多帕金森病患者是一种非常有效的方法。"冻结足"、局部运动困难、语言不流畅等都对音乐有反应,音乐的类型及节奏因人而异。这已被公认音乐治疗对患者有很大帮助。在治疗中,可教患者与音乐一起唱,一起打拍子。

(7) 水疗:温泉水浴有镇静之功,亦可配合应用。

(8) 自然物理因子治疗:日光浴、空气浴、森林浴等以增强补养的功效。

(9) 色彩疗法:选用冷色、粉红色,使神情安静。

3. 日常生活功能训练

帕金森病患者的日常生活动作要比正常人花费更多的额外时间,及能量消耗也较正常人大。因此需对日常生活活动做修改,如穿宽松易脱的衣服,提高穿、脱能力。为提高起床能力,可把床头提高 10 cm,使头位置提高,或在床尾结一个绳子便于患者牵拉起床。要避免坐软的沙发及深凹下去的椅子,应坐两侧有扶手的沙发及椅子后方提高,使之有一定倾斜度,便于起立。一些患者可用手杖来限制前冲步态及帮助平衡,但对平衡很差的或有后冲步态的不适用。为提高进食能力,患者的坐姿一定要正确,器皿要牢固,食物要保持温度及可口。

4. 心理治疗

震颤与心理十分密切,保持环境安静,思想放松,情绪安定,对于本病康复至关重要。在心理治疗中配合选用文娱疗法和音乐疗法时总以轻快、幽雅为宜,要避免激动、紧张、忧伤、恐惧及过分的音乐刺激。

5. 作业疗法

帕金森病患者作业疗法有:日常生活能力训练、安全技能训练、转移技能训练。另外,娱乐作业也是行之有效的方法。如球戏作业训练,通过投球游戏的过程,达到康复上肢功能的目的。英国爱丁堡大学学者认为,震颤麻痹综合征患者无法用手拿稳一杯水,却可接到对方投掷给他的球,如果长期进行球戏训练,则有康复上肢功能活动的作用。

6. 康复护理

康复护理强调预防护理、整体护理、功能护理、自助护理。

由于本病是中老年人常见的神经系统变性疾病,尚无有效的预防办法。早期诊断治疗,加强对患者的护理,可有效提高患者的生活质量。从饮食保健入手,直至日常生活活动训练的引导,康复护士承担着重要的宣教、功能训练的监督指导等角色任务。特别是在配合康复治疗之下,鼓励患者完成力所能及的各项生活自理动作。

7. 营养干预

老年帕金森病患者的饮食配伍:① 食物多样、细软。一天中的食物应多种多样,包括谷类、蔬菜瓜果类、奶类或豆类、肉类等。多样化食物能满足身体对各种营养的需要,也使饮食本身富有乐趣。同时,食物应细软、易消化，便于咀嚼和吞咽，可按半流质或软食供给。② 多吃谷类和蔬菜瓜果。通常每天吃 300～500 g 谷类食物。碳水化合物通常不影响药物的疗效。每天大约吃 300 g 的蔬菜和 1～2 只中等大小的水果，从中获得维生素 A、B、C 和多种矿物质与膳食纤维。③ 经常吃奶类和豆类。奶类含丰富的钙质，钙是骨骼构成的重要元素，因此对于容易发生骨折和骨质疏松的老年帕金森病患者来说，每天一杯牛奶或酸奶是补充钙质的极好方法。但是牛奶中蛋白质成分可能对左旋多巴药物疗效有一定的影响，为了避免影响白天的用药疗效，建议将牛奶安排在晚上睡前饮用。另外，豆腐、豆腐干等豆制品也可补充钙质。④ 每天喝 6～8 杯水及饮品。水是最佳的饮品，充足的水分能使粪便软化、易排，防止便秘的发生，还可缓解口干、口渴、眼干的症状。⑤ 注意进餐和服药间隔。通常服用左旋多巴半小时后才进餐，以便药物能更好地吸收。但若服药后出现恶心症状明显时，可在服药的同时吃一些低蛋白质的食物如饼干、水果、姜汁或果汁等。少数患者服药后会有不自主运动症状加重，可以改在进餐时服药，通过延缓药物吸收来减轻症状。

8. 康复教育

健康宣教：① 限量吃肉类。由于食物蛋白质中一些氨基酸成分会影响左旋多巴药物进入脑部发挥作用，因此需限制蛋白质的摄入。每天摄入大约 50 g 的肉类，可选择精瘦的禽肉、畜肉或鱼肉。尽量不吃肥肉、荤油和动物内脏。饮食中过高的脂肪也会延迟左旋多巴药物的吸收，影响疗效。② 每天进行适度运动（参见前文）。③ 保持良好的心态等。

四、常见并发症的处理

1. 药物不良反应

（1）抗胆碱能药：这类药物对减轻肌张力较好，主要不良反应是口干、眼花、便秘、排尿困难，故青光眼、前列腺肥大者禁用。此外，由于抑制了中枢的乙酰胆碱，可能引起记忆和感知功能减退，故 70 岁以上老人慎用。

（2）多巴胺替代治疗：应用该药时禁用维生素 B_6，因该药可增加脑外的左旋多巴脱羧而成多巴胺，减少了左旋多巴进入脑内，影响疗效而加重外周不良反应。其他如地西泮、吩噻嗪类药、氟哌啶醇、利血平均有对抗左旋多巴的作用，应忌同时应用。左旋多巴的不良反应有恶心、呕吐、体位性低血压、心律不齐、血尿素氮增加，中枢性的不良反应有失眠、幻觉、妄想、多运动及不安感。当不良反应明显时，应及时调整药物。

2. 跌倒

本病由于影响平衡功能，因而患者易于发生跌倒，故除应加强动态平衡功能的训练外，还应注意其他影响因素的消除。例如：照明，老人起夜时通道不要放置零散物品以防磕绊等；晚间减少饮水，以减少起夜次数；一旦发生跌倒，应注意安抚，避免患者由此而产生心理障碍；同时针对跌倒后有否外伤、骨折等情况，进行对症处理。

3. 肺炎

本病晚期因呼吸功能减退、肺活量下降、免疫力低下，常并发各类呼吸道感染等症，故针对重症患者，应兼顾呼吸功能训练（参见本书相关章节）进行预防。一旦已经发生肺炎等症，则应对症处理。

4. 骨折

如前所述，一旦已经发生骨折等症，应对症处理，参见本书相关章节。

五、社区管理

如前所述，帕金森病发展缓慢、病程长，需要社区医生长期管理，因而应注意如下原则。

（1）尽可能建立家庭照护档案，鼓励患者自行记录用药以及"开"期长短，尽可能减少药物加量。

（2）定期检测骨代谢情况，根据检测结果合理兼顾治疗骨质疏松症，以免因跌倒而发生骨折。

（3）尽可能保持室内空气流通，防止感冒，针对一些合并COPD的患者，鼓励开展家庭康复，包括家庭氧疗。

（王　颖）

第八节　老年认知障碍康复

一、概述

认知障碍是老年人群普遍存在的一种现象，是老年性痴呆的典型表现。目前全球约有5 000万名痴呆患者，预计2040年将超过8 000万人，到2050年将增长至1.52亿人。据估计，每年因痴呆造成的花费高达1万亿美元以上，该病不仅给患者带来巨大的痛苦，给家庭和社会也带来沉重的精神压力和医疗、照料负担。

老年性痴呆通常是指阿尔茨海默病（Alzheimer's disease，AD），是一种发生于老年和老年前期、以进行性认知功能障碍和行为损害为特征的中枢神经系统退行性病变。AD是老年期最常见的痴呆类型，占老年期痴呆的50%～70%。《2019中国阿尔茨海默病患者家庭生存状况调研报告》显示，中国AD患者已经接近1 000万，约占全球总患病率的25%，且患病人数还在逐年增多。

随着对AD的认识不断深入，目前认为在痴呆阶段之前还有一个极为重要的痴呆前阶段，此阶段可有AD的病理生理改变，但没有或仅有轻微临床症状，即轻度认知障碍。前瞻性研究表明，轻度认知障碍患者转化为痴呆的可能性显著高于正常老年人群。虽然患AD后尚无有效的治疗方法，但在轻度认知障碍阶段早期发现、积极干预，可有效降低痴呆的发病率、延缓疾病的进程，具有重要的意义。

（一）概念

痴呆是一种以获得性认知功能损害为核心，并导致患者日常生活能力、学习能力、工作能力和社会交往能力明显减退的综合征。痴呆患者的意识觉醒状态正常，由于某种原因引起大脑已获得的高级功能全面衰退，主要表现意识内容（记忆、学习、定向、理解、判断、计算、语言、视空间功能、分析及解决问题等能力等）异常，并在病程某一阶段伴有精神、行为和人格异常，并导致患者职业、社交及日常生活能力障碍。它是一组临床综合征，而非一种独立的疾病。

临床上引起痴呆的疾病种类繁多，按照是否为变形性病可分为变性病痴呆和非变性病痴呆（见表4-8-1）。

表4-8-1　痴呆的分类

分　　类	占比（%）
变性病痴呆	
阿尔兹海默病（AD）	55～70
路易体痴呆	5～10
帕金森病痴呆	3.6
额颞叶变性	5～10

续　表

分　类	占比(%)
非变性病痴呆	
血管性痴呆	15~20
正常压力性脑积水及其他疾病,如颅脑损伤、感染、免疫、肿瘤、中毒和代谢性疾病继发	尚无准确数据

(二)病因和发病机制

AD 可分为家族性 AD 和散发性 AD。家族性 AD 患者呈常染色体显性遗传,多于 65 岁前起病,最为常见的是位于 21 号染色体的淀粉样前体蛋白(amyloid precursor protein,APP)基因、位于 14 号染色体的早老素 1(presenilin 1, PS1)基因及位于 1 号染色体的早老素 2(presenilin 2, PS2)基因突变。携带有 *APP* 和 *PS1* 基因突变的人群几乎 100% 会发展为 AD,而携带有 *PS2* 基因突变的人群发展为 AD 的概率约为 95%。对于占总数 90% 以上的散发性 AD,尽管候选基因众多,目前认为载脂蛋白 E(apolipoprotein E, APOE)基因相关性最强。

APOEε4 携带者是散发性 AD 的高危人群,研究显示携带 1 个 *APOEε* 等位基因的人群,其罹患 AD 的风险约为正常人的 3.2 倍;而携带有 2 个 *APOEε* 等位基因的人群,其罹患 AD 的风险为正常人的 8~12 倍。

有关 AD 的发病机制现有多种学说,其中影响较广的有 β-淀粉样蛋白(β-amyloid,Aβ)瀑布假说(the amyloid cascade hypothesis),认为 Aβ 的生成与清除失衡是导致神经元变性和痴呆发生的起始事件。家族性 AD 的 3 种基因突变均可导致 Aβ 的过度生成,是该学说的有力佐证。而唐氏综合征(Down syndrome)患者因体内多了 1 个 *APP* 基因,在早年就出现 Aβ 沉积斑块,也从侧面证明了该学说。另一重要的学说为 Tau 蛋白学说,认为过度磷酸化的 Tau 蛋白影响了神经元骨架微管蛋白的稳定性,从而导致神经原纤维缠结(neurofibrillary tangle,NFT)形成,进而破坏了神经元及突触的正常功能。近年来,也有学者提出了神经血管假说,提出脑血管功能的失常导致神经元细胞功能障碍,并且 Aβ 清除能力下降,导致认知功能损害。除此之外,尚有细胞周期调节蛋白障碍、氧化应激、炎性机制、线粒体功能障碍等多种假说。

AD 患者发病的危险因素有低教育程度、膳食因素、吸烟、女性雌激素水平降低、高血压、高血糖、高胆固醇、高同型半胱氨酸、血管因素等。

(三)病理

研究表明,AD 患者的主要病理学特征是 Aβ 聚集成老年斑,细胞内 Tau 蛋白异常聚集形成 NFT 和神经元死亡。近年来,针对 AD 的发病机制,在早期的胆碱能神经元假说、Aβ 毒性假说和 Tau 蛋白假说等基础上,研究相对较少的炎症假说、胰岛素假说、氧化不平衡假说和基因突变假说也越来越受关注。然而,AD 是由遗传因素和环境因素共同引发的一种复杂性疾病,单一的假说均并不能解释 AD 的全部发病特征。

AD 的大体病理表现为脑的体积缩小和重量减轻,脑沟加深、变宽,脑回萎缩,颞叶特别是海马区萎缩。组织病理学上的典型改变为 β 淀粉样物质在神经细胞外沉积形成的神经炎性斑和过度磷酸化的 Tau 蛋白在神经细胞内聚集形成的 NFT,神经元缺失和胶质细胞增生。

1. 神经炎性斑(neuritic plaques,NP)

在 AD 患者的大脑皮质、海马、某些皮质下神经核如杏仁核、前脑基底神经核和丘脑存在大量的 NP。NP 以 Aβ 沉积为核心,核心周边是更多的 Aβ 和各种细胞成分。自 20 世纪 70 年代以来,相继有研究者制订了诊断 AD 所需大脑皮质 NP 数量的神经病理诊断标准,目前广泛使用的是美国学者 Mirra 等 1991 年提出的半定量诊断标准,用图像匹配的方法估计三个脑叶新皮质严重受累区 NP 的数量。

2. NFT

大脑皮质和海马存在大量 NFT。NIT 主要在神经元胞体内产生,有些可扩展到近端树突干。含 NFT 的神经元细胞大多已呈退行性变化。NIT 也常见于杏仁核、前脑基底神经核、某些下丘脑神经核、脑干的中缝核和脑桥的蓝斑。轻度 AD 患者,NFT 可能仅限于内嗅皮质和海马。AD 的病理改变可能先于症状多年出现,即有病理改变存在而无认知受损的表现。病理改变和认知功能受损同时存在时,患者多为中度或重度 AD。如果认知受损的情况下仅仅观察到了轻度的 AD 病理改变,很可能存在其他疾病,不诊断 AD。

(四) 临床表现

AD 起病缓慢,患者早期以近记忆力障碍为最常见的表现,然后以猜疑为其最先出现的症状;病情进一步发展时,计算能力减退,还可有认知障碍,逐渐发展到对日常生活和常识的理解、判断也发生障碍;晚期患者只能完全卧床,生活靠别人照顾,一般病程维持 5~10 年而死亡。

1. 老年认知障碍的主要表现

(1) 记忆障碍:是早期突出、核心症状。特点:近期遗忘先出现,记不住新近发生的事,主要累及短时记忆、记忆保存和学习新知识困难。随着病情的进展,出现远期记忆减退,记不清自己的经历,记不清亲人姓名及成员间的关系和称呼。随着记忆障碍加重,可出现虚构症状。

(2) 定向和视空间障碍:也是 AD 的早期症状之一。例如:出门迷路,不知方向而走失;甚至常在熟悉的环境或家中迷失方向,找不到厕所、走错卧室、外出找不到回家的路。画图测试不能精确临摹简单的立体图。时间定向差,不知道今天是何年、何月、何日,甚至深更半夜起床要上街购物。

(3) 言语障碍:首先出现语义学障碍,表现为找词困难、用词不当或张冠李戴。讲话絮叨,病理性赘述。阅读和书写困难,进而出现命名困难。最初仅限于少数物品,以后扩展到普通常见的物体命名。言语障碍进一步发展为语法错误、错用词类、语句颠倒,最终胡乱发音、不知所云或缄默不语。

(4) 失认和失用:失认是指感觉功能正常,但不能认识或鉴别物体。失用是指理解和运动功能正常,但不能执行运动,表现为不能正确完成系列动作;不能按照指令执行可以自发完成的动作,如不会穿衣、把裤子套在头上,不会系鞋带、腰带,用嘴嚼筷子,原是裁缝而不会裁剪衣服、不会用剪子等。

(5) 智力障碍:全面的智力减退,包括理解、推理、判断、抽象、概括和计算等认知功能。

(6) 人格改变:患者变得孤僻、不主动交往、自私,行为与身份与原来的素质与修养不相符合,情绪变化变得容易波动,易激惹,有时欣快,无故打骂人,与病前判若两人。

(7) 进食、睡眠和行为障碍:患者常食欲减退,约半数患者出现正常睡眠节律紊乱或颠倒,白天卧床,晚上则到处活动,干扰他人。动作刻板重复,或回避交往,表现得退缩、古怪、纠缠他人。

(8) 精神症状:错认和幻觉、妄想、情绪障碍;情感淡漠是早期常见的症状。部分患者可出现短暂的抑郁心境,还可出现欣快、焦虑和易激惹。

(9) 灾难反应:见于晚期患者。掩饰记忆力减退,患者用改变话题、开玩笑等方式转移对方注意力。一旦被识破或对患者的生活模式加以干预,反应剧烈,表现为焦虑、泪涕交流、喊叫、沮丧地放弃作业或强烈地拒绝继续检查。情绪异常,可包括烦躁、焦虑、沮丧及自主神经紊乱如面色苍白多汗,突出表现是完成作业能力下降并可能因此放弃或拒绝继续完成所要求的作业项目。还常伴有抑郁倾向,表现为对事物判断的悲观绝望、愤怒与缄默同时或交替出现。

2. 临床症状分期

通常隐匿起病,持续进行性发展,主要表现为认知功能减退和非认知性神经精神症状。按照最新分期,分为痴呆前阶段和痴呆阶段。

1) 痴呆前期

此阶段分为轻度认知功能障碍发生前期和轻度认知功能障碍期。轻度认知功能障碍发生前期没有任何认知障碍的临床表现或者仅有极轻微的记忆力减退主诉,这个概念目前主要用于临床研究。轻度认知功能障碍期是引起非痴呆性认知损害(cognitive impairment not dementia, CIND)多种原因中的一种,主要表现为记忆力轻度受损、学习和保存新知识的能力下降、其他认知域,如注意力、执行能力、语言能力和视空间能力也可出现轻度受损,但不影响基本日常生活能力,达不到痴呆程度。这个阶段的有效筛查有助于早期干预和预防痴呆。

2) 痴呆阶段:即传统意义上的 AD,此阶段患者认知功能损害导致了日常生活能力下降,根据认知损害的程度大致可以分为轻、中、重三度。

(1) 轻度痴呆阶段:主要表现为记忆障碍。首先出现的是近事记忆减退,常将日常所做的事和常用的一些物品遗忘。随着病情发展,可出现远期记忆减退,即对发生已久的事情和人物的遗忘。部分患者出现视空间障碍,外出后找不到回家的路,不能精确临摹立体图。面对生疏和复杂的事物容易出现疲乏、焦虑和消极情绪,还会表现出人格方面的障碍,如不爱清洁、不修边幅、暴躁、易怒、自私多疑。

(2) 中度痴呆阶段:除记忆障碍继续加重外,工作、学习新知识和社会接触能力减退,特别是原已掌握的知识和技巧出现明显的衰退。出现逻辑思维、综合分析能力减退,言语重复,计算力下降,明显视空间障碍(如在家中找不到自己的房间),还可出现失语、失用、失认症状等,有些患者还可出现癫痫、强直-少动综合征。此时患者常有较明显的行为和精神异常,性格内向患者变得易激惹、兴奋欣快、言语增多,而原来性格外向的患者则可变得沉默寡言,对任何事情提不起兴趣,出现明显的人格改变,甚至做出一些丧失羞耻感(如随地大小便等)的行为。

(3) 重度痴呆阶段:此期患者除上述各项症状逐渐加重外,还有情感淡漠、哭笑无常、言语能力丧失以致不能完成日常简单的生活事项,如穿衣、进食等。终日无语而卧床,与外界(包括亲友)逐渐丧失接触能力。四肢出现强直或屈曲瘫痪,括约肌功能障碍。此外,患者常可并发全身系统疾病的症状,如肺部及尿路感染、压疮以及全身性衰竭症状等,最终因并发症而死亡。

(五) 危险因素

痴呆的风险因素贯穿生命历程中的各个阶段,分年龄阶段进行风险因素的预防以及干预和护理对痴呆的发生和发展起到至关重要的作用。最近,复旦大学研究者发现了 10 种 AD 发生的风险因素,分别为糖尿病、较差的 BMI、较低的教育水平、中年高血压、低血压、头部创伤、高半胱氨酸、较低的认知活动水平、压力和抑郁症。Lancet 委员会发布的《痴呆预防、干预和护理指南》涵盖了目前生命历程中最为全面的风险因素,并强调通过分年龄阶段进行风险因素的防范,可以预防或延缓全球 40% 痴呆的发生率(见表 4-8-2)。

表 4-8-2　痴呆生命周期危险因素

年　龄　阶　段	危　险　因　素	风险因素发生率(%)	患病人口归因率
青年期(<45 岁)	缺乏教育或教育水平低下	40.0	7.1
中年期(45~65 岁)	听力损失	31.7	8.2
	创伤性脑损伤	12.1	3.4
	高血压	8.9	1.9
	肥胖(体重指数>30 kg/m²)	11.8	0.8

续　表

年 龄 阶 段	危 险 因 素	风险因素发生率(%)	患病人口归因率
老年期(>65岁)	乙醇滥用(>21 U)	3.4	0.7
	吸烟	27.4	5.2
	抑郁	13.2	3.9
	缺乏体育活动	11.0	3.5
	社会接触减少	17.7	1.6
	糖尿病	6.4	1.1
	空气污染	7.5	2.3

（六）药物治疗

由于发病机制未明，目前针对 AD 的治疗只能是对症治疗，并不能从根本上治愈 AD。乙酰胆碱酯酶抑制剂(acetylcholin-esterase inhibitor，AChEI)是目前为止临床上使用最为广泛的 AD 治疗药物。美国食品药品监督管理局批准用于治疗 AD 的 5 种药物中除了美金刚属于 NMDA 受体拮抗药外，其余 4 种［他克林(tacrine)、多奈哌齐(donepezil)、加兰他敏(galanthamine)和卡巴拉汀(rivastigmine)］均属于AChEI。亚甲蓝(methylthioninium chloride，MTC)已被众多研究者认为是最有发展前途的 Tau 蛋白聚集抑制剂之一，因为它不仅能起到抗氧化作用，还能减少 Aβ 寡聚化，更重要的是 MTC 对 Tau 蛋白聚集的抑制作用更好。MTC 的 Ⅱ 期临床研究已证明其对轻、中度 AD 患者有治疗效果，Ⅲ 期临床研究也正在启动中。研究发现，吲哚美辛可起到延迟 AD 发病进程的作用，但不良反应较大，故临床使用受到限制。

二、诊断和康复评定

（一）诊断标准

痴呆是一个综合征，其诊断需要根据病史、一般及神经系统体格检查、神经心理评估、实验室和影像学检查综合分析。

1. 诊断标准

1）我国的诊断标准

目前我国常采用 ICD-10 中关于 AD 的国际疾病诊断标准。

（1）痴呆的证据及严重程度：① 学习新知识发生障碍，严重者对以往的事情回忆有障碍，损害内容可以是词语或非词语部分。不仅根据患者的主诉，而且通过客观作出上述障碍的评价，并根据下列标准分为轻、中和重度损害。轻度：记忆障碍涉及日常生活，但仍能正常生活，主要影响近期记忆，远期记忆可以受或不受影响；中度：较严重的记忆障碍，已影响到患者的正常生活，可有括约肌功能障碍；重度：严重的记忆障碍，完全需他人照顾，有明显的括约肌功能障碍。② 通过病史及神经心理检查证实智能衰退，思维和判断受影响。轻度：智能障碍影响到患者的日常生活，但仍能正常生活，完成复杂任务有明显障碍；中度：智能障碍影响到患者的正常日常生活，需他人照顾，对任何事物完全缺乏兴趣；重度：完全依赖他人照顾。

（2）出现上述功能障碍过程中，不伴意识障碍，且不发生谵妄。

（3）可伴有情感、社会行为和主动性障碍。

（4）临床诊断出现记忆和（或）智能障碍至少持续 6 个月以上。出现下列皮质损害的体征更支持诊断，如失语、失认、失用。影像学出现相应的改变，包括 CT、MRI、SPECT 和 PET 等检查。

2) 美国心理学会的 DSM - IVAD 诊断标准

(1) 发生多方面认知缺陷,表现为下列两者:① 记忆缺损。客观证据表明确有短期或长期记忆损害(短期记忆损害表现为 5 分钟后不能回忆 3 件物品的名称,长期记忆损害表现为不能回忆本人的既往经历或一些常识);② 至少有下列认知障碍之一:失语(语言障碍)、失用(虽然运动功能没有问题,但不能执行动作)、失认(虽然感觉功能没有问题,但不能认识或识别物体)、执行管理功能的障碍(即计划、组织、安排次序、抽象)。

(2) 符合上述两类认知功能损害必须严重到足以造成职业及社会功能活动的损害,并相当于从既往的功能活动的最高水平上明显下降。

(3) 病程特点是逐渐起病,持续减退。

(4) 符合(1)中①和②的认知缺陷,并非由于下列原因导致:① 其他能导致记忆与认知进行性缺陷的中枢神经系统疾病(如心血管疾病、帕金森病、亨丁顿病、硬膜下血肿、正常压力性脑积水、脑部肿瘤等);② 已知能导致痴呆的系统性疾病或情况(如甲状腺功能减退、维生素 B_{12} 或叶酸缺乏、烟酸缺乏、低血钙、神经性梅毒、HIV 感染等);③ 药物所致。

(5) 这些缺陷并非由于谵妄所致,如果认知缺陷出现在谵妄过程中不应作出痴呆诊断,然而如果痴呆在谵妄未出现前即已存在,则痴呆和谵妄两者均可作出诊断。

(6) 此障碍并不是由于其他精神障碍所致(如重度抑郁、精神分裂等)。

3) 美国国立神经病语言障碍卒中研究所和阿尔茨海默病及相关疾病学会(the National Institute of Neurological and Communicative Disorders and Stroke and the Alzheimer Diseases and Related Disorders Associations，NINCDS - ADRDA)AD 临床诊断标准

(1) 可能的 AD 临床诊断标准:① 通过临床检查、简易精神状况检查(MMSE)和布莱斯德痴呆量表(Blessed dementia rating scale，BDRS;又称常识-记忆力-注意力测验)和类似测试的评定证明患者存在痴呆情况;② 存在 2 个或以上认知领域的功能缺陷;③ 记忆和其他认知功能进行性恶化;④ 无意识障碍;⑤ 40～90 岁发病,最常见约 65 岁发病;⑥ 不伴其他可导致进行性记忆和认知功能障碍的系统性或脑部疾病。

(2) 下列情况支持可能的 AD 诊断:① 特异性认知功能如语言、运动技巧的进行性恶化。② 日常生活活动障碍和行为模式改变。③ 类似疾病的家族史,如果被神经病理检查证实更有意义。④ 下列实验室检查结果:正常的脑脊液常规结果;脑电图结果正常或非特异性改变如慢波增加;CT 发现有进行性脑萎缩。

(3) 在排除其他可引起痴呆的原因后,下列临床特点可能与 AD 诊断相符:① 疾病进展过程中有一个稳定期;② 出现抑郁、失眠、失禁、妄想、错觉、幻觉、戏剧语言、情感或躯体爆发、性功能障碍和体重下降等有关症状;③ 部分患者出现其他神经学异常,特别在疾病进展过程中出现包括运动体征,如肌张力升高、肌痉挛以及步态异常;④ 疾病进展过程中发生癫痫;⑤ 与年龄相符的正常 CT 影像学表现。

(4) 不支持可能的 AD 诊断的临床特点有:① 在疾病早期出现局灶性神经病学表现,如轻瘫、感觉丧失和共济失调;② 以癫痫和步态异常起病,或这两种症状出现在疾病的特别早期。

(5) 可疑 AD 的诊断标准:① 在缺少足以引起痴呆的神经精神系统疾病的情况下,虽然发病方式、临床表现和病程都缺少典型表现,但根据痴呆综合征可做出可能 AD 的诊断;② 虽然存在足以引起痴呆综合征的神经系统或全身性疾病,但经全面检查后认为这些疾病不是引起痴呆的原因时可做出可能 AD 的诊断;③ 在科研工作中,如果患者出现一个单一的渐进性认知功能障碍,但又缺少其他原因时这一诊断也是成立的。

(6) 肯定 AD 的诊断标准:存在很可能 AD 的证据,而且被活检或尸检的组织病理学证据证实。

（7）出于研究目的的 AD 分类法可指出能区分此病子类型的特点，包括：① 家族性的发生；② 发生于65 岁前；③ 21-染色三体；④ 其他相关情况，如帕金森病的共存。

2. 分期诊断标准

应用最广泛的 AD 诊断标准是 NINCDS-ADRDA 1984 年标准。2011 年，NINCDS-ADRDA 对此标准进行修订，制定了 AD 不同阶段的诊断标准（NIA-AA），并推荐 AD 痴呆阶段和轻度认知功能障碍期的诊断标准用于临床。

1）AD 在痴呆阶段的临床诊断标准

（1）很可能 AD。① 核心临床标准：（i）符合痴呆诊断标准；（ii）起病隐袭，症状在数月至数年中逐渐出现；（iii）有明确的认知损害病史；（iv）表现为遗忘综合征（学习和近记忆下降，伴≥1 个其他认知域损害）或者非遗忘综合征（语言、视空间或执行功能三者之一损害，伴≥1 个其他认知域损害）。② 排除标准：（i）伴有与认知障碍发生或恶化相关的脑卒中史，或存在多发或广泛脑梗死，或存在严重的白质病变；（ii）有路易体痴呆的核心症状；（iii）有额颞痴呆的显著特征；（iv）有原发性进行性失语的显著性特征；（v）有其他引起进行性记忆和认知功能损害的神经系统疾病，或非神经系统疾病，或药物过量或滥用证据。③ 支持标准：（i）在以知情人提供和正规神经心理测验得到的信息为基础的评估中，发现进行性认知下降的证据；（ii）找到致病基因（*APP*、*PS1* 或 *PS2*）突变的证据。

（2）可能 AD：有以下任一情况时，即可诊断。① 非典型过程：符合很可能 AD 的诊断标准中的（i）和（iv），但认知障碍突然发生，或病史不详，或认知进行性下降的客观证据不足。② 满足 AD 的所有核心临床标准，但具有以下证据：① 伴有与认知障碍发生或恶化相关的脑卒中史，或存在多发或广泛脑梗死，或存在严重的白质病变；② 有其他疾病引起的痴呆特征，或痴呆症状可用其他疾病和原因解释。

2）AD 源性轻度认知功能障碍的临床诊断标准

（1）符合轻度认知功能障碍的临床表现：① 患者主诉，或者知情者、医师发现的认知功能改变；② 一个或多个认知领域受损的客观证据，尤其是记忆受损；③ 日常生活能力基本正常；④ 未达痴呆标准。

（2）发病机制符合 AD 的病理生理过程：① 排除血管性、创伤性、医源性引起的认知功能障碍；② 有纵向随访发现认知功能持续下降的证据；③ 有与 AD 遗传因素相关的病史。

3. 痴呆的鉴别诊断

不同类型的痴呆，临床表现各不相同。除认知功能缺损外，精神行为的异常也常有出现，且在多种痴呆综合征中各有侧重，了解这些疾病的精神症状可帮助鉴别诊断。

1）血管性痴呆

血管性痴呆（vascular dementia）包括缺血性或出血性脑血管病，或者是心脏和循环障碍引起的低血流灌注所致的各种临床痴呆，是痴呆的常见类型之一。AD 与血管性痴呆在临床表现上有不少类似之处，但病因、病理大相径庭，治疗和预后也不相同。血管性痴呆常常突然起病（以天到周计），呈波动性进程，这在反复发生的皮质或皮质下损害的患者（多发梗死性痴呆）中常见。然而，需要注意的是皮质下小血管性痴呆起病相对隐匿，发展进程较缓慢。神经心理学测验如 Stroop 色词测验、言语流畅性测验、MMSE、数字符号转换测验、结构模仿、迷宫测验等有助于两者的鉴别。Hachinski 缺血评分量表≥7 分提示血管性痴呆，≤4 分提示 AD，5～6 分提示为混合性痴呆。这一评分标准简明易行，应用广泛，但缺点是未包含影像学指标。

2）额颞痴呆

额颞痴呆（frontotemporal dementia）：该病的形态学特征是额极和颞极萎缩。但在疾病早期这些改变并不明显，随着疾病的进展，MRI 和 SPECT 检查上才可见典型的局限性脑萎缩和代谢低下。在视觉空间短时记忆、词语的即刻、延迟、线索记忆和再认、内隐记忆、注意持续性测验中，额颞痴呆患者的表现比

AD患者要好,而Wisconsin卡片分类测验、Stroop测验、连线测验B等执行功能表现比AD患者差。额颞痴呆的记忆缺损模式属于"额叶型"遗忘,非认知行为,如自知力缺乏、人际交往失范、反社会行为、淡漠、意志缺失等,是鉴别额颞痴呆与AD的重要依据。

3)路易体痴呆

路易体痴呆(dementia with Lewy bodies)患者与AD患者相比,回忆及再认功能均相对保留,而言语流畅性、视觉感知及操作任务的完成等方面损害更为严重。在认知水平相当的情况下,路易体痴呆患者较AD患者的功能损害更为严重,运动及神经精神障碍更重。同时,该类痴呆患者的生活自理能力更差。

4)帕金森病痴呆

帕金森病痴呆(Parkinson disease dementia)指帕金森病患者的认知损害达到痴呆的程度。相对于其他认知领域的损害,帕金森病痴呆患者的执行功能受损尤其严重。帕金森病痴呆患者的短时记忆、长时记忆能力均有下降,但严重度比AD轻。视空间功能缺陷也是常见的表现,其程度较AD重。帕金森病痴呆与路易体痴呆在临床和病理表现上均有许多重叠。反复的视幻觉发作在两种疾病中均较常见。但帕金森病患者痴呆表现通常在运动症状10年甚至更长时间以后方才出现。

5)其他

(1)正常颅压性脑积水:以进行性智能衰退、共济失调步态和尿失禁三大主征为特点。部分老年期正常颅压性脑积水可与血管性痴呆混淆,但前者起病隐匿,亦无明确的脑卒中史。正常颅压性脑积水是可治性痴呆的常见病因,除了病史问询和详细体检外,确定脑积水的类型还需结合脑室和脑池CT或MRI扫描等才能作出判断。

(2)亨廷顿病(Huntington disease):为常染色体显性遗传病,多于35~40岁发病。最初表现为全身不自主运动或手足徐动,伴有行为异常,如易激惹、淡漠、压抑等。数年后患者智能逐渐衰退。早期智能损害以记忆力、视空间功能障碍和语言欠流畅为主,后期发展为全面认知衰退,运用障碍尤其显著。根据典型的家族史、运动障碍和进行性痴呆,结合影像学检查诊断不难。

(3)进行性核上性麻痹(progressive supranuclear palsy):是神经变性疾病,目前病因仍不明确。病理在一些皮质下结构中可见NFT、颗粒空泡变性、神经元丢失等。临床多为隐匿起病,患者表现为性格改变、情绪异常、步态不稳、视觉和语言障碍。主要特点为核上性眼肌麻痹、轴性肌强直、帕金森综合征、假性延髓性麻痹和痴呆。典型患者诊断不难,但在疾病早期和症状不典型的病例需与帕金森病、小脑疾病和基底核疾病相鉴别。

(4)感染、中毒、代谢性疾病:痴呆还可能是多种中枢神经系统感染性疾病,如HIV、神经梅毒、朊蛋白病、脑炎等疾病的表现之一。维生素B_{12}缺乏、甲状腺功能减退、酒精中毒、一氧化碳中毒、重金属中毒等均可出现痴呆。

对于痴呆及其亚型的诊断,需综合临床、影像、神经心理、实验室检查、病理等多方面检查共同完成。

4. 辅助检查

血生化检查在痴呆诊断中主要肩负鉴别诊断的作用,有助于发现可治疗的认知障碍病因。例如:维生素缺乏、甲状腺功能低下、感染性疾病等;CT或MRI等影像学检查,可以发现颅内病灶、各种病因(如肿瘤、硬膜下血肿、脑积水)或其他可能导致痴呆的因素(如脑血管病)。SPECT和FDG-PET能定量显示葡萄糖代谢,无论鉴别AD与正常对照,或鉴别不同病因痴呆,准确率均较高。PET检查被美国批准用于AD的诊断,对于早期诊断具有良好的敏感度和特异度。

近年来涌现出不少新兴痴呆诊断手段。包括磁共振容积成像及测量、脑脊液生物标志物检测和PET特异性配体显像。通过对APOE等位基因测定、β淀粉样蛋白、磷酸化Tau蛋白、PS1、PS2等特异性蛋白浓度的测定,可以对痴呆进行精确的病因学诊断,并能在痴呆的临床前阶段实现早期诊断。研究显示,结合脑脊液中特异性蛋白等生物标志物指标,在临床前痴呆(轻度认知损害)患者中识别早期 AD 的敏感度可达 95%,特异度达 83%。

(1)实验室检查:血常规、尿常规、血生化检查均正常。脑脊液检查可发现 $A\beta_{42}$ 水平降低,总 Tau 蛋白和磷酸化 Tau 蛋白增高。

(2)脑电图检查:早期 AD 患者的脑电图改变主要是波幅降低和 α 节律减慢。少数患者早期就有脑电图 α 波明显减少,甚至完全消失;随病情进展,可逐渐出现较广泛的 θ 活动,以额、顶叶明显。晚期则表现为弥漫性慢波。

(3)影像学检查:CT 检查见脑萎缩、脑室扩大;头颅 MRI 检查显示双侧额叶、海马萎缩;SPECT 灌注成像和氟脱氧葡萄糖 PET 成像可见顶叶、颞叶和额叶,尤其是双侧额叶的海马区血流和代谢降低;使用各种配体的 PET 成像技术(如 PIB - PET、AV45 - PET)可见脑内 Aβ 沉积。

(二)康复评定-神经心理学检查

对 AD 的认知评估领域应包括记忆功能、言语功能、定向力、应用能力、注意力、知觉(视、听、感知)和执行功能 7 个领域。临床上常用的工具可分为:大体评定量表,如 MMSE、蒙特利尔认知测验(MoCA)、阿尔茨海默病认知功能评价量表-认知部分(Alzheimer's disease assessment scale-cognitive score,ADAS-cog)、长谷川痴呆量表(Hasegawa Dementia Scale,HDS)、Mattis 痴呆量表、认知能力筛查量表等;分级量表,如临床痴呆评定量表和总体衰退量表(global deteriorate scale,GDS);精神行为评定量表,如汉密尔顿抑郁量表(Hamilton depression scale,HAMD)、神经精神问卷(neuropsychiatric inventory,NPI);用于鉴别的量表,如 Hachinski 缺血量表。还应指出的是,选用何种量表、如何评价测验结果,必须结合临床表现和其他辅助检查结果综合得出判断。

1. 认知功能评定量表

(1)简易精神状态检查(MMSE)量表:由美国 Folstein 等于 1975 年制定,该方法简单易行,国内外已广泛应用。虽名为精神状况检查,实际上是一种针对老年人认知和智能功能方面有无衰退的筛查工具;全量表分为 5 个认知方面的内容:定向、记忆力、注意力和计算力、回忆和语言。结果评定总分 30 分,27~30 分为正常;<27 分为认知功能障碍,其中≥21 分为轻度,10~20 分为中度,≤9 分为重度。注意:测量成绩与文化水平密切相关,正常界值划分标准为:文盲>17 分,小学>20 分,初中及以上>24 分。得分低于按受教育程度分组的分界值提示存在认知功能缺损(见表 4 - 8 - 3)。

表 4 - 8 - 3　简易智能精神状态检查(MMSE)量表

检测项目	内　　　容	最高分	得分
1. 定向力	(1)现在是星期几?几号?几月?什么季节?哪一年?	5	
	(2)我们现在在哪里:省?市?医院?科室?第几层楼?	5	
2. 记忆力	(3)现在我要说三样东西的名称,在我讲完后,请您重复一遍。请您记住这三样东西,因为几分钟后要再问您的。(请仔细说清楚,每一样东西一秒钟)。"皮球"、"国旗"、"树木"。请您把三样东西说一遍(以第一次答案记分)	3	
3. 注意力和计算力	(4)请您算一算 100 减去 7,然后从所得数目再减去 7,如此一直计算下去,请您将每减一个 7 后答案告诉我,直到我说"停止"为止。(若错了,但下一个答案是对的,那么只记一次错误)。 　　93　　86　　79　　72　　65	5	
4. 回忆能力	(5)现在请您说出刚才我让您记住的那三样东西?"皮球""国旗""树木"	3	

检测项目	内　　容	最高分	得分
5. 语言能力	(6)(出示手表)这个东西叫什么?	1	
	(7)(出示钢笔)这个东西叫什么?	1	
	(8)现在我要说一句话,请您跟着我清楚的重复一遍。 "四十四只石狮子"或"说话不要拐弯抹角"。	1	
	(9)我给您一张纸请您按我说的去做,现在开始:"用右手拿着这张纸,用两只手将它 对折起来,放在您的大腿上"。(不要重复说明,也不要示范)	3	
	(10)请您念一念这句话,并且按它的意思去做。 "请闭上眼睛"	1	
	(11)您给我写一句完整的句子。(句子必须有主语、谓语、宾语) 记下所叙述句子的全文:_____	1	
	(12)这是一张图,请您在同一张纸上照样画出来 (两个五边形的图案,交叉处有一个四边形)	1	

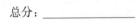

总分:_____

(2) 蒙特利尔认知评估(MoCA):是一个用来对轻度认知功能异常进行快速筛查的评定工具。它评定了许多不同的认知领域,包括注意与集中、执行功能、记忆、语言、视结构技能、抽象思维、计算和定向力。完成 MoCA 检查大约需要 10 min。本量表总分 30 分,英文原版的测试结果显示正常值为≥26 分(见表 4-8-4)。

(3) 改良长谷川痴呆量表:长谷川痴呆量表(HDS)是日本圣玛丽娅医科大学长谷川和夫教授于 1974 年制定的老年智能检查量表。1989 年又对 HDS 内容做了部分修改和补充,制定了改良的 HDS(HDS-R)。HDS-R 增加了即时回忆和延迟回忆等内容,增加了记忆功能的权重,侧重于痴呆的早期筛查,其敏感性高于 MMSE,主要用于痴呆的诊断及鉴别诊断。

该表属于简易临床智力量表,其测评项目共计 11 个,包含常识、记忆、计算能力、定向能力等五大方面,总分 32.5 分。改良 HDS 的临床意义一般认为:≥30 分为智能正常,29.5～20 分考虑为轻度智能低下,19.5～10 分考虑为中度智能低下,<10 分考虑重度智能低下,<15 分可诊断为痴呆(见表 4-8-5)。

该表与许多量表有相同的缺陷,即与受试者教育程度相关,得分受教育程度影响。总体来讲得分越低其病情越重,痴呆诊断越成立。但该表不适合早期痴呆的临床筛查,因用此量表筛查出的痴呆患者往往已经有严重的临床症状,这意味着该表敏感度较差。

(4) 临床痴呆量表(CDR):临床痴呆量表包括记忆力、定向力、解决问题能力、社会事务、家庭生活、业余爱好、个人照顾。共分 5 级:0=健康,0.5=可疑痴呆,1=轻度痴呆,2=中度痴呆,3=重度痴呆(见表 4-8-6)。

表4-8-4　蒙特利尔认知评估

视空间与执行功能				复制立方体	画钟表（11点过10分）（3分）			得分

戊 结束　甲
⑤　①开始　乙　②
丁　④　③
丙

[ ]　　[ ]

轮廓	数字	指针
[ ]	[ ]	[ ]

__/5

命名

[ ]　　[ ]　　[ ]　　__/3

记忆	读出下列词语,而后由患者重复上述过程重复2次 5分钟后回忆		面孔	天鹅绒	教堂	菊花	红色	不计分
		第一次						
		第二次						

注意	读出下列数字,请患者重复（每秒1个）	顺背 [ ] 2 1 8 5 4 倒背 [ ] 7 4 2	__/2

读出下列数字,每当数字1出现时,患者必须用手敲打一下桌面,错误数大于或等于2个不给分 [ ] 5 2 1 3 9 4 1 1 8 0 6 2 1 5 1 9 4 5 1 1 1 4 1 9 0 5 1 1 2	__/1

100连续减7	[ ] 93　[ ] 86　[ ] 79　[ ] 72　[ ] 65 4-5个正确给3分,2-3个正确给2分,1个正确给1分,全都错误为0分	__/3

语言	重复: 我只知道今天张亮是来帮过忙的人　[ ] 狗在房间的时候,猫总是躲在沙发下面 [ ]	__/2
	流畅性: 在1分钟内尽可多的说出动物的名字　[ ]＿＿＿(N≥11 名称)	__/1

抽象	词语相似性:如香蕉-桔子=水果　[ ] 火车-自行车 [ ]手表-尺子	__/2

延迟回忆	回忆时不能提示	面孔 [ ]	天鹅绒 [ ]	教堂 [ ]	菊花 [ ]	红色 [ ]	仅根据非提示回忆计分	__/5
选 项	分类提示							
	多选提示							

定向	[ ] 日期　[ ] 月份　[ ] 年代　[ ] 星期几　[ ] 地点　[ ] 城市	__/6

总分	__/30

表 4-8-5 改良长谷川痴呆量表

项 目 内 容	分 数	分 数
1. 今天是几月几号(或星期几)(任意一个回答正确即可)	(1) 正确—3	(2) 错误—0
2. 这是什么地方	(1) 正确—2.5	(2) 错误—0
3. 您多大岁数(±3 年为正确)	(1) 正确—2	(2) 错误—0
4. 最近发生什么事情(请事先询问知情者)	(1) 正确—2.5	(2) 错误—0
5. 你出生在哪里	(1) 正确—2.5	(2) 错误—0
6. 中华人民共和国成立年份(±3 年为正确)	(1) 正确—3.5	(2) 错误—0
7. 一年有几个月(或一小时有多少分钟)(任意一个回答正确即可)	(1) 正确—3	(2) 错误—0
8. 国家现任总理是谁	(1) 正确—3	(2) 错误—0
9. 计算 100—7	(1) 正确—2	(2) 错误—0
10. 计算 93—7	(1) 正确—2	(2) 错误—0
11. 请倒背下列数字:6—8—2	(1) 正确—2	(2) 错误—0
12. 请倒背下列数字:3—5—2—9	(1) 正确—2	(2) 错误—0

13. 先将纸烟,火柴,钥匙,表,钢笔五样东西摆在受试者前,令其说一遍,然后把东西拿走,请受试者回忆

(1) 完全正确—3.5 　(2) 正确 4 项—2.5 　(3) 正确 3 项—1.5 　(4) 正确 2 项—0.5 　(5) 正确 1 项或完全错误—0

表 4-8-6 临床痴呆量表

检测项目	健康 (CDR=0)	可疑痴呆 (CDR=0.5)	轻度痴呆 (CDR=1)	中度痴呆 (CDR=2)	重度痴呆 (CDR=3)
记忆力	无记忆力缺损或只有轻微不恒定的健忘	轻微、持续的健忘;对事情能部分回忆;"良性"健忘	中度记忆缺损;对近事遗忘突出;缺损对日常生活活动有妨碍	严重记忆缺损;仅能记着过去非常熟悉的事情;对新发生的事情则很快遗忘	严重记忆力丧失;仅存片段的记忆
定向力	完全正常	除在时间关系定向上有轻微困难外,定向力完全正常	在时间关系定向上有中度困难;对检查场所能作出定向;对其他地理位置可能有定向困难	在时间关系定向上严重困难,通常不能对时间作出定向;常有地点失定向	仅有人物定向
判断和解决问题的能力	能很好解决日常、商业和经济问题,能对过去的行为和业绩作出良好判断	仅在解决问题、辨别事情间的相似点和差异点方面有轻微损害	在处理问题和判断问题上有中度困难;对社会和社会交往判断力通常保存	在处理问题、辨别事物相似点和差异点方面有严重损害;对社会和社会交往的判断力通常有损告	不能作出判断,或不能解决问题
社会事务	在工作、购物、一般事务、经济事务、帮助他人和与社会团体社交方面有通常水平的独立活动能力	在这些活动方面有损害的话,仅是可疑的或轻微的损害	虽然仍可以从事部分活动.但不能独立进行这些活动;在不经意的检查中看起来表现正常	很明显地不能独立进行室外活动;但行起来能够参加家庭以外的活动	不能独立进行室外活动,看起来病得很重,也不可能参加家庭以外的活动

续　表

检测项目	健康 (CDR=0)	可疑痴呆 (CDR=0.5)	轻度痴呆 (CDR=1)	中度痴呆 (CDR=2)	重度痴呆 (CDR=3)
家庭生活业余爱好	家庭生活,业余爱好、智力均保持良好	家庭生活,业余爱好、智力活动仅有轻微损害	家庭生活有轻度而肯定的损害,较困难的家务事被放弃;较复杂的业余爱好和活动被放弃	仅能做简单的家务事,兴趣减少且非常有限,做得也不好	停留在卧室,不能进行有意义的家庭活动
个人照料	完全自理		需要监督	在穿衣、个人卫生以及保持个人仪表方面需要帮助	个人照料需要更多帮助,通常不能控制大小便

注：只有当损害是由于认知功能损害导致的才能计分,由其他因素(如肢体残疾)引起的不计分。

(5) 总体衰退量表(GDS)是由 Reisberg 等创立发展起来一组分期方法。GDS 是 3 个量表中最基本的量表,也最为常用。从正常(无认知下降)到非常严重的认知下降分为 7 级,内容涉及以下几个方面:记忆(即刻记忆、近期记忆和远期记忆)(第一至第七级)、工具性日常生活活动能力(第三、四级)、人格和情绪化(第三、六级)、日常生活能力(第五至第七级)、定向力(第四至第六级)。该量表通过对患者和护理者访谈,进行评分分期。

第一级：无认知功能减退。主观叙述无记忆不好,临床检查无记忆缺陷的证据,无认知功能减退。

第二级：非常轻微的认知功能减退。自己抱怨记忆不好,通常表现为以下几个方面:① 忘记熟悉的东西放在什么地方。② 忘记熟人的名字,但临床检查无记忆缺陷、减退的客观证据;就业和社交场合无客观的功能缺陷,对症状的关心恰当。

第三级：轻度而明确的认知缺陷。存在下述 2 项或 2 项以上的表现:① 认知功能减退,患者到不熟悉的地方迷路;② 同事注意到患者的工作能力相对减退;③ 家人发现患者回忆词汇的名字困难;④ 阅读一篇文章或一本书后记住的东西甚少;⑤ 记忆新认识的人名能力减退;⑥ 可能遗失贵重物品或放错地方;⑦ 临床检查有注意力减退的证据。只有深入检查才有可能获得记忆力减退的客观证据,可有所从事的工作和社交能力的减退;患者开始出现否认,伴有轻、中度焦虑症状。

第四级：中度明显的认知缺陷。表现在以下几个方面:① 对目前和最近的事件认知功能减退,知识减少;② 对个人经历的记忆缺陷;③ 从做连续减法可以发现注意力不能集中;④ 旅行、管理钱财等能力减退。但常无以下三方面的损害:① 时间和人物定向;② 识别熟人和熟悉的面孔;③ 到熟悉地方旅行的能力。这类患者不能完成复杂的工作;心理防御机制中的否认显得突出,情感平淡,回避竞争。

第五级：重度认知功能减退。患者的生活需要照顾,检查时半天不能回忆与以前生活密切相关的事情。例如,地址、使用了多年的电话号码、亲属的名字(如孙子的名字)、本人毕业的高中或大学的名称、或地点定向障碍。受过教育的人,作 40 连续减 4 或 20 连续减 2 也有困难。在此阶段,患者尚保留一些与自己或他人有关的重要事件的知识。例如:知道自己的名字,通常也知道配偶和独生子女的名字;进食及大小便无须帮助,但不少的患者不知道挑选合适的衣服穿。

第六级：严重认知功能减退。例如:忘记配偶的名字、最近的经历和事件大部分忘记;保留一些过去经历的知识,但为数甚少;通常不能认识周围环境、不知道年份、季节等;作 10 以内的加减法可能有困难;日常生活需要照顾,可有大小便失禁,外出需要帮助,偶尔能到熟悉地方去;日夜节律紊乱;几乎总能记起自己的名字;常常能区分周围的熟人与生人。出现人格和情绪改变,这些变化颇不稳定,包括:① 妄想性行为,如责备自己配偶是骗子,与想象中的人物谈话,可与镜子中的自我谈话;② 强迫症状,如可能不断重复简单的清洗动作;③ 焦虑、激越,甚至出现以往从未有过的暴力行为;④ 认知性意志减退,如因不能长久保持一种想法以决定有的行为,致使意志能力丧失。

第七级:极严认知功能减退,丧失言语功能。常常不能说话,只有咕哝声;小便失禁,饮食以及大、小便需帮助料理;丧失基本的精神性运动技能,如不能走路,大脑似乎再也不能指挥躯体;常出现广泛的皮质性神经系统症状和体征。

另外,临床上还应用布莱斯德痴呆量表(BDRS)、痴呆扩充量表、阿尔茨海默病认知功能评价量表(ADAS)、临床记忆量表、韦氏记忆量表等进行筛查诊断;还可以应用汉密尔顿抑郁量表(HAMD)、Hachinski 缺血量表等区别痴呆的不同类型。

2. 日常生活活动能力评定

日常生活活动能力评定包括躯体生活自理量表及工具性日常生活活动能力量表,见本书相应章节。

三、康复治疗

目前尚无治愈 AD 的方法,大多数患者只能长期服用药物控制和缓解病情。AD 患者的康复治疗重在早期发现;如果在轻度认知障碍阶段能够确诊并积极康复治疗,不仅能够降低发展为 AD 的概率,而且能明显延缓发展过程,是目前康复治疗和预防的关键。目前,临床上常采用针对性的认知训练、运动治疗和作业疗法等进行积极干预。

(一) 认知训练

认知训练的实施一般建议每周 5～6 次,每次 1 小时,强调以患者为主体,时间和强度遵循个体化原则。常见的训练方法如下。

1. 记忆力训练

记忆力是识记、保持、再认识和重现客观事物所反映的内容和经验的能力。在老年人出现老化和下降的认知功能中,记忆衰退最为明显。表现在出门忘记锁门或忘记拿钥匙,做事情丢三落四等问题。当这些问题发生时,老人会产生焦躁的情绪,导致睡眠质量下降,出现生理或心理疾病等。通过训练老年人的记忆能力,练习如何使用各种具体的记忆策略,有助于增强老年人再认、回想的能力,从而减少因记忆衰退问题导致的自责、烦躁、价值感降低等心理问题。

1) 记忆训练

记忆力损害是突出的主要临床表现。早期表现为近记忆损害,中期表现出远记忆损害,晚期表现记忆力全面丧失。记忆力训练可以保持原有的记忆力或延缓记忆力进一步下降。

训练记忆力被称为脑细胞的"体操运动"。经常做这种"体操",可以防止脑的老化,是健脑的良方。流行病学调查发现,文化程度高的老人 AD 发生率明显低于文化程度低的老人。

对于 AD 患者进行记忆力训练,应该关注训练的过程,而不是训练的结果。即并不一定要让患者记住多少东西,而在于让患者参加训练并动脑。

2) 记忆训练过程中的注意事项

(1) 根据患者的实际情况选择训练的难度。如果难度太高,一方面患者无法完成,另一方面加重了患者的精神负担,造成不良情绪反应;患者不但会拒绝配合训练,有的甚至会产生心理阴影。

(2) 根据患者记忆障碍的类型和程度,选择图片的类型与难度。如对于人物记忆有障碍的,就应该选择人物类图片进行记忆康复训练;如果患者对于日常用品记忆障碍,就应该选择日常用品图片进行记忆的康复训练。记忆力损害不是很严重的患者,可以选择一些风景类、动物类的图片;记忆力受损比较严重的患者,应该选择一些"日常用品"类的物品图片;记忆力受损严重的患者,应该选择本系统提供的"亲人图像记忆"功能,训练患者对亲人相貌的记忆能力。在记忆训练的图片选择上,当选择的记忆图片为老年人所熟悉的图片时,会起不到记忆训练的效果。但当把记忆训练图片全部换成老年人不熟悉的图片时,又发现由于 AD 患者的近记忆力衰退较大,患者经常一个也记不住,严重影响了患者治疗的信心。因此,将老年人熟悉的图片与不熟悉的图片混合在一起进行记忆训练时,既能保证记忆训练的效果又能保证患者参加治疗的信心与积极性。

(3) 在记忆训练康复治疗的过程中,采用改良的无错性学习方法。无错性学习是一种技术,在训练中消除错误,有别于传统形式的学习。传统形式的学习鼓励"猜测",因此无意中有许多错误发生。而无错性学习是在训练中减少或消除不正确的或不适当的反应。无错性学习有两个重要特征:第一,无错性学习不是某种具体的治疗方法。它是一种训练技术,贯穿于整个学习过程中。在接受这种学习时不给犯错误的机会,传统学习过程中出现的错误反应可以被避免。第二,训练时为避免犯错,直接给学习者正确答案或让患者执行很容易的不可能出现错误的任务。标准化的无错性学习是治疗师直接告诉患者正确答案,要其记住。改良的无错性学习法是治疗师用丰富的语义词汇描述问题,利用语义线索诱导患者说出正确答案。改良型的无错性学习方法,一方面避免了由于猜测的错误信息对正确信息的干扰,另一方面使患者能积极地参与到训练学习中,从学习中得到的正确刺激更多,可以更好地改善记忆能力。

(4) 将生物反馈疗法融于康复治疗中。生物反馈疗法(biofeedback therapy)是个体通过对反馈出来的活动变化的信号加以认识和体验,学会有意识地自我调控这些生物活动,从而达到调整机体功能和防病治病的目的。实际上,生物反馈疗法是一种通过学习来改变自己内在反应的认知行为疗法。有研究表明,海马胆固醇代谢紊乱是导致 AD 突触可塑性损伤及出现 Aβ 沉积的原因。生物反馈是一种恢复神经元和突触传导功能的较好的训练方法,或许能改善海马胆固醇的代谢紊乱和突触的可塑性损伤。将生物反馈疗法融于 AD 患者的康复治疗中,可通过反馈叠加技术增加患者的认知能力和中枢神经元功能。

3) 亲人图像记忆训练

用数码相机给患者比较亲近的人员照相,然后可以利用录音设备给图像配音,并将图片文件与声音文件一起保存入计算机。这样就可以进行亲人图片记忆训练了,还可以对患者进行长时记忆训练:将患者以前的照片输入到计算机中,训练时可以将该照片显示出来,由康复医师对患者进行提问,由患者回忆并回答。该方法可以激发患者对于与照片有关的时间、地点、人物、环境的回忆。在回忆的过程中能够使患者的脑部功能得到训练,以达到远期记忆功能训练的目的。

2. 智力训练

智力训练与记忆训练是紧密结合在一起的。智力训练效果好,会促进记忆功能的改进,而记忆功能的改善又会进一步推动 AD 患者智力的恢复。智力训练是 AD 患者康复训练非常重要的部分,对治疗 AD 有重要作用。智力训练分为观察力、自然事物分类能力、数字与数学计算能力、视觉空间辨识能力与想象力 5 个方面。

3. 观察能力训练

观察是一种根据一定目的进行有组织、有比较、持久的知觉。观察以感知过程为基础,但是它已经带有"思维的色彩",是感知觉的最高形式,是人们认识世界的重要途径。观察能力就是在有目的、有组织、有思维参与的感知过程中形成的一种稳固的认识能力,是智能构成的一个重要因素。适当设计一些游戏提高患者的观察能力,如找错误、找隐藏的戒指、找区别、找蟑螂、找字、捉迷藏。

4. 自然事物分类能力训练

分类就是按着一定的标准把事物分成组,即分门别类的一种思维方法。分类的实质,是为了认识事物之间的差别和联系。分类是从比较中派生出来的,并且和概括紧密相连。一般来说,只有概括出不同事物之间的共同属性(一般属性或本质属性)后,才能对事物分类。分类的过程也伴随着概括活动和概念的形成。分类能力对知识经验的条理化、结构化、系统化有着重要的影响,训练 AD 患者分类能力是智能培养的重要方面之一。适当设计一些游戏提高患者的自然事物分类能力,如水果分类、蔬菜分类、厨具分类、车子分类等。

5. 数字与数学计算能力训练

数字与数学计算能力训练主要指患者在对数概念的理解与简单的计数运算中所具备的数学逻辑思维能力。适当设计一些游戏提高患者数字与数学计算能力,如数学计算、数西瓜、数草莓、买菜、数工具、数海豹、数昆虫。

6. 视觉空间辨识能力训练

空间能力是大脑通过观察、触摸,以及实践经验得到的一种能思考物体形状、位置的能力。当空间能力下降时,老人会出现外出迷路的问题,从而会产生内心恐慌、焦虑等不良心理状态。因此,通过训练老年人的空间能力,减缓认知控制的衰退,提升认知资源的全面协调使用,有助于老年人调控和应对负性情绪,从而有助于增强老年人的自我满足感和认同感。

空间能力是人们对客观世界中物体空间关系的反应能力。空间能力主要包括两个方面:一是空间知觉能力,二是空间想象能力。空间知觉能力包括形状知觉、大小知觉、深度与距离知觉、方位知觉与空间定向等方面。空间想象能力是指人对二维图形和对物体的三维空间特征(方位、远近、深度、形状、大小等)和空间关系的想象能力。适当设计一些游戏提高患者视觉空间辨识能力,如事物顶部的分析、4 块拼图、倒影训练等。

7. 想象力训练

想象是人们头脑中原有的表象经过加工改造和重新组合而产生新的形象的心理过程,是一种高级复杂的认知活动。形象性和新颖性是想象活动的基本特点,主要处理图形信息,以直观的方式呈现在人们的头脑中,而不是以词语、符号、概念等方式呈现。适当设计一些游戏提高患者的想象能力,如猜字、虫子吃苹果、反射镜、怪物猜想、爬格子、七巧板拼图、拼图、同色相溶、推箱子等。

8. 右脑训练

国外对 1 500 例 AD 患者资料的分析结果表明,其中 90% 为老化失用性痴呆。这种患者在年轻时,因左脑接受刺激较多,右脑接受刺激较少,引起右脑相对发育不全;患者对音乐、绘画、游戏不感兴趣,失去生活目标,意欲低下。采用一些右脑功能训练游戏,让患者进行脑活性化训练,对右脑后半部意欲中枢进行感性刺激,可使脑功能得到明显改善,如麻将、五子连珠、象棋、跳棋。

9. 音乐疗法

亚里士多德是第一个论述音乐与身心关系的人,他认为音乐能深入灵魂,净化其精神,进而保持身心平衡,促进身体健康。第二次世界大战后,美国的军队医院开始利用音乐来辅助治疗美国军人的失眠、忧郁症、精神官能失调。医学界更将音乐与生理现象做结合,以强化或加速医疗效果。

音乐通过听觉系统作用于大脑皮质下的非特殊反射系统和脑干网状结构,进而影响大脑皮质功能,对神经系统功能起到调节作用。将有规律的声波振动的声能转化为功能,使大脑神经细胞运动失调的状态恢复成生理需要的平衡。因此,不同类型的音乐具有不同的治疗效果。如心情不稳、情绪不定,可欣赏《塞上曲》《春江花月夜》及圆舞曲等。

临床经验表明,音乐疗法能增强 AD 患者的现实感,而现实感能提供给老人真实的信息,改善自我感知,提高独立性。让他们聆听或演唱与当前时间、季节、环境、事件有关的歌曲,从而改变老年人思维混乱现象。另外,音乐刺激老年人的长期记忆、改善短期记忆和其他认知功能。选择音乐作为康复训练时背景音乐,在实际使用时可以根据患者的病情和当时的实际情况,选择相应的音乐作为背景音乐。

(二) 运动疗法

运动干预作为治疗老年人轻度认知障碍的一种临床重要技术,目前得到了许多研究证实。学习运动过程本身就是一种认知过程,能锻炼老年人的身体协调性、注意力、记忆力以及行动力。目前已有研究报道认知功能影响运动加工的证据。例如,执行功能的衰退对老年人运动功能减退(如运动缓慢)的影响不仅存在于刺激加工阶段,也存在于运动准备阶段。对老年人实施运动训练可以改善认知功能尤其是执行功能,这表明执行功能可能在运动的认知加工中发挥着重要作用。

规律合理的运动对预防 AD 和延缓 AD 的病理进程有积极的作用。通过人体调查研究发现,体育运动可阻止脑萎缩,缓解 AD 的病理进程,并证实较高的体质指数(BMI)与脑萎缩呈正相关。对老年人的调查研究发现,体育锻炼、家务劳动均可增加老年人大脑葡萄糖代谢率,延缓脑萎缩。另有研究认为,增加运动和减肥可使 AD 的发病率降低 50%。因此,缺乏体育运动可能是 AD 重要的诱发因素。

另外,研究显示合理增加体育运动可明显降低 AD 的发病风险。运动的抗 AD 效应对携带高风险基因 *APOEε4* 的人群尤为显著。动物实验显示,运动可降低 AD 转基因鼠脑内 Aβ 沉积,降低脑内 Tau 蛋白质磷酸化水平,改善 AD 鼠的认知功能。研究显示,运动改善 AD 的机制可能与脑源性神经营养因子、胰岛素样生长因子-1、血管内皮生长因子等有关,因为这些因子可促进脑部血液循环,改善脑内能量代谢,改善神经功能,进而改善 AD 大脑认知功能。

最近一项长达 30 年的追踪研究显示,运动可以把 AD 的风险降低 50%。在已经发生认知障碍的受试者中,多锻炼仍然会增加他们的脑容量。

根据痴呆患者运动障碍的特点,运动康复训练的常用技术主要可分为以下几大类:维持关节活动度和增强肌力的运动疗法,恢复平衡和步行功能的康复训练方法,增强肌肉耐力和心肺功能的有氧运动疗法,改善运动技能和认知功能的运动再学习方案,以及医疗体操、太极拳等。在患者运动训练时,还应该不断地给予鼓励,增加他们的自信心,促使他们勇敢、顺利地完成整套运动训练。愉悦的心情对患者的康复很重要。因此,为了调动患者的运动积极性,可以在运动活动中增加一定的趣味性,比如通过游戏的方法让患者运动。运动无处不在,还应该经常鼓励患者做一些他们力所能及的小事,帮助他们体验生活,重建自信心,获得满足感。

运动要循序渐进,不能采用过于激烈的动作,否则不利于疾病的治疗。有氧运动是临床上最常采用的运动形式。在植被茂密的地方散步可使注意力集中和改善短期记忆。所以,平时要适当增加有氧运动,建议可安排每天快走 40 min 运动,逐渐加快速度,而且多接触大自然对大脑健康有益。

(三) 作业治疗

作业治疗不仅仅包括肢体的运动,还是有目的的运动治疗。近来随着"观念运动理论(ideomotor theory)"认知神经科学研究的发展,对意向性运动(intention-based action)的认知加工过程有了进一步的认识。顾名思义,意向性运动是指人们为了特定目标而有意去实施的相应动作,这些运动所产生的效应能够实现人们的既定目标。意向性运动的学习和提取表现为运动和效应之间的双向联结,即当运动和效应之间的联结建立起来后,人们还可以根据运动效应去反向提取相应的动作。这种运动有助于在发挥运动作用的同时训练大脑的认知能力,有助于轻度认知障碍和痴呆的治疗。因此,在老年认知障碍的治疗中作业疗法越来越受到重视。

常用的作业设计如下:① 观察能力设计,设计一些游戏能够提高患者观察能力;② 自然事物分辨能力,适当设计一些游戏来提高患者对自然事物分辨能力;③ 数字和数学计算能力:如数数字、数水果、数草莓等;④ 视觉空间辨识能力:如事物顶部分析、拼图训练等;⑤ 想象力:如猜字谜、切板拼图、同色相容、推箱子等;⑥ 右脑功能训练:如象棋、跳棋、五子棋等。

(四)物理因子

目前作用于大脑的物理因子主要是经颅直流电刺激和经颅磁刺激,据研究其有促进老人认知能力的恢复的作用,目前均在探索阶段。

重复经颅磁刺激(rTMS)是一种无痛、无创的皮质刺激方法,通过调节神经可塑性、脑网络,以及神经递质、营养因子等多种途径改善 AD 患者的认知功能和精神行为症状。

经颅直流电刺激(tDCS)作为一种非侵袭性的大脑神经调控技术,已确切证明对脑损伤而导致认知功能障碍有很好的效果。

脑循环治疗仪以脑生理学、磁生物学和临床脑病治疗学为基础,通过产生安全有效的负极性交变磁场,放置于头部额、颞、顶、枕部位的治疗体无创作用于脑细胞和脑血管,起到保护神经、改善脑血流量的作用,促进脑功能恢复。

其他还有正中神经电刺激、脑电生物反馈等。

(五)传统疗法

针灸、拔罐、艾灸、放血等众多传统治疗项目均可以用于 AD 的预防和治疗。其中,头皮针对痴呆患者的疗效显著。现代研究表明,针刺可以使各脑区的血流量有不同程度的升高。

四、社区预防与康复管理要点

轻度认知功能障碍介于正常衰老与痴呆之间的一种中间状况,对 AD 的发病有较强的预警作用,是延缓认知衰退的最佳干预窗口期。轻度认知功能障碍患者是痴呆的高危人群,≥65 岁老年人群中轻度认知功能障碍患病率为 10%~20%,超过一半的轻度认知功能障碍患者在 5 年内会进展为痴呆。轻度认知功能障碍者较健康老年人发生痴呆的比例高 10 倍。因此,对于轻度认知功能障碍的早期干预对延缓痴呆的发生、发展至关重要。

目前,我国存在的突出问题是公众对轻度认知功能障碍的知晓率低、早期就诊率低及治疗率低等。为贯彻落实《健康中国行动(2019—2030 年)》心理健康促进行动有关要求,预防和减缓 AD 的发生,提高家庭幸福感,促进社会和谐稳定,鼓励社会心理服务试点地区探索开展 AD 防治特色服务,国家卫生健康委办公厅印发了《探索老年性痴呆防治特色服务工作方案》。方案确定了试点地区到 2022 年的工作目标,包括公众对 AD 防治知识知晓率达 80%,建立健全 AD 防治服务网络,建立健全患者自我管理、家庭管理、社区管理、医院管理相结合的预防干预模式。

(一)社区运动训练

运动干预在社区情境中呈现显著的优势,规律体育运动行为对于延缓老年人认知功能衰退和改善慢性病症状具有极其重要的作用,具有低成本、高效益、简单易开展、安全无不良反应、与健康教育能较好融合使用等特征。

1. 健步走

健步走被认为预防大脑衰老最好的运动,只要有一双跑鞋、一条路,随时随地都可以进行。建议老年人进行每次 30 min,每周 5 次累计 150 min 的中等强度的健步走运动。中等强度的把握有两个方法,一是健步走过程中的步速保持在每分钟 100~120 步;二是通过谈话测试来控制,即通过在健步走过程中和同伴交谈时的具体情况来判断。

2. 太极拳

越来越多的科学研究表明,运动干预可以在一定程度上预防 AD。目前国内有学者比较分析了游泳、跑步、广场舞和太极拳 4 种运动的疗效,结果发现在各类体育健身项目中,伴有认知活动训练的中国传统太极拳运动效果最佳。

3. 手指操

手指操通过锻炼手指的屈伸,对手指敲击、按压等方法刺激手部的穴位与经脉,可促进人体血液流通,加强机体的新陈代谢,使大脑和神经系统功能得到强化,起到预防 AD 的效果。

(二)营养干预

过去几年中关于饮食营养的科学研究层出不穷,地中海饮食、高蛋白瘦肉、深海鱼油、鱼肉、抗氧化莓果、绿叶蔬菜,最重要的是减少精致碳水化合物的摄取。多吃一些含有长链不饱和脂肪酸的食物,其中所含有的神经酸是人体大脑中唯一能够修复受损神经纤维的脂肪酸,对修复因 AD 患病而导致的神经受损有很好的帮助。另外,在饮食方面也要注意清淡为主,不要吃高油、高脂肪的食物。因为高脂肪会影响人体的健康,是各种慢性病的好发因素,从而诱发脑部病变。

(三)居家认知训练

(1)回忆电视细节:如老人看完电视,家里人可以跟他讨论刚才电视里在说什么,尽可能鼓励他去回忆其中的细节。

(2)记词汇:如给出 10 个词,让老人尽可能地去记住,过一会再反复回忆出来。

(3)讲故事:训练方式是给出一个场景,在这个场景里面设置一些人物和事件,通过图形等形式呈现给老人,让他看完之后再把这个故事尽量原原本本讲出来。

(4)记特征:如给出一幅画,请老人尽量记住里面的细节,可以分类记忆或根据场景记忆。

认知训练应每个周训练 3 次,每次坚持一种任务 20 分钟,练习时长不要超过 1 个小时,长期坚持。

(四)早期发现

轻度认知障碍的自查症状如下。

(1)记忆功能减退,认识新事物的能力下降。当老年人有认知障碍时通常仍有日常的生活基本能力,但是患者的表现力会比平常迟钝,注意力明显不集中。患者会经常遗忘近期的一些事情,初期这些症状对生活的影响不大,如果及时干预可以有效延缓病情的进展。

(2)咀嚼困难,走路变慢。老年人的大脑会在一定程度上出现萎缩,萎缩症状稍微严重时大脑容量会相对变小,这就是老年认知障碍患者的一个明显表现。这时老年患者做事的行动力就会下降,例如走路变化、咀嚼感到困难等。而当咀嚼量变少时,大脑的血流量会随之减少,这时或许会加重老年认知障碍。

(3)作息时间紊乱。睡眠作息时间的紊乱会增加日后罹患老年认知障碍的风险。一些老年认知障碍患者作息时间明显不规律,这时需要到专科医院进行心理测试和神经系统的检查,以利于早期诊断和治疗。

(4)遇事易抑郁、焦躁。患者早期的老年认知障碍症状会与其以往的精明强干形成鲜明对比,患者的情绪变得很不稳定,非常容易激动,经常因为一些小事而变得焦躁不安,害怕恐惧,并且对身边的人产生很强烈的依赖意识。

国际阿尔茨海默病协会提出以下 10 个警告标志:① 记忆力下降以至于影响到正常生活;② 计划或解决问题困难;③ 难以完成家庭、工作甚至休闲时熟悉的任务;④ 时间或空间混乱;⑤ 视觉影响与空间关系上出现认识问题;⑥ 说话和写作能力出现新的问题;⑦ 乱放东西且失去追溯的步骤的能力;⑧ 判断力下降或判断不正确;⑨ 工作或社会活动减少;⑩ 情绪和性格的改变。

(安丙辰　梁贞文)

第九节　小脑疾患的康复

一、概述

小脑疾患常见的病因很多,包括脑血管病、肿瘤、变性、遗传、细菌或者病毒感染、脱髓鞘、外伤及酒精中毒等。但无论哪一种病因,小脑疾患所涉及功能障碍有其共性特点,本节将聚焦于就此类疾病的康复治疗。

(一) 解剖特点及生理功能

小脑位于颅后窝,延髓上方、脑干的背侧、大脑半球枕叶的腹侧,被小脑幕所覆盖。小脑由中央的蚓部及两个小脑半球组成,通过三对小脑脚与脑干相连。根据种系发生顺序,将小脑分为古小脑、旧小脑及新小脑。古小脑接受前庭器官的传入冲动,管理调节平衡,又称为前庭小脑。旧小脑主要处理脊髓小脑传导束的本体感觉冲动,管理站立和行走动作的协调性,传入冲动主要来自脊髓,又称为脊髓小脑。新小脑是进化最晚的小脑部分,与大脑皮质的运动皮质区密切联系,管理四肢的高级运动功能准确进行,又称为大脑小脑。

小脑是协调中枢,负责保持平衡及控制肌肉张力,协调完成精细而适时的技巧性动作。小脑各部分在协调运动中各自担负着不同的任务,但是在病程中患者多数表现为各种综合征的组合。由于病因不同,小脑的易损部位不同,表现出不同的临床症状及表现。以下三个特点对于理解小脑功能至关重要:① 单纯小脑病变影响患者的肢体及躯干的运动功能,但是无肌肉瘫痪;② 小脑接受各种特异性的感觉传入冲动,如视觉、听觉等,但不能形成有意识的和可辨别的特异性感觉刺激,如听觉及视觉;③ 小脑对运动性学习及运动记忆非常重要。

(二) 病因及临床特征

1. 小脑血管病

小脑血管病包括小脑的出血和缺血。病变局限于小脑内时,主要表现为小脑症状,如眼球震颤、病变侧肢体共济失调、站立和行走不稳等;如果病变较大,使脑干明显受压,出现脑干受损的症状,患者可表现为四肢瘫痪、神志不清或昏迷、双侧瞳孔缩小呈针尖样、中枢性呼吸障碍,可因枕大孔疝死亡。

2. 小脑肿瘤

小脑也是脑肿瘤的好发部位,多见于儿童和青年,多数发生在小脑半球,其次为蚓部。小脑肿瘤包括由脑本质发生的原发性脑瘤和由身体其他部位转移至颅内的继发性脑瘤。原发性脑瘤依其生物学特性又分良性和恶性。患者年龄越小,恶性肿瘤的可能性越大。小脑半球肿瘤常表现为单侧肢体的运动性共济失调,为随意运动的幅度、力量、方向及速度失调,小脑性构音障碍。小脑蚓部肿瘤患者常出现躯干平衡障碍,早期为站立不稳,向后倾倒,伴有醉酒步态,肌张力降低,腱反射减弱甚至消失,部分出现眼球震颤。儿童或青年有进行性颅内压增高的症状时,出现典型的小脑体征,怀疑本病。

3. 变性性疾病

橄榄体桥脑小脑萎缩症(olivopontocerebellar atrophy, OPCA)是一种以小脑和脑干损害为主要临床表现的中枢神经系统的慢性变性性疾病,多于中年或老年前期隐袭起病,缓慢进展,小脑功能障碍是本病最突出的症状,表现为逐渐进展的小脑性共济失调。OPCA 进展缓慢,通常在起病后 5～10 年内患者的活动自理能力受到影响。本病预后不佳,一般病程 8~15 年。

4. 遗传性疾病

遗传性共济失调(hereditary ataxia,HA)是一组以慢性进行性小脑性共济失调为特征的遗传变性病。世代相传的遗传背景、肢体共济失调的表现及小脑损害为主的病理改变是本病的三大特征。发病年龄多在 20~40 岁,遗传方式主要呈常染色体显性遗传。主要临床表现为有小脑性肢体共济失调及躯干平衡障碍,还可以伴有非神经系统变现,如骨骼畸形、突眼、内分泌失调、心肌肥厚及传导阻滞等。

5. 小脑感染性疾病

小脑脓肿多形成于小脑半球前外侧。急性小脑脓肿时,周围脑组织的炎症和水肿都较严重,多合并硬脑膜外脓肿。慢性小脑脓肿时,脓肿包膜形成良好,周围脑组织的炎症和水肿较轻,常合并迷路炎,出现小脑病灶体征,如眼球震颤、步态蹒跚、肢体共济失调、肌张力减退、腱反射减弱和强迫头位。

6. 脱髓鞘性疾病

多发性硬化(multiple sclerosis,MS)是以中枢神经系统白质脱髓鞘病变为特点,遗传易感个体与环境因素作用发生的自身免疫性疾病。脱髓鞘斑块可见于脑干及小脑的白质,因此相当一部分患者有不同程度的肢体共济失调,也可表现为躯干平衡障碍,伴有小脑性构音障碍;部分晚期患者出现典型的查科三联征(Charcot triad),即眼球震颤、意向性震颤、吟诗样语言。

7. 小脑综合征

(1) 古小脑综合征。① 平衡障碍:以躯干平衡障碍为主,患者表现为起立不能,站立不稳,摇晃、步态不稳,为醉汉步态,即行走时跨步过宽、左右摇摆,不能做走钢丝步态。② 眼球震颤:表现为注视移动物体时反向振动增多,转头时眼球持续性反向弹跳。

(2) 旧小脑综合征。患者表现为行走和站立障碍,呈共济失调步态,有向病变侧摔倒倾向;Romberg 试验时,轻击患者胸部,患者前后摇晃。

(3) 新小脑综合征。① 肢体随意运动分解:肢体动作协调不能,辨距障碍,轮替动作障碍,意向性震颤,通常上肢重于下肢,复杂运动较简单运动更明显,笔迹异常也是臂、手共济失调的一种表现,字迹不规则,笔画震颤,一般写字过大。② 反跳现象:让患者用力抗阻屈曲肘关节,阻力突然消失,患者无法停止屈曲,手臂不能控制地击打自己的胸部。③ 同侧肢体肌张力低下、腱反射减弱:两侧对称性小脑病变者,一般无明显的肌张力改变。④ 断续性言语和构音障碍:表现为言语缓慢、停顿,发音冲撞,各音节重读不等。

二、康复评定

小脑疾病的康复评定与大脑疾病的康复评定类似,但主要以损伤明显的平衡功能、肢体协调功能、言语语言功能和日常生活能力评定为重点。目前,尚缺乏小脑特异性评估量表,适用于大脑疾患的康复评定方法也可适用于小脑疾患。

1. 平衡功能检查

小脑损伤的患者平衡功能常常受到影响。患者常将自己保持在一个宽基底且上肢伸展的僵直模式,通过限制活动的幅度(即稳定极限降低)获得一定的平衡功能,因此需要使用平衡功能测试量表或者计算机辅助设备对患者的平衡功能进行评估和检查,主要方法如下。

(1) 伯格平衡量表(Berg balance scale,BBS):是由 Katherine Berg 于 1989 年开发的量表。它是一个针对测试者平衡功能的专项检查量表,分为 0~4 共 5 个等级,总分 56 分。测试项目包括站起、坐下、独立站立、闭眼站立、上臂前伸、转身一周、双足交替踏台阶、单腿站立等 14 个项目,测试时间约为 20 min。部分测试项目需要受试者保持一定时间进行计分,按照评定细则,一般认为总分≤40 分,存在跌倒风险。其中,0~20 分,受试者平衡功能较差,提示患者需要乘坐轮椅;21~40 分,提示有一定平衡功能,患者可在辅助下步行。已有研究指出,该量表对于小脑疾患的患者平衡功能检查具有良好的信度。

(2) 活动特异性平衡量表(activities specific balance confidence scale,ABC 量表):该量表的英文版是1995 年开发使用的,2007 年我国香港学者将其开发为香港地区版本。近年来中文版的 ABC 量表也逐渐运用于帕金森病患者、脑卒中和老年人群。中文版同样为 16 个康复评定项目,每项 0～100 分,0 表示没有信心,100％则表示有绝对信心保持平衡。患者得分越高,表明其越有平衡信心。在计算 ABC 量表的得分时,先把所有条目的分数相加,然后除以条目数得到 ABC 量表的最终结果得分。具体条目如表 4－9－1 所示。

表 4－9－1　ABC 量表的条目和条目编码

条 目 编 码	条 目 内 容
1	在房间内步行
2	上下楼梯
3	弯腰捡起一双鞋子
4	在与你一样高的架子上拿一个罐头
5	踮起脚,去拿一个高于你头顶的东西
6	站在凳子上去拿东西
7	扫地
8	外出搭乘出租车
9	上下平时搭乘的交通工具
10	穿过停车场步行去商场
11	走上或走下一个短的斜坡
12	在一个拥挤并且周围人走得很快的商场里行走
13	在拥挤的商场里行走时,被人撞一下
14	握紧扶手,走进或走出扶手电梯
15	双手都拿着物品,不能握紧扶手时;再走进或走出扶手电梯
16	在室外湿滑的路面行走

(3) 平衡测试仪:这类仪器采用高精度压力传感器和电子计算机技术,通过受力平台记录受试者在睁眼、闭眼以及平台外在干扰环境下躯体前后、左右摆动的各方向轨迹、总轨迹长度等数据,测试更为定量化,目前已成为平衡功能检测的常用手段。

2. 协调功能检查

(1) 指鼻试验及跟膝胫试验:这两个试验是最为常用的针对上肢和下肢协调功能的检查方法。① 指鼻试验:需要被测试者用自己的示指先触碰鼻尖,再去接触检查者的示指;检查者可改变示指的位置来测试受试者的反应。② 跟膝胫试验:被测试对象取仰卧位,抬起一侧下肢,先将足跟放在对侧下肢的膝盖上,再沿胫骨前缘向下推移。

(2) 快速轮替运动测试:检查者让受试者前臂快速地旋前或旋后,小脑损伤患者可能表现为交替速度慢、旋转的范围大小不一,以及连续转换存在困难等。

(3) 闭目难立征:又称龙贝格征(Romberg sign)。测试时嘱患者双足并拢站立,两手向前平伸、闭目,如出现躯体摇晃或倾斜则为阳性。仅闭目时站立不稳提示双下肢感觉障碍,为感觉性共济失调。闭目和睁眼时皆站立不稳提示小脑蚓部病变,为小脑性共济失调。一般蚓部病变易向后倾,一侧小脑半球病变多向患侧倾倒。

(4) 平衡协调试验：可对小脑损伤患者的运动功能进行评估检查。该试验共有 17 项检查内容，每项分为 4 个等级，每个等级分为 1～4 分，其中 4 分表示能完成活动；3 分表示能完成活动，但为保持平衡需要较少的身体接触加以保护；2 分表示能完成活动，但为保持平衡需要大量的身体接触加以保护；1 分表示不能活动。具体测试项目如表 4-9-2 所示。

表 4-9-2　平衡协调试验

序　号	项　目　内　容
1	在正常舒适的位置上站着
2	两足并拢站着(窄支持基底)
3	一足直接在另一足前方(足趾碰及另一足的足跟)地站着
4	单足站
5	站着，上肢位置交替放在身旁、头上方、腰部等
6	出其不意地使患者离开平衡点(细心保护患者)
7	站着，交替地前屈躯干和返回原位
8	站着，向两侧侧屈躯干
9	沿直线走，一足跟直接在另一足的足趾之前
10	沿直线走或沿地上的标记走
11	向侧方走和向后走
12	操正步走
13	行走时变换速度(增加速度会增加协调缺陷)
14	行走中突然停下和开始
15	环形行走和变换方向
16	用足跟或趾行走
17	正常站着，观察患者开眼和闭眼时的反应。若患者睁眼能站闭目则不能，意味着本体感丧失。闭目不能保持直立位为龙贝格征阳性

(5) 国际合作共济失调量表(international cooperative ataxia Rating scale，ICARS)：是 1997 年由世界神经病联合会一起研究开发的量表，也是目前运用于脊髓小脑性共济失调、小脑性共济失调以及弗里德赖希共济失调(Friedreich ataxia)等多种类型的共济失调疾病。本量表总分 100 分，为半定量化的神经功能评定量表，可以描述和定量评估典型小脑性共济失调症状，全部测评工作耗时不超过 30 min。检查患者按以下顺序：行走—站立—坐在检查床上—躺下进行下肢功能的评定—坐在椅子上检查上肢功能—语言—画画—眼球运动试验。小脑症状包括步态、肢体共济失调、眼球运动和构音障碍。姿势和步态34 分(其中步态 12 分，站立 22 分)、肢体共济失调 52 分、构音障碍 8 分、眼球运动障碍 6 分。具体内容如表 4-9-3 所示。

表 4-9-3　国际合作共济失调量表

一、姿势和步态障碍
1. 行走能力(观察靠墙约 1.5 m，步行 10 m 的能力，包括转身动作)
　　0=正常
　　1=接近正常，但不能两脚一前一后在一条直线上行走
　　2=行走不需要扶助，但明显异常
　　3=行走不需要扶助，但摇晃明显，转身困难

4＝不能独立行走,在行走 10 m 的测试中间断需要扶墙

5＝需借助一个拐杖行走

6＝需借助两个拐杖或助行器行走

7＝需陪伴者扶助行走

8＝即使在陪伴者帮助下也不能行走(日常活动限于轮椅)

评分:＿＿＿＿＿＿＿

2. 步速(如第 1 项检查得 1～3 分,观察步速;如得 4 分和 4 分以上,在此项检查中得 4 分)

0＝正常

1＝轻微减慢

2＝显著减慢

3＝极慢

4＝不能独立行走

评分:＿＿＿＿＿＿＿

3. 睁眼站立能力(先让患者试着用一脚支撑;如不能,以脚一前一后站立;如还不能,双脚并立站立,然后让患者选择一个自然舒适的姿势)

0＝正常,可用一只脚站立超过 10 s

1＝可以并脚站立,但不能用一只脚站立超过 10 s

2＝可以并脚站立,但不能双脚一前一后站

3＝不能并脚站立,但可在不支撑的自然姿势下站立,没有或伴中等程度的摇晃

4＝可在不支撑的自然姿势下站立,但摇晃很明显

5＝如无单臂强有力的支撑,然姿势下不能站立

6＝即使在双臂强有力的支撑下也不能站立

评分:＿＿＿＿＿＿＿

4. 在睁眼,没有支撑的自然姿势下站立时测量足距(让患者处于一个舒适站立的位置,测量两足内踝之间的距离)

0＝正常(足距＜10 cm)

1＝轻度增大(足距 10～25 cm)

2＝明显增大(25 cm＜足距＜35 cm)

3＝严重增大(足距＞35 cm)

4＝自然姿势下不能站立

评分:＿＿＿＿＿＿＿

5. 睁眼,双脚并立身摇晃程度

0＝正常

1＝轻度晃动

2＝明显晃动(在头部水平＜10 cm)

3＝严重的晃动(在头部水平＞10 cm),有摔倒危险

4＝立即摔倒

评分:＿＿＿＿＿＿＿

6. 闭眼,双脚并立身体摇晃程度

0＝正常

1＝轻度晃动

2＝明显晃动(在头部水平＜10 cm)

3＝严重的晃动(在头部水平＞10 cm),有摔倒危险

4＝立即摔倒

评分:＿＿＿＿＿＿＿

7. 坐姿(双臂交叉,双大腿并拢,坐在硬座上)

0＝正常

1＝躯干轻度摇晃

2＝躯干和腿中度摇晃

3＝严重的不平衡

4＝不能坐

评分:＿＿＿＿＿＿＿

姿势和步态评分(静态分数):＿＿＿＿＿＿＿/34

二、动态功能

8. 跟膝胫试验：动作分裂和意向性震颤患者取仰卧，头倾斜，要求患者目光控制动作。一侧下肢举起，将足跟放于一侧下肢的膝盖上，后将足跟沿胫骨向下滑动至踝关节；然后再次举起下肢至约 40 cm 高度，重复以上动作；每侧肢体检查至少 3 次

0＝正常

1＝可在连续轴性运动中放下足跟，但整个动作分裂成数个阶段；不伴有真正的舞蹈样冲撞运动和异常缓慢

2＝在轴性冲撞样运动中放下足跟

3＝在冲撞样运动中放下足跟，伴侧方运动

4＝在冲撞样运动中放下足跟，伴非常严重的侧方运动；或测试无法完成

评分：右＿＿＿＿＿＿，左＿＿＿＿＿＿

9. 跟膝胫试验：动作性震颤，与第 8 项检查方法相同（在足跟沿胫骨向下滑动至踝关节前，仔细观察患者足跟放于膝盖上的动作性震颤数秒，要求患者目光控制动作）

0＝正常

1＝足跟放在膝盖上后，震颤立即停止

2＝足跟放在膝盖上后，震颤在 10 s 内停止

3＝足跟放在膝盖上后，震颤持续 10 s 以上

4＝震颤不停止或测试不能完成

评分：右＿＿＿＿＿＿，左＿＿＿＿＿＿

10. 指鼻试验：动作分裂和辨距不良（患者坐在椅子上，每次测试前手放在膝盖上；要求患者目光控制动作。每侧肢体检查 3 次）

0＝正常

1＝摇摆，但不伴有动作分裂

2＝动作分裂成两个阶段和（或）在触及鼻子时中度的辨距不良

3＝动作分裂成两个以上阶段和（或）在触及鼻子重试的辨距不良

4＝辨距不良，手指不能触及鼻子

评分：右＿＿＿＿＿＿，左＿＿＿＿＿＿

11. 指鼻试验：手指意向性震颤，在投掷样运动阶段出现（患者坐在适合的椅子上，每次测试前手放在腿上；要求患者目光控制动作，每侧肢体检查 3 次）

0＝正常

1＝动作轻度偏差

2＝中等程度震颤、幅度＜10 cm

3＝震颤，幅度 10～40 cm

4＝严重的震颤，幅度＞40 cm

评分：右＿＿＿＿＿＿，左＿＿＿＿＿＿

12. 指指试验：动作震颤和（或）不稳定性［患者坐位，在胸前高度，相距 1 cm，作匀速对指（示指）动作 10 s，要求患者睁眼控制动作］

0＝正常

1＝轻度不稳

2＝中等程度的摇摆，幅度＜10 cm

3＝手指相当大的摇摆，幅度 10～40 cm

4＝冲撞样运动，幅度＞40 cm

评分：右＿＿＿＿＿＿，左＿＿＿＿＿＿

13. 轮替动作（患者坐在舒适的椅子上，抬起前臂呈垂直位，做手的轮替动作，每只手分别测试）

0＝正常

1＝轻度的缓慢、不规则

2＝明显的缓慢和不规则，但是没有肘部的摇摆

3＝显著的缓慢和不规则，有肘部的摇摆

4＝动作十分紊乱或不能完成

评分：右＿＿＿＿＿＿，左＿＿＿＿＿＿

14. 在预先设计的图案上绘阿基米德螺旋图形（患者坐在固定的座位上，面前摆一张桌子，固定放置一张 纸，防止移动等人为误差。患者完成该项测试无时间限制。每次检查必须使用相同的桌子和钢笔，只检查优势手）

0＝正常

1＝受损,动作分裂。描线轻微偏离预先设计的图案,但无过多的偏差

2＝描线完全离开预定图案,重复交叉,和(或)过多的偏差

3＝描绘动作过大,分裂

4＝完全杂乱的描绘或者无法完成

评分：＿＿＿＿＿＿

动态评分(肢体协调)：＿＿＿＿＿＿/52

三、语言障碍

15.构音困难：语言流利度(患者重复一句相同标准句次数)

0＝正常

1＝轻度障碍

2＝中度障碍

3＝明显缓慢伴构音障碍性语言

4＝不能言语

评分：＿＿＿＿＿＿

16.构音困难：语言清晰度

0＝正常

1＝有不清晰表现

2＝似乎不清,大多数词语可理解

3＝严重不清,不能理解

4＝不能言语

评分：＿＿＿＿＿＿

构音障碍评分：＿＿＿＿＿＿/8

四、眼球运动障碍

17.凝视诱发的眼震(患者眼睛注视检查者的手指,主要测试水平方向,也可包括斜位、旋转或垂直)

0＝正常

1＝短暂

2＝持续但中度

3＝持续但严重

评分：＿＿＿＿＿＿

18.眼球追踪异常(患者目光追踪检查者手指缓慢的侧方运动)

0＝正常

1＝轻度跳跃

2＝显著跳跃

评分：＿＿＿＿＿＿

19.眼睛扫视辨距不良(检查者两份示指分别置于患者两侧颞侧视野;开始患者眼睛平视前方,然后交替扫视右侧和左侧示指;综合评估眼球的超目标运动和未达目标运动)

0＝无

1＝眼扫视时,双侧有明显的超目标运动和未达目标运动

评分：＿＿＿＿＿＿

眼球运动评分：＿＿＿＿＿＿/6

总评分：＿＿＿＿＿＿/100

(6) 共济失调评测分级量表(scale for the assessment and rating ofataxia, SARA)：具有良好的信度效度,尤其适合于脊髓小脑性共济失调和特发性共济失调。量表共包括8个条目,其中3项评定步态和姿势情况,1项康复评定言语功能,4项评定肢体运动功能。得分越低功能越好,0分表示没有共济失调,40分说明存在严重的共济失调问题。

3.步态功能康复评定

小脑损伤的患者典型步态为蹒跚步态。即行走时,躯干前倾,步宽加大,步幅长短不一,跨步长缩短、

步频快慢不一、足廓清能力下降；转弯时，患者倾向于使用小碎步代替以脚为轴的躯干旋转，整体步态呈"鸭子"状或蹒跚状。由于行走时稳定性差，重心上下、左右移动幅度大，所以步行能量消耗大。还可以选用站起计时走（timed-up and go，TUG）来综合评定患者的功能性步行能力。TUG测试需要记录患者在3 m测试距离内由靠背椅站起，行走至3 m线处折回，再重新坐回椅子的总时间。一般认为评测结果＞0.8 m/s时即具备了回归家庭式的安全步行能力。

4. 上肢精细协调性康复评定

小脑损伤患者的手指精细协调能力常使用普度钉板测试（Purdue pegboard test）和九孔插板试验测试。Purdue钉板测试需要患者在2列共50个小孔的钉板上分别用左手、右手和左右手按要求完成指定任务（包括50个铁棍、40个垫圈和120个项环），评定结果分为两个分数，得分1为30 s内铁棍插入板的数量，得分2为按要求1 min内装配的数量。九孔柱是一项简单、快速的筛查方法，评估患者将木棒插入和拔出标准木板所需的总时间。

5. 日常生活活动能力评定

小脑损伤的患者大部分存在日常生活活动能力的障碍，为了更好地制订具有针对性的治疗方案，治疗人员需要对患者的日常生活能力进行评定。具体的量表及方法可以参照脑卒中的相关内容，包括基本日常生活活动能力量表（如改良Barthel指数、FIM量表等）以及工具性日常生活活动能力量表（如Frenchay活动量表、Rivermead日常生活量表等）。

6. 语言与吞咽功能康复评定

小脑损伤患者多因口颜面肌群肌张力障碍、肌肉协调能力变差出现以构音障碍为主的语言问题，如言语不清、发音时断时续、节奏强弱不均等，评定可选择Frenchay评定法、中国康复研究中心评定法等。吞咽障碍主要表现为口腔期咀嚼功能损伤、运送食团移动不足，以及咽期咽部肌群协调障碍等，可选择床边吞咽筛查试验、吞咽造影检查等方法。具体量表及评估细则可以参照本书脑卒中的相关内容或评定书籍。

7. 其他功能康复评定

小脑损伤的患者中有部分患者具有前庭功能障碍，如眩晕、恶心等表现。据统计，小脑梗死是恶性眩晕的原因之一，发病率约为3%。客观地评估小脑梗死后前庭功能受损状态是也是康复治疗方案的重要组成部分。目前，用于前庭检查的客观评估主要借助前庭自旋转试验（vestibular autorotation test，VAT），是一项高频的前庭眼动反射（vestibule ocular reflex，VOR）的测试。旋转仪运行结束后提供水平或垂直方向的眼位图、眼速图、增益图、相移图及非对称性图，再由专业医师进行分析判读。一般来说，水平增益增高提示前庭中枢性损害，水平增益降低提示前庭外周性损害。

三、康复治疗

小脑出血后恢复期患者常遗留有肢体共济失调和构音障碍。小脑损伤的治疗部分与大脑损伤类似，但着重点因损伤位置的不同而不同，如小脑半球损伤多影响四肢运动功能，意向性震颤明显，尤其是上肢，也有向患侧倾斜的特征；小脑蚓部病变多表现为躯干共济失调，四肢张力正常或降低。小脑参与了个体运动学习的过程，因此只针对患者小脑本身损伤引起的功能障碍而不以运动控制理论的训练是收效甚微的。同时，对于小脑损伤患者各项物理治疗措施的效果仍未有较高等级的临床研究予以支持，所以目前用于治疗的训练方案仍是基于运动控制理论的相关知识。

治疗原则：动作由易至难，由简单到复杂，由慢到快，由单关节至多关节，多利用程序性记忆或者患者的既往运动技能每天进行训练。

(一)协调训练

1. 主要原则

共济失调是小脑损伤中最常见的问题,据统计占小脑梗死患者总数的78.8%。协调障碍使得运动失去适当的速度、距离、方向、节奏和肌力。因此,反复正确且循序渐进的练习是达到上肢与下肢、四肢与躯干运动协调的主要途径之一。训练原则主要包括以下几点。

(1) 动作要尽量以正确的运动模式完成。按照大脑可塑性原理,小脑不断接受正确的感觉传入信息,才能逐步调整运动过程中的偏差,最终使得动作可以协调流畅地完成。因此,如果患者不能达到目标,训练中应按照患者功能等级选择合适难度的动作,防止动作多次错误,以保证患者每次的运动模式都接近正常。如果患者可以达到目标,则应反复训练直至可以精准地完成任务。

(2) 运动再学习扩散理论:协调障碍患者训练时应遵循低水平用力的原则,防止患者过度用力使得兴奋性扩散,从而反向地影响协调能力的改善。

(3) 个体化目标:对于损伤程度较轻的患者可以直接从多肌群的协调练习开始,对于重度协调障碍患者则应注重每项运动中动作成分的分解练习,保证单一关节或者单一肌群的运动模式正确,这样有利于在大脑皮质直接控制下先完成简单的动作任务。通过减少对关节或肌群的控制数量达到降低任务复杂性,从而提高任务完成的成功率。协调障碍严重的患者尤其应选用简单且慢速的运动,切忌使用多关节的快速运动。

(4) 感觉反馈的应用:感觉印象的建立是控制与协调的最初成分,感觉反馈应积极应用于小脑损伤患者的协调训练中,特别是位置觉和触压觉。当患者不能完成主动运动时,被动运动可提供本体感觉的传入,视觉和听觉的信息对于促进患者感觉调节和运动控制也有较大的积极作用。

2. 主要训练方法

1) 弗伦克尔体操训练

弗伦克尔体操训练由瑞士医生弗伦克尔(Frenkel)于1889开发的一种基于本体感觉刺激的运动训练方法,对于改善患者静态、动态协调功能、精细灵巧运动能力、抑制震颤和不自主运动,以及躯体中线感和眼手协调能力均有一定帮助,但不针对肌力。该训练方法利用患者残存的视觉、听觉或触觉等感觉系统代偿运动功能的残损,也是小脑协调训练中运用最为普遍的方法。训练的关键点是要患者集中注意力,反复正确地练习(正常关节活动范围内,不牵伸),逐步形成新的运动模式以恢复功能。训练从减重状态的简单运动开始,逐渐过渡到使用上、下肢抗重的复杂运动,遵循从有支撑体位至无支撑,从单侧至双侧的原则。已有研究指出,单纯的弗伦克尔体操训练的临床疗效欠佳,需整合其他疗法综合治疗才能事半功倍。体操的具体方法如下。

(1) 仰卧位练习:患者躺在表面光滑的床上或垫子上,足跟置于床面,头部枕起,看到小腿与足。① 双下肢单独沿床面滑动作交替屈伸运动;② 双下肢分别在屈膝和伸膝体位下,足着床不动,交替作髋关节外展内收运动;③ 双下肢单独作屈髋屈膝运动;④ 双下肢同时作屈膝、屈髋运动;⑤ 联合各种下肢运动,并使患者足跟随治疗师手指运动,如一侧屈伸,另一侧内收外展等。

(2) 坐位练习:① 练习维持正确坐位姿势2 min;② 用粉笔在地下划两个"十"字标记,轮流使足顺所划的"十"字向前、后、左、右滑动;③ 按治疗师的节奏,练习从不同高度椅子上起身和坐下;④ 双侧足交替向前、后及左右触碰地面不同位置的标记物。

(3) 站位练习:① 侧走,重心在双足中轮流转移;② 在35 cm宽的平行线之间向前走;③ 向前走,进行1/4步、1/2步、3/4步及一整步的练习;④ 转弯,向左右转弯行走。

2) 上肢协调训练

上肢训练可以从简单的大关节轮替运动开始,再到腕、手部位的精细性协调运动训练(如折毛巾、插板活动），最后进阶为定时、定向和定位的复杂性活动，如将球丢进圆环或容器内、在规定时间内完成编织或投掷的任务，手指按要求点触桌面标记等。

3）眼头手协调训练

国外有部分治疗师采取此种模式进行共济失调训练，使共济失调患者协调功能有了短期改善。此方法强调先后四个阶段的连续训练，即眼训练（视物追踪和凝视定向）、头部移动训练（物品不动）、眼头协调移动和眼头手协调移动，移动范围为左右约 45°，上下约 30°，后期可加入躯干的旋转。

（二）平衡训练

小脑疾病患者平衡训练的基本原则与脑卒中类似，但略有区别的是此类患者的平衡训练应注重视觉和负重的使用。训练从坐位体位下最稳定的静态平衡开始，逐渐过渡到容易破坏平衡感的站立平衡或平衡板训练。已有文献指出，动态平衡对于患者提高稳定性，获得功能性的改善更为重要。具体可通过以下几步完成。

1. 躯干控制训练

躯干稳定性对于小脑损伤患者恢复平衡功能十分重要。治疗师应在具体的平衡分级训练开始前或过程中，对患者实施脊柱松动。松动术可在侧卧位或俯卧位下进行，目的是让患者在平衡训练中保持躯干的柔韧性，以便更好地参与自身平衡的调节。

2. 患侧坐起训练

先屈曲双侧膝关节，双手博巴斯（Bobath）式握手，嘱患者向患侧翻身，成功后指示患者用非患侧下肢将患侧下肢移至床沿下，然后用非患侧手掌支撑床面，依靠非患侧手臂力量抬起躯干，必要时治疗师可给予助力。

3. 坐位平衡

（1）静态平衡：患者首先练习双手置于双膝无外在支撑情况下的静态平衡。开始时可借助视觉线索（如门框、垂线、手持手电筒）帮助稳定头部；在患者能不用支持稳坐片刻，轻轻地推或拉，使其重心轻微地移位，以激发患者自动态平衡反应。

（2）二级平衡：当患者能使双上肢自由进行其他活动，就要让上肢在空间不同的地方定位、控制住和交替轻拍，如捡拾小木块、伸手取物、抛球等二级的坐位平衡练习，促进他对肩胛带的控制。

（3）三级平衡：让患者坐在一个高度与椅子相近，并在治疗师稳定住的体操球上，双上肢支撑在前方小桌上，在保持骨盆前倾和脊柱伸直的情况下，利用球的灵活性练习向各个方向转移物体，以提高坐位的动态平衡能力。平衡训练也可以在具备传感装置的计算机控制的平衡训练仪上按照难度大小分阶段完成。

4. 站位平衡

同坐位平衡的三级训练相同，患者从双足站立静态的平衡到双足站立自主运动，如蹲下取物、并脚侧跳、双足交替站立等，最后完成上下台阶训练以及单足站立。训练早期应借助姿势镜的视觉反馈进行练习，如果平衡能力改善可撤除镜子训练。站位平衡与坐位平衡的训练平面都可以按照患者程度进行调整，从坚实的地面转为柔软的平面，甚至球面或平衡板。双上肢可以从体侧支撑辅助过渡到胸前交叉或是持物、远距离够物等状态。如果患者控制多关节的稳定有障碍，也可使用支具帮助其稳定某一个关节，如足托。

5. 其他

可以根据患者的兴趣喜好选择一些与平衡训练相关的作业活动进行治疗，如瑜伽、跳舞、太极拳以及球类运动等。

（三）步态训练

小脑疾患患者的步态纠正训练需要采取高重复少间歇、跨步幅度尽量大的训练原则，以促进患者将步行转化成不需要皮质过多思考的自动化模式。有学者采用步行前提醒的方式促进患者步态训练，即起步时足尖尽量抬高，先足跟着地，然后再足尖着地。Gemma Kelly 等在 2015 年按照小脑损伤患者损伤具体部位的不同给出了相对应的步行治疗方案。除了一般内容外，还需加强以下几个方面。

1. 下肢肌群的肌力训练

小脑损伤患者步行时由于重心后倾，骨盆侧向不稳定，易出现屈髋、屈膝、步基加宽的模式，所以应以伸髋肌肌力、髋外展肌肌力为训练重点进行步行模式训练等。

2. 增加相应的特异性训练

头部固定下的行走（更适用于前庭小脑疾病的患者）、慢速定向步行训练、慢速指令步行训练、慢速任务式引导步行训练、意向性交替迈步训练等意向性步行训练内容。训练应从平衡杠内的步行开始，患者腰间系好保护腰带，先练习上肢与下肢协调的跨步运动，如左手-右腿-右手-左腿交替进行的迈步练习，当稳定性和流畅性提高后才可进行平衡杠内的完整步行。当患者功能在多次训练后有一定改善，治疗师就应在安全的前提下让患者处于更加丰富的环境进行训练，以促进患者在不可预测的干扰下躯体的应变能力，如转弯、横走、前进两步且后退一步、原地转圈、走横"8"字、在狭窄空间行走、软硬不均的地面上行走，或者跨障碍物行走等。

3. 借助康复工程新技术

可借助减重支持系统或下肢康复机器人进行训练，一方面可以监护患者步行的安全，另一方面也不会阻碍患者的步行训练。

4. 丰富步态训练环境

小脑皮质部位损伤患者由于传出的浦肯野纤维受到影响，患者往往缺乏应对复杂环境的能力，所以治疗师在训练后期需要向患者提供丰富的环境来改善步态。

（四）躯干肌肌力训练

小脑损伤患者姿势控制能力差，受到较小干扰都不能很好地维持姿势的稳定。躯干稳定肌群包括腹外斜肌、腹内斜肌、腹横肌、胸腰筋膜、腰方肌、髂腰肌、臀大肌、臀中肌、竖脊肌、多裂肌等，它们对于姿势的稳定和运动链完成的流畅度起着十分重要的作用。因此，小脑损伤的患者除了常规的平衡协调训练外，应注重患者核心肌群的训练，以提高姿势控制能力。已有文献指出，对小脑外伤后出现的共济失调障碍患者实施 10 周躯干肌力量进行针对性等长收缩训练，可提高伯格平衡量表、步行功能测试等多项指标的得分。可选择的方法包括仰卧位下，双上肢抬离床面（肩部保持不动）、仰卧位下双下肢抬离床面（可进阶到足部画圈）、改良式仰卧起坐、躯干"侧桥"、俯卧位下的躯干伸展训练（即平板支撑）。每组完成 10～15 次，每天完成 2～3 组为宜。

（五）任务导向性训练

针对小脑损伤患者，除了基本的躯干、四肢肌力训练、平衡训练和协调训练等治疗外，应注重患者的运动控制训练和功能整合训练。任务导向性训练要求患者关注于任务本身（如取桌上杯子、上下楼梯等），需要有效地协调主动肌与拮抗肌的收缩模式，一方面提高了训练难度，另一方面在调动患者积极性的同时促进患者中枢-周围相互关联，对患者后期的日常生活活动更有实际意义。具体方法多种多样，可根据患者功能情况决定，任务设定的关键是需要提供给患者一个明确的物品信息、动作方式和结果评定（见图 4-9-1）。

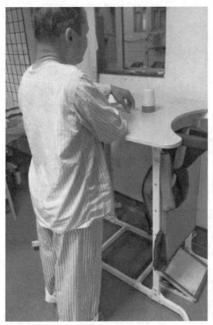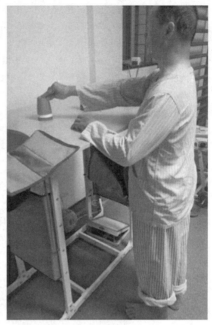

图4-9-1 任务导向性练习(站立位左右交替套杯)

(六)日常生活活动训练指导

患者常会因为协调的问题存在日常生活活动能力的受限。作业治疗应指导患者学习单侧肢体共济失调或双侧肢体协调障碍时个人基本日常生活活动的技术,如双侧上肢近端支撑下穿开襟上衣(见图4-9-2)。有研究指出,负荷训练可以增加肢体运动量,提高患者的注意力,从而增加压力感受系统对小脑的抑制,增强躯干及肢体的稳定性(见图4-9-3)。还可以在进食、洗漱时选用防滑碗碟或防滑牙杯等(见图4-9-4)。

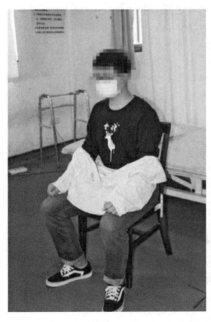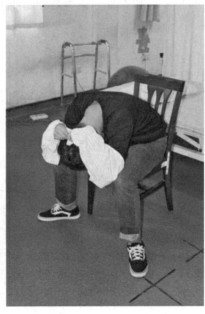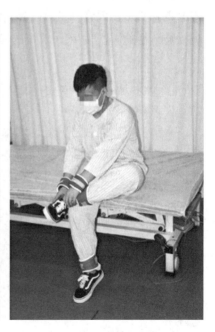

图4-9-2 穿开襟衣训练指导

图4-9-3 负荷下日常生活活动
训练指导

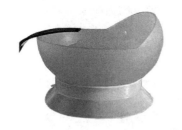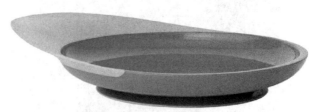

图 4-9-4　防滑器具

（七）语言与吞咽问题

小脑损伤的患者也常有构音障碍，如言语不清、吞咽障碍等问题。治疗的方法与大脑损伤的处理方式没有明显的差异，如吸气与呼气肌群肌力训练、呼吸稳定性训练、口颜面器官肌肉力量练习等，均可以借鉴本书"脑卒中康复"章节的相关内容，本章不加赘述。

（八）辅助器具的使用

适时地选择合适的辅助器具对提高患者的生活质量是有一定价值的，尤其对于重度共济失调的患者，身体本身功能改善程度较小，有必要向他们提供功能代偿的技术以及器具，如加宽支撑面、使用轮椅、多足拐杖、眼镜等。

（九）康复教育

小脑性疾病的病程长，患者的功能改善不明显，因此对患者及家属的教育显得尤为重要。一方面对患者阐明跌倒发生的一般规律，提醒患者和家属或看护人员注意日常生活活动安全，尽量避免在风、雨、雪等不良天气时做户外活动，注意改善患者生活环境的照明、物品摆设和安全扶手的设置（如浴室内）等，穿着合体的衣服、鞋袜等，预防跌倒，避免意外伤害的发生。另一方面，即使患者无高血压、心脏病等病史，仍应考虑患者的年龄因素，应指导患者在日常生活和饮食习惯等各个方面加以注意，降低脑卒中的危险因素，防止脑卒中的再次发生。

（十）其他新兴方法

1. 神经认知疗法

有学者对出血性小脑损伤的患者采用了运动训练配合认知功能的神经认知治疗，如计算、视空间记忆、注意力等方面，患者的运动功能改善明显，因为小脑半球右侧与语言、认知功能相关，而左侧与视空间记忆等相关。但这一方法目前仍缺少临床试验证据。

2. 重复经颅磁刺激

重复经颅磁刺激（repetitive transcranial magnetic stimulation，rTMS）可提高神经系统兴奋性，降低突触传导阈值，使原来不活跃的突触变为活跃的突触。有研究显示，给予小脑损伤患者 5 Hz 低频刺激，刺激强度为运动阈值的 80%，刺激时间 8 s，间隔时间 4 s，连续刺激 100 次，每次 20 min，每天 1 次；治疗后患者平衡和步态功能改善明显。但大样本、多形式的研究尚未见到，疗效仍有待观察。

3. 经颅直流电刺激

经颅直流电刺激（transcranial direct current stimulation，tDCS）是刺激皮质神经元的另一种方法（见图 4-9-5）。有学者将刺激电极的阳极电极置于 tDCS 的部位，参考电极置于对侧肩部。直流电强度

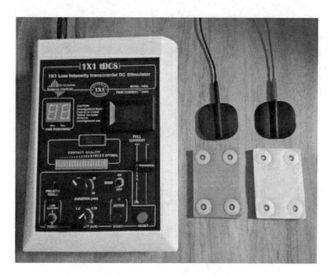

图 4-9-5　经颅直流电刺激

为 1 mA，每次 20 min，左右侧交替，间歇 30 min，每天 1 次；治疗后患者 ICARS、BBS 和改良 Barthel 指数（MBI）得分均优于对照组。因此，tDCS 也可作为小脑损伤治疗的一个新选择。

4. 神经干细胞移植术

随着神经干细胞技术的发展，小脑疾病通过神经干细胞修复或替代原先受损神经元以达到治疗目的。但具体方案应根据患者自身情况由医生提供并经患者及家属确认。

（梁贞文）

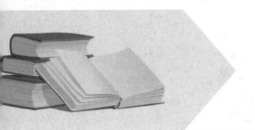

第五章 骨关节疾病康复学

第一节 骨 折 康 复

一、概述

(一) 定义

骨或骨小梁的完整性和连续性发生断离,称为骨折。骨折康复是在骨折整复和固定的基础上,针对骨关节功能障碍的因素,例如肿胀、粘连、关节僵硬和肌肉萎缩等采取相应的物理治疗、作业治疗和矫形器等手段,促进骨关节损伤部位愈合并且最大限度恢复功能,以适应日常生活活动、工作和学习的需要。

(二) 分类

(1) 根据骨折端是否与外界相通可分为闭合性骨折和开放性骨折。

(2) 根据骨折周围组织损伤的程度可分为单纯骨折和复杂骨折。

(3) 根据骨折的程度可分为不完全性骨折(裂缝骨折和青枝骨折)和完全性骨折(横形骨折、斜形骨折、螺旋形骨折、粉碎性骨折、嵌插骨折、压缩骨折和骨骺骨折)。

(4) 根据骨折局部的形状和稳定程度可分为稳定性骨折(裂缝骨折、青枝骨折、嵌插骨折和横形骨折)和不稳定性骨折(斜形骨折、螺旋形骨折和粉碎性骨折)。

(5) 根据骨折的时间可分为新鲜骨折和陈旧性骨折。

(6) 根据骨折的部位可分为骨干骨折、扁平骨骨折和关节内骨折、骨骺损伤。

(三) 骨折愈合过程

骨折愈合(fracture healing)是一个复杂而连续的过程,从组织学和细胞学的变化,通常将其分为 3 个阶段,但三者之间又不可截然分开,而是互相交织逐渐演进过程,可分为以下几个阶段。

1. 血肿形成

骨折时除骨组织被破坏外,也一定伴有附近软组织的损伤或撕裂。骨组织和骨髓都富含血管,骨折后常伴有大量出血,填充在骨折的两断端及其周围组织间,形成血肿。一般在数小时内血肿发生血液凝固。和其他组织的创伤一样,此时在骨折局部还可见轻度中性粒细胞浸润。骨折时由于骨折处营养骨髓、骨皮质及骨膜的血管随之发生断裂,因此在骨折发生的1~2天内,可见到骨髓造血细胞的坏死,骨髓内脂肪的析出,以后被异物巨细胞包绕形成"脂肪囊"("fat cyst")。骨皮质亦可发生广泛性缺血性坏死,骨坏死在镜下表现为骨陷窝内的骨细胞消失而变为空穴。如果骨坏死范围不大,可被破骨细胞吸收,有时死骨可脱落、游离而形成死骨片。

2. 纤维性骨痂形成

在骨折后的 2～3 天，从骨内膜及骨外膜增生的成纤维细胞及新生毛细血管侵入血肿，血肿开始机化。这些成纤维细胞实质上多数是软骨母细胞及骨母细胞的前身。上述增生的组织逐渐弥合，填充并桥接了骨折的断端，继而发生纤维化形成纤维性骨痂，或称暂时性骨痂（provisional callus），肉眼上骨折局部呈梭形肿胀。约经 1 周，上述增生的肉芽组织及纤维组织部分可进一步分化，形成透明软骨。透明软骨的形成一般多见于骨外膜的骨痂区，而少见于骨髓内骨痂区，可能与前者血液供应较缺乏有关。此外，也与骨折断端的活动度及承受应力过大有关。但当骨痂内有过多的软骨形成时会延缓骨折的愈合时间。

3. 骨性骨痂形成

骨折愈合过程的进一步发展，是骨母细胞产生新生骨质逐渐取代上述纤维性骨痂。开始形成的骨质为类骨组织，以后发生钙盐沉着，形成编织骨（woven bone），即骨性骨痂。纤维性骨痂内的软骨组织，和骨发育时的软骨化骨一样，发生钙盐沉着而演变为骨组织，参与骨性骨痂的形成。此时所形成的编织骨，由于其结构不够致密，骨小梁排列比较紊乱，故仍达不到正常功能需要。按照骨痂的细胞来源及骨痂的部位不同，可将骨痂分为外骨痂和内骨痂。外骨痂（external callus）或骨外膜骨痂（periosteal callus），是由骨外膜的内层即成骨细胞增生，形成梭形套状，包绕骨折断端。如上所述，以后这些细胞主要分化为骨母细胞形成骨性骨痂，但也可分化为软骨母细胞，形成软骨性骨痂。在长骨骨折时以外骨痂形成为主。内骨痂（internal callus）由骨内膜细胞及骨髓未分化间叶细胞演变成为骨母细胞，形成编织骨。内骨痂内也有软骨形成，但数量比外骨痂为少。

4. 骨痂改建或再塑

上述骨痂建成后，骨折的断端仅被幼稚的、排列不规则的编织骨连接起来。为了符合人体生理要求而具有更牢固的结构和功能，编织骨进一步改建成为成熟的板层骨、皮质骨和髓腔的正常关系也重新恢复。改建是在破骨细胞的骨质吸收及骨母细胞新骨质形成的协调作用下进行的，即骨折骨所承受应力最大部位有更多的新骨形成而机械性功能不再需要的骨质则被吸收，这样就使骨折处上下两断端按原来的关系再连接起来，髓腔也再通。在一般情况下，经过上述步骤，骨折部恢复到与原来骨组织一样的结构，达到完全愈合。

（四）影响骨折愈合的因素

1. 全身性因素

（1）年龄：儿童骨组织再生能力强，故骨折愈合快；老年人骨再生能力较弱，故骨折愈合时间也较长。

（2）营养：严重蛋白质缺乏和维生素 C 缺乏可影响骨基质的胶原合成；维生素 D 缺乏可影响骨痂钙化，妨碍骨折愈合。

2. 局部因素

（1）局部血液供应：如果骨折部血液供应好则骨折愈合快，如肱骨的外科颈（上端）骨折；反之，局部血液供应差者，骨折愈合慢，如股骨颈骨折。骨折类型也和血液供应有关：如螺旋形或斜形骨折，由于骨折部分与周围组织接触面大，因而有较大的毛细血管分布区域供应血液，愈合较横形骨折快。

（2）骨折断端的状态：骨折断端对位不好或断端之间有软组织嵌塞等都会使愈合延缓甚至不能接合。此外，如果骨组织损伤过重（如粉碎性骨折），尤其骨膜破坏过多时，则骨的再生也较困难。骨折局部如出血过多，血肿巨大，不但影响断面的接触，且血肿机化时间的延长也影响骨折愈合。

（3）骨折断端的固定：断端活动不仅可引起出血及软组织损伤，而且常常只形成纤维性骨痂而难有新骨形成。为了促进骨折愈合，良好的复位及固定是必要的。但长期固定可引起骨及肌肉的失用性萎缩，也会影响骨折愈合。

（4）感染：开放性骨折（即骨折处皮肤及软组织均断裂，骨折处暴露）时常合并化脓性感染，延缓骨折愈合。骨折愈合障碍者，有时新骨形成过多形成赘生骨痂，愈合后有明显的骨变形，影响功能的恢复。有时纤维性骨痂不能变成骨性骨痂并出现裂隙,骨折两断端仍能活动,形成假关节,甚至在断端有新生软骨被覆,形成新关节。

(五) 骨折的临床愈合标准

临床愈合标准有如下几条:① 局部无压痛,无纵向叩击痛;② 局部无异常活动;③ X 线片显示骨折线模糊,有连续性骨痂通过骨折线;④ 功能测定,在解除外固定情况下,上肢能平举 1 kg 物体达数分钟,下肢能连续徒手步行 3 min,并不少于 30 步;⑤ 连续观察 2 周骨折处不变形,从观察开始之日起倒算到最后一次复位的日期,其所历时间为临床愈合所需时间。注意:②④两项的测定必须慎重,以不发生变形或再骨折为原则。常见骨折临床愈合时间如表 5-1-1 所示。

表 5-1-1　常见骨折临床愈合时间

骨 折 名 称	时间(周)	骨 折 名 称	时间(周)
锁骨骨折	4~6	股骨颈骨折	12~24
肱骨外科颈骨折	4~6	股骨转子间骨折	7~10
肱骨干骨折	4~8	股骨干骨折	8~12
肱骨髁上骨折	3~6	髌骨骨折	4~6
尺、桡骨干骨折	6~8	胫腓骨骨折	7~10
桡骨远端骨折	3~6	踝部骨折	4~6
掌、指骨骨折	3~4		

(六) 骨折常见并发症

骨折后休克、脂肪栓塞、骨筋膜室综合征、重要脏器和神经、血管损伤等早期并发症需要临床紧急处理。同时,要预防和治疗后期并发症,包括以下这些。

1. 坠积性肺炎

坠积性肺炎多发生于因骨折长期卧床不起的患者,特别是年老体弱和伴有慢性病的患者,有时可因此而危及患者生命,应鼓励患者尽早下床活动。

2. 压疮

严重骨折后患者长期卧床不起,身体骨突起处受压,局部血液循环障碍易形成压疮。常见部位有腰骶部、髋部、足跟部等。

3. 下肢深静脉血栓形成

下肢深静脉血栓多见于骨盆骨折或下肢骨折,下肢长时间制动,静脉血回流缓慢,加之损伤所致血液高凝状态,易发生血栓形成。应加强运动训练,预防其发生。

4. 感染

开放性骨折特别是污染较重或伴有较严重的软组织损伤者,若清创不彻底,坏死组织残留或软组织覆盖不佳,可能发生感染。感染处理不当可致化脓性骨髓炎。

5. 骨化性肌炎

由于关节扭伤、脱位或关节附近骨折,骨膜剥离形成骨膜下血肿,处理不当使血肿扩大,机化并在关节附近软组织内广泛骨化,造成严重关节活动功能障碍。特别多见于肘关节。

6. 损伤性关节炎

关节内骨折后,关节面遭到破坏,又未能准确复位,骨愈合后使关节面不平整,长期磨损易引起损伤,形成关节炎,致使关节活动时出现疼痛。

7. 关节僵硬

患肢长时间固定,静脉和淋巴回流不畅,关节周围组织中浆液纤维性渗出和纤维蛋白沉积,发生纤维粘连,并伴有关节病变和周围肌挛缩,致使关节活动障碍,是骨折和关节损伤最为常见的并发症。及时拆除固定和积极进行功能锻炼,是预防和治疗关节僵硬的有效方法。

8. 急性骨萎缩

急性骨萎缩是损伤所致关节附近的病理性骨质疏松,亦称反射性交感神经性骨营养不良,好发于手、足骨折后,典型症状是疼痛和血管舒缩紊乱。

9. 缺血性骨坏死

骨折使某一骨折段的血液供应被破坏,而发生该骨折段缺血性坏死。常见的有腕舟状骨骨折后近侧骨折段缺血性坏死。

10. 缺血性肌挛缩

缺血性肌挛缩多为骨筋膜室综合征处理不当的严重后果,是骨折最严重的并发症之一。它可由骨折和软组织损伤所致,也常因骨折处理不当造成,特别是外固定过紧。一旦发生则难以治疗,常致严重残疾。典型的畸形是爪形手和爪形足。

二、诊断与康复功能评定

(一) 诊断标准

一般有外伤或跌倒病史;症状骨折发生后均有不同程度的疼痛,局部肿胀、瘀斑、畸形(成角、旋转、重叠等);体征局部压痛和叩击痛,异常活动及骨擦音;运动功能障碍或感觉功能障碍(若骨折合并神经损伤);影像学检查 X 线检查是确定骨折部位、程度及骨折类型的常规检查。

(二) 功能评定

功能评定包括以下几个方面。

(1) 骨折愈合情况:注意骨折对位对线、骨痂形成情况;注意发现是否存在延迟愈合或未愈合、假关节形成、畸形愈合等愈合不良情况;注意有无感染及血管、神经损伤、关节挛缩、骨化性肌炎等并发症。

(2) 疼痛的评定。

(3) 关节活动范围的评定。

(4) 肌力评定。

(5) 肢体长度及围径的评定。

(6) 感觉功能评定。

(7) 日常生活活动能力的评定:上肢骨折时重点评定饮食、写字、更衣等功能障碍。下肢骨折主要评定步行、负重等功能障碍。

三、康复治疗

(一) 康复原则与目标

1. 康复原则

骨折后的康复治疗应以功能重建为核心,充分发挥患者的积极性,遵循动静结合、主动与被动相结合,循序渐进地进行。① 早期:在保证不干扰骨折固定及影响骨折愈合的前提下,应该尽可能早地开始康复治疗,以防止关节内外粘连,维持关节周围肌肉力量,尽早恢复关节功能。② 主动:鼓励患者积极主动参与功能训练。③ 循序渐进：活动范围由小到大，次数由少到多，时间由短到长，强度由弱到强。活动量以不感到疲劳，骨折部位不感觉到疼痛为度。④ 个体化：由于不同年龄、不同身体条件、不同部位骨折情况等，患者对于功能训练的耐受程度不同因而需要根据具体患者来制订具体康复方案。

2. 康复目标

（1）骨折固定期：在早期，主要目的是消除肿胀，缓解疼痛，预防并发症，促进骨折愈合。在骨折复位时，必须保证骨折端固定牢靠和稳定，使软组织在复位固定后立即进行最大限度地活动。

（2）骨折愈合期：在恢复期，主要目的是进一步消除肿胀，牵伸短缩或挛缩的软组织，改善关节的活动范围和肌力，恢复肌群的协调性和运动控制，提高生活质量，使患者能健全地重新回到社会，重返工作岗位。

上肢应围绕恢复手的应用进行训练，下肢应围绕恢复负重和行走功能进行训练。

（二）康复治疗

骨折后的康复治疗应涵盖骨折后治疗的全程，即早期就应介入，可以采用各种方法，包括良肢位固定、物理治疗技术等。其中应特别强调制动与运动的合理界定，因为无论是促进骨折愈合，还是预防骨折并发症，都需要协调运动和制动之间的平衡。制动是维持骨折端稳定的重要措施。伤肢制动，关节和肌肉得不到充分运动；静脉和淋巴瘀滞，循环缓慢；组织及肌肉间形成水肿，造成粘连，这种水肿可以在骨折邻近的关节和骨折以远的关节发生，水肿的关节局部血液循环减慢，关节液分泌减少，使关节囊、韧带因缺血而出现营养不良，进而关节囊挛缩而活动受限。四肢骨折，特别是近关节的骨折，伤后肢体在相当长的一段时间内暂时丧失功能，再加上长时间的关节制动，不少患者出现了骨折愈合后关节僵硬。制动和活动减少也是坠积性肺炎、下肢深静脉血栓形成、骨萎缩、肌肉萎缩等的重要原因。骨折康复必须协调制动和运动之间的矛盾，预防和治疗骨折并发症，使其朝向有利于骨折愈合的方向发展。据美国国立卫生中心统计，临床上有将近 20% 的四肢骨折患者，因为错误的肢体康复训练而留下了不同程度的肢体失用性肌萎缩及关节挛缩，对日后生活造成了很大影响。因为一旦采用错误的训练方法，比如用患侧的手反复过度练习用力抓握，则会强化患侧上肢的屈肌协同，使负责关节屈曲的肌肉痉挛加重，造成屈肘、屈腕旋前、屈指畸形，导致手功能恢复更加困难。

为便于临床康复治疗，骨折康复大致以时间划分为骨折固定期（早期）和骨折愈合期（后期）两个阶段。

1. 骨折固定期（早期）

1）抬高肢体保持良知位

肢体远端必须高于近端，近端要高于心脏平面。保持肢体位置处于良肢位。

2）物理因子治疗

作用为减轻肿胀疼痛，改善血液循环，促进骨痂形成，减轻粘连，软化瘢痕。

（1）电疗法：主要采用超短波疗法，患部对置，骨折 1 周内无热量，1 周以后微热量，每次 10～15 min，每天 1 次，15～30 次为 1 个疗程。此法可在石膏外进行，但有金属内固定物时禁用。

（2）光疗法：主要采用紫外线疗法，照射骨折局部的亚红斑或红斑，每天或隔 1 天 1 次，3～5 次为 1 个疗程。骨折 48 h 以后可加红外线照射，适温（防过热），如局部石膏固定，可在健侧相应部位照射。

（3）磁疗法：选用脉冲电磁疗法，患肢位于环状磁极中，或采取患区对置法，每次 20 min，每天 1 次，20 次为 1 个疗程。

3）淋巴按摩

在骨折部位近心端进行淋巴引流，使用向心性手法，每次 15 min，每天 1～2 次。

4）运动疗法

主动运动是预防及消除水肿的最有效、最可行和花费最少的方法。

（1）伤肢未被固定关节的各个轴位上的主动运动：必要时给予助力。每次 10 min，每天数次。注意逐渐增加活动强度，以免影响骨折端的稳定。上肢应注意肩关节外展、外旋、手功能位；下肢应注意踝关节背屈位。此外，训练时注意保持骨折部位的稳定性。

（2）进行固定部位肌肉有节奏的等长收缩训练：以预防失用性肌萎缩，并使骨折端对合有利骨愈合。每次训练 10 min，每天数次。

（3）关节内骨折：应尽早开始功能训练，以促进关节软骨面的修复塑形，并可减轻关节内粘连。一般在固定 2～3 周后，每天短时取下外固定，进行损伤关节不负重的主动运动或被动运动，运动结束后继续原位固定。

（4）健肢和躯干：应尽可能维持其正常活动，以改善全身状况，防止合并症发生。

2. 骨折愈合期（后期）

1）物理因子治疗

温热疗法等其他物理治疗：蜡疗、红外线、短波、热敷促进循环，改善关节活动范围；直流电碘离子导入疗法软化瘢痕，松解粘连。

2）运动疗法

（1）主动-辅助运动和被动运动：除去石膏的肢体难以自主活动，可采用主动-辅助运动，以后随着关节活动度改善可减少助力。对有组织挛缩及粘连严重，被动运动及主动-辅助运动无效者，可采用被动牵张训练或关节松动技术来松动僵硬的关节，但牵张时应平稳、轻柔，不引起明显疼痛和肿胀，切忌暴力，以免造成新的组织损伤。

（2）主动运动：受累关节进行各活动轴方向的主动活动，包括摆动训练、牵张训练等。运动幅度应逐渐增大，在患者耐受范围内进行，每次 30 min，每天数次。有时为提高治疗效果宜每小时进行 1 次，每次 5～10 min。

（3）肌力和耐力训练：骨折不伴随神经损伤时，肌力训练常采取抗阻训练方式，既要发展原动肌肌力，又应发展拮抗肌肌力。常用的抗阻训练方法为渐进抗阻法，重负荷（抗阻）、重复次数可少些（10 次左右），每天 2 次。耐力训练的方法则取中等负荷（抗阻）、多次重复（超过 20～30 次），每次 20 min 左右，每天 1 次。等张、等速练习的运动幅度应随关节活动度的恢复而加大。受累的肌肉应按关节运动方向依次进行练习，至肌力与健侧相近或相等时为止。

3）手法治疗

宜在温热疗后进行，并着重于深推和按压，以牵张纤维粘连及消除残存的肿胀。与早期相比，后期的治疗手法应增强，通过按摩可减轻疼痛。揉捏和摩擦引起肌肉内的活动，有助于牵张粘连以获得更大的运动范围。每次 15 min，每天 1～2 次。

4）夹板和矫形器的应用

当关节挛缩严重时，为维持治疗效果，可在治疗间歇期内用夹板或矫形器固定患肢，以减少纤维组织的弹性回缩。随着关节活动范围的改善，夹板和矫形器须做相应的更换。

5）作业治疗

针对骨折患者的具体的功能障碍，从日常生活活动、手工操作劳动和文体活动中选出一些有助于患肢功能和技能恢复的作业。

四、常见骨折康复要点

（一）肱骨近端骨折（切开复位内固定术后）

（1）术后患肢首先用吊带悬吊和绷带包扎 10 天。

(2) 伤口拆线后,如果内固定牢靠,可开始轻柔的钟摆式功能训练。此时需仔细判断,如果有严重骨质疏松及内固定欠牢固,则推迟功能训练。

(3) 若骨折块固定牢固,术后2～3周开始钟摆式活动,3～4周可以做轻柔的被动前屈和内旋外旋活动,4～6周才可以做一些主动或抗阻训练。

(二) 肱骨干骨折(髓内钉固定术后)

肱骨干骨折后,因长期制动,肩关节袖易发生粘连而导致肩周炎甚至肩关节强直。尤其老年人更易发生,故更应早期开始肩关节功能训练。复位固定后开始练习指、掌、腕关节活动,并做上臂肌肉的主动舒缩练习,以加强两骨折端在纵轴的挤压力。禁止做上臂旋转运动。

(1) 术后石膏托和颈腕吊带固定2～3天。如果稳定性欠佳,也可用管型石膏外固定。

(2) 术后4～7天开始肩和肘关节主动关节活动度训练。

(3) 骨折愈合通常需要12周或更长时间。

(三) 肱骨远端骨折(切开复位内固定术后)

(1) 手术目的是恢复关节面(提携角),对骨折做牢固的内固定,以利于早期关节活动。

(2) 术后以腋后皱襞至手掌石膏托固定。

(3) 术后7天创口愈合满意,可定期取下石膏托,做轻柔的主动和被动的关节活动度训练,训练后仍用石膏托固定。

(4) 术后3周去除石膏托,上臂用吊带悬吊固定。如果患者能忍受疼痛,可主动活动肘关节。禁忌肘关节主动或被动强力活动以及麻醉下行手法操作,因为强力活动会增加肘关节周围出血和纤维化,加重对关节刺激,降低关节活动能力。

(四) 尺、桡骨骨折

除尺、桡骨骨折治疗需恢复肢体长度、对位和轴线外,如果关节活动度要达到良好的旋前和旋后,必须取得正常的旋转对线。

1. 钢板内固定术后

用后侧石膏托固定3～4天,术后24 h拔除负压引流管。鼓励患者做肩部和手的主动的和主动-辅助的关节活动度训练。当前臂肿胀减轻时,进行肘关节屈伸和前臂旋转训练。

2. 髓内钉固定术后

用石膏夹板固定2周。若内固定不牢固,需用长臂管型石膏外固定,维持前臂旋转中立位,屈肘90°位。骨折愈合前,在保护下进行功能活动;骨折愈合后去除管型石膏,分级进行功能训练。

(五) 股骨颈骨折和粗隆间骨折

这类骨折为老年人常见骨折,尤以女性及骨质疏松者多见。目前主张积极手术治疗,以减少因长期卧床引起的各种并发症。手术种类可概括为复位内固定和人工髋关节置换两大类,后者可参见本书相关章节。

1. 股骨颈骨折复位内固定术后

对于内固定合格的患者,一般术后1～2周可在床上运动,预防肺部感染、静脉炎等并发症,并为患者选择一个合适的辅助器具,以恢复日常生活活动的独立性及扶拐下地活动。如果患肢负重时不感到疼痛,则可逐步扶拐训练行走,直至骨折愈合,方可弃拐。术后随诊,数日内拍X线片证实复位及内固定质量可靠,然后每2～3个月复查摄片一次。一般愈合时间需4～6个月。骨折愈合后仍应继续随诊,每6～12个月复查一次，直至术后 5 年，以便早期发现股骨头缺血性坏死和塌陷。

2. 股骨粗隆间骨折

股骨粗隆间骨折(intertrochanteric fracture)指由股骨颈基底部至小粗隆水平以上的骨折，是老年人常见的损伤。患者平均年龄 70 岁，比股骨颈骨折患者大 5～6 岁。由于粗隆部血运丰富，骨折后极少不愈合，但甚易发生髋内翻，高龄患者长期卧床引起并发症较多，病死率为 15％～20％。

股骨粗隆间骨折是粗隆间骨折可分为顺粗隆间骨折与逆粗隆间骨折两大类。顺粗隆间骨折的骨折线走行方向大致与粗隆间线平行，即自大粗隆顶点的上方或稍下方开始，斜向内下方走行，到达小粗隆的上方，或其稍下方。逆粗隆间骨折的骨折线与粗隆间线方向相反，即骨折线自大粗隆下方斜向内上方走行，到达小粗隆上方，小粗隆也可能成为游离骨片。此外，骨折线经过大小粗隆的下方，成为横行、斜行或锯齿形，骨折也可能轻度粉碎，为粗隆下骨折。随着内固定技术的进步，为避免长期卧床所导致的并发症，目前临床上多推荐急症内固定手术治疗。内固定成功取决于稳定的骨连接，牢固把持骨折远近端固定能力，又取决于骨折类型、固定器械设计、固定器械正确使用、骨质疏松的程度及术后合理的康复治疗。

为预防髋关节内收畸形，患肢保持外展中立位，应将骨盆放正，两大腿间放一个三角枕，保持患肢与健肢分开。

保守疗法牵引期间(一般牵引持续时间 8～12 周，原始错位的严重患者，牵引时间应延长)应说明功能锻炼的重要性，以取得合作，指导患者有计划地进行全身及股四头肌舒缩、踝关节、足趾的运动训练。禁止直腿抬高训练。肿胀严重可以应用物理因子，消肿止痛。下床活动前先指导患者练习床旁坐，待适应后再练习床旁站立，最后床旁活动。务必注意安全，预防跌倒。

(六) 股骨干骨折

股骨干骨折多为创伤所致，常合并多系统损伤。目前有数种治疗方法，各有优缺点及适应证。但不管选择何种方法，下述治疗原则已获得一致，且必须遵循：恢复肢体对线、旋转和长度；保留血液供应以促进骨折愈合，防止感染；促进患肢及全身的康复。

1. 钢板螺丝钉固定术后

术后当天允许患者坐起，术后 48 h 拔除引流管。无论是开放性或闭合性骨折，术后 24 h 均用抗生素。鼓励患者主动进行膝关节活动度训练。不鼓励患者进行肌力训练，因为过分的应力将作用于钢板-骨或螺丝钉-骨的界面，并且应力方向难以控制。待 X 线片显示骨折愈合后 1 个月内，允许患肢部分负重，并逐渐开始肌力训练，然后允许非限制性负重。

2. 髓内钉固定术后

单纯骨折时，用 Thomas 架支持 5～7 天，不需制动；待术后反应消失，及早进行腘绳肌和股四头肌训练。如果腿部肌肉能够控制下肢活动，年轻患者一般在术后 7～10 天扶拐行走。在术后最初的 4～6 周，可扶拐行走，但仅允许患肢点地负重。待桥形骨痂出现后，可允许在扶拐下逐渐增加负重。如果愈合过程正常，则最早在 12 周时可允许弃拐完全负重行走。

3. 预防并发症

股骨干骨折后膝关节伸直位僵直是常见的并发症。患者应尽早开始患肢的足趾及踝关节主动屈伸活动，以及髌骨的被动活动(尤其是髌骨的上下活动非常重要)，以促进肢体血液循环，促进肿胀消退和骨折断端紧密接触，并可预防关节挛缩畸形和下肢深静脉血栓形成。在骨折端稳定的情况下尽早开始膝关节活动度练习，尽快恢复膝关节活动度。对健肢和躯干应尽可能维持其正常活动，尤其是年老体弱者，应每天做床上运动，以改善全身状况，防止制动综合征。

（七）髌骨骨折

（1）采用张力带钢丝固定。

（2）用大腿石膏后托固定患肢于伸直位。术后第 1 天即可下床活动,并根据患者耐受情况决定患肢的负重程度。

（3）固定部位肌肉的等长训练。

（4）如果骨折固定牢固,并且支持带撕裂较少的患者术后即行连续被动运动。

（5）术后 2～3 周,伤口愈合后,主动关节活动度训练。

（6）术后 6～8 周,经 X 线片证实骨折已愈合,去除石膏托,开始分级抗阻训练。

（7）术后 18～24 周,股四头肌肌力完全恢复,活动可不受限制。

（8）骨折固定欠牢固及支持带广泛损伤者,主动活动应推迟至骨折愈合后才能进行。术后 6 周,在佩戴控制活动的膝关节支具下开始进行关节活动度训练。允许完全伸直,但屈曲程度取决于内固定程度。

（八）胫骨干骨折

因胫骨特殊的解剖部位,使其开放性骨折比其他部位的长骨更为常见,而且胫骨的血液供应较其他有肌肉包绕的骨骼差得多,胫骨骨折可能并发骨-筋膜间室综合征或神经血管损伤。踝和膝关节均为铰链关节,不能调整骨折后的旋转畸形,因此在复位时特别注意矫正旋转畸形。延迟愈合、不愈合和感染是胫骨干骨折常见的并发症。

1. 不稳定性胫骨干骨折钢针和石膏联合固定术后

使用管型石膏固定 3～6 周;稳定性的横行骨折,而且位置较好者,固定钢针可在 3～4 周去除;但粉碎性或斜行骨折,一般在 4～6 周才能拔针。拔针后,改用塑形良好的长腿行走管型石膏固定,开始扶拐逐渐增加负重训练。一般在 8～10 周后,长腿石膏改为短腿髌腱石膏（Sarmiento 石膏）继续固定,直至骨折愈合。

2. 长斜行或螺旋形骨折螺丝钉横穿固定术后

维持膝关节轻度屈曲,踝关节中立位下,将患肢由大腿中部到足趾以石膏固定（非行走石膏）。3～4 周后更换为长腿行走管型石膏,扶拐逐渐负重行走 8～10 周。10 周后更换为髌腱支撑短腿石膏,直至骨折完全愈合,一般需要 3～4 个月。

3. 短斜行或横行骨折钢板螺丝钉固定术后

如果内固定牢靠,患肢可用后侧石膏托外固定,术后第 2 天即可开始早期负重。6 周内保持最轻微负重,术后 6～12 周才逐渐增加负重。对于骨折固定不稳定的患者,需用管型石膏固定,根据骨折愈合情况确定石膏固定和限制负重时间。

4. 胫骨骨折髓内钉固定术后

根据髓内钉（Ender 钉）固定稳定程度选择治疗,如果能控制骨折旋转及成角,可在患者能耐受的前提下轻度负重扶拐行走;如果固定不够坚实,则采用短腿或长腿石膏加强,负重程度取决于内固定所达到的稳定性。

（九）踝关节骨折

踝关节骨折复位后的 X 线片显示应达到恢复踝骨的正常解剖关系;踝关节负重面必须与小腿纵轴线垂直;踝关节负重面的轮廓应尽可能光滑。

（1）用石膏托固定踝关节于中立位,并抬高患肢。

（2）若骨质条件好,且内固定牢靠,2～4 天后开始关节活动度训练。

（3）6 周内限制负重；如果骨折愈合较好，6 周后开始部分负重；完全负重一般在 12 周以后。

（十）肋骨骨折

肋骨骨折的治疗原则为固定胸廓、镇痛、恢复胸壁功能和防治并发症，包括清理呼吸道分泌物预防感染。

1. 单处闭合性肋骨骨折

骨折两端因有上下肋骨和肋间肌支撑，发生移位、活动很少，多能自动愈合。固定胸廓主要是为了减少骨折端活动和减轻疼痛，方法有多带条胸布固定或弹力胸带固定。硬膜外或者静脉注射止痛剂，可有效镇痛。尽早开始呼吸功能训练配合局部磁疗以促进消肿止痛，无手术内固定者可早期加局部电疗（微波或超短波、中频电疗）。

2. 连枷胸

连枷胸患者应纠正反常呼吸运动，抗休克、防治感染和处理合并损伤。当胸壁软化范围小或位于背部时，反常呼吸运动可不明显或不严重，可采用局部夹垫加压包扎。但是，当浮动幅度达 3 cm 以上时可引起严重的呼吸与循环功能紊乱，当超过 5 cm 或为双侧连枷胸软胸综合征时，可导致患者迅速死亡，必须紧急手术或外固定治疗，固定后给予止痛药物；骨折稳定后，进行呼吸训练，恢复呼吸功能，预防并发症。

3. 开放性骨折

开放性骨折在急诊时即彻底清创。清除碎骨片及无生机的组织，咬平骨折断端，以免刺伤周围组织。如有肋间血管破裂者，应分别缝扎破裂血管远近端。胸膜破损者按开放性气胸处理。术后常规注射破伤风抗毒血清和给予抗生素防治感染。局部伤口可加用激光照射（或紫外线中心重叠法局部照射），促进消炎和组织愈合。

肋骨骨折多可在 2～4 周内自行愈合，治疗中也不像对四肢骨折那样强调对合断端。

（十一）注意事项

（1）患者骨折肢体的康复应当及早开始，但具体开始时间需根据骨折和软组织的稳定度而定。运动疗法应与其他物理治疗相结合。

（2）与骨折邻近的关节应当尽可能早地开始活动。但是在开放性骨折中，覆盖骨折处的肌肉-肌腱单元的活动会刺激软组织，并使其降低对感染的抵抗力，因此需要采用石膏夹板、支架对骨折邻近的关节进行制动。一旦软组织愈合情况允许，即开始主动或主动-辅助的关节活动度训练。

（3）因神经损伤导致的肢体主动活动能力丧失者，其关节需用夹板固定于功能位，预防挛缩。

（4）在骨折愈合过程中，负重应当加以限制。这需要根据骨折固定的稳定程度、固定材料及其固定方式和患者全身情况而定。患肢负重的增加应当根据 X 线片所示骨的稳定度和骨痂生长情况而定。

（5）关节活动度训练和肌力训练应当在治疗师的监视和指导下进行。

五、几种特殊类型骨折的康复

（一）肱骨外科颈骨折

肱骨外科颈位于解剖颈下 2～3 cm，胸大肌止点以上，此处为松质骨向皮质骨过渡且稍细，是力学薄弱区，骨折较为常见，各种年龄均可发生，老年人较多。此骨折多为间接暴力所致，如跌倒时手或肘着地，暴力沿肱骨干向上传导冲击引起骨折；肩部外侧直接暴力亦可引起骨折。临床上根据骨折端移位方向将骨折分为外展型骨折和内收型骨折。外展型骨折是由于跌倒时上肢外展位所致，并使骨折远侧段呈外展，近侧段相应地内收，形成两骨折端向内成角畸形，且常有两骨折端互相嵌插。内收型骨折是跌倒时上肢内收位,使骨折远侧段内收,近侧段相应地外展,形成两骨折端向外成角畸形,两骨折端内侧常有互相嵌插。由于肱骨外科颈接近盂肱关节,故极易因此引起肩关节功能障碍。

1. 康复要点

外展型骨折有嵌插且畸形角度不大者无须复位,以三角巾悬吊患肢2～3周,并逐步开始肩关节功能活动;无嵌插明显移位的骨折应行手法整复,随后以石膏或小夹板固定3～4周。内收型骨折有移位者皆应复位,复位方法有手法及切开两种,并给以适当的外固定或内固定。

(1) 手法复位外固定:一般需在骨折血肿内麻醉下进行,然后根据具体情况适当外固定。常用的有:① 超肩关节夹板外固定;② 石膏绷带固定;③ 外展支架固定。无论用哪种方法固定,皆需早期开始功能活动,一般4～6周可酌情去除固定。

(2) 切开复位和内固定:适应证包括① 外科颈骨折移位严重,复位后不稳定或手法整复外固定失败者;② 50岁以下患者合并肱骨头粉碎骨折;③ 合并肱骨大结节撕脱骨折有移位并与肩峰下部抵触;④ 不能复位的骺板骨折分离(肱二头肌长头嵌入);⑤ 治疗较晚已不能复位的青枝骨折。

2. 注意事项

外展型骨折避免肩关节主动外展训练,内收型骨折避免内收肩关节主动训练。

(二) 肱骨髁上骨折

肱骨髁上系指肱骨下端内外两髁以上2 cm松质骨与坚质骨交界处。该处前后扁薄而内外宽,呈鱼尾状,这是易在此处折断的原因之一。此外,肱骨下端向前倾斜,偏离肱骨干长轴成25°～40°的前倾角,这也与该处易发生骨折密切相关。肱骨髁上骨折以小儿最多见,占儿童肘部骨折的30%～40%,好发年龄为5～12岁。早期处理不当易发生缺血性肌挛缩,晚期可出现肘内翻等畸形。

由于受伤机制不同,可分为伸直型与屈曲型两种不同类型骨折。两型骨折的局部表现不同,移位方向相反,整复与固定方法有原则的区别。伸直型:占肱骨髁上骨折的绝大多数,是由跌倒时肘半屈位以手撑地而致。骨折线多为横形或小斜形,骨折线自前下方斜向后上方,骨折远端向后向上移位,近侧端向前移位而突向肘前窝。屈曲型:较少见,多为跌倒时肘屈位臂内收、肘尖着地而伤;或为直接暴力,由肘后向前方击撞所致,骨折线多自后下方斜向前上方。骨折远端向前上方移位,近端向后移位。无论伸直型或屈曲型,由于暴力的作用,骨折远端均可能有向内或向外的侧方移位。手法复位的要点:先纵向牵引纠正重叠移位,再侧方挤压纠正侧方移位,最后纠正前后移位。桡侧侧方移位不必完全纠正,尺侧侧方移位应矫枉过正,以避免发生肘内翻畸形。屈曲型骨折复位后固定于半伸直位;伸直型骨折复位后固定于小于90°屈曲位,以骨折稳定又不影响手部循环和神经功能为度。固定后即开始练习手指的握拳动作和腕的伸屈,以减轻前臂及手的肿胀。骨折基本愈合后逐渐活动肩关节;骨折愈合解除固定后,应积极练习肘的屈伸活动,尽快使肘关节活动恢复正常。

(三) 桡骨远端骨折

本骨折非常常见,约占全身骨折的1/10。多见于老年妇女,青壮年发生均为外伤暴力较大者。骨折发生在桡骨远端2～3 cm范围内,常伴桡腕关节及下尺桡关节损坏。X线片可清楚显示骨折及其类型。伸直型者桡骨骨折远端向背桡侧移位,关节面掌侧及尺侧倾斜角度变小、消失,甚至反向倾斜。桡骨远骨折端与近侧相嵌插,有的合并尺骨茎突骨折及下尺桡关节分离。屈曲型骨折桡骨远端向掌侧移位。对轻微外力致伤的老年患者应做骨密度检查,以了解骨质疏松情况。

伸直型骨折,若非粉碎性未累及关节面者,常采用保守疗法,如牵抖复位法;老年患者、粉碎骨折、累及关节面者,常采用提按复位法。复位后,保持腕关节掌屈及尺偏位,石膏或外固定架固定4周。屈曲型骨折纵向牵引后复位方向相反,复位后腕关节背屈和旋前位固定4周。固定后即拍摄X线片检查对位情况外,1周左右消肿后需拍片复查。骨折固定期间要注意肩、肘及手指的活动锻炼;尤其是老年人,要防止肩关节僵硬。

（四）胸腰椎压缩骨折

胸腰椎压缩性骨折,一般是指前屈力造成椎体前半部(前柱)压缩,脊椎后部的椎弓(后柱)正常,少数有牵拉力损伤。椎体通常楔形变,是脊柱骨折中较多见的损伤类型。胸腰椎交界区是骨受力集中之处,因此骨折常发生在胸11、12(T11－T12)和腰1、2(L1－L2)椎体,临床称为胸腰段骨折。患者受伤后,常主诉背痛,不敢活动,可妨碍站立行走。如果压缩程度较重,后柱的棘突或韧带有损伤,产生局部后凸畸形,或出现肿胀瘀斑。压痛、叩击痛常见,胸腰椎活动受限。胸腰椎压缩性骨折大部分为稳定骨折,少有脊髓损伤瘫痪者。

（1）单纯胸腰椎压缩性骨折多是稳定性骨折,无神经损伤症状,在急性期需平卧硬板床,平衡翻身,即看护者手持患者肩部和髋部同时用力滚动式翻身,避免躯干扭曲,患者配合绷紧躯干的肌肉。

（2）对于少数不稳定性骨折可采取切开复位内固定手术。

（3）针对老年骨质疏松新鲜骨折,可在X线或CT引导下配合体位复位,并在损伤椎体骨折间隙注入骨水泥,使被压缩的椎体膨胀成形,加固损伤的椎体,避免椎体进一步塌陷,随着伤椎稳定,患者疼痛会逐渐缓解。

（4）目前认为患者卧床时间不宜超过2周,应当尽快下床;卧床时应当尽早开始腰背肌训练。

（五）粉碎性骨折

粉碎性骨折多为高能量损伤引起,局部软组织损伤严重;骨折移位或粉碎明显,骨折不愈合或感染可能性大。软组织的处理是决定治疗结果的重要因素;保护骨块血供,骨折良好的复位固定是治疗的关键。粉碎性骨折的骨折块数较多,手法复位效果欠佳,大部分需要手术治疗。由于稳定性差,即使是坚强内固定,往往还需要辅助石膏管型外固定。另外,粉碎性骨折常常伴随严重的软组织损伤。这些都增加术后功能恢复的难度,许多病例常会遗留难以康复的功能障碍。

骨折术后康复以不危害骨折复位为度,以保持肌肉张力和关节活动度为目的。只要条件允许,应当尽早开始,具体的康复方法和活动程度则与骨折固定的方式和稳定程度,以及骨折愈合的阶段进行相应的选择和调整。术后早期患肢抬高和主动等长肌力收缩,有助于消除肿胀,为软组织愈合提供较好条件,也有助于减轻瘢痕生成。早期开展健肢运动,要注意呼吸功能训练,预防和治疗骨折并发症。骨折愈合后要逐渐开始负重,让骨折部位有一个逐渐适应的过程,避免骨折部位变形。

另外,对于严重粉碎并涉及关节面,即使是开放手术也难以很好复位的骨折,临床上可采用石膏管型外固定保持肢体长度,早期开始在损伤关节的牵伸下被动活动,重塑关节外形常能收到意想不到的效果。这种治疗方法在实施过程中,切记不能纵向负重;尤其是下肢,要避免进一步压缩,影响肢体的长度。康复治疗中还要重视患者的全身功能训练,进行呼吸训练,避免卧床和废用综合征。

（六）骨折内固定术后骨折

骨折内固定术后骨折常包括两种情况:内固定存在情况下的邻近部位骨折和内固定取出后原骨折部位的再骨折。

骨折内骨定术后,由于应力长期集中在内置物的上端或下段,会导致相应部位骨折。这种骨折需要再次手术治疗修正力线,避免应力集中。再次手术后,患者的体质和骨折局部条件均比较差,要按照不稳定骨折进行康复治疗。早期主要是进行局部的等长肌力训练和心肺功能训练,待骨折愈合后逐渐增加负重,增加负荷的周期要延长。

四肢长骨骨干骨折内固定解除后再次骨折的事件在临床上也屡见不鲜。内植物的应力遮挡效应导致骨质疏松和骨萎缩等骨结构变化;越坚强的钢板内固定,应力遮挡越严重,使骨质的屈服阈值降低。内固定解除后,若应力集中均可导致再骨折。内固定取出后应当制订个性化方案,避免饮酒,加强防范再骨折的保护性意识。内固定取除后 2~4 月内不适当的接触性运动或重体力劳动导致骨折薄弱部位再骨折。此时的康复重点在于循序渐进负重,必须制订严格的负重计划,由 20％的负重量开始逐渐增加到完全负重。

(安丙辰　梁贞文)

第二节　颈椎病康复

一、概述

颈痛是十分常见的症状。随着年龄的增长,颈椎退变日渐严重,可诱发多种疾病,涉及周围的脊髓、神经、血管等多种重要组织,进而引发多种特异性表现。如颈交感神经受刺激、损伤会出现胃肠功能异常,表现为食欲不振、恶心、呕吐、便稀或便秘等,极易与消化系统疾病相混淆。又如第 4 颈椎 C4 压迫神经根,可致心动过速、冠脉供血不足、心绞痛等症状,若仅给予心脏病药物治疗而不治疗颈椎,虽能暂时缓解症状,但易反复发作。此外,颈椎的退变还可引起呼吸或吞咽困难、血压异常等许多看似与颈椎病无关的症状。因此,了解并熟悉颈椎疾病的诊断处理以及康复防治措施是十分重要的。

引起颈痛的病因分类如表 5-2-1 所示。

表 5-2-1　引起颈痛的病因分类

分　类	病　因
肌肉和骨骼结构	(1) 软组织:肌肉源性,如紧张、痉挛、扭伤韧带 (2) 关节功能:椎间小关节、椎间盘 (3) 创伤:挥鞭样损伤、骨折 (4) 其他:脱位等
炎症	(1) 骨关节炎* (2) 类风湿关节炎 (3) 脊柱关节病 (4) 风湿性多肌痛 (5) 甲状腺炎
感染	(1) 脊柱:骨髓炎、结核病、带状疱疹 (2) 椎管外:硬膜外脓肿、颈淋巴结炎、脊髓灰质炎、破伤风 (3) 颈外:脑膜炎、发热状态
退行性变	椎关节强硬*
变形的	佩吉特病(畸形性骨炎)
肿瘤	(1) 良性 (2) 恶性

续　表

分　类	病　因
纤维肌痛综合征	
精神性的	
内脏相关	（1）心脏：缺血性心脏病、心包炎
	（2）食管
	（3）肺癌
头颅相关	（1）出血（蛛网膜下腔出血）
	（2）肿瘤
	（3）脓肿

＊骨关节炎或颈椎病属于炎症和退行性改变。

（一）定义

颈椎病系指颈椎椎间盘退行性改变及其继发病理改变累及其周围组织结构（神经根、脊髓、椎动脉、交感神经等），出现相应的临床表现以及相应的影像学改变者（《颈椎病诊治与康复指南 2019 版》）。其中，需要注意的是，仅有影像上的颈椎退行性改变，而未有相应临床症状不应被诊断为颈椎病。

（二）分型

根据受累组织和结构的不同，颈椎病分为颈型（又称软组织型）、神经根型、脊髓型、交感型、椎动脉型、混合型型（指两种以上类型同时存在）。

1. 颈型

颈型颈椎病又称软组织型颈椎病，诊断需要有典型的落枕史，对应的症状体征以颈部疼痛、僵硬及转头活动不利为主要表现。影像学显示正常或仅有生理曲度变化或轻度椎间隙狭窄，少有骨赘形成，诊断时需要与非椎间盘退行性改变所致的肩颈部疼痛进行鉴别，如肩周炎等。

2. 神经根型

神经根型颈椎病诊断需要有麻木、疼痛等根性分布的症状，椎间孔挤压和臂丛牵拉试验通常为阳性，影像学结果与临床表现基本一致，诊断时需要注意排除颈椎外病变所致的疼痛，如胸廓出口综合征、腕管综合征、网球肘等。

3. 椎动脉型

正常人当头向一侧歪曲或扭动时，其同侧椎动脉受挤压、血流减少，但对侧椎动脉可以代偿，从而保证椎基底动脉血流。当颈椎出现节段性不稳定和椎间隙狭窄时，可以造成椎动脉扭曲并受到挤压；椎体边缘以及钩椎关节等处的骨赘可以直接压迫椎动脉，或刺激椎动脉周围交感神经纤维，使椎动脉痉挛而出现椎动脉血流瞬间变化，导致椎基底供血不全而出现症状，主要表现为椎基底供血不足所致头晕等。例如，猝倒发作和颈源性眩晕史，旋颈试验阳性，影像学显示节段性不稳定或钩椎关节增生。

4. 脊髓型

脊髓型颈椎病是由颈椎间盘的突出物或局部增生的骨赘刺激或压迫脊髓的症状，可能导致感觉、运动、大小便与反射障碍，MRI 检查常显示硬膜囊前、后缘受压，脊髓受压变形，诊断时需排除进行性肌萎缩性脊髓侧索硬化症、脊髓肿瘤、脊髓损伤等。

5. 交感型

交感型颈椎病是由于颈椎周围交感神经受刺激所致。本型症状不典型者诊断较为困难，可进行星状神经节或颈椎高位硬膜外封闭，观察症状是否减轻来进行辅助诊断，诊断时需要排除其他原因导致的眩晕。

6. 混合型

混合型颈椎病兼有以上两种以上型别的症状体征。

(三) 流行病学

在 WHO 公布的全球十大慢性顽固性疾病中,颈椎病排名第二。2016 年我国一项大样本全身慢性疼痛流行病学研究也显示颈痛是排名第二的疼痛性疾病。澳大利亚的一项研究表明,大约有 18％不同程度的颈部疼痛患者经历过夜间痛醒。英国一项放射学研究发现,颈椎间盘退行性病变好发于 55～64 岁人群,男女发病率分别为 40％和 28％。年龄超过 50 岁的人群中,有颈椎异常影像学征象的占 50％;65 岁以上人群中,影像学异常者占 75％。颈椎病的起病与头部长期所处位置有密切关系。统计表明,颈椎病的发病与职业有高度相关性,通常伏案或低头位工作者多见。近年来,由于智能手机的普及,颈椎病发病年龄日趋年轻化,甚至中小学生亦有累及。

颈椎病的起病与头部长期所处位置有密切关系。统计表明本病发病与职业有高度相关性,通常伏案或低头位工作者多见。

二、诊断与功能评定

(一) 诊断

1. 临床表现

(1) 颈型:具有典型的落枕史及颈项部症状体征;影像学检查可正常或仅有生理曲度改变或轻度椎间隙狭窄、钩椎关节密度增高甚至局部骨赘形成。

(2) 神经根型:具有根性分布的症状(麻木、疼痛)和体征;椎间孔挤压试验或/和臂丛牵拉试验阳性;影像学所见与临床表现基本符合;排除颈椎外病变(胸廓出口综合征、网球肘、腕管综合征、肘管综合征、肩周炎、肱二头肌长头腱鞘炎等)所致的疼痛。

(3) 脊髓型:出现颈脊髓损害的临床表现,影像学显示颈椎退行性改变、颈椎管狭窄,并证实存在与临床表现符合的颈脊髓压迫;除外进行性肌萎缩性脊髓侧索硬化症、脊髓肿瘤、脊髓损伤、继发性粘连性蛛网膜炎、多发性末梢神经炎等。

(4) 交感型:诊断较难,目前尚缺乏客观的诊断指标。出现交感神经功能紊乱的临床表现、影像学显示颈椎节段性不稳定。对部分症状不典型患者,如果行星状神经节结封闭或颈椎高位硬膜外封闭后,症状有所减轻,则有助于诊断。需除外其他原因所致的眩晕。① 耳源性眩晕:由于内耳出现前庭功能障碍,导致眩晕,如美尼埃综合征、耳内听动脉栓塞、耳石症等。② 眼源性眩晕:如屈光不正、青光眼等眼科疾患。③ 脑源性眩晕:因动脉粥样硬化造成椎-基底动脉供血不足、腔隙性脑梗死、脑部肿瘤、脑外伤后遗症等。④ 血管源性眩晕:如椎动脉局部斑块、管腔狭窄导致椎-基底动脉供血不足,以及高血压病、冠心病、嗜铬细胞瘤等。⑤ 其他原因:如糖尿病、神经官能症、过度劳累、长期睡眠不足等。

(5) 椎动脉型:曾有猝倒发作,并伴有颈性眩晕;旋颈试验阳性;影像学检查显示节段性不稳定或钩椎关节增生;除外其他原因导致的眩晕;颈部运动试验阳性。

2. 影像学检查

(1) 影像学检查:是颈椎损伤及疾病诊断的重要手段,也是颈部最基本最常用的检查技术。X线片对于判断损伤的严重程度、治疗方法选择、治疗评价等提供影像学基础。常拍摄全颈椎正侧位片、颈椎动态伸屈应力片以及双斜位片,主诉头晕者需拍摄 C1-C2 张口位片以及双斜位片。正位片可见钩椎关节变尖或横向增生、椎间隙狭窄;侧位片见颈椎序列不良、生理弧度变直或反弓、椎间隙狭窄、椎体前后缘骨赘形成、椎体上下缘(运动终板)骨质硬化、发育性颈椎管狭窄等;过屈、过伸侧位可判断节段性不稳定;左、右斜位片可见椎间孔缩小、变形。有时还可见到在椎体后缘有高密度的条状阴影——颈椎后纵韧带骨化(ossification of posterior longitudinal ligament,OPLL)。脊髓造影配合 CT 检查可显示硬膜囊、脊髓和神经根受压的情况。颈部 MRI 检查则可以清晰地显示出椎间盘、椎管内、脊髓内部的改变及脊髓受压部位及形态改变,对于颈椎损伤、颈椎病及肿瘤的诊断具有重要价值。

(2) 经颅彩色多普勒(TCD)、DSA、MRA:可探查基底动脉血流、椎动脉颅内血流,判断椎动脉缺血情况是诊断椎动脉供血不足的有效手段,也是临床诊断颈椎病,尤其是椎动脉型颈椎病的常用检查手段。

(3) 肌电图检查:是对周围神经与肌肉的神经电生理学检查方法之一。用其可观察并记录肌肉在静止状态、主动收缩和刺激周围神经时的电活动,同时也可用其测量周围神经的传导速度,故有助于对神经肌肉疾患和周围神经损伤的诊断及疗效判定,亦有助于对上神经元或下神经元病变的鉴别诊断。颈椎病患者进行肌电图检查有助:① 判定局部损害性质:当骨赘或椎间盘或粘连性束带对对脊神经根形成压迫后,早期为部分性损害,此时可出现多种电位。当肌肉松弛时可出现震颤电位;肌肉收缩时多为正常动作电位,但多是低电压;当肌肉强烈收缩时,可出现单纯相或干扰相;当神经根长期受压,致使所支配肌肉完全失去控制,则可能出现各种异常电位,甚至电静息状态。因此,其既可判定脊神经根是否受损,又可判定其受损程度。② 判定神经恢复情况:通过治疗前后肌电图波型的对比,以判定所支配的脊神经根恢复情况,并结合临床检查(肌力、感觉等)综合判定,则更为可靠。③ 有助于与其他疾患鉴别:根据波形改变不仅可区别肌源性萎缩与神经源性萎缩,而且可根据其用力收缩时电位波幅的高低,及是否有肌肉不同点动作电位的同时性,来判定是属于周围神经性(其波幅正常或减低,动作电位的同时性少见)或中枢性(波幅增高,常出现动作电位的同时性)。此外,尚可根据根性损害的范围推断是单纯根性或包括多节神经根的脊髓节段性损害,前者波及范围多为单根,而后者则为多节段,可助确立神经根型以及脊髓型的诊断。

3. 临床诊断标准

颈椎病在医学上的独立性已得到公认,其发病机制、临床表现及治疗原则已经有了统一的概念及标准。目前通用的颈椎病诊断标准及类型如表 5-2-2 所示。

表 5-2-2　颈椎病诊断标准及类型

一般原则	(1) 临床表现与 X 线片均符合颈椎病者,可以确诊 (2) 具有典型颈椎病临床表现,而 X 线片上尚未出现异常者,应在排除其他疾患的前提下,诊断为颈椎病 (3) 对临床上无主诉及体征,而在 X 线片上出现异常者不应诊断为颈椎病;可对 X 线片上的异常所见加以描述
各型颈椎病的诊断	(1) 颈型颈椎病 ① 主诉头、颈、肩疼痛等异常感觉,并伴有相应的压痛点 ② X 线片上颈椎显示曲度改变,或椎间关节不稳定,具有"双边""双突""切凹""增生"等表现 ③ 除外颈部扭伤(俗称"落枕")、肩周炎、风湿性肌纤维炎、神经衰弱及其他非因颈椎间盘退行变所致的肩颈部疼痛 (2) 神经根型颈椎病 ① 具有较典型的根性症状(麻木、疼痛),且其范围与受累的神经根所支配的区域相一致 ② X 线片上显示颈椎曲度改变、不稳或局部骨质增生 ③ 压颈试验或上肢牵拉验阳性 ④ 痛点封闭治疗效果不明显 ⑤ 临床表现与 X 线片上的异常所见在节段上相一致 ⑥ 除外颈椎骨实质性病变(如结核、肿瘤等)、胸廓出口综合征、肩周炎、网球肘、肱二头肌腱鞘炎等以上肢疼痛为主的疾患

各型颈椎病的诊断	（3）脊髓型颈椎病 ① 临床上有脊髓受压表现，分为中央及周围两型。中央型症状先从上肢开始，周围型者则从下肢开始，又分为轻、中、重三度 ② X线片上显示椎体后缘多有骨质增生，椎管前后径出现狭窄 ③ 除外肌萎缩型脊髓侧索硬化症、脊髓肿瘤、脊髓损伤、继发性粘连性蛛网膜炎、多发性末梢神经炎 ④ 个别鉴别诊断困难者，可作脊髓造影检查 ⑤ 有条件者，可做 CT 扫描检查
	（4）椎动脉型颈椎病 ① 曾有猝倒发作，并伴有颈性眩晕 ② 旋颈试验阳性 ③ X线片显示椎间关节失稳或钩椎关节骨质增生 ④ 除外耳源性及眼源性眩晕 ⑤ 除外椎动脉 I 段（即进入 C6 横突孔以前的椎动脉段）和颈椎动脉 Ⅲ 段（即出颈椎进入颅内以前的椎动脉段）受压所引起的基底动脉供血不足 ⑥ 除外神经官能症、颅内肿瘤等 ⑦ 确诊本病，尤其是手术前定位，应根据椎动脉造影检查 ⑧ 椎动脉血流图及脑电图只有参考价值
	（5）交感型颈椎病 临床表现为头晕、眼花、耳鸣、手麻、心动过速、心前区疼痛等一系列交感神经症状，X线片上有失稳或退变，椎动脉造影阴性
	其他型 如食道型颈椎病，颈椎椎体前鸟嘴样增生压迫食管引起吞咽困难等。此型经食管钡剂造影可证实

4. 鉴别诊断

颈椎病最易与肩周炎相混淆，后者特征运动障碍与活动相关，静止时无疼痛，夜间无痛。各种疾病与颈椎病的鉴别要点如表 5-2-3 所示。

表 5-2-3　颈椎病的鉴别要点

疾　病	病　史	症　状　体　征	功　能	影　像　片
肩周炎	多发于 50 岁左右，女性多于男性，缓慢起病	肩关节周围疼痛和有压痛点（结间沟、三角肌前后沿、冈上窝），姿势不适或活动时可诱发剧痛并可放射到颈部和上臂中部	肩关节活动（主、被动均受限），尤其外展、外旋后伸受限明显；肩部肌肉萎缩	X线片一般无改变，有时可见局部骨质疏松，冈上肌腱、肩峰下滑囊钙化
颈椎结核	有结核史，有低热、盗汗、食欲缺乏等全身症状	早期颈肩背痛，受累椎体有压痛、叩击痛，随后上肢放射疼痛、麻木	晚期四肢瘫	X线检查可见骨质破坏征象
脊髓空洞症	多发于 30 岁左右	以节段性分离性感觉障碍为特征	上肢肌力减退，皮肤营养障碍（上肢均明显于下肢），脊柱侧弯等	MRI 扫描表现明显区别于椎间盘病变导致颈椎病
椎管内肿瘤		根性痛	感觉障碍、运动障碍、自主神经功能障碍	CT 扫描可见病变部位椎管扩大，椎体后沿受压，有软组织填充于椎管内；腰椎穿刺可见脑脊液蛋白增多

（二）功能评定

颈椎病的功能评定主要包括颈椎活动范围，发现不适时，注明不适的角度。评定颈椎屈伸、侧屈和旋转的肌肉力量，进行全身感觉和运动检查[可参考《脊髓损伤神经学分类国际标准》（2011 年第 7 版）]。注意观察压痛点和疼痛放射的部位，判断病变所处节段。必要时进行肌电图、神经传导速度检查。可进行日常生活活动能力评定，以明确颈椎病对患者生活和工作的影响程度。受累椎间盘与症状体征的关系如表 5-2-4 所示。

表 5-2-4　受累椎间盘与症状体征关系

受累椎间盘	神经根	疼痛部位	感觉异常区	受累肌肉	反射异常
C4-C5	C5	上臂外侧	上臂外侧三角肌区	冈上肌、冈下肌、三角肌、肱二头肌、菱形肌	肱二头肌腱
C5-C6	C6	上臂外侧、前臂桡侧	拇指、示指	肱二头肌、肱桡肌、腕伸肌	肱二头肌腱、桡骨膜
C6-C7	C7	上臂外侧、前臂桡侧	示指、中指、腕桡侧	肱三头肌、腕屈肌、指伸肌	肱三头肌腱
C7-T1	C8	上臂及前臂尺侧	小指、无名指	指屈肌	
T1-T2	T1	上臂内侧	上臂内侧	骨间肌	

1. 颈椎功能评估

① 关节活动度：针对颈椎活动范围，可以采用方盘量角器进行颈椎屈曲、伸展、侧弯以及旋转度的具体测量。② 肌力评定：胸锁乳突肌、斜方肌、前臂肌群（有时需要评定下肢肌力）。③ 疼痛评定：视觉模拟评分法、数字疼痛评分法、口述分级评分法、McGill 疼痛问卷表。④ 感觉检查：痛觉、温觉、触觉检查等。

2. 日常生活活动能力评定

Barthel 指数评定表和 FIM 评定表（参见本书相关章节）。

3. 功能能力评定（functional capacity evaluations，FCE）

传统的关节活动度、肌力、耐力的评定方法不足以描述脊柱疾病所致的功能限制。临床医师经常需要评定患者重返工作的能力并提供工作限制的建议，这促进了 FCE 的发展。目前，FCE 在美国已被广泛使用。FCE 不仅用于颈部，还用于工伤的预防和许多疾病的康复。FCE 要求患者执行一系列的特定测试活动以评定个体满足工作要求的能力。除了用于工伤后职业康复程序的制订和监测外，FCE 被越来越多地用于判断患者重返工作岗位的能力、就业前筛选、确定残疾和协助法医鉴定。

4. 颈椎病综合评估

颈椎病综合评估较常用的有以下评定量表。

1）JOA 颈椎病评分（脊髓型）

该量表系日本骨科学会 1975 年制定的判定标准（JOA score，又称 17 分法）。以后得到了日本国内及国际上的广泛认同。1994 年，日本骨科学会又在旧的 17 分法的基础上加入神经根功能的评价部分，制定了新的 17 分法。虽然 17 分法很常用，但在患者的健康程度和日常生活的影响方面评价仍然非常困难，也存在各种问题。具体见表 5-2-5。

表 5-2-5　颈椎病判定标准(JOA score, 1994)

	分　级	评　分
运动功能		
上肢		
正常	0	4
用筷子吃饭有些困难	1	3
用筷子吃饭很困难	2	2
能用汤匙吃饭,但不能用筷子	3	1
自己不能吃饭	4	0
下肢		
正常	0	4
不用任何辅助,可以行走		
但是有轻度的肌肉挛缩	1	3
上下台阶需要扶栏杆	2	2
在平地上行走需要辅助器具	3	1
不能行走	4	0
感觉		
上肢		
正常	0	2
轻微感觉缺失	1	1
明显感觉缺失	2	0
下肢		
正常	0	2
轻微感觉缺失	1	1
明显感觉缺失	2	0
躯体		
正常	0	2
轻微感觉缺失	1	1
明显感觉缺失	2	0
膀胱功能		
正常	0	3
轻度功能障碍	1	2
严重功能障碍	2	1
完全尿潴留	3	0
总分		17

治疗后颈髓功能改善率计算公式：(术后总分－术前总分)/(17－术前总分)×100%,即：改善率＝(改善分/损失分)×100%。

2）颈椎功能障碍指数（the neck disability index，NDI）（见表 5 - 2 - 6）

表 5 - 2 - 6　颈椎功能障碍指数

项　　目	表　　　现
1. 疼痛强度	我此刻没有疼痛 我此刻疼痛非常轻微 我此刻有中等程度的疼痛 我此刻疼痛相当严重 我此刻疼痛非常严重 我此刻疼痛难以想象
2. 个人护理（洗漱、穿衣等）	我可以正常照顾自己，而不会引起额外的疼痛 我可以正常照顾自己，但会引起额外的疼痛 在照顾自己的时候会出现疼痛，我得慢慢地、小心地进行 我的日常生活需要一些帮助 我的大多数日常生活活动每天都需要照顾 我不能穿衣，洗漱也很困难，不得不卧床
3. 提起重物	我可以提起重物，且不引起任何额外的疼痛 我可以提起重物，但会引起任何额外的疼痛 疼痛会妨碍我从地板上提起重物，但如果重物放在桌子上合适的位置，我可设法提起 疼痛会妨碍我提起重物，但可以提起中等重量的物体 我可以提起轻的物体 我不能提起或搬动任何物体
4. 阅读	我可以随意阅读，而不会引起颈痛 我可以随意阅读，但会引起轻度颈痛 我可以随意阅读，但会引起中度颈痛 因中度的颈痛，使得我不能随意阅读 因重度的颈痛，使得我阅读困难 我完全不能阅读
5. 头痛	我完全没有头痛 我有轻微的头痛，但不经常发生 我有中度头痛，但不经常发生 我有中度头痛，且经常发生 我有严重的头痛，且经常发生 我几乎一直都有头痛
6. 集中注意力	我可以完全集中注意力，并且没有任何困难 我可以完全集中注意力，但有轻微的困难 当我想完全集中注意力时，有一定程度的困难 当我想完全集中注意力时，有较多的困难 当我想完全集中注意力时，有很大的困难 我完全不能集中注意力

项　目	表　现
7. 工作	我可以做很多想做的工作 我可以做多数日常的工作,但不能太多 我只能做一部分日常的工作 我不能做我的日常工作 我几乎不能工作 我任何工作都无法做
8. 睡眠	我睡眠没有问题 我的睡眠稍受影响(失眠,少于 1 h) 我的睡眠轻度受影响(失眠,1～2 h) 我的睡眠中度受影响(失眠,2～3 h) 我的睡眠重度受影响(失眠,3～5 h) 我的睡眠完全受影响(失眠,5～7 h)
9. 驾驶	我能驾驶而没有任何颈痛 我想驾驶就可以驾驶,但仅有轻微颈痛 我想驾驶就可以驾驶,但有中度颈痛 我想驾驶,但不能驾驶,因有中度颈痛 因严重的颈痛,我几乎不能驾驶 因颈痛,我完全都不能驾驶
10. 娱乐	我能从事我所有的娱乐活动,没有颈痛 我能从事我所有的娱乐活动,但有一些颈痛 因颈痛,我只能从事大部分的娱乐活动 因颈痛,我只能从事少量的娱乐活动 因颈痛,我几乎不能参与任何娱乐活动 我不能参与任何娱乐活动

每个问题 6 个选项,最高得分 5 分,第一项得 0 分,依次选择最后一项得 5 分,若 10 问题都做了问答,记分方法是:实际得分/50(最高可能得分)×100%,假如有一个问题没回答,则记分方法是:实际得分/45(最高可能得分)×100%,如越高表明功能障碍越严重。0～20%表示轻度功能障碍;21%～40%表示中度功能障碍;41%～60%表示重度功能障碍;61%～80%表示极重度功能障碍;81%～100%表示完全功能障碍或应详细检查受试对象有无夸大症状。

三、康复治疗

颈椎病康复治疗目的在于缓解症状、恢复功能、预防复发。通过治疗可减轻颈神经根、硬膜囊、椎动脉和交感神经的受压刺激从而减轻症状;解除神经根的粘连和水肿,缓解颈、肩、臂肌痉挛达到恢复功能的目的;患者通过治疗可以了解为什么会导致颈椎病、怎样配合治疗、利用人体工效学知识纠正不良坐姿及预防复发。

所有颈椎病应遵循首选非手术治疗,无效后再手术的基本原则。对个别呈进行性发展者(多为脊髓型颈椎病),则需当机立断,及早进行手术。手术治疗目的主要是解除由于椎间盘突出、骨赘形成或韧带钙化所致的对脊髓或血管的严重压迫,重建颈椎的稳定性。神经根型颈椎病症状重、影响患者生活和工作或者出现了肌肉运动障碍,以及反复发作的其他各型颈椎病,保守治疗无效或疗效不巩固,亦可考虑手术治疗。

(一) 物理因子治疗

物理因子治疗的主要作用是扩张血管、改善局部血液循环,解除肌肉和血管痉挛,消除神经根、脊髓及其周围软组织炎症、水肿,减轻粘连,调节交感神经功能,促进神经和肌肉功能恢复。常用治疗方法如下。

1. 牵引治疗

颈椎牵引是颈椎病等症的首选康复治疗方法。多用机械方式牵引,牵引力可以利用砝码或重锤等。亦可人工手法牵引,或利用体位(斜卧位)即利用自身体重进行牵引。颈椎牵引有助于解除颈部肌肉痉挛,缓解疼痛;松解软组织粘连,牵伸挛缩的关节囊和韧带;改善或恢复颈椎的生理曲度;使椎间孔增大,解除神经根刺激和压迫;拉大椎间隙,减轻椎间盘内压力;调整小关节的微细异常改变,使嵌顿的滑膜或错位的关节突关节复位。颈椎牵引治疗时必须掌握牵引力的方向(角度)、重量和牵引时间三大要素,才能取得良好效果。

1) 牵引参数的选择

(1) 体位:体位的选择应按照患者病情而定。一般而言,下列情况应首选卧位牵引:重度骨质疏松症、高龄老人、脊髓型颈椎病、寰枢关节半脱位,以及其他不能耐受坐位牵引者。除此以外,均可选用坐位牵引。

(2) 牵引角度:指牵引作用力的方向,即牵引力(枕颌牵引套为牵引力作用起点)与沿身体纵轴之间的夹角。角度的选择应服从于颈椎病变的节段,以及患者颈椎的弧度。目的是将牵引产生的最大应力更好地集中在病变部位,同时调整生理弧度。如果患者生理弧度存在,则只考虑病变节段。上颈段、反弓及"S"弧度宜选垂直位牵引,下颈段宜选前倾位(15°~30°)牵引。

(3) 牵引重量:应视疾病性质、患者体质及其对牵引的反应而定。例如:寰枢关节半脱位,不宜过重,通常以 5 kg 左右为宜,依患者体重而有所加减[±(0.5~1) kg]。此外,脊髓型颈椎病、重度骨质疏松、年老体弱等,亦不宜过重。除此以外,通常仅控制最大重量不超过 20 kg,这是由于颈项部周围韧带薄弱、肌肉短小密集,牵引重量过大,容易造成肌肉、韧带、关节囊的损伤。常用的牵引重量相当于体重的 10%~20%,最大不宜超过 1/4 体重。首次牵引,重量宜小,以 5 kg±起始,2~3 日递增 1 kg,症状改善后维持此重量直到症状缓解消失。当牵引 2~3 周后,症状完全没有改善,或牵引过程中症状加重,应终止牵引治疗。

(4) 牵引时间:牵引时间通常以(20±5) min 为宜。研究表明,牵引的前 10 min 内,应力随时间增加,可使椎间隙产生有效分离,15 min 时达到最大值,之后逐渐减慢,30 min 达到饱和(即再延长牵引时间,椎间隙的分离也不再增加)。因此,最佳的牵引时间是 15~20 min,超过 30 min 疗效不会因此而增加。颈椎牵引时间与牵引重量之间存在相关性,牵引重量大则牵引时间可相应缩短,牵引重量轻则牵引时间可适当延长。

(5) 牵引疗程:门诊患者可以每天接受一次牵引治疗,住院患者可每天 2 次;以 10~12 次为 1 个疗程,一般治疗 2~3 个疗程即可获得症状体征的缓解甚至消失。个别患者恢复缓慢,但症状体征确有所缓解的可以继续治疗;如果连续治疗 2~3 个疗程后完全没有缓解,则需终止治疗。

2) 适应证与禁忌证

(1) 适应证:① 各型颈椎病;② 颈椎钩椎关节功能紊乱;③ 颈椎骨折、脱位的固定;④ 其他,如颈部肌肉痉挛、颈椎退行性疾病、肌筋膜炎等引起的严重颈肩痛,以及儿童的自发性寰枢关节半脱位早期。

(2) 禁忌证:① 颈椎结构完整性损害,如颈椎及其邻近组织的肿瘤、结核等疾病侵犯到椎体,颈椎邻近有血管损害性疾病,颈内动脉严重狭窄且有斑块形成;② 颈椎不适宜活动的疾病,如颈椎严重失稳(Ⅱ°以上滑脱)、颈椎椎体骨折、颈脊髓明显受压、重度颈椎间盘突出且突出物有钙化脊髓受压明显、严重的骨质疏松;③ 牵引后症状加重,如颈部肌肉及软组织的急性拉伤、扭伤、急性炎症等;④ 其他,如强直性脊柱炎、类风湿关节炎、先天性脊柱畸形等。

（3）注意事项：应充分考虑个体差异，年老体弱者宜牵引重量要轻，牵引时间要短，年轻力壮则可牵引时间长些；牵引过程要注意观察询问患者的反应，如有不适或症状加重者应立即停止牵引，查找原因并调整或更改治疗方案。

2. 电疗

（1）直流电离子导入疗法：常用各种西药（维生素 B_1、维生素 B_{12}、碘化钾、普鲁卡因等）或中药煎液（陈醋、乌头、威灵仙、红花等）置于颈部，按药物性能接阳极或阴极，与另一电极对置或放置于肩臂部疼痛区域，与颈部呈斜对置，每次通电 20 min，适用于各型颈椎病。

（2）低频调制中频电疗法：使用时按不同病情选择处方（镇痛、活血、解痉等），电极放置方法同直流电，每次治疗一般 20～30 min，适用于各型颈椎病。

（3）超短波疗法：用波长 7 m 左右的超短波进行治疗。一般用中号电极板 2 块，分别置于颈后与患肢前臂伸侧，或颈后单极放置。急性期无温量，每天 1 次，每次 12～15 min；慢性期用微温量，每次 15～20 min，10～15 次为 1 个疗程。适用于神经根型（急性期）和脊髓型（脊髓水肿期）颈椎病。

（4）高电位疗法：使用高电位治疗仪，患者坐于板状电极或治疗座椅上，脚踏绝缘垫，每次治疗 30～50 min。可同时用滚动电极在颈后领区或患区滚动 5～8 min，每天 1 次，每 12～15 天为 1 个疗程，可用于各型颈椎病，其中以交感神经型颈椎病效果为佳。

3. 超声波疗法

（1）经典超声治疗：超声频率 800 kHz 或 1 000 kHz 的超声波治疗机，声头与颈部皮肤密切接触，沿椎间隙与椎旁移动，强度用 1.3～1.5 W/cm²，每天 1 次，每次 8～15 min，5～10 次为 1 个疗程。可以连用 2～3 个疗程。用于治疗脊髓型颈椎病或神经根型颈椎病（局部已经有肌肉持续痉挛、局部疼痛硬结等）。

（2）超声电导靶向透皮给药治疗：采用超声电导仪及超声电导凝胶贴片，透入药物选择 2% 利多卡因注射液。将贴片先固定在治疗发射头内，取配制好的利多卡因注射液 1 ml 分别加入到两个耦合凝胶片上，再将贴片连同治疗发射头一起固定到患者颈前，治疗 30 min，每天 1 次，10 天为 1 个疗程。用于治疗椎动脉型和交感神经型颈椎病。

4. 光疗

（1）紫外线疗法：颈后上平发际下至第 2 胸椎，红斑量（3～4 生物量），隔日一次，3 次 1 个疗程，配合超短波治疗神经根型急性期。

（2）红外线疗法：各种红外线仪器均可，颈后照射每次 20～30 min。用于软组织型颈椎病，或配合颈椎牵引治疗。

5. 其他疗法

如磁疗、电兴奋疗法、音频电疗、干扰电疗、蜡疗、激光照射等治疗也是颈椎病物理治疗经常选用的方法，选择得当均能取得一定效果。

（二）运动治疗

颈椎的运动治疗是指采用合适的运动方式对颈部等相关部位以至于全身进行锻炼。运动治疗可增强颈肩背肌的肌力，使颈椎稳定，改善椎间各关节功能，增加颈椎活动范围，减少神经刺激，减轻肌肉痉挛，消除疼痛等不适，矫正颈椎序列异常或畸形，纠正不良姿势。长期坚持运动疗法可促进机体的适应代偿过程，从而达到巩固疗效，减少复发的目的。

颈椎运动疗法常用的方式有麦肯基颈椎操、S-E-T 运动疗法、徒手操、棍操、哑铃操等，有条件也可采用颈椎柔韧性练习、颈肌肌力训练、颈椎矫正训练等。此外，还有全身性的运动如跳舞、游泳、球类等也是颈椎疾患常用的治疗性运动方式。运动疗法适用于各型颈椎病症状缓解期及术后恢复期的患者。具体方法因不同类型颈椎病及不同个体体质而异，但颈部周围肌群的等长抗阻训练是必不可少的项目。

常见的颈椎病运动疗法包括颈椎关节活动范围训练、肌力训练、运动控制训练和颈椎体操等。我国2019 版《运动疗法治疗腰痛的专家共识》将运动疗法的整体有效性作为 A 级推荐，Ⅱ级证据。美国 2017版《腰痛的非药物治疗指南》将牵伸运动疗法作为 C 级推荐，协调、力量和耐力练习作为 A 级推荐，向心化的过程和运动作为 C 级推荐。荷兰 2018 版《非特异性颈痛的物理治疗指南》指出，运动疗法对于轻度到重度的颈痛患者均具有显著疗效。

（三）手法治疗

1. 肌肉能量疗法

肌肉能量疗法可以用作为急性颈部疼痛（落枕）的首选，颈部疼痛突发的确切原因尚不清楚，但急性肌群痉挛、椎间盘和横突关节损伤都可能与其发病有关。急性颈部疼痛通常是一过性和自限性病症，可在48 小时内恢复，有时可持续 1 周左右。在确认为颈型颈椎病（肌群痉挛）后可以进行热敷、按摩和早期活动，避免使用颈托，通过运动和采用肌肉能量疗法治疗都是非常有效的。

肌肉能量疗法是基于神经、肌肉的解剖生理以及物理学原理，即通过一侧肌肉收缩可因相应节段的脊髓反射而引发其拮抗肌松弛。故可以采用使颈部侧屈、旋转，或同时进行侧屈和旋转动作先进行测试，找到疼痛的方向。随后治疗师可以用自己手向该疼痛运动肌群的反方向施加抗阻力，并反复 3 次，阻力逐步递增至最大。亦可选择与其疼痛同向，此时需要对疼痛方向的肌群施加牵伸力量。前者手法是无痛的，而后者是有痛的，通常可以一次奏效。这种方法也可以指导患者家属在家使用，但必须经过医生确诊为肌群痉挛所致的颈部疼痛患者。

2. 关节松动技术

关节松动技术的原理如第三章所述松动手法治疗原理，主要是针对颈椎小关节展开的重要治疗手段。是根据颈椎骨关节解剖及生物力学原理为治疗基础，针对其病理改变，对颈椎及颈椎小关节行推动、牵拉、旋转等手法进行被动活动治疗，以调整脊椎的解剖及生物力学关系，同时对脊椎相关肌肉、软组织进行松解、理顺，达到改善关节功能、缓解痉挛、减轻疼痛的目的。

3. 推拿

推拿常用的方法有中式手法和西式手法。中式手法指中国传统的按摩推拿手法，一般包括骨关节复位手法及软组织按摩手法。西式手法在我国常用的有麦肯基（Mckenzie）方法、脊椎矫正术（chiropractic）等。

应特别强调的是，颈椎病的手法治疗必须由训练有素的专业医务人员进行。手法治疗宜根据个体情况适当控制力度，尽量柔和，切忌暴力。对于难以除外椎管内肿瘤等病变者、椎管发育性狭窄者、有脊髓受压症状者、椎体及附件有骨性破坏者、后纵韧带骨化或颈椎畸形者、咽喉颈枕部有急性炎症者、有明显神经官能症者，以及诊断不明等情况，慎用或禁止使用任何推拿和正骨手法。

（四）康复工程辅具选择

1. 矫形支具应用

颈椎的矫形支具主要用于固定和保护颈椎，矫正颈椎的异常力学关系，减轻颈部疼痛，防止颈椎过伸、过屈、过度转动，避免造成脊髓、神经的进一步损伤，减轻脊髓水肿，减轻椎间关节创伤性反应，有助于组织的修复和症状的缓解；配合其他治疗方法同时进行，可巩固疗效，防止复发。最常用的有颈围、颈托，可应用于各型颈椎病急性期或症状严重患者。颈托也多用于颈椎骨折、脱位，经早期治疗仍有椎间不稳定或半脱位患者。乘坐高速汽车等交通工具时，无论有还是没有颈椎病，戴颈围保护都很有必要。但应避免不合理长期使用,以免导致颈肌无力及颈椎活动度不良。具体应针对患者按需选用颈围领或颈托,均可起制动和保护作用。但长期应用颈托可继发颈背部肌肉萎缩,关节僵硬,不利于颈椎病的康复,故仅在颈椎病急性发作时使用。使用时颈围的高度必须合适,以保持颈椎处于中立位为宜。若由于颈部损伤所致,则可应用前面宽、后面窄的颈托使颈部处于轻度后伸位,以利于颈部损伤组织的修复。

2. 睡枕要求

颈部姿势对颈椎病症状有明显影响,其中睡眠姿势的影响尤大。枕头是颈椎的保护工具。一个成年人,每天有1/4~1/3的时间是在睡眠(枕头上)中度过的,所以枕头一定要适合颈部的生理要求。人在熟睡后,颈肩部肌肉完全放松,只靠椎间韧带和关节囊的弹性来维护椎间结构的正常关系。如果长期用高度不合适的枕头,使颈椎某处屈曲过度,就会将此处的韧带、关节囊牵长并损伤,进而造成颈椎失稳,发生小关节错位,以后可发展成颈椎病。这类患者常常表现为睡眠中或睡醒后晨起时颈项不适、落枕、头昏、头痛或顽固性失眠等症状。

合理的枕头对治疗和预防颈椎病十分重要,是药物治疗所不能替代的,但应长期坚持使用。合理的枕头必须具备两项:科学的高度和舒适的硬度。对枕头的高度有多种数据,不宜过高,亦不宜过低。少数人需适当高枕,如棘突发育畸形等,此时枕头过低则可使症状加重。

由于人体的颈椎有正常的生理弯曲,从侧面看颈椎有轻度前凸,从正面看,颈椎排列是一直线,既不向左也不向右弯曲。只有保持这种状态时,颈部的肌肉、韧带、椎间盘及颈部其他器官,如气管、颈动、静脉和神经组织才能处于正常生理状态。而高枕时,无论是左还是右侧卧,都会使颈椎根处于非生理弯曲状态,颈部肌肉、颈椎骨和韧带等都处于紧张状态,得不到真正放松和休息,甚至使一些神经和血管受压,使颈椎病症状在睡后加重。同样,如果采用低枕或不用枕睡觉,也会使颈椎处于非生理弯曲状态,继之发生高枕一样的弊病,故枕高应结合个体体型。总之,枕头的高度应以醒后,颈部无任何不适为宜(见图5-2-1)。

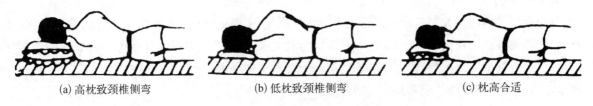

(a) 高枕致颈椎侧弯　　　　(b) 低枕致颈椎侧弯　　　　(c) 枕高合适

图5-2-1　睡姿与枕高

良好的睡姿对脊柱的保健十分重要。睡眠应以仰卧为主,头应放于枕头中央,侧卧为辅,要左右交替;侧卧时左右膝关节微屈对置。应及时纠正不良睡姿,如俯卧、半俯卧、半仰卧或上、下段身体扭转而睡等。过高、过硬、过短、过窄、充填物不合适的枕头都是不合适的。合乎人体生理状况的枕头应该具有以下特点:曲线造型符合颈椎生理弯曲;枕芯可以承托颈椎全段,使颈肌得到充分的松弛和休息;枕芯透气性良好,避免因潮湿而加重颈部不适。

(五) 康复教育

随着现在生活节奏的加快与工作环境的单一,颈椎病发病率越来越高。由于大部分颈椎病与工作、生活的姿势不良有关,故而康复教育重点在于预防复发。

1. 调节生活、工作姿势

颈肩部软组织慢性劳损是发生颈椎病的病理基础。故纠正生活、工作中的不良姿势,防止慢性损伤,对颈椎病的防治显得尤为重要。在伏案工作、用电脑时,每隔2小时一定要站起来休息一下,活动肩颈,做扩胸动作等。要按照人体工效学方法调整工作和学习环境。

2. 颈椎保健运动

（1）适宜颈椎病的运动：放风筝、游泳、打羽毛球、瑜伽都是比较适宜的运动；而对于已经出现了颈椎病症状的人来说，运动时一定不要太过剧烈。

（2）颈椎操：种类有很多，主要都是通过上下左右简单轻缓地转动头部、颈部的方式，来达到对颈部的局部锻炼。需要注意的是，颈椎操虽然有预防颈椎病的效果，但主要适合长期伏案工作和轻度颈椎患者群。其原理主要是加强对颈部肌肉的强化练习，增强其功能活动能力，以保持颈椎具有较好的稳定性。这里介绍一组颈椎操，与麦氏（Mckenzie）操以及 Pilates 技术之颈椎操有着异曲同工之妙，都有相同的原理与相近的操练方法。具体做法是：① 仙鹤点头（类似于麦氏的颈项牵拉）：先做预备姿势（立正姿势，两脚稍分开，两手撑腰）。练习时：低头看地，以下颌能触及胸骨柄为佳；还原至预备姿势；动作宜缓慢进行，以呼吸一次做一个动作为宜。② 犀牛望月（类似于麦氏抬头拉颈）：预备姿势同上。练习时：缓慢抬头，双目仰望天空；还原至预备姿势；呼吸一次做一个动作。③ 金龟摆头（类似于麦氏侧弯颈椎）：预备姿势同上。练习时：头颈向左侧弯，左耳尽力靠向左肩，还原至预备姿势；头颈向右侧弯，右耳尽力靠向右肩，还原。动作要配合呼吸，缓慢进行。④ 金龙回首：预备姿势同上。练习时：头左右旋转，先用头部旋转，再以颏部尽力接触肩峰，还原。

以上 4 个动作按节律反复进行，主要是练习颈部的伸屈与侧弯功能。每动作可做 2 个 8 拍（按做操口令）。每天可进行 1～2 次。

3. 其他注意事项

（1）避免诱发因素：颈椎病是一种慢性病，在短期内难以根除，故平时应加强颈椎病的预防。颈椎病的致病因素是复杂的，总的可以分为内因（体内因素）和外因（急慢性外伤），两者可以互为因果。内因是致病的基础，而外因是可以预防的。应从两方面采取措施，有效地降低发病率和防止复发。诱发因素除外伤外，常见的还有落枕、受凉、过度疲劳、强迫体位工作、姿势不良及其他疾病（如咽喉部炎症、高血压、内分泌紊乱等）。

（2）防止外伤：设法避免各种生活意外及运动损伤。如乘车时睡眠，急刹车时极易造成颈椎损伤，故应尽量防止坐车时打瞌睡；劳动或走路时要防止闪、挫伤。在头颈部发生外伤后，应及时去医院进行早期诊断和治疗。

（3）避免长时间颈部吹冷空调等。

（王　颖　安丙辰）

第三节　肩周炎康复

一、概述

肩痛问题是十分常见的。肩痛是一个症状，肩部的疼痛可以是肌肉源性、韧带源性、神经源性、滑囊源性，甚至还有内脏问题引发的牵涉性疼痛等。

（一）定义

肩周炎又称肩关节周围炎（scapulohumeral periarthritis）、粘连性关节囊炎（adhesive capsulitis）、冻结肩（frozen shoulder）、露肩风、五十肩、肩凝症等，是中老年人群常见病多发病之一，是肩关节囊、关节周围肌肉、韧带、肌腱、滑囊等软组织退变、损伤而引起的关节囊和关节周围软组织的一种慢性无菌性炎症,以肩关节疼痛、运动功能障碍为特征的疾病。

值得注意的是,肩周炎作为一个诊断名称是不够准确的。临床上本症常包括冻结肩、喙突炎、冈上肌腱炎、肱二头肌长头腱炎、肩锁关节病变等。但是目前仍多沿用肩周炎这一名称,以说明起因不同而涉及肩周肌腱、韧带和关节囊的一种病症。

(二) 分类与病因病理及基础知识回顾

1. 分类

肩周炎通常可分为原发性与继发性两类。原发性肩周炎的确切病因至今尚不十分清楚,可能与某些诱因如慢性劳损、局部受湿受寒等因素相关。继发性肩周炎可继发于颈椎病、颈椎间盘突出,或有局部外伤史、骨质疏松症,或继发于肩部或上臂骨折、肩部软组织损伤及全身性疾病等。

2. 病因

肩痛的病因通常可以分为两类,肩部因素与肩外因素。肩部因素又可分为损伤(疲劳性损伤、创伤)、风湿、骨关节炎等,而肩外因素可分为颈性肩痛(颈椎病、颈椎间盘突出、其他颈椎问题、臂丛神经卡压)、神经因素、内科疾病因素(心脏病、肺部疾病、肝胆、脑卒中、血管病变)、全身性疾病(代谢性疾病、骨质疏松)等。这些因素中以肩部因素较为常见。其中,不同年龄人群的高发因素不同,青壮年以损伤因素多见,老年人以骨质疏松性肌痉挛或退行性骨关节炎多见。以肌肉源性为例,病变涉及不同的肌肉,处理方法不同。与肩关节相关的肌肉有 17 块,这些肌肉的起止点不同,因而引发肩关节活动伴发疼痛的方向各异。与肩关节相关的滑囊有 11 个,分别位于不同的部位。因而需要仔细查体,找到压痛点,然后找到与疼痛相关的运动方向,再排除颈椎因素、神经因素、内脏因素(运动方向不受限)、全身性疾病、其他因素(血管病变、肿瘤)等,方能确诊病因。

总之,肩周炎的发生可能由软组织退行性变、肩关节损伤、肩关节活动减少、颈椎疾患、内分泌系统疾病、神经系统疾病、免疫功能方面的改变、姿势失调等诱发。

3. 病理

按照肩周炎的病理改变,通常可以分为 3 期。

(1) 急性期或称冻结前期:是肩周炎的急性发病阶段,因炎症、疼痛而引起反射性肌肉痉挛为主要病理变化,一般无软组织粘连等不可逆转的病理改变。本期临床表现以疼痛和肩关节的某个(或几个)活动方向的疼痛为主要特征,但肩关节活动不受限。病变主要位于盂肱关节囊,表现为关节滑膜水肿、炎性浸润、组织液渗出、肩部软组织痉挛、局部血液和淋巴液循环不畅、组织代谢障碍、肩前外侧疼痛,呈进行性加重。此期肩部为持续性疼痛,并向肩部周围放射,患者不敢患侧卧位;活动时,如梳头、洗脸、摸背疼痛加重,肩部压痛部位广泛。

(2) 冻结期或粘连期:此期是肩周炎的急性发病过程迁延至慢性的发病阶段,此时肩部疼痛的症状较前减轻。但由于肩关节周围软组织在一段时间的非特异炎症反应以后发生挛缩、增生、肥厚和粘连等,严重限制了肩关节活动,所以此期为软组织发生器质性病理改变的阶段;随着病变的加剧除关节囊挛缩外,关节周围大部分软组织均受累,胶原纤维变性,组织纤维化并挛缩而失去弹性,脆弱而易撕裂。此期临床表现为持续性肩痛,上臂活动及盂肱关节活动受限达高峰。关节囊及其周围结构,如冈上肌、冈下肌、肩胛下肌痛,喙肱韧带挛缩,滑膜充血、肿胀,失去弹性,不能活动,疼痛持续但可逐渐减轻,肩关节呈"冻结状态",梳头、洗脸、摸背、穿衣均感困难,肌肉萎缩,以三角肌为明显,可持续 3 个月以上。

(3) 缓解期或称恢复期:本期炎症过程逐步趋于消退,病理改变停止发展,相应的症状开始得到缓解。此时只要能坚持生理范围内的肩关节可动域训练,功能可逐渐得到一定恢复,否则功能往往不会自行恢复。本期通常经半年至一年半时间方能逐渐恢复。

4. 相关解剖基础知识回顾

肩关节是人体关节活动度最大的关节,是由盂肱关节、肩锁关节、肩胛胸壁连接和胸锁关节 4 部分组成的关节复合体。肩关节周围有很多肌肉和韧带附着,包括冈上肌、冈下肌、小圆肌、肩胛下肌、三角肌、胸大肌、胸小肌、背阔肌、肱二头肌、肱三头肌以及喙肩韧带、盂肱韧带、喙肱韧带等。以维持肩关节稳定,增加其活动范围,同时肩部还有盂肱关节囊和众多的滑液囊,起润滑关节、减少摩擦的作用。盂肱关节的血供主要依靠锁肱前动脉、肩胛上动脉及旋肱后动脉等,盂肱关节及周围滑液囊主要受 C5 和 C6 神经支配,即肩胛上神经、肩胛下神经、肌皮神经和腋神经的关节支支配。盂肱关节是典型的球窝关节,其运动分为前屈、后伸、外展、内收、外旋和内旋 6 个自由度。

(三) 流行病学

本病发病与年龄相关,40～70 岁的中老年人易患,发病率 2%～5%,女性多于男性(3∶1),左肩多于右肩。也有少数患者双侧同时发病,但在同一关节很少反复发病。本病常见于厨师、老师、会计、司机及长期从事手工劳动者等;常因肩部损伤、受风寒、偏瘫、外固定而诱发,多数病例为慢性发病。有资料表明,粘连性肩关节囊炎在我国城市的发病率为 8%,在 49 岁以上人群中发病率为 20.6%。本病是一种自限性疾病,临床表现起病缓慢,病程较长,病程一般在 1 年以内,较长者可达到 1～2 年,但预后良好。

二、诊断与功能评定

(一) 诊断

主要依据病史、症状、体征,结合影像学表现,排除颈椎病、肩袖损伤等症可以确诊。

1. 病史

病史的询问就肩周炎而言非常重要。患者主诉有肩关节局部疼痛,且疼痛与活动相关,休息体位则无疼痛。如果患者主诉夜间疼痛显著,则需考虑神经因素(颈椎病)或骨质疏松因素等。① 疼痛特点:初为轻度肩痛,逐渐加重。多数为慢性发作,以后疼痛逐渐加剧或顿痛,或刀割样痛,且呈持续性,按压时反而减轻。严重者稍一触碰,即疼痛难忍。气候变化或劳累后,常使疼痛加重;夜间不能向患侧侧卧,疼痛可牵涉到颈部、肩胛部、三角肌、上臂或前臂背侧。平时患者多呈自卫姿态,将患肢紧靠于体侧,并用健肢托扶以保护患肢。② 活动受限:肩关节活动逐渐受限,以外展、前屈、外旋和内旋受限明显,随着病情进展,由于长期废用引起关节囊及肩周软组织的粘连,肌力逐渐下降,加上喙肱韧带固定于缩短的内旋位等因素,使肩关节各方向的主动和被动活动均受限:当肩关节外展时出现典型的"扛肩"现象,特别是梳头、穿衣、洗脸、叉腰等动作均难以完成,严重时肘关节功能也可受影响,屈肘时手不能摸到同侧肩部,尤其在手臂后伸时不能完成屈肘动作。③ 畏寒:患肩怕冷,不少患者终年用棉垫包肩,即使在暑天,肩部也不敢吹风。

2. 体格检查

局部有压痛点是本病确诊条件之一,且压痛点与肩周肌群肌腱解剖位置相符合,相关肌群收缩运动时可引发疼痛。① 压痛:多在喙突、肩峰下、结节间沟、三角肌止点、冈下肌群及其联合腱等;在冈下窝、肩胛骨外缘、冈上窝处可触及硬性条索,并有明显压痛,冈下窝压痛可放射到上臂内侧及前臂背侧。② 关节活动范围受限:以外展、外旋、后伸受限最明显,亦有内收、内旋以及前屈受限。③ 肌肉萎缩:三角肌、冈上肌等肩周围肌肉早期可出现痉挛,晚期可发生失用性肌萎缩。④ 肌肉抗阻试验:主要发生病变的肌肉不仅在其起止点、肌腹及腹腱衔接处有明显压痛且抗阻试验阳性。

常见肩部疾病的临床特点如表 5-3-1 所示。

表 5-3-1 常见的肩部异常

问 题	影响结构	典型发病年龄(岁)	症 状	诊 断 要 素
不稳定	臼/关节囊	15～30	脱臼	脱臼史、恐惧症
强直	关节囊	40～60	痛、夜间痛、运动能力丧失	不能外旋
撞击	肩袖(劳损)	30～60	夜间痛、上肢上举过头顶痛	撞击征
肩袖撕裂	肩袖,尤其是冈上肌	≥50	如上	撞击征、外旋障碍、冈上肌无力
肩锁关节疼痛	肩锁关节软骨	25～45	局限性肩锁关节疼痛	Paxinos 征*
关节炎	盂肱关节软骨	≥65	疼痛、失去运动能力	捻发音

*Paxino 试验:受试者脱去上衣并取站立位,检查者立于患者身后观察双侧肩部是否对称,检查者将自己的拇指放在肩峰的后外侧,同一只手的示指放在锁骨中点上,两手指同时用力挤压,如果引出肩锁关节部位疼痛或疼痛加重则该试验阳性。

3. 影像学检查

肩部 X 线正位片多数无明显阳性发现。后期部分患者可见骨质疏松,但无骨质破坏。可在肩峰下见到钙化影。

(1) 超声波检查:由于超声波在不同声阻抗组织的临界面产生反射或折射,出现界面反射(回声)和组织内部回声区。应用这一原理可观察到肩袖、结节间沟和肱二头肌长头肌腱的形态。B 超检查可发现因疼痛而萎缩的肌肉、局部肿胀的肌腱或与疼痛相关的肌群异常表现。有报道证实,B 超诊断肱二头肌长头肌腱病变的灵敏度为 90%。本法经济、方便、安全、易重复,而且是一种非侵袭性检查方法,符合国情,故有较好的实用价值,可作为肩周炎重要的辅助诊断手段而推广。

(2) X 线片检查:早期可无异常表现(13%),但可借此排除其他疾病如颈椎病性肩部疼痛。一项针对 135 例患者的研究发现,其 X 线片表现为部分显示肩关节退变(37.8%),肩部软组织内斑点状、片状钙化(26.7%),关节面边缘骨质增生(17.8%),有不同程度的骨质疏松、关节间隙改变(20%)。

(3) MRI 检查:如前所述,肩周炎并非局部某一点的独立疾病,而是与肩关节周围的病变(如三角肌下滑囊炎、肩胛下肌滑囊炎、冈上肌腱炎、钙化、撕裂、肱二头肌长头肌腱炎等)有密切病理联系,继而引起肩关节周围组织广泛粘连,引起肩痛和肩关节活动受限等。所以,肩周炎诊断中应用 MRI 检查不但可以排除骨和软组织的肿瘤、肩袖等肌腱的撕裂伤,还可以进一步明确其病理病变所在,使治疗更有针对性。研究表明,在肩周炎患者中 MRI 检查发现盂肱关节积液(87.5%)、肩峰下关节滑囊积液。冈上肌肌腱形态和信号异常(33.3%),其中约 1/3 为冈上肌肌腱有部分撕裂等。

4. 实验室检查

多数患者没有阳性表现,个别继发于类风湿关节炎等,有原发疾病的相应表现。

(二) 康复评定

1. 疼痛测定

治疗前、中及后期均用同样的方法进行疼痛评定:压力测痛、视觉模拟评分法、口述分级评定法、McGill 疼痛调查表。

2. 关节活动度测定

用测角器测量肩关节活动度,患者的患侧肩关节外展上举、前屈上举、后伸及内旋、外旋等活动度范围均小于正常范围,应与健侧进行对比。

3. 肌力评定

肌力评定主要是针对与肩关节活动有关的肌肉,利用徒手肌力测试方法进行测定。

4. 日常生活活动能力评定

患者需进行日常生活活动能力评定,如果有穿脱上衣困难,应了解其受限程度;询问如厕、个人卫生及洗漱(梳头、牙刷、洗澡等)受限的程度;了解从事家务劳动如洗衣、切菜、做饭等受限情况。

5. 综合评定

(1) Gonstant‐Murley 量表:包括疼痛(15 分)、日常生活活动(20 分)、关节活动度(40 分)和肌力(25 分)4 个部分,共 100 分。其中 35 分(疼痛和日常生活活动)来自患者主诉的主观感觉,65 分(关节活动度和肌力)为医师的客观检查,是一个全面、科学而又简便的方法(见表 5‐3‐2)。

表 5‐3‐2　Gonstant‐Murley 量表

项　　目		表　　现	评　分
1. 疼痛(最高分 15 分)		无疼痛	15 分
		轻度痛	10 分
		中度痛	5 分
		严重痛	0 分
2. 日常生活活动(最高分 20 分)			
(1)	日常生活活动的水平	全日工作	4 分
		正常的娱乐和体育活动	3 分
		不影响睡眠	2 分
(2)	手的位置	上抬到腰部	2 分
		上抬到剑突	4 分
		上抬到颈部	6 分
		上抬到头顶部	8 分
		举过头顶部	10 分
3. 关节活动度			
前屈、后伸、外展、内收活动分别按下列标准评分(每种活动最高分 10 分,4 项最高 40 分):			
(1)	前屈	0~30°	0 分
		31~60°	2 分
		61~90°	4 分
		91~120°	6 分
		121~150°	8 分
		151~180°	10 分
	外展	0~30°	0 分
		31~60°	2 分
		61~90°	4 分
		91~120°	6 分
		121~150°	8 分
		151~180°	10 分

续　表

项　目		表　现	评　分
(2)	外旋(最高分10分)	手放在头后肘部保持向前	2分
		手放在头后肘部保持向后	4分
		手放在头顶肘部保持向前	6分
		手放在头顶肘部保持向后	8分
		手放在头顶再充分向上伸直上肢	10分
(3)	内旋(最高分10分)	手背可达大腿外侧	0分
		手背可达臀部	2分
		手背可达腰骶部	4分
		手背可达腰部(L3水平)	6分
		手背可达T12椎体水平	8分
		手背可达肩胛下角水平(T7水平)	10分
(4)	肌力(MMT)	0级	0分
		Ⅰ级	5分
		Ⅱ级	10分
		Ⅲ级	15分
		Ⅳ级	20分
		Ⅴ级	25分

(2) Neer评分:是应用最广泛的评分系统之一。评分为百分制,其中疼痛35分,功能30分,关节活动度25分,解剖位置10分。总分90~100分为优,80~89分为良,70~79分为可,<70分为差(见表5-3-3)。

表5-3-3　Neer 评分

Ⅰ.疼痛(35分)	Ⅱ.功能(30分)		Ⅲ.运动范围(25分)	
1. 无疼痛,或疼痛可被忽略	(1) 力量		前屈(矢状面)	
2. 轻微疼痛,偶尔出现,不影响活动	正常		180°	
3. 轻微疼痛,不影响日常活动	良		170°	
4. 中度疼痛,能忍受,活动能力有减退,	中		130°	
需服镇痛药	差		100°	
5. 疼痛严重影响活动	仅有肌肉收缩		80°	
6. 疼痛导致完全不能活动	0级肌力		<80°	
	(2) 手能触及的范围		后伸(矢状面)	
	头顶		45°	
	嘴		30°	
	腰部		15°	
	对侧腋窝		0°	
	胸罩扣搭		外展(冠状面)	
	(3) 稳定性		180°	
	搬运		170°	
	敲击		140°	
	投掷		100°	
	推		80°	
	举东西过头顶		<80°	

续　表

Ⅰ. 疼痛(35 分)	Ⅱ. 功能(30 分)	Ⅲ. 运动范围(25 分)
		外旋(从标准解剖学姿势开始,肘关节屈曲)
		60°
		30°
		10°
		<10°
		内旋(从标准解剖学姿势开始,肘关节屈曲)
		90°(触及 T6)
		70°(触及 T12)
		50°(触及 L5)
		30°(触及背部)
		<30°

Ⅳ. 解剖(10 分)(包括旋转、成角、关节吻合不佳、大结节上移、内固定断裂、肌炎、骨不连、缺血性坏死)
无、轻度、中度、重度

三、康复治疗

康复目标是消炎镇痛、改善关节活动度、恢复肩关节功能。

(一) 康复治疗原则

通常以非手术治疗为主,包括物理因子治疗、手法治疗、运动疗法等。治疗原则是消炎镇痛、恢复功能。针对肩周炎的不同时期,或是其不同症状的严重程度采取相应的治疗措施。一般而言,若诊断及时、治疗得当,可使病程缩短,运动功能尽早恢复。

1. 早期

疼痛症状较重。功能障碍往往是由于疼痛造成的肌肉痉挛所致,所以治疗主要是以解除疼痛、预防关节功能障碍为目的,缓解疼痛可采用药物治疗以及吊带制动和外敷药物、肌内效贴布等方法,使肩关节得以充分休息。本期一般不宜过早采用推拿或按摩方法,以防疼痛症状加重,使病程延长。一般可采取一些主动训练,保持肩关节活动度,在急性期限过后方可推拿、按摩,以达到改善血液循环、促进局部炎症消退、松解粘连的目的。

2. 冻结期

本期关节功能障碍是主要问题,疼痛往往由关节运动障碍所引起。治疗重点以恢复关节运动功能为目的。采用的治疗手段可以用理疗、推拿、手法松动等多种措施,以达到解除粘连、扩大肩关节运动范围和恢复正常关节活动功能的目的。

针对功能障碍的症状,严重的肩周炎患者必要时可采用麻醉下大推拿手法,撕开粘连。在这个阶段,应坚持肩关节功能锻炼。除了被动运动之外,患者应积极主动地配合,开展主动运动。

3. 恢复期

恢复期以消除残余症状为主。主要以继续加强功能锻炼为原则,增强肌肉力量,恢复在先期已发生失用性萎缩的肩胛带肌肉,恢复三角肌等肌肉的正常弹性和收缩功能,以达到全面康复和预防复发的目的。

(二) 药物治疗

1. 镇痛剂

应尽量选择胃肠道不良反应较小的药物,以非甾体抗炎药(NSAIDs)为例,尽可能选择环氧酶(COX)-2

抑制剂，例如美洛昔康、塞来昔布（西乐葆）等。

2. 肌松剂

本病早期以肌痉挛为主，故可酌情选用肌松剂，如鲁南贝特（氯唑沙宗）、乙哌立松等。

3. 局部封闭

一般不作为首选，主要方法：① 痛点局部注射利多卡因＋激素，可较好改善疼痛，缓解病情。每周 1 次，连续 3 周。② 通过关节腔穿刺术向受累关节腔内注射糖皮质激素，能够有效抑制滑膜炎症，从而缓解肩周炎的病理过程。但大量应用可妨碍软骨的修复过程，包括妨碍氨基葡聚糖和透明质酸的合成，并增加关节内感染的机会。③ 超声引导下定点注射法：可精确定位，疗效突出，是今后治疗的方向。

（三）物理因子治疗

本病主要以疼痛与关节活动范围受限为主要症状，故康复治疗应聚焦于利用各类无创物理治疗技术来解决疼痛与功能障碍。

1. 物理因子治疗

由于各种物理因子均有良好的镇痛、改善血液循环等效应，因而可以作为本病的首选治疗方法。

（1）电疗类：① 高频电疗：早期炎症反应比较突出时，可首选超短波（无温量）对置于肩关节前后，每天 1 次；或者微波照射痛点，25～50 W，10 min，每天 1 次。② 低频电疗：局部压痛明确，可选用痛点并置或对置，每天 1 次。③ 中频电疗：针对疼痛区域较大，可选用干扰电，在肩关节前后交叉放置，耐受量，每天 1 次。

（2）光疗：可采用激光照射痛点或阿是穴，辅以肩贞、肩井、天宗等穴，每天 1 次。

（3）超声治疗：当肩关节活动受限严重时可选用，可以松解粘连，改善活动度。处方：接触移动，脉冲 30%～50%，声强 1.5～2.5 W/cm²；或冲击波痛点治疗，2.0～3.0，低或中速每痛点冲击 2 000 次，每周治疗 1 次。

（4）温热疗法：慢性期可选择红外线、蜡疗等促进局部血液循环。以患者有舒适的热感或无明显热感为度，照射时间通常以 15～30 min 为宜。

（5）磁疗：痛点贴敷高场强磁片（0.2 T），也有较好疗效。

（6）冷疗：疼痛剧烈时可采用痛区冰块按摩，可用毛巾包裹冰块对疼痛区域进行按摩，至局部微泛红，隔日 1 次。

（7）水疗：较长时间进行温水浸浴，可使肌张力减低，疼痛痉挛减轻；水的静压作用可改善血液、淋巴液的回流；浮力作用则更适于有运动功能障碍的锻炼。浸浴的同时，可缓慢地进行肩臂外展、内收、内旋等功能活动。水疗温度宜 37～42 ℃。每次浸浴 20～30 min，每天浸浴 1 次，10 次为 1 个疗程。

2. 运动疗法

运动治疗技术是肩周炎康复治疗中最重要的部分。训练时需强调关节活动度练习，要在肩关节可忍受轻度疼痛的范围内进行，这也是肩周炎运动疗法的基本原则。急性期主要是改善全身状况，促进血液循环和缓解炎症反应，防止组织粘连和肌肉萎缩，预防关节活动受限；冻结期和缓解期主要是松解粘连，增强肩关节周围肌腱和韧带的弹性，从而逐步增加肩关节的活动度和肌力。运动疗法通常采用主动运动，利用器械进行训练，也可徒手体操。这些操练均需足够的训练次数和训练时间，才能取得明显效果。训练的主要内容有肌力训练、关节活动度训练、平衡和协调功能训练等。训练方法很多，可以根据个人的障碍情况和生活工作需求设计训练动作；以任务为导向，不同项目可交替进行；每天 3～5 次，每次 15～30 min，一般每个动作做 30 次左右，持之以恒。

1）Codman 钟摆运动

如图 5-3-1 所示，躯体前屈，将躯干扶在台子上，上肢下垂，尽量放松肩关节周围的肌肉和韧带，然后做前后、左右或环转摆动练习,幅度可逐渐加大,以不产生疼痛或不诱发肌肉痉挛为宜。开始时所持的重物不宜太重,可以先用 0.5 kg 沙袋,再逐步每天添加沙子直至 3～5 kg,每天练习。

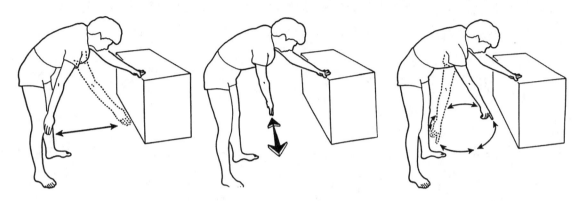

图 5-3-1 Codman 钟摆运动

2) 爬墙训练

① 正身双手爬墙:患者面向墙壁站立,双手上抬,扶于墙上,用双侧的手指沿墙缓缓向上爬动,使双侧上肢尽量高举,达到最大限度时,在墙上做一记号,然后再徐徐向下返回原处。反复进行,逐渐增加高度。

② 侧身单手爬墙:患者侧向墙壁站立,用患侧的手指沿墙缓缓向上爬动,使上肢尽量高举,到最大限度,在墙上做一记号,然后再徐徐向下回原处。反复进行,逐渐增加高度。需注意的是本法不适用于老年人群,因老年人关节盂缘软骨脆易于损伤。爬墙训练如图 5-3-2 所示。

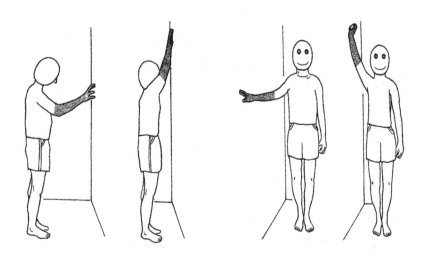

图 5-3-2 爬 墙 训 练

3) 体操棒练习

预备姿势:患者持体操棒于体前,两手抓握棒的距离尽可能大些,分腿直立。为防止以肩带活动(肩胛骨与胸壁间位移)代替肩关节活动,可用压肩带固定肩胛骨。动作:① 前上举,以健臂带动患臂,缓慢做前上举,重复 15～30 次;② 患侧上举,以健臂带动患臂缓慢做患侧的侧上举,重复 15～30 次;③ 做前上举后将棒置于颈后部,再还原放下,重复 15～30 次;④ 两臂持棒前平举,做绕圈运动,正反绕圈各重复 15～30 次;⑤ 将棒置于体后,两手分别抓握棒两端,以健臂带动患臂做侧上举,重复 15～30 次;⑥ 将棒斜置于体后,先患侧手抓上端,健侧手抓下端,以健臂带动患臂向下做患肩外旋动作,重复 15～30 次,然后换臂,健侧手抓上端,患侧手抓下端,健侧臂上提做患肩内旋动作,重复 15～30 次。

4) 其他

(1) 定滑轮装置:健臂辅助患肩做屈、伸、旋转活动等。但需注意:① 动作范围宜逐渐增大;② 如一动作完成后感肩部酸胀不适,可稍休息后再做下一动作;③ 每一动作均应缓慢,且不应引起疼痛。

(2) 弹力带训练:利用弹力带进行肩关节后伸、外展、内旋、外旋的训练(见图5-3-3)。

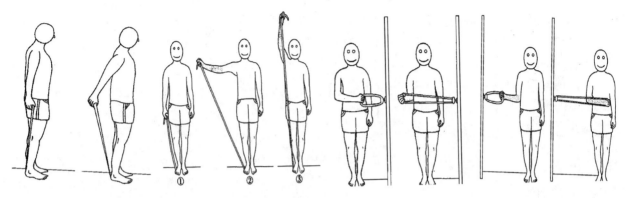

图5-3-3　弹力带练习

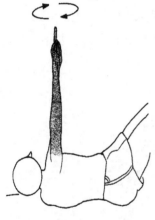

图5-3-4　指天划圈

(3) 指天画圈训练:本法适合于高龄老年人群。因侧卧位关节外展90°位是肩关节最稳定的状态,环转运动有利于关节滑液的流动,同时上肢的重力作用对关节构成压力可强化本体感觉,如图5-3-4所示。

3. 手法

1) 关节松动技术

关节松动术是以关节运动学为基础,采用关节面的滑动、滚动、旋转及分离运动等关节囊内的附属运动为基本手法,借以牵伸疼挛肌群、挛缩的韧带,改善关节活动度。本法能够缓解疼痛,促进关节液流动,松解组织粘连,增加本体反馈。患者一般取仰卧位,患肢外展,治疗师立于患者的患肢与躯干之间。

(1) 分离牵引:缓解疼痛。治疗师外侧手托住患者上臂远端及肘部,内侧手四指放在腋窝下肱骨头内侧,拇指放在腋前。内侧手向外侧持续拉肱骨约10 s,然后放松,重复3～5次。操作中要保持分离牵引力与关节盂治疗平面相垂直。

(2) 长轴牵引:缓解疼痛。治疗师外侧手握住肱骨远端,内侧手放在腋窝,拇指在腋前。外侧手向足的方向持续牵拉肱骨约10 s,使肱骨在关节盂内滑动,然后放松,重复3～5次。操作中要保持牵引力与肱骨长轴平行。

(3) 前屈向足侧滑动:增加肩前屈活动范围。患者体位:仰卧,上肢前屈90°,屈肘,前臂自然下垂。治疗师站在躯干一侧,双手分别从内侧和外侧握住肱骨近端,双手五指交叉,同时向足的方向牵拉肱骨。

(4) 外展摆动:增加外展活动范围。患者体位:仰卧,肩外展至活动受限处,屈肘90°,前臂旋前。治疗师内侧手从肩背部后方穿过,固定肩胛骨,手指放在肩上,以防耸肩的代偿作用。外侧手托住肘部,并使肩稍外旋和后伸。外侧手将肱骨在外展终点范围内摆动。

(5) 水平内收摆动:增加肩水平内收活动范围。患者体位:坐位,肩前屈90°,屈肘,前臂旋前,手搭在对侧肩上。治疗师立于患肩后方,同侧手托住患侧肘部,另一侧手握住搭在对侧肩部的手;双手同时将患侧上肢做水平内收摆动。

(6) 内旋摆动:增加肩内旋活动范围。患者体位:仰卧,肩外展90°,曲肘90°前臂旋前。治疗师立于患肩外侧,上方手握住肘窝部,下方手握住前臂远端及腕部;上方手固定,下方手将前臂向床面运动,使肩内旋。

(7) 外旋摆动:增加肩外旋活动范围。患者仰卧,肩外展,屈肘90°。治疗师立于患肩外侧,上方手握住前臂远端及腕部,下方手放在肱骨头前面固定肩部并稍向下加压;上方手将前臂向床面运动,使肩外旋。

关节松动术实施时应根据肩部病变程度,采用不同的分级方法进行治疗。对于关节疼痛明显的患者采用Ⅰ级手法,既有关节疼痛又有活动受限者采用Ⅱ、Ⅲ级手法,而关节僵硬或挛缩但疼痛不著者,则采用Ⅳ级手法。松动疗法治疗时间因人而异,常为每次20 min,每天或隔日1次,5~10天为1个疗程。每次治疗时要求患者尽量放松肩部,治疗后应进行主动肩部活动,例如配合行钟摆运动等。关节松动术适用于第Ⅱ、Ⅲ期的患者。

2) 推拿技术

肩周炎属于中医学肩凝症的范畴,手法以舒筋活血,滑利关节为目标,常用手法如下。

(1) 舒筋活络法:此为准备手法。患者取端坐位,治疗师以右手全掌着力,从手腕部开始,由肘、肩推抚至颈部,再由上肢、肩内侧至外侧、后侧,依次推抚,反复施术20余次。

(2) 滚揉法:患者仰卧或坐位,治疗师用滚法或指揉法施术于患侧肩前部及上肢内侧,反复数次,配合患肢外展、外旋活动。再取卧位,治疗师一手握住患肢肘部,另一手在肩外侧或腋后部施用滚揉法,并嘱患者做患肢上举、内收等活动;再让患者仰卧,治疗师用滚揉法或指揉法在患侧胸外上部、肩前部滚揉,然后让患者坐起,配合患肢后伸活动。

(3) 点按穴位法:患者取坐位,治疗师点按合谷、曲池、缺盆、肩髃、肩贞、肩髎、臂臑、肩井、天宗、曲垣、阿是等穴,使局部产生酸胀感。

(4) 环转摇肩法:治疗师站在患者患侧稍后,一手挟患肩,一手握住腕部或托住肘部,以肩关节为轴做环转运动,幅度由小到大。然后,治疗师一手托起患者前臂,使患侧肘屈曲,前臂内收,患侧手由健肩绕头顶、患肩、面前反复环绕10次。同时,治疗师的另一手拿捏患肩。

(5) 上肢被动后扳法:治疗师站在患者患侧稍前方,一手握住患侧腕部,以肩顶住患者患侧肩前部,握腕之手将患臂由前方扳向背后,逐渐用力使之后伸,反复4~5次。

(6) 背后拉臂法:治疗师站在患者健侧稍后方,一手扶健侧肩,以防止患者上身前屈;另一手握住患侧腕部,从背后将患肢向健侧牵拉,逐渐用力,加大活动范围,以患者能忍耐为度。

(7) 提抖法:治疗师站在患者患侧肩外侧,双手握住患肢腕部稍上方;将患肢提起,用提抖的方法向斜上牵拉。牵拉时要求患者先沉肩屈肘,治疗师缓缓向斜上方牵拉患肢,活动幅度逐渐增大,手法力量由小到大,注意用力不能过猛,防止意外发生。

4. 弹力贴布疗法

选择肌内效贴布,按照病变肌群解剖位置贴敷,减轻病变肌群受力,缓解疼痛,每贴敷3天,停1天。

四、康复教育

肩周炎是可以预防的。老年人一般缺乏活动,上肢与肩部周围组织的血液循环较差。因此,肩关节的关节囊、肌腱容易变性、钙化,发生炎症。如果老年人平时注意运动,锻炼上肢及肩部,就可以有效地避免肩周炎的发生。故需注意以下几点。

(1) 注意防寒保暖:由于自然界的气候变化,寒冷湿气不断侵袭,可使肌肉组织和小血管收缩。肌肉较长时间的收缩,使肌肉组织受刺激而发生痉挛,久则引起肌细胞的纤维样变性,肌肉收缩功能障碍而引发各种症状。

(2) 纠正不良姿势:对于经常伏案、双肩经常处于外展工作的人,应注意调整姿势,避免长期的不良姿势造成慢性劳损和积累性损伤。

（3）及时治疗相关疾病：注意容易引起继发性肩周炎的相关疾病,如糖尿病、颈椎病、肩部和上肢损伤、胸部外科手术及神经系统疾病;在这些疾病治疗的同时注意保持肩关节的主动运动和被动运动,以维持肩关节的活动度。

（4）坚持功能锻炼：平时可以结合自己的生活习惯做一些如屈肘甩手、体后拉手、展臂站立、头枕双手、旋肩等简单锻炼,或者跳舞等,不仅可以预防肩周炎,还能较好地缓解肩周炎的初期症状。

（安丙辰　王　颖）

第四节　腰椎间盘突出症康复

一、概述

腰背痛是十分常见的,作为一种主诉,它标示着一组症候群,因而是症状名称而非疾病名称,是老年科、康复科、骨科、神经科门诊中,最常见的主诉症状;同时,它也是非常普遍的职业疾病。其病因极为复杂,影响因素较多,因而诊断与治疗均有相当的难度。在发达国家,其发病率可高达 60%～80%,是仅次于上呼吸道疾患的就诊综合征。腰痛的病因分类中,约 97% 为人体力学性腰痛(mechanical low back pain),1% 为非人体力学性腰痛(non-mechanical low back pain),2% 为内脏性疾病(visceral disease)。人体力学性腰痛中,72% 是腰部扭伤(sprain)和过劳(strain),11% 是椎间盘退行性疾患,14% 为椎间盘突出。

(一) 定义

腰椎间盘突出症(lumbar disc herniation)是指腰椎间盘退行性病变后,在外力作用下,纤维环部分或全部破裂,连同髓核一并向外膨出,刺激或压迫神经根或脊髓(马尾神经)引起的腰痛,并且伴有坐骨神经放射性疼痛等症状为特征的一种病变。

(二) 病因病理及分类

脊柱是人体中轴,腰椎在承受人体各向活动中承受巨大的应力。在 20 岁以后开始持续退变,腰椎间盘内的水分和营养成分减少,弹性下降,胶原纤维增多,随之椎间隙逐渐变窄,进而导致周围韧带松弛,椎体间活动增加。椎体间过度活动是腰椎间盘破裂突出的基础,急性或慢性应力负荷过大则是发病常见诱因。特别是弯腰转身(旋转)取重物时,腰椎间盘不仅受到向内的压力,而且受到张力和剪切力的作用,髓核后移,纤维环在已有退变的基础上受到过大的由内向外的力量冲击而断裂;先是髓核被挤入破裂的纤维环内,Crock 称之为椎间盘内破裂(internal disc disruption);破裂的髓核分散应力的性能遭遇破坏,髓核逐渐退变脱水或髓核回复原位后再受二次应力或外伤,则引起椎间盘突出(disc prolapse)。突出多数是在无后纵韧带的后外侧区,挤压到神经根,患者出现真性坐骨神经痛。病变继续发展,则椎间隙更窄,骨质增生,成为退行性腰椎病(degenerative spondylosis lumbar spine)。

1. 发病诱因

（1）脊柱畸形或脊柱生理曲度改变：脊柱如存在对称或不对称的移行椎、融合椎、脊柱侧弯或其他发育畸形都是腰椎间盘突出的诱发因素。如脊柱侧弯、椎间隙不等宽,特别是伴旋转时,脊柱凸侧承受更大应力,易于加速退变。

（2）过度负荷：从事重体力劳动和举重运动常因过度负荷造成椎间盘早期退变。从事弯腰工作者,当双下肢直立弯腰提取 20 kg 的重物时,椎间盘内压力可增加到 30 kg/cm²。如煤矿工人或建筑工人,长期处于如此大的椎间盘内压,易造成腰椎间盘突出。

(3)遗传因素:腰椎间盘突出症有家族发病的报道,印第安人、爱斯基摩人和非洲黑人的发病率明显低于其他民族。

(4)急性损伤:外伤只是引起椎间盘突出的诱因,原始病变在于无痛的髓核突入内层纤维环,导致髓核内部应力改变,继发外伤使髓核进一步突出到外面有神经支配的纤维引起疼痛。在日常生活工作中,当腰部处于屈曲位时,髓核向后滑移,后侧纤维环承受压力最高,如突然加以旋转则易诱发髓核突出。

(5)腹压增加:椎间盘退行性变的基础上,某种可诱发椎间隙压力突然升高的因素致使呈游离状的髓核穿过已变性、薄化的纤维环进入椎管前方或侵入椎体边缘处,如剧烈的咳嗽喷嚏、屏气、Valsalva 动作、妊娠等。

(6)医源性因素:早在 1935 年 Pease 首先报道在腰椎穿刺后发现椎间隙狭窄。以后也有病例报道,在进行腰椎穿刺或脊椎麻醉以后发生椎间隙狭窄。这些病例多为少年甚至是 4 岁儿童。患者在腰椎穿刺后数天之内,发生严重腰痛,脊背部肌肉强直,一系列的 X 线片显示椎间隙迅速狭窄。原因是在腰椎穿刺时,穿刺针穿破纤维环,髓核从针眼处漏出。已有腰腿痛症状的腰椎间盘突出症患者被施以过重手法的推拿、按摩,甚至在全身麻醉下行腰椎牵引,一部分腰腿痛患者会突然病情加重,而且呈持续性,经手术证实有破裂纤维环的碎片游离进入椎管。

2. 病理

腰椎间盘突出症的病理变化过程,大致可分为 3 个阶段。

(1)突出前期:此期髓核因退变和损伤可变成碎块状物,或呈瘢痕样结缔组织;变性的纤维环可因反复损伤而变薄、变软或产生裂隙。此期患者可有腰部不适或疼痛,但无放射性下肢痛。

(2)椎间盘突出期:外伤或正常的活动使椎间盘压力增加时,髓核从纤维环薄弱处或破裂处突出。突出物刺激或压迫神经根即发生放射性下肢痛,或压迫马尾神经而发生大小便障碍。在急性髓核突出期,受压的神经根常发生急性创伤性炎症反应,神经根充血、水肿、变粗和极度敏感,此时任何轻微刺激均可产生剧烈疼痛。

(3)慢性期:脱出或突出的髓核可有以下转归。① 纤维化:从早期开始,于突出物的表面即可有毛细血管渗入、包绕,呈现无菌性炎症改变,随着成纤维细胞的侵入而逐渐纤维化。② 萎缩化:主要由于突出物的脱水而使其体积缩小至原体积的 20%~30%。此种皱缩现象亦可视为机体自愈的防御性反射,尤其多见于椎间盘突出症时。③ 钙化或骨化:随着影像学的发展,临床上发现椎间盘钙化(或骨化)的病例日渐增多,其产生机制主要是在前两者基础上由于钙盐沉积所致。④ 骨赘化:位于椎体边缘的髓核,最终可与边缘部的骨赘融合在一起而构成骨赘的一部分。

3. 分类

当发生椎间盘破裂、髓核突出时,髓核可从椎间盘的各个方向突出,有前方突出、后方突出、全盘四周膨出和椎体内突出(Schmorl 氏结节)。其中以后方突出为最多,且后方突出可刺激或压迫神经根与马尾神经,引起严重的症状和体征。临床上一般将后方突出分为旁侧型和中央型两类,其中以旁侧型居多数。

(三)流行病学

如前所述,腰背痛发病率较高,且近年来呈上升趋势,约占人群 15% 以上。腰椎间盘突出症占门诊腰痛患者的 10%~15%,其中男性占 1.9%~7.6%,女性占 2.5%~5.0%,男女之比为(10~30):1,好发于 20~50 岁青壮年,平均年龄为 30 岁左右。发病部位以 L4 - L5 之间居多,L5 - S1 之间次之,L3 - L4 之间较少见。

本病发病与局部所受应力相关,因而不同工种间发病率有较大不同。例如汽车、飞机等驾驶员中本病的发病率可达 30%～38%。

二、诊断与功能评定

(一) 诊断

诊断主要依据病史、临床表现,典型的症状是腰或腰臀部疼痛和下肢放射麻木和(或)疼痛。

1. 主要症状

(1)腰痛:多数患者都有腰痛,这是因为突出的髓核压迫后纵韧带刺激纤维环内的痛觉纤维反射到腰部所致。疼痛轻重不一,严重者可影响腰部的活动,当咳嗽、打喷嚏增高腹内压时,腰部疼痛加重。

(2)下肢放射痛:当髓核进一步后突,经过后纵韧带压迫神经根,产生腰腿痛。疼痛往往自臀部开始向下肢放射至大腿后侧,小腿外侧,以致足趾;疼痛区域较固定,患者多能指出其具体部位;下肢放射痛多因站立、用力、咳嗽、喷嚏或运动而加剧,平卧位休息后可减轻。有些患者由于巨大的椎间盘后突出压迫马尾神经出现部分双下肢瘫痪,会阴部麻木和大小便功能障碍。

(3)主观麻木感:病程较久或神经根受压迫较重者,常有下肢麻木感。麻木区与受累神经根的分布区域一致,限于小腿外侧或足部;中央型突出发生鞍区麻木。

(4)肢体冷感:有少数病例(约5%以上)自觉肢体发冷、发凉,这是由于椎管内的交感神经受刺激之故。

(5)间歇性跛行:中央型髓核突出的情况下,可出现继发性腰椎椎管狭窄症的病理和生理学基础;对于伴有先天性发育性椎管矢径狭小者,脱出的髓核更加重了椎管的狭窄程度,以致易诱发本症状。

(6)肌肉萎缩:因腰椎神经根持续受压,导致该神经支配肌肉萎缩,肌张力减弱。

(7)马尾神经症状:主要见于重度中央型及旁中央型的髓核突(脱)出症者,其主要表现为会阴部麻木、刺痛、排便及排尿障碍、阳痿(男性)及双下肢坐骨神经受累症状。严重者可出现大、小便失控及双下肢不全性瘫痪等症状。

(8)其他:根据脊神经根的部位与受压程度、邻近组织受累范围及其他因素不同,可出现某些少见的症状,如肢体多汗、肿胀、骶尾部痛、大腿外侧麻木以及膝部放射性痛等多种症状。

2. 体征

体征可分为两大类:可有腰部及脊柱以及神经根受压体征,如表 5-4-1 所示。

表 5-4-1　腰部及脊柱及神经根受压体征

腰部及脊柱体征	1. 姿势的异常:患者为避免神经根受压,多自然地将腰固定于某姿势,腰部可发生过度前凸,变平或侧弯。急性期或对神经根压迫明显、症状较重者,患者可出现行走姿态拘谨、一手扶腰身体前倾,凸臀跛行或患足怕负重及呈跳跃式步态等 2. 腰椎前凸增大,腰部不能伸直,侧弯,但前屈受限 3. 腰椎曲线变平或反弓:此种姿势是由于较大的、足以阻止腰部后伸的后外侧或后方突出物所致;常伴有严重的坐骨神经痛和腰椎侧弯,任何使腰伸直的动作,都可加重下肢放射痛 4. 脊柱侧弯:是一种保护性反应,可凸向健侧也可凸向患侧,系减少神经根压迫和紧张的补偿体位
	1. 脊柱运动受限:脊柱屈曲、伸展、侧弯及旋转等均有不同程度受限,尤以前屈受限为多;这是因为腰部活动如站立、走路、弯腰和负重等,都可增加椎间盘的压力,牵拉神经根,加重腰腿痛 2. 压痛及放射痛:压痛点多在下腰椎棘突间及椎旁 1～2 cm 处,相当突出物的平面;用力下压时可引起下肢放射痛;疼痛的部位符合受累神经根所分布的区域,可作为诊断本病的定位依据
神经根受压或牵拉体征	1. 根性刺激征:直腿抬高加强试验阳性,仰卧挺腹屈颈加压试验阳性、颈静脉压迫试验阳性 2. 神经肌肉系统检查:突出物压迫神经根,可使其支配的区域感觉障碍,肌力减弱,腱反射减弱或消失,肌肉萎缩

3. 诊断性试验

（1）直腿抬高试验及加强试验：患者仰卧，伸膝，被动抬高患肢。正常人神经根有 4 cm 滑动度，下肢抬高到 60°～70°始感腘窝不适。本症患者神经根受压或粘连使滑动度减少或消失，抬高在 60°以内即可出现坐骨神经痛，称为直腿抬高试验阳性。在直腿抬高试验阳性时，缓慢降低患肢高度，待放射痛消失，此时再被动背屈患肢踝关节以牵拉坐骨神经，如又出现放射痛称为加强试验阳性。有时因突出髓核较大，抬高健侧下肢也可因牵拉硬脊膜而累及患侧，诱发患侧坐骨神经产生放射痛。值得注意的是中央型突出，本体征可以阴性。

（2）屈颈试验：又名 Lindner's 征。嘱患者站立或仰卧或端坐，检查者将手置于头顶，并使其前屈。如患侧下肢出现放射痛，则为阳性，反之为阴性。其机制主要是由于屈颈的同时，硬脊膜随之向上位移，以致与突出物相接触的脊神经根遭受牵拉之故。

（3）Lasegue 征：此征阳性是在将髋关节与膝关节均置于屈曲 90°状态下再将膝关节伸直到 180°；在此过程中，如患者出现下肢后方放射性疼痛时，则为阳性。其发生机制主要是由于伸膝时使敏感的坐骨神经遭受牵拉刺激。

（4）股神经牵拉试验：患者俯卧位，患侧膝关节伸直 180°，检查者将患肢小腿上提，使髋关节处于过伸位，使股神经紧张性增高，从而刺激了椎间盘突出所压迫的神经根，出现大腿前方痛即为阳性。在 L2 - L3 和 L3 - L4 椎间盘突出症时为阳性，L4 - L5 和 L5 - S1 椎间盘突出时为阴性。

4. 特殊检查

（1）影像学检查：① 脊髓造影的诊断可靠率为 30%～40%，目前已较少运用。其优点是能看到整个椎管情况，可以鉴别肿瘤和腰椎管狭窄症。② CT、MRI 检查：是目前临床应用最多的诊断检查，其诊断可靠率较高，显像清晰。在 CT、MRI 上可见髓核突出和纤维环膨出，附着在椎板和每个关节突的黄韧带也可以清楚地显示出来。

（2）电生理检查（肌电图、神经传导速度及体感诱发电位）：可协助确定神经损害的范围及程度，观察治疗效果。

5. 实验室检查

实验室检查对确诊帮助不大，但在鉴别诊断中有其价值。

6. 诊断标准

（1）诊断依据：① 腰腿痛呈典型的坐骨神经分布区域的疼痛和（或）坐骨神经分布区域的皮肤感觉麻木；② 腰椎旁压痛、放射痛；③ 直腿抬高较正常减少 50%，或兼有健侧下肢直腿抬高试验阳性，作弓弦试验即腘窝区域指压胫神经引起肢体的远、近两端的放射痛；④ 出现 4 种神经体征中的 2 种征象（肌肉萎缩、运动无力、感觉减退和反射减弱）；⑤ 与临床检查一致的影像学检查发现，包括椎管造影、CT 或 MRI。

（2）定位诊断：① L3 - L4 腰椎间盘突出，以压迫 L4 神经根为主。表现为骶臀区、大腿前侧、小腿前内侧疼痛；小腿前内侧麻木；伸膝肌力减弱，股四头肌压痛；髌腱反射消失或减弱；股神经牵拉试验阳性。② L4 - L5 腰椎间盘突出，以压迫 L5 神经根为主。表现为骶臀区、大腿、小腿后外侧疼痛；小腿外侧上部麻木和感觉改变，胫前肌肌腹压痛，反射无改变。③ L5 - S1 骶椎椎间盘突出，以压迫 S1 神经根为主。表现为骶臀区、大腿、小腿及跟区疼痛；小腿外侧下部包括腓侧三趾麻木及痛觉改变，屈趾肌力减弱，腓肠肌压痛；跟腱反射消失或减弱。④ 腰中央巨大突出物（常在 L4 - L5 或 L5 - S1 之间）以压迫马尾为主。表现为下腰部、双大腿及小腿后侧疼痛，鞍区及足跟后侧麻木感，括约肌麻痹（大小便失禁），双足或单足下垂；跟腱反射消失。

7. 鉴别

常见的腰腿痛及其鉴别如表 5 - 4 - 2 所示。

表5-4-2 常见的腰腿痛鉴别表

	外伤史	疼痛	压痛点	腰肌痉挛	根性刺激征	直腿抬高试验	其他
腰肌扭伤	++	剧烈	明显、局限	++	—	—	X线片无异常
腰突症	+/−	剧烈	多处	+/−	++	++/−	腓肠肌挤压痛++,有X线片、CT、MRI改变
腰椎小关节紊乱	++	剧烈	明显、局限	++	+/−	—	腓肠肌挤压痛++,有X线片改变
退行性脊柱炎	—	酸痛、钝痛	不明显	—	—	—	劳累后著,休息可缓,有X线片改变
骶髂关节扭伤	++	较强	明显、局限	+/−	+/−	—	"4"征++
臀上皮神经卡压	+/−	锐痛	明显、局限	+/−	—	—	局限浅感觉障碍
腰骶结构不良(移行椎)	—	酸痛、钝痛	不明显或局限轻压痛	—	—	—	劳累后著,休息可缓,有X片改变
腰肌纤维炎	—	钝痛	不明显或广泛轻压痛	—	—	—	劳累后著,休息可缓

(二) 康复评估

1.疼痛程度

疼痛程度可以反映症状种类及严重程度,常用VAS评定。

2.体征

针对体征的评估,包括压痛、放射痛、直腿抬高试验及加强试验的角度、腰椎屈度改变、踝反射、踝背伸以及趾背伸肌力减弱、感觉障碍的存在及其严重程度。

3.腰椎活动度测定

腰椎活动度需进行前屈、后伸、侧弯、旋转测试评估。

4.肌力评估

腰背肌、腹肌、双侧下肢肌力的测试参见本书相关章节。

5.步态评估

行走能力测定:包括步行距离、速度、步行困难程度、疼痛程度及步幅、步频、步态改变。

6.综合评定

腰椎疾病的综合评定可参考日本骨科学会腰痛评价表(JOA score),满分为29分;Oswestry功能障碍指数,满分为50分。如表5-4-3和表5-4-4所示。

表5-4-3 日本骨科学会的腰椎疾患评估表

1. 自觉症状(最高分9分)		2. 临床检查(最高分6分)	
(1)腰痛		(1)直腿抬高试验	
无	3分	正常	2分
偶有轻度腰痛	2分	30°~70°	1分
常有轻度腰痛,或偶有严重腰痛	1分	<30°	0分
常有剧烈腰痛	0分		

(2) 下肢痛和(或)麻木		(2) 感觉	
无	3分	正常	2分
偶有轻度下肢痛和(或)麻木	2分	轻度感觉障碍	1分
常有轻度下肢痛和(或)麻木,或偶有严重下肢痛和(或)麻木	1分	明显感觉障碍	0分
常有剧烈下肢痛和(或)麻木	0分	(3) 肌力(两侧肌力均减弱时以严重侧为准)	
(3) 步行能力		正常(5 级)	2分
正常	3分	轻度肌力减弱(4 级)	1分
步行500 m 以上发生痛、麻和(或)肌无力	2分	重度肌力减弱(0~3 级)	0分
步行500 m 以内发生痛、麻和(或)肌无力	1分		
步行100 m 以内发生痛、麻和(或)肌无力	0分		

3. 日常生活动作(最高分 14 分)		4. 膀胱功能(最高分 0 分)(应除外尿路疾患)	
(1) 睡觉翻身		正常	0分
容易	2分	轻度排尿困难(尿频、排尿延迟)	−3分
困难	1分	重度排尿困难(残尿感、尿失禁)	−6分
非常困难	0分	尿闭	−9分
(2) 站立		5. 自我满意程度(参考)	
容易	2分	很好(治愈)	
困难	1分	好(改善)	
非常困难	0分	无变化	
(3) 洗脸		恶化	
容易	2分	6. 精神状态(参考)	
困难	1分	(1) 主诉(疼痛)性质、部位、程度不确定	
非常困难	0分	(2) 疼痛伴有从功能上难以解释的肌力减弱、	
(4) 弯腰		疼痛过敏和自主神经改变	
容易	2分	(3) 多医院多科室就诊	
困难	1分	(4) 对手术期望值过高	
非常困难	0分	(5) 以往手术部位异常疼痛	
(5) 长时间(1 h)坐立		(6) 病休时间超过一年	
容易	2分	(7) 对职业及家庭生活不满意	
困难	1分	(8) 工伤及交通事故	
非常困难	0分	(9) 精神科治疗史	
(6) 持重物或上举		(10) 医疗纠纷史	
容易	2分		
困难	1分		
非常困难	0分		
(7) 行走			
容易	2分		
困难	1分		
非常困难	0分		

表 5-4-4　OSWESTRY 腰痛问卷

一、疼痛强度

5　我能忍受疼痛,不需要用任何药物
4　疼痛虽使我感到不适,但只要调整好姿势等,不必用药物镇痛
3　用药后能解除疼痛
2　用药后能减轻疼痛
1　用药后稍稍减轻疼痛
0　药物不能起任何镇痛作用,我已不用此类药物

二、生活料理(梳洗、穿衣、如厕等)

5　生活自理,且在此过程中不加重疼痛
4　生活自理,但在此过程中会加重疼痛
3　在梳洗过程中感到不便,只能放慢速度和非常小心
2　在有人帮忙的情况下,几乎全部自理
1　大部分的梳洗需要每天有人帮我一起完成
0　我不能自己着装,梳洗亦很难,自理能力障碍

三、负重

5　抬举重物不感到疼痛
4　抬举重物感到轻微疼痛
3　抬举重物感到明显疼痛
2　不能搬起、拿起在地面上的重物,但能抽、拉在台面上的重物
1　只能搬动一些轻物
0　无法举起和搬运任何物品

四、行走

5　能随意行走
4　因疼痛的关系,行走不能超过 1.5 km
3　因疼痛的关系,行走不能超过 700 m
2　因疼痛的关系,行走不能超过 300 m
1　只能借助拐杖行走
0　我绝大部分时间卧床,甚至难以一个人上厕所

五、坐位

5　我能够随心所欲地长时间坐位工作
4　我能较长时间坚持坐位工作,但必须是我习惯的座椅
3　疼痛使我不能在坐位体位超过 1 h
2　疼痛使我不能在坐位体位超过半小时
1　疼痛使我不能在坐位体位超过 10 min
0　因疼痛难忍,我无法坐下来

六、站立位

5　站立位不加重疼痛
4　站立位过久会加重疼痛
3　因为疼痛,站立时间不能超过 1 h
2　因为疼痛,站立时间不能超过半小时
1　因为疼痛,站立时间不能超过 10 min
0　疼痛难忍,无法站立

七、睡眠

5　睡眠不受影响
4　用药后我能很好入睡
3　用了药,我的睡眠仍少于 10 h
2　用了药,我的睡眠仍少于 4 h
1　用了药,我的睡眠仍少于 2 h
0　疼痛使我无法入睡

八、性生活

5　我的性生活正常,做爱过程中未引起疼痛
4　我的性生活正常,但做爱过程始动时有疼痛
3　我的性生活接近正常,但做爱过程中很痛
2　因为痛的缘故,我的性生活频率和动作极有限
1　疼痛使我几乎失去了性生活
0　疼痛妨碍,使我无法过性生活

九、社交活动

5　没有因为疼痛而影响我的社交活动
4　社交活动正常,但常以加重疼痛为代价
3　疼痛虽不影响我的社交活动,但有些内容受限(如跳舞等)
2　社交活动有所减少,比以前少出门
1　因为疼痛而大大减少我的社交活动,常愿意待在家中
0　动了就痛,因而无法参与社交活动

十、旅游

5　能去任何地方旅游,不感到疼痛
4　能去任何地方旅游,但累了感到疼痛
3　有疼痛,但我能支撑 2 h 的旅行
2　旅行出门不能超过 1 h
1　旅行出门不能超过半小时
0　我根本不想动,除非是为了去接受治疗等

三、康复治疗

　　腰椎间盘突出症若能早诊断、早治疗,对于病程短、症状轻、神经没有损害的患者,经过系统的非手术疗法,多数可以达到临床痊愈。非甾体抗炎止痛药和解痉药物对缓解肌痉挛、缓解疼痛及消除炎症有一定帮助。适当应用利尿剂亦可减轻神经根水肿充血,对于急性期患者尤为必要。对于病情严重、有明显神经损害,尤其是伴有马尾神经损伤者,或保守治疗无效果或效果欠佳者,严重影响患者的生活及工作,应当进行手术治疗。

　　由于腰椎的功能由活动度、肌力、协调性和稳定性组成,康复治疗亦应重点落在这几个方面。康复治疗原则:防治结合、动静平衡。所谓防,是要防止发生,特别是防止复发,因而功能训练是长期的。所谓动

静平衡,是强调恢复脊柱的协调性与稳定性,即动态、静态的力学平衡。康复治疗的目的:缓解疼痛、减轻肌肉痉挛、改善关节活动度、提高肌力、矫正姿势、改善功能。

康复治疗方案:治疗方法众多,但应针对不同的病因,选用某种疗法为主,辅以其他治疗。病因治疗应与症状治疗同步进行,并强调早期(介入)、综合(治疗)、主动(患者参与)、长期(维持性训练)。

康复治疗目的:急性期着眼于减轻椎间盘压力,缓解神经根受压,使患者疼痛减轻;恢复期通过增强脊柱核心肌肌力训练,改善脊柱稳定性,巩固疗效,减少复发。康复的重点是增强脊柱结构源性和肌源性稳定因素,前者主要是椎体、椎间盘、小关节、椎板和韧带等;后者是腰椎周围的肌肉,特别是腰背肌和腹肌。从康复的角度来讲,肌源性稳定比结构源性稳定更重要。因为康复训练可有助于恢复肌肉的体积、强度和耐力;纠正小关节紊乱,减少结缔组织增生,恢复关节功能;增强脊柱的稳定性,巩固和提高治疗效果。

(一) 康复治疗方法

1. 姿势疗法

姿势疗法或称体位疗法。体位对腰椎负荷具有极为重要的影响,因而姿势疗法有其生物力学的基础。脊柱的负荷为某节段以上的体重、肌肉张力和外在负重的总和。不同部位的脊柱节段承担着不同的负荷。由于腰椎处于脊柱的最低位,负荷重,又是活动段与固定段的交界处,因而损伤机会多,成为腰背痛最常发生的部位。脊柱的负荷有静态和动态两种。静态是指站位、坐位或卧位时脊柱所承受的负荷及内在平衡。动态则指身体在活动状态下所施于脊柱的力。这些负荷需要相应的关节、韧带和肌肉来维持。此时应尽可能避免有可能增加脊柱负荷、增加椎间盘压力的动作或姿势(见表5-4-5)。

表5-4-5　人体活动和 L3 椎间盘压力增加之百分比

活　　　动	压力增加百分比
咳嗽或施压	5%～35%
大笑	40%～50%
行走	15%
侧弯	25%
轻跳	40%
前弯	150%
旋转	20%
以直背屈膝的方式举起重量为 20 kg 的东西	73%
以屈背直膝的方式举起重量为 20 kg 的东西	169%

(1) 站立:正常立姿时,身体重力线通过齿突、颈胸及胸腰交界处,经骶骨岬前方、髋关节中心稍后方、膝及踝关节前方达地面。正常站立姿势[见图5-4-1(d)],身体重力经椎间盘均匀传到椎体各部。姿势不正,如腰椎前凸增加[见图5-4-1(a)],则重力后移到关节突关节,可引起关节退变;胸椎后凸增加[见图5-4-1(c)],则易引起韧带慢性劳损。

(2) 坐位:坐位时腰椎的负荷比站立时大,此时骨盆后倾,腰椎前凸消失,身体重力中心移向脊柱前方,力臂加长,后部韧带紧张,应力增大,椎间盘受压增大。直坐时骨盆前倾,腰椎前凸,腰椎负荷较上述为小。但仍比直立时大;座椅腰后有腰托时,腰椎前凸接近直立位置,负荷也较小(见图5-4-2)。

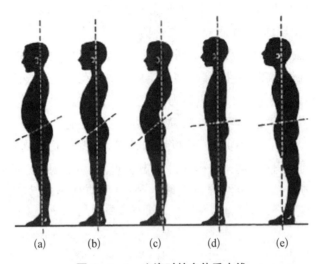

图 5-4-1　立姿时的身体重力线

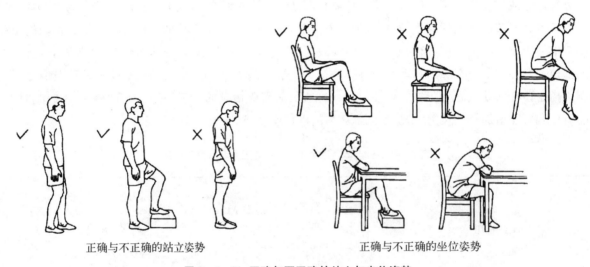

正确与不正确的站立姿势　　　　　正确与不正确的坐位姿势

图 5-4-2　正确与不正确的站立与坐位姿势

（3）卧位：仰卧时脊柱减少了上身的重量，因而负荷最小。伸髋仰卧位腰大肌紧张，增加对脊柱的压力。屈髋仰卧腰部肌肉放松，椎间盘负荷减少。因此，椎间盘突出患者屈髋仰卧（或侧卧）较伸髋仰卧时痛轻。腰部牵引时，应使髋处于半屈位（见图 5-4-3）。

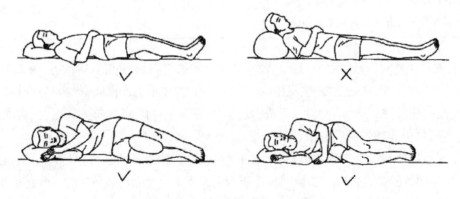

图 5-4-3　正确与不正确的卧位姿势

腰椎休息位：① 休息位置：在屈曲与后伸的中间；② 关节最紧位置：后伸；③ 关节囊受限模式：侧弯与旋转相同受限、后伸。

（4）Alixanda 技术：是一种头颈躯干姿势疗法，适用于职业性颈肩腰背痛患者。

总之，根据腰痛病因的不同，可分别选用不同的体位疗法。例如，对小关节滑膜嵌顿可采用向疼痛的对侧方向过屈的体位，反复数次即可缓解。又如：对屈曲位发生的肌痉挛性疼痛，应采用背伸位体位；反之，对背伸肌痉挛，应采取屈曲位体位等。而腰椎间盘突出症则应保持正常腰椎生理曲度位置，如卧硬板床休息、直立位活动等，避免弯腰久坐，以减轻腰椎间盘内压。

2. 肌力训练

躯干肌群（前屈肌群、后伸肌群）肌力的不平衡，腰骶生理曲度不良（前凸过大、过小甚至僵直、侧凸等）、腰骶结构不良（骶裂，移行椎如骶 1 腰化、腰 5 骶化等）、腰椎间盘突出等，均应进行相应肌力训练。常用有 Mckenzie 式背伸肌训练及 Williams 式前屈肌训练等，主要适用于亚急性期与慢性期。此外，其他肌力训练有 Kraus－Weber 训练，S－E－T 悬吊式肌力训练等。

（1）Kraus－Weber 曾提出评定躯干全部肌肉的适应能力的简便方法，通过评定找出有缺陷的部分进行针对性的训练。其要点简示如图 5－4－4 所示。

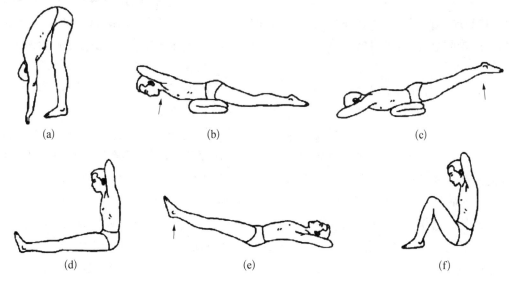

图 5－4－4　评定躯干肌肉的适应能力

（a）用于评定及训练腰背肌和股后方肌的柔软性，如有不足可进行针对性训练；（b）用于评定及训练上背部肌群的强度；（c）评定及训练臀大肌的强度；（d）评定及训练上腹部肌群的强度；（e）评定及训练髂腰肌及下腹肌的强度；（f）评定及训练髂腰肌以外的下腹肌群强度

（2）SET 悬吊式肌力训练：如图 5－4－5 所示，调节不同的悬吊点 A 或 B，可以按需进行肌力增强训练。

（3）Mckenzie 疗法：治疗原则是姿势综合征需矫正姿势。功能不良综合征出现力学变形时用屈曲或伸展原则。椎间盘后方移位时，若伸展使疼痛向心化或减轻，则用伸展原则；椎间盘前方移位时，若屈曲使疼痛向心化或减轻，则用屈曲原则。神经根粘连用屈曲原则。

如上所述，正确的运动维持性训练对预防腰痛的发生，特别是预防复发有着极为重要的意义。但针对不同的病因，应选用适宜的训练方法，并定期随访。此外，特别推荐游泳运动。因为在游泳的体位下，腰椎间盘的内压最低，同时又可有效训练腰腹肌及四肢肌肌力，是一项适合腰痛患者的健身运动项目。

3. 牵引

通常有骨盆牵引、自身体重悬吊牵引等方法，可用于腰椎间盘突出症、腰椎小关节紊乱（或错缝）、腰椎

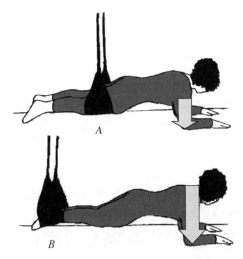

图 5 - 4 - 5　SET 悬吊式肌力训练
A、B 为悬吊点

小关节滑膜嵌顿、腰椎滑脱、腰肌筋膜卡压、腰肌痉挛等症。对腰椎间盘突出而言,牵引之外力可使腰椎间盘内压下降,突出的髓核因间盘中心负压而暂时回纳;一旦外力去除之后,即便髓核再度突出,仍可能改变原突出物与神经根的相对位置关系,达到解除根性压迫,消除症状体征的目的。此外,牵引的其他作用有:使错缝的小关节重新对位良好,释放嵌顿的小关节滑膜,松解卡压的腰肌筋膜,增加关节活动度等。

4. 手法

运用各种手法治疗下腰痛常有较好疗效,是我国传统医学特色之一,现在西方国家也获得普遍认可及应用。手法治疗的机制,主要是恢复脊柱的力学平衡。特别适用于腰椎间盘突出症、腰椎小关节紊乱(或错缝)、腰椎小关节滑膜嵌顿、腰肌筋膜卡压、腰肌痉挛等症。但针对不同病因,应采用适宜的手法。

1) 传统中医推拿手法治疗

适用于症状和体征较轻者,或由于全身性疾病或局部皮肤疾病,不能施行手术者。可采用推、揉、滚等手法,配合穴位按摩、对抗牵引手法或颤抖手法等效果明显。每天 1~2 次,每次 20~30 min。禁忌证主要有巨大中央型腰椎间盘突出;突出物与神经根严重粘连;伴较严重腰椎管狭窄、腰椎滑脱、侧隐窝狭窄,以及有脊椎骨质病变者。

(1) 轻手法:主要作用是松弛腰背腿部的肌肉,疏通筋脉,促进血运,为下一步施行重手法做准备。① 揉摩法:患者俯卧,治疗师立其身旁,以双手拇指和手掌自肩部起循脊柱两侧足太阳膀胱经路线自上而下,揉摩脊筋;过承扶穴后改用揉捏,下至殷门、委中而过承山穴,重复 3 次。② 按压法:治疗师双手交叉,右手在上,左手在下,以手掌自 T1 节段开始,沿督脉向下按压至腰骶部;左手在按压时稍向足侧用力,反复 3 遍。再以拇指点按腰阳关、命门、肾俞、志室、环跳、承扶、委中等穴。③ 滚法:治疗师于腰背部督脉和足太阳膀胱经,自上而下施行滚法,直至下肢承山穴以下,反复 3 次。重点在下腰部,可反复多次。④ 拿捏法:用拇指与其他各指作相对的用力挤捏肌肉、韧带等软组织。⑤ 滚摇法:患者仰卧,两髋膝屈曲,使膝尽量靠近腹部。治疗师一手扶两膝部,将腰部旋转滚动。并将双下肢用力牵拉,使之伸直。推拿按摩后患者多感舒适轻松,症状减轻。⑥ 叩击法:以虚拳之背侧轻轻叩击腰背部,上下来回数次。⑦ 拍打法:以虚掌轻轻拍打腰背部软组织,速度均匀,不宜过快。

(2) 复位手法:是治疗的关键手法,手法的选择和操作正确是疗效的基本保证。因此,操作手法必须适宜,否则不但事倍功半,甚至还会加重病情。① 牵引按压法:患者俯卧,两手把住床头,一助手在床前拉患者腋部,一助手拉住两踝,向两端拔伸牵引约 10 min;治疗师站在病员一侧,用拇指或手掌按压椎旁压痛点,按压时力由轻变重。此法可使椎间隙增宽,髓核还纳。② 俯卧扳腿法:治疗师一手按压腰部,另一手托住腿部,使该下肢尽量后伸,左右侧各做一次。③ 斜扳法:患者侧卧,卧侧下肢伸直,另一下肢屈曲放于对侧小腿上;治疗师站立其面前,肘部弯曲,用一肘部前臂上端置于患侧肩前方向外推动,另一肘部上臂下端置于臀部向内扳动,同时用力推肩向后,骨盆向前,使脊柱发生旋转,此时可听到后关节摆动的"咔嗒"声音。此法可使椎间隙产生负压,利于髓核还纳。注意切不可使用暴力,扳动要"轻巧、短促、随发随收",关节弹响虽常标志手法复位成功,但不可追求弹响。④ 腰椎定位旋转扳法:若患者单个棘突偏歪,可采用本方法。以向右扳动为例,患者取坐位,骑跨在治疗床头(或坐于凳上,助手站于患者前方,两腿夹患者左腿,双手压住左侧大腿根部,以稳定患者坐姿),治疗师站立其侧后方,左手拇指抵住偏凸之棘突,右手从患者腋下穿过,反扣患者颈项部,使患者腰部缓慢前屈,至左手拇指始感觉指下棘突欲动时,控制此前屈角度,反扣颈部之手令患部向右缓慢旋转,至脊柱扭转弹性限制位,感觉到有阻抗时,右手继续右旋,左手拇指向左侧推顶偏凸棘突,做一突发扳动,扩大扭转幅度3°～5°,常可听到"咔嗒"声响,左手拇指可感觉到棘突有跳动感。⑤ 抖法:患者俯卧,胸部垫以软枕,两手把住床头;治疗师站在患者足侧,双手握住踝部,再用力牵引的同时进行上下抖动,重复数次。⑥ 麻醉下推拿方法:一般采用全麻或硬膜外腔阻滞麻醉,麻醉生效后采用对抗牵引按压法、俯卧扳腿法、斜扳法、滚摇法进行治疗。

(3) 推拿疗法的注意事项:① 推拿结束后,令患者仰卧位卧床休息15 min左右;② 早期宜绝对卧硬板床休息,可用腰围固定;③ 减少腰部活动,注意腰部保暖,愈后加强腰背肌功能锻炼;④ 中央型腰椎间盘突出者,慎用推拿,若轻型可做推拿治疗,但禁止做腰椎扳法;⑤ 推拿治疗应配合药物内服外敷、针灸、理疗等以加强疗效。

2) 神经松动术疗法

神经松动术是针对由神经组织导致的疼痛进行治疗的一种物理治疗手法技术。它依据神经系统的解剖结构,利用肢体的运动,在神经外周的软组织中进行滑动、延展、加压、张力变化,改善神经系统间的微循环、轴向传输和脉冲频率等。神经松动技术强调的是关节位置的控制与操作手法,过强的牵张力、过快的频率可能会导致神经的损伤。神经松动术手法为交替进行牵伸和放松,以改善纵-横-纵走行的神经血管。神经松动的形式为滑动松动和张力松动:① 滑动松动技术特点是单向滑动(头向尾侧或尾向头侧),适用于神经系统疾病急性期;② 张力性松动技术特点是双向牵伸,内部张力作用明显,适用于神经系统疾病慢性期。

椎间盘突出引起坐骨神经痛的因素是多方面的,突出物的机械压迫和突出物炎性反应对其周围神经结构功能影响是主要因素。因此,治疗应主要围绕解除神经根的压迫和神经束与周围组织的粘连,改善神经纤维的营养。神经力学认为神经系统是个整体,肢体活动时,脊髓和神经束在椎管和组织间隙被拉长滑动;在神经被拉长放松的过程中,神经组织内压相应的出现增加或减少,从而促进神经组织的物质交换。坐骨神经痛患者因疼痛活动受限,神经延展性下降,特别是病程较长者,神经束与周围的组织粘连,神经滑动能力减弱,神经营养不良。利用滑动技术,可以让坐骨神经及构成它的神经根与它们周围的软组织之间产生相对运动,从而松解神经的粘连。利用牵张技术,通过反复牵拉放松可以促进坐骨神经外膜、束膜和内膜的血液循环,以及轴突内物质的运输,从而改善神经的营养。神经松动术是直接对坐骨神经进行牵张和滑动刺激的治疗方式,故其对粘连松解和神经营养改善较传统推拿手法好。

进行神经松动技术时,首先对相应神经进行评估,找出疼痛的位置;根据位置不同,选择近端关节活动或远端关节活动。手法治疗时一次只能对一个关节进行被动活动。进行手法操作时,需要时刻对患者疼痛的位置进行评估,找到神经张力最大的点;通常在神经张力最大的点患者会主诉疼痛。针对该类患者的特殊病情,对腰椎神经根和坐骨神经及其分支采用神经松动术中的Straight Leg Raising试验技术(SLR)。目的是使坐骨神经位置移动2～8 mm,预防术后坐骨神经根局部水肿和粘连,改善血循环,避免康复期出现下肢痛。

具体方法如下。

(1) SLR1:患者仰卧位,治疗师将患者患侧髋关节屈曲并内收、膝关节伸直、踝关节背屈,缓慢地将该侧下肢抬起,在神经张力最大的点,对坐骨神经和胫神经交替进行牵伸和放松。

(2) SLR2:患者仰卧位,治疗师将患者患侧髋关节屈曲、膝关节伸直、踝关节背屈、足外翻、足趾背屈,缓慢地将该侧下肢抬起,在神经张力最大的点对胫神经交替进行牵伸和放松。

(3) SLR3:患者仰卧位,治疗师将患者患侧髋关节屈曲、膝关节伸直、踝关节背屈、足内翻,缓慢将该侧下肢抬起,在神经张力最大的点对腓肠神经交替进行牵伸和放松。

(4) SLR4:患者仰卧位,治疗师将患者患侧髋关节屈曲并内旋、膝关节伸直、踝关节背屈、足内翻,缓慢地将该侧下肢抬起,在神经张力最大的点对腓总神经交替进行牵伸和放松。

(5) SLR5:患者仰卧位,治疗师将患者患侧髋关节屈曲、膝关节伸直、踝关节背屈,缓慢地将该侧下肢抬起,在神经张力最大的点对腰椎节段神经根交替进行牵伸和放松。需要注意的是,通常进行神经松动技术时,SLR髋关节屈曲角度不超过70°,且不宜做持续牵伸。注意:神经松动技术强调的是关节位置的控制与操作手法,过强的牵张力、过快的频率可能导致神经的损伤。

5. 各种物理因子治疗

腰痛急发时可选用局部冰敷(消肿止痛),亚急性期可用温热疗(促进局部血循,消除无菌性炎症,消除局部水肿),治疗性超声、电疗、直流药物离子导入疗法(消除局部粘连、消除水肿等)、低中频电疗(消除局部肌痉挛等)、高频电疗(短波等)、肌电图(EMG)生物反馈等均可酌情选用。

(二) 药物治疗

1. 常规药物

腰痛急性发作时,可视疼痛程度选用非甾体类抗炎止痛剂,如对乙酰氨基酚、双氯酚酸钠等。当有肌痉挛时,可加用肌松剂如乙哌立松或氯唑沙宗等药物;当局部有水肿时,可加用消肿药物如七叶皂苷钠(迈之灵)、消脱止、地奥斯明口服;当急性水肿显著时,加脱水剂甘露醇等;当神经体征明显时,可加用神经营养药物口服或肌注;亦可酌情加用中医手法或中药治疗等。

2. 枝川注射疗法

类似于局部封闭,但注射点不同,可用于慢性下腰痛。枝川液配制:生理盐水10 ml+地塞米松0.3 mg(普通用);生理盐水10 ml+地塞米松0.1 mg(较广部位用,如肌硬结重;部位较小用0.5~1 mg)。进针时,针头与肌纤维平行,与皮肤表面小于45°,斜行刺入;不要只向一个方向注射,应将药液"浸润"到有压痛肌硬结的四周。

3. 局部封闭或骶管封闭

疼痛剧烈或无法接受其他物理治疗者,可考虑局部封闭或骶管封闭。

(三) 其他疗法

1. 银针局部导热疗法

系一种密集型温质针治疗。在刺入的针杆上加艾绒燃烧使针道的细胞蛋白凝固,随之刺激新生毛细血管长入,由此改善局部微循环,对一些慢性顽固性腰痛有效。此法属有创治疗,治疗前入针点应注射局部麻醉药。

2. 小针刀松解疗法

小针刀松解疗法是一种闭合性手术,可用于直接切开或剥离肌筋膜疼痛或粘连的痛点。其治病机制除了有经络刺激调整作用外,更多的是用于解剖学上局部粘连的分离。首先是机械刺激和分离,使局部组织活动能力加强和淋巴循环加快,局部被切开的瘢痕组织逐渐被吸收。但小针刀治疗在一些含有重要神经血管或器官的部位,如梨状肌或坐骨神经出臀点等部位要慎用。

3. 射频热凝疗法

类似于密集型温质针治疗机制正在探索的射频热凝疗法,系采用射频进行椎间盘内电热疗。近几年对于椎间盘源性下腰痛应用椎间盘内电热疗逐渐增多。治疗过程包括经后外侧置入管道,然后将热疗管插入纤维环内。电热治疗的机制还不是很明确,一种假说是引起蛋白变性和使纤维环失神经支配从而达到止痛的目的。

4. 手术

重度椎间盘突出,保守治疗无效时应及时选用。

(四)康复工程

1. 弹力腰围

急性发作时应配用内置支撑钢条的弹力腰围,有利于稳定躯干,避免加重椎间盘内压的动作或姿势。可用于腰痛急发时,如腰椎间盘突出症、腰椎滑脱、腰椎压缩性骨折等症。

2. 环境改造

针对已确诊腰椎间盘突出症的患者,应为其提供按生物力学规律改造工作环境、家居环境的建议。如:改造各种常用设施高度等,尽量减少弯腰;一般而言,以直立位或端坐位操作为宜。

3. 家具

卧具应选硬板床,选硬木高靠背椅子,且中下 1/3 处应加靠垫。

(五)注意事项

腰痛急发时,局部水肿、根性刺激征明显者慎用手法及温热疗法,以免加重病情。当腰椎间盘突出症的突出物占椎管矢状径 1/2 以上时,牵引及大手法(如斜扳、旋转复位等)慎用。对严重骨质疏松者、孕妇,慎用牵引及大手法。合并有出血性疾患、恶性肿瘤的患者慎用理疗。治疗性运动处方应根据患者的年龄、体质状况及病程阶段而定,并根据疗后反应调整。

四、康复教育

(一)健康教育

1. 生活工作

① 姿势疗法:了解并维持正确的坐、立姿势,即保持正常的腰椎生理前凸。② 脊柱调衡:需要长时间固定同一姿势或重复同一动作时,要注意定时改变和调整姿势和体位,并穿插简短放松运动以调整脊柱屈伸肌群之间的生物力学平衡。③ 充分利用杠杆原理,学习省力的姿势动作。如搬动重物时尽量采取屈膝屈髋下蹲,避免直腿弯腰搬物;同时,重物应尽量靠近身体,缩短阻力臂。④ 避免在腰椎侧弯及扭转时突然用力;不能避免时,也应先做热身运动,以增强脊柱抗负荷能力。⑤ 肥胖者应适当减肥。

2. 营养

营养方面要保持足够的维生素、钙等的摄入量。

3. 着装

避免着高跟鞋,不能避免时也要尽量缩短连续穿着高跟鞋的时间;腰痛发作时,应选用低跟或坡跟轻便鞋。

(二)常见误区

由于本病原因众多,而针对不同的病因,治疗方法亦可能有较大差异,最终影响到康复治疗效果。现将常见的误诊误治情况简述如下。

1. 常见诊断失误

(1)直腿抬高试验:① 假阳性。因为腰臀软组织疼痛亦可出现直腿抬高假阳性体征,但无下肢痛觉异常表现,肌电图检查常为阴性,此为两者的重要区分点。② 假阴性:腰椎间盘突出症者,如突出髓核位于神经根内侧或为中央型突出时,可出现直腿抬高假阴性体征,但平卧位或于牵引下疼痛可缓解,结合 CT 扫描可助鉴别。

(2)下肢放射性痛:多数腰臀肌筋膜痛只放射至膝,与椎间盘突出症比较,两者有一定差别;然而软组织痛所致的放射现象,也常常被误认为椎间盘突出症。

(3)踇背伸肌力减弱或踇下垂体征:对诊断腰椎间盘突出症较为可靠,但如进行肌电图检查,仍有近 1/3 为阴性,故不能单纯因踇背伸力异常而肯定诊断为椎管内病变或断定为 L5、S3 神经根损害。

(4)肌电图检查:神经根虽有压迫,但无变性表现,肌电图检查往往阴性。肌电图对椎管狭窄的阳性发现率仅有 43.2%。如果肌电图检查阳性,则提示 L4 或 L5 神经根受损,术中定位比较可靠,应予重视。

(5)CT 检查:通常较为准确可靠。但应注意以下情况:CT 报告为椎间盘膨隆,甚至有的报告 2 节或 3 节膨隆,但手术为阴性。这是因为:① 膨隆并非突出,属生理性改变。② 术中麻醉后髓核常有回纳现象,故手术所见为阴性。另外,CT 扫描对于髓核摘除术后又有症状者,往往误认为椎间盘突出复发,而经过再次手术证实无突出。CT 扫描对于术后粘连常不易区分。

(6)其他:如过分强调椎管外软组织病损性痛,而实为髓核突出;误认为腰腿痛症状由腰椎滑脱引起,实为软组织粘连等。

正确的诊断不应过分强调临床体征或单凭某项辅助检查来确定,而应把临床体征与辅助检查相结合进行综合分析,这样得出的结论才准确可靠,才能避免错误的治疗导向,以及不必要的反复手术给患者增加痛苦。

2.常见治疗误区

(1)错误的保守疗法:有以下情况不宜行腰椎牵引治疗。① 腰椎间盘突出症急发期,局部水肿明显,此时牵引易加剧疼痛;② 腰椎间盘突出症,当突出物已超过 CT 片椎管矢状径 1/2 以上时,不宜行牵引治疗;③ 病程较长,突出物较大且已钙化,侧隐窝狭窄者不宜行牵引治疗;④ 病程较长,局部骨质增生显著,特别是小关节增生显著,MRI 片示脊髓如糖葫芦样前后受压改变时,牵引治疗通常无效,应首选手术;⑤ 其他,如肿瘤、结核、脊柱化脓性炎症等不宜行腰椎牵引。

(2)手法治疗:① 年老体弱合并骨质疏松时,不宜行大手法;② 病程较长,局部骨质增生显著,单纯手法治疗通常不奏效;③ 长期手法治疗,可能导致局部粘连;④ 其他如小关节紊乱或滑膜嵌顿等,手法施力方向不对时可能加重病情。

(3)肌力训练:在疾病的急性发作期,通常不主张行肌力训练。因为不正确的肌力训练可能加重腰椎负荷,加重病情。但在明确诊断的前提下,可辅助选用甚至主选有针对性的肌力训练。

(王　颖　安丙辰)

第五节　骨关节炎康复

骨关节炎(osteoarthritis,OA)是一种严重影响患者生活质量的关节退行性疾病,给患者、家庭和社会造成了沉重的负担。骨关节炎不但可以导致关节疼痛、畸形与功能障碍,还可显著升高心血管事件、下肢深静脉血栓栓塞、髋部骨折及全因死亡率的风险。据文献报道,目前全球已有超过 3 亿骨关节炎患者,而我国 40 岁以上人群原发性骨关节炎的总体患病率已高达 46.3%。而且,随着我国人口老龄化程度的不断加剧,骨关节炎的患病率有逐渐上升的趋势。

近年来,骨关节炎诊疗新理念和循证医学新证据不断出现,为了进一步优化骨关节炎的诊疗策略、规范诊疗行为,基于近年骨关节炎诊疗的最新进展及国内外最新骨关节炎诊疗指南,遵循科学性、实用性和先进性原则,我国骨科领域的相关专家对《骨关节炎诊治指南(2018年版)》进行了全面更新,推出了《2021版基层医疗机构骨质疏松症诊断和治疗专家共识》,以下简称《21版指南》,这个指南对康复医学界而言,有极好的指导和参考意义。

一、概述

1. 定义

骨关节炎又称退行性关节炎、骨关节病、增生性关节炎,是以软骨破坏为特征的,由生物学(含代谢、炎症和免疫等)以及力学因素而导致的关节疾病。

1992年,WHO专家组对骨关节炎的定义是:骨关节炎是发生在滑液关节的一种发展缓慢,以局部关节软骨破坏,并伴有相邻软骨下骨板骨质增生或骨唇形成为特征的骨关节病,可伴有不同程度的特有的滑膜炎症反应。

2. 危险因素

骨关节炎的危险因素众多,有年龄、性别、种族、肥胖、遗传、创伤、免疫、关节软骨成分代谢异常等,但经梳理、归纳这些因素后发现,其主要危险因素有三大类:老龄化、退变、创伤(含疲劳性损伤)

3. 分类

骨关节炎有原发与继发两大类,以原发居多,少数为继发性,可于先天畸形、创伤或关节不稳定的基础上发生骨关节炎。

4. 病因和病理

如前所述,骨关节炎是在生物学和力学因素共同作用下,软骨细胞、细胞外基质(extracellular matrix, ECM)及软骨下骨三者间的新陈代谢链产生障碍的结果。发病早期仅仅是软骨的改变,由于软骨没有血液循环,其养分供应来自软骨下骨,随着人体活动受力改变而产生局部渗透或回吸收。因而随着年龄增加,或体重负荷过大,或长时间处于一个负荷体位,或局部创伤或疾病,而导致局部养分供应失常,关节软骨中Ⅱ型胶原纤维出现退化,甚至断裂及变短,久之使关节软骨失去了弹性,发生裂缝、糜烂与溃疡,关节镜或影像显示表面呈毛刷状,粗糙不堪。不光滑的软骨面相互摩擦,使软骨损毁更进一步加重。关节软骨完整性遭到破坏,软骨脱落使软骨下骨板裸露,进而软骨的骨板下出现大小不等的囊性变,这些囊性变还可以穿破骨板破向关节腔内,使关节软骨面更加残缺不全,此时病变已从软骨扩展至软骨下骨组织,提示疾病进一步恶化。

病理检查表明,骨关节炎的病理变化不局限于软骨与骨组织,还可以影响到滑膜和韧带,甚至关节囊。此外,滑膜与韧带的病变(局部炎症、创伤等)亦可使关节稳定性失衡,局部受力不均,骨骼的力学特征(Wolff定律)决定了其受力集中点必然有骨质增生,而其附着的部位与增生的位置都在关节的边缘,因此可以在X线片上看到关节边缘有唇状骨质增生。

二、临床表现与诊断

1. 骨关节炎的主要临床表现

骨关节炎的主要症状是关节疼痛和功能障碍,分述如下。

(1) 关节疼痛的特点:隐匿发作,缓慢进展,初为间歇性疼痛(如过度活动后),随病情加重疼痛渐呈持续性;当局部骨刺刺激周围神经或合并骨质疏松症时,由于有局部肌紧张卡压神经,颈、腰及髋的骨关节炎疼痛可呈放射性。关节疼痛程度与X线片所显示的病变程度不成比例;活动后疼痛可加重,休息后可缓解。

（2）体征：关节肿大、触痛、骨摩擦音、畸形和关节活动范围受限。

（3）实验室检查：骨关节炎无特异性的实验室检查指标，但实验室检查有利于排除风湿性关节炎、类风湿性关节炎、强直性脊柱炎等。

（4）影像学检查：受累关节按病情轻重程度，X线片可显示关节边缘骨质增生和骨赘形成、关节间隙不对称狭窄、软骨下骨质硬化、关节面下（软骨下）囊性变，少数有"虫蚀"样骨改变、关节腔内游离体、关节变形等。

应当重视的是很多没有关节疼痛的中老年人，在关节摄片时亦会出现上述骨性退变的征象，称之"影像学骨关节炎"。临床诊断骨关节炎的存在则必须要有症状和体征，二者缺一不可。

2. 诊断标准

目前，国内多采用美国风湿病学会的诊断标准，如表 5-5-1 所示。

表 5-5-1　指间关节、髋、膝关节骨关节炎诊断标准

1. 指间关节骨关节炎的诊断标准

（1）近 1 个月大多数时间有指间关节疼痛、发酸、发僵

（2）10 个指间关节中，骨性膨大关节≥2 个

（3）掌指关节肿胀≤2 个

（4）远端指间关节骨性膨大＞2 个

（5）10 个指间关节中，畸形关节≥1 个

满足（1）+（2）～（5）条中的任意 3 条可诊断

注：10 个指间关节为双侧第二、三远端及近端指间关节，双侧第一腕掌关节

2. 膝骨关节炎诊断标准

（1）近 1 个月大多数时间有膝关节疼痛

（2）有骨性膨大，X线片（站立位）示关节间隙窄变、软骨下骨硬化、和（或）囊性变、关节边缘骨赘形成

（3）年龄≥38 岁

（4）晨僵≤30 min

（5）有骨摩擦音

满足（1）+（2）～（5）条中的任意 2 条可诊断

3. 髋骨关节炎分类标准

（1）近 1 个月大多数时间髋痛

（2）红细胞沉降率≤20 mm/h

（3）X线片示骨赘形成，髋臼边缘增生

（4）X线片示髋关节间隙狭窄

满足（1）+（2）～（4）中的任意 2 条可诊断

3. 鉴别诊断

临床医生在诊断骨关节炎时，需要与其他能引起关节疼痛和功能障碍的疾病相鉴别，包括自身免疫性疾病关节炎、感染性关节炎、痛风、假性痛风以及关节损伤等。根据病史、临床表现特点体征以及相应的检查，鉴别不难。骨关节炎的诊断与评定流程如图 5-5-1 所示。

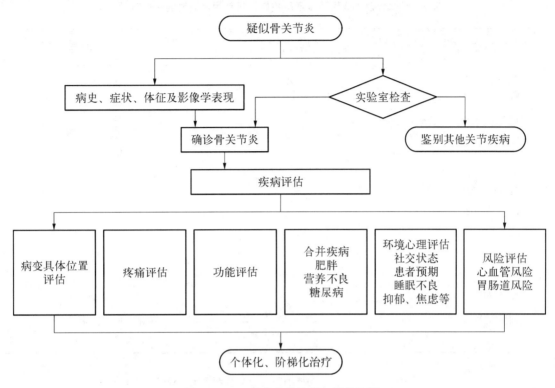

图 5-5-1 骨关节炎诊断与评估流程

三、康复功能评估

(一) 疼痛评定

1. 疼痛强度

采用视觉模拟法(visual analogous scale,VAS)进行疼痛评估。结果判断:轻度疼痛,0~3分;中度疼痛,4~7分;重度疼痛,8~10分。

2. 麦吉尔疼痛问卷

即 MPQ 评定,参见本书相关章节。

3. 关节压痛评定

(1) 量表法评定:可采用 Ritchie 关节指数评定,或参考 Howard 等设计的 28 个关节简便定量指数。

(2) 压力测痛仪:利用局部加压至疼痛出现,定量以 g、或 kg/cm² 为单位,参见本书相关章节。

(二) 关节功能评估

1. 关节活动度

骨关节炎的最终发展结局就是关节活动度严重下降,甚至畸形完全不能活动,因而针对活动度的评定十分重要。但由于本病多发于老年人群,因而不一定要求老年人的各个关节活动度完全与年轻人一样。这里,强调的是不影响老年人群生存质量功能范围,即日常生活的最低标准,如表 5-5-2 所示。

当需要快速甄别患者受累关节是否会影响其日常生活活动时,可以参照关节功能障碍对日常生活作影响的评定来确认,如表 5-5-3 所示。

表 5-5-2　各关节活动度不严重影响日常生活活动的最低范围

关 节 名 称	活 动 度	活 动 范 围
肩关节	0°~75° 45°	屈曲外展 内旋
腕关节	0°~20° 0°~20° 0°~60° 0°~60°	伸 屈 旋前 旋后
掌指关节	0°~70°	屈
近端指间关节	0°~90°	屈
髋关节	0°~30° 25°	屈 伸旋转
膝关节	0°~60°	屈
踝关节	5°	背屈至 15°跖屈
颈椎关节	0°~30° 0°~45°	屈/伸/侧弯 旋转

表 5-5-3　关节功能障碍对日常生活影响的评定

让患者进行的动作	所检查的肌、骨功能	预计日常生活活动受累的部分
1. 第一掌指关节与头顶接触	肩外展、屈曲、外旋、屈肘	清洁面、额、头发、口腔和进食、穿衣
2. 手触后腰	肩内旋	穿衣
3. 手掌放在对侧大粗隆上	屈腕	料理会阴部
4. 手指尖触掌横纹	指关节屈曲	抓握
5. 示指垫触拇指垫	拇对掌、手指外展	抓握
6. 坐位手触鞋前端	伸肘;腰、髋、膝屈曲	下肢穿衣
7. 不用手从椅上站起	股四头肌和骨盆带肌的力量	转移能力
8. 不用帮助站起,迈上 15 cm 的木块,行走	髋、膝、踝、距下关节的屈和伸,足小关节、股四头肌的力量	步行、上楼

2. 肌力评定

当关节疼痛时,特别是活动时疼痛,人们产生自然避痛行为。例如,一个右侧膝关节疼痛的患者会用左侧负荷体重来减轻患侧疼痛,严重者甚至完全不敢活动。这种避痛行为必然导致局部肌肉萎缩,继而局部应力进一步失衡。

针对局部肌力的评估也是骨关节炎康复中重要的一环,需要确认哪些肌群肌力下降。此时,可能仅仅用徒手肌力评估是远远不够的,还需要确认抗阻力大小来表达其肌力大小。

具体方法如下:利用一个拉力计,例如用 20~50 kg 量程的拉力计,嘱患者坐位,做小腿抗阻力膝关节伸展动作,拉力计阻力点置于踝关节处。参见本书第二章第二节肌力评估中,股四头肌肌力测试方法图片。

各关节应评估肌群如表 5-5-4 所示。

表 5-5-4　各关节应评估的肌群

受累关节	应评估的肌群
膝关节	主要有股四头肌、腘绳肌等(见表 1-4-7)
髋关节	主要有髋屈、伸肌群肌力、髋内收、外展肌群、髋内外旋肌群等(见表 1-4-6)
踝关节	见表 1-4-8
足关节	见表 1-4-9
手关节	主要有掌指关节、近端指间关节、远端指间关节屈伸有关肌肉的肌力、手指内收外展肌肉肌力及握力测定(见表 1-4-4 和表 1-4-5)
脊柱关节	腰椎和颈椎伸活动有关肌群等(见表 1-4-10 和表 1-4-11)

(三) 综合功能评定

针对不同的关节有多种不同的综合评定方法,具体如下。

1. 手功能评定

针对骨关节炎手关节的评估除疼痛程度、关节活动度、肌力、影像学表现等以外,针对综合功能的评估主要从手的基本功能入手,以评估其对日常生活操作的影响。

手功能有 13 种基本形式:悬垂(suspension)、托举(hold)、触摸(touch)、推压(push and press)、击打(tap)、动态操作(manilulation)、球形抓握(ballgrasp)、球形指尖握(ball pinch)、柱状抓握(cylind rolds grasp)、钩拉(hood and pull)、二指尖捏(tip pinch)、多指尖捏(multiple-tip pinch)、侧捏(lateral pinch)。

常用的手综合功能评定方法有三类:Carroll 手功能评定法、Jebsen 手功能测试、Solleman 日常生活活动能力测试。

(1) Carroll 手功能评定法:又称为上肢功能评定(upper extremeity function test,UEFT),由美国巴尔的摩大学康复医学部 Calloll 研究提出,共有 33 项六大类。第一至第四项主要检查抓握,第五和第六项检查协调和整个上肢的功能。具体评分方法以及功能判断标准,如表 5-5-5 所示。

表 5-5-5　Carroll 上肢功能测试

目　的	项　目	方　法	规格(cm)	重量(g)
检查抓握功能	一、抓握	1～4. 抓起 4 块不同大小的正方体木块	10×10×10 7.5×7.5×7.5 5×5×5 2.5×2.5×2.5	
	二、握	5～6. 握住 2 个不同大小的圆柱体铁管	直径 4,长 15 直径 2.2,长 10	500 125
	三、侧捏	7. 用拇指与示指侧捏起石板条	11×2.5×1.0	61
		8. 捏起木球	直径 7.5	100
	四、捏	9～24. 分别用拇指与示指、中指、环指和小指捏起 4 个不同大小的玻璃球或钢球	直径 1.6± 直径 1.1± 直径 0.6± 直径 0.4±	6.3 6.6 1.0 0.34

目　的	项　目	方　法	规格(cm)	重量(g)
检查上肢功能及协调性	五、放置	25. 把一个钢垫圈套在钉子上	外径3.5,内径1.5,厚0.25±	14.5
		26. 把熨斗放在架子上		2730
	六、旋前和旋后	27. 把壶里的水倒进一个杯子里	2.84 L	
		28. 把杯子里的水倒进另一个杯子里(旋前)		
		29. 再把杯子里的水倒进前一个杯子里(旋后)	273 ml±	
		30~32. 把手依次放在后脑勺、头顶、嘴上		
		33. 写上自己姓名		

评分标准

0分:全部不能完成(包括将物品推出其原来位置、推出板外、推到桌上,或虽拿起笔,但写不出可以辨认的字);1分:只能完成一部分活动,能拿起物品,但放不到指定位置上(在第27、28项中能拿起水壶和杯子,但不能倒水等);2分:能完成活动,但动作较慢或笨拙;3分:能正常完成活动

将各项按上述评分标准进行评分,所得分数相加后计算总分,判断上肢功能

判断功能标准

0~25分:微弱;26~50分:很差;51~75分:差;76~89分:功能不全;90~98分:完全有功能;功能达到最大:99分(利手)和96分(非利手)

(2) Jebsen手功能测试(Jebsen Hand Function Test,JHFT):是由Jebsen-Taylor于1969年提出的一项客观、标准化和多角度的手功能测试,主要用于评估手部日常生活能力,操作简单,简便易行,仅需15 min便能完成双手的测试。该测试由7个测定手不同活动的计时测验组成,包括:① 写一个短句子(书写文字);② 翻小卡片(模拟翻书);③ 拾起和摆放细小物体(拾起小物品放入容器内);④ 移动大而轻的空罐头瓶;⑤ 移动大而重的罐头瓶;⑥ 堆放棋子;⑦ 模拟进食。该七个部分的测试可广泛评估日常的手功能,所以又称为七项手功能测试。

评估工具主要有:回形针、罐头瓶(空罐头瓶可存放测试用的小物品)、铅笔、勺子、秒表、卡片、棋子、若干小物件、木板、棉帆布手提袋、含50条空白记录表格的便签。

2. 下肢功能评定

Harris髋关节功能评定标准、HSS膝关节评定系统、Maryland足功能评分标准等,可参阅本书相关章节,按需选用。

(四) 其他评定

1. 日常生活活动能力评定

对于早期骨关节炎患者,日常生活活动能力一般不受影响,但严重骨关节炎患者的日常生活常受到影响,如不能行走、上下楼梯、上厕所等,此时应进行日常生活活动能力评定,一方面了解其日常生活活动能力,另一方面可以根据评定的结果判断是否需要他人的照料。可以应用改良的Barthel指数,或龙氏图卡进行评估,具体参见第二章。

2. 肢体围度和关节周径的测量

常用皮尺测量肢体或关节的周径,以了解患肢肌肉有无萎缩、肿胀或关节是否畸形、肥大。测量时,应注意皮尺与肢体纵轴垂直,松紧度适宜。一般情况下,老年骨关节炎患者的患肢有肌肉萎缩,当运动过度时可出现关节肿胀。

3. 心理评定

如前所述,本病迁延时间长,尤其是病情严重者,疼痛会导致患者心理障碍,而心理障碍的存在又加重了病情。二者互为因果,形成恶性循环。针对已经并发心理障碍者,应对其抑郁和焦虑等症状进行估。

四、康复治疗

骨关节炎的康复目标是缓解疼痛、改善功能。应依据患者的年龄、性别、BMI、病变部位及程度等,依据评估结果采用阶梯化和个体化的治疗方案,以达到减轻疼痛、改善或恢复关节功能、提高患者生活质量、延缓疾病进展和矫正畸形的目的(见图 5 - 5 - 2)。

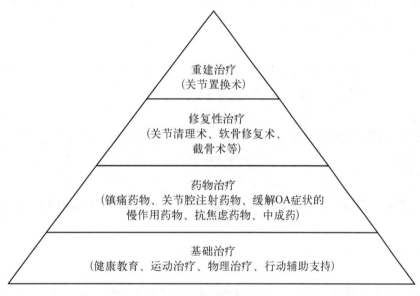

图 5 - 5 - 2　骨关节炎阶梯化治疗示意图

康复治疗原则是尽可能选择综合性方案,其中应首选不良反应小的疗效确切的非药物治疗手段。

(一) 基础治疗

推荐骨关节炎患者首选基础治疗中,包括健康教育、运动治疗、物理治疗和行动辅助支持。

1. 运动疗法

(1) 有氧运动:已有研究证实,有氧运动和水上运动(关节负荷轻)等可改善膝关节和髋关节骨关节炎患者的疼痛和功能,推荐临床医生根据患者情况制订个体化运动处方。

手部运动锻炼能缓解手部骨关节炎患者的疼痛和关节僵硬,推荐手部骨关节炎患者进行手部运动锻炼,例如手指功能操等。

(2) 免负荷运动:针对疼痛显著的患者,应采用免负荷下的关节活动操练。注意,膝关节屈曲应 $<30°$ (此角度不增加髌骨应力),如图 5 - 5 - 3 所示。

(3) 律动运动:利用振动平台,以髋关节骨关节炎为例,可站立于台上,按照患者当前病情程度设定频率,做双下肢同步微屈伸动作,以及交替微屈伸动作(单腿支撑)5~10 min,休息 5 min 后反复一次。

(4) 悬吊运动训练(S - E - T):利用悬吊训练装

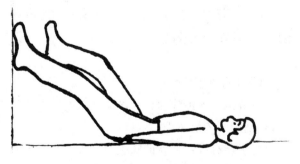

图 5 - 5 - 3　膝关节免负荷微屈伸活动

置,先进行弱链测试,随后进行弱链肌群肌力训练,一般可立竿见影。

2. 电疗

电疗可以考虑采用干扰电流电刺激疗法、经皮神经电刺激疗法等,亦可采用微波以消炎消肿。有条件的可以采用直流电药物导入疗法或水电浴疗法等,均有较好效果。

3. 脉冲超声疗法

针对手指间骨关节炎可以采用水下超声治疗,疼痛严重者还可以在水中加药,利用超声导入,以增进缓解疼痛的效果,而且可以避免胃肠道刺激等不良反应。

4. 冲击波

针对疼痛比较局限者可选择冲击波疗法,但需先探查痛点。因为查体按压的痛点往往探查时并不是病灶处,故应该以探查痛点为治疗靶点。

5. 弹力贴布疗法

针对不同关节,弹力贴布疗法有矫正局部负荷等作用,通常可立竿见影。但疗效与贴法相关,需要依据评估结果来加强某块肌肉的受力,或者加强某韧带受力等。

6. 其他物理治疗

如水疗、冷疗、热疗、泥浴疗法、射频消融术及其他物理治疗方法治疗骨关节炎具有一定效果,可酌情使用。

7. 针灸

针灸可有效改善骨关节炎患者的关节疼痛和功能,且安全性较高,可酌情用于治疗骨关节炎。

(二) 药物治疗

1. 外用药物

推荐使用局部外用非甾体抗炎药(NSAIDs)作为膝关节骨关节炎疼痛的一线治疗药物,尤其适用于合并胃肠疾病、心血管疾病或身体虚弱的患者。外用时仍需预防皮肤过敏。

2. 口服药物

(1) NSAIDs 类药物:推荐疼痛症状持续存在或中、重度骨关节炎疼痛患者可选择口服 NSAIDs,包括非选择性 NSAIDs 和选择性 COX-2 抑制剂,但需警惕胃肠道和心血管不良事件。

(2) 中成药:可缓解骨关节炎疼痛,改善关节功能,且安全性较高,临床医生可酌情使用。

3. 抗焦虑或抗抑郁药

依据评估结果,如若存在抑郁或焦虑者,应酌情选用相应药物。

4. 关节腔内注射

(1) 应谨慎应用关节腔注射糖皮质激素治疗骨关节炎,尽管其可以较快地缓解疼痛、改善关节功能,但长期、多次使用有加速关节软骨量丢失的风险。

(2) 可酌情使用关节腔注射玻璃酸钠治疗骨关节炎,可短期缓解疼痛、改善关节功能并减少镇痛药物的用量,且安全性较高。

(三) 手术治疗

关节镜手术治疗对仅有疼痛症状的膝关节骨关节炎短期有效,中长期疗效不定,多与保守治疗无明显差异,临床可酌情考虑。

对于伴有绞锁症状的膝关节骨关节炎,可使用关节镜清理术改善膝关节绞锁症状。

对于其他干预措施无效,且因年龄、活动量或个人意愿不适宜行肩关节置换术的肩关节骨关节炎患者,可酌情选择。

对于其他干预措施疗效均不明显的重度骨关节炎患者,推荐行人工关节置换术,但应同步实施术后早期康复。

五、社区管理

如前所述,随着年龄增长,老年人群骨关节炎罹患率非常高,因而社区应该加强有针对性的管理,要点如下。

(1) 鼓励开展有益的锻炼:游泳、散步、脚踏车、水上健美操、原地滑雪机、仰卧直腿抬高或抗阻力训练、不负重位关节屈伸活动等。

(2) 避免从事一些有害的运动:如增加关节扭力或关节面负荷过大的训练、如跳跃、爬楼梯、蹲下起立、爬山等。

(3) 避免保持同一姿势时间过久,例如屈膝坐位,如前所述,长时间不活动,关节软骨营养障碍,加剧退变进程。

(4) 鼓励室外阳光下的运动,有利于骨质代谢。

(5) 在评估有局部不可逆转的功能障碍时,尽可能利用辅具缓解症状,改善生活质量。

(王 伟 王 颖)

第六节 类风湿关节炎康复

一、概述

类风湿关节炎(rheumatoid arthritis, RA)是一种以侵蚀性关节炎为主要表现的全身性自身免疫病。其特征是外周关节对称性、多关节、小关节病变为主的持续性慢性炎症性疾病,可伴有皮下结节、血管炎、心包炎等关节外多系统损害,属自身免疫性结缔组织病。病理特点为关节滑膜炎,即关节滑膜的慢性炎症、血管翳形成,并出现关节的软骨和骨破坏,最终可导致关节畸形和功能丧失。临床表现为以双手和腕关节等小关节受累为主的对称性、多关节炎。此外,患者尚可有发热及疲乏等全身表现。血清中可出现类风湿因子(RF)及抗环瓜氨酸多肽(CCP)抗体等多种自身抗体。

不同地域、不同种族类风湿关节炎发病率有一定差异,我国患病率约为 0.34%,女性发病率为男性的 2~3 倍。本病可发生于任何年龄,但发病高峰年龄在 30~50 岁。

二、诊断与功能评定

(一) 诊断

1. 症状

缓慢起病,乏力、关节晨僵、食欲缺乏、体重减轻及低热等;常以近端指间关节、掌指关节及腕关节为主的对称性、多关节、小关节肿痛、活动受限、指关节呈梭形肿胀,晚期可畸形;晨僵持续时间常与病情活动程度一致。

2. 体征

关节隆起部位单个或多个数毫米至数厘米大小的类风湿结节,持续数月至数年;部分患者病情活动时有胸膜炎、间质性肺炎、心包炎、浅表淋巴结肿大、肝脾大等。

3. 实验室检查

中轻度贫血,活动期红细胞沉降率加快;血清免疫球蛋白增高,抗核抗体10%～20%阳性,类风湿因子80%阳性,C反应蛋白增高;滑液半透明或不透明、黄色、黏度差、白细胞数(5～10)个$\times 10^9$/L,中性粒细胞占50%～90%、类风湿因子阳性,有时可见类风湿细胞。

4. 影像学检查

主要为X线片检查。早期关节周围软组织肿胀、骨质疏松;后期关节软骨破坏、侵蚀、关节间隙狭窄、强直和畸形。CT检查:包括关节CT和胸部CT检查。MRI检查:关节的MRI检查对发现类风湿关节炎患者的早期关节病变很有帮助。超声:关节超声是简易的无创性检查,对于滑膜炎、关节积液及关节破坏有鉴别意义。

5. 特殊检查

① 关节穿刺术:对于有关节腔积液的关节可行此项检查。关节液的检查包括:关节液培养、类风湿因子检测等,并做偏振光检测鉴别痛风的尿酸盐结晶。② 关节镜及关节滑膜活检对关节炎的诊断及鉴别诊断很有价值。

(二) 诊断标准

诊断标准如表5-6-1所示。

表5-6-1　类风湿关节炎的诊断标准

特征评价标准	表　　现
1. 晨僵	关节内及其周围的晨僵在获得最大改善前持续≥1 h
2. ≥3处的关节炎	可观察到至少同时3处以上有软组织的肿胀或积液(注意不为单独的骨生长过大),14个观察的关节区分别为左、右PIP、MCP、腕、肘、膝、踝等关节
3. 手关节关节炎	在腕、MCP或PIP关节上至少有一个关节区肿胀
4. 对称性关节炎	标准2.中关节双侧同名关节同时受累(PIP、MCP双侧受累,MTP关节可以不是绝对对称)
5. 风湿结节	可观察到骨突起处、伸肌表面或在近关节处的皮下结节
6. 血清类风湿因子	血清类风湿因子阳性(对照组<5%阳性的任何方法)
7. 放射影像学改变	手-腕后前位的类风湿关节炎影像学改变最典型,包括糜烂或不太模糊的骨局灶脱钙

＊PIP:近端指间关节,MCP:掌指关节,MTP:跖趾关节;
＊若患者7项标准中至少有4项,则为类风湿关节炎;标准1～4必须持续在6周以上。

(三) 功能评定

(1) 关节活动范围的评定。

(2) 关节肿胀程度评定:可选用关节围度测量。

(3) 肌力评定主要评定握力等手部肌力,多采用握力计法,因手的小关节畸形,可改用血压计法测定握力。将水银柱式血压计袖带卷折后再充气达压力4 kPa(30 mmHg),令患者用手在无依托情况下紧握气囊,将得出的读数减去4 kPa(30 mmHg)即为实测握力数,取连续测量3次的平均值。以同样方式可测出手指捏力和夹力。

(4) 疼痛的评定除了可进行目测类比法(VAS)、简化McGill疼痛问卷和压力测痛法等疼痛评定外,尚有专门针对类风湿关节炎关节压痛而设计的各种关节指数评定方法,常用的方法如表5-6-2所示。

表 5‑6‑2 为类风湿关节炎关节压痛设计的各种关节指数评定方法

方　法		评 定 标 准
Ritchie 关节指数	通过对指定关节(双侧手近端指间关节、腕关节、肘关节、肩关节、膝关节等28个关节或更多关节)进行压诊,视其产生的反应对每一关节评分	无触痛"0"分;有触痛"1"分;有触痛且触之患者有躲避"2"分;有触痛且触之患者躲避并回缩"3"分。将各关节评分合计即为 Ritchie 关节指数
Fuchs 28 个关节定量关节指数	评定关节:双侧手近端指间关节(10个)、腕关节(2个)、肘关节(2个)、肩关节(2个)、膝关节(2个),共28个关节	肿胀分:正常"0"分;轻微"1"分;关节区域内有肿胀"2"分;超出正常范围的肿胀"3"分;共4级 压痛分:无压痛"0"分;轻微压痛"1"分;按压时肢体有退缩现象"2"分;按压时肢体有躲闪现象"3"分;患者拒绝按压"4"分;共5级 活动受限分:活动正常"0"分;活动受限达25%"1"分;活动受限达50%"2"分;活动受限达75%"3"分;关节强直"4"分;共5级

(5) 功能障碍及其严重程度的评定:有关类风湿关节炎功能障碍评定的量表较多,其中最为常用的是类风湿关节炎功能指数(见表 5‑6‑3)。

表 5‑6‑3 类风湿关节炎的功能指数

分　级	表　现
Ⅰ级	日常活动不受任何限制,能完成日常一般活动(包括生活自理、职业活动、业余活动)
Ⅱ级	能完成一般生活自理活动和职业活动,但业余活动受限制
Ⅲ级	能完成一般生活自理活动,但职业活动和业余活动受限制
Ⅳ级	一般生活自理活动、职业活动和业余活动均受限制

注:一般生活自理项目包括穿衣、进食、洗澡、梳妆、修饰和如厕等;职业活动包括工作、学习、家务活动;其余活动包括娱乐(消遣性)和(或)闲暇活动;职业活动和业余活动与患者的愿望、年龄、性别有一定关系。

三、康复治疗

(一) 康复治疗基本原则

(1) 药物、夹板、休息控制炎症。

(2) 运动疗法保持关节活动范围、肌力和耐力。

(3) 功能训练包括应用适应性和辅助性器械。

(4) 教育患者加强关节保护。

(5) 注意采用能量节约技术。

(6) 强调疾病自我治疗。

(7) 必要时应用矫形器。

(8) 心理、休闲、业余爱好的干预治疗。

(二) 主要康复方法

有药物疗法、合理制动(休息)、运动疗法、物理因子疗法、作业疗法、康复工程、心理治疗等。

1. 药物治疗

用药原则为选用可迅速控制炎症、预防关节损害的药物;用药要安全、药价不昂贵、可长期使用,以求在发病1~2年内控制疾病;必要时可根据情况联合用药。① 非甾体抗炎药(NSAID):可选择应用对乙酰氨基酸、萘普生、布洛芬、双氯芬酸等。② 糖皮质激素:NSAID疗效不佳者短期加用泼尼松;重症者,可短期使用中至大剂量泼尼松或地塞米松。③ 慢作用抗风湿药:包括氨甲蝶呤、金诺芬、柳氮磺胺吡啶、青霉胺和雷公藤总甙片等。④ 药物关节腔内注射:可采用糖皮质激素对病变关节进行关节腔内注射。但每一关节注射次数<3次/年。

2. 合理制动

无论是活动期还是稳定期患者均需足够的休息时间。

1) 全身性休息

急性期绝对安静休息,卧床时注意良好体位,如枕头不宜过高,尽量避免用软床垫,以防髋、膝关节屈曲畸形;足部放置支架,防止被服下压双足,以避免双足下垂等。仰卧位、侧卧位交替。炎症控制后应立即开展运动疗法。

2) 局部休息

急性炎症渗出的关节可采用低温热塑板材等制作夹板制动,以消肿止痛。制动时应将关节置于最佳功能位置(各关节最佳功能位置:髋关节5°~10°屈曲位固定,旋转取中位;膝关节5°~10°屈曲位固定;踝关节保持中位;肩关节屈曲30°~45°,内旋10°位固定;肘关节屈曲70°~80°,前臂旋后10°~15°位固定;腕关节背屈5°~10°位固定;掌指关节屈曲30°位固定;拇指外展位固定)。制动时间不宜过长,一般连续夹板固定2~3周不会引起关节活动受限,小于4周产生可逆转的关节挛缩和骨质疏松。同时每天应除去夹板,进行主动或主动-辅助关节活动度训练。

3) 注意保持良好的关节位置和功能

目的是防止肢体挛缩。可在各种体位下保持适当姿势及关节功能位置。

(1) 站立位时,头部应保持中位,下颌微收,双肩自然位(不下垂、不耸肩),下腹微收,髋、膝、踝均取自然位。

(2) 坐位时,采用硬垫直角靠椅,椅高为使双足可平置地面、双膝呈90°屈曲。

(3) 各关节功能范围:指维持各关节至少的活动范围以利于功能活动,如表5-6-4所示。

(4) 病变关节的保护,如表5-6-5所示。

表5-6-4　各关节功能活动所需最少范围

关　节	至　少　维　持　范　围
髋关节	伸屈范围在0°~30°
膝关节	伸展范围在0°~60°
踝关节	跖屈范围在0°~30°,背屈范围在0°~10°
肩关节	屈曲保持在0°~45°,外展0°~90°,外旋0°~20°
肘关节	伸屈范围在0°~90°,可使手接近嘴以利进食、洗漱
手　指	近端指间关节屈曲范围在0°~50°以上,拇指保持关节稳定,腕掌关节内旋30°以上,可完成正常对掌动作

表5-6-5　保护关节方法

状　态	保　护　方　法
多关节受累时	尽可能使用大关节的活动,避免加重手部等受累小关节的炎症,即多利用身体近侧部的关节
各关节活动时	要求该关节处在最稳定位和功能位。在卧、坐、站时均保持良好姿势

续　表

状　态	保　护　方　法
手指关节受累时	改变某些生活用具结构,如采用增粗、增长把柄的用具和外加橡胶软套;应用轻便设备代替笨重的装置;必须物件放在固定、顺手的位置
携带重物时	尽可能以辅助方式(如滑轮车、他人帮助)完成,同时减少对关节有牵拉的活动
避免手的尺侧偏运动	尤在开(关)拧瓶盖、拧毛巾时,可采用固定瓶盖或压干毛巾的方法替代
注意避免的情况	尽可能避免长期保持同一体位不变
	避免牵拉、弯腰工作和长时间步行
	尽可能采取平卧位休息,避免长久持续性休息以免引起关节僵硬
	控制体重,避免超重

3. 运动疗法

(1)运动疗法的选择顺序：依次为关节活动度训练和牵张训练、等长收缩训练、动力性运动训练、有氧训练和娱乐性运动。

(2)关节活动度训练与肌力训练方法如表5-6-6和表5-6-7所示。

表5-6-6　关节活动度训练方法

训　练　方　法	训　练　内　容
主动关节活动度训练	在受累关节可耐受范围内进行,宜3~4次/天,每次活动不同的关节。训练前对相应关节进行湿热敷等治疗(注意不可过热,以免加重症状)。训练时尽可能进行全范围、包括各可动阈位的活动
被动关节活动度训练	在受累关节无法达到充分活动时进行。在被动关节活动度训练前可先做热疗。训练时活动范围和运动量以患者仅感到稍有疼痛和稍有引起或加重关节肿胀为限。训练后,疼痛不应持续3~4 h,否则应减量或暂停活动。此外,应注意避免加重畸形可能的情况,如手腕病变者应防止过于强力的抓握或提揽
牵张训练	在患者有肌腱、关节囊等挛缩时,可考虑进行牵张训练。根据患者情况选择被动牵张、持续机械被动牵张或重复机械牵张。训练前为减少疼痛,可应用温热疗法、超声波疗法或系列矫形器。注意,急性炎症期,不做被动牵张;中等量至大量积液、关节不稳定、生物力学紊乱的关节避免牵张;晚期患者过度牵张可引起关节囊破坏

表5-6-7　肌力训练方法

训　练　方　法	保持和增强肌力的训练
等长收缩训练	类风湿关节炎患者肌力减退和功能受限十分多见,卧床休息后更易发生。因此,必须通过等长收缩训练保持或加强肌力。一般采用短暂等长收缩训练,每次收缩持续5~10 s,两次收缩间歇时间20 s,重复1~6次
动力性抗阻训练	对于类风湿关节炎患者可进行轻柔的、在不引起疼痛的关节活动范围内进行的动力性伸屈、外展、内收、内外旋的抗阻训练,并和休息交替进行。注意,阻力应从小量开始,缓慢增量,训练不应引起患者疲劳,若出现疲劳则需要较长时间的休息

(3)有氧训练：常用项目为行走、自行车、游泳、划船等低冲击性有氧活动。应用时根据关节炎症情况和心肺功能确定强度,当关节炎症稳定时,通常以最大心率的60%~85%为靶心率,并从低水平(60%)开始。

(4)娱乐性运动：娱乐性运动内容应根据患者的兴趣、爱好和能力及其病情而定。水中运动是首选项目,骑自行车和中等量的步行也是较好的选择。具有跑、跳动作的运动不适合下肢负重关节有炎症渗出者,球类运动只适合于关节炎症已控制者。

（5）注意事项：在运动疗法制订前及执行运动疗法中均应注意运动反应,如表5-6-8。

表 5-6-8　运动疗法注意事项

注 意 事 项	具 体 内 容
局部状态与全身状态	对关节、周围软组织等局部状况(如炎症所处阶段、关节破坏程度、肌力、软组织挛缩等情况)应做细致评定,对每一关节应根据上述评定进行针对性运动,同时还要考虑患者心肺功能和全身情况,以建立运动时间、强度、频度等运动处方,并除外潜在的对关节有害的训练
炎症阶段	注意关节炎症所处阶段。急性期应以休息为主,每天仅允许数次主动的关节活动度训练和等长收缩训练,避免过度牵张关节周围软组织;亚急性期运动次数可增多;慢性期则可考虑各种运动疗法
疼痛类型	区别关节疼痛的类型。炎性疼痛时,仅能进行关节活动度训练;力学结构紊乱性疼痛时,轻者可行关节活动度训练、等长收缩训练、等张收缩训练及低冲击性有氧训练,重者仅做关节活动度训练和等长收缩训练
训练前处理	训练前采用冷疗、热疗或轻柔的按摩等缓解肌肉痉挛和疼痛,以利于运动疗法的进行
合并症	应注意老年患者合并的其他疾病和退行性改变
运动量调整信号	注意运动过度的信号。每次运动后,须有适量的休息时间。一般运动后若轻度疼痛并且夜间休息后缓解者,表明运动量合适;若疼痛持续 2 h 以上,有过度疲劳感、虚弱感加重、关节活动度降低、关节肿胀增加,则说明运动量过度,应做适当调整

4. 物理因子治疗

物理因子治疗适合于各期类风湿关节炎,但疾病时期不同,首选的物理因子以及治疗参数有所不同,具体参见表5-6-9。

表 5-6-9　物理因子治疗的选择

目 的	种 类	方 法
消炎镇痛	冷疗法	类风湿关节炎急性期可适当采用冰袋、冷水浸浴等
	紫外线疗法	急性期,根据不同的病变部位,采用Ⅱ～Ⅲ级红斑量照射病变关节,1 次/天;病变关节较多时可轮流进行,3～5 次为 1 个疗程。配合抗风湿药物治疗时,有增强药物疗效的作用。稳定期,疼痛局部的紫外线照射止痛作用明显,1 次/天或隔日一次,3～6 次为 1 个疗程。为防止骨质疏松,采用亚红斑量或阈红斑量全身照射,隔日一次,3～6 次为 1 个疗程
	超短波疗法	板状电极对置于病变关节,无温量,15 min/次,1 次/天,10～15 次为 1 个疗程
	蜡疗法	仅用于无类风湿活动时。具体方法有刷法、浸法及蜡饼法,20～30 min/次,1 次/天或隔日一次,10～20 次为 1 个疗程
	磁疗法	病变部位较浅表时采用旋磁法;病变部位较深时采用脉冲磁场或恒定磁场
	低中频脉冲电疗法	如 TENS、干扰电流疗法等
促进代谢、改善骨与软骨营养	超声波疗法	受累关节局部移动法,0.5～1 W/cm² ,5～15 min/次(根据受累关节多少决定治疗时间),1 次/天,20 次为 1 个疗程
	短波、微波疗法	有深部透热作用,但可能使关节腔内温度升高,故应用时要慎重
	水浴疗法及水中运动	可采用硫化氢浴、氡水浴等,并可在水中进行水中运动。水中运动尤为适合类风湿关节炎患者,温水泳池的温度和浮力提供了无痛训练的环境。规律的水中运动还可改善肌力和促进机体健化
	泥疗法	可采用全身泥敷、局部泥敷等

续　表

目　的	种　类	方　　法
促进药物吸收	四槽浴离子导入法	水杨酸离子导入时,阴极浴槽内放入水杨酸钠,浓度为 1%,双手、双足都需要导入药物时,可交替放药(枸橼酸离子导入时,阴极浴槽内枸橼酸钠浓度 1%～2%),电流强度 20～30 mA,20 min/次,1 次/天,20 次为 1 个疗程。一般大关节可用衬垫法离子导入
缓解挛缩		超声波疗法:大关节用移动法 1～1.5 W/cm²,10～12 min/次,每天 1 次;小关节用水下法,用密闭的声头,浸入除气后的水中,距离 1～2 cm,对浸在水下的小关节进行辐照,0.5～1 W/cm²,8～10 min/次,每天 1 次

5. 作业治疗

类风湿关节炎患者的作业治疗内容主要以促进患者能独立完成日常生活所需的日常生活活动训练。若患者使用自助具或矫形器时,则需结合采用的自助具或矫形器进行训练,其中手指训练的作业治疗项目包括利用温热箱黏土作业、手工艺加工、编织、手游戏等。作业治疗应注意合理安排时间,避免过度劳累,一般时间宜短;选择与物理治疗相适应的项目;避免水中浸泡、温度偏低或变化急剧的项目;保持肢体处于良好功能位置下进行。

6. 康复工程辅助技术

主要为矫形器的应用如下。① 上肢矫形器:分固定式(静止性)和功能性(可动性,即装有弹簧或其他具有弹性结构的装置)两大类,如固定式手指制动器、天鹅颈矫正环、Bumell 夹板、固定式手部制动器、固定式腕部矫形器和功能性手指矫形器等。② 下肢矫形器:主要用于治疗类风湿关节炎患者足病,一般有鞋底摇杆、跖骨杆、鞋底楔块、软跟矫形鞋等。③ 日常生活训练用具和自助具:如加长卫生器、穿衣杖、穿鞋器、穿袜器等。④ 助行器具:主要为帮助行走的拐杖或手杖。

7. 心理治疗

针对患者可能存在的心理问题,例如抑郁、焦虑等进行评定和治疗。

8. 手术治疗

对已产生畸形、药物和康复措施无法解决的功能问题,可进行外科手术矫治,包括滑膜切除、关节置换等。

(三) 不同阶段的康复方法

1. 急性期

1) 目的

缓解疼痛和肌肉痛性痉挛;预防畸形,保护非受累关节的活动范围,受累关节的休息,保持肌力,预防心肺并发症,逐渐恢复受累关节的活动和功能。

2) 康复方法

包括休息、夹板及运动疗法、水疗等物理治疗,并可逐渐应用冷疗、温热疗法、蜡疗、短波等其他物理治疗。

(1) 休息:根据炎症的严重程度和范围,可卧床休息 1～3 周。

(2) 夹板:主要用于颈、手、腕、膝和踝部以用于支持和休息,但不要过度矫正畸形。

(3) 运动疗法:① 卧床休息阶段,运动疗法主要是保持肌力和功能;一旦炎症有减退的迹象(如 ERS 下降)即可开始受累关节的等长训练,一般每天 2 次,每次重复 3～4 次收缩;与畸形反向的肌肉(臀肌、股四头肌、踝跖屈肌、肩伸展肌、肘伸肌、腕伸肌和指屈肌)收缩宜多些;只要可能,即在治疗师指导和支持下进行非受累关节全关节活动范围的主动运动;训练应逐渐增加重复次数、逐步增大关节活动范围和徒手阻力。② 呼吸训练是保持肺功能的重要基础。③ 当患者可坐起,应给予稳定的高坐位,以确保患者不产生头晕;然后进行高椅上的起坐训练,并逐渐过渡至跨步站立平衡和行走平衡训练(此时可应用手杖等辅助具支持,若需要可应用夹板支持膝关节于伸展位)。

(4) 水疗法:开始为浮力辅助训练[坐位—辅助伸展下的起立—坐下;坐位,肩外展;俯卧位(半牵张状态),髋伸],逐渐开展浮力反向平衡训练和抗浮力运动训练。

2. 恢复期

1) 目的

进一步缓解疼痛;恢复和增加日常活动能力。

2) 康复方法

(1) 缓解疼痛的方法:用毛巾包裹碎冰块的冷疗方法可用于减轻关节肿胀、缓解疼痛,特别是膝关节。用蜡疗缓解手部的疼痛,特别是在运动训练前。温热疗法适用于残留的疼痛,尤其是由活动所诱发的疼痛;主要采用短波和湿热袋等。

(2) 恢复和增加日常活动能力的方法:主要采用运动疗法,强调日常活动训练程序,要求每一关节均为最大活动范围;若主要肌群不能等张收缩 5 次,则进行等长收缩;休息和运动的时间比例可根据个体情况和关节损害程度、失能情况而定;规律的运动疗法训练同时可促进健身、增强心肺功能;注意休息不是简单的坐下或躺下而是处于放松体位。

3. 慢性类风湿关节炎

1) 目的

进一步缓解疼痛;预防和矫正畸形;维持和改善患者生存质量。

2) 康复方法

(1) 进一步缓解疼痛的方法:通过药物、夹板、运动疗法和放松缓解疼痛。

(2) 预防畸形的方法:通过运动疗法、休息、夹板等预防畸形。

(3) 矫正畸形的方法:尤其是矫正膝屈畸形和获得腕伸展。膝关节的畸形可采用管型石膏矫正。管型石膏范围在踝以上、大腿上 1/3 以下,尽可能固定膝关节于充分伸展位,固定 2 周,然后更换新的管型石膏,以获得进一步的伸展,直至不再有关节活动范围改善;在更换管型石膏的 3～7 天间隔内,应进行较大强度的股四头肌力量训练以保持获得的关节活动范围。这一技术只能用于慢性类风湿关节炎患者,使用时应根据患者具体情况适当调整,并注意避免皮肤擦伤,患者不适时应注意是否存在压疮。

(4) 保持生活质量的方法:运动训练保持关节活动度和肌力。运用防水、轻质地、耐用材料制成的且使用简单、易于固定的功能夹板,以保持患者的功能性独立。利用辅助具完成个人卫生、穿衣、进食、烹饪、移行等日常生活活动。积极开展各种社交、休闲娱乐活动,保持生存质量。

4. 常见损害部位的局部康复治疗

1) 踝、足损害

(1) 矫形器:目的是缓解疼痛,矫正常见的跟骨外翻和距骨内翻等畸形,恢复正常的生物力学列线。方法:① 踝-足矫形器用于制动存在慢性渗出和结构性病理改变的踝关节,降低疼痛和改善步态。② 特殊的鞋子用于各种足部畸形,具体包括应用柔软的制鞋材料、制鞋时改良鞋构造的边缘区域(如足趾部高而宽大、鞋面宽、鞋帮后跟无约束等)以使鞋内容积最大而减少对足趾部、后跟部和足面等处潜在的压迫、鞋底的改良(如跖骨疼痛时采用跖骨垫或足弓垫缓解压力,在足底外侧或内侧填垫预防踝内翻或外翻,减压鞋底减轻跖骨压力,使步态周期的足跟离地相更加舒适有效)。

(2) 物理治疗:① 缓解症状的理疗:通常采用浅表热或冷渗透的方法作用于足-踝部。冷疗法以摩或擦的方法代替持续冰敷使患者更易于接受。深透热疗法用于牵张前改善连接组织弹性,但急性炎症期或感觉缺失者禁忌。对所有肢体血管性疾患或感觉降低者,温热疗法和冷疗应谨慎使用。② 保持和恢复运动功能的运动疗法:内容包括跟腱和腓肌腱的被动牵张、踝和距跟关节的主动关节活动度训练、足踝前部肌群的等长训练、胫前肌和胫后肌从伸展位开始的向心等张训练、腓肠肌和腓肌从缩短位开始的离心收缩训练。

2) 膝关节损害

(1) 急性炎症期:① 矫形器:限制负重;休息夹板(如软性膝关节制动器)提供最大限度的伸展,促进局部关节休息;在卧位移去矫形器时避免用枕垫于膝下,以减少膝关节屈曲挛缩的危险性。② 物理治疗:冷疗法是最简捷的缓解症状的方法,浅表热、湿热等热疗法也可使患者感到舒适;通过等长收缩等运动疗法可保持股四头肌肌力,但在急性期不宜采用等张收缩或等速收缩训练。

(2) 亚急性或慢性炎症期:① 矫形器和辅助具:病程较长的类风湿关节炎患者一般对矫形器的耐受性较差,故无特殊的矫形器。若存在膝屈挛缩,则可在夜间使用软性膝关节制动器;若存在单纯的腘绳肌紧张,可采用可调节的或夹板辅助的膝伸矫形器;若存在膝外翻畸形,限制距跟关节旋前的踝-足矫形器是有益的,在膝内侧结构相对完好时可垫高足内侧。手杖、助行器、拐等可降低步态过程中膝关节的应力,一般鼓励患者使用。② 物理治疗:缓解症状的理疗除了急性期所采用的温热疗法外,超声波疗法、经皮神经电刺激疗法(TENS)等均可用于缓解疼痛。运动疗法可通过从股四头肌等张开链训练、渐进为闭链向心训练和离心训练增加肢体肌力;但登楼梯训练和倾斜跑台训练可导致前膝痛,应予避免;水中运动可使有氧训练更为容易,但降低了对股四头肌的针对性肌力训练;膝屈挛缩可采用缓慢的腘绳肌牵张训练,同时可配合浅表热或深部热疗。③ 能量节约和关节保护:学习有效完成日常生活活动的技巧,并节约能量、缓解关节压力,如应避免重复的爬楼(其可使膝关节应力较正常增加6～7倍)。

3) 髋关节损害

(1) 移行辅助具和矫形器:步行器或手杖可在步态过程中降低对髋关节的应力;四脚拐等适用于上、下肢体关节均有病理改变者。

(2) 设施改建:升高坐便器位置、增加洗澡椅、栏杆和坐垫有助于髋关节受累患者在完成日常生活活动时避免髋关节处于疼痛位置;此外可利用长柄把手装置帮助穿裤子、洗浴,促进独立。

(3) 物理治疗:① 理疗:浅表热或冷疗虽不直接影响关节内在病理,但可缓解大转子滑囊炎等浅表结构的疼痛。炎症消退后,配合牵张训练的超声波疗法可缓解关节囊紧张。② 运动疗法:急性期患者仰卧位或俯卧位,臀下垫枕伸展髋关节且不使膝关节屈曲,以此使髋关节获得休息,可完成一些髋关节肌群的简单等长收缩。亚急性期和慢性期,水中运动是完成等张训练和有氧训练的最佳方式,主要靶肌群为髋伸肌和髋外展肌;应用功率自行车、跑台和渐进性行走训练可很好地获得肌力和耐力;此外,训练前后的牵张训练是必要的。

4) 颈椎损害

(1) 矫形器:软性或半刚性颈围有助于帮助放松肌肉痉挛,但软性颈围对限制关节活动无效;有轻度半脱位且无脊髓损害的患者在矫形外科会诊后可采用制动更强的枕-颈-胸矫形器等矫形器。

(2) 物理治疗:① 理疗:浅表热疗法、超声波疗法或两者共同作用可缓解颈部肌肉的紧张。② 运动疗法:恢复更多的肩胛和盂肱运动和轻柔的局部按摩有助于恢复颈部的关节活动范围;患者将手置于前额和头部施加向前、向后、向侧方的压力完成等长训练;等张训练须谨慎使用。牵引和力量偏大的手法治疗为绝对禁忌。③ 能量节约和关节保护:通过上肢非负重方式和应用恰当的颈部生物力学,使颈段脊柱负荷降低,建议技术为提轻袋、贴身提举物体、在弯腰和伸手过头取物时颈部保持正立位。

5) 特殊的手和腕的损害

主要有以下类型。

(1) 天鹅颈畸形:应用蜡疗法松弛软组织并镇痛;手指按摩以降低水肿,减少纤维化形成;"环夹板"主要用于近端指间关节,改变远端指间关节的被动屈曲和补偿掌指关节屈曲畸形;牵张训练促进掌指关节伸展和近端指间关节屈曲。

(2) Boutonniere 畸形:手指按摩和蜡疗法是有用的治疗。牵张训练促进掌指关节屈曲、近端指间关节伸展和远端指间关节屈曲。内在肌的牵张训练提供近端指间关节伸展和掌指关节屈曲的部分帮助。矫形器可促进近端指间关节伸展,以产生远端指间关节屈曲运动或通过三点压力和逆转近端指间关节屈曲提供远端指间关节屈曲运动。

(3) 掌指尺侧偏和腕桡侧偏:应用持续的管型石膏有效地预防韧带挛缩并将关节置于休息位,但这一过程可造成近端或远端关节的畸形,因此必须小心监测。功能夹板可使关节处于休息位,但使用不方便,腕管夹板可能会造成神经损害。物理治疗包括蜡疗法、水肿的按摩和超声波疗法等。氢化可的松关节腔及腱鞘注射可极大缓解疼痛并加速功能恢复。关节保护对有腕、掌病理改变的患者特别重要。作业治疗主要帮助对家庭和工作场所的再设计。

(4) 扳机指:治疗主要为氢化可的松腱鞘内注射,重者可选择对纤维索条的松解。

(5) 内在肌紧张:应用掌指关节伸展和近端指间关节屈曲牵张缩短的内在肌和支持连接组织,应用蜡疗法和水疗法促进牵张。强调运用避免掌指关节屈曲和近端指间关节伸展的功能技巧(如避免坐在手掌上和用手掌面携物等习惯性活动)可减缓内在肌紧张。

(四) 康复教育

(1) 日常生活指导:有关休息、体位、病变关节保护等;营养方面应多进食富含蛋白质和维生素类的食物。

(2) 就业指导:可根据患者具体情况和能充分发挥的工作技能选择职业。类风湿关节炎患者一般可胜任脑力劳动、办公室工作或缝纫、刺绣、编织、书写等工作。

(安丙辰　梁贞文)

第七节　关节置换术后康复

一、概述

人工关节置换术是指用人工关节假体治疗严重关节损伤与关节疾病,重建关节功能的手段。关节置换术后康复的目的在于缓解关节疼痛,矫正关节畸形,改善关节功能和提高患者的生活质量,最大限度增加日常生活活动能力,减少术后并发症;使患者掌握正确假体使用的技巧,延长假体的使用寿命。人工关节置换术要达到理想效果,必须包括手术成功和良好的康复治疗两个重要方面。手术前即应开展康复宣教与康复治疗,在康复治疗之前必须了解下列情况以便采取适宜的训练方式和适宜的强度:① 患者全身情况及有无骨质疏松;② 手术切口部位;③ 手术应用的假体材料、种类及是否因骨组织过多缺损而应用个体化定制假体;④ 术中有否并发假体周围骨折及其处理;⑤ 术中假体固定方式是骨水泥固定或生物学固定。骨水泥固定者可以早期活动和负重,生物学固定需通过骨组织长入假体多孔表面的孔隙才能达到固定目的,一般至少需 6 周时间,早期活动宜谨慎。

人工关节假体植入后的康复训练是人体适应植入假体运动的过程。到目前几乎所有四肢关节可接受关节置换术,但最常用的还是人工髋关节和膝关节置换。

关节置换术主要包括人工髋关节、膝关节、肩关节、肘关节和掌指关节。本章节主要介绍人工全髋和全膝关节置换术后康复。

全髋关节置换是治疗晚期髋关节炎最常见的手术操作之一。在美国,每年约进行 25.4 万例以上的全髋关节置换术,表明每 10 万名美国人中就有 92 人曾接受过全髋关节置换。美国每年膝关节置换手术超过 30 万例。我国目前尚无详细的数据,但据估计每年接受关节置换患者数量已在 20 万左右,特别是近年来,越来越多的过去由于经济原因无法接受治疗的中晚期关节疾病患者将有机会接受关节置换治疗。

二、人工全膝关节置换术后

(一)概述

关节置换是指用人工关节替代病损或损伤的膝关节。特别是长期患有类风湿膝关节炎和骨关节病、顽固的膝关节疼痛、严重关节畸形、接受药物或保守治疗效果不显著需人工关节治疗。关节置换术后康复的目的是最大限度增加患者的活动及日常生活的功能,减少术后合并症;使患者掌握正确假体使用的技巧,延长假体的使用寿命。

(二)诊断与功能评定

1. 诊断

症状:术前有类风湿膝关节炎和骨关节病等病史,术后可有局部疼痛、关节活动受限等。体征:膝关节肿胀、压痛;膝关节屈曲、伸展活动受限;膝关节周围肌肉力量减弱。影像学检查 X 线片显示人工膝关节。

2. 功能评定

(1)术前评定:包括肌力评定,常用徒手肌力评定患侧下肢的肌力;关节活动范围评定,主要评定患侧膝关节及患侧下肢其他关节的活动范围;步行功能评定,观察步态,确定步态类型,有无使用助行器;身体形态评定:测定手术肢体的长度;X 线片检查了解膝关节的对线、对位,有无关节内、外翻畸形等。

(2)术后评定:可分别在术后 1~2 天、术后 1 周、2 周以及术后 1 月、3 月和 6 月进行评定。内容包括:切口愈合情况,并注意有无感染情况;关节肿胀情况;关节疼痛情况;关节活动状况;下肢肌力;活动及转移的能力;步行功能;下肢功能性活动能力;X 线片检查确定手术后膝关节正确对线情况,特别是了解是否存在胫骨平台后倾 7°左右;确定是否存在骨质疏松,以避免治疗时施力过大;必要时进行心、肺功能检查。

(三)康复治疗

1. 术前

术前进行健康教育,使患者了解手术、手术并发症(如感染、关节肿胀、关节疼痛和下肢静脉血栓等)、术后康复的方法和注意事项等,消除患者对手术的恐惧心理;增强患肢及其他肢体的肌力训练;教患者学会深呼吸及咳嗽,预防术后卧床可能导致的肺部感染;教患者术后应用的训练方法,内容包括床上及转移活动、各关节的主动-辅助运动和主动运动、助行器的使用等。

2. 术后

(1)物理因子治疗:① 冰疗法。术后第一天即可使用冰袋置于手术的膝关节,每次 30~60 min,每天 1~2 次,至关节消肿、疼痛减轻。② 磁疗法:交变磁场,0.3 T,并置于手术部位,30~60 min,每天 1 次。磁片并置于伤口两侧,0.15~0.2 T,同名极贴敷,连续贴 3 天,主要目的是缓解疼痛、消除肿胀。③ 光疗法:如果切口感染可用紫外线或激光局部照射,剂量参见第三章。

(2)运动疗法:目的是增强肌肉力量,防止关节挛缩及术后合并症,获得生活自理能力(见表 5-7-1)。

表 5-7-1　关节置换术后运动疗法

训练方法	训练内容
肌力训练	可作为术前教育的一部分,并持续到手术后的康复训练中。手术后 1~3 天,进行手术一侧关节周围的肌肉等长收缩,以及手术侧髋、踝关节、非手术下肢和双上肢主动活动和抗阻训练,以保持它们的力量和柔韧性。每次 30~60 min,每天 1~2 次。手术后 1 周,渐进性抗阻训练可逐渐从屈髋、伸膝开始,之后屈髋、屈膝,直到关节无痛时,再增加阻力,达到耐受程度。增强上肢的肌力以帮助患者自理及转移
关节活动度训练	待伤口引流管拔除后,全身病情状况稳定可进行以下训练。术后第 2~3 天可开始使用持续被动运动,每天 3~5 h,分 2 次,每天增加 5°~10°。术后第 2~3 天可进行关节主动-辅助运动、主动运动,患者可先借助外力,如毛巾、绳、悬吊装置等,帮助活动膝关节,逐渐过渡自行做主动屈、伸关节的训练,每次 30~60 min,每天 1~2 次
牵张训练	术后 2 周膝关节屈曲度应达到 90°。如患者在规定时间未达到预期目标,查明原因。如果是由于软组织挛缩造成膝关节屈曲或伸展挛缩,可以开始对膝关节进行屈曲和伸展的牵张训练。牵张训练应在康复医师指导下进行;如有特殊情况,要与骨科医师协商制订治疗方案
负重训练	当患者具有一定的肌力和平衡能力时,可进行负重训练。对于骨水泥固定的患者,一般在术后的 3~7 天开始负重训练;1 周后,负重训练可借助平衡杠、助行器从部分负重,逐步过渡到手术后 6 周完全负重。在平衡杠或步行器辅助下,可进行膝关节开链和闭链的训练。对于非骨水泥固定的患者,负重训练应延迟,完全负重应在术后 6 周
步态训练	可分为站立相和摆动相。在站立相,训练患者的髋伸展,膝关节屈、伸控制,髋、膝、踝的协调运动,以及患肢的负重训练;在摆动相,训练患者摆动时屈髋屈膝,伸髋屈膝,足跟着地时伸膝和足背屈。除此之外,骨盆的移动和旋转,要仔细观察和分析行走时各关节的配合协调运动和行走姿势,必要时进行训练和矫正。获得一定步行能力后,患者开始上、下楼梯的训练。如一侧膝关节手术,上楼时非手术下肢先上,下楼时手术下肢先下

(3) 作业治疗:主要为功能性独立能力的训练。鼓励患者术后立即进行床上的功能性活动,如桥式运动及翻身训练,尽早从卧位转为坐位。良好的躯干旋转是完成床上功能活动的重要基础。术后 1 周,鼓励患者自行穿衣、如厕、行走。术后 5~6 周,训练上、下楼梯,骑自行车和乘车等功能性活动。

(4) 预防并发症的治疗:为预防手术后感染、深静脉血栓等并发症,患者在术后应尽早开始深呼吸训练、咳嗽训练和踝关节"泵"式往返训练。

(5) 术后康复程序:如表 5-7-2 所示。

表 5-7-2　人工全膝关节置换术后康复程序

分期	时间	目标与方法	方法
第 1 阶段:控制炎症期	术后 1~3 天	康复目标	控制肿胀、预防深静脉血栓、缓解疼痛、逐渐恢复患膝关节活动度(充分伸膝,屈膝控制 60°以内)、增加双下肢肌肉控制能力,能够良好地收缩股四头肌,完成直腿抬高
		训练方法	患肢体位抬高,下肢主要肌群的等长收缩练习,踝泵,每小时 20 次;足跟下垫高,每小时患者主动压膝保持膝关节充分伸直 5 min,可坐起后坐位牵伸膝关节后方肌肉与关节囊;晚上睡觉时佩戴伸膝支具,维持充分伸膝,避免术后膝关节屈曲挛缩;术后第 1 天松开伸膝支具,小范围助动屈膝 20°,每天增加 10°~15°,第 3 天增加屈膝至 40°~60°;直腿抬高离心力肌力练习,可先做健侧卧位向直腿抬高,接着做健侧卧位的伸膝屈髋,如能轻松完成,可再尝试仰卧位的直腿抬高(伸膝支具固定);鼓励患者床上坐起,避免长期平躺;引流管拔除后,增加持续加压冷疗,每次 30~45 min,上下午各 1 次;健腿和上肢伸肌肌力练习,为下地扶助行器训练做准备;CPM 的使用:角度每天增加 10°~15°为宜,在小角度训练时运行速度宜慢,每天训练 1 h。CPM 使用后对伸膝的练习应加强;此阶段如患者达到屈膝 60°,主动完成直腿抬高(伸膝支具固定)训练,则可进行下一阶段训练

续　表

分　期	时　间	目标与方法	方　　法
	术后 4~7日	康复目标	消除肿胀与疼痛对患者的困扰;增加主动屈膝角度至90°甚至更大,维持巩固充分伸膝;加强直腿抬高,终末端伸膝(terminal knee extension, TKE)等股四头肌肌力训练;增加膝关节灵活度与协调性;良好的体位转移能力;可忍受疼痛的负重;平衡与步态训练
		训练方法	CPM/壁式滑梯练习;主动屈膝与伸膝训练(仰卧位床面上滑动屈伸膝关节或坐在椅子上脚在地面上前后滑动屈伸膝盖);每小时巩固伸膝5 min(足下垫高压膝,或者坐位伸膝牵伸);床边放松前后摆腿,增加患膝灵活度;各向直腿抬高,如果没有伸膝滞后,可脱离伸膝支具训练直腿抬高;四点全桥,腘绳肌肌力训练;NMES促进股四头肌控制能力;伸膝支具固定下扶持站立;帮助下体位转移训练;部分负重,重心左右前后转移训练;站立位患腿屈膝练习;原地踏步;加压冷疗。此阶段,如患者膝关节屈伸达到0~90°,有良好的股四头肌肌力,能独立完成转移,则开始下一阶段训练
	术后 8~14日	康复目标	控制疼痛;巩固伸膝;膝关节屈曲增加到100°~120°;良好的下肢负重及闭链肌力控制能力;改善步态,独立助行器或拐杖扶持步行;自行扶持上下台阶练习
		训练方法	仰卧位、站立位及坐位下主动屈膝训练;巩固完全伸膝 直腿抬高,仰卧位及负重下 TKE 站立位屈膝,提踵练习;扶持站立微蹲;坐-站-坐练习 下肢离心负重训练;加强独立体位转移训练 助行器扶持步行训练;平衡训练进阶;扶持自行上下台阶练习;训练后加压冷敷。此阶段,如患者膝关节屈伸达到0~120°,有良好的股四头肌肌力,能独立完成转移,辅助步态正常,则开始下一阶段训练
第2阶段: 恢复功能期	术后2周至 1个月	康复目标	巩固关节活动度及肌力训练;良好的下肢协调运动能力;家中良好的自行生活能力;稳定的步行能力,防止摔倒;增加体能
		训练方法	巩固肌力与关节活动度训练;部分负重至完全负重;平衡与抗跌倒练习;平地行走训练;家中恢复正常日常生活;肌力及行走训练后加压冷敷。此阶段,患者如果获得良好的关节活动度与肌力,有主动独立的体位转移能力,则进入下一阶段训练
第3阶段: 功能加强期	术后 1~3个月	康复目标	无痛全范围关节活动度;提高运动能力
		训练方法	微蹲;平衡板训练;障碍物行走训练;小区内行走;泳池内步行或功率自行车训练
第4阶段: 回归社会期	术后 3~6个月	训练方法	此阶段患者基本融入正常生活,鼓励患者在体力允许的条件下参加些小负荷的运动锻炼,比如游泳、旅游、乒乓球、保龄球、自行车等,但对于运动强度大,身体碰撞频繁,下肢需反复屈伸旋转的运动如篮球、足球、网球、羽毛球等都还是避免参加,以增加对假体的保护及防止摔倒

三、人工全髋关节置换术后

(一) 概述

人工髋关节置换术是指用人工关节替代病损或损伤的髋关节。特别是长期患有类风湿髋关节炎和骨关节病、顽固的髋关节疼痛、严重髋关节畸形、接受药物或保守治疗效果不显以及各种原因致骨股头坏死的患者需人工关节治疗。关节置换术后康复的目的是最大限度增加患者的活动及日常生活的功能,减少术后并发症;使患者掌握正确假体使用的技巧,延长假体的使用寿命。

(二) 诊断与功能评定

1. 诊断要点

症状术前有类风湿髋关节炎和骨关节病等病史,术后可有局部疼痛、关节活动受限等;体征有:髋关节肿胀、压痛;髋关节屈曲、伸展、内、外旋转活动受限;髋关节周围肌肉力量减弱;影像学检查 X 线片显示人工髋关节。

2. 康复评定

(1) 术前评定:① 肌力评定:常用徒手肌力评定患侧下肢的肌力。② 关节活动范围评定:主要评定患侧髋关节及患侧下肢其他关节的活动范围。③ 步行功能评定:观察步态,确定步态类型,有无使用助行器。④ 身体形态评定:测定手术肢体的长度。⑤ X 线片检查了解髋关节的对线、对位等。

(2) 术后评定可分别在术后 1~2 天、术后 1 周、2 周以及术后 1 月、3 月和 6 月进行评定。内容包括:① 切口愈合情况,并注意有无感染情况;② 关节肿胀情况;③ 关节疼痛情况;④ 关节活动状况;⑤ 下肢肌力;⑥ 活动及转移的能力;⑦ 步行功能;⑧ 下肢功能性活动能力;⑨ X 线片检查确定手术后髋关节正确对线情况,确定是否存在骨质疏松以避免治疗时施力过大;⑩ 心、肺功能(必要时进行)。

3. 康复治疗

1) 术前

① 术前健康教育,使患者了解手术、手术并发症(如感染、关节肿胀、关节疼痛和下肢静脉血栓等)、术后康复的方法和注意事项等,消除患者对手术的恐惧心理。② 增加患肢及其他肢体的肌力训练。③ 教患者学会深呼吸及咳嗽,预防卧床引起肺部感染。④ 教患者术后应用的训练方法:床上及转移活动,各关节的主动-辅助运动和主动运动,助行器的使用等。

2) 术后

(1) 物理因子治疗:① 冰疗法,术后第一天即可使用冰袋置于手术的膝关节,每次 30~60 min,每天 1~2 次,至关节消肿、疼痛减轻;② 磁疗法:交变磁场,0.3 T,并置于手术部位,30~60 min,每天 1 次。磁片并置于伤口两侧,0.15~0.2 T,同名极贴敷,连续贴 3 天的主要目的为缓解疼痛、消除肿胀。③ 光疗法:如果切口感染可用紫外线或激光局部照射,剂量参见第三章。

(2) 运动疗法:如表 5-7-3 所示。

表 5-7-3　人工全髋关节置换术后运动疗法

项　目	方　　法
肌力训练	可作为术前教育的一部分,并持续到手术后的康复训练中。术后早期,进行手术一侧关节周围的肌肉如梨状肌、臀中肌、臀小肌、髂腰肌、股四头肌、臀大肌、股二头肌等长收缩,以及手术侧膝、踝关节、非手术关节下肢和双上肢主动活动和抗阻训练,以保持它们的力量和柔韧性。术后 1 周,髋关节屈曲肌、髋关节外展肌、髋后伸肌群抗阻力训练。增加上肢的肌力以帮助患者自理及转移
关节活动度训练	首先应避免 4 种危险的体位:髋屈曲超过 90°;下肢内收超过身体中线;伸髋外旋;屈髋内旋。根据手术入路,活动有所不同限制。后外侧入路手术后,应避免屈曲超过 90°、过度旋转和内收;前外侧入路手术后,应避免外旋。全髋关节置换术 4~6 周后,患者髋关节能够完全伸直,屈曲 80°~90°,轻度内旋(20°~30°)和外旋,并且可以在忍受的范围内被动外展
转移能力的训练	卧位-起坐转移:鼓励患者借助双臂支撑力量起坐。长腿坐-床旁-坐位转移:向患侧转位移动(双髋置换,后跟进的一侧不能过中线),便于控制患侧髋关节内收,同时利于提高髋外展肌力。翻身活动:双侧均可。多鼓励向患侧翻身,能在确保安全情况下独立完成。若向健侧翻身,必须在他人的帮助下维持患髋于外展中立位,以免因外展肌力不足受重力的影响而髋屈曲、内收和内旋,导致脱位。坐-站的转移:健侧膝、足在后,患膝、足在前,双手支撑扶手,保持在起立时躯体重心移动过程中患侧屈髋不能超过 90°,防止脱位。坐位时,膝关节不能超过髋关节的水平位置

续　表

项　目	方　法
髋关节控制训练	髋关节的稳定对行走至关重要,增强髋关节周围软组织的生理功能可大大提高其稳定性。骨盆下降训练:患侧下肢外展约10°,保持上身不动,患者做髋关节下蹬动作,治疗师在足部施加适当阻力。桥式训练:患者以双下肢和双肩为支点,做臀部上抬的动作
负重训练	当患者具有一定的肌力和平衡能力时,对于骨水泥固定的患者,可进行负重训练,一般在术后3～7天。术后1周负重训练可借助平衡杠,助行器从部分负重,逐步过渡到术后6周完全负重。在平衡杠或步行器辅助下,可进行髋关节开链和闭链的训练。对于非骨水泥固定的患者,负重练习应延迟,完全负重在6周之后
步态训练	可分为站立相和摆动相。在站立相,训练患者的髋伸展,膝关节屈、伸控制,髋、膝、踝的协调运动,以及患肢的负重训练;在摆动相,训练患者摆动时屈髋屈膝,伸髋屈膝,足跟着地时伸膝和足被屈。除此之外,骨盆的移动和旋转,要仔细观察和分析行走时各关节的配合协调运动和行走姿势,必要时进行训练和矫正。获得一定步行能力后,患者开始上、下楼梯的训练。如一侧髋关节手术,上楼时健侧下肢先上,下楼时患侧下肢先下

（3）作业治疗:主要为日常生活活动能力的训练。例如:穿裤,让患者坐在床边或椅子上用带钩的长鞋拔或拐杖,先穿健腿,后穿患腿;避免患者坐矮椅或交叉腿坐;洗澡入浴盆或上、下车时,嘱患者患侧髋关节尽可能在伸展状态下做膝关节的屈曲动作。

（4）常见并发症的治疗:① 下肢深静脉血栓形成。患者术后应尽早进行被动、主动运动,尽早下床练习。一旦发现患者不明原因的下肢肿胀,局部疼痛,可立即行下肢B超或静脉血流图的检查,及早确诊。② 假体脱位:主要强调术后的预防措施,尤其是在术后6周内。一旦发生,可考虑手术治疗,并立即制动。③ 异位骨化:发生率为5%～71%,常发生在术后1年内。高发病种有活动期强直性脊柱炎和类风湿关节炎、短期内迅速进展的骨性关节病,对这些患者活动时应予注意。④ 同侧股骨骨折:位居人工髋关节置换术后并发症的第3位。骨质疏松、假体松动和外伤均易导致骨折,应注意活动强度和时间。

（5）术后康复程序:人工全髋关节置换术后康复程序如表5-7-4所示。

表5-7-4　人工全髋关节置换术后康复程序

分　期	时　间	目　的	方　法
第1阶段	康复早期	目的	消肿、止痛,预防深静脉血栓,逐渐增加关节活动度至90°;预防脱位
	术后1～3天	训练方法	抬高患肢、踝泵;下肢重要肌群等长收缩训练;卧床体位摆放:患髋轻度屈曲、外展、外旋位,上半身抬高,定期翻身拍背;髋关节外展肌群肌力训练;上肢肌群肌力训练;床上体位转换训练
	术后4～14天	训练方法	开始主、被动关节活动度训练,可应用CPM,可从完全伸直位逐渐增加到屈曲90°;床上-椅子-步行体位转换训练,椅子、凳子等要相对较高;站立训练;在步行器保护下开始负重步行训练,步行转身训练 上厕所训练;上肢肌群肌力训练;下肢重要肌群肌力等长训练
第2阶段	保护期2～8周	目的	继续增强患者运动能力,预防髋关节脱位
		训练方法	训练患者应用辅助器具穿衣、鞋袜;继续进行步行器步态训练,由家庭步行训练逐渐过渡到社区步行训练;继续进行上下肢肌群肌力训练;避免容易导致脱位的日常生活和工作姿势及动作,卧床及翻身时仍旧需要双腿间垫枕;关节活动度仍旧限制在屈曲0°～90°

分　期	时　间	目　的	方　法
第3阶段	功能恢复期 2～3个月	目的	由于软组织已经基本愈合,可以逐渐增加关节活动度,达到假体设计所允许达到的最大活动范围
		训练 方法	此期由于下地时间延长,患者常发现下肢肿胀情况,可以继续患肢抬高,必要时请血管外科会诊;开始训练患者徒手穿脱鞋袜;步态训练时可以放弃步行器,扶双拐或单拐;3个月后可以弃拐步行 逐渐增加髋关节各项活动度,达到假体设计所达到的最大活动范围;逐渐恢复正常的生活和工作
第4阶段	回归社会期 3个月后	方法	此阶段患者基本融入正常生活,鼓励患者在允许的条件下参加些小负荷的运动锻炼,比如游泳、旅游、乒乓球、保龄球、自行车等,但对于运动强度大、身体碰撞频繁、下肢需反复屈伸旋转的运动,如篮球、足球、网球、羽毛球等还是避免参加,以增加对假体的保护以及防止跌倒

(6) 注意事项:① 由于直腿抬高髋关节应力十分巨大,在训练过程中应尽可能避免各项直腿抬高训练。② 人工全髋置换术后早期康复的重点是在日常生活及运动中如何避免脱位。髋关节容易脱位的体位包括髋关节内收、内旋、半屈位,此体位最易出现假体撞击脱位,应避免双膝并拢,双足分开时身体向术侧倾斜的体位;髋关节过度屈曲、内收、内旋位,假体易撞击脱位,坐位不宜过低;导致髋关节过伸的位置也应当注意:卧床期间应用坐便器时挺腹伸髋,老年人坐回床上时,髋关节尚位于床沿,此时扶持床面的手突然无力或放松,造成髋关节过伸。③ 体位维持:术后第1天,平卧去枕6 h后,逐渐抬高床头,双膝间垫枕,维持髋关节于轻度屈曲、外展、外旋位。住院期间多采取半卧位。出院后,待术后2个月后可开始正常卧、躺、站;步行训练转向时需特别注意。

(7) 术后运动推荐:如表5-7-5所示。

表5-7-5　全膝、髋关节置换术后运动推荐

最好 极力推荐	好 推荐	需要一定训练 需要技巧	注意 咨询医师	避　免
静态自行车	保龄球	骑自行车上街	有氧运动	打棒球
跳舞	击剑	独木舟	健美体操	打篮球
静态滑雪	划船	骑马	爵士乐舞蹈	踢足球
游泳	快速步行	溜冰	速度滑冰	打垒球
步行	打乒乓球		攀岩	打手球
举重	越野滑雪		高山滑雪	慢跑
			网球-双人	打壁球
			鹦鹉螺运动	打长曲棍球
			步行训练仪(全膝不适合)	打橄榄球
				网球-单人
				打排球

(8) 正确平卧床姿势是双腿间夹枕,避免患髋内收,2个月后可以去枕在床上随意翻身(见图5-7-1)。正确的生活活动作,如穿脱鞋袜姿势等,2个月内患者可通过家属或辅助器具穿脱鞋袜,2个月后可以开始徒手穿脱鞋袜(见图5-7-2)。

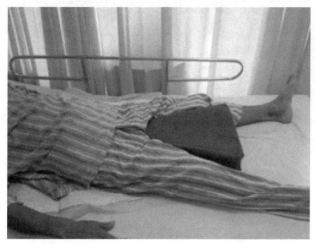

图 5-7-1　正确平卧位姿势

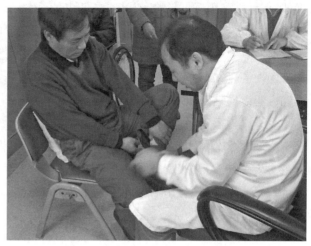

图 5-7-2　患者徒手穿脱鞋袜方法：髋膝关节屈曲、髋关节外旋、外展穿脱鞋袜

（安丙辰　梁贞文）

第八节　骨质疏松症康复

一、概述

骨质疏松症（osteoporosis，OP）是最常见的骨骼疾病，发病率高；65 岁以上人群患病率达到 32.0%，其中男性为 10.7%，女性为 51.6%。骨质疏松症可涉及各年龄层人群，以老年人群多见，起病隐匿。初始可能仅仅表现为部位不定的、涉及肌肉骨骼的酸痛，如颈腰背、四肢关节劳累后酸痛等，因常与其他疾病并发（颈椎病、骨关节炎、腰椎间盘突出症、慢性疼痛等）而被掩盖；且常被临床医生所忽略，直至发生骨折后才得以确诊。骨质疏松性骨折的危害巨大，是老年患者致残和致死的主要原因之一。发生髋部骨折后 1 年内，20% 的患者会死于各种并发症，约 50% 的患者致残，生活质量明显下降。

由于骨质疏松症是一种可防、可治的疾患，即使已经发生过脆性骨折，经过适当康复治疗仍然可有效降低再次骨折的风险，因而需加强对危险人群的早期筛查与社区管理。《2021 版基层医疗机构骨质疏松症诊断和治疗专家共识》（《21 版指南》）已经颁布，为基层医院防治骨质疏松症提供了良好的范本。

1. 定义

骨质疏松症是一种以骨量低，骨组织微结构损坏，导致骨脆性增加，骨强度下降，易发生骨折为特征的全身性骨病，其中骨强度涵盖骨量和骨质量两大要素。

2. 分型

骨质疏松症可分为原发性和继发性两大类。原发性骨质疏松症包括绝经后骨质疏松症（Ⅰ型）、老年骨质疏松症（Ⅱ型）和特发性骨质疏松症（包括青少年型）。继发性骨质疏松症指由任何影响骨代谢的疾病和（或）药物及其他明确病因导致的骨质疏松。

3. 病因

骨质疏松症的发病因素和发病机制是多方面的，增龄造成的器官功能减退是主要因素。除内分泌因素外,多种细胞因子可影响骨代谢,降低成骨活性。如钙和维生素 D 的摄入不足,皮肤中维生素 D 原向维生素 D 的转化不足,肾功能减退,维生素 D 的羟化不足,骨髓间充质干细胞成骨分化能力下降,肌肉衰退,对骨骼的应力刺激减少,对骨代谢调节障碍。凡此种种都影响骨代谢,使得成骨不足、破骨有余,骨丢失,骨结构损害,形成骨质疏松。此外,老年人往往是多种器官的疾病共存,这些疾病以及相关的治疗药物都可能引起继发性骨质疏松症。

4. 骨质疏松症的高危因素

(1) 不可控因素:包含种族、年龄、女性绝经、脆性骨折家族史。其中种族罹患骨质疏松症风险从高到低依次为白种人、黄种人、黑种人。

(2) 可控因素:包括不健康生活方式、影响骨代谢的疾病和药物、跌倒及其危险因素、环境因素及自身因素等。

二、诊断

骨质疏松症的诊断应结合全面的病史采集、分析临床表现、体格检查、骨质代谢指标、影像检查、骨密度测定等。诊断骨质疏松症包括确定是否为原发性骨质疏松症和排除继发性骨质疏松症。

1. 病史与临床表现

(1) 特征性表现:早期可能仅仅有局部酸痛,晨起显著,活动后缓解,严重时口服止痛药亦不能缓解。涉及肢体、颈、腰部的疼痛,与体位无关,且夜间不缓解,甚至晨起加重,但活动后可稍好转。后期可出现严重疼痛和肌痉挛。骨质疏松症还可表现为感觉异常、脊柱畸形,最后常因出现脆性骨折而被发现。其症状的特点如表 5-8-1 所示。

表 5-8-1　骨质疏松症的特征性临床表现

临床表现	特　　征
疼痛	早期为部位不定的酸痛,遇寒、晨起加重,活动后可缓解;逐步发展为持续性的腰背疼痛或全身骨痛;疼痛通常在翻身时、起坐时及长时间行走后出现,夜间或负重活动时疼痛加重
肌痉挛	常可能伴有部位不定、程度不等的肌肉痉挛现象,严重者持续存在某肌群的痉挛可致局部活动受限;通常局部抽筋早期可以自行缓解,严重者频发甚至影响肢体功能,夜间频发可能影响睡眠
感觉异常	早期多表现为下肢畏寒,严重时自觉肢体如在"冰窖"中一般;但针刺觉、痛觉测试无异常,皮温不低,血管 B 超检查示无特殊改变
脊柱变形	骨质疏松严重者因椎体压缩性骨折,可出现身高变矮或驼背等脊柱畸形;多发性胸椎压缩性骨折可导致胸廓畸形,甚至影响心肺功能;严重的腰椎压缩性骨折可能会导致腹部脏器功能异常,引起便秘、腹痛、腹胀、食欲减低等不适
骨折	骨质疏松症性骨折属于脆性骨折,通常指在日常生活中受到轻微外力时发生的骨折;骨折发生的常见部位为椎体(胸、腰椎)、髋部(股骨近端)、前臂远端和肱骨近端,其他部位如肋骨、跖骨、腓骨、骨盆等部位亦可发生骨折;骨质疏松性骨折发生后,再骨折的风险显著增加

(2) 骨转换标志物(bone turnover marker, BTM):是骨组织本身的代谢(分解与合成)产物,简称骨标志物。原发性骨质疏松症患者的骨转换标志物水平往往正常或轻度升高。如果骨转换生化标志物水平明显升高,需排除高转换型继发性骨质疏松症或其他疾病的可能性,如原发性甲状旁腺功能亢进症、畸形性骨炎及某些恶性肿瘤骨转移等。在诸多标志物中,推荐空腹血清 I 型原胶原 N-端前肽(procollagen type 1 N-peptide, P1NP)和空腹血清 I 型胶原 C-末端肽交联(serum C-terminal telopeptide of type 1

collagen，S‐CTX)分别为反映骨形成和骨吸收敏感性较高的标志物。年轻人和中年人中多见的是维生素 D 缺乏,特别是活性维生素 D_2 和 D_3 低下,与室外活动过少有关。

2. 诊断标准

骨质疏松症的诊断推荐使用 WHO 的诊断标准,即基于双能 X 线吸收测定法测量,骨密度值下降等于或超过同性别、同种族健康成人的骨峰值 2.5 个标准差为骨质疏松。此外,发生了一次以上的脆性骨折在临床上即可诊断为骨质疏松症。

骨密度是指单位体积(体积密度)或者是单位面积(面积密度)所含的骨量。骨密度及骨测量方法较多,不同方法在骨质疏松症的诊断、疗效监测以及骨折危险性评估中的作用有所不同。目前临床和科研常用的骨密度测量方法有双能 X 线吸收检测法(dual energy X-ray absorptiometry，DXA)、定量计算机断层照相术(quantitative computed tomography，QCT)、外周 QCT(peripheral quantitative computed tomography，pQCT)和定量超声(quantitative ultrasound，QUS)等。目前公认的骨质疏松症诊断标准是基于 DXA 测量的结果。

我国已经将骨密度检测项目纳入 40 岁以上人群常规体检内容,临床上诊断骨质疏松症的骨密度测定指征如下：① 女性 65 岁以上和男性 70 岁以上者;② 女性 65 岁以下和男性 70 岁以下,有一个或多个骨质疏松危险因素者;③ 有脆性骨折史的成年人;④ 各种原因引起的性激素水平低下的成年人;⑤ X 线影像已有骨质疏松改变者;⑥ 接受骨质疏松治疗、进行疗效监测者;⑦ 患有影响骨代谢疾病或使用影响骨代谢药物史者;⑧ 国际骨质疏松基金会(International Osteoporosis Foundation，IOF)骨质疏松症一分钟测试题回答结果阳性者;⑨ 亚洲人骨质疏松自我筛查工具(osteoporosis self-assessment tool for Asians，OSTA)结果≤−1 者。符合以上任何一条,建议行骨密度测定。

三、功能评定

(一) 主要功能障碍评定

早期不影响功能,严重时疼痛、肌痉挛,影响肢体功能,甚至影响睡眠、日常生活活动能力,最终常因为脆性骨折而被确诊,并依具体骨折部位不同而有相应的功能障碍。

1. 疼痛程度评定

骨质疏松症的早期症状是部位不定的酸痛、晨起显著,其后逐步发展为持续性疼痛,且疼痛程度往往与严重程度相关。故而可以采用 VAS 评估尺评估其程度,具体方法参见康复评定的相关章节。

2. 肌力评定

骨质疏松症常常合并肢体肌力低下,可采用徒手肌力评定来评估相关肌群肌力。严重者可能影响全身肌群肌力,可以采用主要大关节受累肌群进行评估。

3. 感觉功能评定

骨质疏松症可伴有感觉减退。感觉的评定主要包括除疼痛以外的浅感觉及其障碍程度。

(1) 触觉：让患者闭目,检查者用棉签(棉花) 或软毛笔对其体表的不同部位依次接触,询问患者有无(轻痒的)感觉。刺激的动作要轻,刺激不应过频,刺激时间间隔不要有规律,在身体两侧对称的部位进行比较。检查四肢时刺激的方向应与长轴平行,检查胸腹部的方向应与肋骨平行。检查顺序为面部、颈部、上肢、躯干、下肢。

(2) 温度：包括冷觉与温觉。冷觉用装有 5～10 ℃的冷水试管测试,温觉用 40～45 ℃的温水试管测试。在闭目的情况下交替接触患者皮肤,嘱患者说出冷或热的感觉。选用的试管直径要小,管底面积与皮肤接触面不要过大,接触时间以 2～3 s 为宜,检查时两侧部位要对称,并进行比较。

骨质疏松症患者多数有主观冷感,严重者即便是在夏天,仍主诉下肢一侧如同浸入“冰窖”一般,但感觉检查无障碍,皮温正常,下肢血管B超检查正常。这种现象产生的真正机制尚不清楚,故笔者暂且将这种现象归为一种假性感觉障碍,而且这种假性感觉障碍可以作为本病诊断的辅助依据之一。

(二)影像学评估

虽可根据常规X线影像显示骨小梁排列稀疏评估骨质疏松,但当X线影像显示骨质疏松时其骨质丢失已达30%以上。胸腰椎侧位X线影像可作为骨质疏松椎体压缩性骨折及其程度判定的首选方法。另外,X线影像所示的骨质密度受投照条件和阅片者主观等因素的影响,不易量化评估,故X线影像不用于骨质疏松症的早期诊断。但根据临床症状和体征选择性进行相关部位的骨骼X线影像检查,可反映骨骼的病理变化,为骨质疏松症的诊断和鉴别诊断提供依据。依据X线髋关节平片、胸腰椎平片即可评估骨质疏松症的严重程度。

1. 髋关节平片

Singh指数法是一种根据股骨近端骨小梁吸收消失规律对X线片进行测量的方法,由Singh等在1970年首次报道。其根据压力骨小梁和张力骨小梁的分布以及在骨质疏松情况下先后消失的顺序来进行分级,骨质疏松病理程度越严重,级数越低。① Ⅶ度:6个区骨小梁密度均匀不减低;② Ⅵ度:第6区骨小梁密度减低;③ Ⅴ度:第6,5区骨小梁密度减低;④ Ⅳ度:第6,5,4区骨小梁密度减低;⑤ Ⅲ度:第6,5,4,3区骨小梁密度减低;⑥ Ⅱ度:第6,5,4,3,2区骨小梁密度减低;⑦ Ⅰ度:所有6个区的骨小梁密度都减低。模拟示意图如图5-8-1所示。

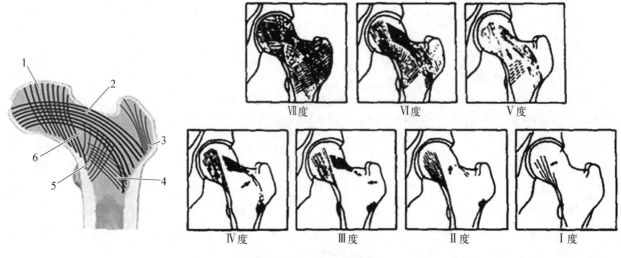

图 5-8-1　Singh 指数法

注:1.主压力小梁组;2.主张力小梁组;3.大粗隆组;4.次张力小梁组;5.次压力小梁组;6.Ward's三角

2. 胸腰椎X线侧位影像及其对骨折的判定

椎体骨折常因无明显临床症状被漏诊,需要在骨质疏松性骨折的危险人群中开展椎体骨折筛查。胸腰椎X线侧位片可作为判定骨质疏松性椎体压缩性骨折首选的检查方法。常规胸、腰椎X线侧位片的范围应分别包括T4~L1和T12~L5椎体。基于胸腰椎X线侧位片并采用Genant目视半定量判定方法(见图5-8-2),椎体压缩性骨折的程度可以分为Ⅰ~Ⅲ度或称轻、中、重度。该判定方法分度是依据压缩椎体最明显处的上下高度与同一椎体后高之比;若全椎体压缩,则压缩最明显处的上下高度与其邻近上一椎体后高之比;椎体压缩性骨折的轻、中、重度判定标准分别为椎体压缩20%~25%、25%~40%及40%以上。

椎体骨折形态类型	椎体骨折程度
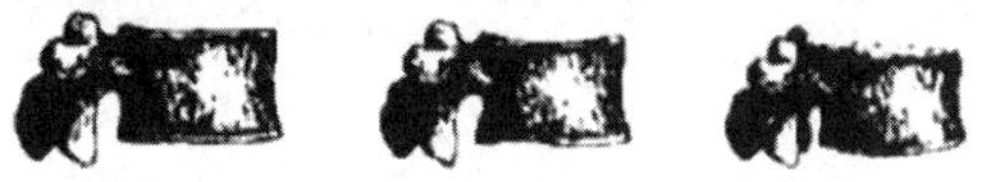 楔形变形　　双凹变形　　压缩变形	正常
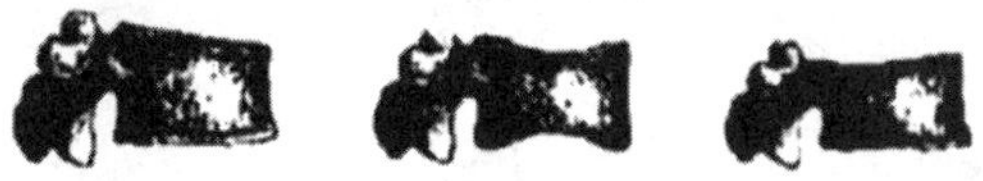	Ⅰ度：轻度骨折，与相同或相邻的椎骨相比，椎骨前、中、后部的高度下降20%～25%
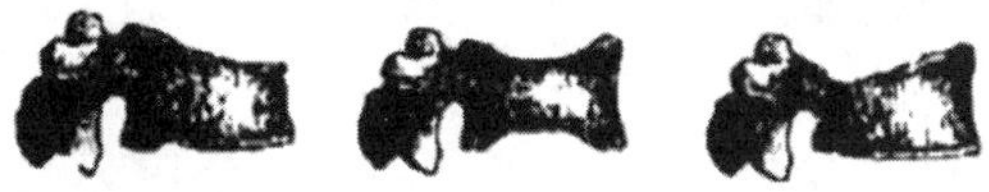	Ⅱ度：中度骨折，与相同或相邻的椎骨相比，椎骨前、中、后部的高度下降25%～40%
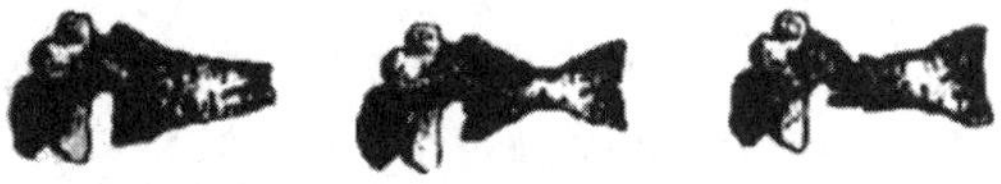	Ⅲ度：重度骨折，与相同或相邻的椎骨相比，椎骨前、中、后部的高度下降40%以上

图 5 - 8 - 2　Genant 目视半定量判定方法

另外，双能 X 射线吸收法（dual energy X-ray absorptiometry，DXA）对胸腰椎的侧位椎体成像和脊椎 CT 侧位重建影像的椎体压缩骨折的判定也可参照上述标准。如在胸腰椎 X 线侧位影像评估椎体压缩性骨折时见到其他异常 X 线征象时，应进一步选择适宜的影像学检查，进行影像诊断和鉴别诊断。

建议存在以下情况时行胸腰椎侧位 X 线影像或 DXA 胸腰椎的侧位椎体成像（vertebral fracture asessmemt，VFA），以了解是否存在椎体骨折。

（1）女性 70 岁以上和男性 80 岁以上，椎体、全髋或股骨颈骨密度 T 值≤−1.0。

（2）女性 65～69 岁和男性 70～79 岁，椎体、全髋或股骨颈骨密度 T 值≤−1.5。

（3）绝经后女性及 50 岁以上男性，具有以下任一特殊危险因素：① 成年期（≥50 岁）非暴力性骨折；② 较年轻时最高身高缩短≥4 cm；③ 1 年内身高进行性缩短≥2 cm；④ 近期或正在使用长程（>3 个月）糖皮质激素治疗。

符合以上任何一条，建议行胸腰椎 X 线侧位影像及其骨折判定。

VFA 和 X 线评估椎体骨折的特异度以及灵敏度相当，均可用于椎体骨折的评估。

（三）骨质疏松症高危人群及风险评估

1. 骨质疏松症高危人群评估

高危人群须具备以下任何一条。

（1）具有不明原因慢性腰背疼痛的 50 岁以上的女性和 65 岁以上的男性。

（2）45 岁以前自然停经或行双侧卵巢切除术后的女性。

（3）各种原因引起的性激素水平低下的成年人。

（4）有脆性骨折家族史的成年人。

（5）存在多种骨质疏松危险因素者，如高龄、吸烟、制动、长期卧床等。

（6）具有以下病史者：① 影响骨代谢的疾病，包括性腺功能减退症等多种内分泌系统疾病、风湿免疫性疾病、胃肠道疾病、血液系统疾病、神经肌肉疾病、慢性肾病及心肺疾病等；② 服用影响骨代谢的药物：包括糖皮质激素、抗癫痫药物、芳香化酶抑制剂、促性腺激素释放激素类似物、抗病毒药物、噻唑烷二酮类药物、质子泵抑制剂和过量甲状腺激素等（见表 5 - 8 - 2）。

表 5 - 8 - 2　影响骨代谢疾病与药物

疾病/药物名称	疾病/药物名称	疾病/药物名称
1. 内分泌系统疾病	强直性脊柱炎	终末期肾病
甲状旁腺功能亢进症	4. 血液系统疾病	充血性心力衰竭
库欣综合征	多发性骨髓瘤	抑郁
甲状腺功能亢进症	单克隆免疫球蛋白病	艾滋病
高尿钙症	系统性肥大细胞增多症	器官移植后
垂体前叶功能减退症	白血病	结节病
性腺功能减退症	血友病	肠外营养
神经性厌食	珠蛋白生成障碍性贫血	7. 药物
早绝经(绝经年龄＜40 岁)	淋巴瘤	糖皮质激素
糖尿病(1 型及 2 型)	镰状细胞贫血	促性腺激素释放激素类似物
雄激素抵抗综合征	5. 神经肌肉疾病	甲状腺激素
2. 胃肠道疾病	癫痫	铝剂(抑酸剂)
炎性肠病	帕金森病	环孢霉素 A
胰腺疾病	脑卒中	抗癫痫药
胃肠道旁路或其他手术	脊髓损伤	肿瘤化疗药
乳糜泻	肌萎缩	噻唑烷二酮类胰岛素增敏剂
原发性胆汁性肝硬化	多发性硬化	选择性 5-羟色胺再摄取抑制剂
吸收不良	6. 其他疾病	他克莫司
3. 风湿免疫性疾病	慢性代谢性酸中毒	芳香化酶抑制剂
类风湿关节炎	慢性阻塞性肺病	质子泵抑制剂
其他风湿免疫性疾病	特发性脊柱侧凸	抗凝剂(肝素)
系统性红斑狼疮	淀粉样变	抗病毒药物

(7) 采用 IOF 骨质疏松症一分钟测试题(见表 5 - 8 - 3),只要其中有一题回答为"是",即为骨质疏松症高危人群。

表 5 - 8 - 3　国际骨质疏松基金会(IOF)骨质疏松风险一分钟测试题

因　素	问　　题	回　答
不可控因素	1. 父母曾被诊断有骨质疏松或曾在轻摔后骨折?	是☐否☐
	2. 父母中一人有驼背?	是☐否☐
	3. 实际年龄超过 60 岁?	是☐否☐
	4. 是否成年后因为轻摔后发生骨折?	是☐否☐
	5. 是否经常摔倒(去年超过一次),或因为身体较虚弱而担心摔倒?	是☐否☐
	6. 40 岁后的身高是否减少超过 3 cm 以上?	是☐否☐
	7. 是否体重过轻? (BMI＜19 kg/m²)	是☐否☐
	8. 是否曾服用类固醇激素(例如可的松,泼尼松)连续超过 3 个月? (可的松通常用于治疗哮喘、类风湿关节炎和某些炎性疾病)	是☐否☐
	9. 是否患有类风湿关节炎?	是☐否☐
	10. 是否被诊断出有甲状腺功能亢进或是甲状旁腺功能亢进、1 型糖尿病、克罗恩病或乳糜泻等胃肠疾病或营养不良?	是☐否☐

续 表

因　素	问　　　题	回　答
	11. 女士回答：是否在 45 岁或以前就停经？	是□否□
	12. 女士回答：除了怀孕、绝经或子宫切除外，是否曾停经超过 12 个月？	是□否□
	13. 女士回答：是否在 50 岁前切除卵巢又没有服用雌/孕激素补充剂？	是□否□
	14. 男性回答：是否出现过阳萎、性欲减退或其他雄激素过低的相关症状？	是□否□
生活方式 （可控因素）	15. 是否经常大量饮酒（每天饮用超过两单位的乙醇，相当于啤酒 1 斤、葡萄酒 3 两或烈性酒 1 两）？	是□否□
	16. 目前习惯吸烟，或曾经吸烟？	是□否□
	17. 每天运动量少于 30 min？（包括做家务、走路和跑步等）	是□否□
	18. 是否不能食用乳制品，有没有服用钙片？	是□否□
	19. 每天从事户外活动时间是否少于 10 min？ 有没有服用维生素 D？	是□否□
结果判断	上述问题，只要其中有一题回答结果为"是"，即为阳性，提示存在骨质疏松症的风险，并建议进行骨密度检查或 FRAX 风险评估	

BMI：体质指数；FRAX：骨折风险评估工具。本测试题仅能作为初步筛查疾病风险，不能用于骨质疏松症的诊断。

（8）OSTA 指数≤－4 者。

2. 骨质疏松症风险评估工具

骨质疏松症是受多因素影响的复杂疾病，对个体进行骨质疏松症风险评估能为疾病早期防治提供有益帮助。临床上评估骨质疏松风险的方法较多，主要有 IOF 骨质疏松风险一分钟测试题和 OSTA，可作为疾病风险的初筛工具。

（1）IOF 骨质疏松风险一分钟测试题：具体测试题见表 5-8-3。

（2）OSTA：本工具是基于亚洲 8 个国家和地区绝经后妇女的研究，收集多项骨质疏松危险因素，并进行骨密度测定，从中筛选出 11 项与骨密度显著相关的危险因素，再经多变量回归模型分析，得出能较好体现敏感度和特异度的两项简易筛查指标，即年龄和体重。计算方法是：OSTA 指数＝[体重（kg）－年龄（岁）]×0.2，结果评定如表 5-8-4 所示；也可以通过图 5-8-3，根据年龄和体重进行快速查对评估。OSTA 主要是根据年龄和体重筛查骨质疏松症风险，需要指出 OSTA 所选用的指标过少，其特异性不高，需结合其他危险因素进行判断，仅适用于绝经后妇女。

表 5-8-4　亚洲人骨质疏松自我筛查工具（OSTA）指数评价骨质疏松风险级别

风险级别	OSTA 指数
低	＞－1
中	－1～－4
高	＜－4

（3）骨质疏松性骨折的风险预测：WHO 推荐的骨折风险预测工具（fracture risk assessment tool，FRAX®），根据患者的临床危险因素及股骨颈骨密度建立模型，用于评估患者未来 10 年髋部骨折及主要骨质疏松性骨折（椎体、前臂、髋部或肩部）的概率。针对中国人群的 FRAX® 可通过登陆以下网址获得：http://www.sheffield.ac.uk/FRAX/tool.aspx?country=2。

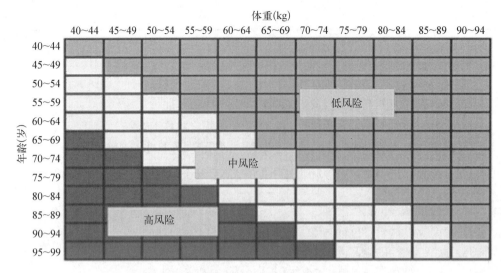

图 5-8-3　年龄、体重与骨质疏松风险级别的关系(OSTA)

(4) 跌倒：是骨质疏松性骨折的独立危险因素，跌倒的危险因素包括环境因素和自身因素等，应重视对下列跌倒相关危险因素的评估及干预(见表 5-8-5)。

表 5-8-5　跌倒相关危险因素评估

分　类	危　险　因　素
环境因素	光线昏暗、路面湿滑、地面障碍物、地毯松动、卫生间未安装扶手等
自身因素	年龄老化、肌少症、视觉异常、感觉迟钝、神经肌肉疾病、缺乏运动、平衡能力差、步态异常、既往跌倒史、维生素 D 不足、营养不良、心脏疾病、体位性低血压、抑郁症、精神和认知疾患、药物(如安眠药、抗癫痫药及治疗精神疾病药物)等

四、康复治疗

骨质疏松症的防治措施主要包括基础措施、药物干预和康复治疗。

(一) 治疗原则

强调防治结合、覆盖生命全程。由于骨骼强壮是维持人体健康的关键，骨质疏松症的防治应贯穿于生命全过程。骨质疏松性骨折会增加致残率或致死率，因此骨质疏松症的预防与治疗同等重要。骨质疏松症的主要防治目标包括青少年时改善骨骼生长发育，促进成年期达到理想的峰值骨量，中年时注意维持骨量和骨质量，老龄时预防增龄性骨丢失，避免跌倒和骨折。

(1) 初级预防：指尚无骨质疏松但具有骨质疏松症危险因素者，应防止或延缓其发展为骨质疏松症并避免发生第一次骨折。

(2) 二级预防和治疗：指已有骨质疏松症或已经发生过脆性骨折，防治目的是避免发生骨折或再次骨折，防止继发功能障碍。

(二) 基础措施与药物治疗

1. 基础措施

包括调整生活方式(加强营养、均衡膳食、充足日照、规律运动、戒烟、限酒、避免过量饮用咖啡、避免过量饮用碳酸饮料、尽量避免或少用影响骨代谢的药物)和骨健康基本补充剂(补充钙剂等)。

2. 药物治疗

有效的抗骨质疏松症药物可以增加骨密度,改善骨质量,显著降低骨折的发生风险。

(1)适应证:按照《21版指南》推荐的抗骨质疏松症药物治疗对象主要包括:经骨密度检查确诊为骨质疏松症的患者;已经发生过椎体和髋部等部位脆性骨折者;骨量减少但具有高骨折风险的患者。具体适应证如下:① 发生椎体脆性骨折(临床或无症状)或髋部脆性骨折者。② DXA 骨密度(腰椎、股骨颈、全髋部或桡骨远端1/3)T 值≤−2.5,无论是否有过骨折。③ 骨量低下者(骨密度:−2.5<T 值<−1.0),具备以下情况之一:发生过某些部位的脆性骨折(肱骨上段、前臂远端或骨盆);FRAX[R]工具计算出未来 10 年髋部骨折概率≥3%或任何主要骨质疏松性骨折发生率≥20%。

(2)主要药物:抗骨质疏松症药物按作用机制可分为骨吸收抑制剂、骨形成促进剂、其他机制类药物及传统中药(表 5-8-6)。国家食品药品监督管理局(China Food and Drug Administration,CFDA)已经批准的主要抗骨质疏松症药物的特征和应用规范介绍如下(药物类别按照英文字母排序)。

表 5-8-6　防治骨质疏松症主要药物

骨吸收抑制剂	骨形成促进剂	其他机制类药物	中　药
双磷酸盐	甲状旁腺激素类似物	活性维生素 D 及其类似物	骨碎补总黄酮制剂
降钙素		维生素 K_2 类	淫羊藿苷类制剂
雌激素		锶盐	人工虎骨粉制剂
选择性雌激素受体调节剂			
RANKL 抑制剂			

(三) 物理治疗

多种物理因子治疗可用于骨质疏松症的防治,其中运动疗法可作为首选。

1. 运动疗法

运动预防及治疗骨质疏松的效果已获共识,运动方式不同,作用部位及锻炼效果也不相同。在制订骨质疏松症运动处方时不仅要考虑个体差异及目标部位,也需要考虑到身体素质以及全身情况,需要制订符合个体的运动方案。

不同的运动均具有一定的成骨效应,这种积极作用与运动项目特点、强度以及运动量密切相关。在综合相关研究的基础上,有研究总结出不同类型运动预防骨质疏松的特点及干预效果,如表 5-8-7 所示。

表 5-8-7　不同类型运动防治骨质疏松的效果

运动类型	适用人群	特　　点	推荐项目	防治效果	作用部位
有氧运动	各类人群	运动强度适中,运动项目丰富,难度低,执行率高,不易受伤	步行、快走、自行车、广场舞等	较弱,生理范围内效果与运动负荷成正比	腰椎、股骨颈、跟骨等
渐进抗阻训练	正常人群、轻度骨质疏松人群	需器械,易出现肌肉损伤,执行率低,难度大	核心肌群训练,局部抗阻训练	较强	股骨颈、腰椎、大转子等

续　表

运动类型	适用人群	特　　点	推荐项目	防治效果	作用部位
冲击性运动	正常人群、轻度骨质疏松人群	以跳跃性项目为主,形式多样,效果强,但难掌控	跳绳、踏板操、单足跳等	强	髋部、股骨、胫骨、股骨颈、大转子等
负重运动	具备一定运动基础的人群,不适于骨质疏松人群	容易出现过度运动,形成积累性疲劳,但效果显著	负重蹲起、负重跑、负重踏步等	强	腰椎、股骨颈、大转子、胫骨、跟骨等
民族传统健身运动	各类人群	种类丰富,极少出现运动损伤,具有养生保健功效	太极拳、五禽戏、八段锦、易筋经	较强	桡骨、尺骨远端、腰椎骨等
组合式运动	各类人群	运动方式多样化,可根据个人情况选择最优方案	有氧+抗阻训练,太极+抗阻训练	强	腰椎、股骨颈、大转子、胫骨、跟骨等
振动训练	各类人群	仪器要求高,负荷强度可控性高,普及率较低	站姿全身振动训练	强	腰椎、股骨颈等

注:所有运动须遵循循序渐进原则,由专业人士进行定期指导、评估,严重骨质疏松症者避免脊柱前屈动作及高冲击力项目。

(1) 骨质疏松症的运动处方制订原则:在结合美国运动医学学会(The American College of Sports Medicine,ACSM)相关建议的基础上,骨质疏松运动处方的制订应遵循以下原则:① 特殊化及个人化原则;② 超负荷及循序渐进原则;③ 持之以恒原则;④ 医务监督原则。

(2) 具体方案:以老年性骨质疏松症为例,可以将运动方案分为预防方案及治疗方案,如表5-8-8、表5-8-9所示。

表5-8-8　老年性骨质疏松症运动预防方案

阶段及对应人群	推荐项目	具体方案
初级阶段(第1~3月):长期静坐者、无锻炼经验、体质较差者,初级阶段持续时间视个体情况而定	A类:步行、快走、自行车 B类:踏板操、单足站立 C类:太极、八段锦、五禽戏	根据个人爱好选择以下两种方式之一(下同): (1) 从A、B类中的各选择一项运动项目。每周3天,每次20~40 min (2) C类每周4~6天,若配合A、B类运动时适当减少时间,每天运动时间控制在30~60 min,心率控制在55%~65%最大心率
中级阶段(第4~9月):完成初级阶段或有锻炼习惯的人群	A类:步行、快走、自行车 B类:踏板操、单足站立、低强度抗阻训练(弹力带) C类:太极、八段锦、五禽戏、太极柔力球	(1) A、B类中各选择一项运动项目,每周3天,每次30~45 min,低强度抗阻训练主要利用弹力带进行髋部前屈、后伸、外展内收,每个动作3组,每组8~15次 (2) C类每周5~6天,若配合A、B类运动时适当减少时间;每天运动时间控制在40~60 min,心率控制在55%~75%最大心率
高级阶段(第10~12月):完成中级阶段或有一定运动基础并体质良好的人群	A类:步行、快走、自行车 B类:负重踏板操(负重4%~8%体重)、单足站立、低强度抗阻训练(弹力带) C类:太极、八段锦、五禽戏、太极柔力球	(1) A、B类中各选择一项运动项目,每周4天,每次30~45 min。 (2) C类每周6天,若配合A、B类运动时适当减少时间;每天运动时间控制在40~70 min,心率控制在60%~80%最大心率

注:运动前须进行体检确定是否适宜上述运动项目,每次运动以不产生疲劳或轻度疲劳为宜,每次运动前后各做10 min的热身运动及放松运动;初级阶段由专业人士指导,每周至少一次会谈(面谈或其他形式的交流皆可),每月进行健康教育及评估,达标后可加入下一阶段的训练。

表 5-8-9 老年性骨质疏松症运动治疗方案

阶段及对应人群	推 荐 项 目	具 体 方 案
初级阶段(第1～3月):老年性骨质疏松患者	A类:步行 B类:踏板 C类:太极、八段锦、五禽戏	根据个人爱好选择以下两种方式之一(下同): (1) 从A、B类中的各选择一项运动项目,每周3天,每次20～30 min (2) C类每周4～6天,若配合A、B类运动时适当减少时间,每天运动时间控制在30～50 min,心率控制在55%～65%最大心率
中级阶段(第4～9月):完成初级阶段且骨质流失停止或减缓的老年性骨质疏松患者	A类:步行、快走 B类:踏板操、单足站立 C类:太极、八段锦、五禽戏	(1) A、B类中的各选择一项运动项目,每周3天,每次30～40 min (2) C类每周5～6天,若配合A、B类运动时适当减少时间;每天运动时间控制在40～60 min,心率控制55%～70%最大心率
高级阶段(第10～12月):完成中级阶段且骨密度增加、骨量不再减少的老年性骨质疏松患者	A类:步行、快走、广场舞 B类:踏板操、单足站立、低强度抗阻训练(弹力带) C类:太极、八段锦、五禽戏、太极柔力球	(1) A、B类中的各选择一项运动项目,每周4天,每次30～40 min,低强度抗阻训练主要利用弹力带进行髋部前屈、后伸、外展内收,每个动作3组,每组8～15次 (2) C类每周6天,若配合A、B类运动时适当减少时间,每天运动时间控制在40～60 min,心率控制在60%～75%最大心率

注:运动前须进行体检确定是否适宜上述运动项目,每次运动以不产生疲劳或轻度疲劳为宜,运动前后各做10 min的热身运动及放松运动;初级阶段由专业人士指导,每周至少一次会谈(面谈或其他形式的交流皆可),每月进行健康教育及评估,达标后可加入下一阶段的训练。

2. 其他物理治疗

脉冲电磁场(pulsed electromagnetic fields,PEMFs)、高压氧、超声波、紫外线、全身振动、体外冲击波等物理因子治疗可增加骨量;超短波、微波、经皮神经电刺激、中频脉冲等治疗可减轻疼痛;对骨质疏松性骨折或者骨折延迟愈合可选择低强度脉冲超声波、体外冲击波等治疗以促进骨折愈合。神经肌肉电刺激、电针等治疗可增强肌力、促进神经修复,改善肢体功能。总之,各种物理因子对骨质疏松症的作用机制不同,因而发挥的治疗作用各异。应仔细分析它们的作用机制、总结临床应用研究新进展,以指导临床更合理地选择治疗方法,找出各自的优势,特别是联合治疗方式与治疗剂量需依据患者病情与自身耐受程度来选择,以达到更好的治疗效果。

(四) 饮食疗法

坚持平衡膳食是最基本的措施。全面均衡的营养供给对于保护机体功能,包括与骨质代谢密切相关的内分泌、消化系统功能具有十分重要的意义。骨骼的健全不仅需要钙,还要有足够的蛋白质、其他无机元素(如磷、镁等)及各种维生素。研究表明,"动物型"膳食模式和"含钙食物型"膳食模式对骨质疏松症起保护作用,应注意全面而合理的膳食来预防骨质疏松的发生。

总之,骨质疏松症的营养防治措施应契合骨质代谢相关的营养需求,其要点如表5-8-10所示。

表 5‐8‐10　骨质疏松症患者的营养需求

种类	摄 入 量	含钙、磷、蛋白质的食物
钙	膳食钙的最高摄入量为每天 2 000 mg	如奶类及奶制品、豆类及豆制品,以及坚果如核桃、花生等
磷	老年人磷适宜摄入量为每天 700 mg (人体摄入的钙和磷必须符合一定的比例,当食物中钙磷之比为 1∶2～2∶1 时,最适宜于钙与磷的吸收)	含磷丰富的食物,如动物的乳汁、瘦肉、蛋、奶、肝、肾含量都很高,海带、紫菜、芝麻酱、花生、干豆类、坚果粗粮含磷也较丰富;但粮谷中的磷为植酸磷,不经过加工处理,吸收利用率低。
蛋白质	老年人蛋白质的摄入量男性每天 75 g、女性每天 65 g	尽量多摄入优质蛋白,应占摄取蛋白质总量的 50% 以上,如奶类、豆类、鱼、虾、瘦肉等
钾	钾的适宜摄入量为每天 2 000 mg	
镁	镁适宜摄入量为每天 350 mg	含镁丰富的食物有大麦、荞麦、燕麦片、黄豆、黑米、菠菜、油菜、苜蓿等
铁	适宜摄入量为每天 10 mg	含铁丰富的食物,如大豆、黑豆、豌豆、芥菜、香菜、桂圆、猪肝、肾、乌鱼、虾子、淡菜、芝麻酱等

五、社区管理

如前所述,骨质疏松症的患病率高,涉及人群广,特别是老年骨质疏松症常与多种疾病并发或共存,如糖尿病、COPD、慢性肾病、心脑血管疾病、肌少症等。因而在注重原发病治疗时,还应兼顾骨质疏松症的预防与治疗。其中,最重要的是预防骨质疏松性骨折。

除了针对生活模式、营养、运动的宣教要求外,重点是高危人群的安全防护,由于导致老年骨质疏松性骨折的主要诱发因素是跌倒,故应采取各种有效措施进行防护。在护理干预中就防颠、防绊、防碰、防摔"四防"知识,对患者及其陪护人员、家属进行广泛宣教。行走不便时可指导患者使用合适的助行器,对患者穿着的鞋进行检查,既要防滑也要舒适。对居家的患者应告知其家庭地面的防滑要求,生活环境保证足够的亮度,可降低发生跌倒的概率。

有研究表明,有针对性的健康教育,如生活模式教育(包括防治骨质疏松症的饮食疗法等)、骨折防护教育、安全防护教育等融入常规护理之中,可有效提高患者对疾病防护知识的掌握程度,且有效缩短住院时间,提高护理满意度。由于高龄老人髋部骨折高发且一旦发生后果严重,故针对已经确诊的骨质疏松症且评估为骨折高风险的人群应该酌情为患者配用防骨折护髋短裤,同时与康复治疗师协作训练患者认知功能、平衡功能以预防合并症、改善预后。

(王　颖)

第九节　脊柱侧弯康复

一、概述

(一) 定义

脊柱侧弯(scoliosis)是脊柱三维平面的畸形,包括了冠状面上脊柱节段的侧向弯曲、水平面旋转畸形与矢状面生理弯曲的变化。国际脊柱侧弯研究学会(Scoliosis Research Society,SRS)将脊柱侧弯定义为经站立位全脊柱冠状面 X 线摄片,脊柱出现 Cobb 角≥10°的侧方弯曲,且伴有椎体的轴向旋转。根据病因的不同,脊柱侧弯可分为特发性脊柱侧弯、先天性脊柱侧弯和继发性脊柱侧弯。其中,特发性脊柱侧弯(idiopathic scoliosis)往往病因不明,是最常见的脊柱畸形。先天性脊柱侧弯是由椎体发育不良所致,如椎体形成不良或分节不良,出生后即可发现明显畸形。继发性脊柱侧弯的病因包括下肢不等长、上/下神经元病变、肌肉疾病、创伤、脊柱肿瘤或结核等。

(二) 病因

1. 特发性脊柱侧弯

病因尚不明确,目前已有的研究提示可能是遗传因素、神经系统与内分泌系统障碍等多种因素共同导致。

(1) 遗传因素:特发性脊柱侧弯具有遗传性,涉及了多个基因,如 *IGF1*、*MATN1*、*MTNR1B*、*TPH1* 等基因与特发性脊柱侧弯的易感性相关。

(2) 神经系统障碍:部分假说提出小脑扁桃体异位与特发性脊柱侧弯的发病相关。特发性脊柱侧弯患儿常出现本体感觉异常,且感觉信息无法经中枢神经系统有效整合,表现为平衡功能障碍和姿势异常,随着发育的进程逐渐出现脊柱侧弯。

(3) 内分泌系统障碍:瘦素、生长激素、褪黑素等内分泌因子的调节异常与脊柱侧弯的严重程度存在关联,可以作为辅助判断脊柱侧弯进展性的指标之一。

2. 先天性脊柱侧弯

遗传因素、孕期因素、环境因素等均会引发胎儿的椎体发育障碍,形成椎体畸形。其中半椎体畸形较为常见,病变椎体比正常椎体小,导致病变节段椎体排列不整齐,使脊柱失去正常生理弯曲。

3. 继发性脊柱侧弯

神经肌肉疾病患者会因长期的误用导致脊柱侧弯的出现;而脊柱创伤、肿瘤或结核会直接影响椎体的结构,影响上下椎体的排列,继而形成脊柱侧弯。

(三) 分类

(1) 依据病因分类:可分为先天性、继发性和特发性脊柱侧弯。

(2) 依据年龄分类:① 婴儿型:0～3 岁发病;② 少年型:3～10 岁发病;③ 青少年型:10～18 岁发病,最为常见;④ 成人型:18 岁以后发现的脊柱侧弯,通常由青少年型特发性脊柱侧弯患者在成年期进一步发展,以及脊柱退行性病变所致。

(3) 依据严重程度分类:根据侧弯角度的大小,脊柱侧弯细分可分为轻度、中度、重度、极重度等多种类型(表 5-9-1)。

表 5-9-1　脊柱侧弯严重程度分级

侧弯角度(Cobb 角)	严 重 程 度
11°～20°	轻度
21°～35°	中度
36°～40°	中、重度
41°～50°	重度
51°～55°	重、极重度
>56°	极重度

(四)流行病学

流行病学调查显示,我国中小学生脊柱侧弯患病率为 1.02%～5.14%,女性患病率高于男性,90%以上为特发性脊柱侧弯。先天性脊柱侧弯国外报道的发病率为 0.5‰～1‰,我国部分地区报道的患病率在 2‰左右。继发性脊柱侧弯的发病率受原发病的特点所影响,例如脑瘫的脊柱侧弯发病率可高达 21%～76%。

二、康复诊断与功能评定

(一)康复诊断

根据脊柱侧弯的病因及相应的功能障碍情况进行诊断。

(1)病因诊断:应用 Cobb 法测量站立位全脊柱冠状面 X 线片上脊柱的侧方弯曲。Cobb 角≥10°并伴有椎体的轴向旋转,可诊断为脊柱侧弯。根据病史、体格检查及影像学评定的结果,先天性脊柱侧弯由椎体发育不良所致,多数病例出生后已有较为明显的椎体畸形。继发性脊柱侧弯存在明确的原发病诊断,通常伴有肌张力、肌力异常或病理反射异常。而特发性脊柱侧弯病因尚不明确,需要排除先天因素和继发性因素。

(2)功能诊断:对脊柱侧弯的功能诊断包括平衡功能、心肺功能、心理功能与生活质量等方面。脊柱侧弯可能因本体感觉与感觉整合功能的异常而出现平衡功能障碍;对于畸形严重或长期佩戴支具的患儿,还可能存在心肺功能障碍;部分患儿由于脊柱外观的严重畸形,可导致心理功能受损进而影响生活质量。故对脊柱侧弯功能诊断应全面。

(二)功能评定

1. 脊柱外观评定

主要观察患儿皮肤、姿势对称性,以及是否存在矢状面畸形。

(1)皮肤评定:充分暴露皮肤,检查者从患儿前方、侧方和后方仔细观察皮肤是否存在色素改变、异常凹陷、毛发及囊性物。女性还需要观察两侧乳房大小是否对称。

(2)姿势对称性评定(trunk aesthetic clinical evaluation, TRACE):可评价肩部、肩胛骨、半胸部和腰部的对称性。观察的内容包括站姿,并检查双肩是否等高,双肩胛骨、胸廓发育是否对称,腰部两侧是否存在皱褶皮纹,骨盆是否对称等。总分 0～11 分,分数越高表示外观畸形越严重。

(3)脊柱矢状面评定:使用铅垂线评定脊柱矢状面轮廓。嘱患儿自然站立,双足并拢,裸露背部或穿轻薄贴身衣服,检查者将铅垂线自头顶自然下垂,检查者用直尺分别测量 C7 和 L3 至垂线的距离。当 C7+L3 为 60～90 mm 属于正常,<60 mm 提示胸椎生理弧度过度减少,>90 mm 提示胸椎过度后凸。

2. Adams 前屈试验与躯干旋转角度评定

嘱受检者充分暴露背部,并足站立,双臂伸直合掌,低头向前缓慢前屈脊柱,弯曲过程中保持双膝伸直。若前屈过程中背部的任何位置出现了不等高的现象,则 Adams 前屈试验阳性,提示存在椎体旋转。前屈过程中结合脊柱侧弯测量尺(scoliometer),分别在胸段、胸腰段、腰段行躯干旋转角度测量。初测旋转角度≥5°时,应要求受检者缓慢前屈、后伸、侧屈和左右旋转脊柱各 2 次,后再行躯干旋转角度检查。若读数仍≥5°,则须开展影像学评定。

3. 影像学评定

1)X 线摄片

行全脊柱站立位冠状面 X 线片检查。

(1)Cobb 角:测量时,首先确定上、下端椎,端椎是指侧弯弯曲中倾斜程度最大的最上端和下端的椎体,可以是椎体或椎间盘。于上端椎上缘和下端椎下缘各画一条延长线,再作两延长线的垂线,相交的角即为 Cobb 角。

（2）椎体旋转：常用 Nash-Moe 法确定椎体旋转严重程度。将椎体沿纵向分为左右各半，各半侧再等分为 3 份；根据正位片椎弓根的旋转程度，分为 5 级（表 5-9-2）。

表 5-9-2　Nash-Moe 法分级标准

等　级	标　　　　准
0 级	无椎体旋转，双侧椎弓根呈卵圆形，对称分布于外侧段
1 级	凸侧椎弓根两侧缘稍变平且轻度内移，仍在外侧段，凹侧椎弓根向外移位且外缘影像渐消失
2 级	凸侧椎弓根影像移至第 2 段，凹侧椎弓根基本消失
3 级	凸侧椎弓根影像移至第 3 段，尚未越过椎体中线
4 级	凸侧椎弓根越过中线，位于椎体凹侧

（3）骨骼成熟度测量：常用 Risser 征进行评定，将髂嵴划分为 4 等分，根据骨骺由髂前上棘向髂后上棘的移动，将骨骼成熟度分为 6 级（表 5-9-3）。Risser 征 1 级提示青少年处于快速生长期，4 级和 5 级表示骨骼发育成熟。

表 5-9-3　Risser 征分级标准

等　级	标　　　准
0 级	未出现骨骺
1 级	髂嵴前 25% 出现骨骺
2 级	髂嵴前 50% 出现骨骺
3 级	髂嵴前 75% 出现骨骺
4 级	骨骺移至髂后上棘
5 级	骨骺与髂骨完全融合

2）MRI 检查

对于高度怀疑椎管内病变，如脊髓栓系综合征或脊髓纵裂等，或出现局部感觉或运动的缺失、病理反射阳性等神经症状，应进行 MRI 检查。对于发病年龄＜3 岁的脊柱侧弯患儿，可能存在潜在的神经轴畸形，故建议婴儿型脊柱侧弯进行 MRI 检查。

4. 生长指标评定

（1）身高、体重、体质指数：身高为人体直立时头顶点到地面的垂直距离，测量时患儿裸足、背靠立柱，头调整至耳眼平面，呈立正姿势，直至测量完成。体重为人体的重量，测量时患儿轻踏体重计，身体不接触其他物体并保持平稳，至测量完成。体质指数（BMI）通过体重与身高的相对关系判断营养情况，计算公式为 BMI＝体重(kg)/身高(m^2)。

（2）坐高检查：嘱患儿坐于固定硬底椅面，坐骨结节恰好与凳面接触，背部挺直，靠近标尺，测得高度减去座椅高度，即为坐高。对儿童坐高的检查，有助于判断儿童脊柱的生长情况。

（3）双下肢长度检查：患儿仰卧位，骨盆水平位，下肢伸展，髋关节中立位，测量从髂前上棘到内踝的最短距离，或从股骨的大转子到外踝的距离。

5. 肺功能评定

脊柱侧弯可影响心血管系统和呼吸系统，如肺总量、肺活量减少和最大自主通气量降低，而侧弯畸形过于严重可影响肺的正常发育。支具治疗也会对胸弯为主的患儿肺功能产生影响,表现为肺活量和第一秒用力呼气量降低。临床上需对脊柱侧弯患儿进行肺功能评定。

6. 心肺耐力评定

临床上常使用心肺运动试验来评定,通过运动平板或踏车运动激发患儿氧气的吸入与二氧化碳排出,并结合最大摄氧量和无氧阈来综合判断运动耐力水平;也可根据患儿的年龄特点及场地、设备情况,选择6分钟步行试验进行心肺耐力的评定。

7. 平衡功能评定

脊柱侧弯常伴有平衡能力的下降,出现行走时稳定性下降,无法完成闭眼站立、单腿站立等。对患儿平衡能力的评定应全面,静态平衡主要观察睁眼、闭眼时是否能保持站立平衡,动态平衡主要观察患儿主动或被动移动身体时能否保持平衡;也可使用量表法和平衡仪测试法对平衡进行定量评估。

8. 骨密度评定

(1) 双能 X 线吸收法(DXA):利用 X 线通过不同介质衰减的原理,对股骨近端、腰椎或桡骨远端进行定位标记,并通过计算机软件分析计算 T 值和 Z 值,能够全面、精确的判断患儿的骨密度,缺点是存在一定辐射。

(2) 定量超声波测量法(QUS):通过骨结构对声波的反射和吸收所造成超声信号的衰减结果,定量评估患儿的骨密度。通常测量的部位为桡骨远端或跟骨,常用结果指标为超声速率(speed of sound,SOS)、超声波宽衰减值(broadband ultrasound attenuation,BUA)、Z 值等。QUS 检查具有无辐射、操作简单方便的特点。

9. 心理评定

脊柱侧弯造成的身体外观的畸形往往会对患儿的自我形象和自尊心带来消极影响,从而影响心理健康。心理评定的方法主要包括自评量表、临床访谈等,根据需要选择相应的量表,如焦虑自评量表(self-rating anxiety scale,SAS)和抑郁自评量表(self-rating depression scale,SDS)。

10. 生活质量评定

通常采用国际脊柱侧弯研究学会 22 项问卷表(scoliosis research society-22,SRS-22)、健康调查简表(the short form-36 health survey,SF-36)评定患儿健康相关的生活质量。其中 SRS-22 是脊柱侧弯患儿生活质量专用量表,评估功能活动、疼痛、自我形象、心理状况以及对治疗的满意度,具有良好的信效度。

三、康复治疗

(一) 康复原则与目标

(1) 康复原则:早发现、早干预、综合康复。康复方案的选择应个性化,根据脊柱侧弯的严重程度、年龄与侧弯进展等因素并结合病情变化适时调整,注重患儿的家庭康复。

(2) 康复目标:① 控制脊柱畸形的进展,促进畸形的恢复;② 重建正确的姿势与呼吸模式;③ 增强提高脊柱周围肌肉的力量与协调性;④ 改善因脊柱侧弯所致的心肺、平衡功能异常等。

(二) 康复方法

1. 特发性脊柱侧弯

早期、轻度特发性脊柱侧弯(Cobb 角为 11°~20°)采用观察或行运动疗法干预;中度特发性脊柱侧弯(Cobb 角为 21°~40°)则需采用支具治疗结合运动疗法;而重度、极重度特发性脊柱侧弯(Cobb 角>40°)建议行手术治疗。

1）脊柱侧弯特定运动疗法

脊柱侧弯特定运动疗法（physiotherapeutic scoliosis-specific exercises，PSSE）的效果确切，适用于不同严重程度的患儿，并根据需要结合支具或手术治疗。PSSE 的主要内容包括三维主动矫正、姿势矫正、本体感觉与运动控制训练、平衡训练、日常生活活动训练以及家庭康复等多个维度，并存在多个学派，如脊柱侧弯科学训练方法（scientific exercise approach to scoliosis，SEAS）、脊柱侧弯三维矫正疗法（Schroth 疗法）、脊柱侧弯功能性个体化治疗（functional individual therapy of scoliosis，FITS）等。根据患儿的依从性，可采用门诊治疗、住院治疗、家庭治疗等多种方式，治疗频率为每周 2～7 次。

（1）SEAS 疗法：以三维自我矫正为核心，以生物力学的理念矫正不同方向的侧弯和旋转，并以神经生物学的理念重建新的运动模式。该疗法强调个体的主动参与，并使用重复的姿势训练，重构个体对姿势的认知，重建个体的正确姿势，从而实现畸形的纠正与效果的维持。

（2）Schroth 疗法：主要包含镜面监督、姿势认知与呼吸功能矫正。本疗法以姿势改变的形式重建脊柱的平衡，调整感觉和力量以促进平衡的建立。同时，使用"镜面反馈"帮助患者重建对姿势的正确认知，强化对正确姿势的记忆，反复训练达到改善脊柱畸形的目的。

（3）FTTS 疗法：在吸收其他运动疗法特点的基础上，该疗法建立了一个包含诊断与治疗的多元流程，包含畸形模式的综合判断、筋膜放松、下肢力线纠正、多平面畸形纠正、平衡训练、步态训练等综合干预方案，旨在构建腰部与骨盆的稳定性与三维姿势修正，并利用呼吸训练提高对姿势修正的感知。

2）手法治疗

脊柱侧弯患者常存在脊柱周围肌肉的紧张与短缩，脊柱活动度受限。可使用关节松动、软组织松动等手法治疗，缓解肌紧张带来的疼痛并对短缩的肌肉进行牵伸，并结合运动疗法，共同促进本体感觉的重建与姿势的矫正。

3）支具治疗

支具治疗适用于 Cobb 角 25°～40°的患者，能够通过力学的方式降低脊柱侧弯的进展性，并逐渐改善脊柱的排列。对于年龄较小、康复治疗依从性差或运动疗法效果不佳的患者，支具治疗是较好的选择。其治疗效果与佩戴时间相关，但长时间佩戴会对患者的呼吸功能与肌力产生影响，故支具治疗应结合运动疗法。根据不同的侧弯类型与顶椎的位置，可选用的支具包括胸腰骶支具和颈胸腰骶支具等。

2. 先天性脊柱侧弯

由于脊柱畸形的差异性较大，先天性脊柱侧弯的治疗取决于其弧度类型、弧度的大小及加重的概率，可采取观察、支具治疗的方法。对于畸形较重、进展过快或影响患儿心肺发育等情况，则需手术治疗。

（1）观察：无法明确患者脊柱侧弯的进展性时，应以观察为主。在出生后前 3 年以及青春期生长高峰，要求患者每 3～6 个月复诊 1 次。当出现侧弯畸形显著变化或心肺功能受限等情况时，应及时处理。

（2）支具治疗：关于支具治疗的效果，目前存在争议。对于脊柱柔韧性较差且年龄小的患儿，脊柱僵硬且长度较短，支具治疗可能不易纠正侧弯畸形。

3. 继发性脊柱侧弯

继发性脊柱侧弯的治疗主要是以原发疾病为主。轻、中型的脊柱侧弯以保守治疗为主，包括运动疗法与支具治疗等，重度脊柱侧弯建议行手术治疗矫正畸形、稳定脊柱。同时，注意加强健康宣教以及日常生活中的姿势管理，保持对称的运动习惯，注意维持脊柱双侧肌力的平衡。

（三）预防、保健与临床治疗

1. 手术治疗

手术治疗的适应证包括：① 处于生长发育期的儿童且侧弯不断进展；② 青春期的严重畸形（＞50°）伴

有躯干不对称,骨骼成熟期侧弯角度>60°的患者;③ 非手术方法不能缓解的疼痛;④ 胸椎前凸;⑤ 明显的外观畸形。手术治疗除矫正 Cobb 角以外,还应注重肩平衡、胸椎后凸、去旋转的三维矫形,有 6%～29% 的患者需要进行二次手术。

2. 预防

脊柱健康筛查是脊柱侧弯预防的有效路径。医疗机构应积极开展脊柱侧弯的筛查工作,提高青少年、家庭及学校对脊柱健康的认知,将识别与干预的关口提前,从而有效预防脊柱侧弯的出现、改善预后并提高生活质量。筛查内容包括脊柱外观评定、Adams 前屈试验、躯干旋转角测量等,需要联合使用多种方法提高筛查的准确率。若受检者任一脊柱节段的躯干旋转角度≥5°,则需要转介至医院行专科检查,并拍摄 X 线片。

3. 保健

在家庭与学校中,儿童青少年也应注意营养补充、日常姿势管理,并参与日常体育锻炼,家长与教师协助做好督促。牛奶具有丰富的蛋白质与钙,能够改善脊柱侧弯患儿低骨密度的情况,同时增加鱼、瘦肉、蛋、豆制品等富含优质蛋白质食物的摄入。学龄儿童应每天累计至少有 60 min 中等到高强度的身体活动,以有氧运动为主;也应根据兴趣爱好,每周进行 3 次高强度的身体活动,如长跑、游泳、打篮球等,并结合抗阻运动,如俯卧撑、仰卧起坐及引体向上等。

4. 随访管理

随访频率基于患者的具体情况而定,一般 3～6 个月随访 1 次。以下情况需要考虑在 3 个月内进行随访:① 第一次佩戴支具时应在 1 个月内随访;② 快速生长期应 2 个月内随访 1 次;③ 出现侧弯角度进展、非典型的侧弯、依从性差,或支具师、康复治疗师的转介时应进行随访。随访时,主要行 Adam 前屈测试与躯干旋转角度测量,X 线片检查不应过于频繁,每半年或病情显著改变时,可进行 X 线片检查。

(杜　青　周　璇)

第十节　运动损伤康复

一、概述

运动损伤指运动过程中发生的各种损伤,损伤部位与运动项目以及专项技术特点有关。例如:体操运动员受伤部位多是腕、肩及腰部,与体操动作中的支撑、转肩、跳跃、翻腾等技术有关;网球肘多发生于网球运动员与标枪运动员。对于非运动员来说,运动损伤最常见的是软组织扭挫伤,包括膝关节韧带损伤、踝扭伤等较为严重的损伤。本节重点介绍膝关节前交叉韧带损伤的康复。

前交叉韧带(anterior cruciate ligament)位于膝关节内,主要功能是限制胫骨向前过度移位以及股骨外旋、胫骨内旋。前交叉韧带断裂一般是由于非接触式切割、机械旋转或减速所致。在需要急起急停、快速变向的运动项目中,如足球、篮球、橄榄球运等,运动员极易发生前交叉韧带损伤。患者常能听到膝关节韧带断裂声,随后出现关节疼痛、肿胀、膝关节的不稳定性。陈旧性前交叉韧带损伤的患者表现为膝关节的持续不稳定和疼痛。

前交叉韧带损伤的部位以韧带中段最多见,股骨髁附着点和胫骨附着点损伤相对较少。前交叉韧带慢性损伤常表现为韧带的增厚而无水肿。前交叉韧带滑膜内断裂病理改变为前交叉韧带扭曲,呈波浪状改变。前交叉韧带为无血管组织,其营养通过滑膜组织及滑液提供,所以前交叉韧带撕裂很难自行修复,达到一定程度通常需要手术重建。

MRI检查是评价韧带损伤较好的检查方法。常规韧带损伤的分级分为Ⅰ~Ⅳ度。Ⅰ度：韧带损伤，韧带斜直走行，形态基本完整，低信号为主，内部混杂少量高信号，边缘基本完整、清晰；Ⅱ度：韧带部分撕裂，韧带斜直走行连续性存在，外形增粗或形态不完整，边缘模糊，伴有不均匀高信号；Ⅲ度：韧带大部撕裂，韧带连续性欠清晰或走行失常，可增粗伴弥漫性高信号，主体尚可分辨，主体局部区域或抵止点处结构显示模糊，提示大部分撕裂；Ⅳ度：韧带完全断裂，韧带结构消失，全程无法分辨或仅极少部分纤维结构可分辨，形态极度扭曲，或低信号韧带中断不连续，局部可有明显团块状高信号，韧带区可增粗、结构模糊，抵止点可完全断裂或见高信号不定形团块影，甚至有撕脱骨块。

关节镜检查可见Ⅰ~Ⅳ度损伤。Ⅰ度损伤：前交叉韧带走行、形态基本正常，伴少许系膜充血磨损、韧带损伤；Ⅱ度损伤：前交叉韧带主体形态完整，韧带略松弛，止点或体部撕裂，但不足1/2；Ⅲ度损伤：前交叉韧带形态不完整，韧带松弛，张力低，撕裂超过1/2，仍可见部分韧带相连；Ⅳ度损伤：正常形态消失，走行平坦，前交叉韧带股骨端、胫骨端或主体完全断裂或仅有少量包膜或瘢痕组织相连，韧带极度松弛或基本无张力，退变性损伤时部分病例前交叉韧带基本消失。

循证医学表明，交叉韧带断裂后并不能自愈。长时间交叉韧带缺如会导致膝关节稳定性降低，关节囊松弛以及关节肌肉的萎缩，从而进一步产生关节软骨和半月板的损伤。近年来，随着关节镜技术的发展以及对于膝关节解剖结构及生物力学特征的熟悉加深，关节韧带重建逐渐成为治疗交叉韧带损伤的"金标准"。其手术方式、固定方式及移植物的选择主要根据患者损伤部位的局部解剖结构、损伤模式及个人对功能的要求等多种因素而定。其中前交叉韧带重建技术目前在临床上发展得较为成熟，

一般认为，前交叉韧带Ⅱ/Ⅲ度损伤应该行前交叉韧带重建手术，特别是对于运动员、年轻活动量大的患者。单纯后交叉韧带(posterior cruciate ligament)损伤既往多主张保守治疗，但随着对后交叉韧带的解剖、功能重要性的进一步认识及后交叉韧带保守治疗后长期随访结果显示膝关节功能障碍，现在多倾向于积极手术治疗。前交叉韧带单纯或加固修复主要适用于单纯的止点撕裂或伴有骨块撕脱者，手术较为简单，主要是用缝线或螺钉将撕裂的肌腱或骨块固定到骨床上。交叉韧带重建术已被广泛应用于临床。随着关节镜的发展，手术创伤小，感染小，术中等长植入，术后第一天即可做持续被动活动机的锻炼，大大地缩短了康复时间。因骨隧道位置的明确，先前的手术并发症诸如关节活动度下降、关节内韧带撞击断裂的发生率逐渐减低。

骨-髌腱-骨(bone-patella tendon-bone)、腘绳肌腱(hamstring tendon)、股四头肌肌腱(quadriceps tendon)是目前临床上常用的自体移植物。骨-髌腱-骨因具有足够的抗拉抗张力强度且取材时携带骨块有利于直接固定，术后翻修率低，一度成为临床上首选的交叉韧带重建移植物。但由于应用髌腱取材对于膝前组织的影响，使得膝前痛、继发关节纤维化，关节活动受限及骨关节炎等术后并发症的发生率增加；且该手术方法只能进行等长重建而达不到解剖重建，被认为不能完全还原膝关节本身的旋转及前后稳定而受到一定质疑。相比于骨-髌腱-骨，经腘绳肌腱重建交叉韧带的患者能够有效避免因骨-髌腱-骨取材引起的髌前组织损伤而产生的后遗症。接受自体腘绳肌腱移植的患者，其膝关节损伤和骨关节炎预后评分(knee injury and osteoarthritis outcome score，KOOS)的运动项、Tegner活动评分、恢复功能活动比例均比接受自体骨-髌腱-骨移植更优，而治疗失败率更低。也有研究表明，在运动员群体中接受腘绳肌腱移植的患者相比于接受骨-髌腱-骨移植的患者，恢复竞技活动的比例更高。但腘绳肌腱移植仍存在韧带松弛、继发膝关节骨关节炎等术后并发症。四头肌肌腱因其组织强度弱于髌腱，且容易造成膝关节松弛和股四头肌伸膝肌力下降，在临床上的应用受到一定限制。然而，近年来不少研究表明，腘绳肌腱重建与四头肌肌腱重建前交叉韧带患者在膝关节功能、视觉模拟评分法(VAS)及翻修率等方面均无明显差异，在后交叉韧带重建中同样取得一定的临床效果。在继发骨关节炎方面，一项研究表明骨-髌腱-骨组和自体腘绳肌

腱移植组在放射学膝关节骨关节炎方面无统计学差异。

理想的人工韧带应具备和天然韧带相同的生物力学特征,具有足够的张力强度、弹性、抗磨损能力及组织相容性。目前,根据人工韧带的作用,可分为支架型、加强型和假体型。目前临床上常用的人工韧带,如韧带高级加固系统(ligament advanced reinforcement system,LARS),其短期疗效良好。

二、诊断和评定

(一) 诊断方法

前交叉韧带损伤诊断需根据患者外伤史、症状、体征及 X 线片表现做出临床诊断,一般患者会有明显外伤史,膝关节肿胀、疼痛,被动伸屈时疼痛加剧,关节松弛而不稳定,活动受限,抽屉试验阳性。膝关节 MRI 及关节镜检查可协助诊断。X 线片检查可发现骨片撕脱骨折。

(二) 康复评定

1. 疼痛评定

疼痛是交叉韧带重建后的常见临床表现。患者会因为术后疼痛而减少肌肉力量活动,从而导致关节活动度的下降和关节周围肌肉萎缩,影响膝关节功能的恢复。常用的评定方法包括:VAS、数字等级评定量表、语言等级评定量表、Wong - Baker 面部表情量表。

2. 运动功能评定

(1) 关节活动度测量:最常用测量和记录关节活动度的方法为中立位法(解剖 0°位法),即将解剖学中立位时的肢体位置定为 0°,当被测量者的某关节出现非正常过伸情况时,要进行标记。

(2) 肌力评定:肌力检查时取标准体位,受检肌肉做标准的测试动作。固定受检查肌肉附着肢体的近端,放松不受检查的肌肉,首先在承受重力的情况下观察该肌肉完成测试动作的能力,然后根据测试结果决定是否由检查者施加阻力或助力,并尽可能达到最大的运动范围,进一步判断该肌肉的收缩力量。

(3) 平衡及协调功能评定。① 平衡功能测定:临床常用的评定方法包括 Berg 平衡量表和应用仪器进行不同体位的动态和静态平衡功能评定等。骨关节炎患者可应用 Berg 平衡量表来预测患者跌倒的危险性。② 协调功能评定:患者必须意识清晰,能够充分配合;患者肢体的肌力必须 4 级以上,否则评定无意义。临床上常用的评定动作有:指鼻试验、指指试验、轮替试验、还原试验、示指对指试验、拇指对指试验、握拳试验、跟膝胫试验、旋转试验、拍地试验、拍手试验、画圆试验等。

3. 综合评定

临床常用的综合评分量表包括 Lysholm 膝关节评分量表、KOOS 评分、Tegner 膝关节运动水平评分系统等。

(1) Lysholm 膝关节评分量表:由瑞典学者于 1982 年提出,1985 年重新修正后被应用于各种膝关节疾病,属于问卷式他评量表。在正常人群中的研究表明,女性得分低于男性。量表从跛行、支撑、交锁、疼痛、不稳定、肿胀、上楼梯和下蹲 8 项条目对患者功能进行评估。总分 0~100 分,其中疼痛和不稳定性所占分值较高。测量时间需 3~5 min。Lysholm 评分强调患者对于症状的主观感觉,结合数字式评分和患者日常活动级别,能对患者的功能障碍程度做出划分。研究表明,该量表对前交叉韧带重建患者最可靠,在评估自我限制活动的患者时得分差异更显著。为了使评估结果更全面,建议评分时与膝关节活动水平简易测评量表联用。

(2) KOOS 评分:是一种以患者自我评定管理为主要方式的膝关节损伤及骨关节病治疗效果的评估问卷,这种患者自我评估的方式能减少评估中观察者的误差。该评分系统适用于膝关节损伤后短期及长期治疗效果的评定,适用人群包括膝关节韧带、半月板、软骨损伤患者等。它包括五部分与患者相关的内容：疼痛、症状、日常生活活动能力、运动及娱乐能力、膝关节相关的生活质量(每部分可作为子项单独应用)。

（3）Tegner 膝关节运动水平评分系统：Tegner 膝关节运动水平评分系统是一种针对运动水平的评价，对韧带及半月板损伤患者进行评价时需结合其他功能评分(如 Lysholm 膝关节评分)。这种评分手段将患者的运动水平分为 0~10 分，0 分为病休/残疾，10 分为能够参加国家级或者国际顶级竞技运动，如英式足球的活动水平。具体评分标准如表 5-10-1 所示。

表 5-10-1　Tegner 膝关节运动水平评分系统

评　分	运动级别	运　动　项　目
10 分	竞技体育	足球(国家级或国际级)
9 分	竞技体育	足球(较低级别)、冰球、摔跤、体操
8 分	竞技体育	垒球、羽毛球或壁球、竞技项目(跳高等)、高山滑雪
7 分	竞技体育	网球、跑步、跳高、摩托车越野赛及速度赛、手球、篮球
	娱乐体育	足球、垒球、冰球、壁球
6 分	娱乐体育	网球、羽毛球、手球、篮球、高山滑雪、慢跑(每周至少 5 次)
5 分	竞技体育	自行车、越野滑雪
	娱乐体育	在不平坦的路面慢跑(每周至少 2 次)
	工作	重体力劳动(比如建筑、林业)
4 分	娱乐体育	自行车、越野滑雪、在平坦的路面慢跑(每周至少 2 次)
	工作	中等重体力劳动(货车驾驶、重家务劳动)
3 分	娱乐体育	游泳、在森林里行走
	工作	轻体力劳动(比如护理)
2 分	工作	轻体力劳动、可在不平坦的路上行走但不能在森林里行走
1 分	工作	坐着的工作、可在平坦的路上行走
0 分		因膝关节问题休病假或领残疾补助

4.日常生活活动能力和生命质量评定

日常生活活动能力常用的量表为改良 Barthel 指数，生命质量常用的量表如 QOL-BREF 量表等。

5.膝关节松弛的测量

测量膝关节松弛度已成为衡量膝关节稳定性的重要指标。1983 年开发的 KT-1000 膝关节韧带计，通过测量不同负荷下胫骨和股骨间的前后移动距离来量化交叉韧带的松弛程度，对交叉韧带损伤和重建后膝关节稳定性起到重要的判断作用，并由于其可重复性和准确性被广泛应用于临床研究中。KT-2000 在 KT-1000 的设计基础上添加图像描记装置，可以记录在某一拉力下胫骨和股骨间的瞬时前后移动距离，最大限度减少误差。一般负荷 20 磅(约 9 kg)，健侧与患侧前向松弛度差值超过 3 mm 即可诊断提示前交叉韧带损伤，差值为 2.0~2.5 mm 者提示前交叉韧带损伤的可能性较大。

三、康复治疗

(一)康复治疗原则与目标

韧带损伤康复的目标是尽快止血，降低组织的创伤反应，控制炎性渗出，促进积液迅速吸收，解决疼痛、肿胀、防止和松解关节粘连、增强组织的修复和愈合能力，改善全身状况，以达到减轻或减缓临床症状。

韧带损伤康复的总体原则是手术治疗为主，结合药物和非药物治疗。应结合患者的自身情况，如年龄、性别、体重、自身危险因素、病变部位及程度等选择合适的康复方案。

(二) 康复治疗技术

1. 运动疗法

韧带损伤后无论是否手术均需运动疗法辅助治疗,以提高患者的生活质量,或满足患者的职业要求。

损伤早期,可暂时制动和拐杖保护下负重来控制早期的疼痛,随着疼痛减轻应尽早行等张、等长、等速等力量练习。鼓励在佩戴膝关节制动装置的前提下,进行膝关节完全伸直位的早期负重。当能较为顺畅地运动时,可以去掉膝关节制动装置,并逐渐增加负重。直到步行无明显跛行时才允许弃拐行走。康复过程中持续或间断的关节积液表明存在半月板或关节软骨的损伤,需要进一步明确诊治。与健侧相比,当恢复了全部活动度和80%的强度时,可以恢复竞技体育活动。

无论是否手术,训练中需要保持膝关节周围屈伸肌力平衡,增加关节稳定性,减少对移植物张力破坏;并且在训练过程中不增加移植物张力。一项系统回顾显示,在5个快速康复相关研究中,术后立即负重,采用闭链训练加强肌力训练,在术后2周开始离心股四头肌训练及髋周肌群等速训练加强肌肉力量是安全的。Beynnon等通过关节镜手术在健康人群的前交叉韧带上放置传感器来测量前交叉韧带在不同运动中的应力变化,结果显示前交叉韧带重建后骑自行车及下蹲等闭链练习,能增加肌肉活动而不增加前交叉韧带的应力变化。

一般交叉韧带手术治疗后运动锻炼可分为五期。

第一阶段:术后1~2天。保护性康复训练阶段,目的是消除肿胀,防止深静脉血栓;减轻患者症状,促进伤口愈合,防止肌肉萎缩。术后当天维持关节功能位,佩戴卡盘式支具。指引导患者在床上进行股四头肌等长收缩练习。

第二阶段:术后3~6天。开始应用被动关节器,同时缓慢全范围屈伸踝关节,可以有效减轻患者疼痛、肿胀,还可以有效预防术后静脉血栓,促进关节软骨修复、增进关节软骨营养代谢,同时有效预防关节粘连。

第三阶段:术后7天~2周。增加关节活动度范围、步态训练、本体感觉训练、肌肉力量、和耐力训练。继续支具固定,做直腿抬高训练。开始引导患者进行下床扶双拐患肢部分负重练习下地行走。在行走过程中,要注意确保患者的安全,防止其摔倒。术后2周末引导患者进行伸膝训练。

第四阶段:时间为术后3~6周。引导患者继续进行患膝活动度训练。术后3周开展患膝抗阻练习,术后4周进行患肢前足踏地扶拐练习,术后6周进行患肢全足踏地扶拐行走以及下蹲训练。

第五阶段:术后6周之后。主要内容为出院指导,提高体能实力。引导患者要按照术后膝关节功能恢复规律开展增加肌力和膝关节功能和膝关节活动度锻炼,针对患者的实际情况制订相应的功能锻炼计划,引导患者坚持锻炼。术后3~6个月增加膝关节的协调性,恢复正常的关节功能;术后4个月后去除支具行走,避免剧烈运动及负重极屈下蹲,逐渐恢复体育运动;术后6个月进行正常的活动,完全下蹲、跑步活动、游泳等;术后1年后可恢复运动。

2. 物理因子治疗

膝关节韧带损伤会产生水肿及炎症反应,可用物理因子疗法消炎祛肿止痛以及促进局部创伤修复。

(1) 超声波疗法:超声波是一种人耳听不见的高频机械振动,作用于人体后引起细微按摩效应、温热效应、空化效应及多种理化效应。超声的温热效应能促进血液循环,缓解肌痉挛,促进胶原纤维分解,松解粘连;微声流可以改变细胞膜结构、功能及渗透性,刺激组织修复;低强度超声产生的稳定空化对组织损伤修复有利,加速愈合。

(2) 高压氧疗法:高压氧能改善组织供氧,减少组织损伤后因血液循环障碍引起的进一步损伤,并提供足够的氧来促进组织修复。

（3）冷疗法：能减轻水肿，减轻疼痛，有效地诱导肌肉松弛。

（4）磁疗：能改善血液循环，促进渗出物的吸收，减轻水肿，提高免疫功能，起到消炎、消肿、镇静、镇痛作用，对软组织损伤有效率在90%以上。

3. 心理治疗

随着康复治疗方案的完善，心理康复治疗在韧带重建术后康复中的作用也受到重视。除了身体上的恢复之外，心理反应（如害怕再次受伤）会影响患者是否回到伤前状态。研究表明，决定回归伤前运动是前交叉韧带重建后一个重要的心理反应，害怕再次受伤的心理在前交叉韧带重建术后会增加，并潜在影响术后功能结果；而回归运动的心理准备、预期恢复时间以及心理控制是决定患者是否能回归伤前运动的重要因素。Rogelio等的荟萃分析显示，有限的证据表明心理社会策略对改善身体功能、疼痛和自我效能的附加益处，并有改善术后生活质量、焦虑、恐惧或再损伤的作用。患者心理和情感的要求已经成为作用康复效果的积极因素之一，推荐将心理康复纳入术后康复方案。

4. 康复工程辅助技术

膝关节韧带损伤的患者可利用矫形器进行辅助治疗。矫形器主要是为了预防或矫正四肢、躯干的畸形或治疗骨关节及神经肌肉疾病并补偿其功能。膝关节韧带损伤后需要长时间制动才有利于组织修复，可能会产生结缔组织挛缩，导致肌肉萎缩、僵硬、变弱、骨关节炎形成。另外，还可引起韧带结构降解及强度下降，肌肉耐力和肌力下降，肌肉抗应激能力减弱。国内有研究认为，加锁膝关节铰链矫形器配置有利于膝关节在保护范围内进行功能训练，有效地解决了制动与功能训练之间的矛盾，可显著改善膝关节可动度与综合功能。

（安丙辰）

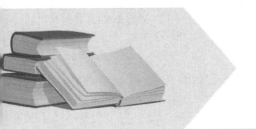

第六章　内脏疾病康复学

第一节　冠心病康复

一、概述

(一) 定义

冠状动脉粥样硬化性心脏病(coronary atherosclerotic heart disease，CHD)是冠状动脉血管发生动脉粥样硬化病变而引起血管腔狭窄或阻塞，造成心肌缺血、缺氧或坏死而导致的心脏病，常常被称为"冠心病"。冠心病康复是针对冠心病所导致的各种障碍，综合采用主动积极的身体、心理、行为和社会活动的训练与再训练，帮助患者缓解症状，改善心血管功能，在生理、心理、社会、职业和娱乐等方面达到理想状态，提高生活质量。冠心病康复过程中也要同时积极干预冠心病危险因素，阻止或延缓疾病的发展过程，减轻残疾和减少再次发作的危险。

冠心病康复涵盖心肌梗死、心绞痛、隐性冠心病、冠脉搭桥术后以及经皮冠状动脉介入治疗后等疾病的康复。急性心肌梗死(acute myocardial infarction，AMI)是指因持久而严重的心肌缺血所致的部分心肌急性坏死。本章节主要介绍急性心肌梗死的康复。

(二) 主要功能障碍

冠心病患者除了由于心肌供血不足直接导致的心脏功能障碍之外，还有一系列继发性躯体和心理障碍。

(1) 循环功能障碍：冠心病患者往往减少体力活动，从而导致循环功能降低。

(2) 呼吸功能障碍：长期心血管功能障碍可导致肺循环功能障碍，使肺血管和肺泡气体交换的效率降低，吸氧能力下降，诱发或加重缺氧症状。

(3) 运动功能障碍：冠心病和缺乏运动均导致机体吸氧能力减退、肌肉萎缩和氧化代谢能力降低，从而限制了全身运动耐力。

(4) 代谢功能障碍：脂质代谢和糖代谢障碍：血胆固醇和甘油三酯增高，高密度脂蛋白胆固醇降低。脂肪和能量物质摄入过多以及缺乏运动是基本原因。缺乏运动还可导致胰岛素抵抗，引起糖代谢障碍，形成高胰岛素血症和高脂血症。

(5) 行为障碍：冠心病患者往往伴有不良生活习惯、心理障碍等，也是影响患者日常生活和治疗的重要因素。

(三) 分类

根据病理解剖和病理生理变化，近年来将冠心病分为急性冠脉综合征和慢性冠脉综合征两大类。前者包括不稳定型心绞痛、非 ST 段抬高心肌梗死和 ST 段抬高心肌梗死;后者包括稳定型心绞痛、微血管性心绞痛、无症状心肌缺血和缺血性心力衰竭。

(四)流行病学

心血管病是目前中国人群的首要死因。中国人群中主要的心血管疾病为脑卒中和冠心病,两者均呈上升趋势。中国人群中具有主要心血管病危险因素的绝对人数较高(1.3 亿的高血压患者和 3 亿多的烟民);中国人群中主要的心血管病危险因素水平呈上升趋势。中国心血管病流行现状具有如下特点:① 心血管病的发病率和病死率迅速增长;② 心血管病发病和死亡有明显的地区差异;③ 目标人群转向中青年;④ 农村心血管病死亡率接近或超过了城市。

二、诊断

(一)诊断方法

1. 临床表现

(1)症状:疼痛最先出现,多发生于清晨,疼痛部位和性质与心绞痛相同。但程度重,持续时间长,休息或硝酸甘油治疗无效,可伴濒死感,少数人一开始就出现休克或急性心力衰竭;全身症状发热、心动过速、白细胞增高和红细胞沉降率增快等。发热多在疼痛发生后 24~48 h 后出现,体温多在 38 ℃左右;胃肠道症状恶心,呕吐和上腹胀痛,重症者有呃逆;心律失常多发生在起病 1~2 周内,而以 24 h 内最多见。以室性心律失常最多,尤其是室性期前收缩。房室和束支传导阻滞亦较多;低血压和休克多在起病后数小时至 1 周内发生,多为心源性的;心力衰竭主要是急性左心衰竭。为梗死后心肌收缩力减弱或收缩不协调所致。

(2)体征:心脏体征包括心界扩大,心率快,心尖部第一心音减弱,可出现第四心音奔马律,多在 2~3 天有心包摩擦音。心尖区可出现粗糙的收缩期杂音或收缩中晚期喀喇音,为二尖瓣乳头肌功能失调或断裂所致,可有各种心律失常和血压降低。

2. 实验室检查

心肌酶谱 CPK、GOT、LDH 升高,最早(6 h 内)增高的是 CPK,3~4 天恢复正常。增高时间最长者为 LDH,持续 1~2 周。其中 CPK 的同工酶 CPK - MB 和 LDH 的同工酶 LDH1 的诊断特异性最高。血常规显示白细胞计数增多,中性粒细胞计数增多,嗜酸性粒细胞减少或消失,红细胞沉降率加快,血清肌凝蛋白轻链增高。

3. 心电图检查

心电图特征性改变有 Q 波心肌梗死的心电图特点。① 坏死区出现病理性 Q 波在面向透壁心肌坏死区导联出现;② 损伤区 ST 段弓背向上型抬高,在面向坏死区周围心肌损伤区导联出现;③ 缺血区 T 波倒置,在面向损伤区周围心肌缺血区导联出现;④ 背向心肌梗死区 R 波增高,ST 段压低和 T 波直立并增高。

(二)诊断标准

根据典型的临床表现、特征性的心电图改变及实验室检查进行诊断。对老年患者出现严重心律失常、休克、心力衰竭而原因未明或突然发生较重而持久的胸闷或胸痛者应考虑本病。

(三)鉴别诊断

1. 心绞痛

病情轻,时间短,硝酸甘油治疗有效,血压升高,全身症状少,ST 段暂时性压低。

2. 急性心包炎

疼痛与发热同时出现,呼吸、咳嗽时加重,早期即有心包摩擦音;心电图除 aVR 外,其余导联均为 ST 段弓背向下的抬高,无异常 Q 波。

3. 急性肺动脉栓塞

以右心衰竭为主,心电图可出现 SⅠ、QⅢ、TⅢ,右束支传导阻滞,肺型 P 波和电轴右偏。

4. 急腹症

病史、体检、心电图和心肌酶谱可鉴别。

5. 主动脉夹层

胸痛一开始即达高峰,常放射到背、肋、下肢;可出现两上肢的血压和脉搏差别明显,主动脉瓣关闭不全;二维超声、磁共振成像(MRI)、数字减影血管造影(DSA)、主动脉 CTA(CT angiography)检查有助于诊断。

三、康复功能评定

(一) 心电图运动试验

亦称心电图运动负荷试验,是通过逐步增加心脏负荷,观察心电图变化,对已知或怀疑患有心血管疾病,尤其是冠心病者进行临床评估的方法。

心电图运动试验的绝对禁忌证包括:① 急性心肌梗死(7 天内);② 高危的不稳定型心绞痛;③ 未控制的伴有临床症状或血流动力学障碍的心律失常;④ 有症状的严重主动脉狭窄;⑤ 临床未控制的心力衰竭;⑥ 急性心肌炎或心包炎;⑦ 急性主动脉夹层分离;⑧ 急性肺栓塞或肺梗死;⑨ 急性非心脏性功能失调影响运动试验或被运动试验加剧;⑩ 躯体障碍影响安全性或运动量。

心电图运动试验相对禁忌证包括:① 冠状动脉左主干狭窄;② 中度狭窄的瓣膜性心脏病;③ 血清电解质紊乱;④ 严重高血压(收缩压>200 mmHg 和(或)舒张压>110 mmHg);⑤ 快速性心律失常或缓慢性心律失常;⑥ 肥厚型心肌病或其他流出道梗阻性心脏病;⑦ 高度房室传导阻滞;⑧ 精神或体力障碍而不能进行运动试验。

1. 运动方式和试验方案

运动试验包括 3 个阶段:起始热身运动(低负荷);进行性不间断运动伴随不断增加的负荷量分级运动,每级维持足够的时间长度;运动终止恢复期。有些异常反应出现在恢复期,因此运动后应继续监测 6～8 min 或心率和心电图恢复至运动前状态。这种运动后期的心电图异常假阳性者少。

1) 踏车运动试验

让受试者在特制的自行车功量计上以等量递增负荷进行踏车。从 1～8 级,每级运动 2～3 min。运动量以 kg·m/min 为单位(或以 W 为单位),起始负荷量为 25～30 W,每级增加 25 W。40 岁以下可从 50 W 开始,每级增加 50 W。踏车的速率保持在 35～100 次/min,最理想的速率为 60 次/min。也可采用另一种方式:起始 3 min 无负荷,之后每分钟增加 5～30 W,如患者不能保持车速 40 次/min 则终止试验。踏车运动氧耗量受体重影响,同级运动氧耗量随体重的减少而减少。活动平板运动试验的氧耗量与体重无关。踏车运动试验较便宜,占地面积小,噪声小,上身活动少,便于测量血压及记录平稳、干扰少的心电图。但应注意避免上肢的等长或阻力运动。

2) 活动平板运动试验

让受试者在带有能自动调节坡度及转速的活动平板仪上行走,按预先设计的运动方案,规定在一定的时间提高一定的坡度及速度。活动平板运动方案有多种,应据患者体力及测试目的而定。健康个体多采用标准 Bruce 方案。老年人和冠心病患者可采用改良 Bruce 方案。满意的运动方案应能维持 6～12 min 运动时间,方案应个体化。运动耐力以 METs 评价而非运动时间。活动平板在分级运动测验中是较好的运动形式,其达到最大耗氧能力比踏车运动时为大,且易达到预计最大心率,因而更符合生理性运动。

3) 极量及次极量运动试验

分级运动试验是在连续心电图监测下,从低负荷量开始逐渐增加负荷量的运动方法。通常分为极量和次极量运动试验。前者是逐渐增加运动量,氧耗量平行增加,达到某一高水平运动量时氧耗量最大,继续增加运动量则氧耗量不再增加,这时的运动量称为极量运动。当受试者运动到筋疲力尽时可认为已达到极量运动,此时心率应达到该年龄组的最大心率平均值。次极量运动的运动量相当于极量运动的 $85\% \sim 90\%$。临床上多以心率为准。当运动心率达最大心率的 $85\% \sim 90\%$ 时为次极量运动。年龄预计的最大心率 $=220-$ 年龄。

4) 症状限制性运动试验

在冠心患者,运动试验常在未达到极量或次极量运动水平时已出现重度心肌缺血(心绞痛、ST 段下降)而终止运动。症状限制性运动是以患者出现重度症状、体征为终止运动的指标。除心肌缺血表现外,尚有血压下降、严重心律失常、呼吸困难、头晕、步态不稳等。

5) 心肺运动试验

进行运动中的气体分析是评估心肺疾患有价值的指标。可用于评价心力衰竭患者的运动能力及心力衰竭治疗效果;辅助鉴别呼吸困难或运动能力降低的原因(心源性或肺源性)。所测指标主要包括氧摄取量(VO_2)、二氧化碳排出量(VCO_2)、每分通气量(VE)、通气/无氧阈比值、呼吸频率和潮气量。这些指标与运动负荷量、氧耗量、心率和心输出量呈线性相关,$VO_2 =$ 心输出量×动静脉氧差。后者相对恒定,因此 VO_2 可估测心输出量。根据年龄、性别、身高由公式算出经验 VO_{2max} 值,测定值/经验值$<85\% \sim 90\%$ 提示峰运动能力减低。

无氧阈是指通过增加运动负荷,机体由有氧代谢转变为无氧代谢的转折点。以下指标均代表无氧代谢阈:VE 突然升高的转折点;VE/每分耗氧量锐利升高的转折点,同时 VE/VCO_2 未见降低;呼出气体氧浓度明显变化的转折点;VCO_2 突然升高的转折点;每分 VCO_2 与 VO_2 的交点;呼吸交换率锐利升高的转折点。健康不锻炼的个体在达极量运动的 $50\% \sim 60\%$ 时乳酸开始产生并随运动量的增加而增加,最后出现代谢性酸中毒,乳酸被血液中碳酸盐系统缓冲,产生 CO_2 排出体外,引起反射性过度通气。无氧阈之下,CO_2 产生与氧耗量成比例;无氧阈之上,CO_2 产生大于氧耗量。无氧阈是一个有用的参数,多数日常活动均处于未达无氧阈时的活动量,心血管患者的无氧阈值常降低。锻炼可提高无氧阈。无氧阈还可用来评估疾病的进展及疗效观察。运动中测定混合静脉血乳酸浓度可反映全身的代谢状况,揭示有氧及无氧代谢水平。运动试验前,患者适应几分钟,然后测定静息状态的通气量及其他心肺功能参数,以便比较。运动中始终监测气体交换参数、心电图及血压,每分钟可采集血气标本。

呼吸功能障碍和(或)心功能不全可出现呼吸困难。以下 3 点支持呼吸功能障碍为主所致的呼吸困难:动脉低氧血症;运动 $VE>$ 最大通气量 50%;因呼吸困难不能达最大氧摄取量。心脏病患者无动脉低氧血症,VE 也不会超过呼吸储备的 50%,可超过无氧代谢阈,获得最大氧摄取量。

2. 检查程序

1) 询问病史及查体

以除外禁忌证,发现重要的体征,如心脏杂音、奔马律、肺部的干、湿啰音。不稳定心绞痛及心力衰竭患者病情稳定后方可进行运动试验。应明确瓣膜病及先天性心脏病患者,因为这些患者运动中可出现血流动力学异常,需严密监测,有些患者不能进行本试验。某些药物干扰运动时的反应使结果解释困难,有时需要在试验之前停用某些药物,医师应询问所服用的药物并注意其可能造成电解质紊乱及其他反应;如不明确某患者的运动试验目的时,应及时与其主治医师联系;记录运动前心电图及过度通气时心电图有助于排除假阳性心电图改变;应记录立位心电图及血压,以除外血管调节异常所致 ST 段压低的因素。

2) 患者的准备

简要询问病史进行查体除外禁忌证,运动前 3 h 禁食、禁吸烟;之前 12 h 禁止过度体力活动,并须停用影响试验结果的药物,包括但不限于洋地黄制剂、硝酸甘油、双嘧达莫、咖啡因、麻黄碱、普鲁卡因胺、奎尼丁、钙拮抗剂、血管紧张素转化酶抑制剂、β受体阻滞剂、酚噻嗪类等药物;衣着舒适;感冒或其他病毒、细菌性感染 1 周内不宜参加试验;向患者作详细的解释工作,说明检查的目的、运动试验过程和安全性,但不排除意外事件发生的可能性。

3) 皮肤处理

电极-放大器-记录系统最关键的地方是电极与皮肤的界面。对其表层进行处理可明显减小皮肤阻抗,降低信噪比。在放置电极之前备皮,然后用酒精清洁皮肤,再用细砂纸或薄纱布轻轻打磨表皮,使皮肤阻抗<5 000 Ω。

4) 测定安静时血压。

测量患者安静时的血压。

5) 电极安放

双极导联:首先用于运动试验的心电图记录。双极导联的正极位于 V_5(锁骨中线第五肋间),参考电极可改变部位而构成不同的双极导联。一般说,R 波振幅最高而 ST 段下降水平最明显的导联最理想。双极导联中 CM5 对检出心肌缺血最敏感,CS5 及 CC5 导联受心房复极波的影响,减少假阳性结果。双极导联的优点是:放置电极所需时间短,人为移动电极位置的因素小,易于查找干扰产生的部位。

常规 12 导联:运动试验中采用 12 导联记录时,可将肢体导联的上肢导联移至锁骨下凹,下肢导联的电极移至髂前上棘或低于脐的位置。侧壁导联 $V_4 \sim V_6$ 相对敏感,可检出 12 导联记录的 ST 段下降的90%。5 个导联以上出现 ST 段压低,提示多支血管病变。Ⅱ、V_2、V_5 导联 ST 段下降提示缺血可能为冠痉挛脉所致,这 3 个导联有助于心律失常的分析。无症状或胸痛不典型者,静息 12 导联心电图无异常,仅用 CC5 可满足试验要求。但对心律失常、病理 Q 波、可疑冠脉痉挛或需评价冠脉病变严重程度者,采用 12 导联记录是必要的。

6) 过度通气试验

大口喘气 1 min 后立即描记监护导联心电图,如果出现 ST 段下移为阳性。阳性结果没有病理意义,但提示运动中诱发的 ST 段改变不一定是心肌缺血的结果。

7) 试验中测量

按照运动方案逐级增加负荷,同时测定如下指标:心率或脉搏,每级最后 10~15 s 测定一次;血压,每级最后 1 min 测定一次;心电图,除用心电示波器连续监测心电图变化外,每级运动最后 10 s 记录心电图一次;摄氧量和 CO_2 排出量;主观感觉,试验中随时询问、观察,并做记录。

8) 运动试验终点

终止运动试验的指征,包括绝对指征和相对指征。绝对指征:随运动负荷的增加收缩压较基线水平下降>10 mmHg,伴随其他缺血证据;中-重度心绞痛;出现神经系统症状如:共济失调、头晕、接近晕厥;灌注不良的征象:发绀、苍白;出现影响监测心电图及收缩压的技术故障;受试者拒绝继续运动;持续室性心动过速;无病理性 Q 波的导联出现 ST 段抬高≥1.0 mm(V_1 及 aVR 导联除外)。相对指征:随运动负荷的增加收缩压较基线水平下降>10 mmHg,不伴随其他缺血证据;ST 或 QRS 波的变化如:ST 段过度压低(水平或下斜型 ST 段压低>2 mm)或运动诱发的明显的电轴偏移;除持续性室性心动过速外的其他心律失常如:多形室性早搏、短阵室性心动过速、室上性心动过速、心脏传导阻滞或心动过缓;疲乏、气短、耳鸣、腿疼挛;出现束支阻滞或不能与室速相鉴别的室内阻滞;进行性胸痛;高血压反应(收缩压>250 mmHg 和(或)舒张压>115 mmHg)。

9) 运动试验的安全性、主要并发症及抢救措施

(1) 运动试验安全性：运动试验相对安全，其危险性主要取决于受试者的临床特点。在非选择人群中进行运动试验，事件发生率<0.01%，病死率<0.05%。急性缺血后即刻运动试验的危险增加。对 151 941 例急性心肌梗死后 4 周内运动试验的调查结果显示，病死率为 0.03%。心肌梗死后早期进行症状限制运动试验，其致命性并发症的发生率仅为 0.03%。1 286 例心功能代偿的心力衰竭患者采用踏车运动试验未发现有重要并发症，运动试验相对安全。Yong 等人对 263 例有危及生命的室性心律失常患者进行 1 377 次，发现发生持续室速需电转复、心肺复苏、抗心律失常药物复律者占 2.2%。在无症状或低危人群进行运动试验并发症极低。

为减少运动试验并发症，应在运动前仔细询问病史及查体，并在运动中严密观察患者症状，监测心电图和血压。严格掌握运动试验禁忌证。不稳定心绞痛发作后，应至少在患者无静息胸痛发作或其他缺血证据或心力衰竭 48~72 h 后进行运动试验。无并发症的急性心肌梗死 5~7 天后进行运动试验是明智的。有左室流出道的明显梗阻者进行运动试验危险性明显增加。有选择地让合适的患者进行低水平运动对评价左室流出道梗阻的严重程度很有价值。未控制的高血压是运动试验的禁忌证。患者运动前测血压，血压≥200/110 mmHg 时应休息 15~20 min 后再测血压，如血压仍高，则应推迟运动试验，直到血压控制良好。

(2) 运动试验主要并发症。① 心脏并发症：缓慢性心律失常，包括窦性、房室交界性、室性、房室阻滞和心脏骤停；猝死(室速/或室颤)；心肌梗死；充血性心力衰竭；低血压休克。② 非心性并发症：骨骼肌损伤。③ 其他并发症：严重乏力、头晕、晕厥等。

(3) 运动试验前应准备好抢救措施：运动试验室应备有急救车、除颤器、必要的心血管抢救用药，如治疗快速心律失常、房室阻滞、低血压和持续心绞痛的药品。对高危患者，如评价致命心律失常药物疗效时应建立静脉通路。抢救仪器设备应定期检查。预先制订好一旦发生心脏急性事件时的处理方案，如患者的转运及进入冠心病监护病房的通道。

10) 主观用力程度分级

根据运动者的自我感觉用力程度衡量相对运动水平的半定量指标(见表 6-1-1)。

表 6-1-1　主观用力程度分级

分级	7 级	9 级	11 级	13 级	15 级	17 级	19 级
用力程度	轻微用力	稍用力	轻度用力	中度用力	明显用力	非常用力	极度用力

3. 结果分析指标

1) 心率

正常人运动负荷每增加 1 代谢当量(MET)，心率应该增加 8~12 次/min。心率的异常运动反应有过快和过慢两类。运动试验中及恢复期心率相对较快，其原因有：外周阻力降低、血容量少、卧床时间较长、贫血、代谢异常，心肌梗死及冠状动脉手术后多见。相对慢的心率反应多见于：参加体育锻炼者、每搏输出量高或由于药物如 β 受体阻滞剂的影响。运动中心率上升受限是冠心病的一种表现，心率反应减弱是预后不良的指标。

2) 血压

血压取决于心输出量及外周阻力。正常的反应是随运动量增加，收缩压进行性增加，峰值可达 160~200 mmHg，舒张压变化不大，波动在 10 mmHg 左右。运动高峰及终止运动即刻的收缩压被认为是评价心肌收缩力的重要指标。收缩压一般可以达到 180~220 mmHg，运动时收缩压达到 250 mmHg、舒张压达到 120 mmHg 为高限。异常反应：运动中收缩压不升或不超过 130 mmHg，或血压下降甚至低于安静水平，提示心脏收缩功能储备力很小。运动中收缩压越高，发生心源性猝死的概率反而降低。运动中最高

收缩压<140 mmHg,年病死率为 97.0%,140~199 mmHg,年病死率为 25.3%。运动中舒张期血压明显升高,比静息水平高 15 mmHg 以上,甚至可超过 120 mmHg,说明总外周阻力明显升高,提示冠状血管储备力接近或达到极限,机体只有通过提高舒张压来增加心脏舒张期的冠脉灌注压,从而补充冠状动脉供血,常见于严重冠心病。

收缩压升高<120 mmHg 或持续降低≥10 mmHg 提示可能为心输出量不足或外周血管阻力降低。运动低血压发生率为 2.7%~9.3%。收缩压下降多由于严重冠心病患者心肌缺血致心功能减低引起,在 3 支冠脉病变或左主干病变患者中发生率高。尤其发生于运动初期,低负荷运动量时提示冠脉病变严重,预后不良。运动诱发的低血压提示患者在运动试验过程中发生室颤的危险性高。运动期间舒张压增高,诊断冠心病的特异性高,并提示冠脉病变严重。

3) 每搏量和心输出量

运动时每搏量逐步增加,心输出量也逐渐增大,最高可达静息时的 2 倍左右。但到 40%~50%时,每搏量不再增加,此后心输出量增加主要依靠心率加快。心输出量最大量可达静息时的 4~5 倍,但是运动肌的血流需求量高于心输出量增加。因此,需要进行血流再分配,以确保运动组织和重要脏器的血液供应。

4) 心率-血压乘积

心率-血压乘积(rate-pressure product,RPP)是指心率和收缩压的乘积。RPP 随着运动量的增加而增加,其峰值可评价心血管功能,正常值为 25 000~40 000 mmHg·次/min。可作为心肌摄氧量的一种替代评价方法。由于心肌摄氧量与冠状动脉血流量、运动强度存在着线性关系,冠状动脉血流量随着心肌耗氧量的增加而增加,导致心率、心肌收缩力增加。如果冠状动脉血流供应受损,可发生在阻塞性缺血性心脏病(ishemic heart disease,IHD)中,就可能出现心肌缺血的指征(如心电图 ST 段改变)和症状。在运动时,发生这种情况的节点是缺血阈值。RPP 可用来反复估算缺血阈值,并且比其他计算结果更加可靠。因此,RPP 成为反应机体自主神经功能和心肌耗氧量的综合指标,对心血管疾病具有一定的预判作用和临床意义。在已患有心血管疾病的人群中,关注 RPP 的特异变化可以及时预防病情的恶化。此外,糖尿病和贫血可以导致 RPP 的变化,这两类人群应密切关注 RPP 变化以防心血管并发症的发生。

影响机体 RPP 的因素有很多,年龄、人种、肥胖、体力活动、吸烟量、用药(降压药物等)、绝经情况及职业应激,对于肥胖、体力活动、吸烟量等这些人为可控因素,应积极采取相应的措施来控制 RPP 的变化,预防心血管功能下降。

大量研究已证明,运动可以改善安静状态下和运动时的 RPP 反应,增强心血管机能。不同的运动类型和运动方式产生的影响不同,在身体承受范围内应选择适当的力量练习,每天进行一次持续时间较长的有氧运动的锻炼效果比每天多次累计的有氧运动要好,但应避免进行 RPP 过度增加的不合理运动。值得注意的是,冠心病患者在康复运动中,如果 RPP 表现出突然的增加,这可能是潜在的心肌供血不足的反映。

5) 心电图改变

应正确识别正常反应与常见异常反应。

正常反应时,运动中 P 波更加直立,在下壁导联幅度增加明显,时程无明显变化。在下壁导联 PR 间期缩短,PR 段下斜性压低(由心房复极 Ta 波引起),可引起下壁导联 ST 段假性压低。运动高峰时 Q 波轻度加深。运动高峰 V_5 导联 R 波明显减小并持续至运动结束后 1 min。V_5 和 aVF 的 S 波加深,以后逐渐恢复。R 波幅度减小的同时 S 波振幅可加深。J 点在侧壁导联降低,ST 段上斜性压低。运动初始 T 波逐渐减低,运动高峰时 T 波幅度开始增加。

异常反应时,ST 段测量应以 PR 段为基线,由 J 点起始。如 ST 段为水平或下斜性压低,应以 J 点后 60 ms 或 80 ms 测量。将 ST 段上斜性压低且上升缓慢视为异常可提高运动试验的敏感性但减低特异性。运动诱发的心肌缺血可产生 3 种 ST 段表现:ST 段压低、抬高或正常化(见图 6-1-1)。

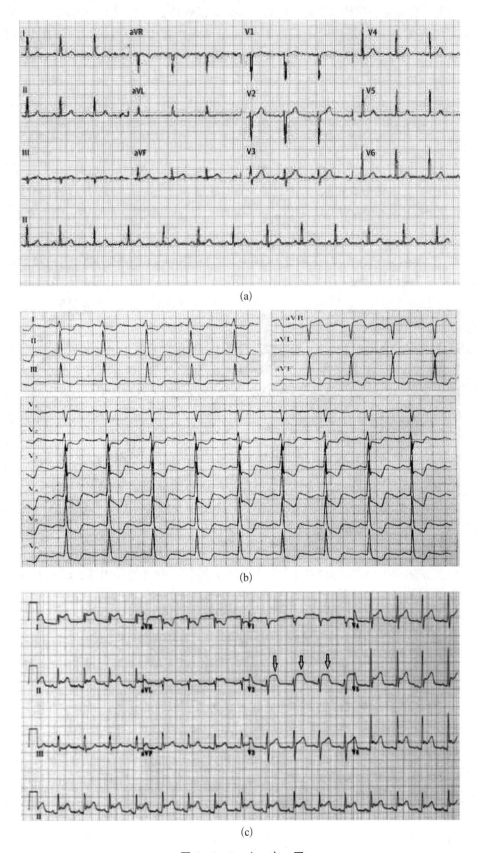

图 6-1-1　心　电　图

（a）正常心电图；（b）ST 段压低；（c）ST 段抬高

(1) ST 段压低：是常见心肌缺血表现,代表心内膜下心肌缺血。极量运动出现 J 点下降是一种正常反应,J 点后 ST 段快速上斜性降低(>1 mv/s)<1.5 mm 应视为正常。J 点后 80 ms ST 段缓慢上斜性降低≥1.5 mm 视为异常。ST 段水平或下斜性降低≥0.1 mv,持续 80 ms 为异常。下斜型较水平型 ST 段压低更有意义。运动前已存在 ST 段基线异常者,运动诱发 ST 的压低较不特异。ST 段压低的程度、涉及的导联数、出现的时间、持续的时间与冠心病的危险度及严重程度相关。在较低的运动负荷和心率血压双乘积时出现 ST 段压低提示其预后差,更可能为多支血管病变。恢复期 ST 段压低存在也与冠心病的严重程度相关。

(2) ST 段抬高：出现于有心肌梗死病史并遗留病理性 Q 波的导联或无病理性 Q 波的导联,其意义不同。运动诱发 ST 段抬高多见于有 Q 波的 V_1、V_2 导联。运动诱发心肌梗死后有 Q 波的导联的 ST 段抬高是由于局部心肌运动障碍或室壁瘤形成。有 Q 波导联在运动试验中诱发出现 ST 段抬高者较未出现 ST 段抬高者射血分数低。无病理性 Q 波导联出现 ST 段抬高,提示病变可能位于血管近端或由于冠脉痉挛引起。严重透壁的心肌缺血也表现为 ST 段抬高并可由此估计出缺血的部位,而 ST 段压低估计缺血部位不可靠。运动诱发 ST 段抬高者更易发生室性心律失常。

(3) ST 段正常化或无变化：也可能是心肌缺血的一种表现,但不特异,指静息时心电图异常,T 波倒置,ST 段压低,而心绞痛发作或运动时恢复正常。

(4) 最大 ST/HR 斜率：正常人运动时 ST 段降低程度轻,很少超过 1.0 mm,且最大 ST 段下降发生在心率接近 140 次/min 时,冠心病患者在心率并不很快时就出现 ST 段下降。ST 段下降经心率校正可能提高运动试验敏感性。各导联根据不同心率时 ST 段下降绘制曲线。用统计学方法求出回归方程的最大斜率。随运动负荷的增加,同样的心率变化引起的 ST 段下降逐渐加深,到运动终点前达最高值。每次最大 ST/HR 斜率≥2.4 mV/min 视为异常,≥6 mV/min 提示 3 支血管病变。

(5) U 波变化：U 波倒置可出现于左室肥厚、冠心病、主动脉及二尖瓣反流患者。由左室舒张功能异常引起。静息心电图正常,运动诱发 U 波倒置提示心肌缺血病变可能在左前降支。

(6) Q-T 间期：有研究表明 QT 间期延长与冠心病、高血压性心脏病相关性好。正常人运动使 QTC 缩短,冠心病患者运动使 QTC 延长或不变。

6) 心脏传导障碍

预激综合征,如果运动中消失,则提示预后良好(约占 50%);束支传导阻滞：运动可诱发频率依赖性左、右束支传导阻滞以及双支传导阻滞,如在心率低于 125 次/min 时发生多与冠心病有关,而在心率高于 125 次/min 发生的则病理意义不大。静息时右束支传导阻滞可掩盖 ST 段下移。而左束支传导阻滞本身可以造成运动时 ST 段下降,往往难以与缺血性改变鉴别。心室内传导阻滞可见于运动前,运动中可加重亦可能消失。

7) 运动性心律失常

运动时心律失常的原因与交感神经兴奋性增高和心肌需氧量增加有关。利尿剂和洋地黄制剂可促使运动中发生心律失常,近期饮酒和服咖啡因可加重运动诱发的心律失常,冠心病患者心肌缺血也可诱发心律失常。室性期前收缩是运动中最常见的心律失常,其次是室上性心律失常和并行心律。有猝死家族史的室性期前收缩应该加以重视,也应重视持续性心动过速的患者。运动中和运动后一过性窦性心律失常和良性游走心律也较常见。

8) 症状

正常人在亚极量运动试验中应无症状。极量运动试验时可有疲劳、下肢无力、气急并可伴有轻度眩晕、恶心和皮肤湿冷。这些症状发生在亚极量运动时应作为异常。胸痛、发绀、极度呼吸困难发生在任何时期均属于异常。运动中发生的胸痛如果符合典型心绞痛,可以作为诊断冠心病的重要指征。在发生心绞痛的同时不一定伴有 ST 段下移。ST 段的改变可以在心绞痛前、后或同时发生。对于运动诱发不典型心绞痛的患者,可以选择另一方案重复运动试验,观察患者是否在同等心率压力乘积(RPP)的情况下诱发症状。由于冠心病患者的心肌缺血阈一般比较恒定,所以如果症状确实是心肌缺血所致,就应该在同等 RPP 时出现症状。但是要注意心绞痛不一定就是心肌缺血的结果。

9) 最大摄氧量(VO_{2max})和代谢当量(METs)

正常应大于正常人预计值的 84%,心脏疾病患者 VO_{2max} 降低。运动试验的强度越大,VO_2 越大。因此,可用 VO_{2max} 的百分比表示运动强度。由 VO_{2max} 推算而出。1 METs 相当于 $3.5\ ml/(kg\cdot min)VO_{2max}$。METs 不仅可以表示各种日常生活的强度,而且可以据此来评定心功能能力,以指导患者日常生活活动与职业活动。

10) 靶心率和氧脉搏

靶心率是指在心脏康复训练时所应达到和保持的心率,可作为表示运动强度的另一个指标,一般不宜超过 85% HR_{max}。氧脉搏由 VO_{2max} 推算而出,该值减小,则提示心脏储备功能下降。

4. 阳性结果评定标准

(1) 运动中出现典型心绞痛发作。

(2) 运动中以及运动后(2 min 内)以 R 波为主的导联出现下垂型、水平型、缓慢上斜型(J 点后 0.08 s)ST 段下移 $\geqslant 0.1\ mV$,并持续 2 min 以上。如运动前有 ST 段下移,则在此基础上再增加上述数值。

(3) 运动中收缩期血压下降(低于安静水平)。

以上标准不能简单地套用,可以作为临床诊断的参考,而不能独立依此做出临床诊断。

(二) 心功能分级

1. NYHA 分级

目前主要采用美国纽约心脏病学会(NYHA)1928 年提出的一项分级方案,主要是根据患者自觉的活动能力划分为四级。Ⅰ级(最大代谢当量 6.5 METs):患者患有心脏病但体力活动不受限制。平时一般活动不引起疲乏、心悸、呼吸困难、心绞痛等症状。Ⅱ级(轻度心力衰竭,最大代谢当量 4.5 METs):体力活动轻度受限。静息时无自觉症状,一般的活动可出现上述症状,静息后很快缓解。Ⅲ级(中度心力衰竭,最大代谢当量 3.0 METs):体力活动明显受限。休息时无症状,轻于平时一般的活动即引起上述症状,休息较长时间后方可缓解。Ⅳ级(重度心力衰竭,最大代谢当量 1.5 METs):不能从事任何体力活动。休息时亦有心力衰竭的症状,体力活动后加重。

2. AHA 分级

1994 年美国心脏病学会(AHA)对 NYHA 的心功能分级方案再次修订时,采用并行的两种分级方案。第 1 种即上述的四级方案,第 2 种是客观地评估,即根据客观的检查手段如心电图、负荷试验、X 线、超声心动图等来评估心脏病变的严重程度,分为 A、B、C、D 四级:A 级,无心血管疾病的客观依据;B 级,客观检查示有轻度的心血管疾病;C 级,有中度心血管疾病的客观依据;D 级,有严重心血管疾病的表现。

3. Killip 分级

用于评估急性心肌梗死患者的心功能状态。Ⅰ级,无肺部啰音和第三心音;Ⅱ级,肺部有啰音,但啰音的范围 $\leqslant 1/2$ 肺野;Ⅲ级,肺部啰音的范围 $>1/2$ 肺野(肺水肿);Ⅳ级,休克。

(三) 心绞痛分级

通常采用加拿大血管学会制订的标准(见表 6-1-2)。

表 6-1-2　心绞痛分级法

分　级	临　床　表　现
Ⅰ级	一般体力活动(如散步、登梯)不受限,仅在强、快或持续用力时会发生心绞痛
Ⅱ级	一般体力活动轻度受限,快步、登梯、爬坡、餐后、寒冷或刮风中、情绪激动或醒后数小时内发作心绞痛;通常情况下,心绞痛多发生于平地步行 200 m 以上或登梯一层以上时
Ⅲ级	一般体力活动明显受限;通常情况下,心绞痛多发生于平地步行 200 m 或登梯一层时
Ⅳ级	轻微活动或休息时即可发生心绞痛

(四) 其他评定方法

其他评定方法包括 6 分钟步行试验、代谢当量活动问卷、起—坐评估法(参见第二章),适合于社区;此外,还有心理评估等,以及近年来较为重视的"双心"问题,也应纳入社区应用。

四、康复治疗

(一) 康复分期与原则

1. 康复分期和适应证

根据冠心病康复治疗特征,国际上将冠心病康复治疗分为 3 期。

Ⅰ期:指急性心肌梗死或急性冠脉综合征住院期康复。冠状动脉分流术(CABG)和经皮冠状动脉腔内成形术(PTCA)术后早期康复也属于此列。发达国家此期已缩短到 3～7 天。Ⅰ期适应证:患者生命体征稳定,无明显心绞痛,静息心率<110 次/min,无心力衰竭、严重心律失常和心源性休克,血压基本正常,体温正常。

Ⅱ期:指患者出院开始,至病情稳定性完全建立为止,时间 5～6 周。由于急性节段缩短,Ⅱ期的时间也趋向于逐渐缩短。Ⅱ期适应证:与Ⅰ期类似,患者病情稳定,运动能力达到 3 METs 以上,家庭活动时无显著症状和体征。

Ⅲ期:指病情处于较长期稳定状态,或Ⅱ期过程结束的冠心病患者。经皮经腔内冠状动脉成形术(PTCA)及支架置入术后或 CABG 术后的康复也属于此列。康复程序一般为 2～3 个月,自我锻炼应该持续终身。Ⅲ期适应证:临床病情稳定者,包括陈旧性心肌梗死、稳定型劳力性心绞痛、无症状冠心病、冠状动脉分流术、腔内成形术和支架置入术后、心脏移植术后、安装起搏器后。过去被列为禁忌证的一些情况如病情稳定的心功能减退、室壁瘤等正在被逐步列入适应证的范畴。有人将终身维持的运动锻炼列为Ⅳ期。

2. 不同分期的康复原理与原则

Ⅰ期康复原理和原则:通过适当活动,减少或消除绝对卧床休息所带来的不利影响。过分卧床休息可导致以下对机体的不利影响:血容量减少,导致每搏量和心输出量降低,代偿性心率加快;回心血量增加,心脏前负荷增大,心脏射血阻力相对增高,心肌耗氧量相对增加;回流缓慢,血液黏滞性相对增加,发生下肢静脉血栓和肺栓塞的概率增加;横膈活动降低,通气及换气功能障碍,排痰困难,容易合并坠积性肺炎;运动耐力降低;胰岛素受体敏感性降低,葡萄糖耐量降低;患者对疾病的恐惧和焦虑情绪增加,肾上腺素激素分泌增加。

Ⅱ期康复原理和原则:设立Ⅱ期康复是基于心肌梗死瘢痕形成需要 6 周左右的时间,而在心肌瘢痕形成之前,患者病情仍然有恶化的可能性,进行较大强度的运动的危险性较大。因此,患者在此期主要是要保持适当的体力活动,逐步适应家庭活动,等待病情完全稳定,准备参加Ⅲ期康复锻炼。有的康复中心在Ⅱ期开始进行心电监护下的运动锻炼,其实际效果尚有待验证。

Ⅲ期康复原理和原则:① 外周效应,指心脏之外的组织和器官发生的适应性改变,是公认的冠心病和各类心血管疾病康复治疗机制。肌肉适应性改善,长期运动训练后肌肉毛细血管密度和数量增加,运动时毛细血管开放的数量和口径增加,肌肉运动时血液-细胞气体交换的面积和效率相对增加,外周骨骼肌摄取能力提高,动静脉氧差增大;运动肌氧利用能力和代谢能力改善,肌细胞线粒体数量、质量和氧化酶活性提高,骨骼肌氧利用率增强。肌细胞胰岛素受体开放数量增加,葡萄糖进入细胞的速率和数量增加,从而运动能量代谢效率改善,血流需求相对减少;交感神经兴奋性降低,血液儿茶酚胺含量降低;肌肉收缩的机械效率提高,定量运动时能量消耗相对减少;最大运动能力提高。由于定量运动时心脏负荷减轻,心肌耗氧量降低,最大运动能力相应提高。外周效应需要数周时间才能完成,停止训练则丧失,因此训练必须持之以恒。② 中心效应:指训练对心脏的直接作用,主要为心脏侧支循环形成(冠脉生物搭桥),冠状动脉供血量提高,心肌内在收缩性相应提高。动物实验已经获得积极的效果,但是临床研究尚有待进行。③ 危险因素控制:包括改善脂质代谢异常,改善高血糖和糖耐量异常,控制高血压,改善血液高凝状态,帮助戒烟。

(二) 康复方法

1. 药物治疗

(1) 解除疼痛常用药物:① 哌替啶肌注或吗啡皮下或静脉注射;② 轻者可用可待因或罂粟碱;③ 硝酸甘油或硝酸异山梨酯,舌下含用或静脉滴注,注意心率加快和低血压;④ 中药制剂;⑤ 心肌再灌注疗法亦可解除疼痛。

(2) 消除心律失常常用药物:① 室性期前收缩或室性心动过速用利多卡因,情况稳定后改用美西律;② 心室颤动时,采用非同步直流电除颤,药物治疗室性心动过速不满意时及早用同步直流电复律;③ 缓慢的心律失常可用阿托品静注;④ Ⅱ、Ⅲ度房室传导阻滞时宜用临时人工心脏起搏器;⑤ 不能用洋地黄、维拉帕米控制室上性心律失常药物时,用同步直流电复律或用抗快速心律失常的起搏治疗。

(3) 控制休克:① 补充血容量:右心室梗死,中心静脉压升高不一定是补充血容量的禁忌;② 应用升压药;③ 应用血管扩张剂如硝普钠、硝酸甘油等。

(4) 其他对症治疗:① 纠正酸中毒保护肾功能,应用糖皮质激素;② 促进心肌代谢药物,维生素 C、辅酶 A、细胞色素 C、维生素 B_6 等;③ 极化液疗法,用氯化钾、胰岛素、葡萄糖配成,促进心肌摄取和代谢葡萄糖;④ 右旋糖酐 40 或淀粉代血浆;⑤ β 受体阻滞剂,钙通道阻滞剂和血管紧张素转换酶抑制剂,对前壁心肌梗死伴交感神经亢进,可防止梗阻范围扩大;⑥ 抗凝疗法、华法林等,同时监测凝血酶原时间。

2. 康复治疗

1) Ⅰ期(院内康复期)

(1) 治疗目标:为住院期间的冠心病患者提供康复和预防服务。康复目标:缩短住院时间,促进日常生活及运动能力的恢复,增加患者的自信心,减少心理痛苦,减少再住院;避免卧床带来的不利影响,提醒戒烟并为Ⅱ期康复提供全面完整的病情信息和准备。同时,经过康复使患者低水平运动试验阴性,可以按正常节奏连续行走 100～200 m 或上下 1～2 层楼而无症状和体征。运动能力达到 2～3 METs,能够适应家庭生活,使患者理解冠心病的危险因素及注意事项,在心理上适应疾病的发作和处理生活中的相关问题。

(2) 治疗周期:一般 7 天,急性心肌梗死可适当延长至 14 天,未进行溶栓或溶栓失败也未进行血运重建治疗者可以延长至 28 天。

(3) 治疗方案:以循序渐进地增加活动量为原则,只要患者的生命体征稳定,无明显心绞痛,安静时心率<110 次/min,无心力衰竭、严重心律失常和心源性休克,血压基本正常,体温正常,无并发症时即可开始。通过适当活动,减少或消除绝对卧床休息所带来的不利影响。康复治疗的基本原则是根据患者的自

我感觉,尽量进行可以耐受的日常活动。康复治疗采用团队合作模式,即由心脏科医师、康复科医师、康复治疗师(物理治疗、作业治疗、心理治疗等)、护士、营养师等共同工作。具体如表 6-1-3 所示。

表 6-1-3　心肌梗死后的运动治疗方案

分　类	具　体　方　法
1. 床上活动	一般从床上的肢体活动开始,包括呼吸训练。肢体活动一般从远端肢体的小关节活动开始,从不抗地心引力的活动开始,强调活动时呼吸自然、平稳,没有任何憋气和用力的现象,然后可以逐步开始抗阻活动。抗阻活动可以采用捏气球、皮球,或拉皮筋等,一般不需要专用器械。徒手体操十分有效。吃饭、洗脸、刷牙、穿衣等日常生活活动可以早期进行
2. 呼吸训练	呼吸训练主要指腹式呼吸。腹式呼吸的要点是在吸气时腹部浮起,让膈肌尽量下降;呼气时腹部收缩,把肺的气体尽量排出;呼气与吸气之间要均匀连贯,可以比较缓慢,但是不可憋气
3. 坐位训练	坐位是重要的康复起始点,应该从第一天就开始。开始坐时可以有依托,例如把枕头或被子放在背后,或将床头抬高。有依托坐的能量消耗与卧位相同,但是上身直立体位使回心血量减少,同时射血阻力降低,心脏负荷实际上低于卧位。在有依托的坐姿适应之后,患者可以逐步过渡到无依托独立坐
4. 步行训练	步行训练从床边站立开始,先克服体位性低血压。在站立无问题后,开始时在床边步行(1.5～2.0 METs),以便在疲劳或不适时能够及时上床休息。此阶段开始时最好进行若干次心电监护活动,因为患者的活动范围明显增大,需要加强监护。要特别注意避免上肢高于心脏水平的活动,例如患者自己手举盐水瓶上厕所,此类活动的心脏负荷增加很大,常是诱发意外的原因
5. 大便	患者大便务必保持通畅。卧位大便时由于臀部位置提高,回心血量增加,使心脏负荷增加,同时由于排便时必须克服体位所造成的重力,所以需要额外的用力(4 METs)。因此,卧位大便对患者不利。而在床边放置简易的坐便器,让患者坐位大便,其心脏负荷和能量消耗均小于卧床大便(3.6 METs),也比较容易排便。因此,应该尽早让患者坐位大便,但是禁忌蹲位大便或在大便时过分用力。如果出现便秘,应该使用通便剂。患者有腹泻时也需要注意严密观察,因为过分的肠道活动可以诱发迷走反射,导致心律失常或心电不稳
6. 上楼	上下楼的活动是保证患者出院后在家庭活动安全的重要环节。下楼的运动负荷不大,而上楼的运动负荷主要取决于上楼的速度。必须保持非常缓慢的上楼速度。一般每上一级台阶可以稍事休息,以保证没有任何症状
7. 心理康复与常识宣教	患者在急性发病后,往往有显著的焦虑和恐惧感。护士和康复治疗师必须安排对于患者的医学常识教育,使其理解冠心病的发病特点,为患者分析发病诱因,注意事项和预防再次发作的方法。控制冠心病危险因素,特别强调戒烟、低脂低盐饮食、规律的生活、个性修养等,提高患者依从性。同时对患者家属的教育也同样重要。一旦患者身体状况稳定,有足够的精力和思维敏捷度,并且知晓自己的心脏问题即可开始患者教育
8. 康复方案调整与监护	如果患者在训练过程中没有不良反应,运动或活动时心率增加<10 次/min,次日训练可以进入下一阶段;运动中心率增加在 20 次/min 左右,则需要继续同一级别的运动;心率增加超过 20 次/min,或出现任何不良反应,则应该退回到前一阶段运动,甚至暂时停止运动训练。为了保证活动的安全性,可以在医学或心电监护下开始所有的新活动。在无任何异常的情况下,重复性的活动不一定要连续监护
9. 出院前评估及治疗策略	当患者顺利达到训练目标后,可以进行症状限制性或亚极量心电运动试验,或在心电监护下进行步行。如果确认患者可连续步行 200 m 无症状和无心电图异常,可以安排出院。患者出现合并症或运动试验异常者则需要进一步检查,并适当延长住院时间

2) Ⅱ期(院外早期康复或门诊康复期)

Ⅱ期一般为出院后 1～6 个月,冠状动脉介入治疗、冠脉搭桥术后常规为出院后 2～5 周。因目前我国冠心病患者住院时间控制在平均 7 天左右,因此Ⅰ期康复时间有限,Ⅱ期康复为冠心病康复的核心阶段,既是Ⅰ期康复的延续,也是Ⅲ期康复的基础。

对急性冠脉综合征恢复期、稳定性心绞痛、冠状动脉介入治疗或冠脉搭桥术后 6 个月内,生命体征稳定,运动能力达到 3 代谢当量(METs)以上,家庭活动时无显著症状和体征的患者,建议进入Ⅱ期康复计划。不稳定性心绞痛、心功能Ⅳ级、未控制的严重心律失常、未控制的高血压[静息收缩压＞ 160 mmHg

（1 mmHg＝0.133 kPa）或静息舒张压＞ 100 mmHg]等情况的患者,病情尚不稳定,不能进入此期。

（1）康复目标：与Ⅰ期康复不同,除了患者评估、患者教育、日常活动指导、心理支持外,这期康复计划增加了每周 3～5 次心电和血压监护下的中等强度运动,包括有氧运动、阻抗运动及柔韧性训练等。每次持续 30～90 min,共 3 个月左右。推荐运动康复次数为 36 次,不低于 25 次。

本期治疗周期一般为 3 个月。

（2）治疗方案：根据患者的评估及危险分层,给予有指导的运动。其中运动处方的制订是关键。需特别指出,每位冠心病患者的运动康复方案须根据患者实际情况制订,即遵循个体化原则分步实施治疗方案。

第一步：准备活动,即热身运动,多采用低水平有氧运动,持续 5～10 min。目的是放松和伸展肌肉、提高关节活动度和心血管的适应性,预防运动诱发的心脏不良事件及预防运动性损伤。

第二步：训练阶段,包含有氧运动、阻抗运动、柔韧性运动等,总时间 30～90 min。其中,有氧运动是基础,抗阻运动和柔韧性运动是补充。具体运动方式如表 6-1-4 所示。

表 6-1-4　训练阶段运动方式

分 类	运 动 方 式
有氧运动	有氧运动所致的心血管反应主要是心脏的容量负荷增加,改善心脏功能。其对冠心病的治疗作用有：使冠状动脉管径增大、弹性增加；改善血管内皮功能,从而改善冠状动脉的结构和功能。常用有氧运动方式有行走、慢跑、骑自行车、游泳、爬楼梯,以及在器械上完成的行走、踏车、划船等,每次运动 20～40 min。建议初始从 20 min 开始,根据患者运动能力逐步增加运动时间。运动频率 3～5 次/周,运动强度为最大运动强度的 50%～80%。体能差的患者,运动强度水平设定为 50%,随着体能改善,逐步增加运动强度。对于体能好的患者,运动强度应设为 80%
抗阻运动	阻抗运动的时期选择：冠状动脉介入治疗后至少 3 周,且应在连续 2 周有医学监护的有氧训练之后进行；心肌梗死或冠脉搭桥术后至少 5 周,且应在连续 4 周有医学监护的有氧训练之后进行；冠脉搭桥后 3 个月内不应进行中到高强度上肢力量训练,以免影响胸骨的稳定性和胸骨伤口的愈合。与有氧运动比较,阻抗运动引起的心率反应性较低,主要增加心脏的压力负荷,从而增加心内膜下血流灌注,获得较好的心肌氧供需平衡。其他益处：增加骨骼肌质量,提高基础代谢率；增强骨骼肌力量和耐力,改善运动耐力,帮助患者重返日常生活和回归工作；其他慢性病包括腰痛、骨质疏松、肥胖、糖尿病等也能从阻抗运动中获益。证据表明,阻抗运动对于血压已经控制的高血压患者是安全的,对心力衰竭患者亦主张进行阻抗运动。冠心病的阻抗运动形式多为循环阻抗力量训练,即一系列中等负荷、持续、缓慢、大肌群、多次重复的阻抗力量训练,常用的方法有利用自身体重（如俯卧撑）、哑铃或杠铃、运动器械及弹力带。其中弹力带具有易于携带、不受场地及天气的影响、能模仿日常动作等优点,特别适合基层应用。每次训练 8～10 组肌群,躯体上部和下部肌群可交替训练,每周 2～3 次或隔天 1 次,初始推荐强度为：上肢为一次最大负荷量,即在保持正确的方法且没有疲劳感的情况下,一个人仅一次重复能举起的最大重量）的 30%～40%,下肢为 50%～60%,Borg 评分 11～13 分。应注意训练前必须有 5～10 min 的有氧运动热身,最大运动强度不超过 50%～80%,切记运动过程中用力时呼气,放松时吸气,不要憋气,避免 Valsalva 动作
柔韧性运动	骨骼肌最佳功能需患者的关节活动维持在应有范围内,保持躯干上部和下部、颈部和臀部的灵活性和柔韧性尤其重要,如果这些区域缺乏柔韧性会增加慢性颈肩腰背痛的危险。老年人普遍柔韧性差,使日常生活活动能力降低。因此,柔韧性训练运动对老年人很重要。训练原则应以缓慢、可控制的方式进行,并逐渐加大活动范围。训练方法：每一部位拉伸时间 6～15 s,逐渐增加到 30 s,如可耐受可增加到 90 s,期间正常呼吸,强度为有牵拉感觉同时不感觉疼痛,每个动作重复 3～5 次,总时间 10 min,每周 3～5 次

第三步：放松运动,有利于运动系统的血液缓慢回到心脏,避免心脏负荷突然增加诱发心脏事件。因此,放松运动是运动训练必不可少的一部分。放松方式可以是慢节奏有氧运动的延续或是柔韧性训练,根据患者病情轻重可持续 5～10 min,病情越重放松运动的持续时间宜越长。安全的运动康复除制订正确的运动处方和医务人员指导外,还需运动中心电及血压等监护。低危患者运动康复时无须医学监护,中危患者可间断医学监护,高危患者需严格连续医学监护。对于部分低、中危者,可酌情使用心率表监护心率。

同时应密切观察患者运动中表现,在患者出现不适反应时能正确判断并及时处理,并教会患者识别可能的危险信号。运动中有如下症状时,如胸痛(如放射至臂部、耳部、颌部、背部的疼痛)、头昏目眩、过度劳累、气短、出汗过多、恶心呕吐、脉搏不规则,应马上停止运动;停止运动后上述症状仍持续,特别是停止运动 $5\sim6$ min 后,心率仍增加,应进一步观察和处理。如果感觉到有任何关节或肌肉不寻常疼痛,可能存在骨骼、肌肉的损伤,也应立即停止运动。

3)Ⅲ期(院外长期康复期)

Ⅲ期也称社区或家庭康复期,为心血管事件 1 年后的院外患者提供预防和康复服务,是Ⅱ期康复的延续。包括陈旧性心肌梗死、稳定型劳力性心绞痛、隐性冠心病、冠状动脉分流术和腔内成形术后、心脏移植术后、安装起搏器后。过去被列为禁忌证的一些情况,如病情稳定的心功能减退、室壁瘤等现正在被逐步列入适应证的范畴。这个时期,部分患者已恢复到可重新工作和恢复日常活动。为减少心肌梗死或其他心血管疾病风险,强化生活方式改变,进一步的运动康复是必要的。此期的关键是维持已形成的健康生活方式和运动习惯。

康复目标:巩固Ⅱ期康复成果,控制危险因素,改善或提高体力活动能力和心血管功能,恢复发病前的生活和工作。此期可以在社区或家庭进行。

康复方案:全面康复方案包括有氧训练、抗阻训练、柔韧性训练、医疗体操、作业训练、放松性训练、行为治疗、心理治疗等,有氧训练是核心。运动方式:最常用的运动方式包括步行、登山、游泳、骑车、中国传统形式的拳操等;训练形式:可以分为间断性和连续性运动;运动量:每周总运动量为 $700\sim2\,000$ cal(1 cal= 4.2 J),相当于步行 $10\sim32$ km。运动量的基本要素为强度、时间和频率。合适运动量的主要标志:运动时稍出汗,轻度呼吸加快但不影响对话,早晨起床时感舒适,无持续的疲劳感和其他不适感。每次训练都必须包括准备活动、训练活动和放松运动。

3. 日常生活指导

指导患者尽早恢复日常活动是心脏康复的主要任务之一。应根据运动负荷试验测得患者最大运动能力[以最大代谢当量(MET_{max})表示],将目标活动时的 METs 值与患者测得的 MET_{max} 比较,评估进行该活动的安全性。

开车所需能量消耗水平较低(<3 METs)。一般而言,病情稳定 1 周后可开始尝试驾驶活动,但应告知患者避免在承受压力或精神紧张,如时间紧迫、天气恶劣、夜间、严重交通堵塞或超速等情况下驾驶。

虽病情已稳定,心脏事件后患者如果伴有以下情况之一者,即低血压、严重心律失常、重度传导阻滞或心力衰竭,应延缓驾驶时间至 3 周以上。乘坐飞机因受高空气压影响,可能会有轻度缺氧。

心脏事件后 2 周内乘坐飞机的患者应具备静息状态下无心绞痛发作、无呼吸困难及低氧血症,并且对乘坐飞机无恐惧心理。同时必须有伴同行,并备用硝酸甘油。

患者心肌梗死后的性生活:尽管当前社会对性的话题日渐开放,但在心肌梗死康复计划中通常被忽略。患者及其配偶在医师面前对此问题也常难以启齿。

医师同样觉得这是患者隐私,或因患者没有咨询过而认为他们这方面不存在问题。研究表明,患者在心肌梗死后性生活减少大都源于患者及其伴侣的焦虑与不安,并非真正身体功能障碍所致。许多人错误地认为性生活会诱发患者再次心肌梗死,事实上这种情况很少发生。

一般情况下,建议患者出院 $2\sim4$ 周后重新开始性生活,其中冠状动脉介入治疗后患者为出院后 1 周,冠脉搭桥术后患者为出院后 $6\sim8$ 周。通常性生活可使心率加快到 130 次/min,随之血压也会有所升高。如果患者能够在 $10\sim15$ s 内爬完 20 步楼梯未感觉呼吸急促、胸痛等症状,心跳与安静时相比增加不超过 $20\sim30$ 次/min,或进行心脏负荷试验,最大心脏负荷>5 METs,患者进行性生活是安全的。

如患者在性生活时出现心绞痛或其他相关不适,应及时停止并就医。同时应提醒患者随时备用硝酸甘油。要特别提醒患者,西地那非类药物与硝酸甘油严禁同时使用,以避免严重低血压,甚至导致生命危险。此外,某些治疗冠心病、高血压的药物可能对患者性功能有影响;如发生,要及时更换药物。

4. 职业康复指导

临床发现很多青壮年心肌梗死患者心脏功能虽恢复,但未回归工作岗位,而长期病假或申请退休。这类患者的社会功能明显受损,不仅影响其生活质量,对社会来说也是巨大损失。

在美国,心肌梗死后患者回归工作的可能性为 63%～94%。研究发现,低风险的心肌梗死患者(年龄<70 岁,左心室射血分数>45%,1～2 个血管病变且冠状动脉介入治疗成功)行冠状动脉介入治疗后 2 周即可重返工作,该研究中的患者均未发生不良事件。

有研究表明,发生心肌梗死事件前无抑郁症状或症状较轻的患者,恢复工作能力的速度较快。发生心肌梗死事件前,生活自理能力越强的患者平均住院时间越短。心脏事件前的最大有氧运动能力和抑郁评分是事件后恢复工作能力的最佳独立预测因子。心脏功能状态并不是患者是否能够回归工作有力预测因子。

患者不能完全回归工作的相关性因素包括糖尿病、较高年龄、病理性 Q 波型心肌梗死和心肌梗死前发生心绞痛。然而,一些研究中显示某些心理变量的预测性更好,如信任感、工作安全性、患者对"残疾"的主观感受和医患双方对康复的期望等。此外,主要应根据运动负荷试验所测得的实际运动能力,指导患者回归工作(见表 6-1-5)。

表 6-1-5　各种活动的能量消耗水平(用 METs 衡量)

能量消耗水平 (METs)	日常生活活动	职业相关活动	休闲活动	体育锻炼活动
<3	洗漱、剃须、穿衣、案头工作、洗盘子、开车、轻家务	端坐(办公室)、打字、案头工作、站立(店员)	高尔夫(乘车)、编织、手工缝纫	固定自行车、很轻松的健美操
3～4	耙地、使用自动除草机、铺床或脱衣服、搬运 6.75～13.5 kg 重物	摆货架(轻物)、修车、轻电焊/木工	交际舞、高尔夫(步行)、帆船、双人网球、6 人排球、乒乓球、夫妻性生活	步行(速度 4.8～6.4 km/h)、骑车(速度 10.0～13.0 km/h)、较轻松的健美操
5～6	花园中简单的挖土、手工修剪草坪、慢速爬楼梯、搬运 13.5～27.0 kg 的重物	户外木工、铲土、锯木、操作气动工具	羽毛球(竞技)、网球(单人)、滑雪(下坡)、低负荷远足、篮球、橄榄球、捕鱼	步行(速度 7.2～8.0 km/h)、骑车(速度 14.5～16.0 km/h)、游泳(蛙泳)
7～8	锯木、较重的挖掘工作、中速爬楼梯、搬运 27.5～40.50 kg 重物	用铲挖沟、林业工作、干农活	独木舟、登山、乒乓球、步行(8.0 km/h)、跑步(12 min 跑完 1 600 m)、攀岩、足球	游泳(自由泳)、划船机、高强度健美操、骑行(19.0 km/h)
≥9	搬运大于 40.00 kg 的重物爬楼梯、快速爬楼梯、大量的铲雪工作	伐木、重劳动、重挖掘工作	手球、足球(竞技)、壁球、越野滑雪、激烈篮球比赛	跑步(速度>10.0 km/h)、骑车(速度>21.0 km/h)、跳绳、步行上坡(速度>8.0 km/h)

5. 改变生活方式

急性心肌梗死的危险因素有血脂异常、吸烟、高血压、糖尿病、腹型肥胖、心理社会压力、摄入水果蔬菜少、饮酒、规律的体力活动少,这 9 种危险因素分别可解释男性和女性心肌梗死原因的 90% 和 94%。因此,冠心病可防可控。广义而言,二级预防是冠心病康复的一部分。

主要包括:坚持长期服药,不突然停药,定期就诊复查;生活要有规律,避免精神过度紧张和情绪波动;对心肌梗死的患者,克服焦虑、恐惧等情绪更为重要;冠心病与睡眠障碍关系密切,应当躯体治疗结合心理综合治疗,镇静安眠药要短程、足量、足疗程,要根据患者情况选择合适药物;合理膳食,低盐低脂饮食,食盐摄入量控制在每天 5 g 以下,少吃动物脂肪和胆固醇含量高的食物,如蛋黄、鱼子、动物内脏等,多吃鱼、蔬菜、水果、豆类及其制品。糖类食品应适当控制，少饮浓茶及咖啡等，水果、饮食不宜过饱，提倡少食多餐；保持排便通畅，防止便秘；参加适当的体力劳动和体育活动，如散步、打太极拳、做广播操等；肥胖者要逐步减轻体重；治疗高血压、糖尿病、高脂血症等与冠心病有关的疾病；不吸烟，不酗酒；常备缓解心绞痛的药物，如硝酸甘油片，以便应急服用。若持续疼痛或服药不能缓解，应立即送医院急诊。

（三）社区管理

社区管理的主要目标是预防复发，定时复查，给予家庭康复治疗的指导并监督执行情况等。一些简易的测控评估应定期进行，如 RPP 等，针对相关病种给予同步治疗。

（安丙辰　梁贞文）

第二节　高血压康复

一、概述

高血压（hypertension）是以体循环动脉收缩压和（或）舒张压的持续增高为主要表现的临床综合征。

根据血压水平的分类：血压在（140～159）/（90～99）mmHg 为 1 级高血压；血压在（160～179）/（100～109）mmHg 为 2 级高血压；血压≥180/110 mmHg 为 3 级高血压。

根据病因可分为原发性与继发性两大类。绝大多数患者高血压的病因不明，称之为原发性高血压，占高血压患者的 95% 以上。原发性高血压的发病机制不明，目前倾向认为是在一定的遗传背景下，由于多种后天因素的影响导致调节正常血压机制的失代偿引起的多因素疾病。已发现与发病有关的因素为遗传、年龄、性别、饮食、职业与环境、吸烟、饮酒、肥胖。本病发病机制有以下几个学说：精神-神经学说、肾素-血管紧张素-醛固酮系统平衡失调学说、遗传学说、钠摄入过多学说、肥胖、胰岛素抵抗、血管内皮功能异常学说等。

《中国心血管健康与疾病报告 2019》显示，我国高血压患病人数已达 2.45 亿。高血压的严重并发症包括脑卒中、冠心病、心力衰竭、肾脏疾病等，其致残率和致死率高，已成为我国社会和家庭的沉重负担。然而，高血压可防可控。研究表明，收缩压每降低 10 mmHg，或舒张压每降低 5 mmHg，死亡风险降低 10%～15%，脑卒中风险降低 35%，冠心病风险降低 20%，心力衰竭风险降低 40%。因此，预防和控制高血压是遏制我国心脑血管疾病流行的核心策略之一。康复治疗可以有效协助降压，减少药物使用量及减轻靶器官损害，提高体力活动能力和生活质量，是高血压治疗的必要组成部分。对于轻症患者可以单纯用康复治疗控制血压。

二、诊断与功能评定

（一）诊断

高血压诊断主要依据测量诊室血压值。采用经核准的水银柱或电子血压计，测量安静、休息、坐位、上臂肱动脉部位血压值，一般需要非同日测量 3 次以上，均收缩压≥140 mmHg，和（或）舒张压≥90 mmHg即可确诊。通常需要 1～4 周内进行 2～3 次血压测量。

根据国际高血压学会（ISH）颁布的《ISH2020 国际高血压实践指南》，将血压分为正常血压、正常高值血压、1 级高血压、2 级高血压（见表 6-2-1）。正常高值血压患者可以通过生活方式干预改善血压情况；1 级高血压患者如果生活干预 3～6 个月不能改善血压，应选择药物治疗；确认为 2 级高血压者则立即启动降压治疗。高血压风险分级为低危、中危、高危三个级别。

表 6 - 2 - 1　基于诊室血压的高血压分类(ISH)

分　类	收缩压(mmHg)		舒张压(mmHg)
正常血压	<130	和	<85
正常高值血压	130~139	和(或)	85~89
1级高血压	140~159	和(或)	90~99
2级高血压	≥160	和(或)	≥100

(二) 功能评定

运动疗法是高血压主要康复治疗手段,但由于高血压患者对运动的反应与正常人不同,因此高血压患者在运动训练之前应接受全面的医学检查与康复功能评定,以确定患者是否适于运动训练,以及适于什么样的运动。

1. 一般评估

在开始运动训练之前应对患者进行包括病史、生活习惯、运动爱好及各种医疗检查在内的全面评估。病史应注意询问患者血压增高的诱因及血压增高的规律,所服用的降压药种类、治疗效果及有无不良反应。了解患者以往的运动爱好项目、活动量和身体素质;进行全面检查以了解患者是否合并冠心病、糖尿病,及其心脏的功能水平。

2. 运动试验

对于高血压患者,运动试验不仅有指导运动疗法的作用,而且还有辅助诊断高血压病和评价疗效的作用,尤其是对于只在运动时显示血压增高的患者具有早期诊断的作用。

1) 运动试验指征

运动试验应有心电图、血压监测,其指征为:① 年龄>40 岁的男性;② 年龄>50 岁的女性;③ 伴有冠心病主要危险因素的所有人(不限年龄、性别);④ 有提示心、肺、代谢疾病的症状、体征或被确认为这些疾病的患者。无高血压危险因素、轻度高血压患者参加步行运动程序以前不需要进行运动试验。

2) 运动试验诊断高血压的标准

(1) 下肢动态运动试验(活动平板等):① 50% VO_{2max} 运动强度:血压>180/80 mmHg 为轻度高血压;收缩压>190 mmHg 或/和舒张压≥90 mmHg 为中度高血压。② 极量运动:血压≥210/80 mmHg 为轻度高血压;收缩压>220 mmHg 或/和舒张压≥90 mmHg 为中度高血压。

(2) 握力试验:对于参加阻力训练者,还需要进行肌肉等长收缩的运动试验,通常采用 50% 最大握力的握力试验,时间 90 s,在对侧肢体每隔 30 s 进行血压测定。血压>180/120 mmHg 为轻度高血压,收缩压>190 mmHg 或/和舒张压≥130 mmHg 为中度高血压。

三、康复治疗

(一) 康复原则与目标

(1) 康复原则:高血压的处理不仅要控制血压水平,而且还应改善诸多紊乱因素,以预防或逆转脏器的损害。

(2) 康复目标:对高血压人群、高危人群和健康人群进行分级管理与健康教育,有效控制血压,降低高血压的病死率、致残率,提高高血压患者的生活质量。在综合治疗的基础上,以药物治疗为主,积极实施康复治疗。

（二）康复治疗方法

康复治疗方法除用药外，还包括物理治疗、心理治疗及其他疗法等。

1. 物理治疗

适用于各级高血压患者，构成高血压防治及预防心、脑血管疾病的基础。1 级高血压如无糖尿病、靶器官损害即以此为主要治疗方式；2 级、3 级高血压患者需先将血压控制达标。

（1）生物反馈疗法：患者进入安静、避光、舒适的房间后休息 5～10 min，听医师介绍生物反馈仪所显示的声、光的意义及生物反馈疗法控制血压的机制。然后嘱其坐在显示屏前，正负电极分别置于患者双侧额部眉弓上 2 cm 处，参考电极置于正负电极中点。治疗师利用暗示性语言及生动的情景描述来增加患者的想象，身体松弛后测定基础肌电值，根据基础值来预设一个比基础值稍低的指标。当被试肌肉放松达到预置肌电值时，反馈的音乐将持续不断，显示屏出现优美柔和的图片。让患者反复想象和体会，直到能随意达到预设目标为止。治疗完毕，关闭电源，从患者身上取下电极。每次生物反馈治疗持续 30 min 左右，每天治疗 1～2 次，20～30 次为 1 个疗程。

（2）高压静电疗法：利用 9 000 V 高压静电场作用于机体以达到双向调整血压的治疗方法，治疗时间 20～30 min，治疗时需去除贴身金属物品，连续 5～10 次为 1 个疗程。

（3）运动疗法：低度危险组高血压患者且对运动无过分血压反应者可参与非药物治疗的运动；对于中、高度危险组且无运动禁忌证的高血压患者，应进行包括降压药、运动治疗在内的综合康复治疗。运动治疗主要适用于：正常高值血压、1 级高血压以及部分病情稳定的 2 级高血压患者，年龄一般不列为禁忌证的范畴。主要方法如表 6 - 2 - 2 所示。

表 6 - 2 - 2　运 动 疗 法

项　目	内　　容
有氧训练	侧重于降低外周血管阻力，在方法上强调中小强度、较长时间、大肌群的动力性运动（中、低强度有氧训练），以及各类放松性活动，包括气功、打太极拳、放松疗法等。太极拳动作柔和、姿势放松，意念集中，强调动作的均衡和协调，有利于高血压患者放松和降压。一般可选择简化太极拳，或者选择个别动作（如云手、野马分鬃等）训练，不宜过分强调高难度和高强度。适当的运动治疗可以减少药物用量、降低药物不良反应、稳定血压
循环抗阻运动	在一定范围内，中小强度的抗阻运动可产生良好的降压作用，而并不引起血压的过度升高。一般采用循环抗阻训练，即采用相当于 40% 最大一次收缩力作为运动强度，做大肌群的抗阻收缩，每节在 10～30 s 内重复 8～15 次收缩，各节运动间休息 15～30 s，10～15 节为一个循环，每次训练 1～2 个循环，每周 3～5 次，8～12 周为 1 个疗程。逐步适应后可按每周 5% 的增量逐渐增加运动量
禁忌证	任何临床情况不稳均应属于运动治疗禁忌证，包括急进性高血压、重症高血压或高血压危象，病情不稳定的 3 级高血压病，合并其他严重并发症，如严重心律失常、心动过速、脑血管痉挛、心力衰竭、不稳定性心绞痛、出现明显降压药的不良反应而未能控制、运动中血压过度增高（＞220/110 mmHg）等。高血压病合并心力衰竭时血压可以下降，这要与治疗所造成的血压下降鉴别，以免发生心血管意外

（4）其他物理治疗：如表 6 - 2 - 3 所示。

表 6 - 2 - 3　其他物理因子治疗

项　目	内　　容
低周波治疗	选择脊髓通电疗法，下行电，颈膨大区域"＋"极，腰骶部"－"极，剂量为感觉阈上，通电 15～30 min，每天 1 次，5 天为 1 个疗程，可连续 2～3 个疗程

续　表

项　目	内　容
直流电离子导入疗法	患者取卧位,用直流电疗仪,选取 $1×(300\sim400)cm^2$ 电极,置于颈肩部,导入镁离子;2 个 150 cm^2 电极置于双小腿腓肠肌部位,导入碘离子,电量 $15\sim25$ mA,时间 $20\sim30$ min,每天 1 次,$15\sim20$ 次为 1 个疗程;此方法适于 $1\sim2$ 级原发性高血压的治疗
磁疗	全身磁疗:环形低场强磁场$[400\ Gs(1\ Gs=10^{-5}\ T)]$作用于全身,每天 $30\sim40$ min,连续 $2\sim4$ 周 穴位磁场疗法:低场强磁片贴敷穴位,可选三阴交、内关、肾俞、曲池等 耳穴磁疗:磁珠贴敷穴位,肝、心、肾、交感、耳尖、耳背沟及角窝上,连续 4 周
水疗	全身:全身松脂浴 局部:足浴
其他	He-Ne 激光穴位照射、穴位共鸣火花电疗法等均有一定疗效,可根据患者的病情及设备条件酌情选用

2. 心理治疗

长期精神压力和心情抑郁是引起高血压的重要原因之一,可能与大脑皮质的兴奋、抑制平衡失调有关,导致交感神经活动增强,儿茶酚胺类介质释放使小动脉收缩并继发引起血管平滑肌增殖肥大,交感神经的兴奋还可促进肾上腺素释放增多,这些均促使高血压的形成并维持高血压状态。因此,对高血压患者采用心理疏导治疗,不但可提高降压治疗的效果,还有助于降低其并发症。

3. 其他疗法

(1) 中药治疗:根据中医辨证施治的原则,选择合适的方剂或单方、验方治疗。

(2) 针灸治疗:取三阴交、阴陵泉、太冲、照海、曲池、合谷、内关等穴。每次选用数穴,交替使用,$7\sim10$ 天 1 个疗程。也可使用耳针治疗,主穴为降压穴、心、神门,配穴为皮质下、肾上腺、交感等,每次 $2\sim3$ 穴,每天 1 次,$7\sim10$ 天 1 个疗程。

(3) 推拿疗法:可采用五指拿手法,推、颤、揉、拿、扫散头顶部,梳理五经,推窍孔。拇指重点按揉印堂、睛明、头维、百会、安眠、风池等穴,共操作 $8\sim10$ min;然后双手相扣大面积摩擦胸肋部及叠掌揉、拿腹部,拇指按揉中脘、关元、气海、足三里、丰隆、曲池、内关等操作 $5\sim8$ min;最后,双掌贯通推背腰及下肢,掌或肘揉背腰部膀胱经路线,拇指揉督脉路线,按揉心俞、肝俞、胆俞、三焦俞、肾俞,拿揉滚扣下肢,掌搓涌泉,按揉手部或足部反射区,共操作 $12\sim15$ min。

(4) 杵针治疗:是用循经取穴的途径用杵针杵压穴位的方法达到治病的目的。杵针由杵针头、杵针体、握柄、加压板和缓压垫等部分组成;杵针有单柄单支、单柄双支、加压板单支和加压板双支等多种类型,杵针治疗方法独特、治疗时间短、见效快、应用范围广,既可治病又可防病,对高血压有一定双向调节作用,临床应用效果良好;可应用百会八阵、神道八阵、至阳八阵、命门八阵、腰阳关八阵、头颈及腰背部河车路行杵针治疗,每天或隔日 1 次,$5\sim10$ 次为 1 个疗程。

四、社区管理

1. 组建管理团队

基层医疗卫生机构(社区卫生服务中心、社区卫生服务站、乡镇卫生院、村卫生室)是高血压管理的"主战场",其管理水平的高低将直接影响我国未来心脑血管疾病发展趋势。依托家庭医生签约制度,基层医疗卫生机构成立由医生、护士、公共卫生人员等组成的管理团队,鼓励上级医院专科医生(含中医类别医生)加入管理团队给予专业指导。各管理团队在机构主要负责人的领导下,通过签约服务的方式为辖区内高血压患者提供规范服务(诊断、治疗及长期随访)。

2. 诊疗关键点

(1) 血压测量"三要点":设备精准,安静放松,位置规范。首诊测量双上臂血压,以后通常测量读数较高的一侧。

(2) 诊断要点:以测量血压为主,140/90 mmHg 为界,非同日 3 次超标即可确诊。

(3) 健康生活方式"六部曲":限盐减重多运动,戒烟戒酒心态平。

(4) 治疗"三原则":达标、平稳、综合管理。

(5) 基层高血压转诊五类人群:起病急、症状重、疑继发、难控制、孕产妇。

(6) 社区随访频率:血压达标患者至少每 3 个月随访 1 次;血压未达标的患者,2~4 周随访 1 次。

3. 药物治疗

主要药物治疗包括:钙通道阻滞剂(如硝苯地平控释片等)、血管紧张素 Ⅱ 受体拮抗剂(ARB)(如缬沙坦等)、β受体阻断剂(如美托洛尔等)、利尿剂(如吲达帕胺等)、血管紧张素转换酶抑制剂(ACEI)(如福辛普利等);醛固酮受体拮抗剂(如依普利酮等)、α受体阻断剂(如乌拉地尔等)以及其他复合制剂等,可酌情单一或联合使用,不宜联合应用 ACEI 与 ARB。每次调整药物种类或剂量后建议观察 2~4 周,评价药物治疗的有效性,避免频繁更换药物,除非出现不良反应等不耐受或需紧急处理的情况。降压目标是在 3 个月内降压达标。基本目标:血压至少下降 20/10 mmHg,最好血压<140/90 mmHg。最佳目标:年龄<65 岁患者,血压<130/80 mmHg,但不宜血压<120/70 mmHg;年龄>65 岁患者,血压<140/90 mmHg,应根据具体情况灵活掌握控制目标。

4. 预防和保健

(1) 合理的膳食:对高血压患者进行科学、合理的膳食指导,适当限制钠盐,每天食盐量应降至 6 g 以下;增加钾盐摄入;减少膳食脂肪;增加优质蛋白质的摄入,多选用鱼类、禽类及适量瘦肉,少吃动物油、肥肉及动物内脏;多吃蔬菜、水果,尤其是深绿色和红黄色果蔬,因其富含钾、钙、抗氧化维生素和食物纤维,对血压控制和心血管有保护作用。

(2) 良好的生活习惯:禁烟少酒,控制体重,劳逸结合,保证充足良好的睡眠及一定的体育锻炼。

(3) 按时用药:让患者明白平稳降压、减少血压波动的重要性,并建议患者根据其经济情况选用疗效长、疗效稳定、服用方便、不良反应少、效果好的药物,以提高其治疗的顺应性。

(4) 心理疏导:对高血压患者进行必要的心理疏导和护理,教育患者应保持情绪轻松、稳定,尽量减少影响情绪波动的因素。也可通过解释、说服、鼓励、听音乐等手段消除患者的紧张和压抑心理。教会患者及其家属正确测量血压,让其学会自己观察血压变化,每 1~2 周至少测量 1 次。

(陈秋红)

第三节 慢性阻塞性肺疾病康复

一、概述

慢性阻塞性肺疾病(chronic obstructive pulmonary disease, COPD)简称慢阻肺,是一种常见的以持续性呼吸道症状和气流受限为特征的可以预防和治疗的疾病,呼吸道症状和气流受限是由有害颗粒和有害气体导致的气道和(或)肺泡异常引起的。

COPD 的危险因素:① 烟草烟雾(包括香烟、旱烟、雪茄等),最为常见;② 高强度或长时间暴露于职业性粉尘和化学烟雾中;③ 室外空气污染;④ 在通风环境较差,使用生物燃料烹饪和取暖所引起的室内空气污染;⑤ 妊娠期和儿童期任何可能影响肺部发育的原因(如低体重、呼吸道感染等)也增加罹患 COPD 的危险;⑥ 遗传性抗胰蛋白酶 α-1 缺乏。

COPD 的临床表现:主要表现为慢性咳嗽、咳痰、呼吸困难等,晚期患者会有体重下降。由于 COPD 存在各种亚型,症状也不尽相同。有些人抱怨长期咳嗽、咳痰,多为白黏痰,晨起症状较重;另一些人主诉活动后呼吸困难,以爬楼梯时感觉最为明显,但咳嗽、咳痰症状较轻。随着病情的进展,一些患者弯腰拾物、穿脱衣服时都气喘吁吁,难以承受。

二、COPD 的诊断与功能评定

(一)诊断与鉴别诊断

1. 诊断

存在呼吸困难、慢性咳嗽或咳痰,以及危险因素暴露史的患者,都应考虑 COPD 可能性,应进行肺功能检查。若患者吸入支气管扩张剂后,第 1 秒用力呼气容积(forced expiratory volume in one second,FEV_1)/用力肺活量(forced vital capacity,FVC)<0.70,表明存在持续性气流受限,可以确诊为 COPD。

2. 鉴别诊断

(1) COPD:一般在中年后发病,症状进展缓慢,呼吸困难多为渐进性加重,活动后明显;多有吸烟史或其他烟雾暴露史。

(2) 支气管哮喘:多有家族史,通常在儿童期开始出现症状;咳、喘多在夜间或清晨时加重,常伴有鼻炎病史;可每年发作或间断发作。

(3) 充血性心力衰竭:患者也会有咳、喘症状,但多有心脏疾病史,部分患者胸片显示心影增大、肺水肿;肺功能为限制性通气功能障碍,无气流受限。

(4) 支气管扩张:年龄分布范围较广,多有长期咳嗽、咳痰病史,一些患者有大量浓痰,胸部 CT 显示支气管扩张的影像。

(5) 肺结核:也可表现为咳嗽、咳痰、气促。但该病在各个年龄段均可发病,胸部影像可见肺部浸润性病灶,通过微生物学检查可以确诊。

3. 合并症

常见的合并症包括心血管疾病、骨骼肌功能障碍、骨质疏松症、抑郁和焦虑、睡眠呼吸暂停综合征、代谢综合征、恶性肿瘤、胃食管反流等,这些合并症可能影响 COPD 患者的入院率和病死率,应注意诊治。

(二)功能评定

1. 综合评定

COPD 患者多为中、老年人,部分患者合并多种疾病,常有不同程度的活动能力减退及排痰困难,应全面了解其病史、活动能力、急性加重的风险等,做综合评定和专科评定,这需要团队成员合作完成。

第一,应了解患者是否戒烟及目前每天的吸烟量,努力动员、帮助其戒烟。第二,应了解患者是否规范使用治疗 COPD 的药物。第三,应了解患者是否存在心、脑血管疾病、糖尿病、骨关节病变、肢体残疾等,这些疾病可能影响患者的活动能力。第四,应询问患者参加呼吸康复的意愿,期望达到的康复锻炼的目标。第五,应了解患者目前是否吸氧,每天吸氧的时间。第六,应注意患者的营养状况和体质指数。对于肥胖的 COPD 患者,可能合并阻塞性睡眠呼吸暂停低通气综合征(obstructive sleep apnea-hypopnea syndrome,OSAHS)和(或)肥胖低通气综合征,白天常常困倦欲睡,单纯强调运动疗法往往无效,需要做睡眠监测,以确定是否需要无创通气治疗;鼓励患者侧卧位睡眠,以减少气道阻塞的可能性。

2.专科评定

专科分为客观评定及主观症状评估两部分。客观评估包括肺功能检查,6分钟步行试验、1分钟坐立试验、运动心肺测试、上下肢肌力测定、呼吸肌力测定等,其中前三项在社区易于推广。主观评估包括一些相关的量表。

(1) 肺功能检查可以评估气流受限程度,如表6-3-1所示。

表6-3-1　COPD患者气流受限严重程度的肺功能分级

肺 功 能 分 级	患者FEV_1占预计值的百分数
GOLD 1级:轻度	$FEV_1 \geqslant 80\%$预计值
GOLD 2级:中度	50%预计值$\leqslant FEV_1 < 80\%$预计值
GOLD 3级:重度	30%预计值$\leqslant FEV_1 < 50\%$预计值
GOLD 4级:极重度	$FEV_1 < 30\%$预计值

(2) 6分钟步行试验(6 minute walk test,6MWT):主要用于各种慢性疾病患者运动能力的综合评估,包括COPD、支气管哮喘、肺间质纤维化、支气管扩张、胸廓畸形、高血压、冠心病、心肌病、肺动脉高压、慢性心力衰竭等,以及骨骼、肌肉疾病。根据6MWT所测数据,可以制订受试者步行训练的运动处方,及功率自行车训练的峰值功率。

正常人6MWT>450 m。当老年人6MWT<150 m时,说明运动能力重度减退;如果6MWT为150~300 m,属于运动能力中度减退;如果6MWT为300~450 m,为轻度减退。

6MWT虽然操作简单,但应注意以下几点:① 确保场地的长度为30 m;若短于30 m,会增加受试者折返次数,减少步行距离。② 应准备好各种设施,包括计时器(或秒表)、圈数计数器、血压计、指脉氧测定仪、2个小锥体用以标志转身返回点、试验记录表、便携式心电监测装置、吸氧装置、除颤仪、抢救车,及可沿着步行路线移动的椅子等;还应准备硝酸甘油、速效救心丸、布地奈德(吸入气雾剂)、沙丁胺醇(吸入气雾剂)等药品。③ 应培训医护人员熟练使用各种设备,随时做好抢救准备。④ 不建议医务人员与受试者伴行,但应密切观察受试者步态、表情、血氧饱和度、心电波形等,故不能只在起点和终点各安排1名医护人员。⑤ 若受试者不能耐受测试,应停下来休息。然后,根据其症状、意愿、监测数据,决定退出测试还是继续前进,暂停测试的时间应包含在6 min内。⑥ 若受试者接受长期氧疗,建议其携带自己的便携式氧气设备。⑦ 有条件时可采用电子化的6MWT设备。

(3) 1分钟坐-立试验(one minute sit-to-stand test,1-minSTST):是指计数1 min内尽可能完成的坐立次数,与6MWT、股四头肌肌力呈显著正相关,可用于评估COPD患者的运动耐力及下肢肌力。有些受试者不愿意或不能够完成6MWT,可以采用1-minSTST。1-minSTST具有较小的学习效应和极佳的重测信度,耗时短,不需要太大的空间,试验工具简单,患者配合情况好于6MWT,引起的心率及血氧饱和度的变化小,并能够反映呼吸康复训练的效果,在床旁或初级医疗机构等条件受限的情况下可以用1-minSTST代替6MWT评估COPD患者的功能状态。

在进行1-minSTST时应注意以下几点:第一,椅子的高度应在43~48 cm之间,再次检测时应给予相同高度的椅子。因为椅子高度不同会影响单位时间内坐立次数。第二,不能用凳子代替椅子,因为凳子没有靠背,对受试者的安全性会有影响。第三,各种设施及药物的准备与6MWT相同。第四,目前尚未查阅到根据1-minSTST制订运动处方的文献,故1-minSTST只适用于康复锻炼前后的数据对比。类似的还有30秒坐立试验及5次坐立试验。

(4) 心肺运动试验(cardiopulmonary exercise testing,CPET):是对受试者从静息到运动状态、再到

最大极限状态及恢复期全过程中的呼吸、气体交换、心电、血压、血氧饱和度等数据进行连续、动态的监测和数据分析，是评估运动状态下心肺功能最为可靠的方法。CPET 在判断 COPD 的严重程度、鉴别呼吸困难的原因、评估治疗效果、指导呼吸康复训练等方面有着重要的用途。

研究发现，部分 COPD 患者劳力性呼吸困难症状与静态肺功能数据并不完全匹配，尤其对于轻度、中度患者；临床症状不明显，静息状态下肺功能下降也不明显，但患者的心肺储备功能已出现明显下降。故有条件时应对 COPD 患者进行 CPET，准确评价心肺功能，制订相应的运动处方，并在康复锻炼后复查 CPET。重点观察最大每千克体重耗氧量（maximal oxygen consumption per kg body weight，VO_2max/kg）、最大耗氧量（VO_2max）、氧脉搏（O_2 pulse）、无氧阈（anaerobic threshold，AT）、二氧化碳通气当量（ventilatory equivalent for carbon dioxide，VE/VCO_2）等数据的变化，以判断康复锻炼的效果，调整运动处方。

（5）上下肢肌力测定：虽然以等速肌力测定仪做肌力测定仍然是"金标准"，但设备昂贵不易普及，目前国内外经常使用便携式肌力测定仪代替等速肌力测定仪。下肢肌力测定主要测股四头肌的力量。由于测定方法、所用设备不同，目前股四头肌力的正常值尚无统一标准，许多实验室提出自己的计算公式。

在肌力测定过程中应注意以下几点：第一，要保证测量数据的准确性，一般要求两次测定的误差不超过 5%～7%。第二，对同一位受试者，尽可能固定一位康复治疗师测定肌力，以保证数据具有重复性。第三，应指导受试者采取正确的体位，否则可能影响测试结果。第四，测试数据可用于康复锻炼前后的效果评价。

（6）呼吸肌力测定：呼吸肌力减退是 COPD 患者呼吸困难的重要原因。通过测定最大吸气压（maximal inspiratory pressure，MIP）和最大呼气压（maximal expiratory pressure，MEP），可以判断是否存在呼吸肌力减退。一些大型肺功能仪和具备该项检测功能的便携式肺功能仪可以测定呼吸肌力量。MIP 的测定方法：患者呼气到残气位，再尽最大努力吸气，持续 2～3 s。MEP 测定方法：患者吸气到肺总量，然后快速用力呼气，持续 2～3 s。MIP 的预计值：男性为（$120-0.41\times$年龄）cmH_2O；女性为（$108-0.61\times$年龄）cmH_2O。通常练习数次，测量 5 次。5 次中至少 3 次最大吸气压峰值波动范围<10%。吸气肌训练应和上下肢训练同步进行，以提高患者的运动耐量和生活质量。

（7）常用评估量表：主观症状评估最常用的量表是 COPD 患者评估测试（COPD assessment test，CAT）和改良版的英国医学研究委员会呼吸困难问卷（modified British medical research council，mMRC）。CAT 评分共包含 8 个问题，每个问题 0～5 分，各问题分数相加得总分；mMRC 问卷分为 5 个呼吸困难等级，两者分别以 10 分和 2 分为症状综合评估的分界值（见表 6-3-2）。

表 6-3-2 COPD 评估测试（COPD assessment test，CAT）

我从不咳嗽	0	1	2	3	4	5	我总是在咳嗽
我一点痰也没有	0	1	2	3	4	5	我有很多很多痰
我没有任何胸闷的感觉	0	1	2	3	4	5	我有很严重的胸闷感觉
当我爬坡或上 1 层楼梯时，没有气喘的感觉	0	1	2	3	4	5	当我爬坡或上一层楼梯时，感觉严重喘不过气来
我在家里能够做任何事情	0	1	2	3	4	5	我在家做任何事情都受影响
尽管我有肺部疾病，但对外出很有信心	0	1	2	3	4	5	由于我有肺部疾病，对离开家一点信心都没有
我的睡眠非常好	0	1	2	3	4	5	由于我有肺部疾病，睡眠相当差
我精力旺盛	0	1	2	3	4	5	我一点精力都没有

CAT 评分共包含 8 个问题,每个问题 0~5 分,各问题分数相加得总分。其中 0~10 分为病情轻微, 11~20 分为疾病状态中度,21~30 分为疾病状态严重,31~40 分为疾病状态非常严重。

另一个具有代表性的是圣乔治呼吸问卷(St. George's respiratory questionnaire,SGRQ),这是目前用于测量成年患者呼吸性疾病健康受损情况和生活质量的应用最广泛的量表之一,是一种标准化的患者自填问卷,共 50 个问题,分成 3 个方面:症状(症状发生频率和严重程度)、活动(能导致气促或气促引起的活动受限)、对日常活动的影响(气道疾病引起的社会能力损害和心理障碍)。得分越高,说明生活质量越差。

此外,还应了解患者每天的排痰量。每天痰量 20~50 ml 为少量,50~100 ml 为中等量,>100 ml 为大量。

表 6-3-3 mMRC 问卷

呼吸困难评价等级	呼吸困难严重程度
0 级	只有在剧烈活动时感到呼吸困难
1 级	在平地快步行走或步行爬小坡时出现气促
2 级	由于气促,平地行走时比同龄人慢或者需要停下来休息
3 级	在平地行走 100 m 左右或数分钟后需要停下来喘气
4 级	因严重呼吸困难以至于不能离开家,或在穿衣服、脱衣服时出现呼吸困难

3. 急性加重风险

COPD 急性加重是一个突发事件,以患者呼吸症状突然加重为特征,这种加重往往超出平时的波动范围,被迫调整用药方案。频繁急性加重致患者的活动能力明显下降,增加死亡的风险。故对所有稳定期的COPD 患者,应评估其急性加重的风险,给予规范化的治疗,降低风险。根据患者的症状、肺功能、既往急性加重史将患者分为 A~D 4 组,如表 6-3-4 所示。

表 6-3-4 稳定期 COPD 患者病情严重程度评估表

患者	特 征	肺功能分级	上一年急性加重次数	CAT	mMRC
A	低风险、症状少	GOLD 1~2 级	<2	<10 分	0~1 级
B	低风险、症状多	GOLD 1~2 级	<2	≥10 分	≥2 级
C	高风险、症状少	GOLD 3~4 级	≥2	<10 分	0~1 级
D	高风险、症状多	GOLD 3~4 级	≥2	≥10 分	≥2 级

需要说明的是:

(1) 若患者在最近一年内有 1 次急性加重并住院,则确定为高风险。

(2) 患者对急性加重次数的回忆有时不够准确。医师应仔细询问患者是否咳嗽、咳痰、气促 3 种表现中的任一个或数个症状较平时加重,因而到门、急诊就诊甚至住院,并在医师指导下增加了药物剂量和(或)品种。

4. 并发症

常见的并发症包括心血管疾病、骨质疏松、抑郁和焦虑、骨骼肌功能下降、代谢综合征和肺癌等。这些合并症可能会影响 COPD 患者的入院率和死亡率,应注意诊治。

三、康复治疗

(一) 适应证

康复功能训练适用于各期的 COPD 患者,无论稳定期还是急性加重期均可以从运动训练中获益。呼吸功能训练可以增加运动耐量,减轻呼吸困难症状和疲劳感,并能缓解抑郁、焦虑情绪。一次有效的康复计划应至少持续 6 周以上,完成本次康复计划后获益还会持续。如果患者在医护人员指导下继续运动训练,可以保持比康复训练前更好的状态。

(二)禁忌证

包括合并严重肺动脉高压、不稳定性心绞痛及近期心肌梗死、认知功能障碍、充血性心力衰竭、癌转移、近期脊髓损伤、大咯血等。

(三)康复治疗方案

应针对困扰 COPD 患者活动的主要问题,期望达到的康复治疗目标,与患者共同制订运动处方,并在医护人员指导下康复锻炼。如果与劳力性呼吸困难相比,突出的问题是频繁咳嗽、痰液不易咳出,应首先解决排痰问题。

1. 排痰技术

1)主动呼吸循环技术(active cycle of breathing techniques,ACBT)

涵盖了呼吸控制(breathing control,BC)、胸廓扩张运动(thoracic expansion exercises,TEE)和用力呼气技术(forced expiration technique,FET)3 个部分。研究表明 ACBT 对清除支气管分泌物有效且能改善肺功能,同时不加重低氧血症和气流阻力。具体方法如下。

(1)呼吸控制:患者按自身的速度和深度进行潮式呼吸,鼓励其放松上胸部和肩部,通过膈肌松弛和收缩使得腹腔内压变化,从而增加呼吸潮气量(腹式呼吸)。

(2)胸廓扩张运动:指着重于吸气的深呼吸运动,在吸气末需屏气 3 s,这样可以减少远端肺泡的坍陷,然后完成被动呼气动作。胸廓扩张运动有助于肺组织的重新扩张,并协助移除和清理过量的支气管分泌物。

(3)用力呼气技术:由 1～2 次用力呼气(呵气)组成,随后进行呼吸控制数次,周而复始。呵气可以使低肺容积位的分泌物移出,当分泌物到达更大的、更近端的上气道时,在高肺容积位的呵气或咳嗽可以将这些分泌物清除。

完成 1 个循环需 1～2 min,要求患者每天做数次,每次 10 min。

2)胸部叩击排痰法

通过叩击振动背部,间接地使附在肺泡周围支气管壁的痰液松动脱落。方法为五指并拢,向掌心微弯曲呈空心状,腕部放松,迅速而规律地叩击背部,由下而上、由外向内。双手轮流叩击拍打 30～35 s,叩击拍打后,手按压胸壁部,嘱患者做呼吸和咳嗽、咳痰动作,在深吸气时做颤磨振动,连续 3～5 次,再重复叩击,振颤 2～3 次,嘱患者咳嗽以排出痰液。每次 15～20 min,每天 2～3 次。

3)振动正压排痰与振动排痰仪

振动正压排痰仪是一种可以在家中使用的既能振动排痰、又能克服内源性呼气末正压,促进气道畅通的工具。最为经典的品牌是 Acapella。对于痰多且黏稠的患者,可以推荐并指导他们使用。另外,振动排痰仪通过机械装置对胸壁做叩击、振颤,促进痰液排出,在很多医疗机构已广泛使用。

4)体位引流

利用重力促使各个肺段内积聚的分泌物排出。不同的病变部位应采取不同的引流体位,使病变部位的支气管开口朝下,可以结合胸部叩击等方法促进排痰。非呼吸专科的医护人员可能记不住各个支气管开口的解剖位置,但患侧朝上的原则应该熟记。

5)通过支气管镜排痰

对于痰液黏稠、排痰困难,或痰液堵塞致肺不张的患者,通过支气管镜清除痰液是较好的方法。应该强调的是有些患者诉"痰不多",实际是无力咳出黏痰,通过支气管镜可以清除这些黏痰,并能发现是否存在其他病变,如肺结核、非结核分枝杆菌感染、肿瘤等。

2. 呼吸训练

常用的是腹式呼吸与缩唇呼气,以及胸廓柔韧度锻炼。

1)腹式呼吸与缩唇呼气

腹式呼吸是依靠腹肌和膈肌收缩而进行的深慢呼吸,以提高潮气量,缓解缺氧症状。治疗师指导患者"吸气鼓肚,呼气收腹",嘱患者将两手分置胸腹部,在吸气时应能感受到放在腹部的手抬起。缩唇呼气能防止 COPD 患者小气道过早闭合,减少残气量,改善通气与换气功能。虽然这个动作较为简单,但一些患者缩唇力度不够,不足以对抗内源性呼气末正压。应告诉患者缩唇呼气时所产生的气流可以将距口唇15 cm 点燃的蜡烛火焰吹倾斜,但不至于熄灭。建议将腹式呼吸与缩唇呼气结合起来练习,采用深而慢的呼吸形式。有些患者很快掌握了要领,但再次就诊时却只会做胸式呼吸;有些患者呼吸浅快,降低了通气效率,故应定期检查其动作是否规范,及时纠正错误。

2)改善柔韧度技术

(1)胸廓柔韧度训练:COPD 患者(特别是晚期患者)呼吸肌肌力长期低下导致胸廓活动度下降、肌肉挛缩,由此产生恶性循环,最终导致胸廓柔韧度下降。故应重视早期防治,可以利用手法牵伸胸廓,该手法应配合患者主动深呼吸。此外,还可以加中频电疗,以减轻挛缩肌群张力,缓解僵硬程度。

(2)全身关节柔韧度训练:该训练可以改善关节的灵活性,避免运动损伤,既可以成为其他训练方式的前奏,也可以是不能做耐力训练或抗阻训练患者的主要运动方式。许多体操可以改善身体的柔软度,其内容多包括转头、转颈、转肩、转髋、弯腰、上臂屈伸、下肢屈伸等动作。注意尽可能指导患者呼气时用力,以减少吸气做功与动作发力共同加重患者的疲劳感。此外,八段锦、六字诀、太极拳等都是我国传统的健身方法,以柔软度训练为主,有些动作运动强度较大,应动员并指导患者学习,量力而行,循序渐进,逐步完成整套动作。

3. 肌力训练

呼吸康复中很重要的一环就是肌力训练,包括了呼吸肌的肌力以及全身(四肢)肌力训练,以及耐力训练。

(1)呼吸肌锻炼:呼吸肌属于骨骼肌,部分 COPD 患者存在呼吸肌萎缩与功能下降。一些学者研究发现,呼吸肌训练能够加强呼吸肌的力量,改善呼吸困难症状与运动能力。呼吸肌锻炼又分为吸气肌训练和呼气肌训练,目前常用的是吸气肌训练。有条件时应测定患者的最大吸气压,再通过呼吸训练器设定一定的吸气阻力,由小到大,给予患者吸气肌的抗阻训练。市面上有多种训练吸气肌的工具,应指导患者正确使用这些器具,帮助患者对比训练前后的数据变化。

(2)全身大肌群肌力训练:一些 COPD 患者因骨骼肌功能障碍等合并症影响运动,故强化骨骼肌力量是肺康复的重要目标,加强下肢肌肉力量可以提高运动能力,提升上肢肌肉力量能够改善生活质量和呼吸功能。首先,应加强下肢肌肉力量,特别是股四头肌的力量。建议初始的运动负荷为 1 次最大负荷量的 60%~70%,例如 1 位 COPD 患者测试时用尽全力只能举起 5 kg 的哑铃,那么 3 kg 的哑铃可以为初始负荷量。每个动作应做 8~12 次,每次重复 1~3 个动作。抗阻训练的工具可以多种多样,弹力带、沙袋、矿泉水瓶都可应用,但负荷量应记录清楚。耐力训练与抗阻训练相结合,会取得更好的训练效果。

(3)耐力训练:对于 COPD 患者而言,耐力训练最为常用的方法为步行、慢跑、骑自行车、游泳等。通过 6MWT 或运动心肺测试可以推算步行或骑功率自行车的运动量。高强度运动即达到峰值效率的 60%以上或 6MWT 平均速度的 75%,初次运动训练可能难以耐受高强度训练。可以采用峰值效率的 50%~

60%或 6MWT 平均速度的 50%～60%。每周应锻炼 3～5 次,每次 30～60 min。此外,爬楼梯、上坡也是常用的耐力训练方法。

4. 间歇训练

一些患者因症状受限或合并心力衰竭,不能耐受较长时间的耐力训练,此时可以选择间歇训练,即 2 次高强度训练的间隙给予一定时间的休息,以便恢复体力。例如:让患者踩功率自行车 30 s、休息 30 s,每周 3～4 次,每次持续 30～60 min。研究显示,高强度间歇训练对于改善运动能力、提高生活质量的效果好于中等强度的持续训练。

5. 其他物理因子治疗

(1) 高频电疗:针对发作期患者、炎症表现突出者,可以采用高频电疗。例如:病灶局部超短波治疗,选择无温量、对置法,每次 15 min,每天 2 次,可以促进炎症消散,减轻炎性渗出。

(2) 低频、中频电疗:对于不能耐受耐力训练的重度 COPD 患者,可以按需采用低频电刺激,以激活肌群应激能力。此外,针对肌萎缩严重者,采用中频电疗、大电极局部并置、改善柔韧度等。

(3) 局部振动疗法或超声波治疗:针对痰液淤积的局部,可以采用局部律动加手法,配合呼吸及有效咳嗽,促使黏滞的痰液排出。

(4) 空气负离子疗法:可以与患者雾化吸入同步进行,负离子有利于保护呼吸道上壁细胞,促进炎症消散。每天 1 次或 2 次,每次 20～30 min。

(四) 运动疗法注意事项

1. 运动强度

虽然靶心率可以作为判断运动强度的一个指标,但影响因素较多,如患者安装了心脏起搏器或有房颤病史等。故普遍采用 Borg 呼吸困难自我评价表,该表将呼吸困难程度从小到大分为 0～10 分。要求运动强度不应超过患者感受的 4～5 分(略严重的呼吸困难或严重的呼吸困难)。

2. 防止运动不良事件

在执行规范运动疗法期间,应严密监测运动过程中生命体征的变化,患者有下述任何一项或其他不适症状时,建议暂停运动:① 心律失常、心绞痛、四肢酸痛;② 腿部疲劳和不舒适感、心悸、出冷汗、面色苍白、发绀;③ 呼吸频率>25 次/min;④ 收缩压改变>静息值的 20%;⑤ 心率>最大心率的 85%;⑥ 血氧饱和度降低 10%。

四、康复教育

(一) 健康宣教

健康宣教可以增加患者活动能力,减少急性加重次数,降低医疗费用。每个医务人员均有义务和责任做好宣教,建议以社区医师为主,邀请专科医师参与,在辖区内分片、巡回讲座。其内容主要包括以下几个方面。

1. 戒烟

由于吸烟对患者的影响较为隐匿,往往在多年后才能显现,一些患者对戒烟不以为然,直到咳喘症状严重、行走困难时才戒烟,为时已晚。应该使患者懂得越早戒烟对改善肺功能、增加活动能力效果越好!一些患者仅凭意志力难以戒烟,可以用药物辅助。这些药物包括尼古丁口香糖、吸入剂、鼻喷雾剂、透皮贴,舌下含片等,以及采用伐尼克兰、安非他酮或去甲替林的药物。研究表明,这些药物能够有效提高长期戒烟率,相比于安慰剂更加有效。笔者发现一些患者即使采用上述药物仍难以摆脱香烟的诱惑,或以逐步减少吸烟量为借口,因此,需要医务工作者苦口婆心地做患者及家属的工作。

2. 避免烟雾

通过宣传和立法建设无烟学校、无烟公共场所和无烟的工作环境等,并鼓励患者家中无烟。

3. 减少或避免职业暴露

职业暴露所致的 COPD 同样较为隐匿。应做好宣传教育,加强工作环境的监测,通过消除或减少工作环境中的各种暴露以降低 COPD 的风险。此外,在通风不良的地方,应采取措施降低或避免因烹饪和取暖而燃烧生物燃料所造成的室内空气污染。

4. 体育活动

COPD 患者都可从规律的体育锻炼中获益,应鼓励患者进行适量的体育活动。这种运动康复的理念应大力推广。一些 COPD 患者因"动则气促"而惧怕运动,整日与床、沙发为伴;久而久之,患者出现失用性肌萎缩,身体抵抗力下降,氧化应激增加,急性加重频繁,其活动更加困难。所以,要打破这种恶性循环,就要鼓励患者参加适当的体育活动。医务人员应建立包括康复科在内的多科合作团队,根据患者的状况,提供他们适合的运动处方,并指导其活动。

5. 疫苗

流感疫苗可以减少 COPD 患者的严重程度和病死率,应每年接种一次。对于年龄 65 岁以上,或年龄 65 岁以下,但是 $FEV_1 < 40\%$ 预计值的 COPD 患者,使用 23 价肺炎链球菌多糖疫苗可以减少社区获得性肺炎的发生率,建议每 5 年接种 1 次。

6. 规范化的药物治疗

应在医生指导下使用抗生素,不推荐非感染性因素所致的急性加重用之。此外,由于 COPD 患者常使用吸入药物,应注意所用药物是否正确,经常检查吸入药物方法是否得当。

(二) 家庭氧疗

(1) 对于严重的具有静息状态下低氧血症的患者,长期氧疗(>15 h/d)可以提高慢性呼吸衰竭患者的生存率。长期氧疗的指征包括: $PaO_2 \leqslant 7.3$ kPa(55 mmHg) 或 $SaO_2 \leqslant 88\%$,伴或不伴有在 3 周内至少发生 2 次高碳酸血症;或 PaO_2 为 7.3~8.0 kPa(55~60 mmHg);或者 SaO_2 为 88%,合并有肺动脉高压、提示充血性心力衰竭的外周水肿或者红细胞增多症(血细胞比容 >55%)的证据。

(2) 目前国人家庭氧疗的意识较为低下,一些患者认为只有生命垂危时才需要氧疗。应大力开展宣传教育,鼓励患者每天氧疗时间>15 h。此外,在康复锻炼或外出活动时吸氧,能够增加安全感,减少低氧血症的发生。

(3) 若采用制氧机氧疗,应请专业人员定期测定制氧效果,必要时更换分子筛等零部件。

(三) 家庭无创通气

一些日间有高碳酸血症的患者,联合使用无创性机械通气及长期氧疗,可以改善症状,降低住院需求及病死率,特别适用于合并阻塞型睡眠呼吸暂停低通气综合征(obstructive sleep apnea hypopnea syndrome, OSAHS)的患者。

(四) 营养

应评估 COPD 患者的营养状况,特别是 BMI 低于正常值者,分析营养不良的原因,在饮食结构中适量提高蛋白质及脂肪比例,并帮助其增加食欲。

(五) 心理干预

一些 COPD 患者合并抑郁和(或)焦虑,通过相关的评估量表可以获得初步诊断。应动员这类患者到专科医生处就诊,分析其抑郁、焦虑的原因,鼓励、帮助他们参加适当的康复锻炼,并通过病友会等形式增进相互交流,借助社区、家庭的力量给予患者关爱。

五、社区管理

(1) 社区卫生服务中心是 COPD 患者社区管理的主要场所。在这个机构内,应配备较为完整的呼吸康复设施,至少包括便携式肺功能仪、指脉氧测定仪、哑铃、弹力带、氧气等,还应常备一些抢救药品。能够进行 6MWT、1-minSTST,设定运动处方,指导患者进行全身及呼吸肌的康复训练。有条件时,建议配备跑步机、功率自行车、椭圆机、便携式肌力测定仪、用于吸气肌及四肢抗阻训练的器械等。

(2) 要求参与呼吸康复团队的人员,至少会做腹式呼吸与缩唇呼气,并能够指导患者做柔软度训练。建议医护人员学会八段锦、六字诀、太极拳或瑜伽,既能健身又能帮助患者。

(3) 患者可以在医疗机构或家中进行康复训练。研究表明,借助可穿戴设备,在医护人员指导下,居家锻炼也能够达到同样的效果。但在刚开始实施运动处方实施时,建议先进行面对面的指导,以后每 2 个月进行 1 次当面的咨询和评估。

(4) 指导患者进行多样化、生动有趣的运动形式,如晴天外出步行或慢跑、雨天在家踏车训练;上午做呼吸训练,下午做全身训练等。并指导患者利用各种简单的设施进行抗阻训练和柔韧度训练。

(5) 分析患者不愿意或中断参加呼吸康复的原因,例如患者因为膝关节骨质增生,以步行为主的耐力训练致膝关节疼痛,应咨询骨科医生合适的运动方式,是否可以骑车、游泳等,帮助患者调整运动处方。对不适合耐力训练的患者,可以只做肌力训练及柔软度训练。

(6) 长期家庭氧疗的患者,在康复锻炼时仍应吸氧;若患者平时使用无创呼吸机,可以在无创通气的同时进行锻炼。

(7) 在 COPD 的不同阶段,运动处方应不尽相同。对于稳定期的患者,建议每半年进行一次全面的评估,与患者共同协商运动处方的调整。对于急性加重住院的患者,出院后 1 个月应评估患者的整体状况与活动能力,制订相应的运动处方。

(屠春林　王　颖)

第四节　糖尿病康复

一、概述

(一) 定义

糖尿病(diabetes mellitus,DM)是由遗传和环境因素共同作用引起的一组以糖代谢紊乱为主要表现的临床综合征,是以血浆葡萄糖增高为特征的代谢内分泌疾病,胰岛素缺乏和胰岛素作用障碍单独或同时引起糖类、脂肪、蛋白质、水和电解质等的代谢紊乱,严重时常导致酸碱平衡失常。其特征为高血糖、尿糖、葡萄糖耐量减低及胰岛素释放试验异常。临床上糖尿病早期无症状,至症状期才有多食、多饮、多尿、烦渴、善饥、消瘦或肥胖、疲乏无力等症状,久病者常伴发心脑血管、肾、眼及周围神经等病变。严重病例或应激时可发生酮症酸中毒、高渗性昏迷、乳酸性酸中毒而威胁生命,常易并发化脓性感染、尿路感染、肺结核等。

(二) 分类

目前国际上通用 WHO 糖尿病专家委员会提出的分型标准(1999),如表 6-4-1 所示。

表 6-4-1 1999 年 WHO 推荐的糖尿病分型

1. 1 型糖尿病(胰岛 β 细胞破坏,常导致胰岛素绝对缺乏)
   (1) 免疫介导性
   (2) 特发性
2. 2 型糖尿病(从以胰岛素抵抗为主伴胰岛素进行性分泌不足,到以胰岛素进行性分泌不足为主伴胰岛素抵抗)
3. 其他特殊类型糖尿病
   (1) 胰岛 β 细胞功能的基因缺陷
   (2) 胰岛素作用的基因缺陷
   (3) 胰腺外分泌疾病
   (4) 内分泌疾病
   (5) 药物或化学品所致的糖尿病
   (6) 感染
   (7) 不常见的免疫介导性糖尿病
   (8) 其他与糖尿病相关的遗传综合征
4. 妊娠糖尿病

(三) 流行病学

目前在世界范围内,糖尿病的患病率和发病率急剧上升,据国际糖尿病联盟(International Diabetes Federation, IDF)统计,2015 年全球糖尿病患病人数已达 4.15 亿。近 30 多年来,我国糖尿病患病率显著增加。2010 年,我国 18 岁及以上人群的糖尿病患病率为 9.7%;2015—2017 年,我国 18 岁及以上人群的糖尿病患病率为 11.2%。糖尿病已成为严重威胁人类健康的世界性公共卫生问题。

二、诊断与康复功能评定

(一) 诊断

1. 诊断标准

依据静脉血浆葡萄糖而不是毛细血管血糖测定结果诊断糖尿病。糖代谢状态分类标准和糖尿病诊断标准如表 6-4-2 和表 6-4-3 所示。

表 6-4-2 糖代谢状态分类(WHO 糖尿病专家委员会报告,1999 年)

糖代谢分类	静脉血浆葡萄糖水平(mmol/L)	
	空腹血糖(FPG)	糖负荷后 2 小时血糖(2h PPG)
正常血糖(NCR)	<6.1	<7.8
空腹血糖受损(IFG)	6.1~7.0	<7.8
糖耐量减低(IGT)	<7.0	7.8~11.1
糖尿病(DM)	≥7.0	≥11.1

注:2003 年 11 月 WHO 糖尿病专家委员会建议将 IFG 的界限值修订为 5.6~6.9 mmol/L。

表 6-4-3 糖尿病诊断标准

诊 断 标 准	静脉血浆葡萄糖或 HbA1c 水平
典型糖尿病症状	
＋随机血糖	≥11.1 mmol/L
或＋空腹血糖	≥7.0 mmol/L
或＋OGTT 2 h 血糖	≥11.1 mmol/L
或＋HbA1c	≥6.5%
无糖尿病典型症状者,需改日复查确认	

注:OGTT 为口服葡萄糖耐量试验;HbA1c 为糖化血红蛋白。典型糖尿病症状包括烦渴多饮、多尿、多食、不明原因体重下降;随机血糖指不考虑上次用餐时间,一天中任意时间的血糖,不能用来诊断 IFG 或 IGT;空腹状态指至少 8 h 没有进食热量。

2. 鉴别诊断

注意鉴别其他原因所致尿糖阳性。甲亢、胃空肠吻合术后,因碳水化合物在肠道吸收快,可引起进食后 0.5~1 h 血糖过高,出现糖尿,但 FPG 和 2 h PG 正常。严重肝病时肝糖原合成受阻,肝糖原储存减少,进食后 0.5~1 h 血糖过高,出现糖尿,但 FPG 偏低,餐后 2~3 h 血糖正常或低于正常。

(二) 功能评定

1. 生理功能评定

(1) 生化指标测定:包括血糖、糖化血红蛋白 A1(GHbA1)、血脂、肝肾功能等。其中 GHbA1 测定可反映取血前 2~3 个月血糖的总水平,可弥补空腹血糖只反映瞬时血糖值的不足,是糖尿病控制的重要监测指标之一,其正常值为 3.2%~6.4%,糖尿病患者常高于正常值。

(2) 靶器官损害程度评定:主要包括视网膜、周围神经、心、脑、肾及足等靶器官功能水平的评定。

(3) 糖尿病康复疗效评定:实际上与临床治疗疗效评价是一致的。糖尿病的控制目标如表 6-4-4 所示,对判断糖尿病康复治疗的疗效具有较好的参考价值。

表 6-4-4 糖尿病的控制目标

指 标		理想控制	较好控制	控制差
1. 血浆葡萄糖				
空腹(mmol/L)		4.4~6.1	≤7.0	>7.0
非空腹(mmol/L)		4.4~8.0	≤10.0	>10.0
2. 糖化血红蛋白(HbA1c)/%		<6.5	6.5~7.5	>7.5
3. 血脂				
总胆固醇(mmol/L)		<4.5	≥4.5	≥6.0
HDL-C(mmol/L)		>1.1	0.9~1.1	<0.9
甘油三酯(mmol/L)		<1.5	<2.2	≥2.2
LDL-C(mmol/L)		<2.6	2.6~3.3	>3.3
4. 血压/mmHg		<130/80	130/80~140/90	≥140/90
5. BMI(kg/m²)	男	<25	<27	≥27
	女	<24	<26	≥26

注:见中华医学会糖尿病学分会 2004 年《中国糖尿病防治指南》。

2. 心理状况评定

糖尿病患者的心理改变主要是因缺乏疾病相关知识而产生的焦虑、抑郁等,一般选择相应的量表进行测试评定,如 Hamilton 焦虑量表(HAMA)、Hamilton 抑郁量表(HAMD)、简明精神病评定量表(BPRS)、症状自评量表(SCL‑90)等。

3. 日常生活活动能力评定

糖尿病患者日常生活活动能力评定可采用改良 Barthel 指数评定表,高级日常生活活动能力(包括认知和社会交流能力)的评定可采用功能独立性评定量表。

4. 社会参与能力评定

主要进行生活质量评定、劳动力评定和职业评定。

三、康复治疗

(一)康复目标

糖尿病康复治疗的近期目标是通过控制高血糖和相关代谢紊乱以消除糖尿病症状和防止出现急性严重代谢紊乱;远期目标是预防和(或)延缓糖尿病慢性并发症的发生和发展,维持良好健康和学习、劳动能力,保障儿童生长发育,提高患者的生活质量、降低病死率和延长寿命。

(二)康复方法

IDF 提出糖尿病综合管理5个要点:糖尿病教育、医学营养治疗、运动治疗、血糖监测和药物治疗等被称为"五驾马车"。其中起直接作用的是医学营养治疗、运动治疗和药物治疗3个方面,而糖尿病教育和血糖监测则是保证这3种治疗方法正确发挥作用的必要手段。

1. 糖尿病健康教育

健康教育是重要的基础管理措施,是决定糖尿病管理成败的关键。良好的健康教育可充分调动患者的主观能动性,积极配合治疗,有利于疾病控制,防止各种并发症的发生和发展,降低经济耗费和负担,使患者和国家均受益。健康教育的对象包括糖尿病防治专业人员、医务人员、患者及其家属和公众卫生保健人员。健康教育的具体内容包括疾病知识、饮食指导、运动指导、药物指导、胰岛素使用方法、血糖的自我监测、糖尿病日记、糖尿病足等并发症的预防及应急情况的处理等。每位糖尿病患者均应接受全面糖尿病教育,充分认识糖尿病并掌握自我管理技能。

2. 医学营养治疗

医学营养治疗是糖尿病基础管理措施,是综合管理的重要组成部分。对医学营养治疗的依从性是决定患者能否达到理想代谢控制的关键影响因素。具体方法如下:

(1)制订每天摄入的总热量:首先按患者的身高计算出理想体重,理想体重(kg)=[身高(cm)−100]×0.9;然后根据理想体重和工作性质,参照原来的生活习惯,计算每天所需的总热量。成人卧床休息状态下每天每千克理想体重给予热量25~30 kcal,轻体力劳动者为30~35 kcal,中度体力劳动者为35~40 kcal,重体力劳动者为 40 kcal 以上。青少年、孕妇、哺乳期妇女、营养不良和消瘦及伴有消耗性疾病者应酌情增加,肥胖者酌减。通过调整总热量的摄入量,使患者的体重逐渐控制在理想体重的±5%范围内。

(2)营养素的热量分配:碳水化合物的摄入量占总热量的50%~60%。脂肪量一般按每天每千克体重 0.6~1.0 g 计算,热量不超过全天总热量的30%,其中饱和脂肪酸应<10%。蛋白质的摄入量按成人每天每千克体重0.8~1.2 g 计算,约占总热量的15%;孕妇、哺乳期妇女、营养不良及有消耗性疾病者可酌情加至 1.5 g 左右,个别可达 2.0 g,占总热量的20%;儿童糖尿病患者可按每千克体重2~4 g 计算;肾脏病变者可给予低蛋白膳食,占总热量的10%左右。

（3）制订食谱：每天总热量及营养素的组成确定后，根据各种食物的产热量确定食谱。每克碳水化合物和蛋白质均产热 16.7 kJ（4 kcal），每克脂肪产热 37.7 kJ（9 kcal）。根据生活习惯、病情和药物治疗的需要，可按每天三餐分配为 1/5、2/5、2/5 或 1/3、1/3、1/3；也可按四餐分配为 1/7、2/7、2/7、2/7。

（4）其他：富含膳食纤维的食品可延缓食物吸收，降低餐后血糖高峰，有利于改善糖、脂代谢紊乱。推荐膳食纤维每天摄入量至少达 14 g/1 000 kcal。糖尿病患者每天的食盐摄入量不应超过 7 g，合并肾病者应少于 6 g，有高血压者应少于 3 g。戒烟限酒。

3. 运动治疗

运动治疗在糖尿病的管理中占重要地位。规律运动可增加胰岛素敏感性，有助于控制血糖，减少心血管危险因素，减轻体重，提升幸福感。

1）适应证和禁忌证

（1）适应证：糖耐量减低者、无显著高血糖和并发症的 2 型糖尿病患者。无酮症酸中毒的 1 型糖尿病患者，在调整好饮食和胰岛素用量基础上进行运动治疗。

（2）禁忌证：有糖尿病酮症酸中毒等急性代谢并发症、空腹血糖＞16.7 mmol/L、反复低血糖或血糖波动较大、合并急性感染、增殖性视网膜病、严重肾病、严重心脑血管疾病（不稳定性心绞痛、严重心律失常、一过性脑缺血发作）。

2）运动处方

（1）运动方式：适用于糖尿病患者的训练是低至中等强度的有氧运动。常采用有较多肌群参加的持续性周期性运动，如步行、慢跑、登楼、游泳、划船、有氧体操、球类等活动，也可利用活动平板、功率自行车等器械来进行。运动方式因人而异。1 型糖尿病患者多为儿童和青少年，可根据他们的兴趣爱好及运动能力选择运动项目，如游泳、踢球、跳绳、舞蹈等娱乐性运动训练，以提高他们的积极性；合并周围神经病变的糖尿病患者可进行游泳、上肢运动、低阻力功率车等训练；下肢及足部溃疡者不宜慢走、跑步，可采用上肢运动和腹肌训练；视网膜病变者宜选择步行或低阻力功率车；老年糖尿病患者适合平道快走或步行、太极拳、体操、自行车及轻度家务劳动等低强度的运动。

（2）运动强度：运动量是运动方案的核心，运动量的大小由运动强度、运动持续时间和运动频度三个因素决定。在制订和实施运动计划的过程中，必须根据个体化差异、肥胖程度、糖尿病的类型和并发症的不同，给患者制订出能将风险降低至最低的个体化运动处方。运动量是否合适，应以患者运动后的反应作为评判标准。运动后精力充沛，不感疲劳，心率常在运动后 10 min 内恢复至安静时心率说明运动量合适。运动强度决定了运动治疗的效果，一般以运动中的心率作为评定运动强度的指标。临床上将能获得较好运动效果，并能确保安全的运动心率称为靶心率（target heart rate，THR）。靶心率的确定最好通过运动试验获得，即取运动试验中最高心率的 60%～80% 作为靶心率，开始时宜用低运动强度进行运动，适应后逐步增加至高限。如果无条件做运动试验，靶心率可通过以下公式获得：靶心率＝［220－年龄（岁）］×（60%～80%），或靶心率＝（最高心率－静息心率）×（60%～80%）＋静息心率。

（3）运动时间：运动时间是准备活动、运动训练和放松活动 3 部分时间的总和。每次运动一般为 40 min，其中达到靶心率的运动训练时间以 20～30 min 为宜，因为运动时间过短达不到体内代谢效应，而如果运动时间过长或运动强度过大，易产生疲劳、诱发酮症，加重病情。训练一般可从 10 min 开始，适应后逐渐增加至 30～40 min，其中可穿插必要的休息。以餐后 30～60 min 运动为宜。

（4）运动频率：一般每周运动 3～4 次或每天 1 次。次数过少，运动间歇超过 3～4 天，则运动训练的效果及运动蓄积效应将减少，已获得改善的胰岛素敏感性将会消失，这样就难以达到运动的效果。

（5）抗阻训练：鼓励没有运动禁忌证、视网膜病和近期激光治疗的糖尿病患者进行抗阻训练。推荐的抗阻训练包括以下内容。① 运动方式：多关节运动；② 运动强度：2～4 组，每组以最大力量的 60%～

70%重复8～12次；③ 运动频率：每周2～3次，每两次之间至少要间隔48 h。

3）运动注意事项

制订运动方案前，应对患者进行全面检查，详细询问病史，并进行血糖、血脂、血酮体、肝肾功能、血压、心电图、运动负荷试验、X线胸片、关节和足的检查。运动实施前后必须要有热身活动和放松运动，以避免心脑血管意外发生或肌肉关节损伤。适当减少口服降糖药或胰岛素的剂量，以防发生低血糖。注射胰岛素应避开运动肌群，以免加快该部位胰岛素的吸收，诱发低血糖，一般选择腹部为好。适当补充糖水或甜饮料，预防低血糖的发生。

4. 血糖监测

血糖监测是糖尿病管理的重要内容，其结果可以反映糖尿病患者糖代谢紊乱的程度，用于制订合理的降糖方案，评价降糖治疗效果，指导调整治疗方案。

临床常用的血糖监测方法包括毛细血管血糖监测、糖化血红蛋白（glycated hemoglobin，HbA1c）、糖化白蛋白（glycated albumin，GA）和持续葡萄糖监测（continuous glucose monitoring，CGM）等，其中毛细血管血糖监测包括患者自我血糖监测（selfmonitoring of blood glucose，SMBG）及在医院内进行的即时检测（pointofcare testing，POCT），是血糖监测的基本形式。HbA1c是反映既往2～3个月血糖水平的公认指标，GA和CGM可以反映短期血糖水平，是上述监测方法的有效补充。

（1）SMBG是糖尿病综合管理和教育的组成部分，建议所有糖尿病患者行SMBG。与临床治疗的个体化要求一样，在毛细血管血糖监测方案与频率的选择上，需根据患者病情和治疗的实际需求制订相应的个体化监测方案。血糖监测可以选择一天中的不同时间点，包括三餐前、三餐后2 h、睡前及夜间（一般为凌晨2:00～3:00）。血糖监测时间点的适用范围如表6-4-5所示。

表6-4-5　血糖监测时间点的适用范围

时　间	适　用　范　围
餐前	空腹血糖较高，或有低血糖风险时（老年人、血糖控制较好者）
餐后2 h	空腹血糖已得到良好控制，但糖化血红蛋白（HbA1c）仍不达标者；了解饮食和运动对血糖的影响
睡前	注射胰岛素的患者，特别是晚餐前注射胰岛素的患者
夜间	经治疗血糖已接近达标，但空腹血糖仍高；或疑有夜间低血糖
其他	出现低血糖症状时应及时监测血糖；剧烈运动前后宜监测血糖

采用生活方式干预控制糖尿病的患者，可通过血糖监测了解饮食和运动对血糖的影响，并做出相应调整。使用口服降糖药的患者可每周监测2～4次空腹或餐后2 h血糖。使用胰岛素治疗的患者应该更为积极地监测不同时间段的血糖，注射基础胰岛素的患者应更关注空腹血糖，注射预混胰岛素的患者应更关注空腹和晚餐前血糖。当怀疑有低血糖时，应随时加测血糖。当末梢血糖测定值与静脉血浆血糖测定值之间的误差增大，应及时关注。此外，根据需要加测运动或特殊行为（如驾驶）前的血糖。针对特殊人群，如围手术期患者、低血糖高危人群、危重症患者、老年患者、1型糖尿病及妊娠期糖尿病等患者，应实行个体化监测方案。

（2）HbA1c可以反映过去2～3个月的平均血糖水平，是目前评估糖尿病患者长期血糖控制状况的公认标准，也是调整降糖治疗方案的重要依据。糖尿病患者在HbA1c未达标前应每3个月检测1次，达标后可以6个月检测1次。HbA1c可以作为糖尿病的补充诊断标准。

（3）GA反映短期内血糖变化较HbA1c敏感，是评价患者短期血糖控制情况的适用指标。

（4）CGM 是指通过葡萄糖感应器连续监测皮下组织间液葡萄糖浓度的技术,可提供连续、全面、可靠的全天血糖信息,了解血糖波动的趋势和特点。因此,CGM 可成为传统血糖监测方法的一种有效补充。国内外临床研究表明,CGM 具有较好的准确性和安全性。近年来,CGM 的发展日新月异,特别是新型CGM 系统的出现使得 CGM 的优势为越来越多的医患所了解和接受,具有良好的临床应用前景。与传统监测方法相比,CGM 主要的优势在于能发现不易被传统监测方法所探测到的隐匿性高血糖和低血糖,尤其是餐后高血糖和夜间无症状性低血糖。

总之,血糖监测是糖尿病管理不可或缺的部分。目前常用的血糖监测指标各有所长,所反映的血糖内涵不尽相同,不能互相替代(见表 6-4-6)。应根据患者的临床状况合理选用监测方法,并将不同的监测手段进行有机联合,取长补短,全面了解患者血糖的动态变化,为临床决策提供依据。

表 6-4-6 常用血糖监测方式的特点及临床应用

血糖监测方式	临 床 意 义	临 床 应 用
毛细血管血糖	反映实时血糖水平	是血糖监测的基本形式,根据患者病情和治疗的实际需求制订个体化监测方案与频率
HbA1c	反映既往 2～3 个月血糖水平	制订糖尿病患者降糖方案,评估慢性并发症发生风险的重要依据;HbA1c≥6.5% 是糖尿病的补充诊断标准
GA	反映既往 2～3 周血糖水平	评价短期血糖情况,可以辅助鉴别应激性高血糖
CGM	反映连续、全面的血糖信息	了解血糖波动的趋势和特点,发现不易被传统监测方法所探测到的隐匿性高血糖和低血糖,尤其是餐后高血糖和夜间无症状性低血糖

注:HbA1c 为糖化血红蛋白;GA 为糖化白蛋白;CGM 为持续葡萄糖监测。

5. 药物治疗

糖尿病的药物治疗主要包括口服降糖药和胰岛素的运用。

1）口服抗糖尿病药物

目前常用的口服降糖药物大致分为 3 类:促胰岛素分泌剂、胰岛素增敏剂和 α-葡萄糖苷酶抑制剂。在这 3 类药物中促胰岛素分泌剂可以引起低血糖,而后两类一般不引起低血糖。可根据病情选用一种或两种药物联合治疗。

（1）促胰岛素分泌剂:① 磺酰脲类:如格列齐特,每天 80～240 mg;格列吡嗪,每天 5～30 mg 等,餐前服。② 格列奈类:如瑞格列奈,每次 0.5～4 mg;那格列奈,每次 120 mg,餐前口服。

（2）胰岛素增敏剂:① 双胍类:可选用二甲双胍,每天 0.5～2.0 g,餐后服用。② 噻唑烷二酮类:罗格列酮,每天 4～8 mg,早晚服用。

（3）α-葡萄糖苷酶抑制剂:阿卡波糖,每天 150～300 mg,餐时服用。

2）胰岛素治疗

短效胰岛素,每天 3～4 次,餐前 30 min 皮下注射;中长效胰岛素,每天 1～2 次,早、晚餐前 30 min 皮下注射;预混胰岛素,每天 1～2 次,早、晚餐前 30 min 皮下注射。根据病情选择制剂和剂量,监测血糖,调整胰岛素用量。

6. 心理治疗

糖尿病是一种慢性疾病,病程长,患者常会出现各种心理障碍,从而影响患者的情绪,不利于病情的稳定。有研究表明,糖尿病患者在疲劳、焦虑、失望和激动时,可见血糖升高,对胰岛素的需求量增加。另外,在应激状态下,肾上腺素、去甲肾上腺素分泌增多,胰岛素的分泌受抑制,致使血胰岛素水平下降,血糖升高。因此,在治疗糖尿病的同时,必须重视心理康复治疗,减少各种不良心理刺激,并学会正确对待自身的疾病,取得对自身疾病的正确认识,树立信心,达到心理平衡,从而有利于控制糖尿病。

7. 手术治疗

研究表明,手术治疗可明显改善肥胖伴2型糖尿病患者的血糖控制水平,甚至可以使一些糖尿病患者的糖尿病症状"缓解"。此外,非糖尿病肥胖患者在接受手术治疗后发生糖尿病的风险也显著下降。因此,目前临床上逐步将手术治疗作为伴有肥胖的2型糖尿病患者的治疗方法之一,尤其是对药物控制不理想的严重肥胖的2型糖尿病患者更有治疗价值,常用的手术方式有"腹腔镜下可调节胃束带术"和"腹腔镜胃旁路术"等。

四、社区管理

(一) 管理的内容

1. 对社区医生的管理

社区医生是糖尿病项目管理中发挥主要作用的重要组成人员,他们能改变人们的健康知识和行为。对社区基层医务人员的管理主要是通过定期培训,提高他们对糖尿病的认知和管理治疗技能,在社区筑起糖尿病防治的第一道防线,对糖尿病患者早预防、早发现、早干预。同时,社区医生是建立完善社区医院与上级医院双向转诊制度与转诊标准的桥梁和执行者,使糖尿病患者能够得到及时确诊、规范治疗,使合并严重并发症的糖尿病患者及时治疗以减少致残、致死。对社区医生的培训内容主要包括:① 如何培养社区人群健康的生活方式;② 如何识别糖尿病高危人群,早期发现及时诊断糖尿病;③ 如何对糖尿病患者进行规范化治疗并制订综合治疗的达标标准;④ 糖尿病并发症的治疗及严重患者转诊标准;⑤ 低血糖的危害性及其紧急处理措施;⑥ 掌握糖尿病患者教育的主要内容;⑦ 血糖监测的准确方法;⑧ 如何进行糖尿病患者心理疏导;⑨ 糖尿病相关最新研究进展知识的简单了解。

2. 对社区长居人群的管理

对社区长期居住人群的管理是糖尿病社区管理的重点对象,对社区人群的管理对象包括健康人群、有发生糖尿病潜在危险因素的人群(包括有高血压、肥胖、心脑血管疾病、血脂异常等家族史者);年龄>45岁者;久坐不活动者(如长时间伏案工作、电脑操作、看电视者等);有不良生活习惯者(吸烟、不合理饮食结构、体力活动少、生活或工作压力大、精神持续紧张者)、糖尿病高危人群(包括有糖尿病家族史、空腹血糖受损或葡萄糖耐量减低者,体型肥胖者尤其腹型肥胖者,以往拟诊妊娠糖尿病或生育体重4 kg以上的巨大儿或出生时体重低或婴儿期体重低于正常者);长期使用影响糖代谢药物者(如糖皮质激素、利尿剂使用者等)等。此外,对于一些特殊糖尿病人群也应加强进行管理,如老年糖尿病、儿童糖尿病及糖尿病合并妊娠和妊娠糖尿病等。

(二) 管理的方式

1. 健康教育

对社区人群经典的健康教育模式是授课、利用宣传栏和(或)板报宣传糖尿病有关知识及发放宣传资料等。糖尿病健康教育的内容因人而异,重点不同。对于健康人群,要养成健康的生活方式,生活规律,戒烟、限酒,均衡饮食,保障睡眠,乐观上进。对于有潜在危险因素的人群及糖尿病高危人群则主要进行糖尿病的一、二级预防教育。对于糖尿病患者的健康教育是重中之重,内容也最为繁多,主要包括合理饮食和适当运动治疗,必要时进行药物治疗、心理疏导及自我病情监测等。

2. 建立健康档案和计算机分级管理

由社区医生及护士对社区的居民建立健康档案,从中筛查出糖尿病患者。为糖尿病患者建立健康档案,主要内容如下。① 一般资料:姓名、性别、住址、单位、联系电话、生活习惯、吸烟及饮酒史等;② 采集现病史、家族疾病史;③ 进行体格检查:身高、体重并计算体重指数(BMI),腰围、臀围并计算腰/臀比值,监测血压,视力,定期检查眼底等;④ 进行必要的血液学生化指标检查,包括肝肾功能、血糖、血脂、HbA1c等;⑤ 检测糖尿病相关慢性并发症的指标,包括尿常规、尿微量白蛋白、眼底、颈动脉超声、心电图等。全面掌握每例患者的病情变化情况及问题,为制订有针对性的治疗及健康教育计划提供依据。全部资料输入计算机,实行计算机管理。

3. 随访

随访形式可采用门诊随访、家庭随访和集体随访等多种形式。门诊随访指门诊医生利用患者到医院就诊机会开展糖尿病患者管理。家庭随访指在有条件的社区,医生通过上门服务开展患者管理。集体随访指社区医生在社区设点定期开展讲座等多种形式的糖尿病健康教育活动时开展患者管理。

4. 制订转诊标准

制订社区医院与上级医院互相转诊的标准。其中社区医生向上级医院转诊患者的条件:① 初诊的糖尿病患者转上级医院确诊及分型;② 经治疗后,在 3 个月内血糖仍未达标的患者;③ 急性并发症或严重慢性并发症治疗困难者。上级医院经处理后可转回社区继续治疗的患者标准:① 对疾病的诊断已明确,在目前条件下分型基本无困难;② 血糖控制基本达标;③ 因严重并发症或并发症经上级医院住院治疗后,病情稳定并处于好转的患者;④ 经综合各科会诊,确定了治疗方案后可在社区继续治疗的患者。

附:糖尿病足的康复

一、概述

根据 WHO 的定义,糖尿病足是由糖尿病引起的下肢远端神经异常和不同程度的周围血管病变,从而引起的足部感染、溃疡和(或)深部组织破坏的病变。发病年龄多在 40 岁以上,且发病率随年龄增加而增高。糖尿病足的主要后果是足溃疡和截肢。在非创伤性截肢中,糖尿病足患者占 50% 以上。

糖尿病足按其病变程度分为 0～5 级:0 级为皮肤完整,无开放性病灶;1 级为皮肤有开放性病灶,但未累及深部组织;2 级为感染病灶已侵犯深部肌肉组织,脓性分泌物较多,但无肌腱、韧带破坏;3 级为肌腱韧带受损,蜂窝织炎融合形成大脓腔,但无明显骨质破坏;4 级为严重感染导致骨质缺损、骨髓炎、骨关节破坏或假关节形成,部分肢端可出现湿性或干性坏疽;5 级为足大部或全部感染或缺血,导致严重湿性或干性坏疽。

二、康复评定

1. 神经病变评定

应用 Semmes - Weinstein 5.07(10 g)的尼龙单纤维丝进行检查,音叉测试双拇趾振动觉。

2. 血管评估

皮肤血液灌注压的测定,趾部血压和跨皮肤的氧分压($TcPO_2$)的测定,胫后动脉和足背动脉的脉搏触诊,踝肱压力指数(ABI)测定。

三、康复治疗

治疗前,首先要鉴别溃疡的性质是属于神经性溃疡、缺血性溃疡还是感染性溃疡,再采取不同的治疗方法。神经性溃疡常见于反复受压的部位,如跖骨头的足底面、胼胝的中央,常伴有感觉缺失或异常,而局部供血良好,治疗主要是减压,特别要注意患者的鞋袜是否合适。缺血性溃疡多见于足背外侧、足趾尖部或足跟部,局部感觉正常,但皮肤温度低、足背动脉和(或)胫后动脉搏动明显减弱或不能触及,治疗则要重视改善下肢血供,轻-中度缺血的患者可以实行内科治疗,病变严重的患者可予介入治疗或血管外科成形手术。对于合并感染的足溃疡,需定期去除感染和坏死组织,只要患者局部供血良好,必须进行彻底清创;

根据创面的性质和渗出物的多少,选用合适的敷料;在细菌培养的基础上选择有效的抗生素进行治疗。

糖尿病足一般采用综合治疗,包括内科、外科和康复治疗3个方面。

1. 内科治疗

控制血糖、控制感染,用药物改善下肢循环等。

2. 外科治疗

包括动脉重建术、截肢术等。

3. 康复治疗

改善下肢循环及治疗感染溃烂的创口和坏疽。主要有以下。

1) 改善下肢循环

(1) 按摩治疗:自感染溃烂或坏疽部位以上用适当的力量做向心性按摩,每次 10～12 min,每天 1～2 次。

(2) 运动治疗:第一节,患者平卧,患肢伸直抬高 45°,做足趾的背伸跖屈活动 30 次,每天 1～2 回。第二节,患者平卧,患肢伸直抬高 45°,做踝关节的伸屈活动 30 次,每天 1～2 回。第三节,以患肢为左侧为例,患者平卧,身体左侧靠床沿,患肢伸直抬高 45°维持 2～3 min,平放床沿上 2～3 min,如此重复 5～6 次,每天 1～2 回。视病情轻重,患者可选做 1～2 节均可,持之以恒,会有收效。

(3) 正负压治疗(vacuum compression therapy):需借助正负压治疗仪来进行。将患肢放入一个有机玻璃舱内,然后用电脑控制,注入或吸出空气,使压强在 $-6.8\ kPa$～$+13.4\ kPa$ 之间交替进行,每相均维持 30 s,每次做 1 h,每天 1 次。

2) 感染溃烂创口和坏疽的处理

① 采用超短波、紫外线、He-Ne 激光等物理治疗;② 冲击波治疗,见本书相关章节;③ 清创:可采用蚕食的方式,每隔 1～2 天清创 1 次,把坏死、腐烂的组织剪去。

四、康复预防

积极控制糖尿病,严格控制高血糖,同时需严格控制高血脂及各种导致动脉粥样硬化的因素。糖尿病患者每年至少进行 1 次足部检查,高危患者每 3～6 个月进行 1 次足部检查。保持足部卫生,每天用温水洗脚,但避免热水烫伤;鞋袜要清洁、宽松、柔软、合脚,通气要良好。第一次穿新鞋要试走 1～2 min,以判断是否合脚;不宜赤脚行走和穿拖鞋外出。自行用刀片剪修胼胝要小心,不要削得太深,避免出血而引起感染。适当运动,戒烟。足部有畸形或其他足病时,要及时到足科或骨科就医,以获得科学专业的治疗。

(吴　曼)

第五节　脂肪肝康复

一、概述

脂肪性肝病(fatty liver disease, FLD)是以肝细胞脂肪过度贮积和脂肪变性为特征的临床病理综合征。肥胖、饮酒、糖尿病、营养不良、部分药物、妊娠以及感染等是 FLD 发生的危险因素。临床上,根据有无长期过量饮酒分为非酒精性脂肪性肝病和酒精性脂肪性肝病。

1. 非酒精性脂肪性肝病和代谢综合征的定义

非酒精性脂肪性肝病(nonalcoholic fatty liver disease, NAFLD)是一种与胰岛素抵抗(insulin resistance)

和遗传易感密切相关的代谢应激性肝脏损伤,其病理学改变与酒精性肝病(alcoholic liver disease,ALD)相似,但患者无过量饮酒史,疾病谱包括非酒精性肝脂肪变(non-alcoholic hepatic steatosis)、非酒精性脂肪性肝炎(nonalcoholic steatohepatitis,NASH)、肝硬化和肝细胞癌(hepatocellular carcinoma,HCC)。NAFLD不仅可以导致肝病残疾和死亡,还与代谢综合征(metabolic syndrome)、2型糖尿病、动脉硬化性心血管疾病以及结直肠肿瘤等的高发密切相关。随着肥胖和代谢综合征的流行,NAFLD已成为我国第一大慢性肝病和健康体检肝脏生物化学指标异常的首要原因。

(1) NAFLD的相关定义如表6-5-1所示。

表6-5-1　非酒精性脂肪性肝病(NAFLD)的相关定义

术　语	工　作　定　义
非酒精性脂肪性肝病(NAFLD)	肝脏病理学和影像学改变与酒精性肝病(ALD)相似,但无过量饮酒等导致肝脂肪变的其他原因,患者通常存在营养过剩、肥胖和代谢综合征相关表现
非酒精性	不饮酒或无过量饮酒史[过去12个月每周饮用乙醇(酒精)男性<210 g,女性<140 g],未应用乙胺碘呋酮、氨甲蝶呤、他莫昔芬、糖皮质激素等药物,并排除基因3型丙型肝炎病毒感染、肝豆状核变性、自身免疫性肝炎、全胃肠外营养、乏β脂蛋白血症、先天性脂质萎缩症、乳糜泻等可以导致脂肪肝的特定疾病
非酒精性肝脂肪变	又称单纯性脂肪肝,是NAFLD的早期表现,大泡性或大泡为主的脂肪变累及5%以上肝细胞,可以伴有轻度非特异性炎症
非酒精性脂肪性肝炎(NASH)	NAFLD的严重类型,5%以上的肝细胞脂肪变合并小叶内炎症和肝细胞气球样变性。不合并肝纤维化或仅有轻度纤维化(F0~1)为早期NASH;合并显著肝纤维化或间隔纤维化(F2~3)为纤维化性NASH;合并肝硬化(F4)为NASH肝硬化
NAFLD相关肝硬化	有肥胖症、代谢综合征、2型糖尿病和(或)NAFLD病史的隐源性肝硬化

(2) 代谢综合征的相关定义如表6-5-2所示。

表6-5-2　代谢综合征的相关定义

术　语	工　作　定　义
代谢综合征	是指心血管危险因素的聚集体,表现为存在3项及以上代谢性危险因素(腹型肥胖、高血压、高甘油三酯血症、低高密度脂蛋白胆固醇血症、高血糖)
腹型肥胖	腰围>90 cm(男性),腰围>85 cm(女性)
高血压	动脉血压≥130/85 mmHg或正在应用降血压药物
高甘油三酯血症	空腹血清甘油三酯≥1.7 mmol/L或正在服用降血脂药物
低高密度脂蛋白胆固醇(HDL-C)血症	空腹血清HDL-C<1.0 mmol/L(男性),HDL-C<1.3 mmol/L(女性)
高血糖	空腹血糖≥5.6 mmol/L,或餐后2 h血糖≥7.8 mmol/L,或有2型糖尿病史

2. 发病率及危险因素

NAFLD是全球最常见的慢性肝病,普通成人NAFLD患病率介于6.3%~45%,其中10%~30%为NASH。中国NAFLD的患病率变化与肥胖症、2型糖尿病和代谢综合征的流行趋势相平行。目前,我国成人总体肥胖、腹型肥胖、2型糖尿病的患病率分别高达7.5%、12.3%和11.6%。一方面,肥胖症、高脂血症、2型糖尿病患者NAFLD患病率分别高达60%~90%,27%~92%和28%~70%;另一方面,NAFLD

患者通常合并肥胖症(51.3%)、高脂血症(69.2%)、高血压(39.3%)、2型糖尿病(22.5%)以及代谢综合征(42.5%)。与肥胖症密切相关的富含饱和脂肪酸和果糖的高热量膳食结构,以及久坐少动的生活方式同样也是NAFLD的危险因素。我国汉族居民NAFLD的遗传易感基因与国外报道基本相似,*PNPLA3 I148M*和*TM6SF2E167K*变异与NAFLD及其严重程度相关,这类患者胰岛素抵抗的特征不明显。此外,高尿酸血症、红细胞增多症、甲状腺功能减退、垂体功能减退、睡眠呼吸暂停综合征、多囊卵巢综合征也是NAFLD发生和发展的独立危险因素。

二、诊断与功能评定

(一) 诊断标准

NAFLD的诊断需要有弥漫性肝细胞脂肪变的影像学或组织学证据,并且要排除乙醇(酒精)滥用等可以导致肝脂肪变的其他病因。因无特异性症状和体征,大部分患者因偶然发现血清谷丙转氨酶(又称丙氨酸转氨酶,ALT)和γ-谷氨酰转肽酶(γ- glutamyl transpeptidase,GGT)增高或者影像学检查结果显示弥漫性脂肪肝而疑诊为NAFLD。

1. "非酒精性"的界定

"非酒精性"是指无过量饮酒史(男性每天饮酒折合乙醇量<30 g,女性每天饮酒折合乙醇量<20 g)和其他可以导致脂肪肝的特定原因。为此,在将肝组织学或影像学弥漫性脂肪肝归结于NAFLD之前,需要除外ALD、基因3型丙型肝炎病毒(hepatitis C virus, HCV)感染、自身免疫性肝炎、肝豆状核变性等可导致脂肪肝的特定肝病,并除外药物(他莫昔芬、乙胺碘呋酮、丙戊酸钠、氨甲蝶呤、糖皮质激素等)、全胃肠外营养、炎症性肠病、乳糜泻、甲状腺功能减退症、库欣综合征、β脂蛋白缺乏血症、脂质萎缩性糖尿病、Mauriac综合征等导致脂肪肝的特殊情况。在将血清氨基转移酶[ALT、谷草转氨酶(又称天冬氨酸转氨酶,AST)]和(或)GGT增高以及隐源性肝硬化归结于NAFLD之前,需除外可以导致肝脏生物化学异常和肝硬化的其他原因。然而,非酒精性肝病的真实内涵是指营养过剩、胰岛素抵抗及其相关代谢紊乱诱导的慢性肝损伤。事实上,脂肪肝可由非酒精因素(胰岛素抵抗和代谢紊乱)与酒精滥用、基因3型HCV感染等1种或多种病因共同导致,慢性HBV感染亦常因胰岛素抵抗和代谢紊乱并发NAFLD,而NAFLD患者可能比对照人群更易发生药物与中毒性肝损伤,各种原因的慢性加急性肝功能衰竭可以发生在NASH背景上。临床上,需要重视肥胖、2型糖尿病、代谢综合征在其他原因肝病患者肝脏损伤和肝硬化及HCC发病中的促进作用,并加强合并NAFLD的其他肝病患者代谢和心血管危险因素及其并发症的防治。

2. 肝脂肪变的诊断

病理学上的显著肝脂肪变和影像学诊断的脂肪肝是NAFLD的重要特征,肝脂肪变及其程度与肝脏炎症损伤和纤维化密切相关,并可预测代谢综合征和2型糖尿病的发病风险。上腹部常规影像学检查可以提供肝脏、胆囊、胰腺、脾脏、肾脏等疾病诊断的有用信息,作出弥漫性脂肪肝、局灶性脂肪肝、不均质性脂肪肝的影像学诊断。B超是临床应用范围广泛的影像学诊断工具,根据肝脏前场回声增强("明亮肝")、远场回声衰减,以及肝内管道结构显示不清楚等特征诊断脂肪肝。然而,B超对轻度脂肪肝诊断的敏感度低,特异度亦有待提高,因为弥漫性肝纤维化和早期肝硬化时也可观察到脂肪肝的典型特征。受控衰减参数(controlled attenuation parameter, CAP)是一项基于超声的肝脏瞬时弹性成像平台定量诊断脂肪肝的新技术。CAP能够检出5%以上的肝脂肪变,准确区分轻度肝脂肪变与中-重度肝脂肪变。然而,CAP与B超相比容易高估肝脂肪变程度,当BMI>30 kg/m^2、皮肤至肝包膜距离>25 mm以及CAP的四分位间距(IQR)≥40 dB/m时,CAP诊断脂肪肝的准确率下降。CAP区分不同程度肝脂肪变的诊断阈值及其动态变化的临床意义尚待明确。CT和MRI检查诊断脂肪肝的准确性不优于B超,主要用于弥漫性脂肪肝伴有正常肝岛以及局灶性脂肪肝与肝脏占位性病变的鉴别诊断。磁共振波谱(magnetic resonance spectroscopy, MRS)能够检出 5% 以上的肝脂肪变,准确性很高,缺点是花费高和难以普及。应用 BMI、腰围、血清甘油三酯和 GGT 水平等指标组合的脂肪肝指数、肝脂肪变指数等,对脂肪肝的诊断性能存在年龄、种族群体等差异,主要作为影像学诊断脂肪肝的替代工具用于流行病学调查和某些特殊的临床情况。

3. 脂肪性肝炎的诊断

鉴于 NASH 是单纯性脂肪肝进展至肝硬化和 HCC 的中间阶段且难以自行康复,在 NAFLD 患者中识别 10%～30% 的 NASH 更具临床意义。然而现有影像学技术和实验室检查等无创方法不能准确诊断 NASH。对于 NAFLD 初诊患者,详细了解 BMI、腰围、代谢性危险因素、并存疾病和血清生物化学指标,可以综合判断是否为 NASH 高危人群。代谢综合征、血清 ALT 和细胞角蛋白-18(CK-18)(M30 和 M65)水平持续增高,提示 NAFLD 患者可能存在 NASH,需要进一步的肝活组织检查结果证实。血清 ALT 正常并不意味着无肝组织炎症损伤,ALT 增高亦未必是 NASH。尽管存在创伤和并发症,以及取样误差和病理观察者之间差异等缺点,肝活组织检查至今仍是诊断 NASH 的"金标准"。肝活组织检查可准确评估肝脂肪变、肝细胞损伤、炎症坏死和纤维化程度。肝脂肪变、气球样变和肝脏炎症合并存在是诊断 NASH 的必备条件。欧洲脂肪肝协作组提出的 SAF 积分(肝脂肪变、炎症活动和纤维化各自计分之和)比美国 NASH 临床研究协作网推荐的 NAFLD 活动性积分(NAS)更能提高病理医生诊断 NASH 的一致性,并减少观察者之间的误差。这些积分系统是通过半定量评估 NAFLD 的主要病理学改变,从而对 NAFLD 进行病理分型和分期,以及临床试验时的疗效评价。肝活组织检查的费用和风险应与估计预后和指导治疗的价值相权衡。

(二)病情评估

NAFLD 的评估包括定量肝脂肪变和纤维化程度,判断有无代谢和心血管危险因素及并发症、有无肝脏炎症损伤以及是否合并其他原因的肝病。

1. 肝纤维化的评估

鉴于肝纤维化是唯一准确预测肝脏不良结局的肝脏病理学改变,在 NAFLD 患者中诊断显著肝纤维化和肝硬化对预后判断的价值大于区分单纯性脂肪肝与 NASH。许多因素可以影响 NAFLD 患者肝纤维化的动态变化,应用临床参数和血清纤维化标志物不同组合的多种预测模型,可粗略判断有无显著肝纤维化(≥F2)和进展期肝纤维化(F3、F4),其中 NAFLD 纤维化评分(NFS)的诊断效率可能最高。然而,现有的肝纤维化无创预测模型并不符合"诊断准确性报告标准"对诊断性检测的质量要求。近年来,影像学技术的进展显著提高了肝纤维化的无创评估能力。基于 FibroScan 的振动控制瞬时弹性成像(VCTE)检测的肝脏硬度(LSM)对 NAFLD 患者肝纤维化的诊断效率优于 NFS、APRI、FIB-4 等预测模型,有助于区分无/轻度肝纤维化(F0、F1)与进展期肝纤维化(F3、F4),但是至今仍无公认的阈值用于确诊肝硬化。肥胖症会影响 FibroScan 检测的成功率,高达 25% 的患者无法通过 M 探头成功获取准确的 LSM 值。此外,LSM 值判断各期纤维化的阈值需要与肝病病因相结合;重度肝脂肪变(CAP 值显著增高)、明显的肝脏炎症(血清氨基转移酶>5×正常值上限)、肝脏淤血和胆汁淤积等都可高估 LSM 值判断肝纤维化的程度。基于 MRI 的实时弹性成像(magnetic resonance elastography, MRE)对 NAFLD 患者肝硬化诊断的阳性预测值与 VCTE 相似,但 MRE 的阴性预测值更高。当无创方法检测结果高度疑似存在进展期肝纤维化时需要肝活组织检查验证,病理学检查需明确描述肝纤维化的部位、数量,以及有无肝实质的重建和假小叶。高度可疑或确诊肝硬化包括 NASH 肝硬化、NAFLD 肝硬化以及隐源性肝硬化。

2. 代谢和心血管危险因素评估

NAFLD 与代谢综合征互为因果,代谢紊乱不但与 2 型糖尿病和心血管疾病高发密切相关,而且参与 NAFLD 的发生和发展。疑似 NAFLD 患者需要全面评估人体学指标和血清糖脂代谢指标及其变化。鉴于心血管事件是影响 NAFLD 患者预后的主要因素,所有 NAFLD 患者应进行心血管事件风险评估,建议采用改良的 IDF 标准诊断代谢综合征。对于 NAFLD 患者需要常规检测空腹血糖和 HbA1c,甚至进一步作标准 75 g 葡萄糖口服糖耐量试验(OGTT),筛查空腹血糖调节受损、糖耐量异常和糖尿病。除了 PNPLA3 I148M 多态性相关的 NAFLD 以外,胰岛素抵抗几乎是 NAFLD 和 NASH 的共性特征。胰岛素抵抗指数(HOMA - IR)是用于评价群体的胰岛素抵抗水平的指标,计算方法如下:空腹血糖水平(FPG,mmol/L)×空腹血胰岛素水平(FINS,mIU/L)/22.5,正常成人 HOMA - IR 大约为 1。无糖调节受损和糖尿病的 NAFLD 患者可以通过 HOMA - IR 评估胰岛素的敏感性,"瘦人"脂肪肝如果存在胰岛素抵抗,即使无代谢性危险因素亦可诊断为 NAFLD,随访中 HOMA - IR 下降预示 NAFLD 患者代谢紊乱和肝脏损伤程度改善。人体成分测定有助于发现常见于"瘦人"的隐性肥胖[体脂含量和(或)体脂占体重百分比增加]和肌少症。

三、康复治疗

(一) 康复目标

鉴于 NAFLD 是肥胖和代谢综合征累及肝脏的表现,大多数患者肝组织学改变处于单纯性脂肪肝阶段,治疗 NAFLD 的首要目标为减肥和改善胰岛素抵抗,预防和治疗代谢综合征、2 型糖尿病及其相关并发症,从而减轻疾病负担、改善患者生活质量并延长寿命;次要目标为减少肝脏脂肪沉积,避免因"附加打击"而导致 NASH 和慢性加急性肝衰竭;对于 NASH 和脂肪性肝纤维化患者还需阻止肝病进展,减少肝硬化、HCC 及其并发症的发生。

(二) 康复方法

1. 改变不良生活方式

减少体重和腰围是预防和治疗 NAFLD 及其合并症最为重要的治疗措施。对于超重、肥胖,以及近期体重增加和"隐性肥胖"的 NAFLD 患者,建议通过健康饮食和加强锻炼的生活方式教育纠正不良行为。适当控制膳食热量摄入,建议每天减少 500～1 000 kcal 热量;调整膳食结构,建议适量脂肪和碳水化合物的平衡膳食,限制含糖饮料、糕点和深加工精致食品,增加全谷类食物、ω - 3 脂肪酸以及膳食纤维摄入;一日三餐定时适量,严格控制晚餐的热量和晚餐后进食行为。避免久坐少动,建议根据患者兴趣并以能够坚持为原则选择体育锻炼方式,以增加骨骼肌质量和防治肌少症。例如:每天坚持中等量有氧运动 30 min,每周 5 次,或者每天高强度有氧运动 20 min,每周 3 次;同时做 8～10 组阻抗训练,每周 2 次。1 年内减重 3%～5%可以改善代谢综合征组分和逆转单纯性脂肪肝,体重下降 7%～10%能显著降低血清氨基转移酶水平并改善 NASH,但是体重下降 10%以上并维持 1 年才能逆转肝纤维化,遗憾的是肥胖症患者 1 年内能够减重 10%以上者不到 10%。

1) 饮食治疗

饮食治疗的方法主要为适宜的热能摄取(标准体重×20～25 kcal/d),合理分配三大营养要素并兼顾其质量,适当补充维生素、矿物质及膳食纤维,戒酒和改变不良饮食习惯,食物宜多样化,少盐及刺激性调料,烹调方式以蒸、煮、拌为主。

(1) 设定理想的目标体重:标准体重(kg)=身高(cm)−105,或标准体重(kg)=[身高(cm)−100]×0.9。人体的理想体重判断是以肥胖度[(实际体重−标准体重)/标准体重×100%]为依据。肥胖度为±10%属于正常范围,此时机体对胰岛素的敏感度最高。肥胖度<−10%为消瘦,>10%为超重。当肥胖度>20%,即肥胖时胰岛素的感受性将明显下降。据此,脂肪肝患者恰当的目标体重应以肥胖度 0～10%为理想。

（2）严格控制热能摄入：合理控制每天热能摄入量是治疗脂肪肝的首要原则，脂肪肝患者恰当的一日摄取能量应是能满足社会生活需要限度的量，重要的是不能超过这个量。以轻体力劳动或脑力劳动的中老年患者为例，标准体重者每天 30 kcal/kg，超重者每天 20～25 kcal/kg，体型消瘦者每天 35 kcal/kg（见表 6‑5‑3）。

表 6‑5‑3　不同体型/劳动强度热能需求表[kcal/(kg·d)]

人　群	体型消瘦	体型正常	肥　胖
卧床休息	20～25	15～20	15
脑力/轻度体力劳动	35	25～30	20～25
中度体力劳动	40	35	30
重度体力劳动	40～45	40	35

（3）合理分配三大营养要素：在总热能一定的情况下，给予脂肪肝患者高蛋白、低脂肪、适量糖类的膳食。蛋白质占总热能的 15%～20%，其中 1/3 以上为动物蛋白；脂肪占 20%～25%（包括食物中所含脂肪及烹调油在内）；碳水化合物占 50%～60%。计算时首先安排蛋白质和脂肪的量，最后用糖类补足每天所需热能总量。

（4）增加膳食纤维摄入量：脂肪肝患者膳食纤维可从每天 20～25 g 增至每天 40～60 g。

（5）增加维生素和水分的摄入。

（6）坚持合理的饮食制度：脂肪肝患者应改变不良饮食习惯，实现有规律的一日三餐。

2）运动治疗

运动疗法也是综合治疗（包括去除病因、调整饮食、合理运动、服用药物）的重要方面。适宜的运动方式是持之以恒的、低中等强度、较长时间的有氧运动。

（1）适应证和禁忌证：运动疗法最适合于伴胰岛素抵抗和体重超重的脂肪肝患者。脂肪肝患者如存在严重的合并症，如心肌梗死急性期、不稳定性心绞痛、充血性心力衰竭、严重心律失常、重度高血压、1 型糖尿病、肾功能不全、肝功能明显损害或发展至肝硬化失代偿期等时，应限制活动，以免病情恶化。

（2）运动处方：① 运动方式。采用可以持续进行的使用大肌群的任何一种活动，并且具有节奏性和有氧代谢的特点，如慢跑或中速快步行走、骑自行车、上下楼梯、爬山、打球、跳舞、跳绳、游泳、做操等。② 运动强度：实际应用中常常用心率表示运动强度。靶心率＝[220－年龄（岁）]×（60%～70%），或靶心率＝安静心率＋安静心率×（50%～70%）。③ 运动时间是准备活动、运动训练和整理活动三部分时间的总和。每次运动一般为 40 mim，其中准备活动 5 min、达到靶心率的运动训练时间以 20～30 mim 为宜、整理活动 5～10 mim。④ 运动频率：一般每周运动 3～5 次或每天 1 次。⑤ 可根据体力情况，进行短时间的肌肉力量训练，每周 1～2 次。

（3）运动注意事项：患者自行运动时，嘱其准备一张医疗卡，标明自己的姓名、住址、联系电话、联系人、患病情况等，便于运动中佩戴，发生意外时可及时发现和处理。指导患者选择合适的运动鞋，除透气性好外，还应有一定的伸展空间，鞋底要有一定厚度，有较好的弹性。运动后如果出汗较多，不宜马上洗冷水浴和热水浴。运动时要注意避免追求减轻体重而随意加大运动量。伴有糖尿病者必要时需额外补充食物。患者在运动锻炼期间，必须注意运动与饮食、药物协调的问题，既要控制饮食，又不能缺乏营养，保证足够的身体需要；同时，要注意及时调整药物剂量，尽量以最小量的化学手段和最大的生理性措施达到最有效的治疗效果。

2. 针对代谢综合征的药物治疗

对于 3~6 个月生活方式干预未能有效减肥和控制代谢危险因素的 NAFLD 患者,建议根据相关指南和专家共识应用 1 种或多种药物治疗肥胖症、高血压病、2 型糖尿病、血脂紊乱、痛风等疾病,目前这些药物对患者并存的 NASH 特别是肝纤维化都无肯定的治疗效果。BMI≥30 kg/m² 的成人和 BMI≥27 kg/m² 伴有高血压病、2 型糖尿病、血脂紊乱等合并症的成人可以考虑应用奥利司他等药物减肥,但需警惕减肥药物引起的不良反应。此外,应谨慎长期使用可能会增加患者体重的药物。血管紧张素 Ⅱ 受体拮抗剂可以安全用于 NAFLD 和 NASH 患者的高血压病的治疗。ω-3 多不饱和脂肪酸虽可能安全用于 NAFLD 患者高甘油三酯血症的治疗,但是该药对血清甘油三酯＞5.6 mmol/L 患者的降脂效果不肯定,此时常需处方贝特类药物降低血脂和预防急性胰腺炎,但需警惕后者的肝脏毒性。除非患者有肝衰竭或肝硬化失代偿,他汀类药物可安全用于 NAFLD 和 NASH 患者降低血清低密度脂蛋白胆固醇(LDL-C)水平以防治心血管事件。目前无证据显示他汀类药物可以改善 NASH 和肝纤维化。他汀类药物使用过程中经常出现的无症状性、孤立性血清 ALT 增高,即使不减量或停药亦可恢复正常。尽管二甲双胍对 NASH 并无治疗作用,但其可以改善胰岛素抵抗、降低血糖和辅助减肥,建议用于 NAFLD 患者 2 型糖尿病的预防和治疗。人胰高糖素样肽-1 类似物利拉鲁肽不仅具备多重降糖机制,而且能够减肥和改善胰岛素抵抗,适合用于肥胖的 2 型糖尿病患者的治疗。吡格列酮虽然可以改善 NASH 患者血清生物化学指标和肝脏组织学病变,但该药在中国患者中长期应用的疗效和安全性尚待明确,建议仅用于合并 2 型糖尿病的 NASH 患者的治疗。

3. 针对肝脏损伤的药物治疗

鉴于改变生活方式和应用针对代谢综合征的药物甚至减肥手术难以使 NASH 特别是肝纤维化逆转,为此有必要应用保肝药物保护肝细胞、抗氧化、抗炎,甚至抗肝纤维化。来自美国的临床试验结果显示,维生素 E(α-生育酚,800 IU/d)口服 2 年可以使无糖尿病的 NASH 成人血清氨基转移酶恢复正常并显著改善肝脂肪变和炎症损伤。然而,我国药典并无大剂量维生素 E 治疗慢性肝炎的适应证,并且长期大剂量使用维生素 E 的安全性令人担忧。来自美国的临床试验结果显示,奥贝胆酸可显著减轻 NASH 患者的肝纤维化程度,但是该药对脂代谢有不良影响,可导致皮肤瘙痒,并且其在 NASH 治疗中的作用并未被日本的临床试验所证实。目前在我国广泛应用的水飞蓟素(宾)、双环醇、多烯磷脂酰胆碱、甘草酸二胺、还原型谷胱甘肽、S-腺苷甲硫氨酸、熊去氧胆酸等针对肝脏损伤治疗的药物安全性良好,部分药物在药物性肝损伤、胆汁淤积性肝病等患者中已取得相对确切的疗效,但这些药物对 NASH 和肝纤维化的治疗效果仍需进一步的临床试验证实。在综合治疗的基础上,保肝药物作为辅助治疗推荐用于以下类型 NAFLD 患者:① 肝活组织检查确诊的 NASH。② 临床特征、实验室及影像学检查提示存在 NASH 或进展性肝纤维化。例如:合并代谢综合征和 2 型糖尿病,血清氨基转移酶和(或)CK-18 持续升高,肝脏瞬时弹性检查 LSM 值显著增高。③ 应用相关药物治疗代谢综合征和 2 型糖尿病过程中出现肝脏氨基转移酶升高。④ 合并药物性肝损伤、自身免疫性肝炎、慢性病毒性肝炎等其他肝病。建议根据肝脏损伤类型、程度以及药物效能和价格选择 1 种保肝药物,疗程需要 1 年以上。对于血清 ALT 高于正常值上限的患者,口服某种保肝药物 6 个月,如果血清氨基转移酶仍无明显下降,则可改用其他保肝药物。至今尚无有效药物可推荐用于 NASH 患者预防肝硬化和 HCC,咖啡、阿斯匹林、二甲双胍、他汀类药物等对肝脏的有益作用仍需临床试验证实。

4. 减肥手术

减肥手术不仅可最大程度地减肥和长期维持理想体重,而且可以有效控制代谢紊乱,甚至逆转 2 型糖尿病和代谢综合征。IDF 建议,重度肥胖(BMI≥40 kg/m²)的 2 型糖尿病患者,以及中度肥胖(BMI 为 35~39.9 kg/m²)但保守治疗不能有效控制血糖的 2 型糖尿病患者都应考虑减肥手术。轻度肥胖(BMI 为

$30\sim34.9\ kg/m^2$)患者如果保守治疗不能有效控制代谢和心血管危险因素也可以考虑减肥手术。亚裔群体的 BMI 阈值应下调 $2.5\ kg/m^2$。近十年全球减肥手术的数量持续增长,不管哪种类型的减肥手术都较非手术治疗能最大程度地减肥,亚洲国家以袖状胃切除术最为常用。合并 NASH 或代偿期肝硬化不是肥胖症患者减肥手术的禁忌证。减肥手术不但可以缓解包括纤维化在内的 NASH 患者的肝组织学改变,而且可能降低心血管疾病的病死率和全因死亡率,但其改善肝脏相关并发症的作用尚未得到证实。目前,尚无足够证据推荐减肥手术治疗 NASH,对于严重的或顽固性肥胖患者以及肝移植术后 NASH 复发的患者可以考虑减肥手术。亦可考虑给严重的病理性肥胖或减肥治疗失败的受体,以及合并肝纤维化的 NASH 供体进行减肥手术。

5. 肝脏移植手术

NAFLD 对肝脏移植手术的影响涉及移植的供体和受体两大方面。我国目前已面临脂肪肝作为供肝而出现的移植后肝脏原发性无功能的高发风险,而由于 NASH 导致的失代偿期肝硬化、HCC 等终末期肝病需进行肝脏移植的病例亦在不断增多。NASH 患者肝移植的长期效果与其他病因肝移植相似,特殊性主要表现为年老、肥胖和并存的代谢性疾病可能影响肝移植患者围手术期或术后短期的预后,肝移植术后 NAFLD 的复发率高达 50%,并且有较高的心血管并发症的发病风险。为此,需重视 NASH 患者肝移植等待期的评估和管理,以最大程度为肝移植创造条件。肝移植术后仍须有效控制体重和防治糖脂代谢紊乱,从而最大程度降低肝移植术后并发症发生率。

6. 其他注意事项

重点应减少附加打击以免肝脏损伤加重:对于 NAFLD 特别是 NASH 患者,应避免极低热卡饮食减肥,避免使用可能有肝毒性的中西药物,慎用保健品。鉴于 NAFLD 患者偶尔过量饮酒可导致急性肝损伤并促进肝纤维化进展,而合并肝纤维化的 NAFLD 患者即使适量饮酒也会增加 HCC 的发病风险,NAFLD 患者需要限制饮酒并避免过量饮酒。多饮咖啡和茶可能有助于 NAFLD 患者康复。此外,还需早期发现并有效处理睡眠呼吸暂停综合征、甲状腺功能减退症、小肠细菌过度生长等可加剧肝脏损伤的并存疾病。

四、社区管理

1. 预防措施

NAFLD 与胰岛素抵抗和遗传易感性有关,绝大多数 NAFLD 患者体重过重和腰围超标,只要能够有效控制体重和防治内脏性肥胖就能预防绝大多数脂肪肝。

(1) 培养健康行为:为了指导患者改变不良的行为或生活方式,促进其培养成健康的行为,医务工作者必须在日常工作中增加健康教育、健康促进的工作。一方面是医生作为教育者为此而调整自己的工作,适应健康教育、健康促进的要求;另一方面是医生与患者共同努力,一起处理行为问题,促进行为改变并维持这种有益的转变。

(2) 平衡膳食、合理营养:《中国居民膳食指南(2022)》提出以下 8 条准则。① 食物多样,合理搭配;② 吃动平衡,健康体重;③ 多吃蔬果、奶类、全谷、大豆;④ 适量吃鱼、禽、蛋、瘦肉;⑤ 少盐少油,控糖限酒;⑥ 规律进餐,足量饮水;⑦ 会烹会选,会看标签;⑧ 公筷分餐,杜绝浪费。

(3) 健身与增加运动:为了健康的需要,应根据自身情况,坚持参加中等运动量的体育锻炼,并力争持之以恒。避免养成久坐少动的习惯,就增加热量消耗而言,能坐则不躺,能站则不坐,能走则不站,能快则不慢。

(4) 定期健康检查:对于有肥胖、糖尿病、高脂血症或其家族史个体,应有自我保健意识,定期体格检查和必要的实验室检查,具体内容包括身高、体重、腰围、血压,以及空腹和(或)餐后 2 小时血糖、血脂、丙氨酸转氨酶,甚至作心电图和肝脏 B 超检查,以早期检出和发现肥胖症、糖尿病、高脂血症及其相关疾病,从而及时采取措施阻止病情发展,做到全民预防,未病先防,已病早治。

(5) 预防肥胖症:应是长期的、持久的任务,科学合理的饮食制度、及时纠正不良饮食及生活嗜好以及长期坚持中等量的体育锻炼是预防肥胖及其相关并发症的有效方法。

2. 监测与随访

(1) 通过健康宣教加强自我监督,设置能让患者针对自己的饮食、运动、体重、腰围以及与生活质量相关观察指标进行自我记录的图表,以供医患之间交流以及完善个体化的饮食和锻炼计划。

(2) NAFLD患者的疗效判断需综合评估人体学指标、血清生物化学指标以及B超等肝胆影像学变化,并监测药物不良反应,从而及时调整诊疗方案。

(3) 在治疗和随访过程中,建议密切观察患者的生活方式、体重、腰围和动脉血压变化,每隔3~6个月复查血清生物化学指标和HbA1c,6~12个月复查上腹部B超。

(4) 血清氨基转移酶恢复正常和肝脂肪变消退,即使提示NASH改善也不代表肝纤维化程度不加剧。通过肝脏瞬时弹性成像、MRS、MRE动态观察肝脂肪变和纤维化程度在NAFLD疗效评估和新药研发中的作用有待明确。定期肝活组织检查至今仍是评估NASH和肝纤维化患者肝组织学变化的唯一标准,治疗NASH的目标是脂肪性肝炎和纤维化程度都能显著改善,至少要达到减轻肝纤维化而脂肪性肝炎不加剧,或者NASH缓解而纤维化程度不加重。

附:酒精性脂肪性肝病

一、概要

酒精性脂肪性肝病又称酒精性肝病(ALD)是由于长期大量饮酒导致的肝脏疾病。初期通常表现为脂肪肝,进而可发展成酒精性肝炎、肝纤维化和肝硬化。严重酗酒时可诱发广泛肝细胞坏死,甚至肝功能衰竭。ALD是我国常见的肝脏疾病之一,严重危害人民的身体健康。

我国尚缺乏全国性的ALD流行病学资料,但地区性的流行病学调查结果显示,我国饮酒人群比例和ALD患病率均呈上升趋势。华北地区流行病学调查显示,从20世纪80年代初到90年代初,嗜酒者在一般人群中的比例从0.21%上升至14.30%。21世纪初,东北地区流行病学调查显示,嗜酒者比例高达26.98%,部分地区甚至高达42.76%;南方及中西部省份流行病学调查显示,饮酒人群增至30.9%~43.4%。部分嗜酒者或饮酒过量者会出现酒精相关健康问题,其中ALD是酒精所致的最常见的脏器损害。21世纪初,我国部分省份ALD流行病学调查资料显示,ALD患病率为0.50%~8.55%;其中40~49岁人群的ALD患病率最高,达10%以上。ALD占同期肝病住院患者的比例不断上升,从2000年的2.4%上升至2004年的4.3%;酒精性肝硬化占肝硬化的病因构成比从1999年的10.8%上升至2003年的24.0%。ALD已成为我国最主要的慢性肝病之一。

二、诊断与功能评定

(一) 诊断标准

1. 临床诊断

(1) 有长期饮酒史,一般超过5年,男性每天折合乙醇量≥40 g/d,女性每天折合乙醇量≥20 g;或2周内有大量饮酒史,每天折合乙醇量>80 g。但应注意性别、遗传易感性等因素的影响。乙醇量(g)换算公式=饮酒量(ml)×乙醇含量(%)×0.8。

(2) 临床症状为非特异性,可无症状,或有右上腹胀痛、食欲减退、乏力、体重减轻、黄疸等;随着病情加重,可有神经精神症状、蜘蛛痣、肝掌等表现。

(3) 血清天冬氨酸转氨酶(AST)、丙氨酸转氨酶(ALT)、γ-谷氨酰转肽酶(γ-glutamyl transpeptidase, GGT)、总胆红素(TBil)、凝血酶原时间(PT)、平均红细胞容积(MCV)和缺糖转铁蛋白(CDT)等指标水平升高。其中 AST/ALT>2、GGT 水平升高、MCV 升高为 ALD 的特点,而 CDT 测定虽然较特异但临床未常规开展。禁酒后这些指标可明显下降,通常 4 周内基本恢复正常(但 GGT 恢复较慢),有助于诊断。

(4) 肝脏 B 超、CT、磁共振成像(MRI)或瞬时弹性成像检查有典型表现。

(5) 排除嗜肝病毒现症感染、药物和中毒性肝损伤、自身免疫性肝病等。

2. 分型诊断

符合 ALD 临床诊断标准者,其临床分型诊断如下表 6-5-4

表 6-5-4　酒精性肝病(ALD)临床分型诊断标准

分　型	诊　断　标　准
轻症 ALD	肝脏生物化学指标、影像学和组织病理学检查基本正常或轻微异常
酒精性脂肪肝	影像学诊断符合脂肪肝标准,血清 ALT、AST 或 GGT 可轻微异常
酒精性肝炎	是短期内肝细胞大量坏死引起的一组临床病理综合征,可发生于有或无肝硬化的基础上,主要表现为血清 ALT、AST 或 GGT 水平升高,可有血清 TBil 水平升高,可伴发热、外周血中性粒细胞升高。重症酒精性肝炎是指酒精性肝炎患者出现肝功能衰竭的表现,如黄疸、凝血机制障碍、肝性脑病、急性肾衰竭、上消化道出血等,常伴内毒素血症
酒精性肝纤维化	临床症状、体征、常规超声显像和 CT 检查常无特征性改变;未做肝活体组织检查时,应结合饮酒史、瞬时弹性成像(TE)或 MRI,血清纤维化标志物(透明质酸、Ⅲ型胶原、Ⅳ型胶原、层粘连蛋白)、GGT、AST/ALT、AST/血小板比值、胆固醇、载脂蛋白-Al、TBil、α2 巨球蛋白、铁蛋白、稳态模式胰岛素抵抗等改变,综合评估,从而做出诊断
酒精性肝硬化	有肝硬化的临床表现和血清生物化学指标、瞬时弹性成像及影像学的改变

3. 影像学诊断

(1) 超声显像诊断:具备以下 3 项腹部超声表现中的两项者为弥漫性脂肪肝。① 肝脏近场回声弥漫性增强,回声强于肾脏;② 肝脏远场回声逐渐衰减;③ 肝内管道结构显示不清。超声显像诊断不能区分单纯性脂肪肝与脂肪性肝炎,且难以检出小于 30% 的肝细胞脂肪变,且易受设备和操作者水平的影响。

(2) 瞬时弹性成像诊断:该诊断方法能通过一次检测同时得到肝脏硬度和肝脏脂肪变程度 2 个指标。受控衰减参数(CAP)测定系统诊断肝脏脂肪变的灵敏度很高,可检出仅有 5% 的肝脏脂肪变性,特异度高、稳定性好,且 CAP 诊断不同程度肝脏脂肪变的阈值不受慢性肝病病因的影响。瞬时弹性成像用于 ALD 进展期肝纤维化及肝硬化,肝脏硬度(LSM)临界值分别为 12.96、22.7 kPa。定期瞬时弹性成像监测,有利于患者预后评估。

(3) CT 诊断:弥漫性肝脏密度降低,肝脏与脾脏的 CT 值之比≤1。弥漫性肝脏密度降低,肝/脾 CT 比值 0.7~1.0 为轻度;肝/脾 CT 比值 0.5~0.7 者为中度;肝/脾 CT 比值≤0.5 者为重度。

(4) MRI 诊断:磁共振波谱分析、双回波同相位和反相位肝脏 MR 成像可以定量评估 ALD 肝脏脂肪变程度。磁共振弹性成像(MRE)用来诊断肝纤维化的界值为 2.93 kPa,预测的敏感度为 98%、特异度为 99%。MRE 可完整评估肝脏实质的病变,且不受肥胖、腹水的影响。MRE 对纤维化分期(F2~F4)的受试者操作特征曲线(ROC 曲线)接近 1。缺点:其他原因如炎症、脂肪变、血管充血、胆汁淤积、门静脉高压等也可导致肝硬度增加,从而使 MRE 评估纤维化受到干扰。此外,检查费用昂贵、设备要求高等,使 MRE 的普及程度不及 TE。

4. 组织病理学诊断

ALD 病理学改变主要为大泡性或大泡性为主伴小泡性的混合性肝细胞脂肪变性。依据病变肝组织是否伴有炎症反应和纤维化,可分为单纯性脂肪肝、酒精性肝炎、肝纤维化和肝硬化。ALD 的病理学诊断报告应包括肝脂肪变程度(F0~F3)、炎症程度(G0~G4)、肝纤维化分级(S0~S4)。

(1) 单纯性脂肪肝：依据脂肪变性肝细胞占肝组织切片的比例，依据肝细胞脂肪变性占据所获取肝组织标本量的范围，分为 4 度(F0~F3)。F0：肝细胞脂肪变<5%；F1：肝细胞脂肪变占 5%~33%；F2：肝细胞脂肪变占 34%~66%；F3：肝细胞脂肪变>66%。

(2) 酒精性肝炎和肝纤维化：酒精性肝炎时肝脂肪变程度与单纯性脂肪肝一致，分为 4 度(F0~F3)，依据炎症程度分为 4 级(G0~G4)。G0：无炎症；G1：腺泡 3 带呈现少数气球样肝细胞，腺泡内散在个别点灶状坏死和中央静脉周围炎；G2：腺泡 3 带明显气球样肝细胞，腺泡内点灶状坏死增多，出现 Mallory 小体，门管区轻至中度炎症；G3：腺泡 3 带广泛的气球样肝细胞，腺泡内点灶状坏死明显，出现 Mallory 小体和凋亡小体，门管区中度炎症伴和(或)门管区周围炎症；G4：融合性坏死和(或)桥接坏死。依据纤维化的范围和形态，肝纤维化分为 4 期(S0~S4)。S0：无纤维化；S1：腺泡 3 带局灶性或广泛的窦周/细胞周纤维化和中央静脉周围纤维化；S2：纤维化扩展到门管区，中央静脉周围硬化性玻璃样坏死，局灶性或广泛的门管区星芒状纤维化；S3：腺泡内广泛纤维化，局灶性或广泛的桥接纤维化；S4：肝硬化。

(3) 酒精性肝硬化：肝小叶结构完全毁损，代之以假小叶形成和广泛纤维化，为小结节性肝硬化。根据纤维间隔有无界面性肝炎，分为活动性和静止性。

(二) 病情评估

有多种方法用于评价 ALD 的严重程度及近期存活率，主要包括 Child-Pugh 分级、凝血酶原时间-胆红素判别函数(Maddrey 判别函数)、终末期肝病模型(MELD)积分、Glasgow 酒精性肝炎评分(GAHS)、ABIC 评分、Lille 评分、瞬时弹性成像等。其中 Maddrey 判别函数的计算公式为：$4.6 \times PT(s)$ 差值$+TBil(mg/dl)$，得分>32 分表示有很高的 30 天病死率。终末期肝病模型(MELD)积分>18 分、Glasgow 酒精性肝炎评分>8 分、ABIC 评分>9 分均提示预后不良。重症酒精性肝炎糖皮质激素治疗 7 天时可使用 Lille 评分评估，评分>0.45 分提示激素无效。

三、康复治疗

(一) 康复原则

ALD 的治疗原则：戒酒和营养支持，减轻 ALD 的严重程度；改善已存在的继发性营养不良和对症治疗酒精性肝硬化及其并发症。

(二) 康复方法

1. 戒酒

完全戒酒是 ALD 最主要和最基本的治疗措施。戒酒可改善预后及肝损伤的组织学、降低门脉压力、延缓纤维化进程、提高所有阶段 ALD 患者的生存率。主动戒酒比较困难者可给予巴氯芬口服。酒精依赖者戒酒过程中要及时预防和治疗酒精戒断综合征(可用安定类镇静治疗)。

2. 营养支持

ALD 患者需良好的营养支持，应在戒酒的基础上提供高蛋白，低脂饮食，并注意补充维生素 B、维生素 C、维生素 K 及叶酸。酒精性肝硬化患者主要补充蛋白质热量的不足，重症酒精性肝炎患者应考虑夜间加餐(每天约 700 kcal)，以防止肌肉萎缩，增加骨骼肌容量。韦尼克脑病症状明显者及时补充 B 族维生素。

3. 运动治疗

严重的 ALD 患者应严格或半严格地执行卧床休息。疾病的稳定阶段应做肌肉锻炼。如每天进行 2 次身体锻炼，每次屈膝 10~15 次、单足站立 10~15 次、屈臂 10~15 次、弯腰 10~15 次。

4. 药物治疗

(1) 糖皮质激素可改善重症酒精性肝炎患者 28 天的生存率，但对 90 天及半年生存率改善效果不明显。

（2）美他多辛可加速酒精从血清中清除，有助于改善酒精中毒症状、酒精依赖以及行为异常，从而提高生存率。

（3）S-腺苷蛋氨酸治疗可以改善 ALD 患者的临床症状和血清生物化学指标。多烯磷脂酰胆碱对 ALD 患者有防止组织学恶化的趋势。甘草酸制剂、水飞蓟素类和还原型谷胱甘肽等药物有不同程度的抗氧化、抗炎、保护肝细胞膜及细胞器等作用，临床应用可改善肝脏生物化学指标。双环醇治疗也可改善酒精性肝损伤。但不宜同时应用多种抗炎保肝药物，以免加重肝脏负担及因药物间相互作用而引起不良反应。

（4）ALD 患者肝脏常伴有肝纤维化的病理改变，故应重视抗肝纤维化治疗。目前，有多种抗肝纤维化中成药或方剂，今后应根据循证医学原理，按照新药临床研究规范进行大样本、随机、双盲临床试验，并重视肝组织学检查结果，以客观评估其疗效和安全性。

（5）积极处理酒精性肝硬化的并发症，例如食管胃底静脉曲张破裂出血、自发性细菌性腹膜炎、肝性脑病和肝细胞肝癌等。

（6）严重酒精性肝硬化患者可考虑肝移植。早期的肝移植可以提高患者的生存率，但要求患者肝移植前戒酒 3~6 个月，并且无其他脏器的严重酒精性损害。

（吴　曼）

第六节　肾脏病康复

一、概述

慢性肾脏病（chronic kidney disease，CKD）是一组以肾脏结构和（或）肾功能长期异常为特点的临床综合征。目前，CKD 的发病率不断增加，已成为当前全球性重大公共卫生问题。CKD 早期患者（1~2 期）通常无临床症状，3 期以后的患者可能会出现贫血、多尿等其他临床表现，包括代谢产物潴留，水、电解质及酸碱平衡失调和全身各系统症状等。初期患者可无任何症状或有蛋白尿，血尿等尿液异常，或仅出现乏力、腰酸、高血压、夜尿增多、食欲减退等轻度不适。CKD 因起病隐匿，难以早期诊断。随着疾病的进展，上述症状日趋严重，到终末期时患者可出现急性左心衰竭、严重高钾血症、消化道出血、中枢神经系统障碍等全身系统受累的表现。

（一）流行病学与病因

近年来 CKD 的患病率有明显上升趋势。流行病学调查数据显示，2011 年美国成人 CKD 患病率已高达 15.1%，终末期肾病（end-stage renal disease，ESRD）患病率为 1 738/百万人口。我国目前 CKD 患病率为 10.8%。

CKD 与慢性肾衰竭病因主要有糖尿病肾病、高血压肾小动脉硬化、原发性与继发性肾小球肾炎、肾小管间质疾病（慢性间质性肾炎、慢性肾盂肾炎、尿酸性肾病、梗阻性肾病等）、肾血管疾病、遗传性肾病（多囊肾病、遗传性肾炎）等（见表 6-6-1）。在发达国家，糖尿病肾病、高血压肾小动脉硬化是主要病因。原发性肾小球肾炎仍然是包括中国在内的发展中国家 CKD 的重要病因之一。但近年来糖尿病肾病、高血压肾硬化导致的 CKD 有明显增高趋势，尤其在老年人群，已经成为导致 ESRD 的重要病因。

表6-6-1 慢性肾衰竭的重要病因(依流行的大致顺序)

序 号	病 因
1	糖尿病
2	肾小球肾炎 • IgA 肾病(最常见)
3	高血压
4	血管疾病 • 动脉粥样硬化,包括肾动脉狭窄
5	多囊肾
6	梗阻性肾病/反流性肾损害 • 双侧输尿管梗阻 • 膀胱出口梗阻:前列腺增生、尿道狭窄
7	药物,包括无痛性肾病
8	红斑狼疮等结缔组织病
9	血管炎,如结节性大动脉炎
10	痛风
11	淀粉样变性
12	高钙血症

(二) 定义与分期

各种原因引起的肾脏结构和功能障碍≥3 个月,包括肾小球滤过率(glomerular filtration rate,GFR)正常和不正常的病理损伤、血液或尿液成分异常,及影像学检查异常;或不明原因的 GFR 下降[<60 ml/(min·1.73 m^2)]超过 3 个月,称为 CKD。目前国际公认的 CKD 分期依据美国肾脏基金会制定的指南分为 1～5 期(见表 6-6-2)。该分期方法将 GFR 正常≥90 ml/(min·1.73 m^2)的 CKD 称为 CKD 1 期,其目的是为了早期识别和防治 CKD。应当指出,单纯 GFR 轻度下降[60～89 ml/(min·1.73 m^2)]而无肾损害其他表现者,不能认为一定存在 CKD;只有当 GFR<60 ml/(min·1.73 m^2)时,才可按 CKD 3 期对待。同时,CKD 的病因分类和白蛋白尿分级对肾脏预后和病死率也有密切关系,需加以重视(见图 6-6-1)。

表6-6-2 慢性肾脏病(CKD)分期

以下任一指标 持续>3 个月	描 述	示例(包括但不限于)
肾损伤标志物 (1 个或以上)	白蛋白尿(ACR≥30 mg/g)	A2(ACR 30～300 mg/g,微量白蛋白尿)或 A3(ACR>300 mg/g,大量蛋白尿)
	尿沉渣异常	镜下血尿伴红细胞形态异常、红细胞管型、白细胞管型、脂肪管型、颗粒管型和肾小管上皮细胞
	肾小管功能异常导致电解质异常	肾小管性酸中毒、钾消耗、镁消耗、胱氨酸尿症
或	组织学异常	糖尿病、自身免疫性疾病、全身性感染、药物毒性、肿瘤、动脉粥样硬化、高血压、缺血、血管炎、血栓性微血管病、尿路感染、结石、梗阻、囊肿和先天性疾病

续 表

以下任一指标 持续＞3个月	描 述	示例(包括但不限于)
	影像学检查肾脏结构异常	多囊肾、肾脏发育不良、梗阻性肾积水、皮层瘢痕、肾肿块、肾动脉狭窄
	肾移植史	
GFR 降低	GFR<60 ml/(min·1.73 m²)	GFR 分类 G3a - G5

注:ACR 表示尿微量白蛋白/肌酐比值。

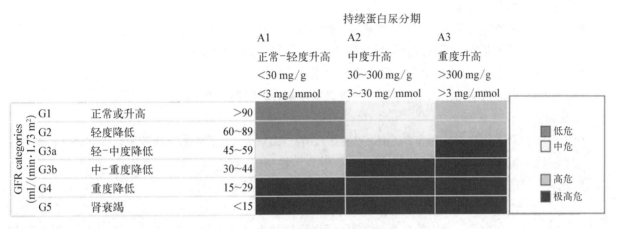

图 6-6-1　持续蛋白尿分期

(三) 危险因素

CKD 患者尤以 65 岁以上人群最为多见,但年轻人群(≤65 岁)进展为 ESRD 的风险更高。此外,虽然女性患病率高于男性,但男性进展为 ESRD 的风险较高。与 CKD 相关的危险因素如表 6-6-3 所示。

表 6-6-3　与 CKD 相关的危险因素

> 单基因肾病,如常染色体显性遗传性多囊肾病、足细胞病、Fabry 病、Alport 综合征和补体病(如非典型溶血性尿毒症综合征)

> 先天畸形,如先天性肾脏、尿道畸形,膀胱输尿管反流

> 1 型或 2 型*糖尿病
> 高血压
> 肥胖*

> 肾毒性药物*,如化疗药、质子泵抑制剂、NSAIDs、抗菌药、农药、重金属和辐射等

> 气候,如极度热暴露和脱水

> 感染和炎症*,如 HIV、肝炎病毒、疟疾、细菌感染和自身免疫性疾病

> 恶性肿瘤*,如多发性骨髓瘤

> 急性肾损伤*

> 低出生体重儿或胎儿成熟障碍,导致出生时肾脏过小

> 尿路梗阻

注:* 指影响 CKD 进展的风险因素,此外还包括高血压、蛋白尿、尿路梗阻、吸烟、高同型半胱氨酸血症和高尿酸血症。

（四）鉴别诊断

1. 肾前性急性肾衰竭

由于肾前因素使有效循环血容量减少,致肾血流量灌注不足引起的肾功能损害。GFR 降低,肾小管对尿素氮、水和钠的重吸收相对增加,患者血尿素氮升高、尿量减少、尿比重增高。肾前性急性肾衰竭患者的肾小球及肾小管结构保持完整,当肾脏血流灌注恢复正常后,GFR 也随之恢复。但严重的或持续的肾脏低灌注可使肾前性急性肾衰竭发展至急性肾小管坏死。

（1）有效血容量减少：① 出血创伤、外科手术、产后、消化道等；② 消化液丢失呕吐、腹泻、胃肠减压等；③ 肾脏丢失应用利尿剂、糖尿病酸中毒等；④ 皮肤和黏膜丢失、烧伤、高热等；⑤ 第三腔隙丢失挤压综合征、胰腺炎、低清蛋白血症等。

（2）心输出量减少包括充血性心力衰竭、心源性休克、心包填塞、严重心律失常等。

（3）全身血管扩张败血症、肝功能衰竭、变态反应、药物(降压药、麻醉剂等)。

（4）肾脏血管收缩、去甲肾上腺素等药物的应用、肝肾综合征。

（5）影响肾内血流动力学改变的药物,如血管紧张素转换酶抑制剂、非甾体抗炎药。

2. 肾后性急性肾衰竭

（1）输尿管阻塞：① 腔内阻塞结晶体(尿酸等)、结石、血块等；② 腔外阻塞腹膜后纤维化、肿瘤、血肿等。

（2）膀胱颈阻塞前列腺肥大、膀胱颈纤维化、神经源性膀胱、前列腺癌等。

（3）尿道阻塞狭窄等。

3. 肾性急性肾衰竭

（1）肾小管疾病中急性肾小管坏死最常见,病因分肾缺血和肾中毒：① 肾缺血肾前性急性肾衰竭的病因未及时解除；② 肾中毒常见的肾毒性物质,如药物、造影剂、重金属、生物毒素、有机溶剂、肌红蛋白尿、血红蛋白尿、轻链蛋白、高钙血症等。

（2）肾小球疾病如急进性肾炎、狼疮性肾炎等。

（3）急性间质性肾炎、急性(过敏性)药物性间质性肾炎、败血症、严重感染等。

（4）肾微血管疾病、原发性或继发性坏死性血管炎、恶性高血压肾损害。

（5）急性肾大血管疾病、肾脏的双侧或单侧肾动脉/肾静脉血栓形成或胆固醇结晶栓塞、夹层动脉瘤出血、肾动脉破裂。

（6）某些慢性肾脏疾病在促进慢性肾衰竭恶化的因素作用下,导致慢性肾衰竭急性加重,出现急性肾衰竭的临床表现。

二、康复评估

本病除分期以外,还需进行系统功能评估,如针对全身各系统并发症有无及其程度的评估。除此以外,临床上,准确测定慢性肾衰竭的发展速度十分关键。目前有科学的方法可以预测慢性肾功能不全或慢性肾衰竭的发展速度。系统评估比较准确但也十分繁杂。美国学者史密斯总结了一种方法,他用肌酐的指数对时间的期限来评估慢性肾功能不全的进展速度。国内也有相应的研究,有学者通过胱抑素 C 的指数对时间的期限来评估肾衰竭的进展速度,较之肌酐的指数更加准确。近年来,也有学者通过 GFR 对时间的期限来评估慢性肾衰竭的进展速度。目前,肾衰竭发展进度的评估已经取得了一些进展,但还在发展和改良方法之中。此外,有研究表明血清胱抑素 C 联合尿微量白蛋白检验准确率为 98.33%

1. 病情进展评估

CKD 患者若未能接受及时有效的治疗,其病情可发展为慢性肾衰竭。进行肾穿刺活检术是临床上诊断 CKD 的"金标准"。该方法属于有创操作,并且检查的费用较高,不易被患者所接受。进行血清肾功能检测也是临床上评估 CKD 患者肾功能受损程度的有效方法。但是,有的早期 CKD 患者不伴有 GFR 降低及肾功能受损的症状,因此对其进行血清肾功能检测无法准确地评估其肾功能受损的程度。

(1) 超声影像评估:近年来,临床上常用超声检查评估该病患者肾功能受损的程度。对 CKD 患者进行超声检查,可了解其肾脏的大小和形态。研究发现,早期 CKD 患者的肾皮质厚度可出现异常,故可将肾皮质厚度作为评估早期 CKD 患者肾功能受损程度的可靠指标。随着 CKD 患者肾功能受损程度的不断加剧,其肾脏的长径可逐渐缩短。因此,超声检查在评估中晚期 CKD 患者肾功能受损程度方面的应用价值也较高。研究的结果证实,对 CKD 患者进行超声检查,可以测量其肾脏的长径、肾皮质的厚度及肾髓质的厚度,进而可评估其肾功能受损的程度。

(2) 其他评估:有报道显示,血清胱抑素 C(cystatin C,CysC)以及踝臂指数(ankle brachial index,ABI)在糖尿病肾病病情评估中具有较好的临床应用价值。

2. 病因评估

如前所述,引发 CKD 的病因众多,因而需要甄别不同病因,有利于进一步制订治疗方案。

(1) 应查明促使慢性肾衰竭可能的病因,明确肾脏损害是以肾小球损害为主,还是以肾间质小管病变为主,抑或以肾血管病变突出,以便根据临床特点有针对性地治疗。

(2) 评估肾功能进行性恶化的可逆性因素,如感染、药物性肾损害、代谢性酸中毒、脱水、心力衰竭、血压降低过快或过低等。

(3) 应注意寻找加剧慢性肾功能进行性恶化减退的某些因素,如高血压、高血脂、高凝状态、高蛋白质饮食摄入、大量蛋白尿等。

(4) 其他因素评估。

3. 心血管功能评估

参见本书相关章节。

4. 营养评估

营养不良炎症评分如表 6-6-4 所示。

表 6-6-4　营养不良炎症评分(MIS)

A. 患者的相关病史

1. 透析后干体重的变化(在过去的 3~6 个月总变化)

0分	1分	2分	3分
干体重没有减少或体重丢失<0.5 kg	较少的体重(0.5~1 kg)	1 kg<体重丢失<5%体重	体重丢失>5%体重

2. 膳食摄入

0分	1分	2分	3分
食欲很好,膳食模式没有改变	固体食物摄入欠佳	饮食中度减少,完全流质饮食	低能量流质饮食,甚至饥饿

3. 胃肠道(GI)症状

0分	1分	2分	3分
没有症状,食欲很好	轻微症状,偶有恶心或呕吐	有时呕吐,中度的胃肠道症状	频繁腹泻呕吐或严重的厌食症

4. 营养相关功能损害

0分	1分	2分	3分
正常，功能能力良好	偶尔步行困难，经常感到疲惫	独立活动困难（如厕）	卧床或轮椅，或几乎没有身体活动

5. 并发症包括透析年限

透析时间<1年，无其他疾病	透析时间1～4年，轻度并发症（不包括MCC）	透析时间>4年，中度患其他疾病（包括一种MCC）	任何严重疾病，患多种慢性病（2种及以上MCC）

B. 身体测量（根据SGA的资料）

6. 脂肪存量减少或皮下脂肪减少（眼球下方、三头肌、二头肌、胸部）

0分	1分	2分	3分
正常（没有变化）	轻度	中度	重度

7. 肌肉消耗的迹象（太阳穴、锁骨、肩胛骨、肋骨、股四头肌、膝关节、骨间隙）

0	1	2	3
正常（没有变化）	轻度	中度	重度

C. 体重指数（BMI）

8. BMI＝体重（kg）/身高（m²）

0分	1分	2分	3分
BMI>20 kg/m²	BMI 19～19.99 kg/m²	BMI 16～17.99 kg/m²	BMI<16 kg/m²

D. 实验室数据

9. 血清白蛋白

0分	1分	2分	3分
白蛋白4.0 g/dl	白蛋白3.5～3.9 g/dl	白蛋白3.0～3.4 g/dl	白蛋白<3 g/dl

10. 总铁结合力（TIBC）或转铁蛋白（TRF）

0分	1分	2分	3分
TIBC>250 mg/dl 或 TRF>200 mg/dl	TIBC 200～249 mg/dl 或 TRF 170～199 mg/dl	TIBC 150～199 mg/dl 或 TRF150～169 mg/dl	TIBC<150 mg/dl 或 TRF<150 mg/dl

MIS评分标准为：轻度营养不良<8分，中度营养不良9～18分，重度营养不良>18分，正常值为0分，最高分30分

总分＝以上10部分的总和

注：MCC（严重的并发疾病状况）包括充血性心力衰竭Ⅲ级或Ⅳ级、晚期获得性免疫缺乏综合征、严重的冠心病、中度至重度的慢性阻塞性肺疾病、严重的神经系统后遗症、转移性肿瘤或近期化疗。

5. 肾功能分期评估以及防治策略

美国肾脏病基金会DOQI专家组对CKD的分期以及防治方法提出了新的建议。该分期方法已为临床广泛认可和使用，如表6-6-5所示。

表6-6-5　慢性肾脏病(CKD)分期及建议

分期	特　征	GFR [ml/(min · 1.73m²)]	防治目标(措施)
G1 期	GFR 正常或升高	≥90	CKD 诊治;缓解症状;保护肾功能
G2 期	GFR 轻度降低	60~89	评估、延缓 CKD 进展;降低心血管疾的风险
G3a 期	GFR 轻到中度降低	45~59	
G3b 期	GFR 中到重度降低	30~44	延缓 CKD 进展;评估、治疗并发症
G4 期	GFR 重度降低	15~29	综合治疗;透析前准备
G5 期	ESRD	<15 或透析	如出现尿毒症,需及时替代治疗

6. 肾脏疾病生活质量评估

肾脏疾病生活质量简表(kidney disease quality of life short Form 1.3，KDQOL - SFTM 1.3)如表6-6-6所示。

表6-6-6　肾脏疾病生活质量简表(KDQOL - SFTM 1.3)

1. 您认为总体上来说您的健康状况属于:　　(1) 很好　(2) 好　　(3) 一般　(4) 差　(5) 很差

2. 您认为您现在的健康状况与一年前相比:　(1) 好得多　(2) 好一点　(3) 一样　(4) 差一点

3. 下面是与您日常活动相关的问题,您的健康状况是否限制您的下列活动?

	限制很多(不自如)	有点限制(有点不自如)	没有限制(自如)
重体力活动(如跑步、搬重物等剧烈的运动)	1	2	3
适度活动(移动桌椅、清扫地板、做操)	1	2	3
提拿日常食品(如上街买菜、购物)	1	2	3
上1~2层楼梯	1	2	3
上2层楼梯以上	1	2	3
身体活动(如弯腰、屈膝、俯身)	1	2	3
步行 30 min(1 500 m 路程左右)	1	2	3
步行 10 min(800 m 路程左右)	1	2	3
步行 2 min(100 m 路程左右)	1	2	3
自己洗澡和穿衣服	1	2	3

4. 在最近一个月内,是否由于您的健康而带来了下列问题?	是	否
缩减了工作和其他活动的时间?	是	否
未能完成本想做的事情	是	否
工作范围:工作或活动的种类受到限制	是	否
工作效率:难以完成一些工作和活动(如,很费力)	是	否

5. 在最近一个月,有没有因为您的情绪(如消沉或忧虑)带来了下列问题?

缩减了工作和其他活动的时间?	是	否
未能完成本想做的事情	是	否
不能像往常一样专心地做原来的工作和其他活动	是	否

6. A 在最近一个月内,您的健康和情绪对您与家人相处有多大程度的影响?
　　(1) 很大　(2) 相当大　(3) 比较大　(4) 有点　(5) 无

　　B 在最近一个月内,您的健康和情绪对您与朋友相处有多大程度的影响?
　　(1) 很大　(2) 相当大　(3) 比较大　(4) 有点　(5) 无

7. 在最近一个月内,您的健康和情绪对您社交活动的时间影响大小情况?(如走亲访友等)
　　(1) 很大　(2) 相当大　(3) 比较大　(4) 有点　(5) 无

8. 在最近一个月内,您经受过的身体疼痛程度?
　　(1) 很痛　(2) 比较痛　(3) 中毒痛　(4) 有点痛　(5) 无痛

9. 在最近一个月内,身体疼痛对您正常工作有多大程度的影响(包括户外工作和家务工作)?
　　(1) 很大　(2) 较大　(3) 中度　(4) 有点　(5) 无

10. 下列问题是关于在最近一个月内您有多少时间有以下的感受及情况,请选择一个答案:

	全部时间	大部分时间	半数时间	有时有	没有过
觉得生活充实	1	2	3	4	5
感到心境平静和安宁	1	2	3	4	5
精力充沛	1	2	3	4	5
感到开心	1	2	3	4	5
精神觉得紧张	1	2	3	4	5
感到垂头丧气振作不起来	1	2	3	4	5
感到消沉和忧郁	1	2	3	4	5
感到疲倦、筋疲力尽	1	2	3	4	5

11. 下列问题是关于在最近一个月内您有多少时间有以下感受及情况? 请选一个最接近您感受的答案

	全部时间	大部分时间	半数时间	有时有	没有过
您是否感到孤独?	1	2	3	4	5
您是否比以前反应迟钝?	1	2	3	4	5
您是否容易被激怒?	1	2	3	4	5
您是否觉得难以集中注意力或静心思考?	1	2	3	4	5
觉得与他人相处融洽?	1	2	3	4	5
您是否感到局促不安?	1	2	3	4	5

续　表

12. 别人对自己有这样的看法,您对自己的看法又如何? 请选出最符合您情况的答案

	非常正确	基本正确	不能肯定	基本错误	绝对错误
我的健康状况非常好	1	2	3	4	5
我认为我与其他人一样	1	2	3	4	5
我好像比别人更容易患病	1	2	3	4	5
我认为我的健康状况在变差	1	2	3	4	5

13. 别人有这样的看法,您同意吗?

	非常正确	基本正确	不能肯定	基本错误	绝对错误
肾脏疾病对我的生活造成极大影响	1	2	3	4	5
治疗肾脏疾病花费我太多时间	1	2	3	4	5
我不能正确对待我所患的肾脏疾病	1	2	3	4	5
我是家庭的负担、累赘	1	2	3	4	5

14. 在最近一个月内,以下症状对您日常生活与情绪的影响及影响程度?

	从未	轻微	中等	较大	很大	无该症状
A. 肌肉酸痛	1	2	3	4	5	6
B. 胸痛	1	2	3	4	5	6
C. 抽筋	1	2	3	4	5	6
D. 皮肤瘙痒	1	2	3	4	5	6
E. 皮肤干燥	1	2	3	4	5	6
F. 气促	1	2	3	4	5	6
G. 头昏眼花	1	2	3	4	5	6
H. 食欲不好	1	2	3	4	5	6
I. 口干	1	2	3	4	5	6
J. 手足麻木	1	2	3	4	5	6
K. 胃部不适	1	2	3	4	5	6
L. 血管通路问题(动静脉)	1	2	3	4	5	6

15. 是否由于您患有肾脏病,影响了您某一方面的日常生活,其影响的程度如何?
　　(1)从未受影响　(2)轻微受影响　(3)中等受影响　(4)影响较大　(5)影响很大

三、康复治疗

　　康复治疗方案涵盖了临床治疗以及非药物康复治疗措施(如营养治疗、物理因子治疗等)。

(一) 临床治疗

CKD 药物治疗的目的包括:① 缓解症状,减轻或消除患者痛苦,提高生活质量;② 延缓 ESRD 病程的进展,防止其进行性加重;③ 防治并发症,提高生存率。

1. 纠正酸中毒和水、电解质紊乱

(1) 纠正代谢性中毒代谢性酸中毒的处理,主要为口服碳酸氢钠(NaHCO)。中、重度患者必要时可静脉输入,在 72 h 或更长时间后基本纠正酸中毒。对有明显心力衰竭的患者,要防止 NaHCO 输入总量过多,输入速度宜慢,以免使心脏负荷加重甚至心力衰竭加重。

(2) 水钠紊乱的防治适当限制钠摄入量,一般 NaCl 的每天摄入量应不超过 6~8 g。有明显水肿、高血压者,钠每天摄入量一般为 2~3 g(NaCl 每天摄入量 5~7 g),个别严重病例可限制为每天 1~2 g(NaCl 每天摄入量 2.5~5 g)。也可根据需要应用襻利尿剂(呋塞米、布美他尼等),噻嗪类利尿剂及贮钾利尿剂对 Scr>220 μmol/L 者疗效甚差,不宜应用。对急性心力衰竭且严重肺水肿者,需及时给予单纯超滤、持续性血液滤过(如连续性静脉-静脉血液滤过)。

对 CKD 患者轻、中度低钠血症,一般不必积极处理,而应分析其不同原因,只对真性缺钠者谨慎地进行补充钠盐。对严重缺钠的低钠血症者,也应有步骤地逐渐纠正低钠状态。

(3) 肾衰竭患者易发生高钾血症,尤其是血清钾水平>5.5 mmol/L 时,则应更严格地限制钾摄入。在限制钾摄入的同时,还应注意及时纠正酸中毒,并适当应用利尿剂(呋塞米、布美他尼等),增加尿钾排出,以有效防止高钾血症发生。

对已有高钾血症的患者,除限制钾摄入外,还应采取以下各项措施:① 积极纠正酸中毒,必要时(血钾>6 mmol/L)可静脉滴注酸氢钠;② 给予襻利尿剂,最好静脉或肌肉注射呋塞米或布美他尼;③ 应用葡萄糖-胰岛素溶液输入;④ 口服降钾树脂,以聚苯乙烯磺酸钙更为适用,因为离子交换过程中只释放出钙,不释放出钠,不致增加钠负荷;⑤ 对严重高钾血症(血钾>6.5 mmol/L),且伴有少尿、利尿效果欠佳者,应及时给予血透治疗。

2. 高血压的治疗

对高血压进行及时、合理的治疗,不仅是为了控制高血压的某些症状,而且是为了积极主动地保护靶器官(心、肾、脑等)。血管紧张素转化酶抑制剂(ACEI)、血管紧张素 II 受体拮抗剂(ARB)、钙通道拮抗剂、襻利尿剂、β-阻滞剂、血管扩张剂等均可应用,以 ACEI、ARB、钙拮抗剂的应用较为广泛。透析前 CKD 患者的血压应<130/80 mmHg,维持透析患者血压一般不超过 140/90 mmHg 即可。

3. 贫血的治疗和红细胞生成刺激剂的应用

当血红蛋白<110 g/L 或红细胞比容<33% 时,应检查贫血原因。如有缺铁,应予补铁治疗,必要时可应用红细胞生成刺激剂治疗,包括人类重组红细胞生成素(rHuEPO)、达依泊丁等,直至血红蛋白上升至 110~120 g/L。避免输血,尤其是等待肾移植者,以防止过敏,具有脑卒中风险或患有恶性肿瘤的患者应避免使用红细胞生成刺激剂。

4. 低钙血症、高磷血症和肾性骨病的治疗

CKD 患者常存在矿物质和骨代谢紊乱,由后者引起的骨重塑异常称为肾性骨营养不良(renal osteodystrophy, ROD)。ROD 是 CKD 的常见并发症,在 CKD 早期即可发生,透析阶段几乎均可发生。在 CKD 3 期就应开始进行与 ROD 有关的钙、磷和全段甲状旁腺激素(iPTH)水平的监测和治疗。成年患者从 CKD G3a 期开始监测钙、磷、甲状旁腺激素(PTH)水平和碱性磷酸酶活性,儿童则从 CKD 2 期开始;此外,还需监测 25-羟基维生素 D 水平,异常者给予补充维生素 D 纠正。

在 CKD G3a~G5 期患者(包括透析患者)血磷过高者应给予降磷治疗,但应避免高钙血症,可通过减少含钙磷酸盐结合剂剂量进行预防。避免长期铝暴露(磷酸盐结合剂或透析液)。

CKDG3a - G5 患者(包括透析患者)应检测骨质密度,以评估骨折风险。除严重进展性继发性甲状旁腺功能亢进的 CKDG4 - G5 患者外,成年患者不推荐使用 25 -羟基维生素 D 和维生素 D 类似物常规治疗。对透析患者,推荐给予降低甲状旁腺激素(parathyroid hormone, PTH)、拟钙剂、25 -羟基维生素 D 或维生素 D 类似物。具有血管钙化的患者,心血管疾病风险较高,应避免使用含钙磷酸盐结合剂,限制磷摄入量。

当 GFR<50 ml/(min · 1.73 m²)后,即应适当限制每天磷摄入量(<800 mg)。当 GFR<30 ml/(min · 1.73 m²)时,在限制磷摄入的同时,需应用磷结合剂口服,以碳酸钙、枸橼酸钙较好。对明显高磷血症(血清磷>7 mg/dl)或血清 Ca、P 乘积>65 mg²/dl² 者,则应暂停应用钙剂,以防转移性钙化的加重。此时,可考虑短期服用氢氧化铝制剂或司维拉姆,待 Ca、P 乘积<65 mg²/dl² 时,再服用钙剂。

对明显低钙血症患者,可口服 1,25(OH)D(钙三醇);连服 2~4 周后,如血钙水平和症状无改善,可增加用量。治疗中均需要监测血 Ca、P、PTH 浓度,使透析前慢性肾衰竭患者血 iPTH 保持在 35~110 pg/ml;使透析患者血钙磷乘积<55 mg²/dl²(4.52 mmol²/L²),血 PTH 保持在 150~300 pg/ml。

5. 防治感染

平时应注意防止感冒,预防各种病原体的感染。抗生素的选择和应用原则与一般感染相同,但剂量要调整。在疗效相近的情况下,应选用肾毒性最小的药物。

6. 高脂血症的治疗

透析前慢性肾衰竭患者与一般高血脂者治疗原则相同,应积极治疗。但对维持透析患者,高脂血症的标准宜放宽,如血胆固醇水平保持在 250~300 mg/dl,血甘油三酯水平保持在 150~200 mg/dl 为好。年龄>50 岁的非透析 CKD 患者应给予他汀类药物治疗;估计 GFR<60 ml/(min · 1.73 m²)者,给予他汀类药物或他汀+依泽替米贝联合治疗。对年龄<50 岁,伴有其他心血管危险因素的 CKD 患者应给予他汀类药物治疗。

7. 口服吸附疗法和导泻疗法

口服吸附疗法(口服氧化淀粉或活性炭制剂)、导泻疗法(口服大黄制剂)、结肠透析等,均可利用胃肠道途径增加尿毒症毒素的排出。上述疗法主要应用于透析前 CKD 患者,对减轻患者氮质血症起到一定辅助作用。

8. 其他

(1) 糖尿病肾衰竭患者随着 GFR 不断下降,必须相应调整胰岛素用量,一般应逐渐减少。

(2) 高尿酸血症通常不需治疗,但如有痛风,则予以别嘌醇、非布司他等药物。

(3) 皮肤瘙痒外用乳化油剂,口服抗组胺药物,控制高磷血症及强化透析或高通量透析,对部分患者有效。

(二) 尿毒症期的替代治疗

当 CKD 患者 GFR<15 ml/(min · 1.73 m²)并有尿毒症临床表现,经治疗不能缓解时,则应让患者作好思想准备,进行透析治疗。糖尿病肾病可适当提前[GFR 15~20 ml/(min · 1.73 m²)]安排透析。

1. 透析治疗

(1) 血透应预先给患者作动静脉内瘘(位置一般在前臂),内瘘成熟至少需要 4 周,最好等候 8~12 周后再开始穿刺。血透治疗一般每周 3 次,每次 4~6 h。在开始血透的 6 周内,尿毒症患者的症状逐渐好转。如能坚持合理的透析,大多数血透患者的生活质量显著改善,不少患者能存活 15 年以上。

(2) 持续不卧床腹膜透析(continuous ambulatory peritoneal dialysis, CAPD):应用腹膜的滤过与透析作用,持续地对尿毒症毒素进行清除,设备简单、操作方便、安全有效。将医用硅胶管长期植入腹腔内,应用此管将透析液输入腹腔,每次 1.5~2.5 L,6 h 交换一次,每天交换 4 次。CAPD 对尿毒症的疗效与血透相似,但在残存肾功能与心血管的保护方面优于血透,且费用也相对较低。CAPD 的装置和操作近年已有显著改进,腹膜炎等并发症已大为减少。CAPD 尤其适用于老人、有心血管合并症的患者、糖尿病患者、小儿患者或作动静脉内瘘有困难者。

2. 肾移植

患者通常应先作一个时期透析,待病情稳定并符合有关条件后,则可考虑进行肾移植术。成功的肾移植可恢复正常的肾功能(包括内分泌和代谢功能),使患者几乎完全康复。移植肾可由尸体或亲属供肾(由兄弟姐妹或父母供肾),亲属肾移植的效果更好。要在 ABO 血型配型和人类白细胞抗原(human leucocyte antigen,HLA)配型合适的基础上,选择供肾者。肾移植需长期使用免疫抑制剂,以防治排斥反应,常用的药物为糖皮质激素、环孢素、硫唑嘌呤和(或)麦考酚吗乙脂(MMF)等。近年来,肾移植的疗效显著改善,移植肾后患者的 1 年存活率约为 85%,5 年存活率约为 60%。HLA 配型佳者,移植肾的存活时间较长。

(三) 饮食治疗

饮食治疗也是本病综合治疗中非常重要的一环,营养素既不能过多,过多易于增加肾脏负担,不足则进一步加剧体质衰弱的进程。

(1) 给予优质低蛋白饮食每天 0.6 g/kg 体重、富含维生素饮食,如鸡蛋、牛奶和瘦肉等优质蛋白质。患者必须摄入足量热卡,一般为每天 30~35 kcal/kg 体重。必要时主食可采用去植物蛋白的麦淀粉。

(2) 低蛋白饮食加必需氨基酸或 α-酮酸治疗,应用 α-酮酸治疗时注意复查血钙浓度,高钙血症时慎用。在无严重高血压及明显水肿、每天尿量>1 000 ml 者,每天食盐摄入量 2~4 g。

(3) 适当补充含钙类食物,增加日晒,防治肾性骨质疏松。

(4) 禁忌食用过氧化食品以及严格限制盐的摄入,不食腌制食物、油炸食物等。

(四) 物理因子治疗

由于本病主要是肾功能受损所致,因而物理因子治疗可以涵盖各期肾功能障碍,且物理因子没有各类药物的副作用,同时不需要肝、肾降解的过程,因而大大避免了药物对肾脏的所带来的弊端。

1. 高频电疗

高频电疗(如短波、超短波、微波等)具有消炎、改善血循环、利尿等功效,因而可以用于各种炎症性肾病等早期的辅助治疗。针对急性炎症,可以选择微波或超短波(无温量)照射病变肾脏,以延缓病情发展。2 周 1 个疗程,通常 2 个疗程后应再次评估。

2. 高压静电疗法

高压静电疗法是利用静电场作用于机体以达到治疗作用的一种全身性疗法,也称为电位治疗,它是利用高压静电场来调节机体血液酸碱平衡,促进新陈代谢,从根本上提高人体免疫力和对疾病的抵抗力,消除缓解患者的临床症状,使各器官逐渐恢复正常功能。可用于 CKD 的各期,延缓病情进展。每天治疗时间 20~30 min,2~4 周为 1 个疗程。

3. 超声治疗

超声治疗具有加速局部血流、增加膜的透性、促进物质交换、提高代谢的作用,故可促进病损组织的再生和修复,消退炎症引起的水肿,加速外伤或术后血肿的吸收。由于超声能改善局部血运,故可用于肾脏体表投影区进行治疗,有利于改善症状延缓疾病进展。具体方法参见本书相应章节。

4. 律动疗法

律动疗法即机械振动疗法,有局部振动与全身振动之分。全身振动疗法的作用机制分为直接生物学效应与间接生物学效应两类。直接作用为机械振动波直接传递到机体器官、组织及细胞等结构而产生。间接作用为机械振动波刺激后引起的神经、体液的反射、调节而产生。其直接作用主要生理效应有:增强肌肉力量、刺激呼吸功能、改善通气血流比、促进痰液排出、增强胃肠蠕动、调节血液黏度、促进静脉血回流、加快淋巴液回流、增加排尿量、增强韧带载荷、皮肤组织弹性等,但其最为主要的生物学作用是生物动力学效应,与振动频率和振幅有关,即募集更多的肌肉运动单元参与肢体活动、强化肌肉协调性,增加肌肉的爆发力;间接生物学效应主要生理效应有:通过神经反射使呼吸加深,同时引起血液成分变动,反射性排尿量增加;并且刺激皮肤感受器后,反射性地使局部皮肤温度升高。具体治疗方法参见本书相应章节。

5. 序贯压力治疗

序贯压力治疗可用于消除局部水肿,因而可用于本病患者下肢肿胀,可改善回流,消除肿胀。

6. 运动疗法

运动能力的下降将严重影响 CKD 患者的生存质量。同时,流行病学调查显示运动能力下降是 CKD 发生和发展的独立危险因素,和 CKD 并发症密切相关。研究发现控制了常见并发症(糖尿病、高血压、心血管疾病)后,运动能力低的人群发生 CKD 的风险高 10 倍。仅靠临床药物和手术治疗对 CKD 患者是不够的,肾康复中 CKD 强调药物与非药物综合治疗,非药物治疗主要以运动为主。早在 2005 年,美国肾脏病与透析患者生存质量指导指南(kidney disease outcomes quality nitiative, KDOQI)就建议运动训练应作为成年透析患者综合治疗的重要组成部分。

CKD 患者往往表现出对于运动的畏惧,同时自身又表现出明显的肌力减退,运动能力下降。适度的运动训练对于 CKD 患者的运动能力,应被看成是常规治疗的一部分。但同时应该注意到对于 CKD 患者的运动指导很缺乏。Kirsten 总结指出 CKD 患者有规律的运动是被提倡的,但同时还提到一些注意事项,虽然现在关于 CKD 患者的全面运动指导还没有一个统一的标准。但是在给予运动处方时应该注意以下 4 点:① 询问并帮助确定运动障碍;② 如果可行的话在合理的范围内增加逐渐运动的强度;③ 提供指导材料;④ 专业的运动康复人员指导运动康复训练。在相关文献中运动方式的选择主要有氧运动、抗阻运动或者两者结合。

1) CKD 缺少运动训练的主要风险:

早期观点 CKD 患者因疾病导致身体虚弱、体力较差和营养不良,人们认为应避免运动以有利于疾病康复。然而由于疾病本身的病理变化特点以及各类人群对疾病认识不足,CKD 患者普遍缺乏运动训练,并逐渐引起多系统功能不同程度的功能障碍,病情加重。

缺乏训练被列为全球第四大死因,可引起心血管病变、神经肌肉系统功能异常、内分泌功能紊乱以及心理问题。CKD 患者经常久坐躯体活动减少、身体机能不断下降,是疾病恶化的重要因素。在 CKD 患者中,体能不足限制了日常生活活动能力,而且疾病引起的不同并发症也会导致患者的全因死亡率增加。

2) 运动康复训练对慢性肾患者群的有益效应

运动康复训练可以提高人们的生活生命质量,包括提高心肺适能、交感肾上腺活动、减少心率变异。近来有报道显示,中期 CKD 患者如果每周步行 ≥5 次,透析或移植的可能性将低于 43%,死亡的可能性也会降低至 58%。心血管疾病是 CKD 患者的一个常见死因,运动可以通过增强交感肾上腺功能来降低心血管死亡的风险。运动可以提高肾脏机能,通过对 GFR 的测量即可评估。众多 CKD 患者常伴有炎症、肌萎缩以及营养不良等症状,对这些患者来说,中等强度的运动比低强度的运动更为有效,能够增加肌肉的力量和营养摄入水平。

在研究 CKD 患者运动康复训练时还发现,患者参加规律性运动有更高的生存质量、身体机能及睡眠质量指数,人口统计学发病率和社会经济指标显示该类人群的死亡风险可降低 27%。大量 CKD 的研究数据表明,康复训练的规律性运动对 CKD 患者的上述有益效应是显而易见的。

3) 运动方案

CKD 患者身体机能的提高是可以通过运动干预来实现的。综合文献对 CKD 患者的运动干预措施总的来说包含三大类:有氧运动训练、抗阻运动训练及有氧运动结合抗阻训练。临床报道血透期间对 CKD 患者的运动干预较普遍,且尚未引发较严重的并发症。当然,为了更有效地对 CKD 患者实施运动干预,应根据患者的病情特点来制订个性化的运动康复方案。

(1) 各类运动方法以及观测指标以及注意事项如表 6-6-7 所示。

表 6-6-7 运动方案观测指标及注意事项

分类	方法	观察指标	注意事项
有氧运动训练	步行、慢跑、上下楼梯、游泳、骑功率自行车等	改善 CKD 患者的生理功能、心肺耐力及生存质量	观察心率,设定靶心率
抗阻运动训练	等长训练、等张训练和等速训练;弹力治疗带抗阻训练	局部肌肉反应:① 在增强肌肉力量时,宜进行大负荷、少重复次数训练;② 在增强肌肉耐力时,宜进行中等负荷、多重复次数训练	注意不引起明显疼痛;运动前后需做充分的准备活动及整理放松活动;要保持正确身体姿势,必要时给予保护和帮助;由于肌肉等长收缩会引起血压升高且闭气用力时心血管负荷增加,伴有该系统疾病的患者应慎做抗阻训练
有氧运动结合抗阻训练	有氧运动和力量增强训练	非透析期间每周训练 3 次、每次 90 min	10 min 热身,随后 50 min 有氧运动,10 min 减重抗阻训练,10 min 伸展活动,最后放松休息 10 min

(2) 运动处方:CKD 的运动处方包括:运动种类、运动强度、运动时间、运动频率、运动进度及注意事项等。运动强度可以根据最大吸氧量的百分数、代谢当量、心率、自觉疲劳程度等来确定,每次运动持续超过 30 min,每周训练 3~4 次。CKD 患者在进行康复训练时,要根据每位参与者的具体状况提出有针对性的注意事项,以确保运动处方的安全性和有效性。例如,要警惕一些运动的禁忌证或不宜进行运动的指征;危险指征一旦出现要立即停止运动;定时监控运动量,及时调整最适方案;运动前做充分的准备活动防止运动中损伤;运动疗法可与其他临床治疗相配合,以获得最佳治疗效果。因此,在运动康复训练之前,每位 CKD 患者都应进行全面的医疗检查,包括既往病史调查、心血管状况评估、药物使用情况以及最近的生化和血液检查,这些都将指导运动处方的制订。

4) 运动禁忌证

美国心脏病学基金归纳总结了 CKD 患者的运动禁忌证:① 体内电解质异常,尤其是低钾或高钾血症;② 心电图异常;③ 血透不稳定或药品处方改变;④ 肺功能异常。

四、社区管理

慢性肾病的社区管理是一个长期的过程。除用药之外,特别强调应实施个体化管理策略。建议实施生活日记的模式,具体分项目管理,要求患者认真记录,并定期带好自己的管理日记前来复诊。医师应仔细核查患者的体重、饮食、运动量以及用药、主要化验指标等,一旦发现问题随时进行纠正。这样可以最大化地减少并发症,延缓疾病进程,提高生存质量。

(曹励欧)

第七节 肥胖症康复

一、概述

(一) 定义

肥胖症(obesity)是指机体脂肪总含量过多和(或)局部含量增多及分布异常,是由遗传和环境等多种因素共同作用而导致的慢性代谢性疾病。肥胖主要包括3个特征：脂肪细胞的数量增多、体脂分布的失调以及局部脂肪沉积。轻度肥胖症患者多无症状，较为严重的肥胖症患者可以有胸闷、气急、胃纳亢进、便秘腹胀、关节痛、肌肉酸痛、易疲劳、倦怠以及焦虑、抑郁等。

（二）分类

按发病机制及病因，肥胖症可分为单纯性和继发性两大类。单纯性肥胖症又称原发性肥胖，无明显内分泌、代谢病病因可寻；其根据发病年龄和脂肪组织病理又可分为体质性肥胖症（幼年起病性肥胖症）和获得性肥胖症（成年起病性肥胖症）。而继发性肥胖症是指继发于神经-内分泌-代谢紊乱基础上的肥胖症。本节主要阐述单纯性肥胖症。

此外，依据脂肪积聚部位，肥胖可分为中心型肥胖（腹型肥胖）和周围型肥胖（皮下脂肪型肥胖）。中心型肥胖以脂肪主要蓄积于腹部为特征，内脏脂肪增加，腰部增粗，呈现"梨形"肥胖，此型肥胖患者更易患糖尿病等代谢性疾病。周围型肥胖以脂肪积聚于股部、臀部等处为特征，呈现"苹果形"肥胖。

（三）流行病学

近30年，肥胖症的患病率明显增长，已成为全球共同面临的重大公共卫生危机。目前我国面对的肥胖形势也非常严峻，《中国居民营养与慢性病状况报告（2015年）》显示，2012年全国18岁及以上成人超重率为30.1%，肥胖率为11.9%；而6~17岁儿童和青少年超重率为9.6%，肥胖率为6.4%。同时，我国的肥胖患病率呈现北方高于南方、大城市高于中小城市及女性高于男性的流行特点，与人群的地理位置、生活方式和习惯、经济收入水平、体力劳动强度、文化结构有密切关系。

二、诊断与康复功能评定

（一）诊断

1. 诊断标准

（1）以体重指数（BMI）诊断肥胖：临床上采用BMI作为判断肥胖的常用简易指标。肥胖的诊断标准见表6-7-1。

表 6-7-1 BMI 值诊断肥胖的标准

分 类	BMI(kg/m²)
肥胖	≥28.0
超重	24.0~28.0
体重正常	18.5~24.0
体重过低	<18.5

（2）以腰围诊断中心型肥胖：测量腰围可以诊断中心型肥胖和周围型肥胖。腰围测量方法为被测量者取立位，测量腋中线肋弓下缘和髂嵴连线中点的水平位置处体围的周径。中心型肥胖诊断标准见表6-7-2。

中心型肥胖较为精确的诊断方法为CT或MRI检查，选取第4腰椎与第5腰椎（L4-L5）间的层面图像，测量内脏脂肪面积含量。在中国人群中，内脏脂肪面积≥80 cm²定义为中心型肥胖。

表 6-7-2　腰围诊断中心型肥胖的标准

分 类	男性腰围(cm)	女性腰围(cm)
中心型肥胖前期	85～90	80～85
中心型肥胖	≥90	≥85

（3）以体脂率诊断肥胖：生物电阻抗法测量人体脂肪的含量（体脂率）可用于肥胖的判断。一般来说，正常成年男性体内脂肪含量占体重的 10%～20%，女性为 15%～25%。男性体脂率>25%，女性>30%，可考虑为肥胖。但生物电阻抗法测量的精度不高，测定值仅作为参考。

2. 鉴别诊断

肥胖症诊断确定后需结合病史、体征及实验室检查等排除继发性肥胖症。

（1）皮质醇增多症：主要临床表现有向心性肥胖、满月脸、多血质、紫纹、痤疮、糖代谢异常、高血压、骨质疏松等。需要测定血尿皮质醇，根据血尿皮质醇水平、皮质醇节律及小剂量地塞米松抑制试验结果等加以鉴别。

（2）甲状腺功能减退症：可能由于代谢率低下，脂肪动员相对较少，且伴有黏液性水肿而导致肥胖。可表现为怕冷、水肿、乏力、嗜睡、记忆力下降、体重增加、大便秘结等症状，需测定甲状腺功能以助鉴别。

（3）下丘脑或垂体疾病：可出现一系列内分泌功能异常的临床表现，宜进行垂体及靶腺激素测定和必要的内分泌功能试验、检查视野、视力，必要时需作头颅（鞍区）MRI 检查。

（4）胰岛相关疾病：由于胰岛素分泌过多，脂肪合成过度，如 2 型糖尿病早期、胰岛 β 细胞瘤、功能性自发性低血糖症。临床表现为交感神经兴奋症状和（或）神经缺糖症状，交感神经兴奋症状包括饥饿感、心悸、出汗、头晕、乏力、手抖，神经缺糖症状包括精神行为异常、抽搐、意识改变。应进一步完善血糖、胰岛素、C 肽、延长口服葡萄糖耐量试验（OGTT），必要时行 72 h 饥饿试验，胰腺薄层 CT 扫描等检查。

（5）性腺功能减退症：可有性功能减退、月经稀发/闭经、不育、男性乳房发育等。部分肥胖女性合并有多囊卵巢综合征，表现为月经稀发/闭经、多发痤疮（尤其是下颌和胸背部痤疮）、多毛、卵巢多囊样改变等。建议检查垂体促性腺激素和性激素、妇科 B 超、睾丸 B 超等。

(二) 功能评定

1. 肌力检查

可选择有代表性的各组肌群进行肌力和耐力的测试。如上肢肘关节屈、伸肌力和肩关节屈、伸、外展肌力；下肢膝关节屈、伸肌力和踝关节背屈、跖屈肌力；握力、腹肌力、背肌力等。评价时以单位瘦体重的肌力为准。

2. 心电运动试验

可作为评价肥胖患者心功能及体力活动能力的指标，以及肥胖患者运动处方及康复治疗疗效评定的依据。有些肥胖患者并发隐匿性冠心病，通过运动试验可早期发现。适合肥胖患者的运动试验方法一般为分级运动负荷试验，如亚极量运动试验或症状限制性运动试验等。

3. 肺功能检查

通过测试肺活量、潮气量、最大自主通气量、通气贮备量百分比等各项指标，以判断肥胖患者的肺功能情况。

三、康复治疗

(一) 康复目标

通过减重预防和治疗肥胖相关性并发症改善患者的健康状况。肥胖症患者体重减轻 5%～15%或更多可以显著改善高血压、血脂异常、非酒精性脂肪肝、2 型糖尿病患者的血糖控制,降低 2 型糖尿病和心血管并发症的发生率。2016 年美国临床内分泌医师协会(AACE)指南对肥胖及伴有相关合并症的患者的减重目标作了相关建议,具体减重目标见表 6-9-3。

表 6-7-3　肥胖症及伴有相关合并症患者的减重目标

诊　　断	治 疗 目 标	
	干预/减重目标	临 床 目 标
代谢综合征	10%	预防 2 型糖尿病发生
糖尿病前期	10%	预防 2 型糖尿病发生
2 型糖尿病	5%～15%或更多	降低糖化血红蛋白(HbA1c)水平
		减少降糖药物种类和(或)剂量
		缓解糖尿病,特别当糖尿病病程较短时
血脂异常	5%～15%或更多	降低甘油三酯水平
		升高高密度脂蛋白胆固醇水平
		降低非高密度脂蛋白胆固醇
高血压	5%～15%或更多	降低收缩压及舒张压水平
		减少降压药物种类和(或)剂量
非酒精性脂肪肝		
脂肪变性	≥5%	减少肝细胞内的脂质
脂肪性肝炎	10%～40%	减少炎症及纤维化
多囊卵巢综合征	5%～15%或更多	排卵
		月经规律
		减少多毛症
		增加胰岛素敏感性
		降低血浆雄激素水平
女性不孕	≥10%	排卵
		怀孕及活产
男性性腺轴功能减退症	5%～10%或更多	增加血浆睾酮
阻塞性睡眠呼吸暂停	7%～11%或更多	改善症状
		降低呼吸暂停低通气指数
哮喘/气道反应性疾病	7%～8%或更多	改善第 1 秒用力呼气容积
		改善症状
骨关节炎	≥10%	改善症状
	加上运动时 5%～10%或更多	提高功能
压力性尿失禁	5%～10%或更多	降低尿失禁发生的频率
胃食管反流病	≥10%	降低症状发作频率及严重程度
抑郁症	未知	减少抑郁症状
		改善抑郁评分

(二) 康复方法

1. 生活及行为方式治疗

限制热量的摄入及增加热量的消耗是预防及治疗超重/肥胖的首选方案。

（1）改善饮食方式：原则为低能量、低脂、适量蛋白饮食，限制热量摄入、长期平衡膳食、个体化。

超重和肥胖者需要调整膳食以达到减少热量摄入的目的。合理的饮食方案包括合理的膳食结构和摄入量。减重膳食构成的基本原则为低能量、低脂肪、适量蛋白质、含复杂糖类（如谷类），同时增加新鲜蔬菜和水果在膳食中的比重，避免进食油炸食物，尽量采用蒸、煮、炖的烹调方法，避免加餐、饮用含糖饮料。同时，建议患者控制食盐摄入，戒烟限酒。合理的减重膳食应在膳食营养素平衡的基础上减少每天摄入的总热量，肥胖男性每天的能量摄入建议为 1 500～1 800 kcal，肥胖女性建议为 1 200～1 500 kcal，或在目前每天的能量摄入水平基础上减少 500～700 kcal。蛋白质、碳水化合物和脂肪提供的能量比应分别占总能量的 15%～20%、50%～55% 和 30% 以下。

在有限的脂肪摄入中，尽量保证必需脂肪酸的摄入，同时要使多不饱和脂肪酸、单不饱和脂肪酸和饱和脂肪酸的比例维持在 1∶1∶1。保证丰富的维生素、矿物质和膳食纤维摄入，推荐每天膳食纤维摄入量达到 14 g/1 000 kcal。

避免用极低能量膳食（即能量总摄入<600 kcal/d 的膳食）；如有需要，应在医护人员的严密观察下进行，仅适用于节食疗法不能奏效或顽固性肥胖患者，不适用于处于生长发育期的儿童、孕妇以及重要器官功能障碍的患者。

同时，建议患者纠正不良饮食习惯，控制食盐摄入，食盐摄入量限制在每天 6 g 以内，钠每天摄入量不超过 2 000 mg，合并高血压患者更应严格限制摄入量。

建议患者戒烟并限酒，女性 1 天饮酒的酒精量<15 g（15 g 酒精相当于 350 ml 啤酒、150 ml 葡萄酒或 45 ml 蒸馏酒），男性<25 g，每周不超过 2 次。

（2）运动锻炼：运动是减重治疗中不可或缺的一部分。长期规律运动有利于减轻腹型肥胖，控制血压，进而降低心血管疾病风险。运动治疗应在医师指导下进行。运动前需进行必要的评估，尤其是心肺功能和运动功能的医学评估（如运动负荷试验等）。

运动项目的选择应结合患者的兴趣爱好，并与患者的年龄、存在的合并症和身体承受能力相适应。运动量和强度应当逐渐递增，最终目标应每周运动 150 min 以上，每周运动 3～5 天。如无法做到一次 30 min 的运动，短时的体育运动（如 10 min），累计每天 30 min，也是有益的。建议中等强度的运动（50%～70% 的最大心率，运动时有点用力，心跳和呼吸加快但不急促），包括快走、打太极拳、骑车、乒乓球、羽毛球和高尔夫球等。如无禁忌证，建议每周进行 2～3 次抗阻运动（两次锻炼间隔≥48 h），锻炼肌肉力量和耐力。锻炼部位应包括上肢、下肢、躯干等主要肌肉群，训练强度为中等。抗阻运动和有氧运动联合进行可获得更大程度的代谢改善。

记录运动日记有助于提升运动依从性。同时要养成健康的生活习惯，培养活跃的生活方式，如增加日常身体活动，减少静坐时间，将有益的体育运动融入到日常生活中。

（3）行为方式干预：旨在通过各种方式增加患者治疗的依从性，包括自我管理、目标设定、教育和解决问题的策略、心理评估、咨询和治疗、认知调整等。

行为干预项目可以通过包含营养师、护士、教育者、体育运动训练员或教练、心理咨询师等在内的多学科团队有效地落实。心理咨询师和精神科医生应该参与进食障碍、抑郁症、焦虑症等精神疾病和其他会削弱生活方式干预项目有效性的心理问题的治疗。

2. 药物治疗

药物治疗的适应证：① 食欲旺盛，餐前饥饿难忍，每餐进食量较多；② 合并高血糖、高血压、血脂异常和脂肪肝；③ 合并负重关节疼痛；④ 肥胖引起呼吸困难或有阻塞性睡眠呼吸暂停综合征；⑤ BMI≥24 kg/m² 且有上述并发症情况；⑥ BMI≥28 kg/m²，不论是否有并发症，经过 3 个月的单纯饮食方式改善和增加活动量处理仍不能减重 5%，甚至体重仍有上升趋势者。

下列情况不宜应用减重药物：① 儿童；② 孕妇、哺乳期妇女；③ 对该类药物有不良反应者；④ 正在服用其他选择性血清素再摄取抑制剂。

目前，美国 FDA 批准的治疗肥胖症药物主要有环丙甲羟二羟吗啡酮(纳曲酮)/安非他酮、氯卡色林、芬特明/托吡酯、奥利司他、利拉鲁肽。但目前在我国，有肥胖症治疗适应证且获得国家药监局批准的药物只有奥利司他。

奥利司他属于胃肠道脂肪酶抑制剂，可以抑制食物中脂肪分解和吸收，从而减轻体重。推荐剂量为 120 mg、每天 3 次，餐前服。奥利司他可用于年龄≥12 岁的青少年患者。孕妇和哺乳期妇女禁用。常见不良反应为排便次数增多、带便性胃肠排气、脂(油)便、脂肪泻、大便失禁等。奥利司他会减少脂溶性维生素与 β 胡萝卜素吸收。因此，患者在服药期间应补充包含脂溶性维生素在内的复合维生素。罕见的不良反应包括转氨酶升高和重度肝炎、过敏反应等。

建议药物治疗 3 个月后对疗效进行评价。如果非糖尿病患者体重下降>5%，糖尿病患者体重下降>3%，可以被视为有效，继续药物治疗；如无效则停药，并对整体治疗方案重新评估。

3. 代谢手术治疗

经上述生活和行为方式治疗及药物治疗未能控制的程度严重的肥胖患者，可考虑代谢手术治疗。

对于 2 型糖尿病患者，《中国 2 型糖尿病防治指南(2017 年版)》提出，年龄在 18~60 岁，一般状况较好，手术风险较低，经生活方式干预和各种药物治疗难以控制的 2 型糖尿病(HbA1c>7.0%)或伴发疾病并符合以下条件的 2 型糖尿病患者，可考虑代谢手术治疗，具体手术适应证如表 6-7-4 所示。

表 6-7-4　2 型糖尿病患者代谢手术适应证

BMI(kg/m²)	临 床 情 况	手术推荐等级
≥32.5	有或无合并症*的 2 型糖尿病	可考虑手术
27.5~32.5	有 2 型糖尿病，尤其存在其他心血管风险因素时	慎选手术
25.0~27.5	合并 2 型糖尿病，并有中心型肥胖，且至少有额外的 2 条代谢综合征组分#	暂不推荐

注：* 包括高血压、血脂异常、高尿酸血症；# 包括高甘油三酯、低高密度脂蛋白胆固醇和高血压。

对于单纯肥胖症患者，《中国肥胖及 2 型糖尿病外科治疗指南(2019 版)》推荐的手术适应证如表 6-7-5 所示。

表 6-7-5　单纯肥胖症患者代谢手术适应证

BMI(kg/m²)	临 床 情 况	手术推荐等级
≥37.5	有或无合并症*及严重相关风险的患者	积极手术
32.5~37.4	有或无合并症*及严重相关风险的患者	推荐手术
27.5~32.4	经改变生活方式和内科治疗难以控制，且至少符合 2 项代谢综合征组分#，或存在合并症	可考虑手术

注：* 包括高血压、血脂异常、高尿酸血症等；# 包括高甘油三酯、低高密度脂蛋白胆固醇和高血压。

男性腰围≥90 cm、女性腰围≥85 cm，参考影像学检查提示中心型肥胖，经多学科综合会诊评估、广泛征询意见后可酌情提高手术推荐等级。

与强化生活方式干预和药物治疗相比，代谢手术能更有效地减轻体重，同时能有效改善血糖、血脂、血压等;代谢手术还能显著降低糖尿病大血管及微血管并发症的发生风险,明显改善肥胖相关疾病;此外,非糖尿病肥胖症患者在接受手术治疗后发生糖尿病的风险也显著下降。但也应注意术后贫血、骨质疏松等营养相关性并发症,需长期补充维生素、微量元素及钙剂,并关注精神-心理健康,长期随访。对考虑有手术指征的患者,社区医生应建议患者转诊到上级医院专科进一步评估决策。

四、社区管理

(一)管理流程

社区医院应承担肥胖的预防、初步诊断、治疗、并发症的防治及长期随访管理工作,能够识别出不适合在社区诊治的肥胖症患者并及时转诊。管理目标是减轻体重并减少并发症的发生。肥胖症社区管理流程如图 6-9-1 所示。

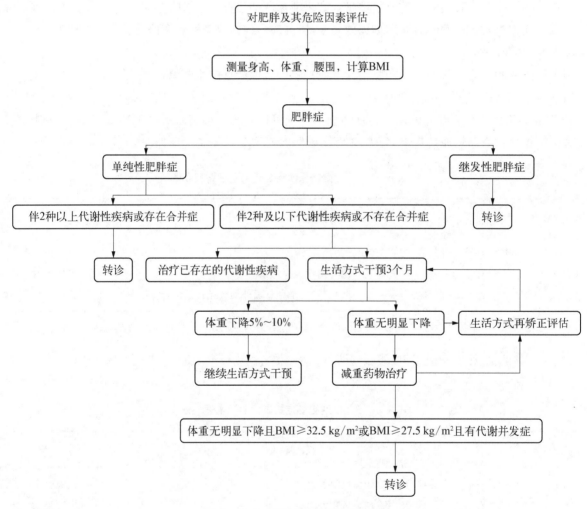

图 6-7-1 肥胖症社区管理流程图

注:代谢性疾病包括 2 型糖尿病及其慢性并发症、高血压、高脂血症、高尿酸血症、非酒精性脂肪性肝炎等;合并症包括阻塞性睡眠呼吸暂停、男性性功能异常、多囊卵巢综合征、变形性关节炎、蛋白尿或肾功能异常等

(二)筛查

所有成年人应每年用 BMI、腰围测量法筛查 1 次,并应对肥胖及超重患者进行糖尿病筛查。推荐采用空腹血糖或任意点血糖检测筛查糖尿病,如空腹血糖≥6.1 mmol/L 或任意点血糖≥7.8 mmol/L 时,建议

行 OGTT(空腹血糖和 75 g 无水葡萄糖负荷后 2 h 血糖)。首次筛查结果正常者,建议至少每 3 年重复筛查 1 次;初始结果异常者,应考虑更频繁地检测。肥胖及超重患者应至少每半年检测 1 次血压和血脂。

(三) 分级预防

1. 一级预防

通过健康教育,营造健康的生活和社会环境,促进健康饮食习惯和规律的体力活动等,预防超重和肥胖的发生。

2. 二级预防

针对已经发生超重和肥胖的患者,进行肥胖诊断、分类和并发症/合并症评估;并予强化生活方式及行为干预治疗,必要时药物治疗,预防体重进一步增加和肥胖相关的并发症的发生,并定期进行随访。

3. 三级预防

评估各种代谢指标是否达标,评估伴发疾病的控制状态,预防并发症/合并症的发生和进展。

(吴 曼)

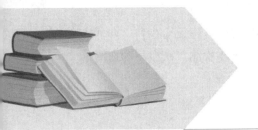

第七章　其他问题康复学

第一节　慢性疼痛康复

一、概述

(一) 疼痛及慢性疼痛的定义

疼痛是组织损伤或与潜在组织损伤相关的一种不愉快的躯体感觉和情感经历,同时可伴有代谢、内分泌、呼吸、循环功能和心理学的改变。疼痛是主观的,包括感觉和情感的反应,这种反应是神经末梢痛觉感受器受到伤害和病理刺激后,通过神经冲动传导到中枢的大脑皮质而产生,生物学家认为引起疼痛的刺激,易于造成组织的损伤,因此疼痛总是与组织损伤相关。有些人在没有组织损伤的情况下主诉疼痛,通常与心理因素有关。

慢性疼痛(chronic pain)是由一个慢性病理过程造成的,持续时间较长,为3～6个月以上,常在损伤后仍持续存在。它的起病是逐步的或不很明确的,病症持续,不减弱并可能变得越来越重,患者常表现为消沉及孤独,没有交感神经过度兴奋的表现。伴有慢性疼痛的患者常出现嗜睡、冷淡、厌食和失眠症状。

(二) 疼痛的解剖生理学基础及其调控

1. 疼痛感受器

游离神经末梢是主要的痛感受器。广泛分布于皮肤、角膜、血管壁。一般认为,痛觉由 Aδ(有髓鞘)和C(无髓鞘)纤维传导。牙髓、肌腱、关节、骨膜及内脏中的 Aδ 纤维的游离神经末梢,为高阈值机械痛感受器(high threshold mechanociceptor),Aδ 纤维传导速度快,兴奋阈较低,主要传导快痛;C 纤维的游离神经末梢,可被各种高强度的机械、化学、温热刺激兴奋,因此又称为"多型伤害性感受器"(polymodal nociceptor)。C 纤维传导速度慢,兴奋阈较高,主要传导慢痛。疼痛感受器受邻近其他感受器状态的影响,受脑的下行性控制,其敏感性还受到局部血液供应和组织内理化变化的影响。传统的观点认为,任何刺激(如温度、机械刺激、电刺激等物理因素,酸碱、高渗或低渗盐水等化学刺激)的强度达到一定的程度,就成为伤害性刺激,可以作用于相应的感受器、引起疼痛的感觉与反应。

2. 疼痛传导通路及其调控

传导快痛的 Aδ 纤维由脊神经后根进入脊髓后角顶端的胶状质区(后角板层Ⅰ)换元,其中一部分经前连合交叉至对侧,经脊丘侧束上行直达丘脑后腹核,然后经内囊投射到大脑皮质中央后回的第一感觉区,引起有定位特征的痛觉,这种长的直达纤维只在高等动物和人类的脊丘束中存在,称为"新脊髓丘脑束"。在新脊丘束内侧还有一些纤维经直接通路或网状结构的多突触通路上行,到达丘脑的髓板内核群,投射到大脑的边缘叶和第二感觉区,引起伴随痛觉的强烈情绪反应。这类纤维除人类外也见于低等动物。

在种系上发生较早,称为"旧脊髓丘脑束"。

来自C纤维的冲动进入脊髓板层V后,在脊髓灰质周围的固有束上行,经多次换元后到达网状结构和丘脑,这些短纤维多突触的通道,总称为旁中央上行系统,与慢痛和情绪反应有关。

另有报道,粗纤维/脊柱/内侧丘脑系统中有少量突触后纤维仅对伤害性刺激反应,终止予背柱核更靠近吻端部位,在痛知觉和痛行为中有一定作用。

内脏痛的传入神经主要是交感神经,其冲动由交感神经中的C类纤维传导。由后根进入脊髓,此后与躯体痛觉的走行相同,但食道、气管、直肠、外阴部痛觉纤维是与副交感神经一起走行的。来自盆腔器官的疼痛冲动经副交感神经(盆神经)传入中枢,脊髓内脏二级纤维上行到皮质的径路比较分散,经脊髓丘脑侧束深部上行,再经网状结构多次中继,经下丘脑投射到嗅皮质或额叶、脑岛等部皮质。

由新脊丘束构成的传导快痛的特异传导通路与由旧脊丘束构成的传导慢痛的非特异传导通路间的功能和作用是相辅相成的。

在中枢镇痛系统中还有很多化学物质调控着痛信息的传递。1978年,Terenius等发现机体内存在内源性阿片样肽类物质,如甲硫脑啡肽(met-enkephalin,M-ENK),亮脑啡肽(leucine-enkephalin,L-ENK),β-内啡肽(β-endorphin,β-EP),强啡肽(dynolphin,Dyn)等,具有强力镇痛作用。另外,P物质(suhstance P)、胆囊收缩素(cholecystokinin,CCK)、促胃液素(gastrin,G)等脑肠肽类,5-羟色胺、乙酰胆碱、γ-氨基丁酸等神经递质也与疼痛或镇痛有关。

综上,疼痛不是简单地与躯体某一个解剖部位的变化有关,不是由神经系统的某一条传导通路、神经核团和神经递质进行传递,也不是由某一个中枢部位所调制,而是由神经系统内特异与非特异传导系统等多重传导通路之间,以及大脑皮质和皮质下各结构之间多种往返联系相互调节的结果,后者为机体提供伤害性刺激的位置、强度等知觉信息,提出逃避的方向,并帮助神经系统结合过去的经验进行分析,对疼痛认知,而产生痛行为学反应(如运动等)。在这一复杂的多重系统中,破坏任何一个环节都会引起整个系统一系列"雪崩式"的变化来代偿被破坏部位的原有功能,这是机体内部调节机制的作用所决定的。

3. 痛觉的闸门学说

关于痛觉发生机制的学说,目前国内外多数学者同意Melzack和Wall提出的闸门控制学说。

闸门学说认为,脊髓后角胶状质(SG)具有疼痛的闸门作用,它对传入神经纤维的感觉传入具有突触前抑制作用。外周传入神经末梢的传入既可直接作用于二级细胞(T细胞),又可改变SC对T细胞的抑制作用。因此,闸门的开关,受外周感觉输入与中枢下行抑制相互作用结果的制约。

细纤维(C类纤维)的输入,除作用于T细胞外,还抑制SG对T细胞的抑制而对后者起正反馈作用,使闸门开放,产生痛觉。

粗纤维(A类纤维)的输入,除作用于T细胞外,还兴奋SG对T细胞的抑制而对后者起负反馈作用,使闸门关闭,产生镇痛;同时它还通过上行纤维的传入,触发中枢的下行抑制过程(包括记忆、注意、传递经验等过程),以关闭闸门。

闸控系统与疼痛的感觉、情绪及中枢控制之间也具有多种相互联系,T细胞输出主要投射到感觉-分辨系统(经新脊丘系)和动机-情感系统(旁中央上行系统)。粗纤维兴奋又可以触发中枢控制过程。以上3个系统相互作用并都投射到运动系统,引起一系列的痛反应。如烦躁、焦虑、抑郁、恐惧等情绪反应;身体呈屈曲姿势(屈曲反射)、坐卧不安、姿势调整;呻吟、喊叫、叹气、咬牙;转动头、眼检视伤区,不停地抚摩、揉搓伤区诉说疼痛体验,有的导致跛行,面红耳赤、大汗、心慌憋气、恶心呕吐、血压下降等各种自主神经性反应;联想既往经验、估计后果、增加服药频率;睡眠习惯的改变,如痛得难以入睡、夜间痛醒多次;发作时被迫停止活动及进餐等。

闸门学说认为疼痛程度受多种因素的影响。由T细胞所产生的输出的性质取决于多方面因素对其作用总和的结果。这一概念具有重要的现实意义,即由于疼痛的产生的复杂性,采取几种措施作用于其发出的多个环节的综合疗法势必比单一方法有效得多。因此,目前在慢性疼痛的治疗中要避免轮番序贯地试用各种疗法,致使患者对每一疗法依次出现抗药性、耐受性而迁延不愈,使疼痛加剧,残疾加重,患者对治疗的信心丧失。应采用综合疗法进行"总攻",以发挥多种疗法的协同作用,防止耐受与成瘾,其作用的整体性远远大于各疗法的简单相加,对于缩短病程、减轻患者的痛苦,限制和减少残疾的发生,减轻家庭和社会的负担具有重要意义。

二、慢性疼痛的诊断

由于疼痛既可能是一种疾病或综合征,也可能是一种疾病的症状之一,甚至是某种严重疾病的早期症状,因此诊断和鉴别诊断就显得十分重要。在采取治疗措施之前必须进行有计划、有步骤的诊断方法,尽量在实施治疗前明确诊断或做出初步诊断。

疼痛诊断的内容和程序包括:① 根据患者主诉详细询问病史;② 根据主诉和病史提供的疼痛部位和特征,进行重点体格检查、证实和发现压痛点和阳性体征;③ 同时进行全面体格检查发现或排除其他部位、系统的疾病;④ 根据体格检查后的初步诊断,进行必要的实验室检查和辅助检查,如影像学、超声、肌电图、神经电生理、心电图等;⑤ 必要时行诊断性神经阻滞。

(一) 病史采集

1. 疼痛部位

应使患者尽可能准确地指出疼痛的部位和范围,用手指指出疼痛部位往往比单纯的口诉要准确得多。如有放射痛,亦应指出其部位。一般颈部病变引起的疼痛可放射至项背部、肩部,直至上肢手部;腰骶部病变则可放射至臀部、大腿,小腿及足部。放射痛的具体部位,则与累及的神经根或肌肉有密切关系。累及不同的肌肉会产生不同方向的牵涉痛。

2. 疼痛性质和程度

(1) 性质:酸痛、胀痛、麻痛一般见于软组织的慢性劳损和陈旧性损伤,亦可见于某些风湿或类风湿病变;刺痛、刀割样痛较多见于关节囊、韧带、滑膜等急性损伤;牵拉痛、灼痛、麻痛多见于神经根受刺激所致;绞痛则需注意其他脏器的疾病,如胆囊、肾脏、输尿管结石等。

(2) 程度:一般常用的描述有难以忍受的剧烈疼痛,表达那些引起患者坐卧不安、深大呼吸,甚至大汗淋漓、不思饮食的疼痛;剧痛,表达那些引起患者表情痛苦、呻吟不安,常保持一种特定的体位、不肯随意活动,甚至拒绝医师检查的疼痛;严重疼痛,指疼痛较重,但尚能坚持者;中度疼痛,指疼痛明显,但不甚重者;轻痛及微痛指较轻微的疼痛。

3. 疼痛发作时间

疼痛发作时间有两种情况与含义。一种情况为疼痛发作是间歇性或是持续性,或是持续疼痛阵发性加重,发作的持续时间长短有较大的临床价值。另外一种情况为一天中,是晨起痛,还是下午痛或是夜间痛,晨起痛甚者应考虑脊柱关节及周围软组织损害,或是风湿免疫性疾病;下午痛重者要考虑是否有椎管内神经压迫性损害;而夜间疼痛者要警惕肿瘤病变。

4. 疼痛发作的诱因与缓解因素

(1) 与活动的关系:绝大多数颈、腰、背痛患者减少活动与卧床休息能使疼痛明显好转,但也有少数患者卧床休息反使疼痛加重,这些多是严重的椎间盘突出、椎管内占位性病变等,因病变对神经根的挤压较重,站立及活动时患者可自行适当调整体位、减轻病变对神经根的挤压而使疼痛减轻,卧床休息时体位不易调整合适,故疼痛更重。典型的脊柱变性和骨质增生患者,往往在睡眠至黎明前腰痛明显,以致不得不清早起床,起床后开始活动时腰痛仍明显,但稍活动数分钟后,疼痛即明显好转。

（2）疼痛与体位的关系：腰痛患者常在某一体位疼痛加重,而在另一体位疼痛减轻。如腰椎间盘突出患者,弯腰时神经根紧张,压迫更甚而使疼痛加重;腰椎管狭窄的患者则与此相反,腰后伸时椎管容量进一步变小而使狭窄更为严重,疼痛加重,弯腰及下蹲时则椎管容量加大而疼痛减轻。腰椎间盘突出的患者,还因突出物与神经根的关系不同,有的腰向患侧弯时疼痛加重,有的向健侧弯时疼痛加重。向患侧弯腰时腰痛及下肢放射痛加重者,其突出物多位于神经根的外上方,一般称为肩上型突出;向健侧弯腰而患侧腰痛及下肢放射痛加重者,其突出物多位于神经根的内下方,一般称为腋下型突出。腰背部筋膜及肌肉劳损者,多在弯腰时疼痛加重,而腰椎后小关节囊损伤者常有腰过伸性疼痛,但同时也可有前弯腰疼痛,这是因为腰后伸可使已受伤的后小关节囊受到挤压,而腰前弯时又可牵拉后小关节囊之故。

（3）疼痛与治疗的关系：应当询问头痛患者对药物治疗的效果与反应,同样对腰背痛患者应询问是否进行过治疗、治疗方法及效果如何,这对推断病痛的性质和部位也很有帮助。如患者主诉2年前有腰部扭伤史,尔后经常有左侧腰痛,并向左臀部及大腿后外侧放射,曾经数个单位诊断为腰椎间盘突出。追问病史,过去曾行普鲁卡因痛点注射治疗,腰臀部及下肢放穿痛可明显减轻。于是用利多卡因加少量醋酸泼尼松龙作L4-L5左侧后小关囊注射,局部疼痛及下肢放射痛基本消失,1周后再行局部注射1次,症状完全消失,随访2年未复发。此患者临床表现颇似腰椎间盘突出症,实为脊柱小关节囊损害,既往治疗史有重要的诊断价值。一般而言,理疗、推拿、针灸、服药、贴膏或局部注射等治疗主要针对脊柱椎管外软组织损害性病变;硬膜外药物注射、甾体类药物静脉滴注或脊柱介入治疗是针对脊柱椎管内损害性病变。

（4）疼痛与外伤、职业及环境因素的关系：多数下腰痛患者并无外伤病史,部分患者曾经有过腰部或髋部扭闪损伤或摔伤病史,因未能及时治疗、治疗不当或日久失治而转为局部慢性损害性疼痛。职业性质、工作姿势与强度等也是引起疼痛发作的因素,如经常弯腰负重、搬运重物、长时间坐位伏案、长期驾驶车辆、超负荷训练等也是诱发疼痛的常见原因。长期在寒冷气流与潮湿环境中工作,包括水下作业,不利于颈肩腰腿部肌肉与关节疼痛疾病的恢复,也是诱发疼痛的因素。一般来说,因外伤后遗的疼痛比较局限,后者引起的疼痛则较为广泛,甚至可发展为全身性疼痛,这对选择正确的治疗方法具有重要的参考价值。

5. 疼痛的伴随症状

（1）原发性疼痛的伴随症状：无先兆性偏头痛除了反复发作的单侧、搏动性头痛外,常伴有恶心、呕吐和（或）畏光、畏声先兆性偏头痛在偏头痛发作之前或发作时,出现前驱症状,包括疲劳、注意力涣散、颈部僵硬、恶心、对光声敏感、闪光视野、打哈欠、与面色苍白等。丛集性头痛发作常伴有以下症状,包括结膜充血、流泪、鼻充血、流涕、面部出汗、瞳孔缩小、上睑下垂、眼睑水肿、感觉躁动等。

（2）疼痛作为主症的疾病（或综合征）伴随症状：常见的有颈椎病、腰椎间盘突出症、肌筋膜痛综合征、纤维肌痛综合征、原发性三叉神经痛、内脏神经痛等均有相应的或伴有的血管神经和内脏功能障碍的症状。

（二）体格检查

包括恰当而直接的神经、肌肉、骨骼检查,同时注意其他相关系统。不仅要对疼痛原因,还要对疼痛的影响（如身体状态下降）进行评估和记录。

（三）慢性疼痛诊断的辅助检查

1. 实验室检查

（1）白细胞计数：疼痛伴有感染可增高,严重的组织损伤可一过性增高。

（2）红细胞沉降率：观察风湿性疼痛或活动性结核病引起的疼痛;首次病历帮助判断有无炎症;对疼痛伴有肿块的患者,用来判断肿块的性质;红细胞沉降率属于非特异性试验,但增快多提示器质性疾病。

（3）出血时间与凝血时间测定：临床上主要是对一些需要进行疼痛治疗，特别是有创的治疗判断其是否有出血倾向或疾病。

（4）抗链球菌溶血素"O"测定：主要用以协助诊断风湿热。

（5）类风湿因子凝集试验：用于诊断类风湿关节炎。

2. 影像学检查

（1）X线片检查：主要用于软组织疼痛的初步检查和排除性诊断，检查简便、费用较低。

（2）CT检查：不仅能显示组织结构横断解剖的空间关系，而且密度分辨率高，能区分密度差别小的脂肪、肌肉和椎间盘等组织，能显示细微的钙化和骨化，易于查出病灶，不存在组织结构相互重叠的情况，并能确定病变的部位、范围、形态和结构。

（3）MRI检查：由于其本身的成像机制，对软组织的对比分辨率最高，尤其适合于软组织结构的成像。通过应用不同的表面线圈可以清楚地分辨肌肉、肌腱、筋膜、脂肪和血管等，特别是观察和分析四肢小关节及软组织（如韧带、肌腱）的能力大大提高。

（4）超声检查：与CT和MRI相比，超声具有无创、简便、迅速、廉价及短期内可重复检查等优点，并能实时地观察肌腱的运动情况，所以在四肢骨、关节及软组织疾病的诊断中发挥着重要作用。超声在骨膜与骨的表面上，大部分被反射和衰减，因而成人正常骨常得不到完整的图像。儿童及青少年由于骨组织未完全发育成熟，有时可使长骨清晰显像。正常骨密度表现为平直光滑而又致密的强回声光带，骨髓腔为带状弱回声。正常骨膜不显像。骨周围的各组肌呈梭形或羽状排列，为弱回声，肌束膜及肌外膜呈较强的回声光条。一般而言，肌腱和韧带均表现为边界相对清楚的中等回声结构，然而这些表现随着扫查声束的方向而改变。当声束垂直于肌腱时可见到纵行走向的纤维状回声，当声束斜切肌腱时可出现低回声假象。腕部扫描时可见腕管内的屈肌腱为具有典型的细纤维超声结构的；高回声组织，正中神经也呈细纤维状结构，但回声稍弱于屈肌腱，在掌部及手指的浅、深屈肌腱显示为紧靠低回声蚓状肌的回声结构。关节软骨在声像图上常表现为边缘锐利的低回声带，软骨骨界面回声比软骨滑膜腔界面回声强。关节囊为较强的回声光带。

3. 其他诊断方法

1）肌电图

肌电图是研究运动单位的电活动和测定运动系统功能的一种手段。肌电图可以显示神经系统中各个不同环节的损害，如上运动神经元、下运动神经元、神经肌肉接头和肌肉。肌电图可以预测神经外伤的恢复，协助制订正确的神经肌肉诊疗计划。神经传导速度测定是电流刺激检查方法与肌电图记录检查方法的联合应用，是测定周围神经功能的一种检查方法。它是利用电流刺激引起激发电位，从中计算兴奋冲动沿神经传导的速度。神经传导速度测定分为运动神经传导速度测定和感觉神经传导速度测定。临床中可用于定量测定神经损害的程度，确定反射弧损害的部位，区分感觉神经损害和运动神经损害及周围性和中枢性损害。

2）红外线热成像

（1）周围神经病变：如表7-1-1所示。

（2）血管病变：炎症、血栓等造成的动脉狭窄供血不足，静脉曲张或静脉血栓形成所致的血液回流等均可在热像图上清楚地区别开。

（3）恶性肿瘤：由于恶性肿瘤生长迅速，血管增生，血流丰富，因此可在热像图根据温度升高的程度及血管的分布对乳腺、甲状腺及其他体表的肿瘤做出定性诊断。

（4）局部炎症：甲状腺、乳腺、关节及肌肉等的炎症，致炎因子的作用使炎症部位的血管扩张，血流增加、炎症部位的红、肿、热在热像图上有相应改变从而做出诊断。

表 7-1-1　周围神经病变临床表现

病　变	临　床　表　现
1. 脊椎病变	当脊椎发生退行性变、增生、椎间盘突出等刺激神经根,该神经的交感神经缩血管纤维兴奋性增加,造成肢体的血管收缩,血流量减少,局部区域出现"低温像"
2. 神经损伤	外伤导致神经断裂时,该区域的神经递质不能被重新摄取,递质的作用时间延长,造成所支配的血管持续性收缩,该区域呈现"冷像"
3. 末梢神经病变	某些病毒、药物及糖尿病等引起的周围神经的器质性病变,神经结构的完整性受到损害,神经递质不能合成、释放,神经冲动不能传递,血管处于扩张状态,出现相应区域的"热像"
4. 运动神经元病变	单纯运动神经元病变,尽管肌营养不良性肌萎缩比较明显,但血流量不受影响,所以热像图表现不明显

三、慢性疼痛康复评定

(一) 评估目的与意义

疼痛的测量一般指用某些测量标准(metric)对疼痛强度进行测定;疼痛的评估则包括对疼痛全过程中不同因素互相作用的测量。通过疼痛的测量与评估可以确定疼痛的强度、性质和持续时间,有助下对疼痛原因进行鉴别诊断,帮助选择治疗方法和评价不同治疗方法的相对有效性。在临床康复诊疗工作中,各单位可能使用不同的疼痛测量与评定方法,但常规推荐使用以下 3 种。

(二) 针对疼痛的评估方法

1. 视觉模拟评分法(VAS 法)

1) 方法

视觉模拟评分法是在白纸上画一条长 10 cm 的直线,两端分别标上"无痛"和"最剧烈的疼痛"(见图 7-1-1)。患者根据自己所感受的疼痛程度,在直线上某一点做一记号,以表示疼痛的强度,从起点至记号处的距离长度也就是疼痛的量。

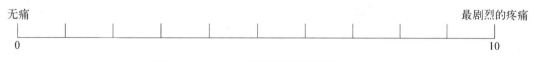

图 7-1-1　疼痛的视觉模拟评分方法(VAS)

2) 注意事项

(1) 使用前对患者需作详细解释,让患者理解该方法的概念以及此法测痛与真正疼痛的关系,然后让患者在直线上标出自己疼痛的相应位置。

(2) 可使用正面有 0 和 10 之间游动的标尺,背面有 0～10 数字的视觉模拟评分尺。如果患者移动标尺,医师能立即在尺的背面看到具体数字,可精确到毫米。

(3) 不宜用于老年人,因老年人准确标定坐标位置的能力不足。

2. 麦吉尔疼痛问卷调查法

1) 方法

麦吉尔疼痛问卷表(McGill pain questionaire, MPQ)含有 4 类 20 组疼痛描述词,每组词按程度递增的顺序排列,其中 1～10 组为感觉类(sensory),11～15 组为情感类(affective),16 组为评价类(evaluation),

17～20 组为其他相关类(miscellaneous)(见表 7-1-2)。被测者在每一组词中选一个与自己痛觉程度相同的词(没有合适的可以不选)。

由 MPQ 可以得到 3 种测定方法

(1) 疼痛评估指数(pain rating index,PRI):根据被测者所选出词在组中的位置可以得出一个数字(序号数),所有这些选出词的数值之和即疼痛评估指数。PRL 可以求四类的总和,也可以分类计算。

(2) 选出词的数值 (number of words chosen,NWC)。

(3) 现时疼痛强度(present pain intensity,PPI):用 6 分 NRS 评定当时患者全身总的疼痛强度。即 0～5 的疼痛强度:① 无痛(0 分);② 轻度疼痛(1 分);③ 引起不适感的疼痛(2 分);④ 具有窘迫感的疼痛(3 分);⑤ 严重的疼痛(4 分);⑥ 不可忍受的疼痛(5 分)。因此,疼痛强度评估实际上是 6 点口述分级评分法。

2) 注意事项

(1) 原来假定:MPQ 和每亚小组中疼痛形容词的词汇在次序衡量方面是等距离的,但在目前的研究中已明确,描绘疼痛所用词汇之间的差别是不等同的。有些词汇虽然不在同一组内,但它们的意义极为接近,故难以区别。例如第 10 小组的"绷紧"和第 18 小组的"勒紧"难以辨别;三大组所包含的亚组数目不同。每亚组所列出的描绘字数目也不相等,多者有 6 个词汇,少者 2 个词汇,所以"疼痛评估指数"的算法不合理,合理的算法应是总体评级、每组的评分相加后,再算出其平均数,详细算法如表 7-1-2 所示。

表 7-1-2　麦吉尔疼痛调查表的总体评级法举例

	感　　觉	情　　绪	评　　估
	1. 忽隐忽现 1 抖动样重 2 搏动性痛*3 跳痛 4 打击痛 5 猛击痛 6	11. 疲倦*1 疲惫 2	16. 烦扰的*1 恼人的 2 悲惨的 3 严重的 4 难堪的 5
亚小组评级:	3/6＝0.5	1/2＝0.5	1/5＝0.2
	4. 锐利的痛 1 刀割样痛 2 撕裂样痛 3	14. 惩罚的*1 折磨的*2 残酷的 3 狠毒的 4 致死的 5	
亚小组评级:	3/3＝1.0	2/5＝0.4	
	7. 热痛*1 烧灼痛 2 滚烫样痛 3 烧烙痛 4		
亚小组评级:	1/4＝0.25		
亚小组总分:	1.75	0.9	0.2
小组 PRI	1.75/10＝0.175	0.9/5＝0.18	0.2/1＝0.2
总评级	(0.175＋0.18＋0.2)/3＝0.185		

注:* 选中的词;PRI 为疼痛评估指数。

（2）简化的 McGill 疼痛问卷（short form of McGill pain questionnaire，SF - MPQ）：由于 MPQ（见表 7 - 1 - 3）包括内容多、检测费时、较烦琐，Melzack 又提出内容简洁、耗时短的 SF - MPQ（见表 7 - 1 - 4）。SF - MPQ 仅由 11 个感觉类和 4 个情感类对疼痛的描述词以及 PPl 和 VAS 组成。

表 7 - 1 - 3　McGill 疼痛问卷

患者姓名		日期		时间		am/pm
PRI：S	A	E	M	PRI(T)	PPI	
（1～10）	（11～15）	（16）	（17～20）	（1～20）		

1. 忽隐忽现； 抖动样痛； 搏动性痛； 跳痛； 打击痛； 猛击痛	11. 疲倦； 疲惫	短暂的； 瞬间的； 暂时的	有节奏的； 周期的； 间歇的	持续的； 不变的； 恒定的
	12. 不适感； 窒息感			
2. 跳跃样痛； 闪电样痛； 射穿样痛	13. 恐惧的； 可怕的； 恐怖的			
3. 针刺样痛； 钻孔样痛； 锥刺痛； 戳刺样痛； 刀割样痛	14. 惩罚的； 折磨的； 残酷的； 狠毒的； 致死的			
4. 锐利的痛； 刀割样痛； 撕裂样痛	15. 沮丧的； 不知所措的			
5. 挤捏样痛； 压痛； 咬痛； 夹痛； 挤压痛	16. 烦扰的； 恼人的； 悲惨的； 严重的； 难堪的			
6. 牵引痛； 拉扯痛； 扭痛	17. 扩散的； 放射的； 穿透的； 刺破的			
7. 热痛； 烧灼痛； 滚烫样痛； 烧烙痛	18. 勒紧的； 麻木的； 抽吸的； 碾压的； 撕碎的			
8. 刺痛； 痒痛； 针刺痛； 蜇痛	19. 凉的； 冷的； 冰冷的	注释：		
9. 钝痛； 伤痛； 尖刺痛； 创伤痛； 猛烈痛	20. 困扰的； 作呕的； 极度痛苦； 畏惧的； 受刑似的			
10. 触痛； 绷紧痛； 擦痛； 割裂痛	PPI 0 无痛； 1 轻度； 2 适度； 3 痛苦； 4 可怕的； 5 折磨人的			

所有描述词均用 0～3 分别表示"无""轻""中"和"重"的不同程度。由此,可以分类求出 PRI 或总的 PRI。PPI 仍用 6 分法评定。SF-MPQ 适用于检测时间有限,同时又要获得其他疼痛强度信息,如 VAS 评分结果。同典型的 MPQ 一样,SF-MPQ 是一种敏感、可靠的疼痛评价方法,其评价结果与 MPQ 具有很高的相关性。SF-MPQ 也能对不同的疼痛综合征进行鉴别。

表 7-1-4 为 SF-McGill 疼痛问卷表。

表 7-1-4 SF-McGill 疼痛问卷表

	无	轻 微	中 度	重 度
跳 痛	0	1	2	3
放射痛	0	1	2	3
戳 痛	0	1	2	3
锐 痛	0	1	2	3
夹 痛	0	1	2	3
咬 痛	0	1	2	3
烧灼痛	0	1	2	3
创 伤	0	1	2	3
猛烈痛	0	1	2	3
触 痛	0	1	2	3
割裂痛	0	1	2	3
疲劳衰竭	0	1	2	3
不适感	0	1	2	3
恐 惧	0	1	2	3
折磨人的	0	1	2	3

附注:

VAS 无痛 |————|————|————| 最严重的痛

PPI　0 无痛

　　　1 轻度

　　　2 不适

　　　3 痛苦

　　　4 可怕的

　　　5 折磨人的

3. 压力测痛计的使用

迄今为止,压痛检查依然是临床体检中可靠的诊断方法之一。压痛检查是基于加外力以激发疼痛,观察和听取受检者反应以判断疼痛的性质与程度,压力测痛计是应用特制的仪器,将所给出的压力进行定量。其原理是将弹簧或液压的力通过表或数字定量,定量以 N 或 kg/cm² 为单位。外力达到一定强度(数字),患行出现疼痛反应,此时定为痛域;继续加力至不可耐受时,定出其耐痛域。治疗后重复检查得出治疗后的痛阈与耐痛阈,以判断康复治疗效果,阈值上升表明有效果,上升数值的大小代表效果的高低。表头式也可改为液晶数字显示,便于识读。测痛时,先以手指按压以找准痛点,将压力测痛计测痛头平稳地对准痛点,逐渐加力下压,直至引起疼痛,记下指针所指刻度,定为痛阈。继续加压、记下受试者不能耐受的压力刻度,定为耐痛阈。同时,应记录所测痛区的体表定位,以便对比。应定期(数日至数周)复查,记录读数。测痛时应注意防止用压痛头的边缘测试。

压力测痛特别适用于肌肉疼痛的测评。

使用时应注意：① 患者体位必须合适，使检查部位松弛，以提高检查准确性；② 测痛器的圆形头须平稳地放在待测部位；③ 必须密切注意指针移动情况，记下测定时日与引起疼痛反应的读数。

(三) 社会心理评估

包括目前的精神心理症状(如焦虑、抑郁或愤怒)、精神紊乱、人格特征或状态、应付机制等。

四、慢性疼痛康复治疗

(一) 慢性炎性疼痛

慢性炎性疼痛是由于软组织、骨与关节慢性损伤后，致痛物质，如 5-羟色胺、缓激肽以及前列腺素等物质的局部释放引起的慢性局限性疼痛。本节主要介绍在临床上最常见但易被忽视的慢性疼痛原因肌筋膜疼痛综合征。

肌筋膜痛综合征(myofacial pain syndrome, MPS)为一种局部疼痛综合征，以肌筋膜存在激痛点(TrP)为特征。能够检测到 TrP 存在的方法有：特异性细针电极 EMG 技术、超声、疼痛仪和热像图等。牵涉性运动功能障碍能够用表面 EMG 技术检测出来。临床推荐使用的活动性 TrP 的诊断标准是在肌紧张带的某一小节有圆形压痛点和施压时患者的疼痛感觉。运动终板的功能障碍是 TrP 发生的重要因素。新发现的 TrP 的电诊断特征是自发性电活动和活动性病灶的波峰，而活动性病灶与运动终板的功能障碍密切相关。

1. 临床表现

(1) 症状：MPS 是区域性分布的综合征。即使一个以上身体结构受累，它们在解剖上仍局限于某个区域或躯体部位。有激痛点的患者通常表现为患部深在肌肉骨骼关节的持续性钝痛，定位比较模糊。疼痛经常自 TrP 牵涉至远隔的某一个部位。有时患者仅感到麻木或感觉异常，可有功能障碍和睡眠障碍。由肌筋膜痛引起的躯体功能障碍包括局部皮肤温度增高、牵涉区域的皮肤变凉、流泪、眩晕、耳鸣、平衡失调和举物的重力感觉异常等。运动功能障碍主要是肌力减弱、肌肉协同功能丧失和工作耐力减退，这正是经常为加强功能锻炼的指征；但如果不消除 TrP，仅采用肌力锻炼的方法，反而会由于其他肌肉替代使患肌进一步变弱，使症状加重。另外，患者还会不自主地去替代变弱的肌肉。睡眠障碍会加重疼痛的敏感性，肌肉被压在身体下面时，较长时间处于痉挛状态，肌肉痛点就会变得更痛。

(2) 体征：有明确定位的肌肉痛点，同时可触及细绳索样硬化物或硬结，称之为紧张带或压痛结节。临床试验资料显示，在每个 TrP 内部有许多活动性病灶，病灶越多 TrP 就会越敏感。在 TrP 的中心部位很可能就是功能障碍的运动终板附近敏感的伤害感受器。TrP 具有两个特征：① 压痛与牵涉痛；② 激发紧张束带短暂的局部颤搐反应。存在活动性 TrP 的肌肉由于疼痛的缘故，都会表现伸直受限。试图将肌肉被动伸直时，就会剧烈疼痛。一旦活动性 TrP 失活及紧张带松弛后，肌肉运动范围就达到正常。有 TrP 的肌肉痉挛性疼痛，即对其予以固定阻力而强烈收缩时，患者就感觉疼痛。肌肉收缩易出现疲劳，肌力减弱的程度，在不同的肌肉或不同的部位有所区别。

2. 诊断和鉴别诊断

1) 诊断

一般通过典型的临床症状和 TrP 特征性体征可以得出诊断。近年来，客观地证实肌激痛点存在的检测技术已成为重要的研究工具，其中超声图像、红外热图和 EMG 在诊断 TrP 方面已逐步应用到临床，提供有价值的诊断依据。

(1) 超声图像：Rha 记录了超声可用于发现背深部肌肉中的局部抽搐反应,但是他们没有描述激痛点的表现。Sikdar 和 Ballyns 描述了 TrP 的超声表现：TrP 在 2-D 超声上表现为局部、低回声(较黑)区域;用振动超声弹性成像 TrP 比周围肌肉更加坚实;并且在多普勒上活动性 TrP 有高阻抗血管床。与 Sikdar 和 Ballyns 描述 TrP 为低回声相反,Shankar 在一个病例报告中发现在斜方肌和冈上肌中的 TrP 表现为局部高回声区域。Shankar 推测此差异是由于 Sikdar 在其研究中所用的低频曲线探头,而 Sikdar 的报告使用了线性排列探头。Shanker 报告 Gerwin 在 1997 年最早报告的 TrP 超声表现中描述为高回声。Niraj 把腹直肌中的激痛点描述为"混合回声区域"。激痛点的超声表现似乎仍然存在争议。

(2) 红外热图：通过红外线照射和计算机数据分析得出的图像做出参考性结论,具有实时、精确、快速、对比及大范围显示皮肤温度改变的特点。此项技术可以验证 TrP 的皮肤反射现象。这些温度改变的内在原因一般是交感神经系统活动的结果。TrP 部位的温度是升高的,但并不出现在牵涉痛部位。热图上的热点可以用作 TrP 的初步定位,然后通过检查确定 TrP,这样可排除热图上无活性的 TrP。目前,红外热图能否作为诊断标准还存在争议。

(3) 表面 EMG：有助于检测休息状态下的肌张力,当肌张力完全由 TrP 产生的骨骼肌痉挛引起时,EMG 记录无动作电位;当肌张力来自神经源性肌肉收缩时,因神经肌肉接头的激活,EMG 能发现产生肌张力的动作电位。TrP 导致了肌肉功能的紊乱,表现为 3 个方面的问题：一是反应性增高;二是延迟松弛;三是快速疲劳。患部肌肉的反应性增高在 EMG 上表现为,当肌肉自发性收缩或负载时,波形的振幅变高。患有 TrP 的肌肉延迟松弛在表面 EMG 中比较常见,重复训练的肌肉在 EMG 上产生锐利的波谷(gap),这些波谷的消失与肌肉疲劳明显有关。临床观察发现,与正常侧肌肉相比,患侧肌肉的 EMG 振幅增高,而中位能量频度明显降低,这是早期快速疲劳的特征。中位能量频度降低与最大自发收缩能力下降呈线性关系。

2) 鉴别诊断

TrP 引起的疾病专指 MPS,用局部肌痛综合征或软组织痛表示非特异的用法。人体每一块骨骼肌都可能产生 TrP,不少肌肉是常见的。因此,当一个患者有 TrP 以外部位的疼痛时,临床医师既要想到有 TrP 牵涉痛的可能,同时要考虑排除器质性疾病的可能,应仔细鉴别,否则就会误诊。由 TrP 导致患者疼痛症状易误诊的常见疾病诊断有冻结肩(肩胛下肌)、非典型偏头痛(胸锁乳突肌、颞肌、颈后肌)、痛经(下腹直肌)、肩肋综合征(斜角肌、中斜方肌、肩胛提肌)、带状疱疹后神经痛(前锯肌、肋间肌)、颞下颌关节紊乱(咬肌、翼外肌)等。

下面是与 TrP 密切相关而需要加以鉴别的两个痛病,一是纤维肌痛,二是关节功能障碍。纤维肌痛(FMS)常与 MPS 同时存在,并且治疗方法也不同。所以,临床医师要明确地鉴别出这两种疾病。当 TrP 是活动性时,两者比较容易鉴别。而当 TrP 变成慢性疼痛综合征时,鉴别就十分困难。以下几点可供参考：① 男女比例,其中 MPS 为 1∶1,FMS 为 1∶(4~9)。② MPS 为局部疼痛和压痛浅,FMS 为广泛疼痛和压痛深。③ MPS 感觉肌肉紧张,而 FMS 感觉肌肉发软。④ MPS 关节运动范围受限,FMS 则为高活动性。⑤ MPS 的 TrP 注射反应迅速,而 FMS 的 TrP 注射反应缓慢且较弱。

关节功能障碍的骨病损节段被证实有痛阈下降、交感神经活动增强和运动接头连通,伴随关节功能障碍的节段部位有明显的椎旁肌活动兴奋性增加。关节功能障碍时,异常应力产生的异常感觉输入可以激活 TrP,从而 TrP 所增加的张力和运动活性的增加能维持关节的异位应力。关节功能障碍会有效地增加邻近肌肉的运动神经元对远隔部位 TrP 产生的伤害输入的反应性。所以,当两者同时存在,应鉴别关节功能障碍和肌肉痛。

3. 治疗

(1) 冷喷和牵伸：Travelt 发明"冷喷并牵拉"(spray and stretch)的特殊方法,即在患者肌激痛点及沿着其牵涉痛方向,用氯乙烯(Ethylene chloride)或氟甲烷(Fluorimethane)冷剂(后者毒性较低)喷射至皮肤上、同时将该 TrP 所在的肌紧绷带牵拉放松,此方法已广为流传。如今将上述方法结合间歇冷敷,可以强化伸展放松肌肉,以使肌筋膜 TrP 失活,还能使内脏起源的牵涉痛得到缓解。其作用机制是产生了较强的中枢介导效应与自主神经系统的介导效应。如果能配合收缩松弛技术,加以轻柔的伸展放松,再经常坚持做缓慢呼气动作,即呼吸须足够慢又深,这样可以达到肌肉筋膜放松的效果。

(2) 缺血性按压手法:操作时让患者患部肌肉处于伸展位,施术者用手指或手掌由浅入深、较柔和地在肌肉 TrP 处逐渐加压,手下遇到一定的阻力后,即保持该种程度压力,手指沿着已经松弛的肌肉部位纵向缓缓揉动推进,此刻患者会感觉到局部不适或酸胀痛。一般每个位点要施压约 1 min,每次可治疗10～12个位点,隔1～2天可重复治疗。也可采取整脊疗法(chiropractice),在颈、胸、腰椎的某一个节段快速地施以牵伸、扭转或剪切应力,使椎旁的挛缩肌肉小节伸长放松。实验研究显示,足够的机械压力可破坏功能障碍运动终板能完全使其失活,并使肌纤维破坏以释放细胞内的肌球蛋白,通过局部组织推拿按摩产生的肌肉伸展效应,中断功能障碍终板假说中的一个关键链环,从而取得疗效。

(3) 激痛点干针疗法:激痛点干针(dry needling,DN)也称为肌肉内刺激(intramuscular stimulation,IMS),是一种使用针(常用针灸针)刺入皮肤和肌肉以灭活激痛点的侵入性程序。激痛点干针是一种相对较新的康复治疗技术,常常与其他物理治疗方法结合使用。先前的临床研究显示激痛点干针与局麻药注射对于灭活激痛点同样有效,而且与"空心"注射针相比可能引起较少的组织损伤。将针先插入皮下,进而再插入肌肉内 TrP 所在位置,找出可以导致疼痛的点,如此把针插入,再抽出至皮下,又重新插入到肌肉内,重复进出多次,一直到患者患处压痛消失而止,如能诱发肌纤维的短暂收缩,即局部抽搐反应(local twitch response,LTR),则奏效更迅速。

(4) 针刺神经调控:慢性疼痛患者普遍存在运动抑制。研究显示,运动链近端骨骼带肌群的力量缺陷与远端关节损伤有关,也就是远端关节损伤会影响骨盆带近端肌肉的激活。例如,腰痛患者可能是由于先前踝扭伤引起臀大肌抑制导致力学失衡,或者手腕扭伤导致肩胛带抑制。运动抑制主要由以下三个因素引起。① 伤害性感受:是外周感觉系统对伤害性刺激的处理,它会对运动神经元产生不利影响,导致肌肉收缩减弱。慢性伤害性刺激会导致运动输出的皮质延迟和疼痛肌肉的活动减少,以及伤害性感受诱导的运动抑制可能会阻止有效的运动再训练。② 疼痛:在肌肉骨骼疼痛期间,主动肌和拮抗肌之间发生感觉运动整合的缺失或功能障碍。感觉-运动交互抑制通过神经元反射使神经驱动减少,从而阻止了损伤区域的最大放电。③ 关节改变:脊柱和外周关节的改变也会引起运动抑制。这种现象被归因于神经元反射活动,其中来自关节炎的关节传入改变导致对关节支持肌肉的传出驱动减弱。由于关节结构改变(骨关节炎)的伤害性传入通过中间神经元投射到脊髓中的 α 运动神经元上,从而触发外周肌肉抑制。

慢性疼痛会出现软组织的营养性改变。疼痛时间越久,营养性改变引起的不良适应越明显。在表面上,营养性改变仅仅是软组织(皮肤、筋膜、肌肉)改变,这可以由神经支配中断引起,例如椎间盘病变、神经压迫或轴索炎。它也可以仅仅来自自主神经水平(T1-T5,T10-L2)的微循环改变,或者特定肌肉、肌群的过度使用,以及退变关节的影响,这些都有助于神经源性炎症,从而触发节段性和局部组织的营养性改变。神经源性炎症是指肌肉骨骼系统的持续炎症,由神经冲动和从最初损伤部位的感觉轴突释放炎症物质而产生。这些物质通常是 P 物质、降钙素基因相关肽和神经激肽 A 等。长期炎症和疼痛会导致保护性肌肉痉挛,但更常见的是会导致纤维组织的积累,这是一种营养性改变。纤维组织形成营养性改变,成为可触及的紧绷带和激痛点;这种肌肉功能障碍和微痉挛会引起血管受压、血流减少,导致疼痛刺激和关节活动性下降。因此,在肌骨疼痛患者中,常常会观察到损伤肌肉皮下组织内的结节或紧绷带以及关节活动范围下降的临床体征,这是由于运动抑制和至该区域的毛细血管循环改变的共同结果。

临床治疗的关键是逆转触发神经源性炎症反应的伤害性化学和机械性刺激。在运动抑制情况下,定位和刺激受抑制组织的神经肌肉交界处或"运动点"将有助于恢复功能障碍。肌肉中的运动点是运动神经支配骨骼肌的连接处,是所有运动神经的终点,最终达到骨骼肌的预期收缩。运动抑制可以通过使用直接针刺或电针神经调控运动点来恢复。直接针对神经系统的针刺神经调控,结合脊椎关节矫正和软组织手法松解,是最小化营养性改变和加速软组织愈合的重要整合康复疗法。

(5)肌激痛点注射:TrP 局部麻醉剂注射可使其立即失活,而且能明显减轻注射后针刺留下的疼痛,这一点优于单纯的针刺技术。局麻注射液有助于稀释和消散功能障碍终板区域的致痛物质。通常应用 0.5% 利多卡因注射液 10~15 ml、每个 TrP 位点注射 2~4 ml。规范的持注射器的姿势是:操作者以拇指和环、小指握住注射器,将腕部放在患者治疗部位,以示指推压针栓。这样可以稳定地控制针头,以防患行身体突然移动而发生针头穿刺过深,引起意外损伤。如果在治疗过程中激发出一个 LTR(局部颤搐反应),说明注射位置精确、治疗效果会更佳。近年来,肉毒菌素 A(BTx)被成功地应用于治疗 TrP 所致的肌筋膜疼痛。治疗剂量的 BTx 可阻断 Ach 从神经肌肉接头处运动神经末梢的释放,引起肌肉麻痹,最终导致神经肌肉接头变性。一般在 3~6 个月内,去神经支配的肌纤维能再次获得神经支配。BTx 注射须有明确的适应证,即患者一定存在不可逆的永存因素,如中枢神经系统损伤导致的肌痉挛状态,而 TrP 所致的疼痛仍然需要缓解。由于肉毒菌素 A 的破坏性,所以仅在其他非手术疗法未能奏效之后才能应用。

(6)物理治疗:TrP 经治疗后失活,为巩固疗效,促进肌肉恢复正常功能,指导患者学会怎样避免疼痛复发,应该积极地进行康复治疗。包括体育疗法,进行肌肉主动运动训练,将有助于肌肉达到正常肌力与活动范围,有助于纠正肌痉挛造成的肌纤维长度的不等。伸展活动、喷雾或注射后应采用治疗部位表面湿热敷,也有助于患者肌肉放松。物理治疗中电刺激疗法既可做基础治疗,也可用于康复治疗。临床经验提示,以循环式增加电流刺激达到肌肉轻柔收缩,是一种很有效的被动收缩放松的方式。在激痛点治疗中使用超声治疗正变得更加广泛。虽然此机制未被完全理解,一些特定的超声方案已经产生了有希望的临床效果。非甾体类药物一般对 TrP 的肌筋膜痛无明显效果,但是对针刺后或注射治疗后疼痛很有帮助。

(二)慢性神经病理性疼痛

国际疼痛研究协会将神经病理性疼痛(neuropathic pain,NPP)定义为由神经系统原发性损害和功能障碍所激发或引起的疼痛。它属于一种慢性疼痛,疼痛表现为自发性疼痛、痛觉过敏、异常疼痛和感觉异常等临床特征。

1. 解剖基础

神经受伤后,往往会出现损伤部位的交感神经纤维增多,引起脊神经感觉神经元对机械、冷热制激的敏感性增强。同时发现,初级传入有髓低阈值 Aβ 神经纤维占据了高阈值 C 纤维的位置,并且与原来的 C 纤维形成新的突触,激活了原本对 C 纤维无反应的神经元。这是 Aβ 神经纤维参与神经病理疼痛的解剖基础。

2. 病因病理

由于外伤、血管病变等因素引起中枢或周围神经损伤,包括脑血管疾病、颅脑损伤以及脊髓损伤等中枢病变引起的疼痛。脑血管病变,尤其在丘脑部位发生损伤,常会出现非常复杂而剧烈的疼痛,通常被称为丘脑综合征。病理改变经常累及下丘脑、皮质下纤维束以及部分边缘系统结构等丘脑周围结构。在中枢性神经痛的过程中,往往会产生中枢敏化,这种敏化来源于兴奋性氨基酸的释放,从而激活 NMDA 受体和非 NMDA 受体。NMDA 受体的激活会导致神经元长时期的兴奋性改变。这些神经元可塑性变化构成损伤或炎症刺激时的自发性疼痛、痛觉过敏等慢性疼痛。

3. 临床表现

中枢神经损伤后,患者常常在患病后 1 周或 1 个月内出现中枢性疼痛。但也有部分患者在患病后数月甚至数年后才出现。外周神经在损伤后数天或数周有时甚至几个月以后,可表现为突发的自发性疼痛,持续时间大约几周。疼痛性质多种多样,大多表现为烧灼样疼痛,疼痛多发生在躯体感觉障碍或缺失区域,疼痛性质及程度不一,重者疼痛完全无法忍受,程度轻者仅在受到伤害性刺激时才诱发出现难忍的疼痛。也有患者表现为突发的自发性疼痛,持续时间不定。神经病理性疼痛的特征包括:① 痛觉过敏(hyperalgesia),轻微的伤害性刺激即可出发剧烈的疼痛反应;② 异样疼痛(allodynia),正常非伤害性刺激,如触觉、温凉水刺激等均可引起异常不适的疼痛;③ 痛觉超敏,对各种刺激(如机械性、温热性、精神性、情感性等)均产生强烈的疼痛反应。

4. 治疗

1) 预防性治疗

对于外周伤害性疼痛,创伤面的完善处理和在受伤早期即应开始充分的镇痛。即把疼痛完善地控制在急性期,阻止其向慢性化方向转变,对防止由外周痛向中枢痛发展具有重要意义。

2) 药物治疗

(1) 抗忧郁药:主要通过抑制突触部位的 5-羟色胺和去甲肾上腺素再吸收,影响中枢传导递质的量而产生抗忧郁及镇痛作用。常用的有阿米替林、多塞平、氟西汀(百忧解)、文拉法辛和度洛西丁等。

(2) 抗惊厥药:该类药物对所有神经元都具有膜稳定作用,与影响细胞膜的离子运转有关。可降低神经细胞膜对 Na^+ 的通透性,减少神经细胞膜在动作电位期内的被动 Na^+ 内流,延迟 K^+ 外流,最终发挥稳定细胞膜、降低兴奋性的作用,抑制受损神经元的异常放电或过度兴奋。代表性的药物有卡马西平、苯妥英钠、丙戊酸钠和加巴喷丁等。

(3) 普瑞巴林:普瑞巴林特异性和中枢神经系统 P/Q 型 2 电压门控钙通道 α2-δ 蛋白亚单位结合,减少钙离子内流,从而减少谷氨酸盐、去甲肾上腺素、P 物质等兴奋性神经递质的释放,使过度兴奋的神经元恢复正常状态。

3) 物理因子治疗

经皮电刺激(TENS)是通过激活内源性阿片肽而镇痛,也可刺激疼痛部位的粗纤维神经,通过闸门学说的机制而镇痛,对改变感觉冲动传入中枢神经系统,减轻慢性疼痛,终止其继发性生理或病理反应有着积极的作用。其他物理因子如磁疗、微波等亦可起到缓解疼痛的作用。

4) 神经阻滞治疗

由于发生于中枢神经系统的损伤,会改变外周神经的特性,而外周神经的损伤也可引起脊髓以上中枢神经的变化。交感神经阻滞可使一些患者疼痛得到缓解。常用的神经阻滞方法包括星状神经节阻滞、胸交感神经阻滞、腰交感神经阻滞、静脉内局部神经阻滞。

5) 神经毁损

对难治性神经痛患者,采用各种保守治疗效果不佳或疗效不能维持时采用化学或射频神经毁损方法,以达到较长期疗效的目的。多柔比星(阿霉素)、乙醇、酚甘油是常用的神经毁损药物。射频热凝毁损因疗效确切、可控性强目前常作为临床治疗的首选。

6) 手术治疗

对于一些顽固性疼痛的患者,依据发生疼痛部位的不同,可酌情选用脊神经后根切除术、经皮脊丘束切断术、丘脑切除术及大脑皮层毁损术等。

7) 心理治疗

急性疼痛转为慢性疼痛的过程中,随着功能障碍的出现,患者的心理负担在不断加重,导致生活质量下降。所以在治疗疼痛的整个过程中,心理因素不能忽视,要适当地介入一些精神心理方面的治疗,如认知疗法、松静疗法、生物反馈疗法、催眠等。

(三) 慢性癌痛

癌性疼痛的发生是多因素共同作用的结果,在其发病过程中,即存在病理性改变,又存在心理因素:世界卫生组织(WHO)首先把癌症疼痛提到重要和优先解决的地位,因为癌痛可以发生在癌症期间的任何时间。据统计,接受治疗的癌症患者50%存在不同程度的疼痛,而在癌症晚期则增长至75%。

1. 癌痛病因

癌性疼痛的原因可分3类:① 肿瘤发展,转移浸润直接引起的疼痛,约占88%;② 癌症治疗引起的疼痛,约占11%;③ 肿瘤间接引起的疼痛,约占1%。临床上也有少数肿瘤患者可出现与肿瘤无关的疼痛,例如肺癌患者因同时患有椎间盘突出症而引起的腰腿痛,是非癌症性疼痛而不是癌性疼痛。

2. 病理生理

癌性疼痛的机制尚不完全清楚。一般认为,在骨、软组织、淋巴管、血管、内脏机械或化学刺激激活或激敏机械感受器及化学感受器,通过 Aδ 纤维或 C 纤维传至中枢,产生痛觉。神经挤压、化学性致痛物质的释放、pH 改变、反应性肌肉痉挛、神经根浸润等因素是肿瘤引发疼痛的可能机制。

3. 临床表现

癌痛的表现具有较大的个体差异,与癌症的种类、部位、程度、全身状况、心理等因素有着密切的关系。癌痛的临床特点表现为全方位疼痛、剧烈难以忍受,常伴有自主神经功能异常,癌痛也常常伴有心理学异常,表现为焦虑和或抑郁的最多。从癌痛发病及持续的病程看,癌痛大多表现为慢性疼痛,大多数癌症患者的疼痛可能持续数月至数年。此外,在慢性疼痛的基础上,部分疼痛患者同时可能出现爆发性疼痛。从癌痛的发病机制及性质看,癌痛既表现为伤害感受性疼痛,也表现为神经病理性疼痛。当伤害感受性疼痛长期未得到及时有效治疗时,容易发展成为神经病理性疼痛。神经病理性疼痛在癌痛中占 40%~60%。神经病理性疼痛常表现为复杂性疼痛综合征。

4. 疼痛的治疗

疼痛可存在于癌症患者的各时期,其治疗目标是:让患者无疼痛,提高其生活质量和延长生存期。癌性疼痛一般以药物治疗为主,手术治疗往往需要结合患者的总体身体状况及生存期考虑。

1) 药物治疗

(1) 癌性疼痛的药物治疗原则:① 尽量口服给药,便于长期用药,可以减少依赖性和成瘾性;② 有规律按时给药,而不是出现疼痛时再给药;③ 按阶梯给药,根据 WHO 推荐的癌性疼痛"三阶梯疗法";④ 用药应该个体化;⑤ 注意使用抗焦虑、抗抑郁和激素等辅助药物,可提高镇痛治疗效果。

(2) 癌性疼痛药物治疗的"三阶梯疗法":

第一阶梯——非阿片类镇痛药:用于轻度癌性疼痛患者,主要药物有阿司匹林、对乙酰氨基酚(扑热息痛)等,可酌情应用辅助药物。

第二阶梯——弱阿片类镇痛药:用于当非阿片类镇痛药不能满意止痛时或中度癌性疼痛患者,主要药物有可待因,一般建议与第一阶梯药物合用,因为两类药物作用机制不同。第一阶梯药物主要作用于外周神经系统,第二阶梯药物主要作用于中枢神经系统,两者合用可增强镇痛效果。根据需要也可以使用辅助药。

第三阶梯——强阿片类镇痛药:用于治疗中度或重度癌性疼痛,当第一阶梯和第二阶梯药物疗效差时使用,主要药物为吗啡,也可酌情应用辅助药物。

2) 物理因子治疗

冷疗等。

3) 神经阻滞法

硬膜外和鞘内注射吗啡等。

4）外科治疗

① 脊髓后正中后索点状切开术（PMM）；② 脊髓止痛手术：根据癌性内脏痛的不同部位和特点，考虑行脊神经后根切断术、脊髓前外侧束切断术和脊髓前联合切断术。

5）心理治疗

心理治疗的方法包括以语言为主的心理治疗和操作性心理治疗，效果不佳时可辅以药物治疗。药物治疗包括抗抑郁药和抗焦虑药。

（俞晓杰）

第二节 慢性病营养康复

一、概述

近几十年来全球经济快速发展，人们的生活方式也发生了巨大变化。快餐、外卖、便利店增多导致食物环境改变，汽车和家电业的发展使得静坐休闲时间增多，超重肥胖患病率显著升高，慢性病亦呈流行态势，成为世界范围的公共卫生问题。慢性病代表一组不同的疾病谱，包括心血管疾病、慢性肺病、癌症、肥胖、糖尿病、肾脏或肝脏疾病、骨质疏松症等，通常病程持续一年或更长时间，需要长期规范的医疗管理。不健康的饮食是慢性疾病的主要危险因素。因此，合理营养和饮食模式对于该病的防治具有重要临床意义。下文将会针对慢性病的常见营养康复进行详细陈述。

二、代谢综合征的营养康复

（一）代谢综合征的定义

代谢综合征是慢性代谢性疾病，主要包括与各类血管病变（心、脑、肠血管）和糖尿病的发生、发展密切相关的一组症候群。近年来，有学者提出将非酒精性脂肪性肝病也纳入代谢综合征的范畴。代谢综合征的概念形成和发展到目前全球统一标准的提出经历了漫长的过程。代谢综合征的概念和诊断标准虽较过去有了明确定义，但仍在不断完善和修订（见表 7-2-1）。

表 7-2-1 代谢综合征的诊断标准比较

指 标	WHO （1999）	NCEP-ATPⅢ* （2001）	CDS* （2004）	IDF* （2009）	中国 2 型糖尿病指南（2013）
初选人群	高血糖及胰岛素抵抗人群中	全人群中	全人群中	全人群中	全人群中
组成成分数肥胖	初选人群中至少2项	至少3项	具备3项或全部者	中心性肥胖伴以下至少2项	符合3项及以上
BMI(kg/m²)	≥30 和（或）		超重和（或）肥胖≥25		
腰围(cm)		>102(男)， >88(女)		美国：>102(男)，>88(女) 欧洲：>94(男)，>80(女) 亚洲：>90(男)，>80(女)	>90(男)， >80(女)

续　表

指　标	WHO (1999)	NCEP-ATPⅢ* (2001)	CDS* (2004)	IDF* (2009)	中国 2 型糖尿病指南(2013)
腰臀比	＞0.90(男)，＞0.85(女)				
血脂紊乱					
TG(mmol/L)	≥1.70 和（或）已接受治疗	≥1.70	≥1.70 和（或）已接受治疗	≥1.7 和（或）已接受治疗	≥1.7
HDL-C(mmol/L)	＜0.9(男)，＜1.0(女)	＜1.04(男)，＜1.30(女)	＜0.9(男)，＜1.0(女)	＜1.03(男)，＜1.3(女)，或已接受治疗	＜1.04
高血压(mmHg)	≥140/90 和（或）已确认为高血压并治疗	≥130/85 和（或）已确认为高血压并治疗	140/90 和（或）已确认为高血压并治疗	≥130/85，或已接受相应治疗，或此前已诊断高血压	≥130/85 和（或）已执行药物治疗
高血糖					
空腹血糖(mmol/L)	≥6.1	≥6.1	≥6.1, 2 h PG ≥7.8, 和（或）已确诊糖尿病并治疗者	≥5.6 或已接受相应治疗或此前已诊断 2 型糖尿病若空腹血糖≥5.6 mmol/L, 强推荐 OGTT	≥6.1, 或已接受相应治疗，或此前已诊断 2 型糖尿病
2 h PG(mmol/L)	≥7.8				≥7.8
胰岛素抵抗	高胰岛素正葡萄糖钳夹试验的 M 值上 4 分位数				
微量白蛋白尿					
白蛋白(μg/min)	≥20				
白蛋白/肌酐(mg/g)	≥30				

注：NCEP-ATPⅢ：美国国家胆固醇教育计划的成人专家组Ⅲ(National CholesterolEducation Program-The Adult Treatment Panel)；CDS：中国糖尿病协会；IDF：国际糖尿病联盟；2 h PG：餐后 2 h血糖。

　　国内学者对代谢综合征的诊断指标比较后发现，IDF 定义的人群代谢综合征发病率最高，其使用腰围测量作为衡量中心性肥胖的指标，并将中心性肥胖视为胰岛素抵抗的临床标志。另外，降低血糖的标准考虑到不同种族的差异，是较为适合代谢综合征的诊断标准，但是否能适合更多中国人群的诊断标准，仍需继续探索和实践。

(二) 病因及病理生理机制

　　代谢综合征病因及病理生理机制非常复杂。这主要是由于：① 代谢综合征定义尚未完全统一；② 代谢综合征一般由多重因素引起；③ 发病表现在不同个体中有所不同。

　　1. 脂质损伤学说

　　① 脂肪分解产生游离脂肪酸(free fatty acid，FFA)释放入血，当血中 FFA 水平超过各组织对其的分解和氧化能力时，FFA 则将以甘油三酯形式在非脂肪组织中沉积，从而造成该组织的损伤。如在胰岛素靶组织(如肝脏、肌肉)中过度沉积，将导致胰岛素抵抗；如异位沉积在胰岛 β 细胞，将导致胰岛功能损伤、胰岛素分泌障碍，最终导致糖尿病的发生和发展。② 脂质堆积和溢出假说：瘦素抵抗引起机体脂质分泌异常，进而由胰岛素刺激的脂肪酶活性增高、脂肪合成增加及脂质异位堆积和溢出，产生葡萄糖代谢的胰岛素抵抗，最终导致代谢综合征发生。

2. 代谢综合征的病理生理机制

① 胰岛素抵抗：可能是引起代谢综合征疾病谱的共同原因之一。胰岛素抵抗是一种生理和病理生理状态，即指正常或高于正常浓度的胰岛素只能起到低于正常的生物效应，或者需要超常量的胰岛素才能起到正常量反应的一种状态。当机体发生胰岛素抵抗后，即机体组织对胰岛素敏感性降低，表现摄取和利用葡萄糖能力下降，为了克服此种状态以调节血糖在正常水平，代偿性地分泌更多胰岛素，引起高胰岛素血症，这实际上是一个病态的适应过程，最终导致代谢综合征的发生和发展。② 中枢神经功能失调：中枢神经系统的某些功能失调也参与代谢综合征发病过程。代谢综合征发病过程有关的中枢神经系统异常主要有下丘脑-垂体-肾上腺(hypothalamus-pituitary-adrenal axis，HPA)轴功能异常和中枢胰岛素抵抗。HPA 轴异常是胰岛素抵抗和腹型肥胖发病机制的重要环节。HPA 异常在早期表现为皮质醇分泌增多，促进脂肪酶表达，使脂肪沉积于内脏部位，出现内脏脂肪增多，发生全身性胰岛素抵抗和腹型肥胖，这是代谢综合征的两大特征。③ 神经体液调节紊乱：参与代谢综合征相关的神经体液因素很多，如儿茶酚胺、脂联素、瘦素、TNF - α、IL - 6 等。神经体液并不是单独起作用，而是相互关联、相互作用，通过不同的环节和不同的机制影响胰岛的功能，共同促进代谢综合征发生和发展。④ 代谢通路与细胞信号转导异常：代谢综合征相关通路众多，胰岛素信号途径、瘦素信号途径、丝裂原激活蛋白激酶(MAKP)信号途径，过氧化物酶体增值激活瘦体(PPARs)、NF - κB、DAG - PKC 等信号通路。各信号通路之间相互作用，一旦功能失调，将会引起胰岛素抵抗、代谢内分泌和心血管等系统的细胞异常增殖和功能异常。⑤ 炎症反应和氧化应激：脂肪细胞作为内分泌器官，也可分泌多种炎症因子。因此，肥胖也是一个慢性炎症的状态。低度炎症反应和氧化应激是心血管和代谢综合征的共同病理生理过程，两者相互影响、相互促进，促进代谢综合征的发病进程。

(三) 代谢综合征的营养防治

代谢综合征是一组生物-心理-社会医学模式的疾病，有三大特点：① 病因复杂；② 慢性病程；③ 中心性肥胖。故在预防和治疗上不能仅依赖药物治疗，更应重视健康观念的提升及良好生活和饮食习惯的培养。只有达到正常或接近正常的体重和腰围，方能达到满意的防治效果。

代谢综合征的发生和发展有一个过程，不同阶段均应有相应的防治重点。早期出现肥胖、轻度高血压、糖调节受损和脂代谢紊乱等症状时，可采取以改变生活方式(therapeutic lifestyle changes，TCL)为主、药物为辅，以"防"为主，控制危险因素，以维持正常或接近正常的体重和腰围。中期出现心肌肥厚、动脉硬化、心肌缺血、微量蛋白尿、2 型糖尿病等症状时，需要以药物和 TLC 并重，以"治"为主，争取受损组织器官逆转。晚期出现心力衰竭、心肌梗死、肾衰竭、外周血管栓塞等表现时，应采用 TLC、药物与和一些其他措施多管齐下，以"救"为主，进行相关疾病的治疗。

1. 代谢综合征与膳食模式和生活方式的关系

(1) 摄入过量：代谢综合征早期即出现的超重/肥胖症是能量摄入超过能量消耗，以至体内脂肪过度蓄积的结果。随着经济发展和食物供应丰富，人们对食物能量的基本需求满足以后，膳食模式发生了很大变化，与传统的膳食模式相比，摄入富含高能量的动物性脂肪和蛋白质增多，谷类食物减少，新鲜蔬菜和水果的摄入量也偏低。含糖软饮料摄入与肥胖患病率增加有关。研究指出，含糖软饮料消费增加可使每天平均总能量摄入增加 1 498 kJ(358 kcal)。该研究同样说明，增加液态碳水化合物摄入并未能相应减少固体状食物的摄入。

(2) 进食行为不健康：进食行为是影响代谢综合征发生重要因素。不食早餐常常导致午餐和晚餐摄入过多，最终使得总能量摄入增加。快餐食品富含高脂肪和高能量，且营养构成单一，经常食用不仅导致营养过剩，还会引起微量营养素缺乏，产生相对营养不良。进食速度较快，不能及时产生饱腹感导致进食量增加。暴饮暴食、情绪性进食、夜间加餐、偏食、家庭食物备餐量过多亦是发生肥胖重要原因。

（3）体力活动过少：现代交通工具应用、体力劳动和家务劳动量减轻、屏幕时间延长（电视、手机或电子游戏）、缺乏规律运动锻炼，使得人们处于静态生活的时间明显增加。

（4）社会因素：食品技术发展和现代化生活方式对食物环境有很大影响。随着食品生产、加工、运输及贮藏技术改善，精加工食品增多；便利店数目增加，外卖软件运用，使得在外就餐、购买加工食品及快餐现象增多，其中不少加工食品的含糖、含脂量过多、热量过高，这些都是造成肥胖的重要原因。

2. 代谢综合征的预防和治疗

1) 防治目标

代谢综合征的防治核心是预防肥胖。BMI 控制在 24 kg/m² 以下，可防止人群 40%～50% 的肥胖相关疾病危险因素聚集。建立以"防为主、防治结合"的原则，增强和提高合理饮食的观念，学习营养与膳食方面的知识，养成良好的饮食生活习惯，控制总能量摄入，三大营养素结构比应合理，才是治疗代谢综合征的根本措施。轻、中度肥胖者每月可减重 0.5～1 kg，重度或重度以上者每周减重 0.5～1 kg。应注意定期监测体重和腰围。

2) 非药物治疗原则

针对不同的肥胖程度，均衡营养治疗的具体方案见下：

（1）轻度肥胖：改变不良的饮食生活习惯及适度的总能量控制，配合适当的运动，就能使体重基本保持或接近正常值范围。此阶段治疗是预防代谢综合征发生的起始阶段。良好的生活习惯主要包括：三餐饮食须规律，避免不吃早餐；三餐能量分配为 30%、40%、30%，早餐质量须保证，晚餐能量摄入须控制；避免夜宵习惯；控制进餐速度，适当放缓；避免油炸等食物。良好的饮食习惯：多食绿叶蔬菜（每天 500 g），可产生饱腹感及延缓糖类吸收，降低餐后血糖，刺激肠壁蠕动，促进排便。多饮白开水（每天 2 000 ml）；少喝或不喝含糖饮料；保证水果摄入（每天 150～250 g）；如脂代谢正常，应每天饮牛奶，荤菜以鱼、虾、瘦肉等为主。在控制总能最摄入的饮食治疗时期，应及时补充多种维生素及微量元素制剂。

（2）中度肥胖：首先需培养良好的生活饮食习惯。治疗期时间长短及总能量摄入应根据年龄、性别、体力活动（工作量）及肥胖程度个体化制订。女性患者在治疗阶段每天总能量 5 021～6 276 kJ（1 200～1 500 kcal）、男性患者为 6 276～7 531 kJ（1 500～1 800 kcal）、碳水化合物、蛋白质、脂肪比例分别为 50%～55%、15%～20%、20%～30%。治疗期一般持续 3～6 个月。

（3）重度肥胖：营养治疗的具体方案同轻、中度肥胖。治疗持续时间可根据肥胖程度、脏器功能（肝、肾）等情况适当延长。中、重度肥胖治疗期须注意以下几点。① 总能量摄入应适宜：一般每天不低于 5 021 kJ（1200 kcal），每天能量额外消耗 2 092～4 184 kJ（500～1 000 kcal），1 个月可减重 2～4 kg。保证组织器官功能正常代谢及平衡稳定的内稳态前提下，坚持缓慢稳定的个体化营养治疗方案，保证有效、不反弹的减重，达到防治肥胖及代谢综合征的目的。② 保证蛋白质摄入量：为维持正氮平衡及组织器官功能正常代谢，应确保足够优质蛋白质摄入，蛋白质占总能量的 15%～20%，如肝、肾功能受损或高尿酸血症、痛风，则应适当减少蛋白质总量，以优质蛋白质为主。③ 及时补充维生素和微量元素：水溶性维生素能促进脂肪分解，对调节脂代谢有重要作用，注意补充。

3) 运动治疗

体力活动应依年龄和特定文化，强调增加习惯性的日常活动，适量增加体育锻炼，如快走、慢跑、小球运动、游泳等。活动强度以轻微出汗、心率增加、自我感觉舒适为宜。心率增加可达到［(170～210)－年龄（岁）］次/min。肥胖患者不必进行高强度活动，中、重度肥胖或老年肥胖或有心肺功能不全者或有骨关节炎者需在医生指导下进行锻炼。

4) 药物治疗

药物治疗只能在改变不良饮食和生活习惯，以及适宜的总能量控制、适当的运动量保证下酌情使用，一般适用于重度肥胖者。减重药物分两大类,即影响中枢神经系统的药物和作用于中枢神经系统以外的药物。

（1）作用于中枢神经系统的药物。① 西布曲明：通过抑制 5-羟色胺和去甲肾上腺素的再摄取而增加饱腹感和安静状态下的代谢率,有引起血压升高、心率增快、失眠及便秘的不良反应报道。② 麻黄素和咖啡因：作用于去甲肾上腺素旁路,引起厌食和某些产热效应,高血压和心动过速者不宜使用。

（2）作用于中枢神经系统以外的药物。① 二甲双胍：适用 2 型糖尿病及糖耐量异常的肥胖病患者。作用机制尚不清楚,可能与减少肝糖原合成和输出、增加葡萄糖利用及抑制葡萄糖吸收有关。慎用于心功能不全、老年肥胖者及伴肝功能不全者。② 奥利司他：是胰脂肪酶抑制剂,通过减少脂肪吸收来达到减重目的,作用于肠腔内,基本上不进入血液循环;不良反应是影响脂溶性维生素吸收,可引起油性大便。

三、高尿酸血症的营养康复

（一）高尿酸血症的病因及发病机制

研究表明,高尿酸血症与肥胖、高血压、高密度脂蛋白水平低、高甘油三酯血症、高胆固醇血症及伴胰岛素抵抗的高胰岛素血症密切相关。胰岛素抵抗状态下,糖酵解的中间产物向 5-磷酸核糖及磷酸核糖焦磷酸转移,导致血尿酸生成增多,同时也使 3-磷酸甘油积聚,血甘油三酯浓度增加。伴有高甘油三酯血症的胰岛素抵抗是高尿酸血症的一个特征。过高的血尿酸浓度可直接损伤胰腺 β 细胞,进而诱发糖尿病。因此,控制体重、合理膳食、养成良好的生活习惯、加强健康教育对于预防和治疗高尿酸血症及其相关疾病都是很重要。

（二）高尿酸血症的营养治疗

1. 合理膳食结构

（1）限制总能量的摄入：保持适宜体重,因为中心性肥胖患者更易患高尿酸血症与痛风。对于肥胖患者,应限制每天摄入的总能量,每天给予每千克理想体重 83.7～104.6 kJ(20～25 kcal)的能量以减轻体重。体重减轻应循序渐进,如实际摄入量与此相差较大,则可每阶段减少 2 092 kJ(500 kcal),逐步达到正常体重。体重减轻切忌过快,以免机体产生大量酮体与尿酸互相竞争排出,反而造成血尿酸升高,促进痛风急性发作。美国麻省 Framingham 的研究表明,男性相对体重减少 10%,可使血尿酸下降 19.6 mmol/L。

（2）适量摄入碳水化合物：碳水化合物是能量的主要来源,可防止组织分解及产生酮体,并有增加尿酸排泄的倾向。总能量限制前提下,碳水化合物一般占总能量 50%～60%。果糖能增加腺嘌呤核苷酸的分解,加速尿酸合成,因此尽量减少摄入。蜂蜜含果糖较高,不宜食用。蔗糖和甜菜糖分解后会产生果糖,亦应少食。近年来也有观点提出,适当限制膳食中碳水化合物,按比例增加蛋白质及不饱和脂肪酸摄入,提高机体对胰岛素的敏感性,从而促进血尿酸排出。

（3）低脂饮食：脂肪占总能量 30% 以下,其中饱和、单不饱和、多不饱和脂肪酸比例约为 0.8：1.2：1,每天脂肪总量控制在 50 g 以内。清淡饮食一方面可以减少能量摄入;另一方面也可以减少脂肪分解产生的酮体对肾脏排泄尿酸抑制作用。

（4）适量蛋白质：蛋白质的摄入应占能量的 10%～15% 或每天每千克理想体重摄入 0.8～1.0 g,可选择牛奶、鸡蛋等优质蛋白。酸奶中含乳酸较多,乳酸可与尿酸竞争从肾脏排出,对痛风患者不利,故不宜饮用。

（5）低盐饮食：食盐中的钠有促使尿酸沉淀作用。高尿酸血症患者多伴有高血压,宜采用低盐饮食。

（6）适当补充维生素与微量元素：由于长期忌嘌呤或低嘌呤饮食,限制肉类、内脏及豆制品的摄入,因此要适当补充各种维生素及微量元素。B 族维生素及维生素 C 可促进组织中尿酸盐的溶解,可适量补充。

2. 避免高嘌呤饮食

尽管高嘌呤血症的发生主要是由于内源性代谢紊乱所致,但高嘌呤饮食可使血尿酸浓度升高,常可造成急性痛风性关节炎的发作。一般人日常膳食嘌呤摄入量为 600～1 000 mg。急性期,嘌呤摄入量应控制在每天 150 mg 以内,以免增加外源性嘌呤的摄入,宜选择嘌呤含量低的食物。缓解期要求正常平衡膳食,可适量增选嘌呤含量中等的食物。无论在急性期还是缓解期,均应避免嘌呤含量高的食物。现根据嘌呤含量的高低将食物分类如表 7-2-2 至表 7-2-4 所示。

表 7-2-2　嘌呤含量高的食物(每 100 g 食物嘌呤含量 150～1 000 mg)

类　别	品　　种
内脏	牛肝、牛肾、猪肝、猪小肠、胰脏、脑
水产类	凤尾鱼、沙丁鱼、白带鱼、白鲳鱼、鲭鱼、鲱鱼、鲢鱼、小鱼干、牡蛎、蛤蜊
肉汤	各种肉、禽制的浓汤和清汤

表 7-2-3　嘌呤含量中等的食物(每 100 g 食物嘌呤含量 50～150 mg)

类　别	品　　种
肉类	猪肉、牛肉、羊肉、兔肉、鹿肉、火腿、牛舌
禽类	鸡、鸭、鹅、鸽、火鸡
水产类	鲤鱼、鳗鱼、鳝鱼、鳕鱼、鲑鱼、鲈鱼、草鱼、黑鲳鱼、大比目鱼、金枪鱼、鱼卵、小虾、龙虾、乌贼、蟹
干豆类及其制品	黄豆、黑豆、绿豆、赤豆、豌豆、青豆、菜豆、扁豆、四季豆、豆腐干、豆腐
谷类	麦麸、米糠、麦胚
蔬菜类	芦笋、菠菜、蘑菇

表 7-2-4　嘌呤含量很少的食物(每 100 g 食物嘌呤含含量<50 mg)

类　别	品　　种
蔬菜类	白菜、卷心菜、芥菜、芹菜、青菜、空心菜、芥蓝菜、茼蒿、苦瓜、冬瓜、南瓜、丝瓜、西葫芦、茄子、青椒、萝卜、胡萝卜、黄瓜、甘蓝、莴苣、刀豆、西红柿、洋葱、泡菜、咸菜、葱、姜、蒜头
谷类	大米、小米、米粉、大麦、小麦、荞麦、富强粉、玉米、面粉、面条、麦片、白薯、马铃薯、芋头、通心粉、面包、馒头、苏打饼干、蛋糕
水果类	橙、橘、梨、苹果、桃、西瓜、香蕉、哈密瓜等各种水果
干果类	花生、核桃、杏仁、葡萄干、栗子、瓜子
乳类	牛奶、酸奶、奶粉、炼乳、奶酪、适量奶油、冰淇淋
蛋类	鸡蛋、鸭蛋
其他	海参、海蜇皮、海藻、猪血、猪皮、枸杞、木耳、红枣、蜂蜜、茶、咖啡、巧克力、可可等

3. 多食新鲜蔬菜、水果为主的食物

碱性食物的摄入可升高尿液 pH 值,有利于尿酸盐的溶解。碱性食物是指含有较多的钾、钠、钙、镁等食物,可在体内氧化生成碱性离子。常见有各类蔬菜、水果、紫菜、海带、海藻及马铃薯、甘薯、奶类等。西瓜和冬瓜不但属于碱性食物,且有利尿作用;而菠菜、蘑菇、芦笋含嘌呤较多,少食为佳。

4. 水分摄入要充分

每天摄入充足的水分有利于体内尿酸的排出。只要肾功能正常,每天饮水应达到 2 000 ml 以上,即 8～10 杯水,伴肾结石者最好达到 3 000 ml。睡前或夜间应补充水分以防止尿液浓缩。水份摄入应以白开水、淡茶水等为主。

5. 戒酒

酒精不仅增加尿酸合成,而且使血乳酸浓度升高,抑制肾小管分泌尿酸,造成肾脏排泄尿酸减少。

6. 适当运动

适当的运动可减少内脏脂肪,减轻胰岛素抵抗,预防痛风发作。注意需避免与体力不相称的剧烈运动,因剧烈运动是无氧运动,可产生大量乳酸与尿酸竞争排泄,同时由于肌肉分解加速而导致尿酸生成增加。

7. 培养良好的饮食习惯

一日三餐应有规律,也可少食多餐。烹饪方法也应注意,调味品如辣椒、胡椒、芥末及生姜等能兴奋自主神经诱导痛风急性发作,故烹饪时应尽量避免使用。50%嘌呤可溶于汤,故肉类煮后弃汤而食可减少嘌呤摄入量。

四、骨质疏松症的营养康复

(一) 骨质疏松症的定义及分类

1. 定义及病因

骨质疏松症是一种低骨量和骨组织微结构受损,骨矿成分及骨基质等比例不断地减少、骨质变薄、骨小梁数量减少、骨骼脆性增加、容易发生骨折的全身性疾病。早期没有明显的临床症状和体征,中期则会出现疼痛、身高变矮、驼背、骨折及呼吸系统障碍。随着社会的老龄化,其发病率正逐渐上升。骨质疏松症的病因还不完全清楚,下列几个因素在此病的发生和发展过程中起重要作用。

(1) 遗传因素:骨密度及骨代谢与遗传因素有关。随着年龄的增长,骨质疏松的发生受环境因素的影响逐渐加大,而遗传因素的影响逐渐减弱。

(2) 营养失衡:长期钙摄入不足、维生素 D 缺乏、进食高纤维素食物及厌食、偏食习惯。

(3) 机械因素:肢体废用、肢体长期固定、不负重可引起局部骨质疏松。

(4) 疾病因素:很多骨关节病变,如骨关节结核、类风湿关节炎、化脓性关节炎,或某些骨肿瘤可引起病灶周围弥漫性继发性的脱钙和骨质疏松。

(5) 不良嗜好:酗酒、吸烟及嗜食含咖啡因的食物,如咖啡、浓茶、可乐等。

(6) 药物:长期服用某些药物,如类固醇激素、利尿剂、抗生素、抗血液凝固剂及接受化疗等。

(7) 激素失调:中老年性激素(雌激素)分泌减少、钙调节激素(甲状旁腺激素、降钙素)分泌失调,使骨代谢紊乱。

2. 分类

(1) 原发性 I 型(绝经后骨质疏松):高转换型,即骨吸收和骨形成均很活跃,但以骨吸收为主,多见于脊柱和桡骨远端,最常发生于绝经后不久的女性(51～65 岁); II 型(老年性骨质疏松):低转换型,即骨吸收和骨形成均不活跃,但仍以骨吸收为主,主要侵犯椎体和髋骨及长管软骨干骺端,多发生于 65 岁以上的老年人。

(2) 继发性:常继发于其他疾病或长时间服用某些药物,如内分泌代谢性疾病(甲状旁腺功能亢进症、库欣综合征、甲状腺功能亢进症、性腺功能减退症、糖尿病)、血液病(骨髓瘤、白血病)、胃肠道疾病、长期卧床、制动等;药物如类固醇激素等。

(3) 特发性:多发生于 8～14 岁的青少年,多数有遗传家族史,女性多于男性。

3. 诊断

1) 影像学检查

(1) X 线片检查是较易普及的检查骨质疏松症的方法,但只能定性,不能定量,且不够灵敏,一般在骨量丢失 30% 以上时才有阳性表现。

(2) 超声波：可测定骨密度和骨强度，与双能 X 线吸收测定法(DEXA)相关性良好，该法操作简便、安全无害、价格便宜，值得推广，常用于儿童。

(3) DEXA：通过 X 线束滤过式脉冲技术获得骨矿物质含量、骨面积、骨密度等数据，可测定全身任何部位的骨量，精确度高，对人体危害较小，重复性好，在我国各大城市已逐渐开展。

2) 骨活检

能较准确地了解骨和前骨质的量、质、结构、骨细胞的数目、功能及骨转化和重建情况，在临床和科研中仍有不可替代的作用。

3) 实验室检查

(1) 碱性磷酸酶(AKP)：由成骨细胞合成和分泌，其活性高可反映成骨细胞活跃，测定同功酶骨 AKP 较敏感。约 60% 的绝经后骨质疏松症妇女的骨 AKP 升高，老年患者变化不显著。

(2) 血浆抗酒石酸盐酸性磷酸酶(TRAP)：主要由破骨细胞释放，是反映破骨细胞活性和骨吸收状态的敏感指标，老年骨质疏松症患者 TRAP 增高不显著。

(3) 血、尿骨矿物质成分检测。① 血清总钙：正常人血清总钙值 2.1~2.75 mmol/L(8.5~11 mg/dl)，老年骨质疏松症患者的血钙一般在正常范围。② 血清无机磷：正常成人总量为 0.87~1.45 mmol/L(2.7~4.5 mg/dl)，儿童 1.45~1.78 mmol/L(4.5~5.5 mg/dl)。绝经后骨质疏松症妇女的血磷水平上升，老年患者的血磷水平一般正常。③ 血清镁：肠道对镁的吸收随着年龄增长而减少，绝经后及老年性骨质疏松症患者的血清镁水平均下降。④ 尿钙、磷、镁的测定：是研究骨代谢的重要参数，通常测定包括 24 h 尿钙、磷、镁及每克肌酐排出的尿钙、磷比值。老年骨质疏松症患者的尿钙、磷水平在正常范围，尿镁水平略低于正常范围。

(二) 骨质疏松症的治疗

1. 药物治疗

目前，在骨质疏松症的药物治疗上大致可分为两大类。一类为抑制骨质流失，是治疗的主流方法；另一类为促进骨质成长，尚无令人满意的结果。抑制骨质流失的药物：① 钙制剂；② 维生素 D；③ 雌激素；④ 降钙素；⑤ 双磷酸盐类。造骨性药物：① 氟化物；② 副甲状腺素；③ 同化类固醇等。这两大类药物在临床上可合并使用。大多数患者均应使用钙片，围绝经期妇女可考虑使用雌激素，骨质疏松严重的老年女性者，如不愿使用雌激素或是使用有不良反应，可使用双磷酸盐类。乳腺癌合并骨质疏松症患者，双磷盐类也是较好的选择，如有脊椎压迫性骨折合并疼痛者可考虑降钙素使用。

2. 骨质疏松症的营养问题

(1) 钙：低钙摄入使血钙降低，继发性甲状旁腺分泌增加，骨吸收增强，骨钙被动员进入血液以保持血钙正常，若长期摄钙不足，则骨钙不断流失导致骨量减少，引起骨质疏松。反之，细胞外钙离子浓度增高能加速破骨细胞凋亡，抑制破骨细胞功能，骨吸收明显下降。

(2) 维生素 D：对骨矿物质代谢的影响呈双向。一方面，维生素 D 促进骨形成。成骨细胞上有 1,25 -$(OH)_2D_2$ 受体，是维生素 D 作用重要靶细胞。1,25 -$(OH)_2D_2$ 可促成骨细胞合成骨钙素等，使骨组织胶原的矿化，这是维生素 D 对骨形成的直接作用。另外，肠黏膜细胞亦有 1,25 -$(OH)_2D_2$ 受体，尤以十二指肠最多，1,25 -$(OH)_2D_2$ 诱导小肠上皮合成钙结合蛋白，与钙离子有较大的亲和力，促进钙吸收。另一方面，破骨细胞的前体细胞也有 1,25 -$(OH)_2D_2$ 受体。1,25 -$(OH)_2D_2$ 也能促进前体细胞分化而增加破骨细胞的数量，引起骨吸收增加，这是维生素 D 的负性调控。骨骼肌是活性维生素 D 代谢的靶器官，维生素 D 缺乏时可出现肌无力、肌肉收缩和松弛功能的异常，从而增加跌倒的机会，增加骨折发生率。

（3）磷：日常饮食结构中含有丰富的磷,所以磷摄入很少有不足。血磷偏高可引起骨盐丢失,钙、磷乘积<35时骨矿化迟缓。

（4）维生素 K 和骨钙素：维生素 K 缺乏会导致一部分谷氨酸残基未能形成 γ-羧化谷氨酸,因而与羟基磷灰石给合力低下,影响骨骼的正常钙化。

（5）蛋白质：且前尚没有充足证据提出预防骨质疏松症的蛋白质推荐适宜摄入水平。有动物研究显示,动物性蛋白质的摄取量越多,钙质排出体外的机会就相对增加,引起钙缺乏。但也有膳食调查结果表明,蛋白质摄入低者骨丢失显著高于蛋白质摄入高者,且低蛋白质组骨折率也较高。

（6）其他：镁是体内重要矿物质,镁可增强维生素 D 的活性;赖氨酸和精氨酸也可促进钙的吸收,增强结缔组织,并能刺激生长激素的分泌,加强骨细胞的增长;维生素 C 促进骨的形成期及钙质的吸收;葡萄糖胺促进骨骼和结缔组织合成;草酸会抑制钙质吸收。

3. 骨质疏松症的预防

预防骨质疏松必须达到 3 个关键目标,即通过膳食摄入足量的钙、保证机体从膳食或通过太阳获得足量的维生素 D、每天规律的锻炼。

1）饮食调整

（1）科学补钙：食物补钙最为安全,也容易被人体接受。① 牛奶：牛奶是最好的钙质来源。钙质和乳酸结合成乳酸钙时,人体较易吸收。牛奶中含有较多乳酸钙。对乳糖不耐受者,可以选用硬奶酪(如瑞士奶酪)、酸奶和低乳糖奶制品。② 豆制品：豆腐和黄豆制品除了含有丰富钙质外,还含有一种异黄酮物质,可以降低骨破坏,增加骨形成和骨密度。③ 带壳食物：这些食物往往富含钙。虾、蟹等动物本身也有一定钙含量,如能嚼壳一起吃,摄入的钙就更多;花生、瓜子、杏仁等坚果也富含钙。④ 其他：海藻类食物如紫菜、海带等含有丰富的钙质;绿色蔬菜也含钙,但一些蔬菜如菠菜、芦笋等因含草酸较多,与牛奶、豆腐等一起食用会妨碍钙的吸收。⑤ 适量醋：适量的酸性食物有利于钙吸收。表 7-2-5 种所列食物可提供适量的钙。

表 7-2-5　可提供 150～200 mg 钙的食物估计量

食 物 名 称	估 计 量
牛奶	1/2 杯(125 ml)
酸奶	1/2 份硬纸包装 (100 g)
切片奶酪	1 片
带骨鲑鱼罐头	1.5 盎司(45 g)
鱼胆	2 勺
菠菜或芥末汁	5 勺
椰菜	5～6 大瓣
钙强化豆奶	1/2 杯(125 ml)
豆奶	1 杯半(375 ml)
豆块	1 小块
大块豆腐	1/4 块
豆花	1/2 碗
钙强化谷类食品	2/3 杯

（2）维生素 D：富含维生素 D 食物,如鱼肉、奶油、蛋、肝、牛奶等;户外晒太阳,也能增加体内维生素 D 摄取量。

（3）蛋白质：适量的蛋白质可增加钙的吸收和储存，有利于骨再生和延缓骨质疏松症的发生。应选用优质的动物蛋白和植物蛋白，如新鲜鱼类、蛋奶制品和豆制品。

（4）维生素 C：多吃新鲜水果和蔬菜，如柳橙、芒果、奇异果、番茄、芥蓝、菜心等。

（5）少吃盐：食盐每天摄入量应控制在 5 g 以下，减少酱油（5 ml 酱油相当于 1 g 盐）、味精、鸡精、辣酱等各式调料用量，少吃或不吃盐渍或腌制食品及零食。

（6）多摄钾：膳食中增加钾摄入可促进钙吸收，缓解骨溶解。钾推荐的每天摄入量为 2 000 mg；绿色蔬菜、水果、豆类、奶制品以及肉、禽、鱼等食物中钾含量很高。

（7）适量磷：磷的食物来源广泛，高磷摄入可引起骨盐丢失。

（8）加镁饮食：镁的每天推荐摄入量为 350 mg。绿叶蔬菜、粗粮、坚果、蘑菇、海带等含镁较高，但并非越多越好，不应超过 700 mg。

（9）应避免的食物：如高脂食物、烟，以及酒、咖啡、浓茶等刺激性饮料。

（10）避免草酸：食用菠菜、苋菜含草酸蔬菜时最好在热水中预焯一下，清除草酸后食用。

2）规律运动

配合适当运动和充足日晒，才能将钙的作用"激活"，达到预防骨质疏松的目的。体育锻炼也可以促进新陈代谢和血液循环，增强骨组织对所需的营养，特别是对钙的吸收，有效提高骨质硬度和韧性。运动还可提高老年人身体协调性和平衡能力、减少跌倒风险、降低骨折发生率。快走、瑜伽、跳舞、打球、打太极拳、游泳等都是较适合锻炼方式。但对于老年人，尤其合并心脑血管慢性疾病的患者，应注意循序渐进、持之以恒，避免过度超负荷的运动，详细运动方案参见本书相关章节。

（张晓敏　万燕萍）

第三节　睡眠障碍康复

一、睡眠和睡眠障碍

睡眠是人类的五大本能之一。睡眠质量问题不仅与多种精神障碍的发生和发展有关，而且也是多种躯体疾病、意外事故和死亡发生的高危因素。成年人出现睡眠障碍的比例高达 30%，由此可见睡眠障碍是最常见的健康问题之一。睡眠障碍可表现为睡眠的质和量发生异常，如异态睡眠或睡眠中出现异常行为等（是睡眠和觉醒正常节律性交替紊乱的表现）。

睡眠障碍可由多种因素引起，可提示很多重要障碍，如抑郁、焦虑、药物不良反应、药物滥用和阻塞性睡眠呼吸暂停（obstructive sleep apnea）等。

1. 正常睡眠以及睡眠分期

不同年龄段正常睡眠时间有所不同，健康的年轻人理想睡眠时间为 7.5～8 h，入睡时间<30 min；睡眠过程的觉醒阶段不超过正常总睡眠时间的 5%。人类可以保持清醒状态 16～18 h 而无任何不适。

如前所述，有多种因素影响正常睡眠。根据脑电图、眼动图变化可以把睡眠分为两个时期，即非快速眼动睡眠（non-rapid eye movement sleep，NREM）和快速眼动睡眠（rapid eye movement sleep，REM）。NREM 时，肌张力降低，无明显的眼球运动，脑电图显示慢而同步，此期被唤醒则感倦怠。REM 时肌张力明显降低，出现快速水平眼球运动，脑电图显示与觉醒时类似的状态，此期唤醒，意识清楚，无倦怠感，此期出现丰富多彩的梦。脑电图表现如图 7 - 3 - 1 所示。

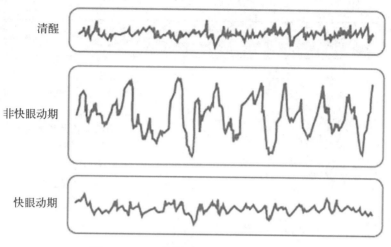

清醒

非快眼动期

快眼动期

图 7 - 3 - 1　清醒与睡眠状态时的脑电图

研究发现,脑干尾端与睡眠有非常重要的关系,睡眠中枢位于此处。此部位如发生各种刺激性病变导致过度睡眠,而破坏性病变则导致睡眠减少。另外,还发现睡眠时有中枢神经介质的参与,刺激 5 - 羟色胺能神经元或注射 5 - 羟色胺酸可产生 NREM,而给予 5 - 羟色胺拮抗药导致睡眠减少。使用去甲肾上腺素拮抗药,则 REM 减少;而给去甲肾上腺素激动药,REM 增多。

2. 流行病学特征

流行病学研究表明,15%～35%的成人中有睡眠质量问题。据报道,约一半的澳大利亚人在一年之内曾出现与睡眠相关的问题,25%的人不能获得足够的睡眠。我国一项对 3 670 名医学生和 6 514 名非医学生睡眠情况的研究显示,医学生的睡眠障碍发生率显著高于非医学生(29.64% *vs.* 22.51%)。

2006 年中国睡眠研究会在 6 个城市进行的一项研究表明,中国内地成人有失眠症状者高达 57%;且随着年龄的增加,失眠症的患病率也逐渐增加;女性患病风险约为男性的 1.4 倍,该比例在 45 岁以上人群中甚至增至 1.7 倍;曾有失眠发作的人群再次发病率是其他普通人群的 5.4 倍;有家族史的普通人群的新发病率是无家族史人群的 3 倍;70%～80%的精神障碍患者均报告有失眠症状,而 50%的失眠症患者同时患有 1 种或 1 种以上精神障碍。

3. 分类

许多因素可影响睡眠,包括一些食物,如咖啡、茶、酒等;一些药物,如酒精、尼古丁、抗组胺药、选择性 5 - 羟色胺再摄取抑制药(SSRIs)、咖啡因、催眠药、选择性 β 受体拮抗药、β 受体激动药、茶碱类药物、皮质激素类药物、拟交感神经类药物等。儿童睡眠障碍包括打鼾,需要高度重视,并进行相关辅助检查。主要是因为此类现象可能会给儿童带来诸多不良后果,如学习障碍、多动症、行为失常、生长迟缓及矮小症。睡眠障碍的分类如表 7 - 3 - 1 所示。

表 7 - 3 - 1　睡眠障碍分类(改良的 DSM - Ⅳ - TR 分类法)

分　类	包 含 的 疾 病
睡眠失调	
原发性失眠症(常见)	
其他起始维持睡眠障碍	周期性肢体运动(夜间肌阵挛)
	不宁腿综合征

分　　类	包 含 的 疾 病
过度嗜睡症	原发性嗜睡病 发作性嗜睡病
呼吸相关的睡眠障碍	阻塞性睡眠呼吸暂停 中枢性睡眠呼吸暂停 中枢性肺泡换气不足综合征
昼夜节律相关性睡眠障碍	时差反应 倒班工作类型 延迟睡眠相类型
异态睡眠状态	
梦魇(噩梦)	
夜惊症	
梦游症	
继发性睡眠障碍	
身体功能紊乱	
精神障碍	
药物滥用	

　　由上可知,睡眠障碍有多种类型,但按照发病率来看,原发性睡眠障碍(失眠症)最常见,以下将就此做重点介绍。

二、失眠症

(一) 定义与分类

1. 定义

　　失眠症(insomina)指原发性失眠症,也称为入睡和维持睡眠障碍(disorders of initiating and maintaining sleep,DIMS),是指以频繁而持续的入睡困难和(或)睡眠维持困难并导致睡眠感不满意为特征的睡眠障碍。可能主诉有入睡或维持睡眠困难、夜间多次醒来,早晨醒来过早,或多个症状同时存在。

2. 分类

　　根据《睡眠障碍国际分类第三版(ICSD-3)》,失眠症可分为慢性失眠症、短期失眠症及其他类型的失眠症。其中,特别指出其他类型的失眠症需慎重诊断,仅在患者不能满足慢性和(或)短期失眠症的情况下做出诊断。

(二) 临床表现

　　失眠症包括睡眠的量和质发生异常。

1. 睡眠的量异常

　　睡眠的量异常可包括两类:一类是睡眠量过度增多(指过度嗜睡症等),另一类是睡眠量不足(指失眠)。后者主要表现:整夜睡眠时间<5 h,入睡困难、浅睡、易醒或早醒等。失眠可由外界环境因素(室内光线过强、周围过多噪声、值夜班、坐车船、刚到陌生的地方)、躯体因素(疼痛、瘙痒、剧烈咳嗽、睡前饮浓茶或咖啡、夜尿频繁或腹泻等)或心理因素(焦虑、恐惧、过度思念或兴奋)引起。一些疾病也常伴有失眠,如

神经衰弱、焦虑、抑郁症等。

2. 睡眠的质异常

睡眠的质异常是指在睡眠中出现一些异常行为,如梦游症、梦呓(说梦话)、夜惊(在睡眠中突然骚动、惊叫、心跳加快、呼吸急促、全身出汗、定向错乱或出现幻觉)、梦魇(做噩梦)、磨牙、不自主笑、肌肉或肢体不自主跳动等。这些发作性异常行为不是在整夜睡眠中都会发生,而是发生在一定的睡眠时期。例如,梦游和夜惊,多发生在 NREM(或称正相睡眠)的后期;而梦呓则多见于中期,甚至是前期;磨牙、不自主地笑、肌肉或肢体跳动等多见于前期;梦魇多在 REM(或称异相睡眠)期出现。

(三) 诊断与评估

1. 诊断标准

根据 ICSD - 3 慢性失眠症的诊断标准必须同时满足以下 6 条,如表 7 - 3 - 2 所示。与慢性失眠症相比,短期失眠症的诊断不要求病程≥3 个月以及频度≥3 次/周。

表 7 - 3 - 2　慢性失眠症的诊断标准

诊断标准	症　状
1. 睡眠症状标准	存在 1 条或 1 条以上症状:① 入睡困难;② 睡眠维持困难;③ 比期望的起床时间醒来早;④ 在适当的时间点不肯上床睡觉;⑤ 没有父母或照顾者干预难以入睡
2. 日间症状标准	与夜间睡眠困难相关的 1 条或 1 条以上症状:① 疲劳或萎靡不振;② 注意力、专注力或记忆力下降;③ 社交、家庭、职业或学业等功能损害;④ 情绪不稳或易激惹;⑤ 日间瞌睡;⑥ 行为问题(例如,活动过度、冲动或攻击性);⑦ 动力、精力或工作主动性下降;⑧ 易犯错或易出事故;⑨ 对自己的睡眠质量非常关切或不满意
3. 排除标准	非不合适的睡眠机会(如充足的睡眠时间)或环境(如黑暗、安静、安全、舒适的环境)导致的失眠
4. 病程标准	每周至少出现 3 次
5. 病程标准	睡眠困难及相关日间症状持续至少 3 个月
6. 排除标准	这些睡眠困难和相关的日间症状不能被其他的睡眠障碍更好地解释

2. 鉴别诊断

主要需要区别单纯性失眠症、共病性失眠症及没有达到失眠症诊断标准的失眠症状,需排除神经系统疾病的躯体疾病、抑郁症、双相情感障碍和焦虑症等其他的精神障碍,同时还须鉴别精神活性物质或药物如抗抑郁药物、中枢兴奋性药物、心血管药物、麻醉性镇痛药和平喘药等药物及酒精和烟草等物质诱发的失眠。

3. 评估

失眠症的评估包括临床整体评估、主观测评和客观测评。临床整体评估包括主诉、睡前状况、睡眠觉醒节律、夜间症状及其病因、日间活动和功能、评估躯体疾病、精神障碍疾患及治疗情况、评估应激事件以及生活和工作情况、体格检查、实验室检查和精神检查以及家族史等。而主观测评工具包括睡眠日记、常用量表评估工具包括匹兹堡睡眠质量指数、睡眠障碍评定量表、Epworth 嗜睡量表、失眠严重指数量表等,根据患者的临床症状选择合适的睡眠评估量表。

(1) 匹兹堡睡眠质量指数(Pittsburgh sleep quality index,PSQI):是较为常用的睡眠障碍评估量表,如表 7 - 3 - 3 所示。

表 7-3-3 匹兹堡睡眠质量指数(PSQI)

姓名_____ 性别_____ 年龄_____ 编号_____日期

指导语:下面一些问题是关于您最近1个月的睡眠状况,请选择或填写最符合您近1个月实际情况的答案。请回答下列问题!

1. 近1个月,晚上上床睡觉通常是____点钟。

2. 近1个月,从上床到入睡通常需要____分钟。

3. 近1个月,通常早上____点起床。

4. 近1个月,每夜通常实际睡眠____小时(不等于卧床时间)。

对下列问题请选择1个最适合您的答案。

5. 近1个月,因下列情况影响睡眠而烦恼:

a. 入睡困难(30分钟内不能入睡)(1)无,(2)<1次/周,(3)1~2次/周,(4)≥3次/周;

b. 夜间易醒或早醒(1)无,(2)<1次/周,(3)1~2次/周,(3)≥3次/周;

c. 夜间去厕所(1)无,(2)<1次/周,(3)1~2次/周,(4)≥3次/周;

d. 呼吸不畅(1)无,(2)<1次/周,(3)1~2次/周,(4)≥3次/周;

e. 咳嗽或鼾声高(1)无,(2)<1次/周,(3)1~2次/周,(4)≥3次/周;

f. 感觉冷(1)无,(2)<1次/周,(3)1~2次/周,(4)≥3次/周;

g. 感觉热(1)无,(2)<1次/周,(3)1~2次/周,(4)≥3次/周;

h. 做噩梦(1)无,(2)<1次/周,(3)1~2次/周,(4)≥3次/周;

i. 疼痛不适(1)无,(2)<1次/周,(3)1~2次/周,(4)≥3次/周;

j. 其他影响睡眠的事情(1)无,(2)<1次/周,(3)1~2次/周,(4)≥3次/周。

如有,请说明:

6. 近1个月,总的来说,您认为自己的睡眠质量(1)很好,(2)较好,(3)较差,(4)很差。

7. 近1个月,您用药物催眠的情况(1)无,(2)<1次/周,(3)1~2次/周,(4)≥3次/周。

8. 近1个月,您常感到困倦吗(1)无,(2)<1次/周,(3)1~2次/周,(4)≥3次/周。

9. 近1个月,您做事情的精力不足吗(1)没有,(2)偶尔有(3)有时有(4)经常有。

(2) 睡眠障碍评定量表(sleep dysfunction rating scale, SDRS):是我国学者自主研发的量表,与阿森斯失眠量表相关性很好。该量表共有10个条目,采用0~4分五级评分,各条目均有评定指导语和评分标准。量表内容基本涵盖失眠症的症状,着重对失眠的严重度进行总体评价,也可以对失眠的不同临床表现形式进行概括描述。其条目内容和主要功能如表7-3-4所示。

表 7-3-4 睡眠障碍评定量表(评定三天来的睡眠情况)

量 表 条 目	主 要 功 能
1. 睡眠充分否	睡眠时间及其对社会功能影响的总体主观感受
2. 睡眠质量	睡眠质量的主观体验
3. 睡眠长度	总睡眠时间的客观记录
4. 早段失眠,频度	难以入睡发生频率
5. 早段失眠,程度	入睡困难程度及睡眠潜伏期的客观记录
6. 中段失眠,频度	睡眠不深,中途醒转频率
7. 中段失眠,程度	睡眠不深,醒转后再次入睡情况
8. 末段失眠,频度	早醒发生频率
9. 末段失眠,程度	早醒时间
10. 醒后不适感	因失眠而造成的不适感,如头晕、困倦、疲乏等

（3）阿森斯失眠量表（Athens insomnia scale，AIS）：主要用于受试者睡眠困难的自评，让受试者评价上个月中每周经历至少发生在3次以上的情况，让被试者选择符合情况的选项。结果判定：0～3分为无睡眠障碍，4～5分可能有睡眠障碍，6分以上存在失眠。患者得分越高，睡眠质量越差（见表7-3-5）。

表7-3-5　阿森斯失眠量表（AIS）

说明：如果你在过去一个月内每星期至少发生3次睡眠困难，就请您选出相应的自我评估结果。			
入睡时间（关灯后到睡着的时间）			
0. 没问题	1. 轻微延迟	2. 显著延迟	3. 延迟严重或没有睡觉
夜间苏醒			
0. 没问题	1. 轻微影响	2. 显著影响	3. 严重影响或没有睡觉
比期望的时间早醒			
0. 没问题	1. 轻微提早	2. 显著提早	3. 严重提早或没有睡觉
总睡眠时间			
0. 足够	1. 轻微不足	2. 显著不足	3. 严重不足或没有睡觉
总睡眠质量（无论睡多长）			
0. 满意	1. 轻微不满	2. 显著不满	3. 严重不满或没有睡觉
白天情绪			
0. 正常	1. 轻微低落	2. 显著低落	3. 严重低落
白天身体功能（体力或精神：如记忆力、认知力和注意力等）			
0. 足够	1. 轻微影响	2. 显著影响	3. 严重影响
白天思睡			
0. 无思睡	1. 轻微思睡	2. 显著思睡	3. 严重思睡
将各项分求和，得出总分，根据下面标准判断有无睡眠障碍。			
得分0～3：提示您无睡眠障碍。得分4～6：提示您可疑失眠。得分7～24：提示您有失眠。			

（4）失眠严重指数量表（insomnia severity index，ISI）是由7个问题组成的自评量表，较多用于失眠筛查、评估失眠的治疗反应。每个问题有0～4共5个选项，总分0～28分。

该量表是一个用于筛查失眠的简便工具，包括7个条目，用于评估受试者睡眠障碍的性质和症状。问题涉及受试者对睡眠质量的主观评价，包括症状的严重程度、受试者对其睡眠模式的满意度、失眠程度对日常功能的影响、受试者意识到失眠对自己的影响，以及因睡眠障碍所带来的沮丧水平。该测试量表在两组独立的失眠人群（年龄为17～84岁）中证明是有效的（见表7-3-6）。

（5）其他客观测评工具：包括多导睡眠图（polysomnography，PSG）和多次睡眠潜伏期试验（multiple sleep latency test，MSLT）。PSG用于怀疑合并其他睡眠疾病的失眠，以确定诊断，治疗后还应复查PSG以评估疗效；未确定诊断、治疗无效或暴力及伤害行为的失眠应进行PSG监测以确诊。临床确诊单纯短期失眠或慢性失眠症通常不需要应用PSG；痴呆、抑郁、纤维肌痛或慢性疲劳综合征合并的失眠鉴别通常不需要应用PSG。

表7-3-6　失眠严重指数量表(ISI)

姓名：＿＿＿＿＿＿　　　　　　　　　　　　　　　　　　日期：＿＿＿＿＿＿

对下面每一个问题,圈出选定答案的相应数字

1. 描述您最近(例如：最近2周)失眠问题的严重程度	无	轻度	中度	重度	极重度
a. 入睡困难	0	1	2	3	4
b. 维持睡眠困难	0	1	2	3	4
c. 早醒	0	1	2	3	4
2. 对您当前睡眠模式的满意度	很满意	满意	一般	不满意	很不满意
	0	1	2	3	4
3. 您认为您的睡眠问题在多大程度上干扰了您的日间功能(如,日间疲劳、处理工作和日常事务的能力、注意力、记忆力、情绪等)	没有干扰	轻微	有些	较多	很多干扰
	0	1	2	3	4
4. 与其他人相比,您的失眠问题对您的生活质量有多大程度的影响或损害	没有	一点	有些	较多	很多
	0	1	2	3	4
5. 您对自己当前睡眠问题有多大程度的担忧/沮丧	没有	一点	有些	较多	很多
	0	1	2	3	4

评分标准及释义：所有7个条目评分相加(1a+1b+1c+2+3+4+5)＝总分0~28分
0~7分：无临床意义的失眠；　　　　8~14分：亚临床失眠；
15~21分：临床失眠(中度)；　　　　22~28分：临床失眠(重度)

　　MSLT适用于客观评定失眠症患者日间觉醒程度和嗜睡倾向。日间嗜睡或猝倒的失眠症患者应进行MSLT评价,治疗后应复查PSG以评估疗效,而失眠症患者的MSLT表现通常显示日间警觉性在正常范围,平均睡眠潜伏期延长表明可能存在过高警觉或者过度觉醒；少数失眠症患者的平均睡眠潜伏期缩短,应考虑是否存在其他睡眠疾病；合并日间嗜睡或发作性睡病的失眠症患者可出现MSLT平均睡眠潜伏期缩短等表现。

　　(6) 其他客观评估：包括体动记录检查,用来评估睡眠-觉醒节律,如失眠症包括抑郁相关失眠的昼夜节律变化或睡眠紊乱。当合并其他睡眠疾病、诊断不明、顽固而难治性的失眠症以及有暴力行为时应考虑这些辅助方法。

　　(四) 康复治疗

　　总体目标,首先增加有效睡眠时间和(或)改善睡眠质量；其次,改善失眠相关性日间损害,减少或防止短期失眠症向慢性失眠症转化；最后,减少与失眠相关的不宁腿综合征、其他疾病或精神障碍共病的风险。

　　具体的量化目标,相关指南推荐治疗后总睡眠时间＞6 h、睡眠效率＞80%、睡眠潜伏期＜30 min、入睡后觉醒时间＜30 min、降低觉醒次数或者减轻其他失眠症状。

　　治疗过程中,每个月进行1次临床症状评估,每6个月或旧病复发时,需对患者睡眠情况进行全面评估,中止治疗的6个月是失眠症状复发的高危时期,仍需要重新进行评估。

1. 治疗原则

合并抑郁或焦虑症者应同步给予治疗；尽可能首选非药物治疗方案；单一用药原则，当物理治疗奏效后，逐步减量催眠药；兼顾躯体其他疾病。

2. 治疗方案

采用综合治疗方案，针对评估结果，合理组合治疗方案。

1）心理疗法

多种心理治疗技术可以用于改善失眠症状，是指南首选的失眠症治疗方法。从长期疗效来看，心理治疗优于药物疗法。心理治疗通过改变失眠症患者的不良认知和行为因素，增强患者自我控制失眠症的信心。具体治疗方法：认知治疗、睡眠限制、刺激控制、松弛疗法、矛盾意向疗法、多模式疗法、音乐疗法、催眠疗法等。

2）运动疗法

有氧运动可用于抑郁型睡眠障碍，运动时间可在饭后 1 h，应依据不同个体制订运动处方，原则应达到微汗，随后热水浴。另外有研究证实，渐进性肌肉放松训练亦有较好疗效，可应用于多种慢性疾病身心状态的改善，同时对于慢性病患者睡眠质量的提升也有其独特的效果。但渐进性肌肉放松训练应在专业指导下进行训练。

3）物理因子疗法

（1）电疗：包括多种方法。① 直流电疗法（直流电药物导入疗法、脊髓下行电疗法）：用于焦虑型睡眠障碍；② 电兴奋疗法：用于抑制型睡眠障碍；③ 低频电疗：利用低频微电流刺激掌心，可以起到改善入睡困难的功效；④ 电睡眠疗法（方波脉冲电流、眼枕法或额枕法）和中频电疗法（穴位刺激法、迷走神经刺激法）：利用经耳迷走神经刺激，可以有效调控睡眠节律改善睡眠质量；⑤ 高压静电疗法；⑥ 静电敷贴经颅微电流刺激等。

（2）空气负离子疗法等：具体请参阅第三章。

（3）光疗：适宜的光照有益于诱导睡眠，有局部照射法、全身照射法等。

（4）磁疗：可以采用穴位磁贴疗法等，具有促进入睡、延长睡眠时间、缓解肌肉痉挛的镇静作用。

（5）水疗：松脂浴（全身）和足浴等均有较好疗效，需于睡前应用。

（6）生物反馈疗法：利用肌电生物反馈治疗使患者学会随意控制降低肌肉的紧张度，促进全身肌肉放松，以辅助治疗失眠。

（7）音乐电疗法：选择轻柔、节奏缓慢的催眠曲等同步刺激内关、合谷、神门等穴位，同步给予音乐聆听。

（8）生物反馈疗法：有多种反馈方法，其中肌电生物反馈较为常用，具体可参考第三章。此外，一种基于脑电反馈的失眠康复治疗颇有前景。该方法的治疗原理系提取脑电信号，通过音视频将当前的脑状态信号反馈给患者，根据量化指标对应的康复方案，指导失眠障碍患者训练以获得平静放松的状态，进而达到治疗失眠康复目的。经用 PSQI 量表验证，失眠康复仪对失眠障碍患者显示出良好改善效果，且该方法对患者无不良反应。

4）重复经颅磁刺激疗法

近年来，重复经颅磁刺激用于睡眠障碍有较多文献支持。有研究表明，针对一些颅脑疾患所致睡眠障碍患者，本项治疗可以改善睡眠状态。详细应用方法以及参数请参阅本书康复治疗技术章节。

5）虚拟现实（virtual reality，VR）技术

近年来，VR 技术发展迅猛，可用于睡眠障碍的治疗。有研究证实，利用 VR 技术物理疗法有助于改善脑卒中患者的失眠。其中，一种基于远程交互失眠认知行为治疗（cognitive behavioral therapy for insomnia，CBTI）在慢性失眠患者中的应用获得了良好的效果，其最大优势在于脱离了地域限制和专业医生人数的

限制，让患者在家庭中自助实施，大大减少了患者往返医院的成本和医生的投入成本。实现实时、柔性化地满足患者的个性化治疗需求，患者的依从性提高，大大提升例治疗效率。

6）作业疗法

作业疗法有多种，如阅读疗法可以用于促进入睡困难的改善，但需要仔细选择适合的读物。

7）中医中药

失眠症在中医学中称为"不寐病"，以辨证论治为基础。目前的诊疗标准有《失眠症中医临床实践指南》《中医证候诊断疗效标准》《中药临床研究指导原则》及《中医睡眠医学》。其中以《失眠症中医临床实践指南》为基础的较多。为方便临床应用，该指南根据《中华人民共和国药典》2015版收载的中成药进行用药推荐。心胆气虚证，推荐中成药枣仁安神胶囊；肝火扰心证，推荐中成药龙胆泻肝丸；痰热扰心证，推荐中成药珍珠末；胃气失和证，推荐中成药归脾丸；瘀血内阻证，推荐中成药血府逐瘀丸、七十味珍珠丸；心脾两虚证，推荐中成药归脾丸、柏子养心丸（片）；心肾不交证，推荐方药六味地黄丸等。部分患者也可考虑中医针灸治疗及电针疗法。

8）药物治疗

有指南推荐在心理治疗的基础上，酌情给予催眠药物，从而达到缓解症状、改善睡眠质量、延长有效睡眠时间、提高患者生活质量的目标。药物治疗应遵循个体化原则、按需、间断、足量的原则。指南推荐的用药种类选择的顺序为，首选短、中效的苯二氮䓬受体激动剂（BzRA）或褪黑素受体激动剂（如雷美替胺）、具有镇静作用的抗抑郁药物（如曲唑酮、米氮平、氟伏沙明和多塞平），后者尤其适用于伴有抑郁和（或）焦虑症的失眠症患者。指南不推荐抗癫痫药、抗精神病药作为首选药物使用，仅适用于某些特殊情况和人群。某些非处方药和中草药如抗组胺药、褪黑素和酸枣仁等证据有限，故指南不推荐以上作为失眠症的一线治疗药物。如指南推荐的治疗剂量无效、对药物产生耐受性或严重不良反应等情况时，应考虑换药治疗，需逐渐减少原有药物剂量，同时开始给予另一种药物，并逐渐加量，在2周左右完成换药过程。

当患者感觉能够自我控制睡眠时，考虑逐渐减量、停药；如失眠症与其他疾病（如抑郁症）或生活事件相关，当病因去除后也应考虑减量、停药，但需避免突然中止药物治疗，应逐步减量、停药以减少失眠反弹，有时减量过程需要数周至数个月。

3. 特殊人群失眠管理

我国《2017版失眠诊疗指南》对妊娠期妇女、老年人和儿童等特殊人群失眠症的诊断和治疗进行了介绍。该指南推荐，心理治疗等非药物治疗首选治疗妊娠期失眠症，而药物治疗方面推荐尽量缩短治疗疗程，以控制症状为主；尽量采用单药治疗，避免联合用药；尽量采用小剂量给药；尽量采用更安全的药物。指南还重点介绍了妊娠期失眠症的药物治疗安全性，根据广泛接受的妊娠期药物安全性国际分类，分别为美国食品药品管理局（FDA）和澳大利亚药品评估委员会（ADEC）的妊娠期药物安全性分级，分级标准为A、B、C、D、X，把常见的催眠药物用图表的形式列出，对临床工作中避免潜在的致畸作用非常实用。

针对老年失眠症患者，该指南推荐首选心理和行为干预治疗，其次考虑药物治疗。苯二氮䓬类药物虽然短期内能改善睡眠状况，但可能会增加痴呆的风险，且会增加跌倒的风险，不建议在老年人中首选。对儿童人群失眠症的处理，首先应仔细询问儿童的病史，该指南推荐使用针对儿童设计睡眠评估量表，如儿童睡眠习惯问卷和儿童睡眠紊乱量表等。指南推荐标准消退法、渐进消退法和定时提前唤醒等非药物治疗。FDA至今未批准任何一种专门治疗16岁以下儿童失眠症的药物，且治疗成人失眠症的多数药物不推荐用于儿童。故指南特别注明，存在药物的适应证时，建议选择药物需权衡利弊，与儿童的年龄和神经发育水平相适应，针对主要症状，儿童失眠症可选用的治疗药物类型包括抗组胺类、α-受体激动剂、褪黑素、铁剂等。

（五）社区康复管理

总体来说，由于失眠症发病率高，涉及人群广，故社区提供适宜治疗方案十分重要。既要遵循循证医学原则，又要兼顾实用性原则，尽可能首选不良反应小、价廉、社区易于实施的各种非药物疗法。同时，应提高社区患者对疾病的认知，提供健康的生活模式，普及相关针对失眠症的健康科普教育。

（赵 楠 王 颖）

第四节 神经源性膀胱康复

一、概述

（一）定义

神经源性膀胱（neurogenic bladder）是指由于神经控制机制出现紊乱而导致的下尿路功能障碍，通常需要在有明确的神经病变的前提下才能诊断。该病的并发症包括泌尿道感染、上尿路功能损害等，严重影响患者的生活质量，甚至危及患者生命。神经源性膀胱不仅直接对患者的生活造成极大干扰，其并发症甚至可威胁到患者的生命安全，给患者及其家庭造成极大的负担。迄今为止，神经源性膀胱的预防、治疗与康复仍然是世界性的难题。

（二）病因和发病机制

下尿路的两个主要功能是储尿和排尿，这些功能主要由膀胱和括约肌共同完成，并由神经系统协调。只要可能累及储尿和（或）排尿生理调节过程的神经系统病变，都有可能导致膀胱支配异常，表现为膀胱和括约肌活动改变，最终致神经源性膀胱。神经源性膀胱并非单一的疾病，常常有原发的影响神经系统的相关基础疾病。

1. 病因

（1）中枢神经系统：脑血管意外或脑卒中、颅脑肿瘤、脑积水、脑瘫、外伤性脑损伤、脑膜脊髓膨出、脊髓损伤、脊髓发育不良、多发性硬化、椎间盘疾病、帕金森病脊柱手术等。

（2）外周神经系统：糖尿病、盆腔手术，尤其是根治性盆腔术后：直肠癌根治术、前列腺癌根治术、子宫切除术等。

（3）感染性疾病：带状疱疹、T淋巴细胞病毒感染、获得性免疫缺陷综合征、脊髓灰质炎等。

2. 发病机制

下尿路功能主要受骶髓（S2-S4）控制。副交感神经节前神经元起源于S2-S4，副交感传出通路通过盆腔神经激活膀胱，抑制尿道平滑肌。交感节前神经元轴突可穿过椎旁链加入盆腔神经，交感传出神经通过腹下神经兴奋膀胱出口，抑制膀胱。躯体传出通路起源于S2-S4骶前角Onuf核内的运动神经元，通过阴部神经兴奋尿道外括约肌，而阴部神经的躯体成分来自S2-S4索水平，然后通过释放乙酰胆碱激活尿道外括约肌。在储尿期，膀胱-尿道外括约肌（保护）反射至关重要。当膀胱压力突然升高时，兴奋性冲动通过膀胱感觉神经传入，进而触发骶髓中的Onuf核，激活阴部尿道传出神经，收缩尿道外括约肌。周围神经-脊髓-脑干-周围神经排尿反射通路的任何部位受损，都将导致储尿和排尿功能障碍。

神经源性膀胱的发病机制主要分为脑桥上病变、骶髓上病变、骶髓病变、骶髓以下及周围神经病变。不同截断水平有各自不同的表现。

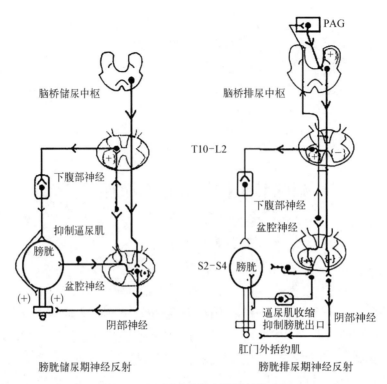

图 7 - 4 - 1　膀胱储尿和排尿神经支配

(三) 临床分类

早期正确对神经源性膀胱作出分类具有重要的临床意义,可以及时且准确地指导临床医生确定合理的治疗方案与膀胱功能康复训练,更好的保护患者膀胱功能及上尿路功能,提升生活质量。

1. 美国梅奥诊所(Mayo Clinic)分类

将神经源性膀胱分为尿潴留、尿失禁、尿潴留与尿失禁混合三大类型;并结合尿流动力学特点,将尿失禁、尿潴留各自细分为膀胱本身或膀胱出口梗阻因素所致,将尿潴留与尿失禁混合细分为逼尿肌-括约肌失协调型或逼尿肌-括约肌正常型(但伴有认知、运动等功能障碍),从而将神经源性膀胱分成了三大类六亚型。

2. 欧洲泌尿外科学会(European Association of Urology,EAU)分类

按神经源性膀胱患者逼尿肌与括约肌的功能状态,分为逼尿肌-括约肌过度活跃、逼尿肌-括约肌活动不足、逼尿肌过度活跃伴括约肌活动不足、逼尿肌活动不足伴括约肌过度活跃。

3. 国际尿控协会(International Continence Society,ICS)分类

依据神经源性膀胱患者的下尿路功能障碍表现,分为储尿期和排尿期两部分进行描述,并结合尿动力学检查分别对这两期的功能分类。该方法虽然可以较好地反映膀胱、尿道等下尿路的功能和临床症状,但没有反映上尿路功能状态(见表 7 - 4 - 1)。

表 7 - 4 - 1　国际尿控协会(ICS)对下尿路功能障碍的分类

储　尿　期	排　尿　期
膀胱功能	膀胱功能
正常或稳定	正常
逼尿肌过度活动	逼尿肌收缩力低下

续 表

储 尿 期	排 尿 期
特发性	逼尿肌无收缩
神经源性	尿道功能
膀胱感觉	正常
正常	尿道梗阻
增强或过度敏感	尿道过度活动
减弱或感觉低下	机械梗阻
缺失	
非特异性	
膀胱容量	
正常	
高	
低	
顺应性	
正常	
高	
低	
尿道功能	
正常	
功能不全	

4. 廖氏分类

在以往分类法的基础上,廖利民提出了新分类方法,既描述了患者下尿路功能,又增加了对上尿路功能状态的评估;下尿路功能的分类与 ICS 分类法基本一致,而上尿路功能则包含了膀胱输尿管反流、膀胱壁段输尿管梗阻、肾盂输尿管积水扩张及肾功能四方面的评估,同时提出新的分度标准用以评价肾盂输尿管积水扩张程度,使之更贴近临床。此分类法可对患者的上、下尿路病理生理改变进行详细的描述、记录及进一步评估,同时为患者治疗方案的制订提供了可靠的理论基础(见表 7-4-2)。

表 7-4-2 廖氏神经源性膀胱患者全尿路功能障碍分类方法

下 尿 路 功 能		上 尿 路 功 能
储 尿 期	排 尿 期	
膀胱功能	膀胱功能	膀胱输尿管反流
逼尿肌活动性	逼尿肌收缩性	无
正常	正常	有(单、双侧)
过度活动	收缩力低下	程度分度(Ⅰ~Ⅴ度)
膀胱感觉	无收缩	肾盂输尿管积水扩张
正常	尿道功能	无
增加或过敏	正常	有(单、双侧)
减退或感觉低下	梗阻	程度分度(1~4 度)

续　表

下 尿 路 功 能		上 尿 路 功 能
储 尿 期	排 尿 期	
缺失	尿道过度活动	膀胱壁段输尿管梗阻
膀胱容量	逼尿肌-尿道外括约肌协同失调	无
正常	逼尿肌-膀胱颈协同失调	梗阻
增大	括约肌过度活动	肾功能
减小	括约肌松弛障碍	正常
顺应性	机械梗阻	代偿期
正常		失代偿期
增高		氮质血症
降低		尿毒症
尿道功能		
正常		
功能不全		
膀胱颈		外括约肌

5.其他分类

神经源性膀胱还可以分为逼尿肌反射亢进型、逼尿肌无反射型;Powell 等提出了 SALE 分类法等。

二、诊断

只有明确诊断,才能更好地治疗和进行康复训练。先进行排尿日记、残余尿测定等无创检查项目,再实施尿流动力学、神经电生理检查等有创项目。

1.体格检查

体格检查主要包括一般体格检查、泌尿及生殖系统检查和神经系统检查。对疑诊为神经源性膀胱的患者均应行标准、完整的泌尿系统体格检查,包括肾脏、输尿管、膀胱、尿道、外生殖器等常规体格检查,行肛诊检查以了解肛门括约肌张力等情况。女性患者要额外考虑是否存在盆底脏器脱垂、咳嗽后漏尿等情况。男性患者要考虑前列腺炎症和脓肿对神经功能的影响。

神经系统检查主要包括感觉平面、神经反射、会阴部及肛诊检查,其中感觉平面包括运动平面、躯体感觉平面、上下肢感觉运动功能等。神经反射检查包括肛门反射、膝腱反射、跟腱反射及各种病理反射等,以评估患者双侧 S2 - S5 节段神经支配情况。

2.辅助检查

(1)实验室检查:包括尿常规、肾功能检查等。

(2)影像学检查:包括泌尿系超声、X线片、泌尿系统CT、MRI、放射性核素检查。了解膀胱残余尿情况、双肾大小及肾积水程度、有无输尿管扩张、结石等,评估双侧肾功能,全面了解泌尿系统相关症状的严重程度。

(3)膀胱尿道镜检查:膀胱尿道镜对早期神经源性膀胱诊断价值不大,主要用来评估下尿路的并发症,以及排除合并膀胱肿瘤的情况。

(4)尿流动力学检查:对于诊断神经源性膀胱的患者,尿流动力学检查至关重要,是揭示神经源性膀胱下尿路功能障碍病理生理基础的唯一方法;主要采用影像尿动力学检查,即尿动力检查时同期行膀胱尿道造影。

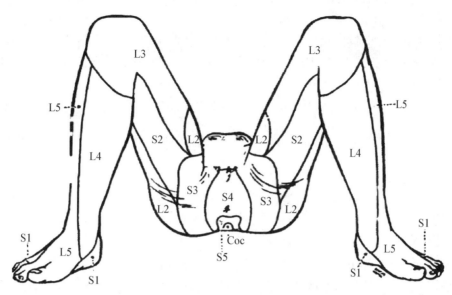

图 7 - 4 - 2　会阴部、鞍区、下肢的脊髓节段感觉分布

（5）神经电生理检查：主要是专门针对下尿路和盆底感觉及运动功能的神经通路的电生理学检查，对神经源性膀胱患者的膀胱和盆底功能障碍进行评估。其中最重要的是，腰骶髓和马尾神经功能的诊断和监测方法。

3. 临床表现

根据神经病变的不同部位及程度，神经源性膀胱的临床表现不尽相同。此外，还可导致多种长期并发症，如尿路感染、结石、肾衰竭、膀胱癌等。

（1）下尿路症状：包括储尿期症状、排尿期症状和排尿后症状。储尿期症状含尿急、尿频、夜尿、尿失禁、遗尿等；排尿期症状含排尿困难、膀胱排空不全、尿潴留、尿痛等；排尿后症状含尿后滴沥等。下尿路症状推荐使用排尿日记形式来记录。

（2）膀胱感觉异常：如有无异常的膀胱充盈感及尿意等。

（3）性功能障碍症状：男性注意是否存在勃起功能障碍、性高潮异常、射精异常等，女性注意是否存在性欲减退、性交困难等。

（4）肠道症状：肛门直肠症状如直肠感觉异常、里急后重感等；排便症状如便秘、大便失禁等。

（5）神经系统症状：包括神经系统原发病起始期、进展期及治疗后的症状，注意肢体感觉运动障碍、肢体痉挛、自主神经反射亢进等症状。

（6）其他：如腰痛、盆底疼痛、血尿、脓尿、发热等。

三、康复治疗

（一）治疗原则和目标

1. 治疗原则

神经源性膀胱康复治疗的原则：① 积极治疗原发病，在原发的神经系统病变未稳定之前，应以保守治疗为主；② 应遵守先保守治疗后手术介入的次序来制订治疗方案，手术方案选择遵循从无创、微创再到有创的循序渐进原则；③ 制订个体化治疗方案时，要综合考虑患者的全方面因素，同时需结合患者的影像尿动力学检查结果；④ 神经源性膀胱患者的病情具有临床进展性，需定期、终身随访，尤其对治疗后的患者要做到在患者病情进展时及时调整治疗及随访方案。

2. 治疗目标

神经源性膀胱康复治疗的目标：① 首要目标是保护上尿路功能(保护肾脏功能)，确保储尿期和排尿期膀胱压力处于安全范围内；② 次要目标是恢复/部分恢复下尿路功能，提高控尿/排尿能力，减少残余尿量，预防泌尿系感染，提高患者的生活质量。

由于神经病变的复杂性，临床上应对患者采取个性化治疗方案、多种方法综合治疗，才能获得最佳效果。

(二) 治疗方法

1. 非手术治疗

非手术治疗(保守治疗)目前仍然是神经源性膀胱非常重要的治疗手段，低廉实用，能够有效地延缓神经源性膀胱的进展，很少发生严重的不良反应，同时还可以改善患者生活质量。主要包括膀胱功能训练、膀胱冷热交替冲洗、药物治疗、间歇导尿术、膀胱腔内电刺激等。

(1) 膀胱功能训练：功能训练则包括行为、盆底肌功能、生物反馈等多方面的训练。逼尿肌收缩诱发训练适用脊髓损伤早期逼尿肌反射未恢复的患者。盆底肌锻炼此法适用于脊髓损伤有尿失禁患者。心理辅导和健康教育帮助患者放松紧张情绪，学会详细准确记录排尿日记，保持会阴干燥和卫生。

生物反馈电刺激是从患者肛门或阴道采集到的盆底肌群表面肌电信号反应于屏幕，患者可以直观地看到自己的盆底肌收缩情况，并根据提示有规律地收缩或舒张盆底肌肉，电脑反馈系统也会根据患者的主动盆底肌收缩情况自动调节刺激的强度，协助患者自身形成完整的生物反馈环路，最大限度地引起患者浓厚的兴趣和主动性。

(2) 冷热交替膀胱冲洗：利用不同温度的冲洗液刺激膀胱肌肉及感受器，使膀胱被动舒张和收缩，模拟正常的排尿功能，通过神经康复提高膀胱训练的效果，促进患者排尿，缩短患者留置尿管的时间。

(3) 药物治疗：其疗效与作用于膀胱尿道的神经递质及受体分布有关。临床上可根据患者的症状选择相应功效的药物。常用药物有 M 受体阻断剂、磷酸二酯酶抑制剂、α 受体阻滞剂、β₃肾上腺素受体激动剂(如米拉贝隆)、营养神经剂(如甲钴胺)、神经激肽受体拮抗剂等。此外，一些学者提出了新的观念，神经营养因子及其靶向基因治疗有希望成为神经源性膀胱新的治疗方法。卫中庆等指出，咖啡因作为 RYR2 受体激动剂，同时又可抑制磷酸二酯酶，口服咖啡因也许可以为人类开辟出一条新途径。

(4) 中医治疗：神经源性膀胱属于"尿失禁""癃闭"等范畴，病位在膀胱，同时与肝、肾、脾、肺等联系紧密。近年来，中医治疗在神经源性膀胱的治疗上获得了较好疗效，总有效率达 94.3%。针灸疗法有着不可取代的作用，主要是通过使用针刺穴位或艾灸温灼穴位表面皮肤来达到治疗目的。此外，如中药方剂、推拿、局部贴敷等中医疗法也都被证明具有一定疗效。

(5) 间歇导尿术(intermittent catheterization)：手法排尿适用脊髓损伤但逼尿肌反射存在的患者。该法具有价格低廉、效果好、并发症少的特点，也很适合社区全科医师以及家庭医院的健康护理和康复训练。间歇导尿术因有助于恢复患者的膀胱反射，已成为辅助膀胱排空的首选方法(见图 7 - 4 - 3)。

(6) 膀胱腔内电刺激：选择膀胱腔内部位进行电刺激，将参数分别设置为脉冲幅度 10 mA、周期 2 ms，频率 20 Hz，每天刺激 90 min，为期 1 周。

(7) 低频电子脉冲治疗：能够使盆底肌肉和筋膜产生规律运动，带动膀胱壁肌肉节律性运动，增加膀胱逼尿肌收缩力，缓解尿道括约肌痉挛，使膀胱载膜充血得到改善，可提高脊髓损伤神经源性膀胱患者的自主排尿恢复率。

2. 手术治疗

手术治疗可以分为治疗储尿功能障碍术式、排尿功能障碍术式、同时治疗储尿和排尿功能障碍术式及尿道改流术式四大类。而随着医疗技术水平的提升，在神经源性膀胱治疗中的方法已经由保守治

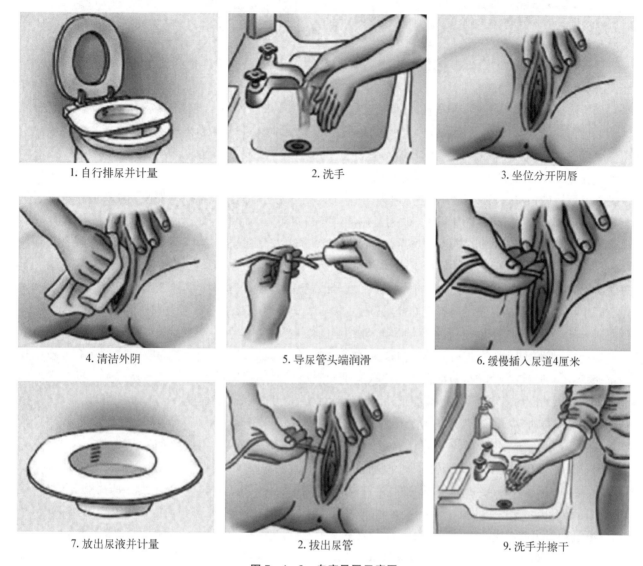

1. 自行排尿并计量　　　2. 洗手　　　3. 坐位分开阴唇

4. 清洁外阴　　　5. 导尿管头端润滑　　　6. 缓慢插入尿道4厘米

7. 放出尿液并计量　　　2. 拔出尿管　　　9. 洗手并擦干

图 7 - 4 - 3　自家导尿示意图

疗转变为微创手术治疗。尤其是近年来骶神经调控术的应用,为很多保守治疗无效/效果甚微的患者带来了希望。

(1)改善储尿功能障碍术式:包括肠道膀胱扩大术、自体膀胱扩大术、A 型肉毒毒素(botulinum toxin type A,BTX - A)膀胱注射术等。其中,肠道膀胱扩大术作为膀胱扩大的"金标准",远期疗效已明确。近年来,膀胱壁内注射 BTX - A 的疗效也不断被证明。徐其涛等通过荟萃分析,论证了 BTX - A 的治疗效果,同时也提出其有增加患者尿路感染和尿潴留的风险,而联合清洁性间歇导尿和口服适量抗生素治疗可明显减少其并发症。此外,有学者也提出了一些新的膀胱扩大术式,如膀胱壁"田"字形网状切开膀胱壁肌层、经尿道膀胱内肌层网状全层切开术等,均能扩大患者膀胱容量,具有一定的疗效。新术式的出现,为临床治疗提供了新的思考方向与选择。

(2)改善排尿功能障碍的术式:包括经尿道括约肌切断术、膀胱颈切开术及尿道支架植入术等。研究表明,经尿道括约肌切断术疗效明显,是一种安全、可靠的改善排尿功能的术式。尿道支架植入术相比于尿道括约肌切断术,虽然拥有住院时间相对缩短、术中出血较少、对残存的勃起功能影响小、持久可逆等好处,但因其有较多难以克服的并发症,故临床上少用。但也有学者认为,当神经源性膀胱以逼尿肌-括约肌协同失调为主要表现时,括约肌支架植入术以其可逆性和微创性的特点,可能更适合于患者。

（3）增加膀胱收缩力的术式：包括骶神经前根刺激术、逼尿肌形成术等。骶神经前根刺激术主要在配合骶神经后根完全切断术的条件下选用。

（4）降低尿道阻力的术式：包括 BTX－A 尿道括约肌注射术、尿道外括约肌切断术、膀胱颈切开术、尿道支架植入术等。

（5）治疗储尿和排尿功能障碍的术式：包括骶神经后根切断＋骶神经前根刺激术、尿道改流术、骶神经调控术等。近几年来，骶神经调控术发展迅猛，是治疗下尿路功能障碍的新型的十分有前景的治疗方法。

神经源性膀胱是骶神经调控(sacral neuromodulation，SNM)的扩展适应证，从 2016 年起至今在中国已越来越多地应用于临床。在间歇导尿、口服抗胆碱能药物或逼尿肌注射 A 型肉毒素等治疗无效或无法耐受其不良反应的情况下，骶神经调控治疗成为优选，尤其在不完全脊髓损伤以及多发性硬化患者中取得了一定疗效。近年来，SNM 也逐渐应用于一些脊柱裂患者。而对于解剖性低顺应膀胱、梗阻性排尿困难、泌尿系恶性肿瘤、膀胱挛缩、上尿路严重受损、进行性神经系统疾病以及完全截瘫的患者不应接受神经调控的治疗。

SNM 可能是利用低频脉冲作用于 S3 骶神经，抑制异常的神经传入活动，使神经反射弧恢复正常。此外，SNM 可以通过抑制 C 纤维介导的膀胱异常信号的传入，抑制了脊髓中枢神经细胞中 C fos 蛋白的表达，达到保护脊髓中枢的作用。不仅如此，它还可以刺激受损的运动及感觉神经细胞和施万细胞，促进脑源性神经营养因子(BDNF)的分泌，利于神经元细胞的修复及再生。

SNM 治疗分两个阶段进行。第一阶段为测试阶段，在 X 线的定位下，将测试电极置于 S3 孔并连接外置的临时电刺激器发射装置，根据患者的症状类型及对电刺激的反应设置参数。一期植入后推荐患者体验时间≥2 周，在此期间应常规记录排尿日记和症状评分，对于症状改善程度＞50％者可进入二期永久植入阶段，即将电刺激器植入患者臀部皮下。

SNM 主要用于脊髓不完全性损伤的患者。最近的研究显示，SNM 测试和永久阶段的成功率分别为46％和 76％。SNM 在表现为逼尿肌过度活动(detrusor overactivity，DO)和逼尿肌括约肌协同障碍(detrusor sphincter dysynergia，DSD)的多发性硬化患者中也显示出良好的效果，但对于那些由于神经源性逼尿肌活动不足而导致尿潴留(urinary retention，UR)的患者成功率较低。普契尼等的研究表明，SNM 治疗多发性硬化，其试验阶段的成功率约为 60％，多发性硬化患者的最终主观治愈率为 45％，总体满意度为 85％。但进展迅速的多发性硬化患者通常不应该植入 SNM 系统。在一项对 17 名在试验外使用 SNM 的多发性硬化症患者的回顾性研究中，75％的患者报告对生活质量、膀胱症状和自我导尿次数有显著且长期的影响。

中国的一项关于 SNM 治疗脊柱裂患者神经源性膀胱的有效性和安全性研究显示，在体验治疗期间(持续时间 14～28 天，平均 19.2 天)未出现并发症，总体成功率为 69.69％(23/33)。体验治疗结束时，有下尿路症状患者 24 h 排尿次数、每次排尿量、尿急程度评分及漏尿量均较体验治疗前显著改善($P<0.05$)，但残余尿量差异无统计学意义($t=1.383$，$P=0.179$)。尿动力学参数最大膀胱容量、膀胱顺应性较治疗前增加，充盈期最大逼尿肌压力较治疗前减小，差异均有统计学意义($P<0.05$)。4 例治疗前存在逼尿肌过度活动的患者中，2 例逼尿肌过度活动消失；27 例治疗前存在逼尿肌不活动者均未在排尿期恢复逼尿肌正常收缩。治疗前出现膀胱输尿管反流(vesicoureteral reflux，VUR)的 5 条输尿管中，体验治疗结束时有 2 条VUR 消失，其余 3 条的 VUR 等级或出现 VUR 时的膀胱容量均有所改善。共 19 例患者接受了永久植入，其中 11 例患者需要结合间歇性导尿术的方式排空膀胱。

多项研究结果显示，SNM 对测试前有尿潴留症状［紧急频率和(或)大小便失禁］的神经源性下尿路功能障碍患者更有效。虽然部分患者慢性尿潴留程度有所改善，但逼尿肌仍未恢复自主神经收缩，排尿需要间歇性导尿术，提示选择以尿潴留症状为主的神经源性下尿路功能障碍患者进行 SNM 植入更有效。

其中一项关于 152 名患者接受 SNM 试验刺激治疗神经源性下尿路功能障碍的全国 4 个医学中心的数据分析中，慢性尿潴留的综合成功率为 31.0％(40/129)，显著低于紧急性尿潴留(64.8％，59/91)、尿失禁

(65.2%,30/46)和神经源性肠功能障碍(neurogenic bowel dysfunction,NBD)(61.7%,82/133)的成功率(P<0.05)("成功"是指至少在以下一种情况下改善了50%以上:排空次数、24 h内的紧急程度或渗漏发作、平均残余尿量和NBD评分)。152名患者中有102例接受了SNM永久性植入,47名合并症状的患者储尿症状或肠道功能障碍的改善,而慢性尿潴留没有成功,这些患者还接受了永久性植入联合间歇性导尿术排空膀胱。

SNM治疗的不良事件主要包括原发性失败(失去效力)25%、植入式脉冲发生器(implantable pulse generator,IPG)部位疼痛和不适(分别为25%～56%和40%)、导线移位(11%～20%)、需要再次手术(6%～50%)以及其他(神经性疼痛、刺激过敏和感染6%～15%)。上运动神经元损伤患者SNM的成功率可能高于下运动神经元损伤患者,因为前者保留了逼尿肌的传入完整性和收缩性。国内一项为期5年的多中心研究中〔平均随访时间为(20.1±12.8)个月(2～63个月)〕,不良事件发生率为16.1%。其中术后复发症状占所有不良事件的50%,系统电路故障10%,植入部位疼痛不适12.5%,植入部位感染15%,电极失效移位10%,主观不配合术后操作2.5%;需要手术治疗取出电极(感染和严重植入部位疼痛)占所有不良事件的20%。

不同SNM设备有各自的优劣势,BetterStim SNM(PINS)允许远程调控参数,尤其适用于外地就诊患者。而新型的可充电设备(InterStim™ Micro 等)延长了使用时间,寿命长达15年。各型骶神经调控设备如图7-4-4至图7-4-7所示。

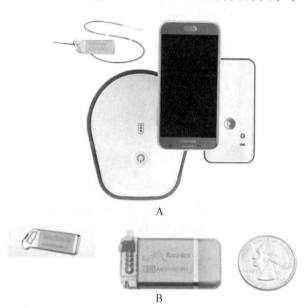

图7-4-4　A. InterStim™ Micro 设备(左上)、充电板及接入系统程序的三星手机(来源:美敦力);B. InterStim™ Micro(左);Axonics r-SNM®(右)

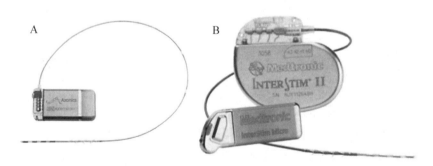

图7-4-5　A. 刺激器及电极(品牌:Axonics,美国);B. Micro 和 InterStim II 刺激器及电极(品牌:美敦力,美国)

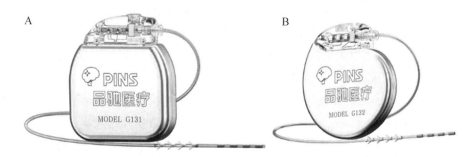

图7-4-6　A. The BetterStim SNM(PINS,中国北京);B. PINS远程调控示意图

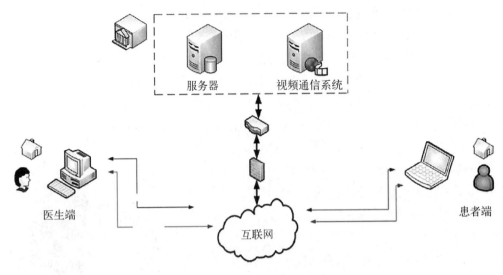

图 7 - 4 - 7　　PINS 远程调控示意图

4. 新技术

在神经泌尿学领域还有很多新进展,如电刺激仪的不断改进更新、神经移植、干细胞再生、神经再生和生物工程、光遗传学等,为临床上神经源性膀胱患者的治疗展示了良好的前景。

(吕坚伟)

第五节　老年肌少症康复

一、概述

肌少症(sarcopenia)是增龄相关的骨骼肌质量与力量下降的老年综合征,与跌倒、骨折、失能、病死率增加等相关。从 20～80 岁,人体肌肉质量将减少 30%,肌纤维横截面积下降 20%。且下降速度在疾病作用下会更快。骨骼肌减少 30%将影响肌肉的正常功能,减少 40%将危及生命。70 岁以上的老人,肌少症的患病率则≥20%;而 80 岁以上的高龄老人,患病率则高达 50%以上。随着我国人口老龄化加剧、加深,充分认识肌少症并积极进行防治,对改善老年人的生活质量、降低并发症、缓解由此带来的经济和社会压力均具有重要意义。

肌少症的病因普遍认为与增龄相关。随着年龄的增长,肌肉纤维从Ⅱ型向Ⅰ型转变,肌肉和肌间脂肪浸润,Ⅱ型纤维卫星细胞数量减少,肌肉蛋白质合成和分解代谢途径失衡,导致骨骼肌全面丧失。运动缺乏和营养摄入不足是老年人肌肉力量和肌肉质量下降的主要因素。研究表明,在健康老年人中,卧床休息 10 天就会导致下肢质量、有氧力量大量丧失。同时,老年人营养不良可致肌肉合成降低,补充蛋白质、维生素 D 和氨基酸等相关营养成分可直接促进肌肉蛋白合成。

激素水平变化是肌肉力量和质量下降的重要因素。胰岛素、生长激素(growth hormone, GH)和胰岛素样生长因子-1(insulin-like growthfactor - 1, IGF - 1)对肌肉蛋白质代谢发挥作用,促肾上腺皮质激素(adrenocorticotrophin hormone, ACTH)具有运动神经元营养作用,性激素(睾酮、雌激素)能够促进肌肉的合成,催产素能促进衰老肌肉中的干细胞功能等,激素水平变化涉及炎症过程、肌肉再生和蛋白质合成。

另外,有关炎症的普遍研究是白介素-6(IL-6)、C-反应蛋白(C-reactive protein,CRP)和肿瘤坏死因子(tumor necrosis factor,TNF),这些因子水平的升高可能促进肌肉减少。肌少症还与肌肉线粒体功能障碍和氧化应激有关,肌肉线粒体功能障碍、$ERR\alpha/PGC-1\alpha$ 信号转导降低、氧化磷酸化和线粒体蛋白质抑制基因下调,这些变化能干扰肌肉中的 NAD^+ 生物合成和修复,降低 NAD^+ 的水平。

肌少症的临床表现主要为肌力衰退,生活活动能力下降,造成老人行走、坐立、登高和举重物等日常动作完成困难,甚至导致平衡障碍、难以站立、极易跌倒。临床建议采用 2020 年亚洲肌少症工作组修订的诊断标准(见表 7-5-1)。

表 7-5-1 2020 亚洲肌少症工作组修订诊断标准

指　标	诊　断　标　准
肌肉质量[①]	双能 X 线吸收法:男性<7.0 kg/m², 女性<5.4 kg/m² 生物电阻抗法:男性<7.0 kg/m², 女性<5.7 kg/m²;
握力[②]	男性<28 kg, 女性<18 kg;
体能状况[③]	6 米步速<1.0 m/s;简易躯体功能量表评分$\leqslant 9$ 分或 5 次坐起时间$\geqslant 12$ s

注:诊断标准①+③或①+②或①+②+③。

二、康复评定

(一) 肌肉质量评定

1. 测量方法

CT 和 MRI 技术均能清晰区分人体不同组织成分,并通过合适算法计算相应组织的体积与质量,是目前肌肉质量评定的"金标准"。双能 X 线吸收法(DXA)是另一种常用的肌肉质量评估手段,具有放射暴露量低、清晰区分不同组织成分等优点,是 CT 和 MRI 的理想替代工具。

生物阻抗分析(bioimpedance analysis,BIA)技术是近年来大规模筛查的常用手段,通过放置于体表不同位置的多个电极向检测对象发送微弱交流测量电流,检测相应电阻抗及其变化,通过各种算法,推算出个体的脂肪体积与全身肌肉质量。需要注意的是其测量结果与上述影像学评估手段的区别在于全身肌肉质量与四肢肌肉质量的不同。

超声成像技术可以动态检测肌肉组织,且有足够的清晰度和组织对比度,能实现高精度骨骼肌横截面积的测量,并利用回声强度的灰阶评估肌肉组织的脂肪浸润程度。但由于测量空间的限制,计算肌肉质量困难,只能通过横截面积的测量估计肌肉萎缩程度,对单块肌肉的检测比较有意义。

肢体肌肉质量的评定也可以通过简易、间接的方法进行评定。肢体围度测定是临床最常用的间接肌肉横截面积评定方法。上肢围度:受检者坐位或站立位,上肢自然垂于体侧。上臂围度测量部位在肱二头肌肌腹或上臂最隆起处,一般在用力屈肘和上肢下垂放松时各测量 1 次。前臂围度测量部位在前臂最粗处。下肢围度:受检者仰卧位,放松肌肉,分别测量大腿围度和小腿围度。大腿围度测量部位是从髌骨上缘向大腿中段量一距离(一般取髌骨上极向上 10 cm),然后测量其周径。小腿围度测量部位在小腿最粗处。

2. 测试指标

目前常用的骨骼肌质量指标有四肢骨骼肌质量(appendicular skeletal muscle mass,ASMM 或 ASM)、全身非脂肪体重(fat-free lean body mass,LBM)、全身骨骼肌质量(total skeletal muscle mass,TMM)和骨骼肌指数(skeletal muscle mass index,SMI)。前两者可通过 DXA 或 BIA 直接或间接得出,TMM 约等

于 ASM 的 1.33 倍。为消除个体间差异,在进行相互比较时,一般需将上述的指标进行转变,如骨骼肌指数(skeletal muscle index SMI),即 ASM 除以体重,再乘以 100%;全身四肢骨骼肌质量指数(appendicular skeletal muscle mass index, ASMMI 或 ASMI)或相对骨骼肌质量指数(skeletal muscle mass index, SMMI),即 ASM 除以身高的平方值。部分研究者也采用 ASM 除以体重的平方值来消除个体差异。

(二) 肌肉力量评定

针对肌肉的不同部分,通常采用握力、膝关节屈伸力量及吸气峰流速作为评定手段。研究证实,握力与下肢力量、股四头肌力矩、腓肠肌肌肉横截面积等显著相关,而低握力则是个体活动能力低下的临床标志,且预测效能优于肌肉质量下降。另外,握力与日常生活活动能力呈线性相关。又因握力测试简单、易行、重复性好,多个国际相关指南均推荐其作为肌少症评估诊断的指标。

膝关节屈伸力量评估代表下肢肌肉的功能状态。借助各种设备可评估膝关节屈伸活动时等长、等张或等速收缩时最大肌力与功率。与单纯的力量相比,膝关节屈伸功率下降速度更快,且功率对整体活动功能水平的预测能力优于肌力。

肌少症常见致死原因是呼吸系统感染,因此呼吸肌的力量评定也十分重要。在呼吸肌群力量评定方面,呼气峰流速是最常用的指标。除此之外,最大吸气压也被认为与 SMMI、膝关节屈伸力量及握力存在统计学相关。

(三) 肢体功能评定

1. 日常步行速度测试

日常步行速度测试(usual gait speed,UGS)是指导个体以常规步行速度通过 4 米的测试区域,计算其平均步行速度,反映其体力水平,速度越快,体能水平越高。

2. 6 分钟步行试验

6 分钟步行试验(6MWT)是测试个体在 6 分钟内能达到的最大步行距离,主要检测患者的有氧运动能力。

3. 平衡功能评定

平衡功能评定包括主观评定和客观评定两个方面。主观评定以观察和量表为主,客观评定主要是指平衡测试仪评定。

(1) 观察法:观察坐、站和行走等过程中的平衡状态。

(2) 量表法:虽然属于主观评定,但由于不需要专门的设备,评定简单、应用方便,临床仍普遍使用。信度和效度较好的量表主要有 Berg 平衡量表(Berg balance scale)、Tinnetti 量表(performance-oriented assessment of mobility)以及"站起-走"计时测试(the Timed "Up & Go" test)。起立-行走计时测试(timed get-up-and go test,TGUG)测量个体从椅子上起立,完成短距离(3 米或 10 步)往返步行,最后重新坐回椅子上的时间,反映了个体平衡能力、步行能力等体能水平。

(3) 平衡测试仪:是近年来国际上发展较快的定量评定平衡能力的一种测试方法,其种类包括平衡性能监视器(balance performance monitor,BPM)、平衡仪(balance master)、智能天平(smart balance)、公平测试(equitest)等。平衡测试仪能精确地测量人体重心位置、移动的面积和形态,评定平衡功能障碍或病变的部位和程度,其结果可以保存,不仅可以定量评定平衡功能,还可以明确平衡功能损害的程度和类型,有助于制订临床治疗和康复措施,评价临床治疗和康复效果。同时,平衡测试仪本身也可以用作平衡训练。因此,临床应用范围广泛。

4. 简易体能状况量表

简易体能状况量表(short physical performance battery,SPPB 量表)是综合性测试工具,包含重复椅子站立测试(计算连续完成 5 组起立-坐下的时间)、平衡测试(包含 10 秒双脚左-右侧方站立、半前后脚站立、前后脚站立测试 3 个部分)、步行测试(以常规步行速度通过 4 米距离的时间)3 个部分,以 0～12 表示个体的体能水平,分数越高说明体能越好。

5. 简易五项评分问卷

简易五项评分问卷(sarcopenia-five,SARC - F)是常用的综合性测试工具之一,包含肌肉力量、步行中辅助程度、从椅子站起、登梯、一年内跌倒次数等 5 项评估内容,以 0～10 分表示体能水平,分数越高说明体能越差。

(四)日常生活活动能力和生命质量评定

日常生活活动能力常用的评定量表有 Barthel 指数、Katz 指数等;生命质量评定常用的量表有 SF - 36 量表、FAQ 量表、世界卫生组织生存质量测定量表简表(WHOQOL - BREF)等。

三、康复治疗

肌少症是一种复杂的多因素疾病,患者可能从多学科干预模式中获益。肌少症治疗的主要目的是减缓或逆转肌肉质量与功能的下降,缓解肌少症所导致的功能低下,综合应用运动、物理因子、作业等疗法增加肌肉力量和质量,提高患者的生存质量。

1. 药物

(1) 激素补充:肌少症的发生、发展与激素水平改变及蛋白质代谢失衡密切相关。目前对肌少症的药物治疗集中在肌蛋白合成激素的补充与蛋白质代谢的平衡调节两方面。补充睾酮可以增加健康老年人的肌肉质量与功能,抑制与年龄相关的氧化应激水平的升高,调整肌生成抑制蛋白浓度,活化老年人的肌肉中 c - Jun 氨基末端激酶和细胞周期蛋白依赖性激酶抑制因子 p21;应用中注意其不良反应,包括过敏反应、前列腺增生、肿瘤、抑郁等。而非甾体选择性雄激素受体调节剂(non-steroidal selective androgen receptor modulators,SARMs)在人体内不能被代谢为二氢睾酮或雌激素,有效地降低了不良反应,有望成为新的替代药物。

生长激素具有显著的骨骼与肌肉生长促进作用,且已被批准应用于慢性 HIV 感染导致的肌少症。IGF - 1 同样具有生长激素样作用,但其在血液中被快速清除,作用时间短暂,而长精氨酸修饰的 IGF - 1 半衰期明显延长,对组织亲和力高,可有效地诱导神经生长、促进成肌细胞增殖。胃饥饿素具有增加生长激素水平的作用,除增加肌肉体积外,还能抑制由禁食或失神经支配造成的萎缩。

(2) 营养支持:补充蛋白质与氨基酸有望能增加肌肉蛋白的合成,改善患者的症状。研究推荐,我国老年人每天蛋白质的摄入量应维持在 1.0～1.5 g/kg 体重,在蛋白质来源方面,植物源性蛋白在保护患者肌肉质量丧失上似乎优于动物蛋白,并适量增加富含亮氨酸等支链氨基酸的优质蛋白质。

维生素 D 对肌肉功能有直接性影响,维生素 D 水平低的老年人肌少症风险增加 4 倍。荟萃分析提示,维生素 D 的超量摄入可降低老年人群跌倒的风险。此外,增加户外活动有助于提高老年人血清维生素 D 的水平,预防肌少症。

2. 抗阻和有氧运动训练

运动疗法是治疗肌少症的最直接方法。

(1) 以抗阻运动为基础的运动(如坐位抬腿、静力靠墙蹲、举哑铃、拉弹力带等)能有效改善肌肉力量和身体功能;同时补充必需氨基酸或优质蛋白效果更好。

(2) 每天进行累计 40～60 min 中-高强度运动(如快走、慢跑),其中抗阻运动 20～30 min,每周 3 天以上,对于肌少症患者需要更多的运动量。

（3）减少静坐/卧，增加日常身体活动量。

3. 平衡和协调训练

肌少症所导致的肌肉力量下降和关节周围肌肉力量的失衡都可导致人体平衡功能下降，易于跌倒，甚至致命。存在平衡功能障碍的患者往往同时具有肌力、肌张力、关节活动度或步态等异常，要综合训练。训练过程中，尤其要注意循序渐进，避免跌倒损伤。

（1）支撑面由大到小：训练时支撑面积逐渐由大变小，即从最稳定的体位逐步过渡到最不稳定的体位。开始时可以在支撑面积较大或使用辅助器具较多的体位进行训练；当患者的稳定性提高后，则减小支撑面积或减少辅助器具的使用。例如，开始时进行坐位训练，再逐步过渡至站位，站位训练时两足之间距离逐渐变小至并足，然后单足站立再到足尖站立，逐渐增加平衡训练的难度。开始训练时，除了支撑面由大变小外，还应由硬而平整的支撑面逐步过渡到软而不平整的支撑面下进行。例如，开始时在治疗床上进行训练，平衡功能改善后，过渡到软垫上和治疗球上训练。

（2）重心由低到高：仰卧位→前臂支撑下的俯卧位→肘膝跪位→双膝跪位→半跪位→坐位→站立位，这样重心由低到高，逐渐增加平衡训练的难度。

（3）从睁眼到闭眼：视觉对平衡功能有补偿作用，因而开始训练时可在睁眼状态下进行，当平衡功能改善后，可增加训练难度，在闭眼状态下进行。

（4）从静态平衡到动态平衡：首先恢复患者保持静态平衡的能力，即能独自坐或独自站。静态平衡需要肌肉的等长收缩，可以通过训练维持坐或站立的躯干肌肉保持一定的肌张力来达到静态平衡。当患者具有良好的静态平衡能力之后，再训练动态平衡。在动态平衡的训练过程中，要先训练他动态平衡，即当患者能保持独自坐或独自站立时，治疗人员从前面、后面、侧面或在对角线的方向上推或拉患者，将患者被动地向各个方向推动，使其失去静态平衡的状态，以诱发其平衡反应，然后让患者回到平衡的位置上。他动态平衡训练中要掌握好力度，逐渐加大，以防出现意外。当患者对他动态平衡有较好的反应后，最后训练自动态平衡，即让患者在坐位和站立位上完成各种主动或功能性活动，活动范围由小到大。

（5）逐渐增加训练的复杂性：平衡反应的训练可在床、椅、地面等稳定的支撑面上，也可在摇板、摇椅、滚筒、大体操球等活动的支撑面上。一般先在稳定的支撑面上，后在活动的支撑面上。为增加难度，可在训练中增加上肢、下肢和躯干的扭动等。

总之，平衡功能训练要在监护下，先将患者被动地向各个方向移动到失衡或接近失衡的点上，然后让其自行返回中位或平衡的位置上。训练中要注意从前面、后面、侧面或在对角线的方向上推或拉患者，使其达到或接近失衡点；要密切监控以防出现意外，但又不能扶持患者，否则患者因无需做出反应而失去效果；但一定要让患者有安全感。在注意安全性的前提下，因人而异，循序渐进，逐渐增加训练的难度和复杂性，逐步改善平衡和协调功能。

4. 物理因子治疗

神经肌肉电刺激疗法(neuromuscular electrical stimulation, NMES)是应用低频脉冲电流刺激肌肉使其收缩，以恢复其运动功能的方法。肌肉受电刺激收缩后，肌纤维增粗、肌肉的体积和重量增加、肌肉内毛细血管变丰富、琥珀酸脱氢酶和三磷酸腺苷酶(ATPase)等有氧代谢酶增多并活跃、慢肌纤维增多，并出现快肌纤维向慢肌纤维特征转变的现象。1982年，美国FDA正式宣布NMES用于下列三种情况是安全、有效的：① 治疗失用性肌萎缩；② 增加和维持关节活动度；③ 肌肉再学习和易化作用。此外，NMES还有生理治疗作用：① 减轻肌肉痉挛；② 促进失神经支配肌肉的恢复；③ 强壮健康肌肉；④ 替代矫形器或肢体和器官已丧失的功能。

调整频率、脉宽、强度、作用时间等，NMES可以达到较少疲劳和最优力学输出的目的，并且保证患者的安全。刺激频率被定义为刺激过程每秒中产生的脉冲数，通常20～50 Hz。不同波形的波宽计算方法不一致。对脉冲列来说,波宽又称脉冲宽度(pulse duration);对双相波来说,波宽由正负相位宽度(phase duration)组成。对脉冲群来说,每个脉冲群持续的时间就是脉冲群宽度。理想的脉冲宽度为$200\sim400\ \mu s$。另一个对肌肉收缩和疲劳都起重要作用的参数是刺激强度/幅值,通常指刺激电流值,以毫安(mA)为单位,刺激强度越高,电极所影响的去极化程度越大。对被刺激的肌肉以及所应用的刺激参数和刺激目的,采用的 NMES 的剂量通常有很大的不同,从每次刺激 30 min,每天 1 次,到每次刺激 1 h,每天 3 次不等,治疗的总体时间可从 2 周到 3 个月。

5. 作业疗法

作业疗法治疗的重点是对患者进行感觉运动功能、认知综合功能、日常生活活动、娱乐活动以及就业前进行训练,从而达到身体功能、心理社会功能和生活能力的康复,重返社会。对于肌少症患者,可以采用主动助力运动、主动运动和抗阻运动,可采用等长收缩或等张收缩模式,以达到增加肌力、改善功能的目的。① 抗阻等张运动:如抗阻的斜面磨砂板;② 主动等张练习:如使用锤子训练上肢肌力,使用橡皮泥训练手的力量;③ 主动助力练习:如上肢借悬吊带进行一些活动,此种活动主要是等张收缩形式;④ 被动牵拉:可增加关节活动度;⑤ 主动牵拉:利用主动肌的力量牵拉拮抗肌;⑥ 无抗阻的等张练习;⑦ 抗阻等长练习:任何需要保持姿势的动作均作为此种练习,如抬高上肢绘画;⑧ 神经肌肉控制练习等。

6. 中国传统健身运动

Akune 等研究发现,有运动习惯的中年人肌少症的发生率明显降低。因此,建立规律的运动习惯是防治肌少症的重要途径。在我国,采用传统健身运动训练依从性好,有助于建立规律的运动习惯。中国传统健身方法,如太极拳、八段锦、五禽戏、六字诀等越来越受到重视。作者单位的研究发现,八段锦训练不仅可明显增强左右膝关节屈伸肌群的肌力,而且能明显增加代表整个下肢肌肉力量和耐力的CS-30 测试的"起-坐"动作频次。因此,八段锦锻炼可以有效防治肌少症。

(安丙辰　梁贞文)

第六节　老年衰弱综合征康复

衰弱(frailty)是一种状态,是一种老年衰弱综合征(以下简称"衰弱"),是近年来国际老年医学研究的热点内容。随着老年人口急速增加,衰弱的发生率逐年攀升,其中高龄老人是衰弱的高发群体。衰弱不仅会增加老年人不良临床结局和老年综合征的发生风险,还会降低自理能力,影响生活质量和健康寿命,增加家庭和社会的医疗照顾负担。有研究表明,衰弱是失能的强预测因子,我国老年人的失能率从 75 岁开始明显增加。目前,衰弱已经成为严重的公共卫生问题,并会随着老龄化的加重而进一步加重。

2020 年,国际衰弱和肌肉减少症研究协会(International Conference of Frailty and Sarcopenia Research,ICFSR)制定了《衰弱患者在初级保健中的筛查和管理指南》,为初级保健机构、工作者提供了衰弱的"筛查-转诊-管理"治疗意见及三级预防策略。

一、概述

1. 定义

美国老年学会对衰弱的定义:衰弱是老年人因生理储备下降而出现抗应激能力减退的非特异性状态,涉及多系统的生理学变化,包括神经肌肉系统、代谢及免疫系统改变,这种状态增加了死亡、失能、谵妄及跌倒等负性事件的风险。

2. 流行病学

一项荟萃分析显示,衰弱在社区老年人群中的发生率为 4.0%～17%(平均 9.9%)。80 岁以上老年人衰弱的比例高于 20%,90 岁以上老年人衰弱的比例则高达 30%～40%。我国台湾地区的研究显示,社区老年人衰弱的患病率为 4.9%～14.9%。我国大陆地区的一项荟萃分析显示,65～74 岁老年人衰弱的患病率为 12.2%,75～84 岁为 33.2%,85 岁及以上为 46.8%。

3. 发病机制

衰弱的病理生理机制目前仍未明确,可能的机制包括氧化应激、DNA 修复功能障碍、慢性炎症、细胞衰老、内分泌功能障碍和线粒体损伤等。总之,衰弱的发生是多因素共同作用的结果,包括生理因素(炎症、内分泌因子不足、微量营养素缺乏)、临床疾病(共病、慢病、多重用药、认知受损、抑郁、肥胖等)、生活方式(低体力活动、蛋白质摄入不足等)、社会人口学因素(高龄、女性、贫困、独居、低教育程度等)。其中,增龄导致各器官组织的生理储备能力下降,并与上述因素共同作用,致使机体发生能量代谢改变、应激系统受损、神经功能性退化、激素水平下降,最终导致衰弱。

严重衰弱可导致老年人生活自理能力显著下降,此时如不进行干预,将导致卧床不起,进一步加快肌肉和骨质流失,引发一系列并发症等。长期卧床能加速衰弱的进展,而衰弱状态加重则会进一步延长卧床时间,二者间形成恶性循环,不仅增加衰弱不良预后的发生风险,还会导致血栓栓塞、坠积性肺炎、褥疮、多脏器衰竭等。

表 7-6-1 总结了衰弱的相关危险因素、炎症衰老机制、攻击靶器官、衰弱表型的表现,以及不良预后。

表 7-6-1　衰弱的相关问题

相 关 问 题	具 体 表 现
危险因素	衰老、遗传、生活方式、疾病、外界环境
炎症衰老	细胞因子、慢性巨细胞病毒感染(免疫/炎症途径激活)
靶器官	肌肉骨骼、内分泌、心血管、血液
衰弱表型	肌力减退、体重减轻、疲乏、运动减少、行动迟缓
不良预后	跌倒、失能、依赖性增强、死亡

4. 衰弱的临床表现

衰弱的老年人身体机能和脏器生理储备下降,常表现为体重下降、行动迟缓、肌力下降、疲乏感、运动量下降五个方面。

衰弱不等同于衰老,衰老是单向的不可避免的机体正常退化过程,而衰弱是正常老化过程中受疾病或生活方式的影响,导致额外的机体功能下降,早期是可逆的,晚期如不干预可发展成不可逆状态。

衰弱也不能等同于虚弱,两者的区别如表 7-6-2 所示。

表 7-6-2　衰弱与虚弱的概念区别

项　目	衰　弱	虚弱老年人
定义范围	特指,是一个重要的老年综合征	泛指
诊断标准	Fried 衰弱诊断标准 5 项中≥3 项	(1) 年龄≥75 岁,有心身疾病的老年人 (2) 入住医疗、养老机构的老年人 (3) 日常生活活动受损的老年人
预后	极易发生跌倒等临床事件	不一定

总之,衰弱是一个多维度的概念,包括躯体衰弱、认知衰弱、社会衰弱,三者间相互影响。衰弱和失能、共病之间存在重叠,多数衰弱患者会逐渐发展为失能状态,共病患者容易发生衰弱和失能,本节所述的衰弱及其运动干预主要是躯体方面的衰弱。衰弱的临床表现通常是非特异性的,如难以解释的体重下降、疲劳乏力、不愿活动、肌力减退、行动能力下降、谵妄、厌食、反复感染等。

二、诊断与评估

(一) 诊断与筛查

由于衰弱涉及生理、心理、社会诸多因素,而衰弱需要及时识别及早期干预。虽然对于衰弱的诊断目前尚无"金标准",且对衰弱的评估方法不同,其报道的患病率也不一致。但衰弱是人体内多个系统生理功能和储备的进行性下降,不仅可使老人面对应激时脆弱性增加、发生失能、功能下降或住院和死亡的风险增加,还可导致老年人对长期照护的需求和医疗费用增加。因而,利用量化工具进行评估是当前的主要方法。

衰弱的量化评估工具研发成功是衰弱研究的一个突破。已经陆续研究成功并投入运用的工具中,衰弱筛查量表完全基于患者的自我陈述,不需任何测量工具,简单、方便、易行,可用于衰弱的初筛。该量表是国际老年营养和保健学会及骨质疏松研究中基于衰弱表型并加以简化而制定的,其评估方法和评分标准如表 7-6-3 所示。

表 7-6-3　衰弱筛查量表

指　标	问　　题
疲乏	在过去 4 周内,是否经常感觉疲乏?
低抵抗力	若中途不休息或在没有使用助行用品帮助下爬 10 层楼梯,是否感到困难?
低移动能力	没有助行用品的协助下步行 500~600 m,是否感到困难?
不明原因体重下降	在过去 1 个月内,体重是否减轻≥5%? 患有多种疾病:是否诊断 5 种或 5 种以上的疾病?

评分标准:回答是:1 分,否:0 分,总分:5 分。
衰弱:3~5 分,衰弱前期:1~2 分,无衰弱:0 分。

(二) 衰弱评定

目前关于衰弱的评定方法,国际公认的有 Fried 等提出的衰弱表型和 Rockwood 等提出的衰弱指数。其他的评定有简易体能状况量表(SPPB)、爱特蒙特衰弱量表(Edmonton frail scale, EFS)等。

1. Fried 评定法

在衰弱表型中,Fried 等提出了 5 项主要表现:疲乏、体力活动下降、握力差、步速慢、体重下降,总分 5 分。评估时应满足以下 5 条中的 3 条:① 不明原因体重下降;② 疲劳感;③ 无力;④ 行走速度下降;⑤ 躯体活动降低。具有 1 条或 2 条的状态定义为衰弱前期,而把没有以上条件的人群定义为无衰弱的健壮老人(见表 7-6-4)。

衰弱表型评估是目前应用最广泛的评估方法,其中步速慢是反映预后不良的最佳预测指标。但该评估工具的缺点是不适用于认知功能障碍及精神心理疾病的老人。此外,若机体功能受损或处于急性期,握力和步速则不能真实反映实际情况,因此该评估方法应用受到限制。

表 7 - 6 - 4　Fried 衰弱评估量表

序号	项 目	男 性	女 性
1	体重下降:过去一年中,意外出现体重下降>10 磅(4.5 kg)或>5%体重		
2	行走时间(4.57 m)	≥7 s(身高≤173 cm) ≥6 s(身高>173 cm)	≥7 s(身高≤159 cm) ≥6 s(身高>159 cm)
3	握力	≤29 kg(BMI≤24.0 kg/m²) ≤30 kg(BMI 24.1~26.0 kg/m²) ≤30 kg(BMI≤26.1~28.0 kg/m²) ≤32 kg(BMI>28.0 kg/m²)	≤17 kg(BMI≤23.0 kg/m²) ≤17.3 kg(BMI 23.1~26.0 kg/m²) ≤18 kg(BMI≤26.1~29.0 kg/m²) ≤21 kg(BMI>29.0 kg/m²)
4	体力活动(MLTA)	<383 kcal/周(约散步 2.5 h)	<270 kcal/周(约散步 2 h)
5	疲乏	CES-D 的任何一个问题得分 2~3 分 您过去的 1 周内以下现象发生了几天? (1) 我感觉自己做每一件事都需要经过努力 (2) 我不能向前走 0分:<1 d;1 分:1~2 d;2 分:3~4 d;3 分:>4 d	

注:BMI:体质指数;MLTA:明达休闲时间活动问卷;CES-D:流行病学调查用抑郁自评量表;散步 60 min 约消耗 150 kcal能量

评分标准:具备表中 5 条中 3 条以上被诊断为衰弱综合征;不足 3 条为衰弱前期,0 条为无衰弱的健康老人

2. 衰弱指数

(1) 衰弱指数(frailty index, FI):是基于健康缺陷理论上发展来的缺陷累积的评定方法,其变量包括躯体、功能、心理及社会等多维度健康变量。目前变量尚无统一标准,通常为 30~70 个。如老年综合评估包含的 60 项潜在健康缺陷。此时,无任何健康缺陷的老年人 FI 评分为 0/60=0。同理,假设患者有 24 项健康缺陷,其 FI 评分则为 24/60=0.4。通常认为,FI≥0.25 提示该老年人存在衰弱,FI<0.12 为无衰弱老人。

(2) 简化衰弱指数(AFI):是基于健康累积缺陷概念,涵盖症状、体征、实验室辅助检查、躯体功能等 92 项指标,计算异常指标个数占全部指标个数的比例。计算异常指标数占全部指标数的比例。衰弱:FI>0.25,衰弱前期:FI 为 0.09~0.25,无衰弱:FI≤0.08。现有研究表明,FI 中的评估内容并不全部可以预测衰弱,其可信度和精确度有待考证。AFI 是 FI 的简化,包括 42 项内容:疲劳、认知功能障碍、跌倒和平衡能量、尿失禁等,符合 9 项及以上可诊断为衰弱。

3. 衰弱筛查标准

国际老年营养学会提出的 5 项评定法:① 疲劳感;② 阻力感;③ 自由活动下降;④ 多种疾病共存;⑤ 体重减轻。判定方法与 Fried 标准相同。

4. 其他相关评估方法

(1) 老年综合评估(comprehensive geriatric assessment,CGA):是目前公认的全面评估老年住院患者健康情况的"金标准"。从多学科、多维度评估老年人的健康,从而提供详细的治疗和随诊计划。CGA 通常由内科医师、护士、康复师、治疗师、营养师、临床药师和社会工作者等共同参与。对老年疾病的诊疗及管理有很高的临床应用价值,是识别老年综合征及评估老年人健康状况的可靠实用工具。Jones 等提出的 CGA 衰弱指数(FI-CGA)是基于 CGA 量表构建的,以综合评估衰弱的程度。包括 CGA 的 10 个维度及共病指数。前者又分认知状态、情感、日常生活活动能力、社会功能、营养状态、交流能力、移动能力、平衡力、大便及小便。每一项目采用 3 级评分制,正常计 0 分,轻度计 0.5 分,重度计 1 分,总分 0~10 分。共病指数采用疾病严重程度评价量表进行评估(见表 7-6-5)。该量表结合疾病的严重程度列出 14 种可

能出现的疾病,赋值 0～2 分。统计最后 FI－CGA 得分,等于(缺陷累积积分＋合并疾病指数)/14。根据得分,将衰弱分成 7 级(≤0.23、0.24～0.31、0.32～0.40、0.41～0.48、0.49～0.60、0.61～0.74、≥0.75),数值越大说明衰弱越严重。FI－CGA 有许多优点,包括精神心理方面的评估,应用灵活、方便,精确度也较高。

表 7－6－5　疾病严重程度评价量表

指　标	正常值	1 级	2 级	3 级	4 级
耳温(℃)	36.3～37.3	37.3～37.8	37.9～38.9	39.0～40.0	≥40
脉搏/心率(次/min)	60～90	101～120/51～59	121～140/41～50	141～159/31～40	≥160/≤30
收缩压(mmHg)	90～139	140～159	160～179	180～190/84～89	≥190/＜84
呼吸(次/min)	16～20	21～25	26～35	35～44	＞44/＜12
疾病性质	疾病恢复期	慢性疾病或损伤	急性疾病或损伤	—	—
疼痛程度	无	轻	中	重	剧烈
基础疾病	无	1 项	2 项	3 项	4 项
潜在危险因素	无	无	恶心、呕吐、腹泻、眩晕、视物模糊等		

(2) 简易体能状况量表(SPPB):评分内容是重复坐椅试验、平衡试验、步行速度试验。总分 12 分,得分越低提示衰弱的可能性越大。根据评分,可分为衰弱:0～6 分,衰弱前期 7～9 分,无衰弱:10～12 分。SPPB 简单易行,在临床及实验室中广泛应用,可有效预测病死率、住院率、合并疾病的病情变化。

(3) 骨质疏松性骨折研究(study of osteoporotic fractures, SOF)指数:是 2007 年 Ensrud 等提出的一种简洁的衰弱评估工具。2008 年根据 SOF 数据,进一步提出了较为简便的评定老年女性衰弱的 SOF 指数。评估内容为:体重减轻＞5％、无法 5 次不依靠手臂从椅子上站起、做每件事非常费力;满足以上 3 项标准中的任意 2 项及 2 项以上为衰弱,符合 1 项为衰弱前期。

(4) 爱特蒙特衰弱量表(EFS):由 Rolfson 等提出。EFS 包括 10 项内容,总分 17 分。有 2 项需要操作:画钟试验评估认知功能、起立行走试验评估平衡能力及移动能力。其他项目由医师评估,包括情绪、功能依赖、用药情况、社会支持、营养、对健康的态度、自制力、医药费负担和生活质量。但 EFS 评估至少需要一位专业的医师。REFS 是 EFS 改良版,可由任何一位医师在 10 min 内完成。REFS 由 3 个自评身体状况问题替代了 EFS 中的物理检查。总分 18 分,≤5 分为无衰弱,6～7 分为衰弱前期,8～18 分为衰弱(其中 8～9 分为轻度,10～11 分为中度,12～18 为重度)。REFS 在老年住院患者中的可信度及灵敏度较好,与使用衰弱表型评估效果一致。

(三) 老年跌倒风险评估

衰弱患者的不良结局中,跌倒是一项非常重要的诱发因素。为了防止跌倒,延缓衰弱发展为不可逆状态,有必要针对这一群体,进行跌倒风险预测。跌倒风险的相关评估表如表 7－6－6 至表 7－6－8 所示,可按需选用。

表 7－6－6　老年人跌倒风险评估表

跌　倒　风　险	权重	得分	跌　倒　风　险	权重	得分
运动			睡眠情况		
步态异常/假肢	3		多醒	1	

续　表

跌 倒 风 险	权重	得分	跌 倒 风 险	权重	得分
行走需要辅助设施	3		失眠	1	
行走需要旁人帮助	3		夜游症	1	
跌倒史			用药史		
有跌倒史	2		新药	1	
因跌倒住院	3		心血管药物	1	
精神不稳定状态			降压药	1	
谵妄	3		镇静、催眠药	1	
痴呆	3		戒断治疗	1	
兴奋/行为异常	2		糖尿病用药	1	
意识恍惚	3		抗癫痫药	1	
自控能力			麻醉药	1	
大便/小便失禁	1		其他	1	
频率增加	1		相关病史		
保留导尿	1		精神科疾病	1	
感觉系统			骨质疏松症	1	
视觉受损	1		骨折史	1	
听觉受损	1		低血压	1	
感觉性失语	1		药物/乙醇戒断	1	
其他情况	1		缺氧症	1	
			年龄80岁及以上	3	

评分标准：低危,1~2分;中危,3~9分;低危,≥10分

表 7-6-7　Morse 跌倒风险评估量表

项　　目	评 价 标 准	权重	得分
跌倒史	近三个月内无跌倒史	0	
	近三个月有无跌倒史	25	
超过一个医学诊断	没有	0	
	有	15	
行走辅助	不需要/完全卧床/有专人扶持	0	
	拐杖/手杖/助行器	15	
	依扶家居行走	30	
静脉输液/置管/使用特殊药物	没有	0	
	有	20	
步态	正常/卧床休息/轮椅代步	0	
	虚弱乏力	10	
	平衡失调/不平衡	20	

续　表

项　　目	评　价　标　准	权重	得分
认知状态	了解自己能力,量力而行	0	
	高估自己能力/忘记自己受限制/意识障碍/躁动不安/沟通障碍/睡眠障碍	15	

评分标准:低危,<25分;中危,25~45分;高危>45分

表7-6-8　托马斯跌倒风险评估表(St Thomas's risk assessment tool,STRATIFY)

序　号	项　　目	得　　分	
1	最近一年内或住院中发生过跌倒	否=1	是=2
2	意识欠清、无定向感、躁动不安(任一项)	否=1	是=2
3	主观视觉不佳,影响日常生活能力	否=1	是=2
4	需上厕所(如尿频、腹泻)	否=1	是=2
5	活动无耐力,只能短暂站立,需协助或使用辅助器才可下床	否=1	是=2

总分:_____分

评分标准:总分5分,>2分定义为高危跌倒患者

(四) 抑郁评估

研究表明,衰弱老人多有抑郁状态。表7-6-9为流行病学调查所用的抑郁自评量表(CES-D),由美国国立精神卫生研究所 Sirodff 于1977年编制,原名为流行学研究中心抑郁量表。该量表已较广泛地应

表7-6-9　流行病学调查所用的抑郁自评量表(CES-D)

测量说明:阅读以下各项描述,按过去1周内出现相应情况或感觉的频度评定:
不足1天者为"没有或基本没有",计0分
1~2天"少有",计1分
3~4天"常有",计2分
5~7天"几乎一直有",计3分

1. 我因一些小事而烦恼	11. 我的睡眠不好
2. 我不想吃东西,我胃口不好	12. 我感到不高兴
3. 即使家人和朋友帮助我,我仍然无法摆脱心中苦闷	13. 我比平时说话要少
4. 我觉得不如多数人好	14. 我感到孤单
5. 我在做事时无法集中注意力	15. 我觉得人们对我不太友好
6. 我感到情绪低落	16. 我觉得生活没有意思
7. 我感到做任何事都很费力	17. 我曾哭泣
8. 我感到前途没有希望	18. 我感到忧愁
9. 我觉得我的生活是失败的	19. 我感到人们不喜欢我
10. 我感到害怕	20. 我觉得我无法继续我的生活

计分:将20项得分相加,<10分表示无抑郁症状;10~15分表示出现抑郁状态;20分以上表示较明显的抑郁状态,建议向专业心理机构进行咨询

必须说明的是,抑郁状态与抑郁症不同。本结果仅表明您在刚过去1周的情况。故请先别担心,抑郁状态是一种很常见的心理状态,而抑郁症的诊断仍需详细了解诱因、病程、泛化程度等诸多因素,可以请专业医生进一步评估诊断

用于流行病学调查,用以筛查有抑郁症状的对象,以便进一步检查确诊;也有人将其用作临床检查,评定抑郁症状的严重程度,供分析时参考,一般 5~7 min 可以完成。与其他抑郁自评量表相比,CES-D 更着重于个体的情绪体验,较少涉及抑郁时的躯体症状。

三、康复干预

我国社区老年人衰弱发生率较高,应加以重视并探索有效方法进行预防和干预。此外,由于衰弱的病因以及病理机制至今不明,因而干预措施在于预防危险因素,以期防治进一步发展。诸多危险因素中,增龄以及遗传因素无法改变,故重点应放在营养以及生活模式、环境等方面。

衰弱的直接后果是跌倒、卧床,以及认知衰弱,为了预防进一步发展,首先从营养管理、预防跌倒以及矫正认知衰弱做起。非药物治疗多学科联合干预更有益于老年衰弱综合征的预防和管理。

1. 营养管理

目前已有的诸多研究证实,衰弱前期或衰弱期的老年人营养状况一般较差,而合理的营养可以改善衰弱。如高能量蛋白质及微量营养元素的摄入可改善衰弱状况,积极补充维生素 D 可改善老年患者肌肉力量、增强免疫力、减少衰弱发生。食用果蔬、保证优质蛋白摄入、坚持地中海饮食、提升乳脂球膜蛋白等摄入可提高衰弱期女性体育锻炼的活力,减轻疲惫感。坚持健康的饮食可使老年人衰弱风险降低,具体营养管理方案请参考相关章节。

2. 运动管理

研究表明,衰弱是一个可逆的动态过程,衰弱期、衰弱前期、非衰弱期三者之间可相互转换,提示在临床工作中可通过衰弱评估工具及早发现衰弱,制订综合干预方案以延缓、改善甚至逆转衰弱状态。

研究显示,机体可能通过运动调节衰弱的相关分子通路,提高骨骼肌系统、心血管系统、呼吸系统和代谢系统的功能,进而改善患者的衰弱状况,如降低氧化损伤、减轻慢性炎症、增强自噬、提高线粒体功能、强化胰岛素样生长因子(IGF-1)信号通路和提高胰岛素敏感性等。多项随机对照临床试验表明,运动可改善衰弱患者的衰弱状态、提高躯体功能水平和认知水平、改善衰弱生物学指标,减少负性临床事件发生。一项探究健康习惯与衰弱关系的队列研究发现,50 岁时拥有健康的生活习惯或之后新养成的健康习惯均能减少衰弱的发生风险,其中包括每周进行 150 min 的中高强度运动,可见运动是衰弱的重要保护因素。具体方法如表 7-6-10 所示。

表 7-6-10　衰弱的运动干预方式

分　期	组　合　干　预　方　式
衰弱前期	全身肌力训练、有氧运动训练:如强化下肢主动运动(功率车抗阻训练)、平衡训练(瑜伽球训练)、太极拳等 双重任务训练(步行+数数等)、认知强化训练、作业训练(虚拟场景训练)、律动台训练、蹦床训练等
衰弱	呼吸训练、下肢主动运动(功率车渐进抗阻)、律动台训练等
衰弱卧床的运动干预方式	弹力带上下肢运动训练、呼吸训练、床上主被动踏车训练、作业疗法等

研究表明,长期持续的运动锻炼可通过预防最大步行时间的减少、步速和握力的降低,提高膝关节的力量及活动度,改善甚至逆转衰弱。在康复医生指导下进行渐进性的下肢力量训练,可改善下肢力量,减少衰弱发生。此外,下肢肌力的改善可以预防衰弱并发症如跌倒的发生等。

运动的干预方式中,律动台训练十分重要。该项训练不仅仅可以预防跌倒与骨质疏松,而且有研究表明可以预防认知功能的下降。

总之,在社区工作中,应尽可能早期识别衰弱以及衰弱前期的患者,加强患者以及患者家庭的教育,指导老年人结合自身功能状况,制订并进行适度的有氧运动。

3. 防止跌倒

已知跌倒与诸多危险因素相关,其中下肢肌力低下、平衡功能、认知功能障碍有直接关系。平衡功能是重点,设计一些家庭方便实施的平衡功能训练法,例如瑜伽球、蹦床等,可以有效改善易于跌倒的倾向。

四、社区管理

1. 用药

老年人往往合并多种基础病,用药多,需要结合整体情况重新梳理用药方案。制订个体化、最小剂量的临床治疗策略对住院患者和非住院患者都有益处。另外,有研究指出,手术治疗、激素替代治疗不能改善衰弱。

2. 综合防治管理

CGA 管理模式和干预措施相结合,可减少老年衰弱患者的不良结果。除外年龄,较多的危险因素通过多方面的综合防治,可减轻或逆转衰弱,故重在早期识别、早期预防。

随着社会老龄化的加剧,老年衰弱综合征日益受到重视。目前尚需要大量的前瞻性研究评价衰弱评估工具的特点,筛选出更适合老年住院患者、居家或护理院老人及不同疾病所需的衰弱评估工具,及早进行康复干预,使衰弱患者及其家庭乃至整个社会获益。

（盛　飞）

第七节　产后康复

一、压力性尿失禁

(一) 概述

1. 定义

由于腹压突然增加而导致尿液不自主流出,且该症状不由逼尿肌收缩或膀胱壁对尿液的压力引起即为压力性尿失禁。该病好发于女性,经产妇以及围绝经期、绝经后高龄女性是高发人群,青少年相对少见。症状表现为咳嗽、喷嚏、大笑等腹压增加时不自主溢尿。新近的流行病学调查显示,近 50% 的成年女性可能出现压力性尿失禁,随着人口老龄化,其发病率呈上升趋势。

2. 压力性尿失禁的分度

(1) 主观分度。① 轻度尿失禁:尿失禁只发生在剧烈压力下,如咳嗽、打喷嚏或慢跑;② 中度尿失禁:尿失禁发生在中度压力下,如快速运动或者上下楼梯;③ 重度尿失禁:尿失禁发生在轻度压力下,如站立时,但患者在仰卧位时可控制尿液。

(2) 客观分度。以尿垫试验为基准,可行 24 h 尿垫、3 h 尿垫以及 1 h 尿垫试验,因 24 h 尿垫和 3 h 尿垫试验受环境、时间及患者依从性影响较大,目前较推荐的是 1 h 尿垫试验。以 1 h 尿垫试验为依据的分度如下。① 轻度:1 h 尿垫尿试验<2 g;② 中度:1 h 尿垫试验 2～10 g;③ 重度:1 h 尿垫试验 10～50 g;④ 极重度:1 h 尿垫试验>50 g。

3. 尿失禁的病因

压力性尿失禁分为解剖型和尿道括约肌障碍型。其中90%以上为解剖型压力性尿失禁,尿道括约肌障碍型压力性尿失禁约占10%,与先天性缺陷有关。压力性尿失禁的病因较为复杂,主要病因是妊娠与阴道分娩,其次是妇科、尿道及盆底手术,其他可能的危险因素包括肥胖、内科合并症以及慢性咳嗽、吸烟、慢性便秘等生活方式。

(二) 评估

1. 压力性尿失禁的基本评估

压力性尿失禁的诊断包括一般检查和深入辅助检查。患者的体检发现一定要与患者的病史相结合才能做出正确判断。基本评估包括病史、体格检查、咳嗽压力试验、测量排尿后剩余尿量以及 24 h 排尿日志等。

1) 病史

(1) 症状:首先应确定患者漏尿症状的频率、漏尿的量、会引发漏尿的因素、改善或加重漏尿的因素、有无持续性漏尿现象、有无排尿困难的表现等。有部分患者在性交过程中有尿失禁现象,但羞于与医生交流与性功能相关的症状,医生应该注意评估包括性功能在内的所有盆底功能障碍疾病情况。

(2) 全身疾病:详细地搜集患者的病史可能会发现对尿失禁有直接影响的全身疾病。例如血糖控制不好会引起渗透性利尿,周围水肿组织的液体进入血管引起尿量增加,从而造成尿失禁。另外,慢性咳嗽也会引起压力性尿失禁。

(3) 既往史:应包括患者的妇科及产科病史,例如有无产程延长、产伤、器械助产、巨大儿分娩史、梗阻性分娩中转剖宫产史等,还应询问肠道功能的变化、既往对尿失禁的治疗方法等。

如果患者在腹压增加的情况下出现尿失禁,并不伴有尿频、尿急和急迫性尿失禁的症状,即可诊断为压力性尿失禁。尿失禁的病史是压力性尿失禁诊断的要点之一。

2) 体格检查

(1) 全身检查:需要对包括与尿失禁相关及可能影响下尿路功能的全身疾病进行检查。例如:腹部触诊有无下腹部压痛和胀满等尿潴留体征;耻骨上叩诊,了解膀胱的充盈程度等。

(2) 盆腔检查:明确患者有无盆腔包块、盆腔脏器脱垂及阴道萎缩。还应明确患者阴道前、后壁有无膨出及膨出程度,有无子宫脱垂、阴道穹膨出及其程度,是否存在阴道萎缩、小肠疝、会阴体薄弱等。阴道检查和直肠检查时还要用手指触摸盆底肌肉,感应肌肉是否对称和有力。盆腔脏器脱垂(pelvic organ prolapse quantitation,POP‐Q)分期法如表 7‐7‐1 所示。

表 7‐7‐1　盆腔脏器脱垂(POP‐Q)分期法

分　度	内　容　描　述
0	无脱垂,Aa、Ap、Ba、Bp 均在 −3 cm 处,C、D 两点在阴道总长度和(阴道总长度 −2 cm)之间
Ⅰ	脱垂最远端在处女膜平面上>1 cm
Ⅱ	脱垂最远端在处女膜平面上<1 cm
Ⅲ	脱垂最远端超过处女膜平面>1 cm,但<(阴道总长度 −2 cm)
Ⅳ	下生殖道完全外翻,脱垂最远端即子宫颈或阴道残端脱垂超过(阴道总长度 −2 cm)

注:POP‐Q 分期应在向下用力屏气时,以脱垂完全呈现出来的最远端部位计算。针对每个个体先用 3×3 量化表描述后再进行分期。为补偿阴道的延伸性及内在测量上的误差,在 0 和Ⅳ度中,阴道全长允许有 2 cm 误差。

（3）其他检查：如表7-7-2所示。

表7-7-2 压力性尿失禁的其他体格检查方法

试验名称	检 查 方 法
压力试验	在患者感觉膀胱充盈的情况下进行检查。取膀胱截石位，嘱患者连续用力咳嗽数次，观察尿道口有无漏尿现象。有则说明压力试验阳性；如果仰卧时没有漏尿，再嘱患者两脚分开与肩同宽站立，反复咳嗽几次，观察有无漏尿 压力试验是压力性尿失禁的初筛试验，虽然是一个简单可靠的诊断手段，但不能鉴别压力性尿失禁与急迫性尿失禁；也不能判断尿失禁的严重程度
指压试验	压力试验阳性时应行指压试验，也称膀胱颈抬高试验。将中指和示指伸入阴道，分开两指置于后尿道的两侧，注意勿将两指压在尿道上；将膀胱颈向前上推顶，尿道旁组织同时被托起，尿道随之上升，从而恢复尿道和膀胱的正常角度。试验前，嘱患者用力咳嗽，观察尿道口是否溢尿；试验时，嘱患者连续用力咳嗽，再次观察尿道口是否溢尿。如果试验前咳嗽时溢尿，试验时咳嗽不再溢尿，则称为指压试验阳性，提示压力性尿失禁的可能性大
尿垫试验	指咳嗽-漏尿试验无遗尿时需进行尿垫试验。嘱患者在一定的时间内做一系列规定动作，测量患者活动前后卫生巾的重量，计算漏尿量，进而评估患者失禁的严重程度。由于不同动作引起的漏尿程度不同，所以国际尿控协会制定了尿垫试验的规范方法以便对世界范围内的研究资料进行比较

3）尿常规检查以及残余尿测定

（1）尿常规检查：目的是排除泌尿系统感染、血尿和代谢异常。如果显微镜下检查和培养证实存在尿路感染，需要观察尿失禁症状是否可因尿路感染的治愈而得以改善。有时单纯的尿路感染会引起或加重尿失禁。

（2）残余尿测定：膀胱排空不全可引起尿失禁。排空后残余尿量大的患者由于剩余尿液占据膀胱体积，膀胱的功能储尿容量发生下降。膀胱是通过频繁、近乎完全排空防止感染的。因此，不流动的残余尿液通过尿道括约肌引起压力性尿失禁。一般残余尿量<50 ml为正常，>200 ml为不正常。

4）辅助检查

辅助检查主要指超声检查等。超声检查是压力性尿失禁的诊断方法之一，可对下尿路的形态及动态变化进行评价。超声检查无创、价廉、患者易耐受，能够代替放射检查。活动度>1 cm为解剖缺陷，是压力性尿失禁的诊断指标。咳嗽时，尿道近端呈漏斗型是压力性尿失禁的典型表现。阴道口超声测量患者静息及收缩盆底、咳嗽、腹部加压时，膀胱颈与耻骨联合下缘线之间的距离（H）及尿道膀胱后角（B）这些参数的变化，尤其是观察运动过程中数值的变化可以评估盆底肌肉的反应能力及结缔组织对盆腔器官的支撑程度。

2.盆底肌力评估

临床上常见的盆底筛查方式是阴道指诊和盆底肌电评估，后者评估精准。

（1）盆底肌电评估：通过皮肤表面电极采集肌肉运动电位，经数字化、信号放大、滤波处理后，进一步信号校正、平滑、综合和均方根计算，是一种精准、自动抗干扰的评估方式。盆底肌电评估可以相对客观、准确地记录盆底肌力状况，可以作为盆底治疗前后的依据进行参考，个性化制订治疗方案、评估治疗效果，图7-7-1是盆底肌肌力评估报告。通过盆底肌电筛查，了解静息肌张力，Ⅰ类肌（慢肌）的疲劳度、肌力、稳定性，Ⅱ类肌（快肌）的肌力、反应时间、放松时间等。

（2）阴道指诊：通过阴道指诊，评估患者的盆底肌肌力，需要有经验的医师，通过局部加压或令患者摒气收缩盆底肌群，来感受局部静息时肌张力与用力收缩肛门时局部肌张力（硬度）。

阶 段 名 称	参数名称	测试值(盆底/腹肌)	参考值	分项得分
前静息阶段	平均值	4.4↑0.5	<4 μV	72
	变异性	0.25↑	<0.2	
快肌(Ⅱ类纤维)阶段	最大值	20.2↓/1.6	>40 μV	42
	上升时间	0.66↑	<0.5 s	
	恢复时间	1.13↑	<0.5 s	
慢肌(Ⅰ类纤维)阶段	平均值	19.1↓/1.5	>35 μV	53
	变异性	0.27↑	<0.2	
耐力测试阶段	平均值	13.1↓/1.9	>30 μV	55
	变异性	0.31↑	<0.2	
	后前10秒比值	0.80	0.8~1.2	
后静息阶段	平均值	3.6/0.4	<4 μV	84
	变异性	0.13	<0.2	
总得分		—	—	55.0

腹肌参与度：11.02%

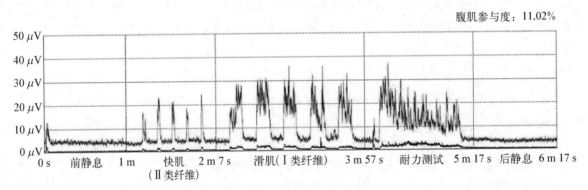

图7-7-1　盆底表面肌电图

(三) 治疗方法

1. 保守治疗

保守治疗是压力性尿失禁的主要治疗方法,主要用于轻、中度患者,也可以作为手术治疗前后的辅助治疗。压力性尿失禁的保守治疗方法主要包括生活方式干预、盆底肌肉锻炼、盆底电磁刺激、膀胱训练、子宫托等。

(1) 生活方式干预：主要包括戒烟、减轻体重、禁饮含咖啡因的饮料、生活起居规律、避免强体力劳动和避免参加增加腹压的体育活动等。

(2) 盆底肌肉锻炼：又称凯格尔运动(Kegel),主要是通过持续收缩盆底肌(提肛运动)2~6 s,松弛休息 2~6 s,如此反复10~15次。每天训练3~8次,持续6~8周为1个疗程。主动盆底肌锻炼应贯穿在尿失禁的整个康复治疗过程中,但不主张进行大运动量练习,易造成盆底肌过度劳累而加重尿失禁症状;多次练习,每次以不劳累为准;在整个治疗过程中应动态评估尿失禁症状,及时调整治疗方案,最重要的是不能过早放弃。盆底肌训练以居家自行训练为宜,但需要做好宣教以及随访。家庭训练指导如表7-7-3所示。

表7-7-3 家庭训练指导

训练内容	训练方法
盆底肌位置	盆底肌是环绕在阴道和肛门周围的肌肉群。指导患者发现和确认盆底肌,可在排尿时尝试憋住流动中的尿液,中断尿流,则可找到盆底肌,应该注意此方法不可用于锻炼盆底肌
收缩盆底肌	排空膀胱,选择舒适体位:可平卧、坐或站立(妊娠期因子宫增大,使用平卧位),收缩盆底肌时应感觉到收缩和上提,保持收缩,收缩时腹部、大腿和臀部肌肉放松,保持呼吸顺畅,不要刻意屏气
放松盆底肌	每次收缩前应先放松盆底肌,感觉到盆底肌下降和伸展;然后深呼吸并充分放松,为下一次收缩做好准备
慢肌训练	有助于维持盆腔脏器的正常位置,对改善尿失禁、大便失禁及提高性生活舒适度有很好的帮助。值得注意的是,在做收紧和向上提时,一定要保持身体其他部位的放松,不收紧腹部、大腿和臀部,不屏气。配合拱桥动作可增加其效果。收缩并保持5~10 s,放松5~10 s,然后再收紧,每组重复10~15次,每天3组
快肌训练	有助于让盆底肌抵抗突然增加的腹压,如咳嗽、打喷嚏,从而达到治疗尿失禁的效果。在做收紧和向上提时,同样要注意保持身体其他部位的放松,不收紧腹部、大腿和臀部,不屏气。快速抬高盆底肌收缩1 s,放松肌肉休息10 s,每组重复10次,每天3组。也可配合时间录制提示音训练,可使患者更易于坚持完成锻炼

(3)生物反馈训练:盆底肌肉生物反馈训练本质是一种运动感觉的再学习方法,反馈方法是置入阴道内电极使患者感应肌肉压力变化,采用模拟的声音信号或者视觉信号反馈提示正常和异常的盆底肌肉活动状态,帮助患者或医生了解盆底锻炼的正确性,从而达到有效的盆底锻炼效果。

(4)盆底电磁刺激:目前用于临床的神经肌肉刺激设备能产生脉冲式超低频磁场,有固定式和便携式两种。盆底电磁刺激每次20 min,每周2次,6周为1个疗程。治疗3个月后有效率可达50%,尿失禁的量和生活质量评分均明显改善。有资料表明,盆底电磁场刺激后盆底肌肉最大收缩压的改变程度高于盆底肌肉锻炼。

(5)膀胱训练:指预设排尿时间并逐渐调整排尿间隔。主要目的是纠正尿频的不良习惯,控制膀胱过度活动,延长排尿间隔,增加膀胱容量,降低漏尿量,增加患者对膀胱控制的信心。正常日间两次排尿间隔时间为2~4 h,在膀胱达到正常充盈时应抑制排尿愿望,延迟排尿时间。主要目的是增加排尿间隔和减少患者漏尿次数,让患者规律排尿,有强烈排尿意愿时再去排尿,通过寻求帮助和强化形成自己的排尿习惯,可明显减少漏尿次数。对于压力性尿失禁者,膀胱训练比子宫托更有助于控制漏尿。

(6)子宫托:美国妇产科协会针对盆腔器官脱垂最广泛使用的类型治疗的B级推荐标准中指出:治疗盆腔器官脱垂的主要目的是缓解症状,临床医生在治疗过程中应优先考虑子宫托而不是手术的方法。其设计目的是为尿道和膀胱颈提供不同程度的支撑,以改善压力性尿失禁的症状,对于配合盆底肌肉锻炼依从性较差或者治疗无效的患者,尤其是不适合手术的患者可考虑使用。

2. 药物治疗

药物治疗其主要作用原理在于增加尿道闭合压,提高尿道关闭功能,以达到控尿的目的,但对膀胱尿道解剖学异常无明显作用,主要适用于轻、中度女性压力性尿失禁患者。目前用于SUI的治疗药物,主要有3种:a肾上腺素受体激动剂、三环抗抑郁药和雌激素补充。

3. 手术治疗

压力性尿失禁的手术方法有100余种,从微创手术到目前使用较多的耻骨后膀胱道悬吊术和阴道无张力尿道中段悬吊带。阴道无张力尿道中段悬吊带术更为微创,在许多发达国家已成为一线手术治疗方法。压力性尿失禁的手术治疗一般在患者生育后进行。

(1)射频治疗:是利用微创技术将电极准确定点地介入到病变部位,在不损伤正常组织的情况下,使病变组织产生高热效应,发生凝固、变性、坏死得以消融而达到治疗目的。利用射频电磁能的振荡发热使膀胱颈和尿道周围局部结缔组织变性,导致胶原沉淀、支撑尿道和膀胱颈的结缔组织挛缩,抬高尿道周围阴道旁结缔组织,恢复并稳定尿道和膀胱颈的正常解剖位置,从而达到解压控尿的目的。该方法可靠、微创、无明显不良反应,但是迄今缺乏该治疗方法的中心研究以及关于该方法的长期随访结果,因此其治疗效果有待进一步观察。

(2)耻骨后膀胱尿道悬吊术:① 缝合膀胱颈旁阴道或阴道周围组织,以提高膀胱尿道交界处;② 缝合至相对结实和持久的结构上,最常见的为缝合至髂耻韧带,即 Cooper 韧带(称 Burch 手术)。Burch 手术目前应用最多,由开腹途径、腹腔镜途径和"缝针法"完成,适用于解剖型压力性尿失禁。手术后一年治愈率为 85%～90%,随着时间推移会稍有下降。

(3)阴道无张力尿道中段悬吊带术(高度推荐):适用于解剖型压力性尿失禁、尿道内括约肌障碍型压力性尿失禁以及合并有急迫性尿失禁的混合性尿失禁。悬吊带术可采用自身筋膜或合成材料。近年来,随着医用合成材料的发展迅速,以聚丙烯材料为主的合成材料悬吊带术已得到全世界普遍认同和广泛应用,术后 1 年治愈率在 90%左右,术后 11 年随诊的治愈率约 70%。

二、产后腹直肌分离

(一)概述

腹直肌分离(diastasis recti abdominis)是指由于腹白线变薄和变宽从而引起腹直肌两侧肌腹相互分离,导致腹壁力量减弱,从而引起一系列功能障碍的疾病。≤2 cm 的腹直肌分离可认为是正常水平,>2 cm 则定义为腹直肌分离。

腹直肌位于腹前壁正中线的两旁,居腹直肌鞘内,为上宽下窄的带形多腹肌,起自耻骨联合和耻骨嵴,向上止于胸骨剑突和第 5～7 肋软骨前面,为腹部核心肌群之一,可以保护腹腔脏器,维持脊柱及骨盆的稳定性,协助呼吸、分娩、排便等。大多数女性在孕晚期都会发生不同程度的腹直肌分离,若不及时治疗,可能导致骨骼肌肉疾病,特别对于产后女性。该病会导致患者体型改变、腹性肥胖、腰背部疼痛和内部脏器下移等,严重危害女性身心健康。

(二)流行病学及病因

腹直肌分离男女均可发生,多见于妊娠或体重剧增人群,尤以产后人群较为常见。研究显示,我国妇女产后 6～8 周腹直肌分离的患病率高达 64.72%,发生率相当高,而巨大儿、双胎妊娠、腹壁薄弱、羊水过多或多次分娩的产妇腹直肌分离发生率更高。

腹直肌分离是由于腹内压力持续性增加而引起的腹直肌间距增大、白线增宽,从而导致部分肌纤维发生断裂,出现不同程度的分离。妊娠期激素变化会使结缔组织弹性改变,随着胎儿增大,使得子宫体积增大、骨盆前倾、腹腔压力变大、腹部肌肉被拉伸、腹部白线变薄;到妊娠后期,腹直肌往两边撑开,离开腹直肌鞘,产生空隙或分离。研究发现,腹直肌分离还与年龄的增长,皮肤、韧带、肌纤维的弹性下降,腹压长期增加(举重、仰卧起坐等)、肥胖、遗传性腹壁薄弱等相关。

(三)临床表现

轻度腹直肌分离对产妇生活并无显著影响,较为严重的腹直肌分离会对产妇形体、脊柱及骨盆稳定性、盆底肌功能、消化功能、呼吸功能等方面产生影响。

(1)产后腹壁松弛和腹性肥胖:产后由于腹直肌分离,腹白线拉伸变宽变薄,在脐孔处最薄弱;当腹压升高时,肚脐常会形成膨出,如同脐疝,严重者可以看到小肠蠕动。同时,产后腹壁脂肪增厚、腹部膨隆,形成腹性肥胖。

（2）下腰背部及骨盆带疼痛：产后腹直肌分离、腹壁张力及弹性下降、腹部肌肉力量减弱、腰骶部承受压力增加，会影响脊柱及骨盆的稳定性，从而引起腰背部及骨盆带疼痛，增加盆腔脏器脱垂风险。

（3）影响呼吸与消化：腹直肌与胸廓相连，腹直肌分离可致膈肌下降、腹腔内脏器膨出，使呼吸功能减弱、肺活量减少、胃肠蠕动减少，容易发生消化不良、便秘等情况。

（四）检查方法

（1）影像学检查：产后腹直肌分离可采取腹部超声、CT、MRI 等方法进行诊断及评估，其中超声测量更为便捷、安全、实时，为首选方法。超声检查时，分别在放松、腹部卷曲、深吸气同时，腹部尽量往脊柱方向回收三种状态下，分别测量脐上 5 cm、脐上 2 cm、脐下 2 cm 处腹直肌之间的距离，测量过程中力度适中，避免引起腹肌收缩影响测量结果（见图 7-7-2）

（2）手法测量：患者取仰卧位，双腿屈髋屈膝，充分露出腹部，身体放松，双手置于身体两侧，嘱患者收缩腹部并进行半仰卧起坐动作，将上身抬起，直至肩膀离开检查床，检查者以右手食指和中指沿腹白线垂直探入腹部进行触诊，分别于脐上、脐部、脐下测量两侧肌肉距离。目前在我国通常认为，分离 2 横指及 2 横指以内为正常范围，3 个测量部位中任意 1 个部位测量超过 2 横指则可诊断为腹直肌分离症。

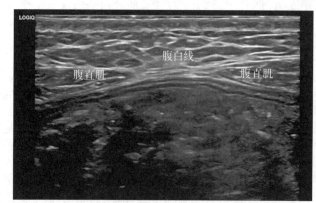

图 7-7-2 腹部超声评估产后腹直肌分离情况

（3）尺侧法：触诊确定脐水平连线与两腹直肌内缘的交点，使用卷尺或卡尺测量两点之间的距离，>2 cm 诊断为腹直肌分离。

在既往研究中，对腹直肌分离测量结果量化标准主要有 Beer 和 Rath 定量分类法，进行具体数值的界定值，具体标准如表 7-7-4 和表 7-7-5 所示。

表 7-7-4 Beer 定量分类法

位　置	腹直肌分离界定值
脐上 3 cm	22 mm
脐下 2 cm	16 mm
剑突处	15 mm

表 7-7-5 Rath 定量分类法

位　置	腹直肌分离界定值	
	<45 岁	>45 岁
脐上（剑突与脐连线中点）	10 mm	15 mm
平脐	27 mm	27 mm
脐下（脐与耻骨连线中点）	9 mm	14 mm

(五) 腹直肌分离的分型

腹直肌分离可根据腹直肌分离与脐的相对位置分为 4 型:① 脐周型:分离范围主要在脐周;② 脐下型:分离范围主要在脐下,脐上未出现腹白线变宽;③ 脐上型:分离范围主要在脐上,脐下未出现腹白线变宽;④ 开放型:脐上、脐周、脐下均出现分离。

(六) 康复治疗

康复治疗目标是降低及恢复腹直肌肌肉损伤,促进腹部及盆底功能恢复,改善形体,提高产妇生活质量。

1. 期待治疗

临床研究发现,妇女产后随着时间推移,腹直肌分离呈现自然恢复趋势,因此对 2~3 cm 的分离可暂不予处理,对于>3 cm 的腹直肌分离一般建议尽早就诊。根据腹直肌分离程度,合理制订治疗方案,积极开展康复训练。早期可使用束腹带,束缚带可改善腹部膨隆状态,但不会使分离的肌肉恢复,使用时也不易过紧,避免增加盆底功能障碍的风险。

2. 物理治疗

(1) 电刺激疗法:临床多采用经皮低频电刺激、电子生物反馈,针对腹部相关肌肉的电生理参数,采用不同频率和脉宽的电刺激,对腹直肌、腹横肌、腹斜肌及腹部其他肌肉进行强化电刺激治疗,使腹部肌肉被动收缩,提高神经肌肉兴奋性,增加腹部肌肉紧张度及弹性,从而促进肌肉形态恢复,治疗为每天 1 次,每次 30 min,10 次为 1 个疗程,每个疗程结束后再次进行评估测量,总疗程为 4~40 个。

(2) 手法治疗:是腹直肌分离治疗的重要手段,根据腹部解剖及生物力学原理为治疗基础,采用肌筋膜治疗手法和触发点治疗手法,对腹部肌肉施加压力进行被动治疗,促进腹部肌肉本体反馈,改善肌肉收缩功能,维持腹部肌群的力学平衡,促进分离的腹直肌恢复。

3. 运动疗法

产后早期建议积极行腹部肌肉功能训练,促进腹直肌分离愈合,剖宫产患者需腹部切口愈合良好的情况下方可进行,避免训练过程中影响伤口愈合。产后腹直肌康复训练主要是以拉伸肌肉、加强腹肌肌力和功能控制,增加核心肌力为主,可同时配合束腹带,有盆腔脏器脱垂风险患者避免使用束腹带。具体训练方法如下:

(1) 呼吸训练:教会患者腹式呼吸(膈式呼吸),主要是通过放松及收缩腹肌,锻炼腹横肌,促进腹直肌分离恢复;而在膈肌收缩与舒张的同时,也可带动骨盆肌肉运动,促进盆底肌放松。还可通过呼吸调节自主神经,减轻产后紧张、焦虑情绪,因此腹式呼吸是产后康复训练中的重要方法。

训练方法:患者取舒适仰卧位、站立位或坐位,全身放松状态,闭嘴经鼻吸气,吸气时将腹部慢慢隆起,呼气时双唇紧缩如吹哨状,4~6 s 内经口将气体缓慢呼出,同时将腹部慢慢收缩,横膈抬高,呼气与吸气的时间比为 2:1 或 3:1,每次训练时间为 5~10 min,每天训练 3 次。

(2) 站姿收腹:患者背对墙面站立,将后脑、肩背部、臀部贴紧墙面,双手自然垂于身体两侧,双脚距离墙根约 30 cm 处,继续呼吸运动,吸气时腹部放松,呼气时尽可能收缩腹部,将腰椎贴向墙面,吸气时还原,10~15 次为一组,重复进行 2~3 组。

(3) 跪姿收腹:取四点跪姿于床面或平软地面,屈髋屈膝各 90°左右,双上肢与床面垂直,双手掌撑于床面,躯干放平,脊柱呈中立位,吸气时腹部放松,呼气时收缩腹部,10~15 次为一组,重复进行 2~3 组。

(4) 跪姿伸腿:取四点跪姿于床面或平软地面,屈髋屈膝各 90°左右,双上肢与床面垂直,双手掌撑于床面,躯干放平,脊柱呈中立位,呼气时一侧下肢缓慢后伸,吸气时不动,再呼气时将下肢缓慢收回,每侧进行 4~6 次,换对侧下肢,再行 4~6 次,双侧交替进行,重复 2~3 组。注意伸腿过程中躯干保持中立位,身体不能偏移。

（5）仰卧抬腿：患者取仰卧位，一侧下肢屈髋屈膝，大腿尽可能贴近腹部，双手抱膝，对侧下肢平放，吸气时不动，呼气时将抱住的下肢向远处蹬出，6～8次为一组，完成一组后对侧下肢重复进行该动作，双侧交替，完成2～3组。注意训练过程中腰椎贴紧床面，不要偏离。

（6）平板支撑：患者取俯卧位，双脚与肩同宽，肘关节和肩关节与身体长轴保持直角，双脚与前臂支撑于地面，注意头颈、躯干、臀部、腿部呈一直线，训练过程中避免抬头、塌腰、抬臀等动作。该运动意在增加核心肌力，但仅适合于腹直肌分离2 cm以内的患者。患者在训练过程中，应注意避免卷腹运动，增加腹直肌分离。

4. 中医治疗

中医电针取穴中脘、下脘、气海、双侧天枢、关门、水道、大横、带脉、足三里、三阴交、太溪诸穴，调节电流至患者感觉腹部肌肉强收缩而不疼痛为宜。每次电针治疗后给予中医推拿，刺激相应穴位，促进新陈代谢，减少脂肪堆积，增加肌肉、筋膜弹性和紧张度，从而加快腹直肌恢复。

5. 手术治疗

手术治疗修复腹直肌分离目前尚存争议。一般认为，对于保守治疗无效、严重功能障碍或存在疝的患者，需要通过外科手术治疗。该手术属于腹壁整形术，手术方法主要包括经典的肌筋膜折叠术和疝修补术，都是通过切除突出的脂肪，将分离的腹直肌进行缝合复位，缺损较大的可进行网片修补。目前随着腔镜技术的发展，该类手术也逐渐发展为微创治疗，以减少患者的创伤。

6. 康复宣教

女性在孕期应合理饮食，在保证营养摄入的情况下避免体重增长过快、胎儿过大，并进行适量的体育锻炼，保持正确的站姿和坐姿，避免骨盆前倾。知晓腹直肌分离的相关知识，学会呼吸训练及核心肌力训练的方法。分娩后，短期内应该避免负重，避免做引起腹压增高的动作，如咳嗽、卷腹运动、用力排便等，可佩戴束缚带，束缚带需松紧适宜，避免过松或过紧，同时可配合相应的运动疗法及物理治疗，促进产后女性的身体结构及形体恢复，提高产妇生活质量。

三、产后乳腺管理

1. 乳腺的解剖结构和生理功能

（1）乳腺的解剖结构：腺位于胸廓前第2～6肋间水平的浅筋膜浅层与深层之间，分为外部结构和内部结构。乳腺外部结构由乳头、乳晕及表面皮肤构成，乳腺的内部结构就像一棵倒着生长的小树或葡萄串，腺体由15～20个腺叶组成，每个腺叶可以分成数个腺小叶，腺小叶由小乳管和腺泡组成，腺泡紧密地排在小乳管周围，开口与小乳管相连。多个小乳管汇集成小叶间乳管，多个小叶间乳管再进一步汇集成单个腺叶的乳腺导管，并以乳头为中心呈放射状排列，于乳晕处汇集，开口于乳头，开口处称为输乳孔。输乳管在乳头处较为狭窄，继之略膨大称为输乳管窦，可储存乳汁。腺叶、腺小叶和腺泡之间有结缔组织间隔，在乳腺小叶之间由纤维组织连成网状纤维束，称为乳房悬韧带，起固定乳腺的作用（见图7-7-3）。

（2）乳腺的生理功能：乳腺是许多内分泌腺的靶器官，其生理活动受雌激素、孕激素、催乳素等激

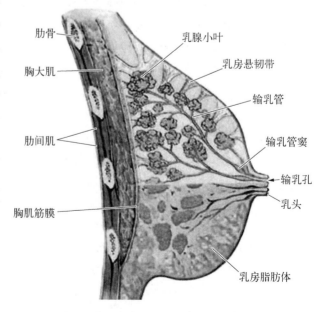

图7-7-3　乳腺的解剖结构

素的影响。在妊娠期和哺乳期，乳腺明显增生，腺管延长，腺泡分泌乳汁；在哺乳期后，乳腺又处于相对静止状态；在绝经后，腺体逐渐萎缩，为脂肪组织所替代。

2. 产后常见的乳腺问题

（1）乳腺肿胀：是产后常见的症状，主要是由于分泌的乳汁存留在乳腺管内，刺激乳腺周围组织，引起乳房内静脉充盈、间质充血和淋巴液潴留，如未能及时有效处理，极易发展为乳腺炎。

（2）急性乳腺炎：是乳腺的急性化脓性感染，常见于产后3～4周，多由于乳汁分泌过多、乳头发育不良、婴儿吸乳少、乳腺管不通畅等原因致使乳汁淤积所致。部分因产妇乳头破裂，细菌沿淋巴管入侵造成急性乳腺炎。

（3）乳汁分泌不足：多与产后母乳喂养不当、产妇自身的乳腺疾病及营养状况、精神压力过大等相关，导致乳汁分泌减少。

（4）乳房下垂：产后各种原因所致乳房离开正常位置，沿胸壁向下移动，使最低点位于乳房下皱襞之下，多由于产后激素水平变化、哺乳时间过长、哺乳姿势不当、锻炼不足等因素所致，严重影响女性形态的曲线美，常给产妇带来生理及心理上的苦恼。

（5）乳腺肿瘤：妊娠期乳腺癌（pregnancy-associated breast cancer，PABC）是指妊娠期间或者产后1年内确诊的原发性乳腺癌，发生率较低；但随着女性怀孕年龄的推迟，这一比例呈上升趋势。

3. 产后乳腺管理

（1）心理干预：产后女性应放松心情，充分休息，保持充足睡眠，避免过度劳累；产前可掌握一定的母乳喂养知识，树立母乳喂养的信心。

（2）营养指导：产后应保持营养均衡，多吃新鲜的蔬菜水果，增加富含优质蛋白质及维生素A的动物性食物及海产品，足量饮水，适当多喝粥、汤，选用碘盐，避免过量摄入高脂肪食物，引起脂肪堆积，导致乳腺管堵塞，阻碍乳汁分泌。

（3）哺乳方式：产后应尽早开始哺乳，WHO建议婴儿应该在出生后半小时内接受母乳喂养，剖宫产产妇也应尽量在24 h内第一次喂奶。哺乳期间应选择大一号文胸，内部垫棉垫，睡姿以仰卧位为佳，避免长期俯卧位或单侧卧位挤压乳腺。每次哺乳前需清洁乳房和双手再行哺乳，哺乳时应双侧乳房轮流喂养，先吃空一侧乳房再吃另一侧乳房，下一次哺乳应从上一次最后吃的那侧乳房开始。哺乳后如尚存乳汁需及时排空乳房，可选择手法排空或吸奶器，使用电动吸奶器时注意避免长时间负压过大，引起乳头皲裂，可先用热毛巾热敷乳房，同时注意吸奶器清洗及消毒。如发生乳汁淤积无法自行排空或乳房肿胀疼痛，需及时前往医院就诊，避免进展为乳腺炎。

（4）手法推拿：哺乳期正确的乳房推拿可促进局部血液循环，疏通输乳管，增加乳汁分泌，促进乳汁排空，减少乳腺炎发生，防止乳房松弛下垂。产妇可至正规医疗机构或产后中心进行推拿，也可自我推拿。具体方法：先清洁乳房及双手，取舒适的仰卧位，推拿前后可热敷乳房，注意热敷温度不可过高，热敷时避开乳头，乳房局部红肿热痛明显时不宜热敷。热敷后可涂抹润滑油或橄榄油轻拍乳房3 min左右，一手托住乳房下方固定，另一只手自外周向乳晕方向顺着乳管方向推拿，双手交替进行，动作轻柔，避免粗暴挤压，损伤乳腺。手法推拿每天2次，每次5 min。

（5）物理因子治疗：包括中频、短波、红外线、超声波、振动、运动等多种治疗方法。① 中频疗法：有消散硬结，改善乳腺局部血液循环，促进炎症吸收，镇痛等作用。② 超短波、短波疗法：超短波波长1～10 m、频率30～300 MHz，短波波长10～100 m、频率3～30 MHz，作用于人体均可产生明显的温热效应，对炎症有突出的治疗作用，可用于急慢性乳腺炎治疗。③ 红外线疗法：可产生温热效应，使血管扩张，血流加速，改善组织血液循环，增强组织营养，具有促进乳腺炎症消散、镇痛的作用，可用于乳腺炎恢复期，如乳房急性红肿痛不可使用，治疗时需佩戴护目镜保护眼部。④ 超声波疗法：有消炎、改善局部乳腺管功能的作用,针对局部硬结、乳汁淤积,具有疏通、扩张乳腺管道,通过细胞水平的微细振动激活乳腺管上皮细胞功能,促使淤乳排出。⑤ 振动疗法:利用小型振动按摩器,按摩硬结局部,可以促使硬结软化,利于淤乳排出。治疗时,可以顺应乳腺管方向进行滑动按摩,每次 5～10 min,每天 2～3 次;每次哺乳后,为防宝宝未能吸吮尽时产生局部淤乳,宜自行按摩,手法排空。⑥ 产后运动:有助于促进产后恢复。乳腺的运动方式以扩胸运动为主,可促进上肢血液及淋巴循环,牵伸胸背部及上肢肌群,增加心肺功能,预防乳房下垂。产后早期以卧位徒手扩胸运动为主,可配合呼吸训练;随着产妇身体恢复,可逐渐过渡至坐位、立位扩胸运动。具体方法如下,伸肘位扩胸运动:取站立位为佳,身体站直,双手自然下垂,双脚微微张开 45°,双上肢放置胸前,双肘曲起向背后伸展,连做 2 次;双臂打开,双肘伸直,双肩持平,向背后伸展,连做 2 次;双肘伸直,上举到头,连做 2 次;每次扩胸时吸气,每组可重复上述运动 10～15 次,每天 2～3 组。

(郝丹丹　张　琳)

第八节　外科疾病术后康复

一、概述

外科问题的物理治疗在我国有文献记载的可以追溯到 20 世纪 50 年代,当时主要是利用红外线照射、超短波治疗等以促进伤口愈合。以后随着各种物理因子相继进入临床应用,许多外科问题也有了更多物理因子治疗的参与。此外,由于骨科疾病都有着功能障碍的问题,而现代康复医学的理念正是聚焦于解决功能障碍问题,因而骨科术后康复是较早提出并日臻成熟,如今骨科术后康复已发展成为常规。

术后加速康复(enhanced recovery after surgery,ERAS)是近年来提出的一种多学科协作下实施的一系列基于循证医学证据优化的临床措施,其核心是以患者为中心,减少手术患者围手术期的创伤应激反应及并发症缩短住院时间,提高患者诊疗体验。最初提出是在胃肠外科应用方面,以期促进胃肠功能的恢复。由于胃肠功能障碍是术后常见的并发症,并不仅限于腹部手术,胸部手术后同样常见。故而近 20 年的发展,ERAS 理念已拓展到肝胆外科、泌尿外科、妇产科、心胸外科等。

二、外科疾病术后常见问题

1. 术后恶心、呕吐

术后恶心、呕吐是胃肠常规手术或腹腔镜手术后常见的胃肠道并发症,高危患者术后恶心、呕吐发生率达 70%～80%,极大地影响了患者的术后恢复,主要原因如下。① 药物作用:手术过程中会使用麻醉药物。麻醉药物代谢过程中可能出现恶心、呕吐的症状。② 进食不当:术后早期,胃肠蠕动没有完全恢复,如果过早进食或者吃一些不容易消化的食物,刺激胃肠道就可能出现恶心、呕吐等情况。③ 如果是肠胃部位的手术,由于手术过程的牵拉刺激,同样可能会引发术后恶心、呕吐的症状。

2. 术后肠麻痹

术后肠麻痹在临床上十分常见,是由于腹部、盆腔等手术原因导致胃肠蠕动功能减退,进而出现腹痛、腹胀、停止排气和排便等肠梗阻症状,不仅会延长术后恢复时间,还可能引起肺部和泌尿系感染、深静脉血栓等多种术后并发症。有研究表明,腹部术后患者均会经历程度不等的胃肠功能障碍阶段,多数患者肠蠕动功能可在术后 2～4 天恢复正常,但仍有少数患者难以自行康复,并进展为术后肠麻痹,甚至进一步发展为动力性肠梗阻,此时必须及时给予合理的干预措施。术后肠麻痹按照发生时相的不同可分为术后早期肠麻痹和延迟性术后肠麻痹。

(1) 术后早期肠麻痹:是指腹部或非腹部手术后,因胃肠道动力改变,不能有效传输胃肠道内容物,以恶心、呕吐、腹胀和排气、排便延迟等为主要临床表现的临床症候群。

(2) 延迟性术后肠麻痹:对其定义尚存争议。文献报道的延迟性术后肠麻痹发生率差异较大,是腹部手术后常见的并发症,可增加术后并发症的发生率,延长住院时间,增加住院费用。目前尚缺乏统一的诊断标准,相关因素方面的临床证据不足。有研究表明,单因素分析显示,BMI 和术后低钾血症与延迟性术后肠麻痹发生相关。多因素 Logistic 回归分析显示,BMI<18.5 kg/m^2 是延迟性术后肠麻痹发生的独立危险因素;当 BMI<18.5 kg/m^2 时,发生术后延迟性肠麻痹的危险性增加。

3. 手术切口脂肪液化

切口脂肪液化是外科和产科常见的并发症,发生率为 8.2%。切口脂肪液化与以下因素相关:基础疾病、腹壁脂肪厚度、使用高频电刀、高龄、术前放化疗、营养不良、糖尿病、妊娠期水肿、羊水污染、术中操作不当等。肥胖是导致产科腹部切口脂肪液化的主要原因,与咳嗽、滞产、贫血及高频电刀的使用也有一定关系。

高频电刀在临床上广泛应用,高龄和肥胖患者的增加使术后切口脂肪液化的发生率呈上升趋势。如处理不当,切口脂肪液化可转化为切口感染,使切口愈合更困难,愈合时间延长。切口脂肪液化直接影响切口正常愈合及患者术后康复,延长患者的住院时间,给患者及家属增加精神上的痛苦和经济上的负担。

切口脂肪液化的临床诊断标准:① 伤口脂肪液化发生在术后 3~7 天,患者多无自觉症状,一般仅在换药时发现切口敷料有黄色渗液,按压时皮下渗液增多;② 切口愈合不良,皮下组织游离,渗液中可见漂浮脂肪滴和游离坏死组织;③ 切口无红、肿、热、痛等炎症表现;④ 渗出液涂片镜检可见大量脂肪滴,细菌培养阴性;⑤ 患者体温及血常规正常。

4. 伤口感染

术后伤口感染也是手术后常见并发症,其发生率各家报道略有不同,通常为 16.67% 左右。与高龄、基础疾病、营养状态、局部换药方式等因素相关。一项手外科研究表明,冲洗清创、皮瓣设计、体位及制动、手术操作、术后引流、环境及营养、术后抗感染治疗等影响到手外伤腹股沟带蒂皮瓣修复术后皮瓣感染及坏死的发生。要降低皮瓣感染坏死的发生率,应在围手术期针对前述影响因素给予妥善处理。

5. 术后胃瘫综合征

术后胃瘫综合征是指腹部手术后胃肠功能紊乱所致的非机械性胃排空延迟。据统计,肿瘤患者术后胃瘫综合征的总发病率为 5%~10%,其中胃大部切除术后胃瘫综合征发病率为 8.5%,胰腺术后则高达 19%~57%。腹部手术后,消化道解剖关系发生改变,神经支配被阻断,手术应激、贲门周围血管离断术时损伤迷走神经胃支、术后胃血供下降等均是并发胃瘫综合征的原因。胃瘫综合征发生后虽不至于危及患者的生命,但延长了住院时间,增加了医疗费用,加重了痛苦。

术后胃瘫综合征的主要特征是胃肠动力障碍,目前临床治疗主要参考《美国胃肠病学杂志》治疗指南推荐的营养支持、调节水电解质平衡等,虽可改善症状,但尚无证据证明可缩短患者的恢复时间,平均恢复时间仍需 4~6 周。因此,康复治疗手段的介入是消化系统肿瘤术后胃瘫综合征治疗的新方向。

胃镜、上消化道造影及核素胃排空试验是本病有价值的诊断方法,其中胃排空延迟是诊断胃轻瘫综合征的必要条件。在成人中,特发性、糖尿病和术后胃轻瘫综合征发生率分别为 36%、29% 和 13%。

6. 胃排空延迟

胃排空延迟,亦称胃潴留。虽然胃轻瘫综合征的诊断必要条件是胃排空延迟,但胃排空延迟与胃瘫综合征是两个概念。胃排空延迟是一种发生原因非常复杂的疾病,主要病因可以分为器质性和功能性两大类型。器质性因素主要包括各种原因导致的幽门梗阻,而功能性因素主要是各种原因导致的胃张力缺乏,主要症状是呕吐不止。一般认为,呕吐出 4～6 h 前吃进去的食物,或者空腹时间超过 8 h 以上而胃内残留量＞200 ml 时,代表存在胃排空延迟问题。患者发生胃排空延迟后,会出现抑郁、焦虑等精神症状,导致自主神经紊乱,从而形成恶性循环,因不能进食致肠内营养不能恢复,最终导致营养不良。

(1) 定义:术后 10 天以后仍不能规律进食,或需胃肠减压者。在排除吻合口狭窄、水肿等机械性因素的前提下,影像学检查发现有胃潴留,且需要再次置胃管,可诊断为胃排空延迟。

(2) 病因:包括功能性胃排空延迟和器质性胃排空延迟。① 功能性胃排空延迟:主要是因为患者的胃张力缺乏导致。其次,进行胃部或者其他腹部手术后出现中枢神经系统疾病或者胃动力障碍、迷走神经切断术、糖尿病并发神经病变等,都可诱发功能性胃排空延迟。其他诱发原因还包括尿毒症、低钾血症、酸中毒、全身或腹腔内感染、低钙血症、剧烈疼痛、严重贫血等,还有些患者服用抗胆碱能药物或者抗精神病药物也可致本病发作。② 器质性胃排空延迟:主要是因为本身有消化性溃疡引起幽门梗阻导致的,其次可能是胃窦部及邻近器官出现肿瘤性疾病压迫、阻塞引起幽门梗阻导致的。

(3) 诊断标准:不同研究机构对胃排空延迟的定义差异很大。目前,国际胰腺外科研究组(international study group of pancreatic surgery, ISGPS)制订的标准已逐渐被广泛接受,定义为通过上消化道造影和(或)内镜检查排除吻合口狭窄、肠梗阻等机械性原因,术后留置胃管＞3 天,或拔除胃管后由于腹胀、呕吐等重新放置胃管,或术后超过 7 天无法固体饮食,并分为 3 个等级。① A 级:留置胃管 4～7 天或术后 4～7 天重置胃管,术后 7～13 天无法耐受固体饮食,伴或不伴呕吐/腹胀。② B 级:留置胃管 8～14 天或术后 8～14 天重置胃管,术后 14～20 天无法耐受固体饮食,伴呕吐/腹胀。③ C 级:留置胃管＞14 天或术后＞14 天重置胃管,术后 21 天无法耐受固体饮食,伴呕吐/腹胀。

(4) 危险因素:术前糖尿病、营养不良及恶性肿瘤是术后恶心、呕吐的主要危险因素。导致术后恶心、呕吐的主要原因有感染,吻合口水肿、漏、梗阻,水和电解质紊乱,多器官衰竭,术后胰腺炎等,或以上几种病理情况同时存在。此外,胃肠道神经元的改变、黏膜内神经丛断裂及消化道激素的变化,将严重影响其在协调胃窦、十二指肠动力方面的作用,亦可导致术后恶心、呕吐的发生。

一项多因素分析表明,年龄≥65 岁、糖尿病、术前血清白蛋白＜35 g/L、术前幽门梗阻、手术方式为开放手术以及手术时间≥180 min 是胃排空延迟的独立危险因素($P<0.05$)。

7. 肠梗阻

任何原因引起的肠内容物通过障碍统称为肠梗阻,是外科常见的急腹症之一,发病率较高且病因较复杂。依据肠梗阻发生的原因而有针对性地采取预防措施是可以有效防止、减少肠梗阻的发生。不同类型的肠梗阻在一定条件下是可以转化的,临床上应严密观察患者病情的动态变化,以针对转化的肠梗阻类型而选择相应的治疗方法,可获得满意的治疗效果。

(1) 危险因素:一项关于评估根治性膀胱切除加尿流改道术后早期并发症风险因素的研究发现,预后营养指数(prognostic nutritional index, PNI)及中性粒细胞/淋巴细胞比值(neutrophil-to-lymphocyte ratio, NLR)可评估患者根治性膀胱切除加尿流改道术后早期并发症发生情况;术前 PNI 和 NLR 的检测,高 NLR、低 PNI 能明显增加术后并发症发生的严重程度;高龄、低 BMI、低 PNI、高 NLR 是术后肠梗阻发生的高危因素;PNI 与 NLR 呈显著负相关性,两者联合应用是较好的预测指标,可用于指导膀胱癌患者术前纠正炎症和全身营养状态,降低术后并发症。

此外,特别需要注意的是发热、扩张肠管最大外径＞3.55 cm、保守治疗时间＞6.5 天是急性粘连性小肠梗阻保守治疗无效的危险因素。故应加强病情观察及评估,及早采取手术治疗可能使存在危险因素的患者获益。

(2) 诊断:① 建议采用多层螺旋 CT 血管造影(CT angiography, CTA),其诊断急性肠梗阻的敏感度、特异度、准确度高于 CT 平扫;② 建议采用粘连性肠梗阻的超声评分系统,可以帮助临床评估粘连性肠梗阻的严重程度,为临床医生制订治疗方案提供影像依据,从而有利于提高治愈率和降低病死率。粘连性肠梗阻的超声评分系统是将肠管缺血性损害,肠管出现绞窄性改变,合并腹内疝、肠扭转和肠套叠等并发症,腹腔血性积液,肠管扩张程度,肠壁增厚伴肠腔缩窄,这 6 项指标纳入超声评分系统。与手术结果对照,超声评分分值越高,则严重程度越重,危险度越高。在这 6 项指标中,超声与 CT 的诊断符合率均较高。

8. 肠粘连

肠粘连是外科经常碰到的手术并发症,是各种原因引起的肠管与肠管之间、肠管与腹膜之间、肠管与腹腔内脏器之间发生的不正常的黏附,常常会出现不全和完全性肠梗阻。患者通常会以腹痛、停止排气、排便、呕吐等症状就诊,因此需要询问患者的病史。例如:患者曾经是否有发作过严重的腹腔炎症,或是有没有做过手术等。

肠粘连的体征是腹部有相对固定的压痛点。除此之外,辅助检查方面可以通过腹部平片,判断是否有液气平面以及做腹部 CT、腹腔镜检查等方式来判断有没有肠梗阻的征象,必要时可行全消化道钡餐检查,查看肠管蠕动过程中,判断肠道是否有不通畅的现象,是否有某一段肠管和腹壁一直是固定的,或者两个肠管之间一直固定于某个位置。可以结合症状体征以及影像如腹部 CT 检查,综合判断是否有肠粘连的可能性。其中,最准确的检查方式是腹腔镜进行腹腔探查,可以直观地判断肠道之间是否有粘连现象。

9. 下肢深静脉血栓

下肢深静脉血栓常发生于四肢骨折以及人工关节置换术后,有报道可达 28.57%。此外,一些妇产科手术以及前列腺手术后亦有报道,并发下肢深静脉血栓者可达 5.53%～31.66%,其他如胆囊炎等腹部手术后亦有不同程度并发可能。

10. 肺栓塞

本病不仅并发于肺部手术后,有报道产科术后并发可达 17.02%。有研究表明,在术后 48、72 h 常规行双下肢超声检查,发现血栓者进一步进行 CT 肺动脉造影,结果有 36.36% 栓塞出现在肺段动脉之上。

11. 压疮

围手术期压疮的发生率高达 14.3%～23.9%。不仅加重患者躯体痛苦,同时也增加其经济负担,通过有效的压疮危险因素评估量表对手术患者不同阶段的风险状况进行客观评估。

12. 肺部感染(坠积性肺炎)

肺部感染在各类术后并发症中较为常见,发生率为 17.39%～32.0%;与老龄、吸烟年限、基础疾病以及手术麻醉方式等因素相关。

13. 泌尿系感染

泌尿系感染也是各类术后常见并发症之一,发生率报道不一,为 16.26%～33.33%;在采取有针对性的护理后,发生率可以大大下降。有报道,妇产科手术后有泌尿系感染者占总人数的 16.26%。

三、康复评估

1. 疼痛评估

术后伤口疼痛、出现腹胀或其他胃肠道症状时均可能伴随疼痛,可采用 VAS 评分,参见本书疼痛章节。

2. 体格检查

腹部术后患者常出现腹胀、胃肠蠕动减弱或消失等症状,需通过视、听、触、叩进行体格检查,了解患者术后伤口张力、腹部张力的变化、腹围、肠鸣音等。另外,还需要评估患者术口的位置、长度,是否留置引流管和行造口;但是在评估操作时需注意无菌操作,必要时需佩戴无菌手套进行,避免造成术口、引流管口感染。

3. 胃肠功能评估

对于术后、危重病患者以及代谢综合征的患者来说，胃肠功能障碍是较为常见的功能障碍，针对所出现的功能问题进行评估和治疗，对患者的疾病恢复有极大的帮助。

（1）存在胃轻瘫综合征的患者可使用胃轻瘫症状指数（gastroparesis cardinal symptom index，GCSI），评估患者过去2周内出现症状的严重程度。GCSI具有良好的信度与效度，可用来评估胃瘫综合征的严重程度及预后的改善程度。将3个亚量表下所属的每个症状均按严重程度记0～5分，最终指数数值为3个亚量表分数的平均分，得分为0～5分，分数越高则症状越严重。

（2）术后肠梗阻：是胃肠道手术后常见的并发症，在最新的专家意见中推荐使用I-FEED评分表作为术后肠梗阻的一种新的评估方法。I-FEED评分表主要针对患者术后的摄入情况、恶心呕吐、体格检查、症状持续时间进行评估，实现从口腔到大肠的全消化道症状的管理。评分标准：0～2分为正常；3～5分为术后胃肠功能不耐受；≥6分为术后胃肠功能紊乱。

4. 活动与参与评估

可采用龙氏图卡评估当前日常生活活动情况。此外，由于术前患者可能因疾病的进展、放化疗、药物等因素出现上下消化道刺激症状、心理和睡眠障碍等一系列问题，可使用胃肠生活质量指数量表（gastrointestinal qality of life index，GIQLI）了解患者术前的生活质量。此量表自评主观感觉，共36个项目，主要包含了上下消化道症状发生的频率、心理状态、日常生活参与水平、睡眠质量、体能状态等方面（见表7-8-1）。

表7-8-1 胃肠道生活质量指数（GIQLI）

请在以下符合处打√，如E.从无√；
积分标准：A：0分，B：1分，C：2分，D：3分，E：4分，所有题目积分相加即为GIQLI评分。

1. 在最近2周内，腹痛发生情况（有否腹痛多或少）	A. 全部时间　B. 多数时间　C. 有时　D. 偶尔　E. 从无
2. 在最近2周内，胃（上腹）饱胀感出现情况	A. 全部时间　B. 多数时间　C. 有时　D. 偶尔　E. 从无
3. 在最近2周内，腹部胀气出现情况	A. 全部时间　B. 多数时间　C. 有时　D. 偶尔　E. 从无
4. 在最近2周内，肛门排气出现频率	A. 全部时间　B. 多数时间　C. 有时　D. 偶尔　E. 从无
5. 在最近2周内，嗳气（胃内气体从口中流出）发生频率	A. 全部时间　B. 多数时间　C. 有时　D. 偶尔　E. 从无
6. 肠鸣音（腹内肠子咕噜声）出现情况：	A. 全部时间　B. 多数时间　C. 有时　D. 偶尔　E. 从无
7. 在最近2周内，大便次数过多发生情况	A. 很明显　B. 明显　C. 中等　D. 少许　E. 无变化
8. 在最近2周内，进食时无良好食欲	A. 全部时间　B. 多数时间　C. 有时　D. 偶尔　E. 从无
9. 在最近2周内，由于疾病原因必须放弃进食某种喜欢的食物	A. 全部时间　B. 多数时间　C. 有时　D. 偶尔　E. 从无
10. 在最近2周内，承受和处理日常生活压力的能力	A. 很差　B. 差　C. 一般　D. 良好　E. 很好
11. 在最近2周内，由于自己生病而感到伤心	A. 全部时间　B. 多数时间　C. 有时　D. 偶尔　E. 从无
12. 在最近2周内，由于自己生病而感到紧张或害怕	A. 全部时间　B. 多数时间　C. 有时　D. 偶尔　E. 从无
13. 在最近2周内，对自己生活感到不满意	A. 全部时间　B. 多数时间　C. 有时　D. 偶尔　E. 从无
14. 在最近2周内，对自己的疾病感到灰心	A. 全部时间　B. 多数时间　C. 有时　D. 偶尔　E. 从无
15. 在最近2周内，感到疲劳	A. 全部时间　B. 多数时间　C. 有时　D. 偶尔　E. 从无

16. 在最近 2 周内,感到不舒服	A. 全部时间　B. 多数时间　C. 有时　D. 偶尔　E. 从无
17. 在最近 2 周内,夜间失眠情况	A. 每夜均有　B. 5～6 夜/周　C. 3～4 夜　D. 1～2 夜　E. 从无
18. 您是否感觉由于疾病使您的外表容貌发生改变(脸色差、消瘦等)	A. 很明显　B. 明显　C. 中等　D. 少许　E. 无变化
19. 体力状况变差情况	A. 很明显　B. 明显　C. 中等　D. 少许　E. 无变化
20. 耐力状况变差情况	A. 很明显　B. 明显　C. 中等　D. 少许　E. 无变化
21. 健康状况变差情况	A. 很明显　B. 明显　C. 中等　D. 少许　E. 无变化
22. 在最近 2 周内,继续从事日常工作(或家务、学习)受影响情况	A. 全部时间　B. 多数时间　C. 有时　D. 偶尔　E. 不受影响
23. 在最近 2 周内,继续从事日常业余活动受影响情况	A. 全部时间　B. 多数时间　C. 有时　D. 偶尔　E. 不受影响
24. 在最近 2 周内,由于治疗而带来烦恼	A. 全部时间　B. 多数时间　C. 有时　D. 偶尔　E. 从无
25. 由于疾病的原因而与您的亲友的关系受到影响	A. 全部时间　B. 多数时间　C. 有时　D. 偶尔　E. 从无
26. 性生活受限制情况	A. 很明显　B. 明显　C. 中等　D. 少许　E. 无变化
27. 在最近 2 周内,反胃(胃内食物或液体从嘴角流出)情况	A. 全部时间　B. 多数时间　C. 有时　D. 偶尔　E. 从无
28. 在最近 2 周内,进食速度受限制	A. 全部时间　B. 多数时间　C. 有时　D. 偶尔　E. 从无
29. 在最近 2 周内,吞咽食物困难	A. 全部时间　B. 多数时间　C. 有时　D. 偶尔　E. 从无
30. 在最近 2 周内,便急发生情况	A. 全部时间　B. 多数时间　C. 有时　D. 偶尔　E. 从无
31. 在最近 2 周内,腹泻发生情况	A. 全部时间　B. 多数时间　C. 有时　D. 偶尔　E. 从无
32. 在最近 2 周内,便秘发生情况	A. 全部时间　B. 多数时间　C. 有时　D. 偶尔　E. 从无
33. 在最近 2 周内,恶心出现情况	A. 全部时间　B. 多数时间　C. 有时　D. 偶尔　E. 从无
34. 在最近 2 周内,便血出现情况	A. 全部时间　B. 多数时间　C. 有时　D. 偶尔　E. 从无
35. 在最近 2 周内,烧心(胃烧灼感)发生情况	A. 全部时间　B. 多数时间　C. 有时　D. 偶尔　E. 从无
36. 在最近 2 周内,大便失禁发生情况	A. 全部时间　B. 多数时间　C. 有时　D. 偶尔　E. 从无

四、康复治疗

(一) 康复治疗原则

早期介入、防治结合、全面干预、加快术后恢复进程。

(二) 常用康复治疗技术

针对上述不同术后问题,可以采取有针对性的各种物理因子治疗、手法治疗、功能训练等。其中内脏松动技术在肿瘤术后的早期康复中可以发挥重要作用。

(1) 高频电疗类:具有较好的消炎作用以及促进组织再生,用于感染伤口,伤口脂肪液化等。

(2) 中频干扰电疗:音频电疗(防治肠粘连)、干扰电疗(以病灶区置于交叉场中心、胃瘫综合征等)、调制中频等。

（3）低频电疗：经耳迷走神经刺激（胃瘫综合征、胃延迟排空）、经皮神经电刺激（穴位刺激治疗恶心呕吐、胃瘫综合征等）、直流脊髓通电疗法（通过调节脊髓节段自主神经达到激活胃肠道功能纠正逆蠕动等目的）等。

（4）光疗类：紫外线（中心重叠法用于感染伤口）、激光（感染伤口、脂肪液化伤口）、红外线（伤口、压疮等）

（5）超声波：肠粘连、压疮、经久不愈的伤口治疗等。

（6）磁疗：伤口液化、延迟愈合、局部疼痛等的治疗，具有良好的消肿、止痛、促进伤口愈合作用。

（7）肌内效贴布：针对伤口延迟愈合或体质极差的患者，可以用弹力贴布，结合局部磁片贴敷，既能防治因咳嗽等动作导致伤口裂开，又有磁疗止痛与促进伤口愈合作用。

（8）膈肌肌力训练：通过膈肌运动，促进胃排空、防治肺部感染等。

（9）内脏松动技术：利用特殊手法技术，诱导胃肠道自发运动。

（10）序贯压力治疗：防治深静脉血栓等。

（11）运动疗法：踝泵训练防治下肢深静脉血栓等。

（12）床上操练：防治肺部感染，促进胃肠功能恢复，防治下肢深静脉血栓等。

（13）盆底肌肌力训练：防治尿路感染等。

（14）体位管理：防治坠积性肺炎和压疮等。

（三）康复治疗方案

1. 基础治疗

（1）营养及进食管理：鼓励术后早期进食，但需严格控制品种以及量。目前 ERAS 方案推荐术后麻醉清醒后 3 h 开始咀嚼口香糖，每次 2 个，每天 4 次，每次 30 min，通过假饲原理刺激迷走神经促进术后胃肠功能恢复。术后早期肠内营养联合益生菌的应用，可以减少术后炎症反应和腹泻的发生，提高免疫功能，维持肠道菌群，从而保护肠道生物屏障功能。针对合并糖尿病的患者，严格控制补液量。进食的量以及品种应根据肠鸣音恢复情况酌情配备。先小量全流质，逐步过渡到半流质，排气后可以逐步恢复正常进食。

（2）体位管理：在不影响伤口情况下，鼓励右侧卧或半卧位（胃排空较快），以及短时间俯卧位，可以有效防止肺部感染和压疮。《国际腹腔内高压和腹腔室间隔综合征专家共识》中提到，与仰卧位相比，抬高床头能显著增加腹内压。对于胃轻瘫综合征患者，应尽量减少仰卧位，降低误吸风险。

（3）运动管理：鼓励早期开始做床上操和呼吸操，并训练膈肌以刺激胃肠功能防止肺部感染，踝泵运动以防止深静脉血栓。利用弹力带为患者设计个体化抗阻力力训练。

2. 综合康复治疗

具体的康复方案应兼顾个体病情、良性或恶性肿瘤，相同的并发症但康复方案并不相同。每一种物理因子有其生物物理特性，作用原理效果各不相同。具体请参考第三章。

3. 腹部手法治疗

（1）腹部按摩：术后第 1 天可以指导家属或患者进行自我腹部按摩，方向从回盲部到结肠部（顺时针），至少每天进行 15 min。操作要点：用 2 个或 3 个手指对腹部施加恒定的中等压力来进行按摩，手法需轻柔缓慢。在右髂前上棘（位于升结肠底部）开始小的顺时针循环运动，沿着升结肠→横结肠→降结肠的方向移动。

（2）内脏松动术：借动作刺激或手法治疗，恢复或改善器官正常的律动与功能。凡是健康的器官皆有其独特的律动称为内脏的律动。通常术后患者可能会出现脏器律动减缓或减少，可出现术后肠鸣音减弱或消失。术后胃轻瘫综合征：首先进行患者胃的原动律测试，评估胃原动律的节奏和振幅是否协调。患者取仰卧位,治疗者将右手置于胃的大致区域,右手手掌尺侧和小指位于胃大弯处,小鱼际与幽门窦处贴合,拇指朝向十二指肠,食指贴在胃小弯处。胃的原动律方向是沿着胃大弯走顺时针划弧线,治疗师的手跟随律动的方向并促进胃节律性运动。手势转动的感觉就好像胃底部推往下内侧并将幽门窦推向上外侧。术后腹胀、肠鸣音减弱或消失:患者采取仰卧位,定位好盲肠的位置,将盲肠的外缘往上推,将内侧往下外侧推,就像向左转动圆形阀门,重复 10～15 次为一个循环,治疗时需用力轻且反复推拉完成,操作时速度缓慢,频率通常维持在每分钟 10 个循环,避免过度用力对伤口造成损伤。每次治疗从回盲部开始,可刺激肠系膜神经丛达到唤醒大肠蠕动的目的。治疗过程中应注意患者的疼痛感及评估治疗前后患者肠鸣音的变化情况。总之,以内脏律动为理论基础的胃肠功能促进技术,无论是理论还是实践均已证明对于治疗老年性肠梗阻具有较好的疗效。

总之,针对各种并发症可以组成不同的治疗方案,并在此基础上进行加减。原则是肿瘤患者不用电疗,但远隔局部(例如穴位刺激)可以用。红外线治疗肿瘤患者禁忌。各种常见外科术后并发症康复方案如表 7-8-2 所示。

表 7-8-2 各种常见外科术后并发症康复方案

并 发 症	非 肿 瘤 患 者	肿 瘤 患 者
1. 术后恶心、呕吐	① 微、② 干+迷、⑦ 内	② 迷;⑦ 内;⑧ 膈;⑥ 穴位等
2. 术后肠麻痹	② 干+迷;③ 低;⑦ 内;⑨ 律动,	② 迷;⑦ 内;⑧ 膈
3. 手术切口脂肪液化	① 微或超;④ 激+红、⑥	④ 激;④ 激;⑥ 肌贴
4. 手术伤口感染	① 微或超;④ 紫;	④ 激;⑥ 穴贴;
5. 胃瘫综合征 胃排空延迟	② 干+迷;③ 低+直脊;⑦ 内; ⑧ 膈;⑨ 律动;	⑦ 内;⑧ 膈;⑨ 律动;
6. 肠梗阻	② 音+迷;⑦ 内;⑧ 膈;	⑦ 内;⑧ 膈;
7. 肠粘连	② 音+迷;③ 直脊;⑦ 内;⑧ 膈	⑦ 内;⑧ 膈
8. 下肢深静脉血栓	⑧ 踝泵;⑩ 压力波	⑧ 踝泵;⑩ 压力波
9. 肺栓塞	预防:⑧ 膈;⑩ 压力波	预防:⑧ 膈;⑩ 压力波
10. 压疮	④ 激+红;⑩ 体位管理	④ 激;⑩ 体位管理
11. 肺部感染	① 微、⑧ 膈;⑩ 体位排痰	⑧ 膈;⑩ 体位排痰
12. 泌尿道感染	① 微、⑧ 盆;⑨ 律	⑧ 盆;⑨ 律

注:① 高频电疗(微波、超短波、短波);② 中频电疗(音频、干扰电、调制中频、迷走刺激);③ 低频、直流脊髓通电、直流药物导入;④ 光疗(紫外、红外、激光);⑤ 超声,超声中频;⑥ 磁疗(穴贴);肌内效贴布;⑦ 手法:(内脏松动、推拿)⑧ 膈肌训练、踝泵、四肢肌力、盆底肌;⑨ 律动治疗;⑩ 压力波、体位管理、体位排痰

五、社区管理

一些慢性病患者术后恢复期比较长,故进入社区以后还需要按照上述原则,继续给予术后康复治疗指导,防治后期并发症。

为了评估手术风险,不少作者设计了适合各类医院不同专科患者的术后并发症发生率和病死率的危险因素评分系统,其中计算病死率和并发症发病率的生理学和手术严重度(the physiological and operative severity score for the enumeration of mortality and morbidity, POSSUM)评分系统和急性生理与慢性健康评估(acute physiology and chronic health evaluation, APACHE)评分法,简单实用,已被证明是普外科

最为可靠、并得到广泛应用且证实有实际意义的评分系统。其中 APACHE Ⅱ 评分由急性生理改变和慢性健康状况两部分组成,适用于重症监护病房患者或腹腔内脓毒症患者,是危重患者病情严重程度及预后评判的较好指标。为了解危重患者病情的严重程度,须选择正确的治疗方法。POSSUM 评分系统对胃肠道肿瘤患者可预警术后并发症,指导临床治疗。POSSUM 评分系统是从近 50 个指标中经多因素分析筛选后,由 12 个生理学指标(包括年龄、心脏功能、呼吸情况、血压、脉搏、血红蛋白、格拉斯哥昏迷评分、白细胞计数、尿素氮、血清钾、血清钠、心电图)和 6 个手术指标组成,与 APACHE Ⅱ 评分相似;而增加的手术创伤指标(手术创伤程度、手术次数、失血量、腹腔污染程度、手术类型和肿瘤转移情况)也是决定术后并发症发生率和死亡率的关键因素。因此,在判断手术对患者的影响上,POSSUM 评分系统较 APACHE Ⅱ 评分更有价值。

(王　颖　诸　懿)

第九节　痉　挛　康　复

一、概述

痉挛是对肢体被动运动的一种抵抗,是由于上、下行传导通路和节端的抑制减少使肌肉对牵张反射的活化增高引起的。中枢神经系统疾病造成的瘫痪肢体的肌张力增高和痉挛比较常见。一定的肌张力是维持体位和肢体运动必须的。但过高的肌张力则影响肢体的运动。同时由于痉挛常使患者感觉疼痛、关节活动减少、影响行走和保持姿势的能力、增加异位骨化和骨折的发生率,从而严重干扰患者的护理和康复功能锻炼,影响其日常生活活动能力和康复效果。因此,寻求改善痉挛的有效措施就显得愈加重要。

(一) 定义

痉挛(spasticity)是由不同的中枢神经系统疾病引起的,以肌肉的不自主收缩反应和速度依赖性的牵张反射亢进为特征的运动障碍,常伴有肢体的挛缩和关节囊的紧张,是上运动神经元综合征(uppermotor neuron syndrome, UMNS)的阳性表现。UMNS 有四个特征性表现:① 牵张反射强(痉挛);② 下肢屈肌反射释放,出现病理征阳性;③ 手指运动灵活性丧失;④ 肌无力。前 2 个为阳性症状,后 2 个为阴性症状。虽然阳性和阴性症状均可引起功能障碍,但人们对"痉挛"尤为关注,主要原因为痉挛不仅影响功能恢复,而且导致继发性损害,如挛缩、无力和疼痛。

需要区分的几个名词:强直(rigidity)、阵挛(spasm)和痛性痉挛(cramp)。强直是指有肌张力增高的运动障碍,但无 Babinski 征和亢进的腱反射。阵挛是指一种短暂、不持久的单个或多个肌肉的收缩,如面肌抽搐,又可见于帕金森病等。痛性痉挛是指一种阵发和自发性的、迁延一段时间,并伴有疼痛的单个或多个肌肉的收缩,可见于破伤风、手足搐搦、肌强直性营养不良等。

(二) 痉挛的分类

根据病变部位不同可分为:① 脑源性痉挛,如脑血管病(CVA)、外伤性脑损伤(TBI)和脑性瘫痪(CP)引起的痉挛;② 脊髓源性痉挛,根据脊髓损伤的程度不同又可分为完全性痉挛和不完全性痉挛两类;③ 混合性痉挛,如多发性硬化引起的痉挛。

1. 脑源性痉挛

当病变损害到皮质、基底节、脑干部及其下行运动径路的任何部位,均可出现瘫痪肢体的肌张力增高或痉挛。脑源性痉挛的主要特点：① 单突触传导通路的兴奋性增强，② 反射活动快速建立，③ 抗重力肌倾向过度兴奋并形成偏瘫的体态。临床表现为肌张力呈持续性增高状态，通过反复牵拉刺激可暂时获得缓解，但维持时间短。

痉挛严重影响肢体的协调性，使精细活动困难，尤其在下肢行走时此种障碍表现得更突出，常出现典型的划圈步态；且由于上肢屈肌群强、下肢伸肌群强，呈现上肢屈曲内收、下肢固定伸展，称为 Mann-Wernicke 肢位。而脑瘫儿童则由于内收肌的痉挛出现特有的剪刀步态。脑源性痉挛一般在发病后 3～4 周出现，较脊髓源痉挛出现的时间早。

2. 脊髓源性痉挛

脊髓损伤可波及上运动神经元和与之形成突触的中间神经元，以及下运动神经元。颈、胸和腰段的脊髓完全损伤可阻断全部上运动神经元下行的指令，而出现痉挛；骶段的脊髓完全损伤常伤及下运动神经元，临床表现为迟缓性瘫痪。

脊髓源性痉挛的主要特点和临床表现：① 节段性的多突触通路抑制消失；② 通过对刺激和兴奋的积累，兴奋状态缓慢、渐进的提高；③ 从一个节段传入的冲动可诱发相连的多个节段的反应；④ 屈肌和伸肌可出现过度兴奋。脊髓源性痉挛极易被皮肤刺激所诱发。Maynard 的研究表明，不完全性脊髓损伤的 Frankel 分级 B、C 比完全性脊髓损伤 Frankel A 更易引起严重痉挛。脊髓源性痉挛一般在发病后 4～6 个月出现，较脑源性痉挛出现的时间晚。

3. 混合性痉挛

多发性硬化往往累及脑白质和脊髓的轴突，从而出现运动通路不同水平的病变而导致痉挛，可表现为全身性(general)、区域性(regional)和局灶性(focal)痉挛，具体表现由病情程度和侵犯部位决定。

二、康复评定

临床上对痉挛的诊断虽然并不困难，但更为重要的是根据痉挛产生的原因，怎样仔细地确定不同部位(脑源性，如脑血管病、外伤性脑损伤和脑瘫引起的痉挛；脊髓源性痉挛和混合性痉挛，如多发性硬化引起的痉挛)、不同性质的痉挛(屈肌痉挛、伸肌痉挛)。临床上痉挛往往不是作为单一症状出现的，一般同时伴有随意运动的障碍，具有上运动神经元病的其他阳性症状和体征，如① 深反射亢进；② 浅反射消失；③ 出现病理反射或阵挛，共同运动和联合反应等；④ 被动伸屈四肢时出现折刀现象；⑤ 刺激皮肤可诱发肌群屈曲反射；⑥ 与马尾神经损伤不同，很少肌肉萎缩；⑦ 由于随意运动可诱发痉挛，徒手肌力测定意义不大。为了有利于对痉挛的治疗效果比较和治疗方案的制订，痉挛的临床评估应尽量以量化的形式记录下来。痉挛的评估形式主要包括主观和客观评定两大类。

(一) 体格检查

尽可能使患者的肢体处于完全放松的体位，然后突然屈曲或伸展以检查肌张力增高的情况。痉挛常发生在上肢的屈肌和下肢的伸肌，且发生在关节运动度的最初阶段，并可通过静止和持续的力使痉挛突然停止。痉挛作为上运动神经元综合征的一个组成部分，还具有上运动神经元病变的特征，如病理征、反射亢进和脊髓病变水平以下精细动作的自主控制能力的丧失。

(二) 量表评定

1. 阿什沃思量表

阿什沃思量表(Ashworth scale)是目前临床上常用的痉挛评定量表，将肌张力分为 0～4 级，使痉挛评定由定性转为定量。根据文献报道，此两种量表用于上肢痉挛评定的信度优于下肢。

2. 内收肌肌张力评分

内收肌肌张力评分(adductor tone score)是评定髋内收肌群的特异性量表,主要用于内收肌张力高的患者治疗前后肌张力改变的评估,包括 0~4 五个等级(见表 7-9-1)。

表 7-9-1　内收肌肌张力评分

等　级	评　估　内　容
1	无肌张力增加
2	肌张力增加,一人可容易使髋关节外展到 45°
3	肌张力增加,一人用很小的力即可使髋关节外展到 45°
4	一人用较大的力可使髋关节外展到 45°
5	两人才可使髋关节外展到 45°

3. 临床痉挛指数(clinic spasticity index,CSI)

20 世纪 80 年代,加拿大学者 Levin 和 Hui-Chan 根据临床的实际应用,提出了一个定量评定痉挛的量表,包括三个方面:腱反射、肌张力及阵挛,目前主要用于脑损伤和脊髓损伤后下肢痉挛的评定,特别是踝关节,评定内容包括跟腱反射、小腿三头肌的肌张力和踝阵挛。评分标准如下:

(1) 腱反射:0 分,无反射;1 分,反射减弱;2 分,反射正常;3 分,反射活跃;4 分,反射亢进。

(2) 肌张力:0 分,无阻力(软瘫);2 分,阻力降低(低张力);4 分,阻力正常;6 分,阻力轻到中度增加;8 分,阻力重度增加。

(3) 阵挛:1 分,无阵挛;2 分,阵挛 1~2 次;3 分,阵挛 2 次以上;4 分,阵挛持续超过 30 s。

最终结果判断:0~6 分,无痉挛;7~9 分,轻度痉挛;10~12 分,中度痉挛;13~16 分,重度痉挛。

(三) 三维步态分析

步态分析判定步态的类型、代偿能力和异常的偏离。同时,应评价上肢的位置和摆动对患者步态和行走的影响。通过对多关节电子计算机角度摄像、测量系统和多导动态肌电图取得的各组肌肉收缩情况的综合分析,明确步行运动过程中,步态不同周期的关节活动度、肌力、肌张力和下肢各肌群(拮抗肌和协同肌)的收缩时相、强度和协调性,为治疗提供依据。

(四) 电生理技术

(1) H 反射:以 10~20 V 的低电压刺激胫神经,30~40 s 后在腓肠肌上可记录到一个肌肉收缩的动作电位,此反射称 H 反射。在有上运动神经元疾病的患者,刺激其正中神经、尺神经、腓总神经可在松弛的肌肉中诱发 H 波。稍强的刺激可兴奋 α 运动神经元传出纤维,引起沿运动纤维正常传导方向的放电,这种直接肌反应的潜伏期短于 H 反射,称为 M 反应。测定最大 H 反射值和最大 M 反应值之比,可以估价运动神经元募集中能为反射所兴奋的这部分百分比,可作为 α 运动神经元兴奋性的定量评价标准。痉挛患者的 H/M 值常明显增高。痉挛肢体的 H 反射恢复时间要明显短于健侧肢体和正常人的对照肢体,也可作为脊髓运动神经元募集兴奋的一个定量指标。

(2) 多导动态肌电图:在痉挛患者踏功率车或平板行走时用多导肌电仪记录各相关肌肉的收缩情况,以反映拮抗肌和协同肌的收缩时相和强度,并依此分析患者的痉挛和功能障碍情况。

(五)手握力计和等速测力器

研究显示,用手握力计测定肘屈肌、足跖屈肌、髋内收肌及外展肌的张力增加具有良好的可重复性;用等速测力器可更好地控制被动运动速度,重复性更好。用手握力计,一次运动历时 3 s 为低速($10°\sim12°/s$),0.5 s 为高速($70°\sim100°/s$)。用等速测力器,$10°/s$ 代表低速,$190°/s$ 代表高速。低速的被动运动不至于诱发牵张反射,测得的阻力代表非反射成分;高速被动运动可诱发牵张反射,测得的阻力增高包括了反射与非反射成分。

(六)其他功能评价

(1)日常生活活动能力评价:评价基础日常生活活动和实用日常生活活动能力,并标明其他所需的辅助技术和帮助。

(2)移乘能力评价:对日常生活中可能的所有移乘活动的能力进行评估。

(3)休息位评价:测定关节在坐位、站立位和运动过程中角度,以及在床、椅和轮椅上的适应位置。

(4)关节活动度评价:记录主动和被动的关节活动度。

(5)平衡能力评价:记录坐位、站立位和行走时身体的平衡能力。

(6)支具评价:现有支具或夹板的贴附性、功能和关节的位置。

(7)睡眠类型评价:痉挛对睡眠的影响,如每晚有多少次被痉挛扰醒等。

三、康复治疗

痉挛的治疗方案应从最简单、最保守和不良反应最小的方法开始。如果低一级的方法无效,可考虑使用更高一个阶梯的方案。但级别越高,侵害性和不可逆性损害越强,不良反应越多。因此,在进行治疗前应对患者的全身情况以及痉挛所造成的功能障碍进行详细、认真的评估。康复医生应该清楚不是所有痉挛需要治疗,有一些患者的痉挛对患者功能的发挥起很重要的作用。如下肢伸肌一定程度的痉挛对下肢伸展和关节扣锁有一定的辅助作用,有利于下肢的站立和行走;但是,如果痉挛很严重,影响患者的运动功能和日常生活质量,就应该考虑治疗,如影响患者睡眠或妨碍其功能(大腿内收肌痉挛产生剪刀步态、限制步行、使导尿管插入困难、转移或维持姿势困难等)。另外,通过控制痉挛可预防畸形和挛缩,便于护理,提高护理质量,增强耐受力和肢体功能。痉挛的表现在不同患者之间差异很大,带来的问题也是多方面的。痉挛的处理必须是在综合评估的基础上,制订个性化的综合治疗方案。

(一)预防伤害性刺激

脊髓、大脑的损伤和疾病在其发展过程中可因一些并发症而加重痉挛程度。脊髓损伤患者痉挛的加重,一般与泌尿系感染、褥疮、趾甲感染、膀胱或直肠膨胀或其他有害刺激存在有关;脑卒中后偏瘫患者痉挛的加重,一般与肩关节半脱位、焦虑和紧张有关。因此,为减轻痉挛,应预防和消除加重痉挛的因素,如压疮、泌尿系感染、膀胱、直肠充盈,肠道嵌塞、急腹症、便秘、痔等肠道、肛门疾患、骨折、脱位、异位骨化、甲沟炎等外伤或疾病;并应注意外界气温剧烈变化;避免不安、焦虑、精神过度紧张等不良心理状态,以及不良体位、紧而挤的衣服和鞋、深静脉血栓等。最大限度地活动所有瘫痪的部位,做到一日数次,以避免由于痉挛性固定造成的肌腱和肌肉的挛缩、关节固定以及身体姿势的畸形变。因为所有这些并发症一旦出现则难以矫正,将永久存在,给护理和治疗带来很大的困难。

(二)患者教育

患者教育的内容主要包括如何预防、减轻痉挛对功能和生活的影响,如何充分利用痉挛有利的方面提高患者肢体的功能和日常生活质量。如在患者做移乘和床上运动时如何巧妙地通过缓慢运动或叩击扳机点触发伸肌和屈肌痉挛的技术来辅助这些动作的完成。另外,还应教会患者如何预防当脚从轮椅的脚踏板移上、移下时足部皮肤的损伤和不良刺激的发生。严重痉挛的患者,应佩带胸部安全带或有专人接触性保护。通过治疗,患者的痉挛得到了缓解,这时应指导患者尽量避免过去诱发和加重痉挛的一些习惯(如将上肢放在屈曲位下肢伸展位),并教会患者在做提举、推拉、支撑等动作时充分利用身体的生物力学机制,防止可能发生的损伤。

(三) 正确体位和抗痉挛模式

患者在床、椅子、轮椅上正确的体位和动作处理,可防止或减轻痉挛、挛缩和压疮。如脑卒中的卧位抗痉挛模式,早期进行斜板站立和负重联系,避免不当刺激,如刺激抓握反射和阳性支持反射。对于严重脑外伤、去皮质强直者采取俯卧位,去脑强直者宜取半坐卧位,使异常增高的肌力得到抑制。对脑瘫儿童采取正确的抱姿,并使其有正确的坐、卧姿,可预防肌痉挛的加重。水平和前倾坐位有可能减轻下肢的肌张力,可试用。脊髓损伤患者使用斜床站立可减轻下肢肌痉挛,应予以采用。此外,可用紧张性颈反射、紧张性迷路反射等原始反射来协助抗肌痉挛。

(四) 运动治疗

(1)被动关节运动:每天进行关节活动的训练是防治痉挛的最基本方法。关节活动应缓慢、稳定而达全范围。深入而持续较长时间的肌肉按摩,或温和地被动牵张痉挛肌,可降低肌张力,有利于系统康复锻炼的进行,但其效果仅能维持数十分钟。被动运动不能用力过大,否则易致肌肉肌腱损伤。被动运动时可结合利用某些反射机制来降低肌张力,如被动屈曲足趾可降低伸膝肌张力,利于被动屈膝。嘱患者做痉挛肌等长收缩,然后主动放松,再做被动牵张时可明显降低牵张阻力。被动运动和按摩可一天进行数次。

(2)持续被动牵伸:每天持续数小时的静力牵伸,可使亢进的反射降低。站立是对髋关节屈肌、膝关节屈肌和踝关节屈肌另一种形式的静态牵伸,可使早期的挛缩逆转,降低牵张反射的兴奋性。

(3)放松疗法:对于全身性痉挛,放松是一种有效的治疗手段。例如,脑卒中或脑瘫患者取仰卧位屈髋屈膝,治疗师固定患者的膝、踝并左右摇摆,在不同体位下使用巴氏球、多体位下被动旋转躯干等。

(4)抑制异常反射性模式:① 使用控制关键点等神经发育技术抑制异常反射性模式;② 通过日常活动训练(如坐-站、行走)使患者获得再适应和再学习的机会。如要求偏瘫患者使用双上肢促进身体从坐位站起:首先在坐位下身体保持平衡、对称和稳定,在一个高的座位上双手十字交叉相握并抬起双上肢,骨盆前倾,腿脚适当放置负重,反复进行坐-站训练,不仅使患者学习掌控肌肉活动的时间,而且由于座位升高减少了使用伸肌的力量,使患者容易站起,并有助于抑制下肢屈曲的异常模式,从而抑制了痉挛。此外,鼓励非卧床患者参加某种形式的功能活动,如散步、游泳、踏车练习等,有助于减少肌肉僵直,同时也可以作为有效的抗痉挛治疗。

(5)主动运动:做痉挛肌的拮抗肌适度的主动运动,对痉挛肌有交替性抑制作用,如肱二头肌痉挛可练习肱三头肌主动和抗阻收缩,股内收肌痉挛可练习股外展肌的主动和抗阻收缩等。通过重量负荷、关节压缩、肌腱颤动和其他技术(如本体感受器神经肌肉易化技术),改善肌张力和运动控制。

(五) 物理因子治疗

(1)冷疗:使用冰敷、冰水浸泡,将屈曲痉挛的手放在冰水中浸泡5~10 min后取出,反复多次后手指即可比较容易地被动松开。

（2）温热疗和超声治疗：各种传导热（沙、泥、盐）、辐射热（红外线）、内生热（微波、超短波）和超声治疗对某些患者可有效放松痉挛肌肉。

（3）生物反馈：应用肌电图和关节位置传感器，可提供视听觉的松弛性肌电生物反馈，放松痉挛。肌电生物反馈能减少静止时肌痉挛的活动及相关反应，也可抑制被动牵张时痉挛肌的不自主活动。肌电生物反馈的转换问题是指某项运动在反馈训练条件下向无反馈训练条件下转换，某项训练过的运动向速度更快、幅度更大的变异运动转换或向截然不同的运动模式转换。在进行肌电生物反馈治疗时，应注意这些转换的训练。另外，利用肌电生物反馈训练痉挛肌的拮抗肌，也能起到交替抑制作用。

（4）外周性肌肉或神经电刺激：电刺激肌肉或神经 15 min，可减少痉挛和阵挛几小时，但改善功能作用尚未被证实。经皮神经电刺激疗法（transcutaneous electrical nerve stimulation，TENS）也可应用。痉挛肌及其对抗肌的交替电刺激疗法利用交互抑制和高尔基腱器兴奋引起抑制对抗痉挛。

（六）静态或动态夹板、连续石膏管形、支具和矫形器

除良姿体位外，应用充气夹板治疗用于静态延长牵张，缓慢增加关节活动度和弹性的同时，使痉挛肢体得到持续缓慢的牵伸以缓解痉挛，防止进一步畸形。还可利用上、下肢夹板，矫形器做持续的静态肌肉牵伸，例如膝分离器、全下肢外展枕、坐位下用分腿器（这种辅助具可用硬塑泡沫制作，简单实用），保持软组织长度、伸展痉挛的肌肉、维持肢体在功能位。踝足矫形器可用于控制踝关节的痉挛性马蹄足畸形。当应用上肢夹板（如静息夹板）、连续管形时，肌电图并没有证明肌肉活动下降。踝-足矫形器（ankle-foot orthosis，AFO）用于控制痉挛性踝关节畸形（spastic equines deformities），如后部叶型弹簧矫形器（posterior leaf spring，PLS）。中间和侧边的 T 形带和前方的开口可控制内、外翻畸形。另有用内收肌痉挛的外展支架和屈肘肌痉挛的充气压力夹板等。一般来说，支架和夹板的运用应使痉挛肌处于力学上的松弛位置，它们的作用除了防止肌痉挛加重外，还能防止肌挛缩，故应积极采用。

（七）药物治疗

1. 口服抗痉挛药物

药物是治疗肌痉挛的主要方法之一，可降低肌张力。在使用之前应了解药物对神经冲动传递和调节的激动或拮抗作用，同时必须严格掌握剂量，以免影响患者的运动功能或出现药物不良反应。由于药物的作用部位不同，可采用不同药物联合应用的方法，提高总体疗效，并使每种药物的用量达到最小有效剂量和最小不良反应。此类药物的不良反应一般是全身性作用，无选择性，剂量越大不良反应越强。

以下介绍一些常用抗痉挛药物。① 巴氯芬（baclofen）：是一种肌肉松弛剂，是脊髓内突触传递强有力的阻滞剂，同时作用于单突触和多突触反射而达到缓解痉挛的目的。该药对脊髓性痉挛有效，对脑损伤痉挛效果欠佳。② 丹曲林（dantrolene）：肌肉松弛剂，是目前使用的唯一作用于骨骼肌而非脊髓的抗痉挛药。因作用于外周，与作用于中枢的药物合并使用可治疗各种痉挛。③ 替扎尼定（tizanidine）：咪唑衍生物是相对选择性肾上腺素受体激动剂，有降低脊髓和脊髓上张力和抑痛的作用。该药的临床疗效类似巴氯芬和地西泮，但比巴氯芬较少出现无力，比地西泮的镇静作用弱，耐受性更好。④ 乙哌立松（eperisone）：属中枢性肌肉松弛剂，主要对 α 系、γ 系有抑制作用，并抑制脊髓、脑干等中枢内的多突触反射及单突触反射，对中枢性肌痉挛早期用药效果较好。⑤ 其他口服药：地西泮、复方氯唑沙宗、吩噻嗪类（氯丙嗪等）等中枢神经抑制剂，也可能降低过高的肌张力。

2. 局部注射

主要用于缓解靶肌肉或小肌群痉挛。这种方法使药物集中在关键肌肉，减少了全身不良反应。

(1) 肉毒毒素(botulinum toxin，BTX)注射：首先发现 BTX 在神经肌肉连接处减少神经递质乙酰胆碱和其他物质的生理性释放，然后发现在其他神经末梢具有相似作用。当这种释放是病理性过量时，BTX 注射可以减少释放和改善症状。BTX 注射作为一种安全有效的治疗局部痉挛(卒中、脑外伤、多发性硬化、脑瘫、脊髓损伤)的方法已经被广泛接受，而且也已经被用于治疗运动紊乱(例如颈肌张力障碍、局部上肢和下肢肌张力障碍以及上肢运动性震颤)、疼痛性疾病(例如神经病理痛、偏头痛和肌筋膜疼痛综合征)和神经分泌性疾病(例如流涎)。BTX 注射需要精确定位注射目标以增强有效性，并且最小化此介入性治疗的潜在风险和可能不良反应。因此，BTX 注射需要靶向目标，即在目标结构内精确注射 BTX 并且在针到靶点的路径上避开邻近重要结构。为了实现靶向目标，医师可以使用一种或以上的定位引导技术。BTX 注射的定位引导技术通常包括解剖触诊、肌电图、电刺激和影像引导(X 线、CT、MRI 以及更新的超声)。许多因素影响医师选择 BTX 注射的定位引导技术，包括医师的训练和经验、可用设备、特定技术的优势或局限性、注射目标和患者相关因素(疾病诊断、体型、配合度、存在挛缩或畸形等)。进行 BTX 注射的医师不断认识到传统肌肉或神经定位技术的局限性，以及应用超声引导介入治疗时所带来的许多益处，包括解剖精确性、对患者的损害风险下降、无离子辐射和相比费用较低等。因此，越来越多的医师使用超声影像作为 BTX 注射的一种更具实践性和准确性的引导技术。

自从 1996 年第一个报告使用超声引导 BTX 注射治疗失迟缓症，超声引导 BTX 治疗痉挛、肌张力障碍、疼痛和神经内分泌性疾病的研究和病例报告数量持续增长。在超声成像模式中，B(亮度)模式是通常用于引导的模式。B 模式可直接和连续性观察目标结构的深度和位置、到达目标的最安全路径、进针过程和在目标内注射药物的扩散。彩色多普勒成像可用于分辨血管内血流，因此对确定路径上的血管以及把血管与邻近神经区分开来特别有帮助。与其他引导技术相比，超声引导主要有以下优势：① 可确保注射针精确到达目标肌肉内，增强了有效性；② 可视化进针过程避开了邻近的重要结构，例如神经、血管和脏器，增强了安全性；③ 可选用较细的注射针，没有电刺激带来的疼痛不适，不需要患者配合，并可单次进针同时注射平面内的多个肌肉，增强了舒适性；④ 不需要肌电图和电刺激引导时专用的一次性电极针，增强了经济性；⑤ 超声的另一个无可争议的优势是其动态特性，即能够在主动和被动活动过程中评估患者以进一步确定靶点，并提供了介入操作的实时引导。Furukawa 等使用 BTX 注射治疗卒中后手指痉挛的病例报告显示，超声引导可用于选择性确定引起手指痉挛的指浅屈肌和指深屈肌，从而有助于恢复手指功能和改善日常生活活动能力。Rha 等研究了痉挛性脑瘫儿童的下肢超声解剖学以改善胫骨后肌注射的安全性和准确性，结果显示超声是胫骨后肌针插入的一种有用、安全和准确的引导工具，并且建议前入路时针置于胫骨上 1/3，而后入路时针置于胫骨中点。超声是 BTX 注射的数种定位引导技术之一。有证据显示，仪器引导(包括超声、肌电图或电刺激)优于单纯解剖触诊引导。超声与其他引导技术相比具有多种优势，主要包括可以直接和连续性可视化目标、进针过程和要避开的结构以及注射液在目标结构内的扩散，因此改善了注射精确性和潜在效果并避免了不良反应。

(2) 神经或运动点阻滞：应用酒精、酚或局麻药进行神经阻滞，所产生的影响持续时间长。

(3) 鞘内注射：常用巴氯芬。对常规口服药物反应不良或不能耐受的患者，或其他物理疗法(如电刺激等)不起作用的难治性痉挛，以及严重痉挛伴剧烈疼痛的患者可考虑鞘内注射，所需剂量仅为口服用药的 1%，主要不良反应是药物过量可导致呼吸抑制。最近人们使用巴氯芬泵有控制地向鞘内注药，脊髓损伤后的严重痉挛应用此法效果良好。这种方法可逆、无破坏、可随时调整，非常适合那些既要控制痉挛，又要保留残留运动或感觉功能的不完全性瘫痪患者。

当痉挛不能用药物和其他方法缓解时，可考虑手术治疗。通过破坏神经通路的某些部分达到缓解痉挛的目的，包括神经切断、高选择性脊神经根切断、脊髓部分切断、肌腱切断或肌腱延长术。

(俞晓杰)

第十节　眩晕与前庭功能障碍康复

眩晕(vertigo)是患者感到自身或周围环境物体旋转或摇动的一种主观感觉障碍,常伴有客观的平衡障碍,一般无意识障碍。眩晕可涉及多个学科,绝大多数人一生中均可能罹患。有多种因素、多种疾病可导致眩晕。

一、概述

人体通过视觉、本体觉和前庭器官分别将躯体位置的信息经感觉神经传入中枢神经系统,经大脑整合后做出位置的判断,并通过运动神经传出,调整位置,维持平衡。其中任何传入环节功能异常都会出现判断错误,产生眩晕。常见病因有耳石症(良性阵发性位置性眩晕,最常见)、梅尼埃病、椎基底动脉系统缺血性病变、颈椎病等(见表7-10-1)。

表7-10-1　眩晕常见病因

分　类			病　因
周围性眩晕 (耳源性)	内耳前庭至前庭神经颅外段之间的病变	梅尼埃病	内耳的淋巴代谢失调、淋巴分泌过多或吸收障碍,引起内耳膜迷路积水所致
		迷路炎	中耳病变(胆脂瘤、炎症性肉芽组织等)直接破坏迷路的骨壁引起
		前庭神经元炎	前庭神经元发生炎性病变所致
		药物中毒	对药物敏感,内耳前庭或耳蜗受损所致
		位置性眩晕	由于头部所处某一位置出现眩晕以及眼球震颤,多见于迷路病变
		晕动病	如晕车、晕船等
		颈椎病	常见于上颈段病变、如寰枢椎半脱位等
中枢性眩晕 (脑源性)	颅内血管性	脑出血 脑梗	脑动脉粥样硬化、椎基底动脉供血不足、锁骨下动脉盗血综合征、延髓外侧综合征、高血压脑病和小脑或脑干出血等
	脑外伤	癫痫	多见于颞叶癫痫和前庭癫痫
		脑震荡	脑外伤后一过性发生
		脑挫伤	依挫伤程度不等可偶发或频发
	颅内占位性	颅内肿瘤	听神经瘤、小脑肿瘤、第四脑室肿瘤和其他部位肿瘤
		脑寄生虫病	
	炎症与变性	颅内感染性疾病	颅后凹蛛网膜炎、小脑脓肿
		颅内脱髓鞘疾病及变性疾病	多发性硬化和延髓空洞症
其他原因眩晕	全身疾病眩晕	心血管疾病	高血压、低血压、心律失常(阵发性心动过速、房室传导阻滞等)、病态窦房结综合征、心脏瓣膜病、心肌缺血、颈动脉窦综合征、主动脉弓综合征等
		血液病	各种原因所致贫血、出血
		中毒性疾病	急性发热性感染、尿毒症、重症肝炎、重症糖尿病等

续　表

分　类		病　　因
眼源性眩晕	眼病	见于先天性视力减退、屈光不正、眼肌麻痹、青光眼、视网膜色素变性等
屏幕性眩晕		看电影、看电视、用电脑时间过长和(或)距屏幕距离过近
神经精神眩晕		神经官能症、更年期综合征、抑郁症等

二、康复评估

由于病因不同评估方法也不同,主要有针对原发病的评估以及针对眩晕程度及其影响的评估两方面,这里重点介绍后者。特异型前庭功能障碍患者的生存质量评估工具如下。

1.眩晕障碍量表

眩晕障碍量表(dizziness handicap inventory,DHI)是 1990 年由 Jacobson 和 Newman 根据病例报道研发的头晕患者自评问卷,是在临床实践中运用最广泛的一种前庭功能障碍症状评估工具。DHI 具有较高的可信度,能准确地反映眩晕程度的变化。有大量的眩晕研究应用此量表,同时 DHI 亦可用于眩晕患者对自己眩晕程度的自测。

DHI 共 25 个条目,包含功能(F)、情绪(E)和躯体(P)三个次级维度,评分"是"4 分,"有时"2 分,"否"0 分,总分 0~100 分,得分越高表示越严重。按得分将残疾程度分为 3 级:0~30 分为"轻微障碍",31~60 分为"中度障碍",61~100 分为"严重障碍"。其中情绪与功能次级维度的得分高低可以帮助医生发现患者有无焦虑或抑郁,但是不能以此作精神性诊断。DHI 最开始设计用于量化前庭疾病导致头晕的影响,但后来逐渐被用于其他起源的头晕患者。DHI 运用广泛的原因一方面是研发较早,后来许多新研发的工具均与此相比较,另一方面 DHI 在不同的文化之间具有很强的适应性,现在已经被 10 多种语言验证与运用。

DHI 简表即 DHI-S,是 1998 年由 Jacobson 等在原始版本的基础上提出最常见的 10 个问题所形成,以简化 DHI 用于快速筛查。DHI-S 与 DHI 的相关性高($r=0.86$),DHI-S 重测信度 0.95,也得到广泛运用。

DHI 还有其他作用,如通过对比干预前后患者 DHI 得分的变化来评估前庭障碍康复效果等。DHI 和健康调查简表(the short form health survey,SF-36)相关性高,但 DHI 比 SF-36 更能敏感反映前庭功能障碍的恢复情况。其次,DHI 有助于确立诊断。

当 DHI 得分≥50 分,老年头晕或眩晕患者最终诊断为良性阵发性位置性眩晕(benign paroxysmal positional vertigo,BPPV)的概率更高。有研究证实,BPPV 组患者的 DHI 得分明显高于非 BPPV 组的得分。

但 DHI 也有局限,进行 DHI 因子结构分析,发现其多维度性质与研发者最初提出的三个次级维度不一致,表明分量表结构是无效的。而且 DHI 没有包含听力损失及耳闷等耳部症状以及恶心、呕吐等常与眩晕相伴的自主神经症状。同时,生活自理也是日常活动的重要部分,但是 DHI 没有评估头晕对患者自理能力的影响。DHI 评估内容如表 7-10-2 所示。

2.眩晕障碍量表简表

眩晕障碍量表简表(DHI-S)是 DHI 的简版,主要用于筛查,如表 7-10-3 所示。

3.眩晕评定量表的评分系统

眩晕评定量表的评分系统如表 7-10-4 所示。

表 7 - 10 - 2 眩晕障碍量表

以下条目中,请针对每一项按照自身情况逐一作答	
条 目	评分 是=4;有时=2,否=0

P1. 抬头会使您的眩晕症状加重吗?

E2. 您是否为您的眩晕疾病感到沮丧?

F3. 由于眩晕,您是否减少了您的工作或业务、旅行?

P4. 沿着狭长的过道行走(如超市)是否会使您的眩晕症状加重?

F5. 您是否因疾病而上床或下床困难?

F6. 疾病是否严重地限制您参加宴会、看电影、跳舞或聚会等社交活动?

F7. 疾病是否导致您阅读困难?

P8. 参加剧烈的活动(比如运动、跳舞)是否比家庭琐事(比如扫地、收拾碗筷)更能使
您眩晕的症状加重?

E9. 您是否因为眩晕而不敢独自出门?

E10. 您是否因为疾病而曾经在他人面前感到不好意思?

P11. 迅速活动您头部是否增加您眩晕的症状?

F12. 您是否因为疾病而不敢登高,如爬山等?

P13. 在床上翻身是否眩晕加重?

F14. 您是否由于眩晕而不能做繁重的家务活或庭院劳动?

E15. 由于眩晕,您是否害怕别人认为您喝了酒?

F16. 由于眩晕,您独自行走是否感觉非常困难?

P17. 沿人行道行走会使您的眩晕加重?

E18. 您是否因为眩晕而难以集中精力?

F19. 您是否因为眩晕而在黑暗中行走感到困难?

E20. 你是否因为眩晕而不敢独自在家?

E21. 您是否因为眩晕而感觉自己是残疾人?

E22. 眩晕是否对您与家人或朋友的相处关系造成压力? 如会不会造成紧张?

E23. 由于眩晕,您是否感到心情很压抑?

F24. 眩晕对您的工作或家务造成影响?

P25. 弯腰低头是否会加重您眩晕症状?

26. 同时回答以下问题:
① 在过去 3 个月,平均每个月眩晕发作的次数?
② 您自己觉得您的眩晕症状严重程度 VAS 评分:
(0 是"无眩晕",10 是"最严重",5 是"中间值",请您选择其中一个数字)

注:P 0~28 分代表"躯体";E 0~36 分代表"情绪";F 0~36 分代表"功能"
总分:0~100 分;轻度障碍:0~30 分,中等障碍:31~60 分,严重障碍:61~100 分

表 7-10-3 眩晕障碍量表简表(DHI-S)

条 目	评分 是=4;有时=2,否=0
1. 您是否眩晕感到沮丧?	
2. 沿着人行道行走是否加重您的眩晕?	
3. 您是否因为眩晕而难以集中精力	
4. 您是否因为眩晕而难以在夜间行走?	
5. 弯腰是否会加重您的眩晕?	
6. 您是否因为眩晕而限制了出差或娱乐?	
7. 眩晕是否对您的工作或家务产生影响?	
8. 您是否因为眩晕而不敢独自出门?	
9. 您是否因为眩晕而曾经在他人面前感到不好意思?	
10. 眩晕是否严重地限制您参加宴会、看电影、跳舞或聚会等社交活动?	

总分:

表 7-10-4 眩晕评定量表的评分系统(DARS)

项 目	评 分 0=无症状;1=很轻;2=轻度;3=轻到中度; 4=中度;5=中到重度;6=重度
站立时平衡失调	
行走时平衡失调	
现在有眩晕	
感到困惑或定向障碍	
病情的总体印象(医生角度)	
病情的总体印象(患者角度)	

总分

4. 其他评定量表

主要有前庭康复获益量表(vestibular rehabilitation benefit questionnaire,VRBQ)、眩晕症状量表(vertigo symptom scale,VSS)、眩晕残障问卷(vertigo handicap questionnaire,VHQ)、前庭障碍日常生活活动量表(vestibular disorders activities of daily living scale,VADL)、前庭活动与参与量表(vestibular activities and participation,VAP)等,其各自的特点、用途、优点、缺点总结如表 7-10-5 所示。

5. 诊断筛查评估工具

主要有加利福尼亚眩晕问卷(UCLA dizziness questionnaire,UCLA-DQ)、视觉眩晕模拟量表(visual vertigo analogue scale,VVAS)、前庭筛查工具(vestibular screening tool,VST)、美国头晕诊断量表(Amer dizziness diagnostic scale,ADDS)、良性阵发性位置性眩晕快速诊断问卷(BPPV 诊断问卷)等(见表 7-10-6)。

表 7-10-5　常用眩晕量表比较

量表	用途	内容	优点	缺点
VRBQ	用于评估前庭功能障碍患者康复治疗的效果	两部分内容 22 个条目:第一部分为症状量表,包括眩晕症状、焦虑心理和运动诱发的眩晕 3 个维度;第二部分为生活质量量表	① 能够更精准地比较康复治疗前后反应度的变化,比同类问卷更具敏感性;② 通过测评康复治疗前后患者的疾病症状和生活质量,能较全面地评估其整体状态和细微变化;③ 创新性地提出"运动诱发的眩晕"子量表,关注眩晕患者特有的回避行为	各条目、选项的表述较为繁冗,一定程度上干扰了量表的填写;建议在使用前,做好对患者的解释和说明
VSS	评估眩晕患者过去 1 年内相关症状的发生频率和严重程度,对发作性、体位性眩晕患者较为敏感	包括两个子量表:① 眩晕严重程度量表(19 个条目),主要评估眩晕、头痛、姿势不稳等症状;② 自主/焦虑症状量表(15 个条目),主要评估恶心呕吐、大汗、呼吸急促等症状	对前庭特异性症状的评估较为全面,能够评估患者的焦虑、自主神经等多种疾病症状	由于条目复杂,要求患者对过去 1 年的症状进行自评,可能存在回忆偏倚
VHQ	用于评估眩晕症状对患者心理、社会及生活方式的影响,适用于复发性眩晕且伴有社交、情绪障碍的患者;与 VSS 为互补性量表	包括活动的限制、社会焦虑、对眩晕的恐惧及眩晕发作的严重程度 4 个维度,共 25 个条目	① 有助于探讨眩晕症状与社交、情绪障碍之间的联系;② 对心理支持、行为疗法较敏感,是评估眩晕患者心理治疗获益的有效工具	① 康复治疗的敏感性较低,在一定程度上限制了该量表的使用;② 重测信度、效度均没有确切报告,其心理测量特性需进一步证实
VADL	用于评估眩晕和平衡障碍对患者日常生活活动能力的影响	包括功能、运动、工具 3 个维度 28 个条目	通过对功能限制的评估,区分出健康人群与前庭功能障碍患者,帮助患者了解自身的活动能力	① 日常生活活动能力的感知并不等同于实际的活动能力,该量表使用时应结合患者的病史和客观检查;② 过多的答案选项给患者带来视觉上的困扰,且部分条目如"亲密活动"不完全适用于我国国情
VAP	以国际功能、残疾和健康分类作为理论框架,用于测评前庭功能障碍对患者行走、体育活动、日常生活自理等方面的影响	共 34 个条目,近年有 VAP 简化版,包括 2 个子量表,子量表 1 包括集中注意力、躺下或翻身、举起或肩扛物体等;子量表 2 包括长距离步行、攀登、跑步等	VAP 简化版因其简洁性和实用性更适用于临床实践和研究	① 初研制的版本共 34 个条目,过于冗长,部分条目存在无应答的可能;② 个别条目如"眩晕症状对学习的影响"对于许多患者并不适用

表 7-10-6　四种眩晕筛查评估工具比较

评估工具	内容	优点	缺点
UCLA-DQ	记录患者眩晕发作的频率、强度,通过对日常活动、生活质量的影响及对眩晕的恐惧来评估眩晕程度,共计 5 个条目	① 以快速应用于大样本的受试者,易于统计分析;② 便于早期评估前庭损伤的症状,进行筛查并给予及时治疗	① 条目未进行详细说明,不足以全面反映眩晕的症状,更难以评估生活质量的多维状况;② 未进行规范的信效度检验,在临床中应当谨慎使用

续 表

评估工具	内 容	优 点	缺 点
VVAS	通过对"乘坐汽车""在十字路口""看电影"等9种情况的快速评估判断视觉性眩晕的严重程度（VAS评估法）	① 记录直观,克服了语言障碍和理解困难,可用于进行多元文化的大样本调查;② 测评内容围绕生活中常见的情境展开,简单易用	尚需更多大样本的临床研究证明其适用性
VST	在VRBQ和DHI的基础上研制,用于快速评估急诊科主诉有眩晕的患者,共包括4个条目	① 综合性医院急诊科早期筛查前庭功能障碍患者提供依据;② 在急性环境及无其他辅助检查的情况下为预检、转诊指明方向	存在漏诊风险,仅通过4个条目评估可能会遗漏患者重要的疾病信息,甚至忽视潜在的恶性中枢性眩晕,因此应结合相关病史谨慎使用
ADDS	评估和鉴别诊断前庭疾病的新兴量表,分为5个部分;每部分提示不同的诊断,包括单侧前庭功能障碍、BPPV和中枢疾病	前庭试验能与ADDS相互证实,敏感度和特异度均达96%,故ADDS被推荐作为普通门诊一线评估工具,初步鉴别前庭疾病	美国应用较多,我国尚未见应用
BPPV快速诊断问卷	包括朝某个方向出现头晕或眩晕,头晕或眩晕时有视物旋转感、自身旋转感、漂浮感、摇摆感,发作头晕或眩晕持续时间≤1 min等6个条目	① 为国内自主开发的问卷,其灵敏度和特异度较高,更具有文化适用性;② 通过ROC曲线的方法找到截断值,可初步诊断良性阵发性位置性眩晕	目前该量表尚无其他应用的报道,还需大样本数据证实其有效性

三、康复治疗

(一)康复治疗原则

由于眩晕不是一种疾病,而是某些疾病的综合症状。引起眩晕的疾病涉及许多临床科室,包括耳鼻咽喉科、眼科、骨科及内科。因而康复治疗原则应兼顾针对病因的治疗与对症治疗两方面。

1.病因治疗

(1)前庭功能尚属可逆损害性眩晕:预后较好,如良性阵发性位置性眩晕、浆液性迷路炎等。治疗应针对病因,一旦病因解除,眩晕消失,前庭功能可恢复。

(2)前庭功能一次性损害不可逆转的眩晕征:如化脓性迷路炎、突聋、前庭神经元炎等,病因虽除,但迷路或前庭功能完全破坏,前庭功能不能恢复,需依靠前庭中枢代偿消除眩晕。

(3)病因难治的前庭功能波动性损害或不可逆性损害:如动脉硬化或高血压等,治疗效果差;保守治疗无效者可行外科治疗。

2.对症治疗

1)体位与环境

眩晕发作时保守治疗,选择最舒适体位,避免声光刺激,解除思想顾虑。

2)药物

(1)减缓眩晕的药物,可酌情选用以下药物。① 前庭神经镇静药:如异丙嗪(非那根)、地西泮(安定)等;② 防止呕吐制剂:如阿托品、山莨菪碱;③ 利尿及脱水药:如速尿、甘露醇等;④ 血管扩张药:如银杏叶提取物、丹参、川芎嗪等;⑤ 激素类药物:如泼尼松、地塞米松等;⑥ 维生素类:如维生素C、维生素E等。

(2)可能引发眩晕或头晕的药物,应避免使用或停用。① 酒精;② 抗生素:如链霉素、庆大霉素、卡那霉素、四环素等;③ 抗抑郁药、抗癫痫药(如苯妥英钠)、抗组胺药、抗高血压药;④ 阿司匹林和水杨酸类药;⑤ 大剂量利尿药:如静脉注射呋塞米等;⑥ 硝酸甘油;⑦ 奎宁、奎尼丁;⑧ 镇静药:如吩噻嗪类药物、苯巴比妥、地西泮等。

3) 物理因子治疗

(1) 吸氧:酌情选择高压氧或 5%二氧化碳混合氧吸入治疗。

(2) 电疗:针对炎症类,如前述迷路炎等,早期可采用高频,如局部微波或超短波(无温量)治疗以促进消炎、消肿。直流电脊髓通电(下行电疗法)以调控神经兴奋性,改善眩晕程度;经耳道迷走神经刺激可以调控自主神经功能,调控血管舒缩,改善脑部血循环等。

(3) 颈部牵引:针对颈椎病导致的眩晕,可以采用包括颈椎牵引在内的各种物理因子治疗,具体请参见第五章。

(4) 平衡功能训练:针对前述迷路或前庭功能已经丧失功能的情况,除手术外,可以辅助平衡功能训练等。

4) 手法

针对颈性眩晕有良好效果,参见本书相关章节。

5) 杵针疗法

杵针对于眩晕亦有辅助治疗作用,特别针对颈型眩晕、精神性因素、血压异常等因素具有调节作用,参见本书相关章节。

(二) BPPV 的康复治疗

BPPV 是眩晕最常见的病因,占前庭性眩晕患者的 20%～30%。我国 2017 版《良性阵发性位置性眩晕临床实践指南》中,BPPV 的定义:是一种相对于重力方向的头位变化所诱发的、以反复发作的短暂性眩晕和特征性眼球震颤为表现的外周性前庭疾病,常具有自限性,易复发。

本病在 40 岁以上人群中多见,且随着年龄增长发病率上升,女性多于男性,双侧受累在自发性病例中占 10%,创伤性病例占 20%。

1. 临床表现与检查

1) 临床表现

典型的 BPPV 患者主诉是相对于重力方向头位快速改变时(如起床、躺下、床上翻身、低头、抬头)出现一过性眩晕,眩晕一般仅持续 30 s～2 min(通常少于 1 min),其他症状可能包括恶心、呕吐等自主神经症状、头晕、头重脚轻、漂浮感、平衡不稳感以及振动幻觉等。

(1) 嵴顶结石症的特点:① 患者处于激发体位时,眩晕立即出现;② 眼震与眩晕的潜伏期相同;③ 激发体位不改变,症状就持续存在。这种类型的 BPPV 相对少见。

(2) 管结石症的特点:① 患者处于激发头位后眩晕的出现有 1～40 s 的潜伏期;② 眼震与眩晕的潜伏期相同;③ 眩晕和眼震的强度波动,先重后轻,时程不超过 60 s。管结石是 BPPV 最常见的类型。

2) 一般检查

包括病史以及耳神经学检查,如前庭功能检查、听力学检查、影像学检查(内听道-桥脑小脑角 CT 等)、平衡功能检查、病因学检查(钙离子、血糖、血脂、尿酸、性激素、骨代谢等)等。

3) 特征性检查

(1) Hallpike-Dix 检查:用于确定 BPPV 诊断最常用的检查方法,见图 7-10-1 中体位 1。患者坐位水平方向转头 45°,快速躺下使头悬垂与水平面呈 30°角,见图 7-10-1 中体位 2。该体位可使后半规管处于受重力牵拉的平面。此时,黏附于壶腹嵴顶或浮动于半规管长臂的耳石(位觉沙)移动并引起眩晕和眼震(可作为确诊依据)。由于眩晕出现有潜伏期,该体位应维持 30 s。询问患者是否有眩晕并观察眼震。保持头与躯干间的 45°角缓慢回到坐位,再次观察有无眼震(注意:如患者在悬头位出现眩晕和眼震,则恢复坐位时还会出现眩晕和眼震)。依同法检查对侧。应注意该体位也使前半规管处于相对悬垂的位置,因为前半规管 BPPV 也可诱发眩晕,前半规管 BPPV 的眼震方向为向下扭转性眼震。

(2)侧卧检查:患者坐于检查床上(见图 7-10-2 中体位 1),腿自然悬于床边,头水平转向受检侧对侧 45°,然后快速向对侧侧卧(见图 7-10-2 中体位 2),这样处于向下耳的后半规管壶腹嵴受到重力的牵拉作用,图中箭头所示右后半规管内自由浮动的位觉砂(管结石或嵴顶结石碎片)在体位变换时移位,诱发出眩晕和眼震。同样,该体位下位耳内前半规管的碎片亦可移动,引出眩晕和向下的扭转性眼震。保持头与躯干间的 45°角缓慢回到坐位,再次观察有无眼震。待确定无眩晕后,检查对侧。

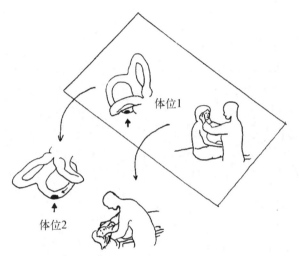

前或后半规管BPPV体位检查:Hallpike-Dix检查

图 7-10-1 前半规管或后半规管 BPPV 体位检查(Hallpike-Dix 检查)

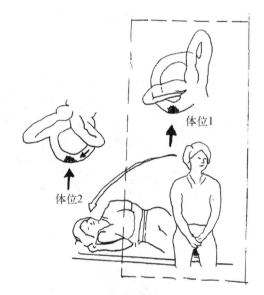

图 7-10-2 前半规管或后半规管 BPPV 体位检查(侧卧检查)

(3)滚转检查:水平半规管 BPPV,Hallpike-Dix 检查可能无法诱发眩晕和眼震,此时可在水平半规管面转动患者的头部。患者仰卧头屈曲 20°(见图 7-10-3A),然后头快速向一侧转动,并保持头位 1 min,观察有无眩晕出现(见图 7-10-3B)。头位再转回中线位(仍然是轻度屈曲位)(图 7-10-3C),再快速转向对侧(见图 7-10-3D)。水平半规管 BPPV,由于碎片在水平半规管内来回移动,左转和右转两个方向都会出现眩晕和眼震。头转向患侧时慢相眼速加快,眼震时程延长,患者主观症状加重。

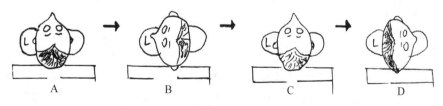

图 7-10-3 滚转检查水平半规管 BPPV

注:A. 患者仰卧头屈曲 20°;B. 快速将头转向一侧,观察有无眼震并询问有无眩晕;C. 缓慢恢复原位;D. 快速转向对侧,观察有无眼震并询问有无眩晕

(4)眼震:正常人生理性眼震可以在自然或实验刺激条件下诱发出;有前庭障碍的患者无论有或无外界刺激病理性眼震均可发生。眼震反应的出现与后半规管相应支配的初级肌肉、同侧的上斜肌和对侧的

下直肌的收缩是相一致的。

　　眼震的特点(幅度、频率、形状)和视性因素(或去除视性因素后)：头位变化、眼凝视方向等对患者具有综合影响,观察这些改变有助于判断病因。眼震的方向取决于碎片是黏附于壶腹嵴顶(嵴顶结石)还是在半规管内自由浮动(管结石)。水平半规管管结石眼震方向向地,有疲劳性；而嵴顶结石眼震方向离地,持续存在不疲劳。眼震类型如表7-10-7所示,外半规管 BPPV 眼震方向如图7-10-4所示。

表 7 - 10 - 7　眼 震 类 型

生 理 性	病 理 性
旋转诱发	自发
温度诱发	凝视诱发
视动	位置性
终点	先天性

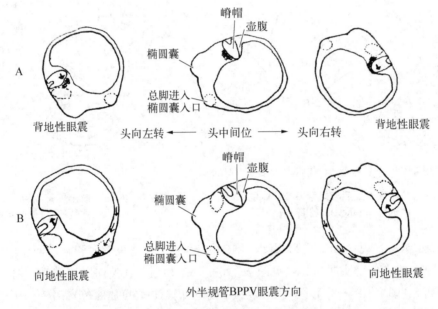

图 7 - 10 - 4　外半规管 BPPV 眼震方向

　　　　注：A. 外水平半规管嵴顶结石症；B. 管结石症,两侧转头都可出现眼震和眩
　　　　晕,但两者的时程和方向不同,嵴顶结石症眼震持续存在、方向背地向,管结石症眼
　　　　震短暂、方向向地

　　位置性眼震一般被归咎于位觉砂器及其在前庭核和小脑的连接处损害,因为这些部位是感受重力方向变化敏感的感受器。如果半规管的内淋巴或壶腹嵴发生了改变,使它们的密度与周围淋巴密度不等,那么其将对重力方向的变化变得敏感,会产生位置性眼震。

　　阵发性位置性眼震由坐位和头直立状态快速向仰卧位的头左下悬、下悬或右下悬变化时诱发产生,也称为 Dix-Hallpike 试验(见图7-10-5)。这种激发性的动作发生在头向下一侧耳的后半规管平面。Schuknecht 认为良性阵发性位置性眼震是由于在后半规管内密度大于周围液体的密度所致。阵发性位置性眼震是脑震荡、病毒性迷路炎和内耳血管闭塞的常见后遗症,然而在多数情况下它是作为一个独立的症状出现。

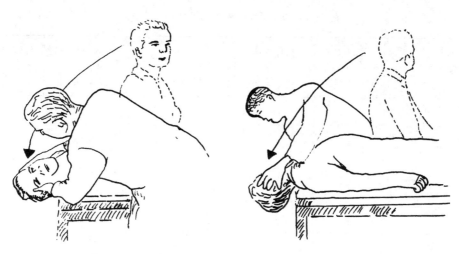

图 7-10-5　引发阵发性位置性眼震手法(Hallpike 动作)

注：很快将患者从坐位置于头悬位，注意每种检查都将患者头置于转向检查者一侧 45°

2. 诊断标准

(1) 相对于重力方向的头位变化出现反复发作的短暂性眩晕或头晕(通常持续不超过 1 min)。

(2) 位置试验中出现眩晕及特征性位置性眼震。

(3) 排除其他疾病，如前庭性偏头痛、前庭阵发症、中枢性位置性眩晕、梅尼埃病、前庭神经炎、迷路炎、上半规管裂综合征、后循环缺血、体位性低血压、心理精神源性眩晕等。

3. 功能评估

1) 受累半规管的评估

后半规管引发的向上扭转性眼震最常见(63.6%)，但前半规管(11.7%)和外半规管(1.3%)也可受累，后加前半规管(23.4%)。

判断半规管受累主要根据头处于激发位置时眼震的方向(表 7-10-8)。仔细观察，如果发现患者从卧位回到坐位时眼震时相和方向逆转，也可用来判断哪个半规管受累(表 7-10-8)。正确的治疗建立在正确识别受累半规管及判断是嵴顶结石症还是管结石症。

表 7-10-8　根据向右检查眼震方向判断受累半规管

受累半规管	右向 Hallpike-Dix	相反的相位	回到坐位
右后半规管	向上，向右扭转	向下，向左扭转	向下，向左扭转
右前半规管	向下，向右扭转	向上，向左扭转	向上，向左扭转
左前半规管	向下，向左扭转	向上，向右扭转	向上，向右扭转

注："扭转"定义为眼球上极的运动方向(如向右的扭转为眼震的快相向患者的右侧移动)。

2) 运动敏感度指数(MSQ 量表)

由医生评估患者在改变体位时诱发的眩晕的严重程度等级和持续时间等级运动敏感度指数，如表 7-10-9 所示。MSQ 由这些指标计算得出，请按实际情况进行评估，并按提供的标准将评眩晕症状强度和眩晕持续时间评估结果。

表 7‑10‑9 运动敏感度指数(MSQ量表)

测 试 项 目	眩晕症状强度							眩晕持续时间(s)			
	没有	轻微	轻度	中度	重度	极重度		<5	5~10	11~30	>30
1. 基线强度*											
2. 坐立→仰卧											
3. 仰卧→左											
4. 仰卧→右											
5. 仰卧→坐立											
6. 左侧 Hallpic-Dix											
7. 从左侧 Hallpic-Dix											
8. 右侧 Hallpic-Dix											
9. 从右侧 Hallpic-Dix 回到坐立											
10. 坐立,头靠左膝											
11. 头从左膝抬起											
12. 坐立,头靠右膝											
13. 头从右膝抬起											
14. 坐位水平转头 5 次											
15. 坐位垂直点头 5 次											
16. 站立右转 180°											
17 站立左转 180°											

* 基线眩晕症状强度指改变体位前如有眩晕症状,请在此表中进行标记强度与时间程度。

3) 疗效评估

参照中华医学会耳鼻咽喉科学分会 2017 年发布的 BPPV 疗效评估标准进行评估。

(1) 主要评估指标:位置性眩晕的主观与客观评估。以患者的主观感觉为主,如果位置性眩晕消失即为临床治愈;如仍有位置性眩晕或头晕则再行位置试验,根据试验结果综合判定疗效。

(2) 辅助评估:以头晕障碍量表进行评估(DHI,参见前文)。

(3) 评估时机:即时评估为初次完成治疗后 1 天,短期评估为初次完成治疗后 1 周,长期评估为初次完成治疗后 1 个月;

(4) 疗效分级:① 痊愈,即眩晕及位置性眼震消失;② 改善,即眩晕或位置性眼震明显减弱但未消失;③ 无效,即复位后眼震或眩晕程度与治疗前相比无明显变化设置加剧。

4. 体位治疗

近年来,全自动 SRM‑Ⅳ型前庭功能治疗系统(SRM‑Ⅳ)在临床上采用,有助于 BPPV 的诊断和复位治疗。通过电脑程序控制,主要由座椅、操作台、眼罩等组成,座椅可以水平或垂直方向旋转。眼罩内装有无线红外摄像头,记录旋转刺激过程中受试者眼球运动,并将其显示在电脑屏幕上。能够直观用于 BPPV

诊断和复位治疗,为 BPPV 的复位治疗提供了一种新手段。文献报道,手法复位和 SRM-Ⅳ复位在临床上均取得显著疗效。以下重点介绍手法复位。

有 3 种方法用于床旁治疗 BPPV,即管结石复位法、Semont 摆动法及 Brandt-Daroff 习服练习,适应证各不相同,根据受累的半规管决定治疗方法。研究表明这 3 种方法都可促进前庭功能恢复。此外,BPPV 患者尚有自发性恢复的可能性,有报道 3～4 周内可以自发性恢复;亦有观点认为如果不予治疗,眩晕在数月后可能自发消失。

个体化治疗取决于受累的半规管是管结石症还是嵴顶结石症(见表 7-10-10)。一般首先应用管结石复位法治疗管结石症,Semont 摆动法治疗嵴顶结石症,Brandt-Daroff 习服练习用于治疗后有仍较轻微残余症状的患者。

表 7-10-10　治疗方法的选择和适应证

适 应 证	后半规管 BPPV	前半规管 BPPV	外半规管 BPPV
重度管结石症	管结石复位法 Semont 摆动法 Brand-Daroff 习服法	管结石复位法 Semont 摆动法- A Brand-Daroff 习服法	管结石复位法-外半规管
轻度管结石症	Brand-Daroff 习服法 管结石复位法 Semont 摆动法	Brand-Daroff 习服法 管结石复位法 Semont 摆动法- A	管结石复位法-外半规管
嵴顶结石症	Semont 摆动法 Brand-Daroff 习服法	Semont 摆动法 Brand-Daroff 习服法	Brand-Daroff 外半规管

(1)后或前半规管管结石复位法治疗:根据管结石理论发展起来。患者经过一系列的头位变化,使头绕位觉砂碎片移动,这种复位手法对水平半规管和前半规管 BPPV 都有效。管结石复位治疗时第一步是使患者运动到 Hallpike-Dix 体位的患耳侧(图示为左侧),保持头下位 1～2 min(见图 7-10-6A、B)。

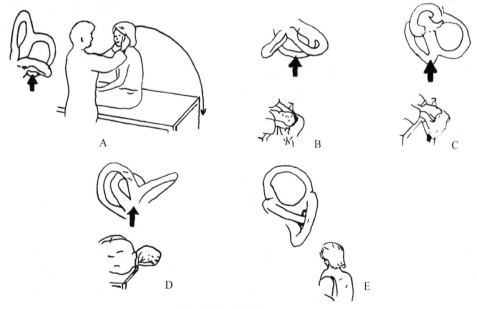

后和前半规管管结石复位法示意图

图 7-10-6　后和前半规管管结石复位法治疗示意图

注:箭头示漂浮位觉砂碎片在后半规管的位置,患者头位的变化逐渐把位觉砂碎片从壶腹嵴顶移动至总脚。

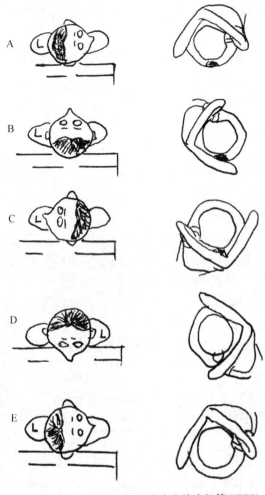

图 7-10-7 管结石复位法治疗外半规管 BPPV

注：A～E 表示治疗时的体位

然后经过中度头伸位，头缓慢向健侧旋转，短暂保持新的位置(见图 7-10-6C)，患者旋转呈侧卧位，头向下 45°(见图 7-10-6D)。在最后的位置上患者可能出现短暂的相同特征的眩晕和眼震，表明位觉砂碎片在后半规管内移动。然后，保持该头位缓慢坐起(见图 7-10-6E)。若眼震自始至终方向都不改变，说明位觉砂碎片从半规管移动到总脚；若观察到眼震方向改变，说明位觉砂碎片又移回壶腹嵴。治疗后建议患者软性颈部固定，告知不要屈身，倚靠在椅子上或者上下移动头部。当天勿向两侧倾斜头部，高枕睡眠，抬高头部。

(2) 外半规管结石复位法治疗：管结石复位法改良后，在水平半规管平面内移动头部，使得自由浮动的位觉砂碎片经外半规管的长臂到前庭。患者移动到平卧位，头转到患耳侧。然后患者的头部缓慢旋转移离患侧，每次移动 90°，直至头移动 360°，每个位置等待直至眩晕停止。

患者平卧患耳向下(见图 7-10-7A)，缓慢将患者头部在冠状面向健耳侧移动至面部向上，该位置维持 15 s，或等待眩晕停止(见图 7-10-7B)。继续在冠状面向健侧移动头部，直至患耳向上，停留时间同上(见图 7-10-7C)。继续移动头和身体，直至面部向下，停留时间同上(见图 7-10-7D)。最后，头与身体移动至开始的位置即平卧患耳向下(见图 7-10-7E)。15 s 后患者缓慢坐起，头保持水平或矢状面向下 20°。

(3) 后半规管良性阵发性位置性眩晕 Semont 摆动法治疗：Semont 等设计了一种治疗方法，判断出病变侧后(如右侧后半规管 BPPV)，患者坐于检查台，头向健侧转 45°(见图 7-10-8A)，患者迅速向患侧躺下(与受累的后半规管平面平行)，直至头 20°悬位(见图 7-10-8B)。1 min 后，患者经过开始的坐位向对侧躺下，保持头偏向健侧 45°不变(见图 7-10-8C)(鼻 45°向地)。患者保持该体位 1 min 后缓慢回到坐位(见图 7-10-8D)。

注意：一般情况下，治疗中患者将出现眼震和眩晕，如果未出现眼震和眩晕，可突然小振幅晃动患者的头部 1～2 次，使位觉砂碎片游离。患者在该体位停留 5 min，然后缓慢回到坐位。治疗后 1 周内避免激发体位。摆动法通常也只需治疗 1 次。

摆动法治疗前半规管 BPPV 时必须加以修正(称为 Semont 摆动法- A)。修正如下：头转向患侧，患者快速躺向患侧使鼻与地面夹角为 45°；数分钟后，患者快速经过坐位到对侧卧位(注意此时鼻为向上 45°)。后续治疗同后半规管 BPPV。

(4) 后半规管嵴顶结石症 Brandt-Daroff 习服治疗：该项治疗由 Brandt 等提出，要求患者反复运动到激发体位，每天数次。患者首先坐位，然后快速进入引起眩晕的体位(见图 7-10-9)。眩晕发作时，伴有扭转或向上的眼震。眩晕程度直接与患者从运动到激发体位的速度有关。患者在眩晕体位停留至眩晕消失，然后再次坐起。通常回到坐位还会出现眩晕，但眩晕强度降低，持续时间缩短。如果眼震再次出现，则方向相反。患者在坐位停留 30 s，再倒向对侧，停留 30 s，坐起。患者重复这个运动过程，直至眩晕消失。整个过程每 3 小时重复 1 次，直至患者连续 2 天无眩晕发作。

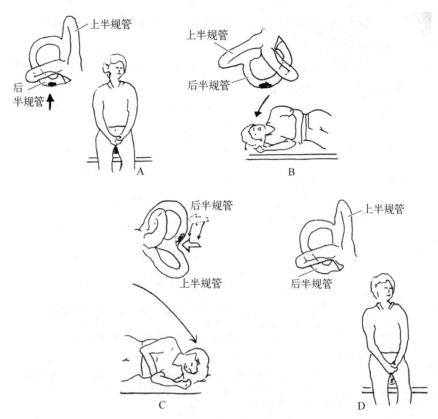

图7-10-8　Semont 摆动法治疗后半规管 BPPV

注：A~D 表示治疗时的体位

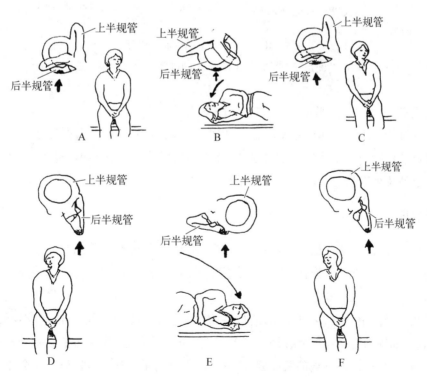

图7-10-9　Brandt-Daroff 习服治疗后半规管 BPPV

注：患者迅速转移到患侧侧卧位（图示为右侧），眩晕消失后再停留30 s；患者坐起再等待眩晕消失；患者向对侧重复以上运动，停留30 s，坐起。整个治疗练习重复10~20次，每天3次，连续2天无眩晕则治疗停止。A~F 表示治疗时的体位。

研究表明,98%的患者 Brandt-Daroff 习服练习治疗 3~14 天后症状消失。BPPV 的病程可以几天至 35 年。但病程越长,治疗效果越差。

图 7-10-10 说明进行正确 BPPV 治疗的流程图。判断病变的侧别、受累的半规管(根据眼震的方向)、管结石症或嵴顶结石症及决定对应的治疗方法。

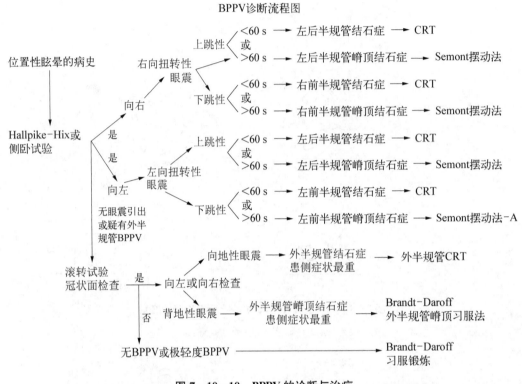

图 7-10-10　BPPV 的诊断与治疗

注:根据眼震的方向和持续时间判断受累的半规管、病变的机制是嵴顶结石症或管结石症及治疗的方法。

5. BPPV 康复宣教

除非为了减轻可能伴随于发作性眩晕的恶心,BPPV 一般不用药物。同样,对于严重恶心和呕吐的患者可在治疗前给止呕药物。手术治疗包括前庭神经切断,支配后半规管的单一神经切断以及患侧半规管的阻塞。目前由于锻炼可以治愈,故手术很少采用。

四、社区管理策略

眩晕症病因复杂,牵涉学科广泛,但有些眩晕疾病(如 BPPV)可通过手法复位治疗,达到痊愈,治疗效果好。如果经过数次复位,仍无效果,则应转上级医院,明确诊断,必要时选择手术治疗。

1. 社区预防

由于眩晕症状涉及多个学科、多种疾病,所以在疾病预防方面较为困难。往往眩晕的发作并无先兆,有些诱因尚不确切,如周围性眩晕前庭神经炎,30%有前期感冒病史,推测病毒性感染是其发病因素。其次,老年人常见的骨质疏松也是本病的关联因素之一,因而针对常见病的社区管控十分重要。

2. 社区康复教育

BPPV 是一种常见的疾病,眩晕发作常常引起患者日常生活障碍。有几种不同的治疗可以减轻患者的症状,使患者恢复正常的活动。在确定没有其他因素致病时首选手法复位,但应明确患者是否愿意通过致晕而达到治晕的目的。

　　总之,采用哪种方法治疗由很多因素决定,包括受累的半规管、是嵴顶结石症还是管结石症,是否存在其他前庭缺陷等,作为全科医师应做出全面考虑后做出选择。

(王　颖)

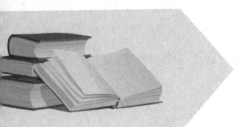

附　　录

附录1　常见病康复案例

一、特发性面瘫康复案例

1. 病史摘要

48岁女性,三天前晨起漱口时右侧口角轻微漏水,其后家人发现口角左偏,次日晨起发现右眼不能完全闭合,其后症状进行性加重,右侧咀嚼时食物滞留右侧齿颊。就诊查体:右额纹消失,右侧闭目露白3 mm,龇牙口角左偏,鼓腮右口角漏气,右鼻唇沟变浅,右面部表情动作消失,右侧耳屏前和右耳后乳突前下有压痛,耳道无疱疹,病前有感冒史,不发热。血常规显示白细胞及分类正常,影像学检查以及面神经肌电图未做(患者拒绝)。

2. 康复评定

右面肌肌力评定0级,House - Brackmann 面神经评定:完全麻痹,面部对称详细评价(DEFS)9分(见附录表1-1-1)。

附录表1-1-1　面部对称详细评价(DEFS)

面部对称性	临　床　表　现	得　分
静止状态时的面部	完全麻痹(无功能)	0
皱额	完全麻痹(无功能)	0
闭眼	面部活动更接近完全麻痹(保留功能的30%)	9
微笑	完全麻痹(无功能)	0
吹口哨	完全麻痹(无功能)	0

引自:王玉龙.神经康复学评定方法[M].北京:人民卫生出版社,2015.

3. 康复处方

(1) 右面部以及耳后微波或超短波治疗,治疗头或导子方向:斜向外(避免直接投射头颅),无温量,10 min,每天2次×5天。

(2) 直流电新斯的明＋醋酸地塞米松药物离子导入,正极(半面具电极)导入右侧面颊部,负极置于右侧颈背后,电量:30 mA或均匀麻刺感,治疗时间:20～25 min,每天1次×5天。

(3) 低频电疗于面神经3支分布区域以及面神经干点,或穴位(阳白、四白、下关、牵正),运动阈,20 min,每天2次×5天。

（4）自我对镜辅助面肌运动训练，抬眉皱眉、龇牙噘嘴，从上而下，依序进行，每个动作2个八拍进行操练。

4.特发性面神经麻痹的康复计划及医嘱范本如附录表1-1-2所示。

附录表1-1-2　特发性面神经麻痹的康复计划及医嘱范本

患者姓名：×××　　　　　　性别：×　　　　　　年龄：×岁
主要诊断：特发性面神经麻痹
目前存在的主要功能障碍：1.闭目不全 　　　　　　　　　　　2.面部表情肌肌力低下 　　　　　　　　　　　3.咀嚼障碍
康复评定医嘱（PT部）：1.面部表情肌肌力评定 　　　　　　　　　　2.咀嚼肌肌力评估 　　　　　　　　　　3.Stennert继发损害面神经麻痹评分 　　　　　　　　　　4.面部对称详细评价（DEFS）
近期康复目标：消除局部肿胀、增进微循环，增进面部表情肌肌力、咀嚼功能；防止并发症（结膜炎等） 远期康复目标：获得长期缓解
康复治疗方案：1.药物治疗（消肿、抗病毒、消炎、神经营养） 　　　　　　　2.物理治疗（直流电药物离子导入、微波或其他高频电疗，低频电刺激等，面部表情肌肌力训练等） 　　　　　　　3.生物反馈训练 　　　　　　　4.咀嚼肌肌力训练 　　　　　　　5.健康宣教
注意事项：1.防止药物不良反应 　　　　　2.防止并发症

引自：王玉龙.神经康复学评定方法［M］.北京：人民卫生出版社，2015.

5.特发性面神经麻痹不同阶段康复治疗方案

1）急性期：以改善局部循环，消除炎症、水肿为主

（1）药物治疗：① 激素治疗。泼尼松（20～40 mg）或地塞米松（1.5～4.5 mg）口服，每天1次，连续10～14天后逐渐减量；② 改善微循环、减轻水肿：甘露醇250 ml静脉滴注1次（30 min内滴完），口服迈之灵，0.15 g 2粒，每天2次，连用1～2周；③ 神经营养代谢药：维生素B类药物，神经生长因子注射等；④ 个别白细胞分类有异常者可加用抗病毒药物或抗生素。

（2）物理治疗：① 直流电药物离子茎乳孔处导入（可选择地塞米松＋加兰他敏，阳极导入），促进神经肌肉接点恢复功能；② 茎乳孔附近的超短波无温量局部治疗，每天2次，促进炎症消散；③ 低频电刺激面部表情肌，刺激量为运动阈，每天2次，促进面部表情肌肌力恢复。

（3）防止并发症：如暴露性角、结膜炎，可戴眼罩、点眼药水等。

2）恢复期：以促进神经功能恢复为主

（1）神经功能促进剂：可继续使用维生素类药物等。

（2）物理治疗：① 可继续选用低频电刺激面部表情肌，刺激量为运动阈，每天2次；② 患者可对镜自行进行表情肌的辅助训练，按照闭目、皱眉、龇牙的顺序，自上而下，每个动作反复16次，10 min，每天1～2次，面肌自主运动开始恢复后，可对镜练习瘫痪面肌的随意运动。

3）后遗症期

针对保守治疗无效者，可选择手术治疗：对茎乳孔处疼痛明显者，可行茎乳孔或面神经管减压术，以减轻神经的受压。对神经功能恢复差、肌电图检查呈完全失神经性改变者，可考虑面神经粘连分离术或吻

合术,可取得一定疗效。有必要采用手术治疗缓解自发出现或神经损伤部分修复后的面肌抽搐。在确定痉挛部位时,可注射酒精或部分切除神经干或神经的某一分支。

(王　颖)

二、脑卒中康复案例

1. 病史摘要

患者,陈某某,男性,67 岁。患者既往有高血压病史,3 周前无明显诱因下突发右侧肢体无力,不能持物,能独立行走,伴口角歪斜、言语含糊,无意识障碍,二便失禁,四肢抽搐。当时外院查头颅 CT:未见异常,但 2 h 后患者右侧肢体乏力加重、无法活动,伴言语不能,反应迟钝。遂送至我院急诊,查头颅 CT(发病约 10 h):左侧额颞顶叶大片脑梗死,收入神经内科后积极脱水降颅压、活血化瘀、改善脑循环等治疗。第 2 天患者出现意识障碍,复查头颅 CT 提示:左侧大脑半球大面积脑梗死。转入神经外科急诊全身麻醉下行左侧额颞顶颅骨切除减压术。手术顺利,术后患者神志转清。目前,患者右侧肢体活动障碍,反应迟钝,口齿含糊、言语表达不清,无饮水呛咳,无二便失禁,血压 165/100 mmHg。

临床诊断:① 脑梗死恢复期,右侧肢体偏瘫,认知知觉障碍,言语障碍,日常生活活动极重度障碍;② 高血压病 2 级(高危)。

2. 康复评定

(1) 运动功能评定:Brunnstrom 评分为右上肢 I 级、右手 I 级、右下肢 II 级。

(2) 感觉功能评定:右侧肢体痛温觉减退,运动觉、位置觉正常,实体觉、图形觉丧失。

(3) 日常生活活动能力评定:改良 Barthel 指数 25 分。

(4) 言语功能评定:BDAE 2 级,经皮质运动性失语(WAB 量表)。

(5) 吞咽功能评定:正常(洼田饮水试验 1 级)。

(6) 认知功能评定:中度认知功能障碍(MMSE 计分 17 分)。

(7) 心理评定:轻度抑郁(HAMD 抑郁评分 22 分)。

3. 康复治疗

(1) 姿势治疗(良姿位摆放):如仰卧位时,患侧上肢 30 度外展位,伸肘伸腕,前臂旋后,肩垫软枕,患侧下肢轻度屈髋屈膝,臀部、腘窝及足底各垫一软枕。

(2) 运动治疗:偏瘫肢体功能训练、运动疗法(肌力)、运动疗法(关节活动度)、运动疗法(器械)、床上练习(Bobath 握手上抬、桥式运动)、翻身、起坐训练等,患侧肢体肌肉按摩,患侧肢体关节被动运动,床边患侧肢体 CPM 应用、上下肢 Motomed 应用等。

(3) 物理因子治疗。① 脑电治疗:头颅并置,耐受量,每次 15 min,每天 1 次。② 气压治疗:患侧肢体,间歇性,每次 20 min,每天 1 次。③ 低频电刺激。处方一,低频电疗于右下肢:"＋"极置于右侧小腿胫前外侧区上部,"－"极 1 置于右侧小腿胫前外侧区下部近踝关节处,"－"极 2 置于右侧足背区,并置运动阈。选取自动处方 4＋3 号,30 min 耐受量,每天 1 次。处方二,低频电疗于右肩臂:"＋"极置于右侧颈背部,上肢前外侧区上部,"－"极 1 置于右侧肩部三角肌腹,"－"极 2 置于右侧前臂伸侧区,并置运动阈。选取自动处方 1＋3 号,30 min 耐受量,每天 1 次。④ 中频电刺激:贴片置于右腕伸肌、胫前肌,并置,自动处方,20 min 耐受量,每天 1 次。⑤ 肌电生物反馈。⑥ 功能性磁刺激。

(4) 传统治疗:针灸、头皮针、拔罐治疗等。

(5) 作业训练:增加日常生活活动练习。

(6) 言语训练:Schuell 刺激法、交流效果促进法、言语治疗仪辅助等。

(7) 认知功能训练:文娱活动、计算机辅助训练等。

（8）心理治疗：对有焦虑、抑郁、情绪低落者进行心理疏导、解释和鼓励，同时动员家属和社区参与，可开展音乐治疗、文娱治疗。

（9）矫形器的使用：肩托应用、踝足矫形器等。

（陈秋红）

三、颅脑损伤后持续植物状态康复案例

1. 病史摘要

患者，男性，34 岁，因"车祸后意识不清 7 月余"入院。患者 7 月前因车祸致意识不清，头颅 CT 扫描示广泛脑挫裂伤、蛛网膜下腔大量出血、左侧额颞部硬膜下血肿、左侧颞叶脑挫裂伤并脑内血肿、右侧颞叶脑挫裂伤。曾在多家三甲医院求医，意识障碍改善不明显；为进一步促醒于 2016 年 4 月 28 日入院。入院查体：持续植物状态，可自主睁眼，无言语及指令反应，无功能性（有目的性）运动，无视觉追踪，饮水呛咳，可经口进食少量半流食，留置胃管。入院诊断：脑外伤持续植物状态、脑室腹腔分流术后、颅骨缺损修补术后。

2. 康复评定

改良昏迷恢复量表评分：4 分。自身无意识，对外界无反应；对视、听、触及有害刺激无精神行为反应；无交流表达能力；睡眠—睁眼周期存在；丘脑、脑干功能存在；大小便失禁；颅神经及脊髓反射存在，但易变动，脑电活动、脑干诱发电位存在。

3. 康复处方

（1）药物治疗：给予脑复康、脑活素、胞二磷胆碱、脑苷肌肽等静脉滴注治疗改善脑细胞代谢，促进神经营养、促进脑细胞功能恢复等，给予尼莫地平、银杏叶制剂保护脑细胞，改善脑部血液循环。中药鼻饲：根据中医辨正施治的原则，选用不同的方剂。

（2）脉冲式中频电刺激：电极置于四肢肌肉，多为伸肌运动点，下肢常选踝背屈及屈肌运动点，脉冲电刺激 20 s，间断 20 s，每次 16 min，每天 1 次。

（3）语言、声乐及光刺激：通过传入神经不停地将外界刺激传入大脑，以达到促醒的目的。呼唤患者，耳边放亲人的唤醒语言录音或收音机播放柔缓的音乐、戏曲等，早、中、晚各 1 次，每次 30 min；反复向患者讲述以前经历的事。光刺激，每天 1 次的白光或彩光刺激，10 min；床前悬挂可移动发音玩具。

（4）针灸、推拿治疗：根据中医经络理论选取穴位，行针灸治疗，每天 1 次，并对四肢肌肉进行有规律的按摩，对四肢关节进行被动活动，伸屈活动范围由小到大，自肢体远端小关节逐渐进展到大关节，配合揉按、挤压、牵拉等手法，轻柔被动运动，上午、下午各 1 次，每次 30 min。

（5）运动疗法：采用脑循环治疗；冷热刺激等疗法以促醒；起立床站立防压疮，每次 30 min，每天 1 次；卧位采取良肢位摆放，防止痉挛；全身关节被动运动防治关节挛缩，每次 60 min，每天 2 次。

（6）电脑脉冲磁疗：将磁头分别置于患者头部额叶，双侧颞叶及顶叶头皮反射区，选中等强度，每次 20 min，每天 1 次。

（7）经颅直流电刺激，每次 20 min，每天 1 次。

（梁贞文）

四、脑瘫康复案例

1. 病史摘要

患儿，男孩，1 岁 2 个月。主诉："运动发育落后，肌张力异常"。第一胎第一产，剖宫产，早产，孕 34 周＋5 天出生，出生体重约 1 850 g。患儿出生时有高胆红素血症，经治疗后好转，否认窒息、抢救史，否认其他重大疾病史。

辅助检查：颅脑 MRI 平扫显示双侧基底节区苍白球对称性异常信号,双侧脑室饱满,结合病史考虑核黄疸改变,代谢性疾病待排。症状体征：神志清,精神好,头颅无畸形。坐位：长坐位,前倾坐位,下肢屈曲;立位：不会独站。扶站立时呈足尖着地;手部：有拇指内扣,右手可以伸手抓物,左上肢屈曲位,左手伸手抓物困难;异常姿势明显;肌力：全身肌力偏弱。肌张力：双侧踝关节肌张力高,躯干肌张力高,双上肢肌张力高。站立时呈尖足着地;不能扶走;有踝阵挛,保护性反射存在;偶有不随意运动。语言及智能评价：约 8 个月水平。

临床诊断：脑性瘫痪。

2. 康复评估

(1) 肌张力 ASHWORTH 0～3 级：中线有正常的肌肉张力,同时下肢有中度的肌张力增高;双侧踝足的肌张力 2 级。试图站立位时,双侧踝足肌张力显著增加至 3 级,站立休息位时肌张力降低。右侧上肢试图伸肘够物时,肌张力 2 级。左上肢肌张力 3 级。

(2) 关节活动度评定：部分关节活动受限。左侧上肢前臂旋后受限 20°,左侧上肢前臂伸肘关节受限 25°,有拇指内收,不能抓物。双侧下肢关节被动活动度都在正常范围内。主动做内旋动作时在双侧髋关节显示紧张和受限。左踝背屈终末时紧张但能获得全范围关节活动度。

(3) 肌力 MMT 3～4 级：核心力量较弱,躯干呈圆背。右侧肢体可承重并轻度抗阻,左侧肢体可短时负重。

(4) 日常生活活动能力(改良 Barthel 指数 8 分)评定：日常生活辅助量大,不能自理,由家人照顾。

(5) 精细运动能力评估：① 视觉追踪好,范围和反应灵敏度尚可;② 左上肢关节活动能力落后,姿势中度异常;③ 抓握能力：手指精细动作分离不充分,尤其左侧拇指内收抓握姿势异常;④ 操作能力：双手的共同运动协调能力差;⑤ 手眼协调：落后明显。

(6) 言语语言能力稍落后。① 模仿：能模仿一些电视里的主角的特征性动作(如黑猫警长、小白兔等),经过一段时间后能再现所记住的动作和声音。② 游戏：能使用象征性的游戏(如模仿开小汽车游戏,将积木当作汽车),玩的时候比较刻板,别人教他怎么玩就怎么玩,创造能力不强。

(7) 交往及交流能力评价：沉默,不太爱主动和治疗师或玩伴交流,能用肢体语言表明自己简单的意图。

(8) 运动能力评估：如附录表 1-4-1 所示。

附录表 1-4-1　脑瘫患者运动能力评估

运动能力		评　估
姿势观察	仰卧位	双下肢屈肌张力占优势,双下肢能见主动地屈伸运动,在仰卧位时能抬起头部;当髋、膝关节屈曲时,表现为髋外展、外旋、足内翻
	俯卧位	用双手平放支撑体干,肘关节、髋关节能伸展;当双上肢伸展置于身体两侧时,手掌不能向下,肘关节有屈曲
	坐位	大多数时间保持"w"坐姿,不能保持盘坐位,能长坐位,长坐位时圆背,下颌前伸、骨盆后倾,手紧紧抓住下肢
	跪位	跪立位保持时间短(约 5 s)且极不稳定
动作分析	翻身	能主动自如地进行仰卧位、侧卧位以及俯卧位之间的翻身
	手膝爬	可爬行 15 m 以上,手膝交替自如
	坐起	先从仰卧位翻身至侧卧位,再用手支撑至手膝跪位再翻到跪坐位
	站起	自己能扶物站起

（9）粗大运动能力 GMFM 48：如附录表 1-4-2 所示。

附录表 1-4-2　脑瘫患者粗大运动能力评估

运动能力	评　　估
躺和翻身	俯卧及仰卧位有对称性姿势,能向左右翻身并翻回起始姿势,能用前臂支撑同时释放右手够目标物,伸展肘关节时屈曲髋关节
坐位	大多数时间保持"w"坐姿,长坐位需单手支撑以上保持平衡,横坐位抗拒且不能保持;在所有的坐位姿势中,有轻度的圆背
爬行和跪位	能独立转换保持四点肘支撑位;能交替向前爬行,但使用肘支撑,下肢活动减少;跪位双腿跪地过宽;双手在抓握下能高跪位向前步行,但不稳定;腿能分开超过正常范围
站立位	能用肘支撑和腿的伸展完成小凳子边扶站;骨盆和躯干是稳定的
站立姿势	站立时躯干是稳定和笔直的;双侧髋关节有轻度内旋显示交叉腿;右侧的跟骨在中线,中足有轻度的内旋;左侧跟骨有轻度旋转,中足有旋外旋后和外八姿势

（10）评估小结：患儿较同龄儿双上肢姿势异常,功能落后明显。手臂的部分活动由于肌张力影响减少,手指的精细动作能力较差,双手基本没有共同的协调动作。患儿粗大运动能力落后明显,躯干和骨盆控制力差。当前稳定的能力是爬行和有好的坐位平衡能力,并在学习跪位行走和扶走。需要关注发展躯干和骨盆力量,通过长时间学习高跪和半跪,主要挑战在双下肢站立位时张力高,左上肢异常姿势,双足姿势也需要关注。由于升高的肌张力,当站立移动时左下肢经常处于不良姿势,继发性影响双足骨性结构发育。

3. 治疗计划

（1）运动治疗：① 牵伸肌群（屈髋、踝背伸）,降低肌张力;② 被动关节活动,减少粘连,维持正常活动度;③ 核心肌力训练：bobath 球、仰卧至坐起训练;④ 髋关节控制及双下肢分离训练;⑤ 平衡训练：坐位、四点支撑位;⑤ 辅助下姿势转换：卧→坐→四点支撑→跪位→单腿跪位。

（2）作业治疗。① 姿势矫正：提供躯干核心稳定;② 被动活动：牵伸左侧前臂旋后肌群、左侧上肢前臂伸肘肌群、手掌大鱼际肌;③ 肌力训练：肩胛带、肩袖肌群、手臂稳定控制;④ 辅助下完成前臂旋前旋后动作;⑤ 辅助下完成拇指食指捏动作（指侧-指腹-指尖）。

（3）家庭康复：家庭为 0～3 岁孩子最多活动的场所,提高家庭康复频率及质量十分重要。① 姿势控制训练：动态观察左上肢 ROM 受限角度变化,提供每天 20～40 min 的被动牵伸训练。动态观察孩子坐姿,尽量保持长坐位,禁止"w"坐姿,保护髋关节。动态观察双足站立位时骨性姿势,予以力线纠正。② 言语语言训练：动态观察孩子社交能力,尽量创造前语言环境。

4. 康复目标

（1）近期（6 个月）康复目标：① 独立保持高跪位;② 能用左侧或右侧主导做跪位至单腿跪位转换;③ 能独立保持长坐位平衡,同时释放双手抓物;④ 能用双手完成扶墙壁向左或右行走;⑤ 能右手拿起细小物体,提高双手精细动作、手眼协调性、双手协调性以及双手配合能力;⑥ 能接受在治疗和站立时穿戴矫形器。

（2）远期目标：独立行走,生活自理,能够适应以后的学校生活;预防继发性双足骨性畸形。

（唐　亮）

五、肩周炎康复案例

1. 病史摘要

患者,李某,女性,62 岁,因"右肩关节疼痛伴活动受限 3 个月"入院。患者 3 个月前无明显诱因下开始出现右肩关节疼痛伴活动受限，当时未予注意，逐渐加重，2 周前我院骨科就诊，查肩关节 X 线片检查提示"右肩峰、锁骨肩峰端和大结节骨质疏松，囊性变"，给予消炎止痛药物治疗，患者疼痛有所改善，但活动受限仍存在，为进一步诊治拟"右肩关节周围炎"收入院。患者自发病来，精神可，胃纳可，夜眠可，两便如常，近期无明显体重变化。既往否认手术外伤史，否认高血压、糖尿病、慢性支气管炎等慢性病史，否认食物药物过敏史。查体：神志清楚，精神尚可。右肩关节局部无肿胀，肩峰下及结节间沟处有压痛（＋＋），右肘、腕及指关节活动正常，右上肢皮肤感觉正常，右桡动脉搏动正常。

2. 康复评定

（1）疼痛评定：VAS 评分 8 分。

（2）肌力评定：右肩前屈肌力 5 级，外展肌力 4 级，后伸肌力 4 级，右肩内旋肌力 5 级，外旋肌力 5 级。

（3）关节活动度评定：主动关节活动度：前屈 80°，外展 70°，后伸 0°，内旋 5°，外旋 5°；被动关节活动度（positive range of motion，PROM）：右肩前屈 90°，外展 90°，后伸 5°，内旋 15°，外旋 15°。

（4）量表评定：Constant‑Murley 肩关节功能评分 43 分。

（5）日常生活活动能力评定：改良 Barthel 指数 80 分。

3. 康复处方

（1）物理因子治疗：高频电疗微热量，激光疗法、电磁疗、超声波疗法等。

（2）徒手治疗：关节松动术，急性期Ⅰ～Ⅱ手法，慢性期Ⅲ～Ⅳ级手法，改善关节活动度。

（3）运动疗法：徒手操、棍棒操等。

（4）作业治疗：增加日常生活活动能力训练，改善患者生活质量。

（5）药物治疗：消炎止痛药，如吲哚美辛、苯丙氨酯、布洛芬、双氯芬酸钠、双氯芬酸钾等；或局部封闭，使用普鲁卡因加醋酸泼尼松。

（6）传统康复治疗：可选用相应穴位进行推拿和针灸治疗。

（安丙辰）

六、腰椎间盘突出康复案例

1. 病史摘要

患者，男性，72 岁，因"右侧下肢持续疼痛、麻木步行困难进行性加重半月"就诊。发病以来无腰痛，两便正常。下肢疼痛麻木以坐位、步行显著，卧位时仅疼痛程度稍缓但麻木无缓解。一年前有跌倒史，半年前曾因腰痛、一侧下肢疼痛、间歇性跛行诊断为腰椎间盘突出并椎管狭窄 L4‑L5 滑脱，行腰椎椎管减压以及 L4‑L5 内固定术。术后恢复良好，腰痛及间歇性跛行消失。本次发作无外伤史、无提重物史，但曾抱 1 岁孙儿。既往曾有消化道溃疡病史、无药物过敏史。饮食习惯：喜素食，饮牛乳及肉类易腹泻。受寒易下肢抽筋。查体：患侧下肢不能完全伸展，呈右髋屈曲减痛体位，一侧腰肌紧张，但无压痛，腰椎无压痛，右侧臀中部肌紧张压痛显著，右腘窝有压痛，右腓肠肌有挤压痛，右直腿抬高 70°（＋），加强试验 60°（＋），挺腹加压试验（＋），右拇背伸肌力 4 级，膝腱反射、跟腱反射正常。X 线片示：腰椎 L4‑L5 钢板内固定影像，诸椎均有退行性变，椎体骨小梁稀疏，L5‑S1 间隙狭窄。建议进一步检查：CT 行 L3‑L4、L4‑L5、L5‑S1 扫描、右下肢坐骨神经肌电图检测、骨代谢、骨转换检测。临床诊断：① L5‑S1 腰椎间盘突出症；② 骨质疏松症。

2. 康复评定

进行骨质疏松症程度、疼痛程度和肌痉挛程度评估。

3. 康复处方

（1）药物治疗：降钙素肌注 20 U，每周 1 次，肌松剂（妙纳，50 mg，每天 3 次），口服钙剂。

（2）康复治疗综合方案如附录表 1-6-1 所示。

附录表 1-6-1　康复治疗综合方案

项　目	处　方	疗　程
牵引	首次为体重的 50% 左右,时间 20～30 min,每天 1 次	连续 1～2 周
磁热振	右腰臀部,低温,中速,20 min	每天 1 次,连续 1～2 周
垂直律动	坐于律动台,3～5 档(中～高速)做骨盆前后倾运动	每天 1 次,连续 1～2 周
脉冲超声波治疗	右臀部,20% 脉冲,声强 1.5～2.5 W/cm²,接触移动,加双氯芬酸钠(扶他林)乳胶剂于接触剂中,5～10 min	每天 1 次,连续 1～2 周
手法治疗	松解右腰臀痉挛肌群,点按、弹拨等	隔天 1 次,3～5 次
运动疗法	1. 激活右髋伸肌群(等长抗阻) 2. 牵伸右髋屈肌群 3. SET 核心肌训练	每天 1 次,或隔天 1 次,连续 1～2 周
冲击波	必要时加右臀中肌冲击波治疗以缓解肌痉挛	每周 1 次,连续 3～5 次

（王　颖）

七、膝骨关节炎康复案例

1. 病史摘要

患者刘某,女性,68 岁,因"反复左膝关节疼痛伴活动受限 6 年,加重 1 周"入院。患者自诉 6 年前无明显诱因出现左膝关节疼痛,当时未予特别关注,休息后缓解。其后反复发作,逐渐加重,对天气变换敏感,劳累时加重,休息后可缓解,无其他部位疼痛和放射痛,曾予以药物、针灸、拔罐等治疗(具体治疗方法不详),病情反复发作。某医院 X 线检查提示左膝关节退行性改变(见附录图 1-7-1)。近 1 周,患者自觉左膝关节疼痛再次加重,伴左下肢乏力、膝关节不能屈伸,晨起出现左膝关节僵硬,时间少于 30 min,活动后改善。下蹲、上下楼梯困难。自发病以来患者神清、精神可,饮食两便正常。为求康复治疗,入住我科。患者既往高血压 10 年,血压最高为 180/100 mmHg,每天晨服氨氯地平(络活喜)5 mg,血压控制可。否认糖尿病病史,否认肝炎、肺结核病史,否认手术、外伤史,否认药物、食物过敏史。预防接种不详。

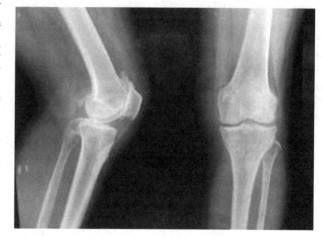

附录图 1-7-1　左膝关节退行性改变

入院诊断：① 左膝骨关节炎;② 高血压康复诊断为节段性和躯体性功能障碍(左下肢)。

体格检查示：体温 36.7 ℃,脉搏 82 次/min,呼吸 13 次/min,血压 125/88 mmHg。神清、精神可、表情痛苦,心肺腹检查(一),脊柱、右侧肢体及左侧上肢无畸形、活动自如。左膝关节肿胀、内翻畸形,皮肤温度略高,内侧关节线压痛,活动时疼痛加重,研磨试验(±),浮髌试验(一),前后抽屉试验、侧方应力试验(一),双侧脐踝线,双侧大腿、小腿周径无异常。影像学检查：2014 年 9 月 8 日本院 X 线检查提示关节间隙变窄,关节边缘骨赘形成。

2. 康复评定

（1）疼痛评定：左膝 VAS 评分 5 分。

(2) 关节活动度评定。左膝关节活动度,伸展:主动 0°,被动 0°;屈曲:主动 10°~110°,被动 10°~120°。

(3) 肌力评定。左膝关节周围肌力:股四头肌Ⅴ⁻级,腘绳肌Ⅴ⁻级,胫前肌Ⅴ⁻级,腓肠肌Ⅴ⁻级。

(4) 日常 Bathel 指数:进食 10 分+洗澡 5 分+修饰 5 分+穿衣 10 分+控制大便 10 分+控制小便 10 分+如厕 5 分+转移 15 分+行走 10 分+上下楼梯 5 分,总分=85 分。

3. 康复处方

1) 物理因子治疗

(1) 中频电疗法:具有明显镇痛,促进血液循环作用。处方:患膝关节内外对置,肌肉放松方,耐受量,20 min,每天 1 次。

(2) 高频电疗法:能达到改善血液循环,解除肌痉挛,消炎消肿作用。处方:患膝关节内外对置,中等剂量(15 W),20 min,每天 1 次。

(3) 超声波疗法:患膝关节 1~1.5 W/cm²,10~12 min,接触移动法,每天 1 次,5~10 次为 1 个疗程。

2) 运动疗法

予以髌骨关节松动术,肌力训练,关节活动度训练等运动疗法减轻疼痛,增强肌力,配合器械训练进行主动、抗阻运动以增强肌力,增大关节活动度。

3) 药物治疗

疼痛难忍时予以塞来昔布(西乐葆),口服,每天 1 次,镇痛;亦可局部封闭治疗。

4) 手术治疗

如患者关节持续性疼痛呈畸形发展,保守治疗无效时可考虑手术治疗。

注意事项:处理关节疼痛的重点是把体力活动限制在关节能耐受的范围内。告知患者避免同一姿势长时间负重;保持正确体位,以减轻膝关节负荷;保持关节正常的对位对线;工作或活动的强度以不产生或加重疼痛为度;在急性疼痛时,膝关节不应负荷或活动以减轻关节的反应,必要时可应用辅具保护。

(安丙辰)

八、跟腱断裂术后康复案例

1. 病史摘要

案例:某男,运动后左足跟腱断裂,当日急送医院后,行跟腱断裂修复术,术后石膏固定。

2. 康复评定

疼痛评估、肿胀评估、踝关节活动度评估、肌力评估。

3. 康复处方

治疗程序如附录表 1-8-1、1-8-2 所示。

附录表 1-8-1　跟腱术后早期康复治疗程序

术后时间	康复评估	康复治疗
2~14 天	局部肿胀 疼痛 (踝关节石膏固定中)	超短波:无温量,15 min,每天 2 次 磁疗:强磁场,20~30 min,每天 2 次 功能训练:各足趾主动屈伸训练,膝关节与髋关节主动屈伸训练以防并发症
15~28 天	同上	同上选择

附录表 1 - 8 - 2　跟腱术后恢复期康复治疗程序

术后时间	康复评估	目的	康复治疗方法
29~42 天	局部肿胀：小腿下部近踝关节处，以及踝关节以下足部轻度肿胀，后跟跟腱区域较健侧粗大	消肿	超短波：无温量，15 min，每天 2 次 序贯压力治疗：每天 2 次 等长踝关节跖屈位屈伸肌力练习：每天 2 次
		松解粘连	超声治疗跟腱区域，接触移动，脉冲 20%~30%，声强 1.5~2.0 W/cm²；或中频电疗，于跟腱区域并置，耐受量 20~25 min
	疼痛：0	改善局部血液循环	微波，无温量-微温量，25~30 W，10 min；或机械振动治疗：局部探头，小剂量、低振幅，10~15 min
	关节活动度：踝关节呈跖屈 30°位	功能训练	功能训练：各足趾主动屈伸训练，膝关节与髋关节主动屈伸训练以防并发症 被动减张力位关节活动度练习：屈膝达全范围下进行踝关节背伸牵张练习 静态半负荷体重练习：足跟下垫高 5~6 cm，进行去拐站立练习
43~56 天	局部肿胀：仅踝关节及以下足部轻度肿胀，跟腱区轻度肿胀	消肿	序贯压力治疗：每天 1 次 足趾肌力训练：每天 2 次 机械振动治疗：每天 2 次
	关节活动度：踝关节呈跖屈 15°位，背伸不能达 0°位，但屈膝关节时踝关节可背伸达 0°，跖屈可达全范围，内、外翻可达全范围	功能训练	手法治疗：屈膝位过渡到直膝位，缓慢进行踝关节背伸牵张练习 静态全负荷体重练习：背靠墙站立，足跟下垫高 5~6 cm（每 2 日减低 2 mm），逐日增加单腿站立时间 动态半负荷体重练习：面向墙壁，双手扶墙，双下肢站立，同步进行膝关节微蹲起训练

1) 术后 8~9 周

(1) 达到正常步态行走。

(2) 继续加强踝关节周围肌肉力量：坐位垂腿"勾脚"练习，压沙袋等重物的练习，重量 1~5 kg 渐增；抗阻力完成动作为 1 次，每组 30 次，组间休息 30 s，3 组连续，每天练习 2~3 次。抗阻内外翻练习：抗橡皮筋阻力完成动作，每组 30 次，组间休息 30 s，3 组连续，每天练习 2~3 次。

(3) 强化下肢肌力，开始患侧单膝蹲起练习（半蹲位：即膝关节屈曲 90°位，足平放）：要求动作缓慢、有控制、上体不晃动，必要时可双手提重物以增加练习难度；每次 3~5 min，每组 2~3 次，每天 2~3 组。

(4) 继续加强本体感觉练习，软垫上交替屈伸膝关节 10~20 min。

2) 术后 10~12 周

(1) 有条件者可以使用固定自行车练习，无负荷至轻负荷，跟腱处不得有明显牵拉感；每次 30 min，每天 1~2 次。

(2) 可开始游泳，但须绝对避免滑倒！

(3) 此期间缝合的肌腱尚不够坚固，故练习及训练应循序渐进，不可勉强或盲目冒进。且应强化肌力以保证踝关节在运动中的稳定，并应注意安全，绝对避免再次摔倒！

(4) 可以开始由慢走过渡至快走练习。

（5）开始提跟练习：即用脚尖站立，每次 2 min，休息 5 s，每组 10 次，每天 2~3 组。逐渐由双脚提跟过渡到单脚提跟。

（6）可以开始尝试：保护下全蹲，双腿平均分配体重，尽可能使臀部接触足跟；每次 3~5 min，每天 1~2 次。台阶前向下练习，力量增强后双手可提重物为负荷或在踝关节处加沙袋为负荷；要求动作缓慢、有控制、上体不晃动；每组 20 次，组间间隔 30 s，连续 2~4 组，每天 2~3 次。

3）术后 6 个月

可以逐渐开始恢复运动。

4）注意事项

（1）术后 2~3 个月间缝合的跟腱刚刚愈合尚不够坚固，因而是再次断裂高发期，应禁忌跑、跳动作，防摔倒。

（2）可以正常上班，但应垫高患侧的足跟进行行走（逐步降低垫高的高度），启动动作宜慢，同时应避免前足突然着地的动作。

（3）上下楼梯注意好腿先上，伤腿先下。

（4）建议每月定期康复门诊复诊，以检查评估伤处肌腱张力，指导进一步康复方案。

（王　颖）

九、高血压康复案例

1. 病史摘要

患者，蒋某某，女性，60 岁。患者否认既往有高血压病史。近半年来时有头晕、全身疲乏感，自诉记忆力减退、注意力无法集中，家中曾多次监测血压 160/90 mmHg，休息后复测血压正常，故未予重视。

2 个月前家务劳动后突发胸闷、心悸不适，急诊测血压 165/100 mmHg，查血常规、心肌酶谱无异常。心电图检查：窦性心律，ST - T 改变，给予单硝酸异山梨酯静脉滴注后血压回降、症状缓解，并口服依那普利控制血压，嘱门诊随访。半月前患者无明显诱因下突发头晕、头痛，无意识障碍，无二便失禁，无四肢抽搐发作，血压 170/105 mmHg，给予硝苯地平片口服后半小时症状改善，复测血压 140/90 mmHg。头颅 CT 检查未见异常；经颅多普勒超声（TCD）检查显示脑动脉硬化；颈＋椎动脉超声检查显示双侧颈动脉硬化伴斑块形成；血常规、肝肾功能、电解质、血糖、甲状腺功能、肿瘤标志物均未见异常，胆固醇、甘油三酯、低密度脂蛋白水平升高；心脏彩超检查显示左室舒张期顺应性降低。24 h 动态血压检查显示收缩压最高达 175 mmHg，发生于 9：25，舒张压最高达 105 mmHg，发生于 8：50；收缩压最低为 110 mmHg，发生于 23：30，舒张压最低为 70 mmHg，发生于 23：30。白天平均血压为 149/95 mmHg，晚上平均血压为 125/80 mmHg。目前患者口服拜新同＋缬沙坦控制血压，但监测舒张压控制不理想（90~100 mmHg），患者时有头晕，多晨起活动后发作，无头晕、胸闷心悸等不适。

临床诊断：原发性高血压病 2 级（中危）。

2. 康复评估

（1）一般评估：患者否认家族遗传史，肥胖体型，平时不喜运动，一般体力劳动无受限，无吸烟、饮酒等不良嗜好，但脾气急躁，喜食荤腥、辛辣食物，合并有高脂血症，颈动脉硬化伴斑块形成，无心、脑、肾靶器官受损，无糖尿病史，无继发性血压升高因素，目前服用拜新同＋缬沙坦控制血压。日常生活活动自理。

（2）运动试验：平板运动试验阴性；50％最大握力试验显示无高血压反应。

3. 康复治疗

（1）运动治疗：如附录表 1 - 9 - 1 所示。

附录表 1-9-1 高血压患者运动治疗

有氧锻炼	运动项目：步行、踏车、游泳、慢节奏交谊舞等 运动强度：心率 80～112 次/min(最大心率的 50%～70%)，自感劳累分级(RPE)11～13 级(较轻-稍累)；停止活动后心率于 3～5 min 内恢复；其间可穿插休息或医疗体操 运动时间：30～40 min 运动频率：每周 5 次，每天 1 次
循环抗阻运动	运动部位：大肌群的抗阻收缩 运动强度：40%最大一次收缩力 运动频率：每节 8～15 次，10～30 s 收缩 1 次，休息 15～30 s，每个循环 10～15 节，每次 1～2 个循环；每周 3～5 次，8～12 周 1 个疗程，逐步适应后可按每周 5%增量
太极拳(简化)、气功	每天 1 次

(2) 行为治疗：① 改善行为方式，如避免情绪激动；② 降低体重，减少热量摄入，增加活动消耗；③ 控制饮食，减少钠盐摄入(每天氯化钠摄入量<6 g)，减少胆固醇和饱和脂肪酸摄取(每天胆固醇摄入量<300 mg)；④ 减轻精神压力，保持良好心态。

(3) 作业治疗：① 音乐治疗，如聆听松弛性、镇静性乐曲；② 园艺治疗，如欣赏花卉、盆景等。

(4) 物理因子疗法：方法如下。① 直流电离子导入：5%～10%溴化钠、10%硫酸镁，电极置于颈区或胸腹交感神经节处；② 脉冲超短波疗法：无热量，电极置于太阳神经丛区域；③ 穴位磁疗：选百会、曲池、足三里、太阳、风池、神门等穴，开始敷贴时选 2～3 个穴位，以后可根据情况增多；④ 水疗：如脂浴(36～38V℃)、氡浴、二氧化碳浴、海滨疗养等。

(陈秋红)

十、慢性阻塞性肺疾病康复案例

1. 病史摘要

患者，单老伯，69 岁。间断咳嗽、咳痰、气促 10 余年。每于季节变化时发作加重，持续数周至数月不等，给予积极抗感染治疗后症状可逐渐缓解。吸烟史 15 年，平均每天 20 支。无心脑血管病史。体格检查：桶状胸，呼吸频率 20 次/min，两肺少量干啰音，心率 85 次/min。胸部 CT 扫描显示肺气肿。肺功能检查：FEV_1% 1.34 L，为预测值的 47%；使用气管舒张剂后 $FEV_1/FVC<70$%。

临床诊断：慢性阻塞性肺疾病(COPD)Ⅲ级。

2. 康复评定

(1) 改良呼吸困难指数(mMRC)：2 级。

(2) 血气分析：血氧饱和度为 95%(静吸状态下不吸氧)。

(3) 6 分钟步行试验：小于 200 米。

(4) 肌力测定：左手握力 29 kg，右手握力 30 kg；左下肢股四头肌肌力 32 kg，右下肢股四头肌肌力 34 kg。

3. 康复治疗

(1) 健康宣教：反复宣传吸烟的危害，帮助其戒烟。

(2) 气道廓清技术：如附录表 1-10-1 所示。

(3) 运动疗法：① 上肢训练，以扩胸、耸肩和呼吸体操等运动相结合；② 下肢训练，每次 20～30 min，以步行和原地单车等运动相结合。

附录表 1-10-1　气道廓清技术操作方法

气道廓清技术	操 作 方 法
主动循环呼吸技术	呼吸控制:患者放松上胸部和肩部,按自身速度和深度尽可能利用膈肌呼吸模式完成呼吸,可改善患者气促和紧张情绪 胸廓扩张运动:通过最大肺容量的屏息策略,改善患者可能存在的低氧血症和减少肺组织的塌陷 用力呼气技术:通过低肺容积位下呵气,带动远端的小气道分泌物到近端主气道,再用咳嗽的方法将气道分泌物排出体外
震荡呼气正压	使用 Acapella 等装置,通过 6～8 次鼻子或者装置口件周围的间隙吸气;然后通过装置呼气后,进行 1～2 次深呼吸;随后主动呼气,接着进行咳嗽
体位引流	根据肺段选择合适的体位以达到清除支气管分泌物的目的
胸部扣拍	将手掌微屈凹陷,以腕部有节奏的屈伸运动沿着支气管走行方向扣拍
胸部摇动,振动和压迫	将手置于胸壁上,在呼气过程中借助于机体的重量,沿肋骨正常运动方向的摇动,振动和压迫。

(4) 作业疗法:通过日常活动中调整呼吸的方法来改善日常生活活动训练。

(5) 传统疗法:针灸(取膻中、内关等穴位)、太极拳、六字诀呼吸操等。

(6) 心理疗法:对因气促产生抑郁和恐惧的患者进行解释、心理疏导和鼓励。

4. 注意事项

(1) COPD 最主要的症状之一是呼吸困难,并且因气促产生抑郁和恐惧。让患者学会适合自己的气道廓清技术保持呼吸道通畅,有助于改善患者的情绪,使肺康复达到更好的效果。

(2) 很多患者认为锻炼会加重呼吸困难,必须改变他们对肺康复的根本意识,即锻炼是有益的。在治疗过程中,应该帮助患者更新观念,教育患者认识到出现气短是锻炼中起效的表现,对健康有益而非有害,这种观点有助于增强训练效果。制订训练强度应该建立在患者能耐受的基础上,患者接受一个运动负荷直到出现预定症状,即氧饱和度低于 85%,心率>120 次/min,或感到中度或轻微气促时(Borg 呼吸评分4～6 分)停止运动,通过呼吸进行控制,待到气促缓解时再运动。

(李　露　高欣源)

十一、糖尿病康复案例

1. 病史摘要

患者,男性,55 岁,因"发现血糖升高 10 余年,控制不佳 4 月"就诊。患者十多年前单位体检时发现空腹血糖升高(8.1 mmol/L),无多饮、多食、多尿及体重变化等。随即进一步检查,餐后 2 h 血糖为11.3 mmol/L,当时胆固醇等升高(具体不详)。后随访血糖仍在 8.1～9.0 mmol/L 之间,遂诊断为 2 型糖尿病。医师建议患者采取饮食控制及适量运动以控制血糖。患者长期坚持长跑,每天 6 500～7 000 米,每周 5～7 天,血糖长期控制在 5.5 mmol/L 左右。近 4 个月来无明显诱因血糖升高,空腹血糖为 6.7～7.6 mmol/L,遂就诊。患者最近 4 个月来,饮食无殊,大小便正常,体重增加约 2 kg。既往体健,否认其他慢性病病史,否认传染病病史,否认重大手术及外伤史,有输血史(具体不详),无药物过敏史,预防接种史不详,无糖尿病家族史,无烟酒嗜好。

2. 康复评定

日常生活活动能力评定:改良 Barthel 指数 100 分。

3. 康复处方

1) 糖尿病健康教育

保持健康生活习惯,定期随访血糖,做好足部护理等。

2) 医学营养治疗

(1) 制订每天摄入的总热量：理想体重(kg)＝身高(cm)－105＝164－105＝59,患者的理想体重为 59 kg。成年人休息状态下每天每千克理想体重给予热量 25～30 kcal,轻体力劳动 30～35 kcal,中度体力劳动 35～40 kcal,重体力劳动 40 kcal 以上。每天摄入的总热量＝理想体重(kg)×30～35 kcal/kg＝59×32.5＝1 918,患者每天摄入的总热量为 1 918 kcal。

(2) 营养素的热量分配：碳水化合物的摄入量占总热量的 50％～60％,1 918×60％＝1 151,患者每天碳水化合物的摄入量为 1 151 kcal;脂肪量一般按成人每天每千克理想体重 0.6～1.0 g 计算,热量不超过全天总热量的 15％,1 918×15％＝288,患者每天脂肪的摄入量为 288 kcal;蛋白质的摄入量按成人每天每千克理想体重 0.8～1.2 g 计算,约占总热量的 15％,1 918×15％＝288,患者每天蛋白质的摄入量为 288 kcal (1 kcal＝4.18 kJ)。

(3) 制订食谱：每克碳水化合物和蛋白质均产热 4 kcal,每克脂肪产热 9 kcal。碳水化合物 1 151/4＝288 g,脂肪 288/9＝32 g,蛋白质 288/4＝72 g。根据生活习惯、病情和药物治疗的需要,可按每天三餐分配为 1/5、2/5、2/5 或 1/3、1/3、1/3;也可按 4 餐分配为 1/7、2/7、2/7、2/7。

(4) 其他：推荐膳食纤维每天摄入量至少达 14 g/1 000 kcal,1 918×14/1 000＝27,患者每天的膳食纤维摄入量为 27 g。患者每天的食盐摄入量应限制在 6 g 以下,戒烟、限酒。

3) 运动治疗

(1) 运动方式：适用于糖尿病患者的训练是低至中等强度的有氧运动。常采用有较多肌群参加的持续性周期性运动,如步行、慢跑、登楼、游泳、划船、有氧体操、球类等活动,也可利用活动平板、功率自行车等器械来进行。

(2) 运动强度：靶心率＝[220－年龄(岁)]×(60％～80％)＝(220－55)×70％＝116,患者的靶心率为 116 次/min。

(3) 运动时间：每次运动一般为 40 min,其中准备活动 5 min、达到靶心率的运动训练时间 20～30 min、整理活动 5～10 min。以餐后 30～60 min 运动为宜。

(4) 运动频率：一般每周运动 3～4 次或每天 1 次。

(5) 推荐进行抗阻训练：① 运动方式：多关节运动;② 运动强度：2～4 组,每组以最大力量的 60％～70％重复 8～12 次;③ 运动频率：每周 2～3 次,每两次之间至少要间隔 48 h。

4) 自我监测血糖

血糖仪。

5) 药物治疗

格列吡嗪 5 mg,每天 1 次,餐前服。

（吴　曼）

十二、脂肪肝康复案例

1. 病史摘要

患者,男性,27 岁,因"反复右上腹不适 1 年余"就诊。患者近 1 年来反复出现右上腹胀伴隐痛,疼痛不规则,与进食无关,劳累或久坐时加剧,并伴有乏力,轻度腰酸,偶有恶心,食欲缺乏。半年前于某医院门诊查肝功能示 TB 30.2 μmol/L,DB 14.2 μmol/L,ALT 156 IU/L,AST 76 IU/L,ALP 136 IU/L,γ - GT

102 IU/L,乙肝、丙肝病毒标志物阴性。外院 B 超检查示肝脂肪浸润,间断服用水飞蓟宾、垂盆草等药物,ALT 和 AST 仍波动在异常范围。既往无其他特殊药物服用史,除一般聚会、节假日外平时少有饮酒,无吸烟史,无肝病及肝肿瘤家族史。实验室检查:肝功能:TB 20.8 μmol/L,DB 7.2 μmol/L,A/G 50/28(g/L),ALT 142 IU/L,AST 56 IU/L,ALP 130 IU/L,γ - GT 123 IU/L;凝血酶原时间正常;AFP 正常。肾功能:BUN 4.0 mmol/L,UA 443 μmol/L,Cr 62 μmol/L。空腹血糖:7.8 mmol/L。血脂:TC 5.6 mmol/L,TG 6.45 mmol/L,LDL - C 2.36 mmol/L,HDL - C 0.98 mmol/L。乙型肝炎病毒和丙型肝炎病毒标志物均为阴性;抗核抗体(ANA)和抗线粒体抗体(AMA)阴性;铜蓝蛋白(CER)和血铜阴性。B 超检查:脂肪肝。

2. 康复处方

1) 健康宣传教育,改变生活方式

通过健康宣教纠正不良生活方式和行为,参照代谢综合征的治疗意见,推荐中等程度的热量限制,肥胖成人每天热量摄入需减少 500~1 000 kcal;改变饮食组分,建议低糖低脂的平衡膳食,减少含蔗糖饮料以及饱和脂肪和反式脂肪的摄入并增加膳食纤维含量;中等量有氧运动,每周 4 次以上,累计锻炼时间至少 150 min。

2) 饮食治疗

饮食治疗的主要方法是摄取适宜的热能,合理分配三大营养要素并兼顾其质量,适当补充维生素、矿物质及膳食纤维,戒酒和改变不良饮食习惯,食物宜多样化,少盐及刺激性调料,烹调方式以蒸、煮、拌为主。

(1) 设定理想的目标体重:标准体重(kg)=身高(cm)－105＝165－105＝60,患者的标准体重为 60 kg。肥胖度＝[(实际体重－标准体重)/标准体重×100%]＝(95－60)/60×100%＝58%,当肥胖度＞20%为肥胖,此患者为肥胖。脂肪肝患者恰当的目标体重应以肥胖度 0~10%为理想,患者的目标体重为 66 kg。

(2) 严格控制热能摄入:脑力/轻度体力劳动,标准体重者每天 25~30 kcal/kg(1 kcal＝4.186 kJ),超重者每天 20~25 kcal/kg,体型消瘦者每天 35 kcal/kg。每天热能摄入量＝标准体重(kg)×20~25 kcal/kg ＝60×22.5＝1 350,患者的每天热能摄入量为 1 350 kcal。

(3) 合理分配三大营养要素:在总热能一定的情况下,给予脂肪肝患者高蛋白、低脂肪、适量糖类的膳食。蛋白质占总热能的 15%~20%,1 350×18%/4＝61,患者的每天蛋白质摄入量为 61 g;脂肪占总热能的 20%~25%,1 350×22%/9＝33,患者每天脂肪摄入量为 33 g;碳水化合物占总热能的 50%~60%,1 350×60%/4＝203,患者每天碳水化合物摄入量为 203 g。

(4) 增加膳食纤维摄入量:患者每天膳食纤维摄入量为 20~25 g。

(5) 增加维生素和水分的摄入。

(6) 坚持合理的饮食制度:患者一日三餐可按 30%、40%、30%的比例分配。

3) 运动治疗

(1) 运动方式:采用可以持续进行的使用大肌群的任何一种活动,并且具有节奏性和有氧代谢的特点,如慢跑或中速快步行走、骑自行车、上下楼梯、爬山、打球、跳舞、跳绳、游泳、做操等。

(2) 运动强度:靶心率＝[220－年龄(岁)]×(60%~70%)＝(220－27)×60%＝116,患者的靶心率为 116 次/min。

(3) 运动时间:每次运动一般为 40 min,其中准备活动为 5 min,达到靶心率的运动训练时间以 20~30 min 为宜,整理活动为 5~10 min。

(4) 运动频率:一般每周运动 3~5 次或每天 1 次。

（5）可根据体力情况，进行短时间的肌肉力量训练，每周 1～2 次。

（吴 曼）

十三、肌筋膜疼痛综合征康复案例

1. 病史摘要

患者为女性，35 岁。主诉：腰痛和右髋部后外侧疼痛 10 年。现病史：患者于 10 年前出现腰部和右髋后外侧疼痛并逐渐加重。当时曾在一次举重物运动中有过一次腰部屈曲损伤。长时间坐位或前屈时症状加重，而避免腰椎骨盆屈曲运动时症状减轻。无肢体肿胀，无麻木和刺痛，无行走困难。一般健康状况良好，无其他疾病史。曾服用抗炎药物后症状无缓解。专科体格检查：躯干和下肢无渗出、红疹、瘀斑和摩擦音。用右腿站立平衡时稳定性降低。髋部徒手肌力测试显示有右侧髋关节伸展、外展和外旋软弱。俯卧失稳试验阳性反应；腰椎附属运动测试 L3 - L5 阳性反应。胸腰段和双侧臀区触诊：右侧臀大肌和臀中肌压痛和紧绷带。4 字试验和分离试验无异常。直腿抬高试验 75°无异常，巴氏征和踝阵挛试验无异常。辅助检查：X 线片显示正常，没有明显的腰椎病理改变。MRI 显示有 L5 - S1 椎间盘向右侧突出。临床诊断：肌筋膜疼痛综合征，腰椎间盘突出。功能诊断：腰椎节段性失稳（L3 - L5），右髋稳定性障碍。

鉴别分析：① 坐位和前屈加重症状考虑腰痛来源于腰椎和骨盆。② Fritz 等认为 37 岁以下的腰痛患者表明有腰椎节段性失稳。客观检查包括单腿站立试验、髋部徒手肌力测试、俯卧失稳试验、腰椎节段性关节活动度试验以及在目标节段上使用后前向力量的疼痛诱发试验。③ 影像学检查有腰椎间盘突出，需做下肢神经学检查排除腰椎神经根病。神经学检查包括皮节（L2 - S2 神经根）、肌节（L2 - S2）、深肌腱反射和被动直腿抬高试验确定神经张力。深肌腱反射包括髌腱（L2 - L4）和跟腱（S1 - S2）反射。④ 诱发性特殊检查可排除病理解剖性疼痛原因。髋后部疼痛需排除髋关节内病变，需行屈曲内收外旋试验、屈曲内收内旋试验和滚木试验。排除骶髂关节病变可行分离试验、加压试验、Gaenslen、Thigh thrust 和 Sacral thrust 试验。

2. 康复评估

（1）疼痛评定：视觉模拟评分法（VAS）评定为 5 分。

（2）Oswestry 功能障碍问卷：30%。

（3）腰椎和髋关节的主动活动范围评估：使用角度计或倾角计评估在正常范围内。

腰椎：屈/伸为 65°/25°，左/右侧屈为 34°/32°，左/右旋转为 55°/55°；髋（左/右）：屈曲为 124°/122°，伸展为 20°/22°，内旋为 37°/34°，外旋为 48°/50°。

（4）徒手肌力评定（MMT）：髋部肌肉力量显示右侧髋关节伸展、外展和外旋软弱；髋关节肌肉力量（左侧/右侧）：伸展为 5/4，外展为 5/4，内收为 5/5，内旋为 5/5，外旋为 5/5。

（5）肌肉长度测试无受限：被动直腿抬高<70°（腘绳肌紧张）、Thomas 试验（股四头肌和髂腰肌）；Ober 试验（髂胫束）。

（6）姿势分析：评估头部姿势、肩部和胸腰椎偏移、骨盆高低和旋转、下肢排列和负重对称性。

（7）步态分析：无避痛步态。

（8）疼痛诱发试验。腰椎附属运动测试：由后向前力量作用于目标节段检查 T10 - L5 的关节活动度和疼痛诱发，L3 - L5 阳性反应。俯卧失稳试验：由后向前按压目标脊柱节段，双足着地疼痛出现，双足离地疼痛消失。

（9）运动-感觉-自主神经-营养检查无明显异常。自主神经反应：血管舒缩改变（出汗、发冷等）；感觉反应：过度敏感；营养改变：皮肤干燥、泛红、营养性水肿、皮区脱发。

3. 康复治疗

1) 治疗方案设定依据:肌筋膜疼痛目前包括两种理论模型的解释。

(1) 肌筋膜激痛点模型:多发性收缩结节,继发于乙酰胆碱(Ach)从选择性运动终板的过度释放。Ach 与终板噪声有关,痛性激痛点部位的肌电图特征性放电,包括低幅放电(10~50 μV)和间歇性高幅放电(可至 500 μV)。活动性激痛点可引起自发性局部疼痛,或者远处的牵涉痛或感觉异常。其他症状包括肌肉软弱、活动范围受限和自主神经症状。潜在激痛点在未受刺激时不会激发局部痛或牵涉痛。治疗可考虑激痛点干针松解激痛点。

(2) 神经根病模型:Gunn 模型基于失神经超敏,由于脊旁多裂肌缩短,最终导致外周神经病变和过度敏化的伤害感受器受压。失神经法则认为神经支配结构的功能和完整性依赖于神经冲动的自由流动,以提供调节或营养作用。当神经冲动流受限时,病理性神经组织所支配的结构会产生超敏。治疗可考虑肌肉内电刺激恢复神经肌肉功能。

由上可见,该病患考虑存在腰椎和髋部稳定性障碍以及右侧臀大肌和臀中肌激痛点,可根据肌筋膜疼痛理论给予激痛点干针配合肌肉内电刺激治疗。治疗后进行核心稳定性运动训练。

2) 目的与方法

(1) 目的:恢复腰椎和髋关节失稳,消除激痛点。

(2) 方法:采用干针疗法,如附录表 1-13-1 所示。

附录表 1-13-1　肌筋膜疼痛综合征的康复治疗

项　目	内　容
用　针	长 60 mm,直径 0.25 mm
操　作	上下提插,1~2 次/s
目　标	诱发局部抽搐反应以及再现症状
时　间	重复插入以引出尽可能多的局部抽搐反应直至感觉组织改变;拔针后按压至少 3 s
部　位	双侧 L3 和 L5 多裂肌、右侧臀大肌和臀中肌 多裂肌:俯卧腹部下垫枕,棘突外侧一指;针向内垂直椎板直至接触椎板作为"骨性背景" 臀大肌:垂直进针,深度在浅层臀肌,感觉组织质地改变 臀中肌:垂直于髂骨,接触髂骨作为骨性背景 慢性稳定性障碍患者可给予留针和肌内电刺激 设备和参数:多通道多导联电刺激仪,非对称双相正方波,1~2 Hz,20 min
疗后事项	干针后 24 h 休息和补水,如有肌肉疼痛和淤青可予冰敷。

(3) 家庭运动方案:核心稳定性矫正训练(每天 1~2 次)。运动方法遵循神经发育顺序,首先提倡低水平的姿势(如仰卧、俯卧或四肢着地)和核心稳定性训练。一旦运动能力提升,使用较高水平的姿势(单膝或站立)。矫正性运动包括单膝跪直线平衡、对角线手足支撑平衡、核心激活的主动直腿抬高以及脊柱中立位单腿站立摆动。每个运动进行 1 min,并且重复 2 组或直到患者无法维持。

(4) 治疗注意事项。① 防止并发症:可能有针刺后肌肉疼痛、疲劳、淤青、血管迷走反应;罕见有感染、卡针或断针、气胸。② 禁忌证:局部感染、免疫抑制(癌症)、出血性疾病(血友病)、高抗凝剂使用、怀孕(最初 3 个月)、设备无菌可疑、拒签患者同意、操作者知识不充分。

4. 讨论

(1) 激痛点干针治疗机制:骨骼肌激痛点区域的各种生化物质的水平升高,包括缓激肽、降钙素基因相关肽、P物质等,而且自发性电活动减低。干针治疗从力学上打断了功能障碍运动终板的完整性,与极度缩短的肌节有关。局部牵伸收缩的细胞骨架结构从Z带中的肌联蛋白凝胶中解开肌球蛋白肌丝,并且通过降低肌动蛋白和肌球蛋白肌丝之间的重叠程度使肌节恢复其静息长度。从神经生理学角度使用表浅干针技术,感觉传入Aδ神经纤维(Ⅲ组)会被刺激长达72 h,其持续刺激可能激活脑啡肽能抑制性背角中间神经元,表明引起了阿片类介导的疼痛抑制。

(2) 肌肉内刺激的治疗作用:运动水平频率产生重复性肌肉收缩,诱发肌肉放松和增加血液循环。与经皮神经电刺激疗法(TENS)相比,不仅没有皮肤对电流的阻抗,而且更多的疼痛缓解和功能改善。背根神经节的中央末端上的N-甲基-D-天冬氨酸(NMDA)感受器在持续炎症疼痛相关的中枢敏化发挥重要作用。电活动能够调节初级感觉神经元中的NMDA表达,导致镇痛作用。伤害性疼痛常使用频率2~4 Hz的高耐受强度电流刺激,可能导致内啡肽和吗啡肽的释放。

需要大样本和严格的随机对照研究,确定干针结合或不结合电刺激对于身体其他部位或肌肉是否有效,以及长期的效果。

(俞晓杰)

十四、脊髓损伤康复案例

1. 病史摘要

1) 简要病史

患者蒋某某,男性,66岁。因"左手麻木3月,颈背部疼痛伴走路踩棉花感2个月"入院。患者3个月前无明显诱因下出现左手轻度麻木,位于小指、环指尺侧。随后出现颈项部疼痛并逐渐加重,活动后尤甚,外院给予针灸等中医疗法后无好转,并出现右下肢行走脚踩棉花感,左侧躯干及下肢麻木,无大小便异常。患者2019年1月19日在我院查颈椎MRI示:C5-C6椎间盘突出,局部脊髓受压变性;颈椎退变。现患者为求手术治疗收入我院骨科。患者否认既往高血压、心脏病、糖尿病、脑血管病史等,否认肝炎、肺结核病史。手术、外伤史:2013年因右侧肱骨近端骨折行切开复位内固定术;2016年因肾癌行肾部分切除术。否认药物及食物过敏史,预防接种史随社会。

2) 体格检查

(1) 一般检查:患者步入病房。脊柱生理弯存在,颈部无畸形,无明显脊柱侧弯,C6、C7椎体直接叩击痛阳性,余棘突及椎旁无压痛及叩痛。

(2) 运动功能检查。上肢:屈肘右Ⅴ级、左Ⅴ级,伸肘右Ⅴ级、左Ⅴ级,屈腕右Ⅴ级、左Ⅴ级,伸腕右Ⅴ级、左Ⅴ级,握力右Ⅴ级、左Ⅴ级,伸指右Ⅴ级、左Ⅴ级;下肢:屈髋右Ⅴ级、左Ⅴ级,伸膝右Ⅴ级、左Ⅴ级,踝背伸右Ⅴ级、左Ⅴ级,踝跖曲右Ⅴ级、左Ⅴ级;括约肌功能:无殊。

(3) 感觉检查:左手小指、环指、手背尺侧痛温觉减退,右侧大腿前外侧、小腿前侧、后外侧、足底感觉减退,躯干部右侧剑突平面以下痛温觉减退。

(4) 肌张力检查:四肢肌张力正常。

(5) 腱反射检查:双侧肱二头肌反射正常(++),双侧肱三头肌反射正常(++),双侧桡骨膜反射正常(++),双侧膝反射正常(++),双侧跟腱反射正常(++),双侧髌阵挛无异常,双侧踝阵挛无异常。

(6) 病理反射检查:双侧霍夫曼征(Hoffmann sign)阴性,双侧巴宾斯基征(Babinski sign)阴性。

3) 辅助检查

(1) X线片检查:颈椎退变,颈椎序列正常,生理曲度存在,中下段椎体边缘骨质增生变尖,C5-C6椎间隙稍变窄,项韧带钙化(见附录图1-14-1)。

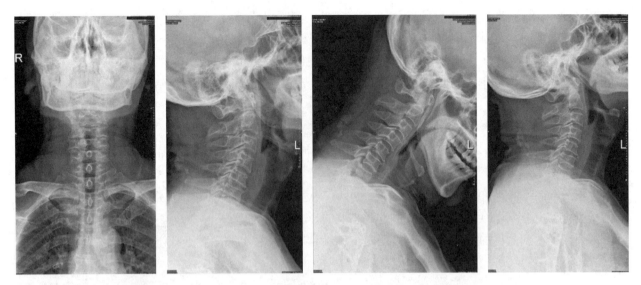

附录图 1-14-1　X 线片检查示颈椎退变,颈椎序列正常,生理曲度存在,中下段
椎体边缘骨质增生变尖,C5-C6 椎间隙稍变窄,项韧带钙化

(2) CT 检查：颈椎退变,颈椎生理曲度存在,C5-C6 椎间盘向后方突出,压迫硬脊膜囊,局部黄韧带肥厚,椎管无明显狭窄,部分项韧带见钙化(见附录图 1-14-2)。

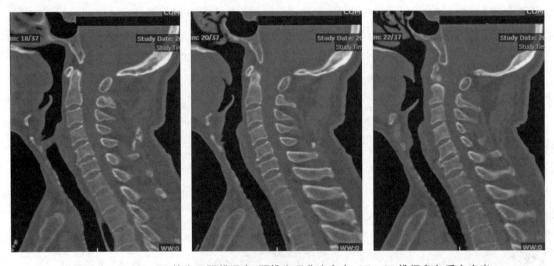

附录图 1-14-2　CT 检查示颈椎退变,颈椎生理曲度存在,C5-C6 椎间盘向后方突出,
压迫硬脊膜囊,局部黄韧带肥厚,椎管无明显狭窄,部分项韧带见钙化

(3) MRI 检查：颈椎退变,生理曲度存在,C5-C6 椎间盘向后方突出伴变性,压迫硬脊膜囊,局部小关节骨质增生,相应椎管狭窄,局部颈髓内少许斑片状 T_2WI 高信号(附录图 1-14-3)。

4) 诊断及诊断依据

(1) 诊断：脊髓型颈椎病。

(2) 诊断依据：① 老年男性,症状表现为左手麻木,并逐渐出现下肢走路不稳等脊髓压迫症状；② 专科体格检查发现左上肢及躯干浅感觉减退；③ 影像学检查明确 C5-C6 椎间盘突出、骨赘形成,黄韧带增厚,脊髓显著受压,局部脊髓内可见高信号影。

2. 术前康复评估

(1) 颈椎病综合评估：如附录表 1-14-1 所示。

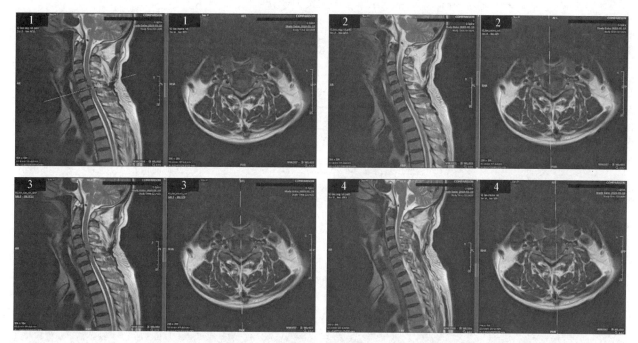

附录图 1-14-3　MRI 检查示颈椎退变,生理曲度存在,C5-C6 椎间盘向后方突出伴变性,压迫硬脊膜囊,局部小关节骨质增生,相应椎管狭窄,局部颈髓内少许斑片状 T₂WI 高信号

附录表 1-14-1　颈椎 JOA 评分量表

问　题	问题项(评分)
上肢运动功能	正常:4 分
下肢运动功能	在平地上行走需要辅助器具:1 分
上肢感觉	轻微感觉缺失:1 分
下肢感觉	轻微感觉缺失:1 分
躯干感觉	明显感觉缺失:0 分
膀胱功能	正常(3)
总分	10 分

2) 疼痛评估:如附录表 1-14-2 所示。

附录表 1-14-2　视觉模拟评分法(VAS 法)

部　位	VAS 评分
颈　部	4 分
左上肢	0 分
右上肢	0 分
左下肢	0 分
右下肢	0 分

3. 手术治疗

患者诊断明确、症状显著,影像学显示脊髓受压严重,建议择期手术治疗。完善相关检查,排除手术禁忌证。手术入路及方式选择:患者影像学显示脊髓受压主要来自前方椎间盘及骨赘,从前方直接切除致压物,解除脊髓压迫;椎间高度撑开后,后方黄韧带皱褶也可缓解。因此,前路手术疗效更确切,且创伤相对后路小。患者颈椎退变较重,椎间隙变窄,脊髓内可见高信号,可选择颈前路减压椎间融合器植入术。2019 年 2 月 1 日,行颈椎前路椎间盘切除减压+植骨融合+椎间融合器内固定术。

术后患者自觉双下肢感觉、运动丧失,双上肢感觉运动可。测感觉平面左 T6,右侧 T9,肛周区感觉有保留,双侧巴宾斯基征阳性,双霍夫曼征阴性。即刻复查 MRI 显示,术区未见明显脊髓压迫,C5 - C6 水肿信号较术前明显好转(见附录图 1 - 14 - 4)。考虑诊断为缺血再灌注损伤,即刻予以甲强龙 1 g 冲击治疗。

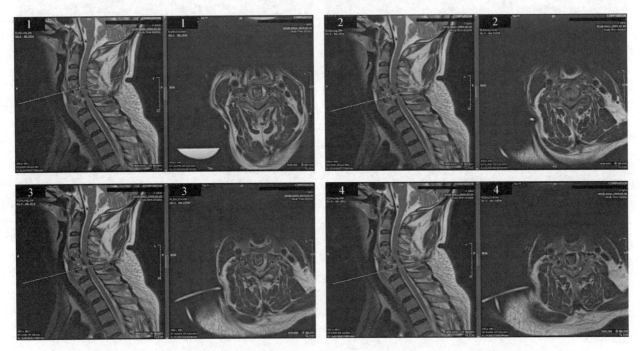

附录图 1 - 14 - 4　术后当晚颈椎 MRI 示术区未见明显脊髓压迫,C5 - C6 水肿信号较术前明显好转

4. 术后康复评估和治疗计划

1) 第一次康复评估和治疗计划

(1) 康复评估:术后第 2 天,患者双侧感觉平面 T10,双下肢感觉消失,无自主运动。Barthel 指数 35,严重功能缺陷。坐位平衡 0 级,站立平衡 0 级。

(2) 康复治疗计划。① 一般治疗和护理:保证营养及水分摄入,预防并发症。② 压疮护理:保持床褥平整,气垫床,每 2 h 翻身 1 次,保持皮肤清洁干燥。③ 药物治疗:营养神经药物,如甲钴胺;降低炎症反应,如甲强龙 40 mg(术后第 2~4 天)。④ 综合康复治疗:截瘫肢体综合训练诱发下肢运动;关节松动训练松解组织粘连、降低肌张力;运动疗法改善肢体功能;神经肌肉电刺激预防肌肉萎缩。

2) 第二次康复评估和治疗计划

(1) 康复评估:术后第 3 天,患者双侧感觉平面 T10,右下肢深浅感觉恢复,双下肢肌力 2 级;术后第 4 天,患者双侧感觉平面 T12,左下肢深浅感觉恢复,双下肢肌力 2 级;术后第 7 天,患者双侧感觉平面 T12,双下肢肌力 3 级,活动不协调;术后第 11 天,患者双侧感觉平面 T12,双下肢肌力 3 级,深反射亢进。Barthel 指数 45 分,严重功能缺陷。坐位平衡 0 级,站立平衡 0 级。Berg 平衡量表 0 分,需坐轮椅。

(2) 康复治疗计划:① 术后第 11 天开始,增加高压氧舱治疗,每天 1 次;② 术后第 13 天开始,增加气压治疗预防下肢深静脉血栓,电动起立床改善患者本体感觉;③ 术后第 19 天开始,加用鼠神经生长因子 9 000 Au 肌肉注射。

3) 第三次康复评估

(1) 术后第 16 天:坐位平衡 3 级,双下肢远端肌力 4 级,无法站立。

(2) 术后第 22 天:双下肢肌力 4 级,可于搀扶下站立。

(3) 术后第 28 天:出院,双下肢肌力 4+级,搀扶下站立及迈步。Barthel 指数 80 分,轻度功能缺陷。坐位平衡 3 级,站立平衡 2 级。Berg 平衡量表 38 分,辅助步行。

(付腾飞)

十五、吞咽障碍康复案例

1. 病史摘要

简要病史:患者,男性,71 岁。主诉:头晕伴吞咽困难、右侧肢体乏力 12 天。

(1) 现病史:患者 2021 年 11 月 17 日无明显诱因下行走向一侧偏斜,未引起重视,11 月 18 日在就诊过程中突发头晕、视物旋转,恶心呕吐,视物成双,右侧肢体乏力。头颅 CT 检查显示左侧基区软化灶、双侧基底节区和侧脑室旁腔隙灶、脑萎缩、脑白质病,建议行 MRI 检查。颈部计算机体层血管成像(CTA)检查显示右侧椎动脉起始段钙化,余未见明确异常。颅内 CTA 检查显示颅内脑动脉硬化,双侧颈内动脉、椎动脉多发狭窄。11 月 23 日在局麻下行经皮椎动脉支架置入术。病程中伴有咳嗽、咳痰,经抗血小板、抗感染等治疗后右侧肢体乏力好转,但仍有吞咽困难、呃逆,为进一步康复治疗拟为"脑干梗死"收住入院。既往史:高血压病史 30 余年,最高血压达 200/110 mmHg,目前口服厄贝沙坦氢氯噻嗪控制血压,2 型糖尿病史 5 年余,目前口服阿卡波糖和皮下注射胰岛素治疗控制血糖。有反复脑梗死史,饮水呛咳 5 年余,未诊治。胆囊切除史 20 余年,前列腺增生史 6 年。否认传染病史、输血史、食物和药物过敏史。

(2) 体格检查:体温 37.6 ℃,脉搏 100 次/min,呼吸 20 次/min,血压 166/90 mmHg。神志清晰,发育正常;营养中等,留置胃管中;构音含糊;双侧瞳孔等大、等圆,直径 3 mm,双侧瞳孔对光反射(+),右侧眼球内收欠佳;右侧鼻唇沟略浅,伸舌居中,悬雍垂基本居中,咽反射消失,软腭抬升差、右侧明显,咽部痰多。颈软;心率 100 次/min,律齐;两肺闻及散在湿啰音,未闻及哮鸣音;腹软,肝脾肋下未及,无压痛;留置导尿中。四肢肌张力略高,四肢肌力Ⅴ级,双侧肢体针刺觉对称。四肢腱反射正常存在,病理征阴性。双侧指鼻试验及跟膝胫试验欠佳,右侧更甚。NIHSS 评分 5 分,洼田饮水试验Ⅴ级,Berg 评分 20 分,右侧 Brunnstrom 分期:上肢Ⅴ级,手Ⅴ级,下肢Ⅴ级。日常生活活动能力评分:改良 Barthel 指数 10 分,严重功能缺陷。

(3) 辅助检查:11 月 18 日头颅 CT 检查显示,左侧基区软化灶、双侧基底节区和侧脑室旁腔隙灶、脑萎缩、脑白质病,建议行 MRI 检查。颈部 CTA 检查显示,右侧椎动脉起始段钙化,余未见明确异常。颅内 CTA 检查显示颅内脑动脉硬化,双侧颈内动脉、椎动脉多发狭窄。12 月 2 日,胸部 CT 检查显示右肺上叶多发感染,双肺下叶少许慢性炎症,建议治疗后复查;双肺野散在少许条索影,右肺下叶背段、后基底段少许实变影,右肺上叶多发磨玻璃小结节,主动脉及冠状动脉硬化;右侧少量胸腔积液。血常规检查显示白细胞计数 18.3×10^9/L,中性粒细胞占比 90.7%,C 反应蛋白(CRP)35.4 mg/L。

(4) 初步诊断:① 脑干梗死(吞咽功能障碍平衡功能障碍日常生活自理能力障碍);② 右侧椎动脉支架置入术后;③ 原发性高血压病 2 级高危;④ 2 型糖尿病;⑤ 前列腺增生;⑥ 卒中相关性肺炎。

2. 康复评估和治疗目标

(1) 吞咽功能障碍康复评定。① 洼田饮水试验(12 月 2 日):Ⅴ级;② 电子喉镜吞咽功能评估

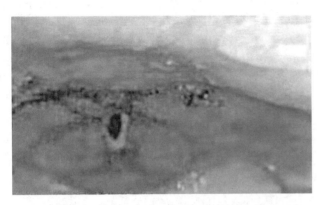

附录图 1-15-1　电子喉镜吞咽功能检查

（12月7日）：经鼻腔进镜，鼻咽部无结构异常，右侧声带活动差，梨状窦分泌物较多，进食评估吞咽启动延迟，3 ml 中稠食物无效吞咽，食物残留，部分进入气管，给予吸痰及声门下吸引清除（见附录图 1-15-1）。

（2）吞咽障碍康复治疗目标。① 近期目标：3～4周内可少量经口进食糊状食物，无呛咳和误吸；② 远期目标：3个月内拔除鼻饲管，正常经口进食。

3. 吞咽障碍康复治疗方案与治疗处方

（1）康复治疗方案：依据评估结果以及近期目标与远期目标，拟采取分步推进，综合治疗方案，从被动刺激逐步过渡到诱发下的主动吞咽功能训练。

（2）康复治疗处方：近期方案如附录表 1-15-1 所示。

附录表 1-15-1　吞咽障碍患者的康复治疗处方

治 疗 方 法	具 体 操 作
吞咽功能电刺激治疗	分两组电极片，一组置于舌骨上肌群，水平排列；另一组沿正中线排列上面的电极放置于甲状软骨上切迹上方，下面的电极放置于甲状软骨上切迹下方。电流强度：15 mA，治疗时间：20 min/次，每天 2 次，每周 5 天
吸舌器训练	先被动做 1 次舌头各个方向的活动，然后用吸舌器吸住舌头，让患者做舌头各个方向的主动活动，最后将舌头往外拉伸，维持 3～5 s，用力缩回，并完成一次吞咽动作，吞咽时保持头部稍低，吞咽完成后立即咳嗽，每次 10 个，每组 3 次，每天 2 组，每周 5 天
腭咽闭合训练	用柠檬酸制作的冰棉棒刺激软腭、腭弓、咽后壁及舌后部，上下、前后、左右交替，每次 10～20 min，然后做一次空吞咽；如出现呕吐反射，则终止
球囊扩张术	球囊注水量 4 ml，正位操作，每组 6～10 次，每天 1 组
呼吸训练	腹式呼吸每次 10 个，每组 3 次，每天 2 组；用吸管吹泡泡，尽量延长吹气时间，保持均速，每天 10 min

（3）吞咽障碍病情变化及康复再评估。① 洼田饮水试验（12月21日）：Ⅳ级。② 吞咽造影检查（12月21日）：吞咽功能障碍（咽期）；环咽肌开放不完全。进食时部分食物误吸入气道，咳嗽反射较弱。环咽肌开放不完全，会厌谷、梨状窦有部分食物残留（见附录图 1-15-2）。

4. 要点及讨论

吞咽障碍的治疗主要是恢复或提高患者的吞咽功能，改善身体的营养状况；改善因不能经口进食所致的心理恐惧与抑郁；增加进食的安全性，减少食物误吸导致肺炎的机会。针对吞咽障碍患者的训练主要有基础训练、间接吞咽训练和摄食训练。基础训练包括感官刺激（触觉、温度觉和味觉刺激）及口、颌面部的肌肉训练。间接吞咽训练是在不进食的条件下，训练患者吞咽相关分解动作，可以借助一些特定的手法和动作达到安全有效的目的。摄食训练进行时要选择合适的体位，并根据患者实际的吞咽功能情况选择合适的一口进食量。训练时需密切注意患者的治疗反应，防止误吸。近年来，经颅磁刺激、直流电刺激这些自上而下

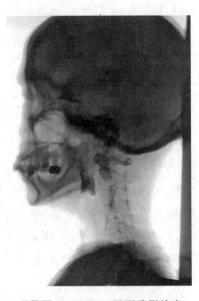

附录图 1-15-2　吞咽造影检查

的神经调控技术对神经性吞咽障碍患者的治疗正在成为热点,利用低频电刺激咽部肌肉来改善脑损伤引起的吞咽障碍的治疗应用广泛。对于环咽肌失弛缓的患者,食管无法完全打开导致食物大量残留,可予以导管球囊扩张术治疗。

(张韶辉)

十六、脊柱侧弯康复案例

1. 病史摘要

患儿,女,14 岁。主诉:发现双肩不等高半月。现病史:半个月前,家长发现患儿双肩不等高,无肩部及背部疼痛,无下肢疼痛、乏力和感觉异常。1 周前于我院骨科就诊,查全脊柱站立位 X 线片提示脊柱侧弯,建议康复科就诊。体格检查:神清,反应可,心率 68 次/min,呼吸频率 20 次/min,血压 106/68 mmHg,体温 36.2 ℃。右肩高,右侧肩胛骨隆起,棘突偏离中线,向前弯腰试验阳性,双侧骨盆对称,双下肢等长,四肢肌力、肌张力正常,病理反射未引出,全身皮肤未见皮疹、肿块、色素改变。辅助检查:全脊柱站立位 X线片示脊柱侧弯、胸腰双弯。否认家族类似疾病史;月经规律,两年前初潮。

2. 功能评定

(1) 脊柱外观评定:TRACE 评分 3 分,脊柱矢状面检查正常。

(2) Adams 前屈试验与躯干旋转角度评定:躯干旋转角 8°。

(3) 影像学评定:全脊柱站立位 X 线片显示,脊柱侧弯,胸腰双弯,主弯上端椎 T6,下端椎 T12,顶椎 T8,Cobb 角 22.5°,Nash-Moe 法旋转 1 级,代偿弯上端椎 L1,下端椎 L4,顶椎 L3,Cobb 角 17.4°,Nash-Moe 法旋转 1 级,Risser 征 3 级(见附录图 1 - 16 - 1)。

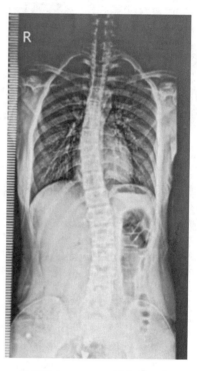

附录图 1 - 16 - 1　影像学评定

(4) 生长指标评定:身高 164.5 cm,体重 47.2 kg,BMI 17.4 kg/m²,坐高 85 cm,左下肢 82.3 cm,右下肢 82.1 cm。

(5) 肺功能评定:肺通气功能正常。

(6) 心肺运动试验:运动耐量轻度下降。

(7) 平衡功能评定:脑卒中跌倒风险。

(8) 骨密度评定:骨量减少。

(9) 心理评定:无焦虑、抑郁症状。

(10) 生活质量评定:采用国际脊柱侧弯研究学会 22 项问卷(SRS-22),其中功能活动总分 18 分,疼痛总分 25 分,自我形象总分 17 分,心理状况总分 25 分。

3. 康复处方

(1) 支具治疗:支具由矫形支具师量身定做,初始时支具需整日佩戴(每天佩戴时间≥23 h),后可根据随访结果适当调整。家长应定期监测患儿身体变化,体重或坐高明显变化时更换支具。

(2) 脊柱侧弯特定运动疗法:每天 1～2 次,每次 20～40 min。通过针对性的姿势调整,纠正脊柱畸形,构建脊柱、骨盆的稳定性,重建正确姿势。同时进行本体感觉训练和平衡训练,对短缩的肌肉进行牵伸,缓解患儿疼痛,强化对正确姿势的感知,在新姿势下重建身体的平衡控制能力。

(3) 手法治疗:每周 1～2 次,每次 20 min。患者俯卧位,先通过手法放松紧张肌群,调整椎体小关节紊乱,后牵伸下肢并放松髂腰肌,再于侧弯顶椎处由凸侧向凹侧施力。

(4) 健康教育。① 姿势管理:日常生活中需注意正确坐姿、站姿的维持。正确的站姿为头部位于身体中线,颈部保持竖直,双眼目视前方,下颌微收,双肩放松并向后展开,挺胸,双臂自然下垂,收腹、立腰;

坐时,头部位于身体中线,双肩水平,自然放松,手臂自然弯曲,双手放在膝上,直腰、挺胸,双膝自然并拢,双腿正放。② 日常饮食:增加牛奶等高钙食品摄入,补充维生素D,并适量增加户外运动,促进骨质增强;增加鱼、禽畜肉、蛋、豆制品等富含优质蛋白质食物的摄入,促进生长发育,提高 BMI。限制碳酸饮料和钠摄入。

4. 讨论

青少年脊柱侧弯的康复矫治训练是一个长期的过程,必须要求家长以及患儿认真配合。除院内全面训练之外,家庭训练方案的监督与随访也是十分重要的,建议每 3～6 个月随访一次。依据随访结果以及阶段评估结果修正进一步的康复治疗方案。

(杜　青　周　璇)

十七、自闭症康复案例

1. 病史摘要

患儿,女,2 岁 2 个月。因"发现运动、语言、智力发育落后、无眼神对视一年"入我康复中心就诊。第一胎第一产,剖宫产,孕早期保胎史,孕 37 周出生,出生体重 3 950 g,否认窒息、抢救史,否认家族性疾病史或遗传病史,否认其他重大疾病史。患儿 1 岁 5 个月走稳,现会快走,偶尔摔倒,不会跑、不会跳;对声音刺激缺乏反应,唤名无反应;有无意识发音,无眼神对视,缺乏互动性情绪表达,交流互动性差;无手指指物行为,需他人喂食,排便无主动示意。体格检查:神志清,头颅无畸形、面容无殊,肌肉无殊,骨骼无殊。全身肌力稍差,肌张力低。辅助检查:颅脑 MRI 平扫显示,髓鞘化不良白质,胶质增生。脑电图显示无异常。儿童孤独评定量表测评结果报告:总分 34 分,存在孤独症症状。婴儿至初中生的社会生活能力量表(S-M)测评结果报告:总分 14 分,社会生活能力为中度异常。

经复旦大学附属儿科医院初步诊断为弥漫性(综合性)发育迟缓,后经上海市精神卫生中心确诊自闭症。临床诊断:孤独症谱系障碍。

2. 首次评估及治疗计划

1) 首次评估

(1) 粗大运动发育量表评估:固定能力 18 个月,移动能力 17 个月,物体操作能力 14 个月,发育商 70 分。

(2) 精细运动发育量表评估:抓握能力 12 个月,视觉运动统合能力 10 个月,发育商 61 分。

(3) 言语语言能力:象征性游戏测试评估为认知理解 9 个月水平。

首次评估显示,患儿与同龄儿比较,运动功能落后,认知理解能力、言语表达能力、社交能力、生活自理能力明显落后,需要进行综合性康复训练。

2) 康复目标

(1) 近期(第一阶段,3 个月)康复目标:① 稳步快走,会跑,有跳跃的感觉;② 积木搭高 6 块,能放正确 4 块形状,少量辅助下患儿能完成进食;③ 唤名有反应,听懂并执行简单指令,小便会示意;④ 会叫人,能说简单的拟声词;⑤ 不躲闪他人对视、轻微肢体触碰。

(2) 远期目标:经过康复训练,该患儿能够生活自理,能用语言进行简单表达。随着患儿认知能力逐步提升,达到 3 岁认知水平时可进行沙盘游戏治疗,进一步培养患儿的共情能力。患儿需要提高与其他同辈游戏、交往的能力,才能融入幼儿园的生活与学习。

3) 康复治疗计划

(1) 粗大运动能力:患儿双下肢肌力稍差,稳定性不足,关节松、腰部核心力量差,不会跑,仅会快走,偶尔摔倒;前庭觉、本体觉、触觉较差,感统严重失调;可进行粗大运动功能训练与感统训练。

粗大运动功能训练：以增强下肢与腰部肌力为目标。① 左右单膝跪维持；② 站位蹲起；③ 站立位下腰训练；④ 单脚站维持。家庭指导：家长每天以游戏的方式让患儿蹲起捡积木块,50 次以上。外出时应减少抱患儿次数,多牵手。

感统训练：① 辅助走过独木桥；② 站高凳丢沙包（1 个月后能完成将进行站平衡板丢沙包）；③ 踢球（仅要求向前踢,学会后要求踢进球门）；④ 跳蹦床（仅是跳跃的感觉输入）。治疗师在训练时注重引导患儿视觉跟随,根据患儿的进步情况逐步减少辅助。家庭指导：家长可用按摩刷给孩子刷手和脚；用瑜伽球挤压患儿身体给予感觉刺激；洗澡时用花洒冲洗患儿皮肤给予刺激；用被单给患儿荡秋千；用被单包裹患儿进行翻滚训练。

（2）精细运动能力：患儿手眼协调差,不会对指捏,仅会大把抓握,无眼神对视,注意力稳定性差,广度差,可进行作业治疗与注意力训练。

作业治疗：① 拿、放形状板训练,认识形状,学会听简单指令。② 使用积木与套杯进行搭高训练,建立立体概念。③ 手眼协调训练,让患儿上肢负重使用吸毛毛虫教具。在训练过程中,辅助患儿拇食指抓握。④ 俯卧撑训练,增强上肢肌力与本体感。家庭指导：家长多给患儿独立进食的机会,可手把手带着患儿进食 20～30 min,随患儿逐步熟练,家长辅助逐步减少。在家时,减少尿不湿穿着次数,并让患儿多喝水。家长预估好患儿上厕所的时间,准备小马桶,上厕所时手把手带患儿穿脱裤子,在执行动作时用简洁言语描述引导,并适当予以表扬。

注意力训练：① 卡片追踪,使用动物卡片；② 卡片敲击训练,以视觉注意为主,听觉注意为辅；③ 珠子分色训练,强调视觉简单配对；④ 线抛球训练,训练视觉广度与注意力稳定性。家庭指导：家长在日常中用相同颜色的物品指导患儿配对,如海洋球、积木等。

（3）言语语言能力：患儿不会操作玩具,玩法单一,不会模仿,可以进行言语训练。① 操作玩具；② 50词卡片认识,模仿发音；③ 理解动词,模仿动作。家庭指导：家长利用镜子教患儿认识五官,多带患儿到超市、公园等场景中去学习认识实物；用拟声词、叠词引导患儿模仿发音。家长教导患儿时,尽量使用普通话,注意利用夸张表情、口型吸引患儿注意与模仿。挑选简单、节律性较强的儿歌、童谣经常放给患儿听,并引导其唱与跟读。

（4）物理因子治疗：① 脑循环治疗,改善脑部供血,促进脑发育；② 听觉统合训练,促进大脑听觉皮层对所有频率的知觉,减少对听觉信号的歪曲,改善中枢的听觉加工处理过程。

3. 第二次康复评估（3 个月后）及治疗计划

1）第二次康复评估

（1）粗大运动发育量表评估：固定能力 21 个月,移动能力 18 个月,物体操作能力 17 个月,发育商 76 分。

（2）精细运动发育量表评估：抓握能力 13 个月,视觉运动统合能力 11 个月,发育商 64 分。

（3）言语语言能力：象征性游戏测试评估显示,认知理解 12 个月水平。

第二次评估显示,患儿经过综合性的康复训练,首次康复目标均已达成,其个人能力都有明显进步。

第二阶段康复目标（近期 6 个月）调整为：① 会跑、会走直线、会双脚平地跳；② 能独走过河石,能独自平衡板蹲起,能丢沙包。

2）第二阶段治疗计划

（1）粗大运动能力：经过 3 个月训练,患儿固定能力进步 3 个月,移动能力进步 1 个月,物体操作进步 3 个月,整体发育商有所提高。患儿下肢力量明显提升,无走路摔倒现象,会抓扶手上楼梯。据评估结果,该患儿的移动能力需进一步加强。治疗计划调整如下：① 左右单膝跪起训练；② 液压踏步器训练；③ 腘绳肌肌力训练,俯卧位屈膝抗阻训练；④ 跑步机倒走训练（从无负重到绑沙袋）；跑步机快走-跑步训练。

经过 3 个月的感统训练,患儿可独自走独木桥,但注意力不集中,需要提醒。站高凳丢沙包完成度很好,能踢球进球门,在蹦床上有主动摇晃蹦跳意识。训练过程中听指令行为有明显改善。

感统训练调整为:① 辅助走过过河石;② 站平衡板蹲起、丢沙包;③ 在彩虹筒里翻滚;④ 跳蹦床,软垫向下跳训练;⑤ 俯冲大滑梯。

(2) 精细运动能力:经过 3 个月训练,患儿抓握能力进步 1 个月,视觉运动统合能力进步 1 个月,整体发育商有所提高。患儿基础薄弱,认知、对视较差,因此前期进步比较慢。经过训练,精细动作有明显改善,会拇食指抓握,能放对 4 块形状板,熟练操作吸毛毛虫教具,能搭 6 块积木,能够三指握汤勺独立进食但不熟练。由于天气转凉家长担忧患儿着凉,暂停如厕训练。

训练调整为:① 搭积木(10 块),模仿搭小火车,建立立体图形概念;② 拇食指捏,夹小蜜蜂,使用勺子铲小蜜蜂。③ 串塑料小珠子;④ 俯卧撑训练,由于患儿上肢肌力稍差,需继续加强上肢肌力与本体感。

初期患儿的配合度较低,经过 3 个月训练,患儿开始与人对视,稳定性达到 3～4 s。卡片追踪完成度较好,珠子分色基本的 AA 配对完成。线抛球训练提高患儿物体追视速度、定向搜索能力。

注意力训练调整为:① 鸡蛋敲打训练;② 冰棒敲打训练;③ 圆筒对视;④ 接球训练。以上训练均强化视觉对视互动性,增强对视稳定性。

家庭指导:家长常与患儿玩视觉躲猫猫游戏,增加对视频率增进亲子关系。

(3) 言语语言能力:经过 3 个月训练,患儿认知理解进步 3 个月,能模仿简单动作,说简单词语,如伸手说"要",会挥手说"拜拜",会摇头说"不"等,并能理解简单的指令。能使用象征性的游戏,如模仿给娃娃梳头,给娃娃喂饭。由于患儿积累词汇不足,需维持原有训练项目,训练内容的难度进行提高:① 操作玩具,强调物品之间的关系,如勺子放在杯子里;② 50 词卡片认识,在模仿发音时加入成人用语,如不用"喔喔"代表鸡,直接说"鸡";③ 理解动词,模仿动作;④ 口腔按摩与刺激,引导吸气、呼气,引导发音。

4. 第三次评估(6 个月后)及治疗计划

1) 第三次评估

(1) 粗大运动发育量表评估:固定能力 21 个月,移动能力 23 个月,物体操作能力 22 个月,发育商 72 分。

(2) 精细运动发育量表评估:抓握能力 28 个月,视觉运动统合能力 28 个月,发育商 85 分。

(3) 言语语言能力:象征性游戏测试评估显示,认知理解 16.6 个月水平。

第三次评估显示,患儿较前有较大进步,可以跑、走直线、双脚平地跳,但不会跳跃障碍。患儿在感统方面进步很大,对于他人的触碰,敏感性降低。感统与精细运动能力的目标基本达成。经过 9 个月的个训训练后,融合小组训练可介入,通过增加大量社交机会,让患儿模仿、观察改善患儿的社交能力、提高言语表达主动性。

近期目标:① 患儿会双脚跳跃障碍、能单脚站 5 s;② 互动性与反应能力均有改善;③ 能听懂指令,会正确握笔,并画线和圆,会模仿搭小火车;④ 注意力稳定性与广度有所改善;⑤ 言语方面,单词、动词积累变多,提高表达主动性;⑥ 经过集体融合训练,不仅能提高患儿模仿能力,主动关注他人行为,还能增强患儿集体生活环境适应性。

2) 第三阶段治疗计划

(1) 粗大运动能力:由于运动疗法较为乏味,孩子配合度较低,容易哭闹,导致患儿家长配合差。每周训练 1 次,经过 6 个月的训练,患儿固定能力无进步,移动能力进步 5 个月,物体操作进步 5 个月,整体发育商下降,由于患儿不会单脚站,所以固定能力没有进步。根据评估结果,该患儿的跳跃能力需进一步加强,单脚站立能力需训练,治疗计划调整如下:① 踝背屈抗阻训练;② 液压踏步器训练;③ 腘绳肌肌力训练,俯卧位屈膝抗阻训练;④ 单脚站立训练,使用梯背架。

虽然患儿做粗大运动次数不多,但在感统训练中以跳跃能力作为本体觉的训练内容,从而提升了患儿的跳跃能力。根据患儿感统训练的项目难度进行提升。

感统训练调整为:① 站平衡板抛接球;② 跳格子和袋鼠跳,加强跳跃能力;③ 捡地上传过来的球丢进篮子,训练反应能力;④ 爬软梯;⑤ 坐布袋秋千夹球,加强本体感。

(2) 精细运动能力:经过 6 个月训练,患儿抓握能力进步 15 个月,视觉运动统合能力进步 17 个月,整体发育商明显提高,与同龄儿比较评定为中等偏下水平。由于患儿认知、注意力、感统能力全面提高,所以精细运动能力进步很快,第二次康复短期目标已达成。

结合患儿实际能力与需求,作业训练调整为:① 模仿搭小火车、搭桥;② 练习画线,如横线、竖线,画圆,注意握笔姿势;③ 肌力训练,如五指抓握器、拉弹力带。

经过 6 个月训练,患儿已有单向注意能力,同一动作事件能持续 1 min 的专注度,但注意力稳定性与广度依然差。

注意力训练调整为:① 放线圈训练,针对注意力的稳定性;② 使用宇宙磁性迷宫,强化单向注意训练;③ 视觉追踪,如鹅毛扇对视,训练时唱儿歌吸引患儿注意;④ 听名字按铃训练,训练听觉注意。

(3) 言语语言能力:经过 6 个月言语训练,患儿认知理解进步 4.6 个月,能说简单的词,如"开门""下课"等,能理解 2 项复杂指令。由于词汇量不多,自发语言少,言语训练维持原有治疗方案。

(4) 社会交往能力:① 音律集体小组训练,6 个相同能力的患儿在家长的陪同下,一起进行音乐游戏的互动,感受集体与模仿他人;② 感统集体小组训练,6 个认知水平、运动水平相同的患儿一起进行感统继续训练,学习排队、等待、配合他人,与他人互动,听从指令,互相模仿。

5. 注意事项

自闭症的康复是一个长期训练的过程,强调早发现、早确诊、早治疗,才能改善预后。由于患儿还在身心的发育过程中。因而,康复治疗尤其强调必须以每个阶段来细分训练的侧重点、方法等。要考虑患儿的依从性,采取引导式的方法之外,强调治疗师的耐心、细心、爱心。同时,必须按阶段布置家庭训练方案,并监督其家属同步执行,才能取得较好的效果。

(蔡瑶瑶)

十八、步态分析康复案例

1. 病史摘要

患者,男性,56 岁。主诉:右膝关节疼痛 5 年,步行加重 2 个月,伴活动受限,为持续性钝痛,劳累时加重,休息后可缓解,无绞索及打软腿现象,无双下肢踩棉花感。

体格检查:右膝关节皮肤无红肿,髌周有局部压痛,活动末疼痛明显,研磨试验阳性。浮髌试验、前后抽屉试验、侧方应力试验均阴性。血常规指标正常,X 线片提示右膝关节骨关节炎。

2. 康复评估

(1) 关节活动度评估:右膝主动关节活动度(AROM) 屈伸 10°~125°,被动关节活动度(PROM)屈伸 0~135°。

(2) 肌力评定:右膝关节周围股四头肌、胫骨前肌、腓肠肌均为 V⁻级。

(3) 疼痛评定:VAS 7.5 分

(4) 步态分析:考虑该患者主要是步行时疼痛显著,休息可以缓解。故采用步态分析检测患者下肢肌力以及关节活动度的情况,为康复治疗提供依据。

利用基于 Noraxon MR3 的步态软件记录步态数据。从采集的步态数据中,自动计算静态步态特征如步速、步长、步幅等,以及动态步态特征,并进行统计学分析,判断这些定量步态特征与膝关节骨关节炎的相关程度。

由步态分析数据发现,患者支撑期较大。关节角度方面,最大伸髋角度明显减小;足跟着地期伸膝角度、支撑期最大屈膝角度和支撑期最大伸膝角度等参数均明显减小,并伴膝关节内翻;踝关节支撑期最大跖屈角度和最大背屈角度较小,并伴有内翻(见附录图 1-18-1)。

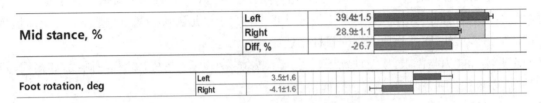

附录图 1-18-1 基于 Noraxon MR3 的步态分析数据

3. 康复治疗计划及处方

(1)康复治疗计划:针对局部疼痛以及关节活动受限程度,拟采用物理因子治疗＋手法松动。针对肌力低下,拟采用肌力训练加律动本体感觉复合训练。

(2)康复治疗处方:可采用以下几种处方。① 红外线治疗:照射时暴露皮肤,距离 30～60 cm,以患者有舒适的温热感为准,20～30 min,每天 2 次×5 天。② 关节松动术:Ⅳ级手法,15～20 min,每天 1 次×5 天。③ 手法松解激痛点:股直肌、鹅足腱、腓肠肌,每天 1 次×5 天。④ 肌力训练:内收肌群、臀中肌、胫骨前肌,渐进抗阻训练 3 组,15～20 min,每天 2 次×5 天。

(顾　盼)

十九、周围神经损伤康复案例

1. 病史摘要

患者,陈某,女性,45 岁。主诉:双手疼痛、肿胀、麻木,左侧显著,持续 1 个月。1 个月前曾连续 3 天编织毛衣,夜间突发手臂及手部疼痛,导致无法睡眠,晨起发现双臂及双手肿胀、麻木、疼痛,活动受限。先后就诊于某院骨科、神经科、康复科,口服药物散利痛、迈之灵等药物,佩戴腕托,手腕部红外线治疗加低、中频电疗 2 周余,肿胀有明显改善,疼痛有缓解,但手部麻木未改善。

体格检查:手腕局部有压痛,左侧大鱼际肌轻度萎缩,针刺觉双手示指末端略有迟钝,桡侧 3 个手指掌面触摸有痛过敏,腕部 Tideline 征阴性,Phalen 试验和正中神经放松试验阴性。颈椎无压痛,颈椎各向活动可,臂丛牵拉试验阴性,椎间孔压缩试验阴性,双肘外侧局部有压痛(左侧著),左侧旋前圆肌局部肌紧张。辅助检查:血常规正常,左手腕 X 线片无明显异常,肌电图报告"双侧正中神经腕部损害,腕管综合征可考虑"。否认糖尿病史。

临床诊断:正中神经卡压(肘部),腕管综合征。

2. 康复评估

(1)外观评估:左手大鱼际肌轻萎缩,肿胀不显著。

(2)感觉功能:手部正中神经支配区浅痛触觉存在,但有感觉过敏,3 级(S3)。采用英国医学研究会神经外伤学会(BMRC)评价标准,如附录表 1-19-1 所示。

附录表 1-19-1　感觉神经恢复评价标准

恢复等级	评 定 标 准
0 级(S0)	神经支配区感觉完全丧失,无恢复
1 级(S1)	支配区皮肤有深部痛觉存在
2 级(S2)	支配区有一定的表浅痛觉和触觉恢复
3 级(S3)	浅痛触觉存在,但有感觉过敏
4 级(S4)	浅痛触觉存在,感觉过敏消失
5 级(S5)	除 S3 外,有两点辨别觉部分恢复
6 级(S6)	感觉正常,两点辨别觉≤6 mm,实体觉存在

（3）肌力评估：左侧大鱼际肌轻度萎缩,捏力评定,双侧掌捏（拇指指腹对示指指腹）、侧捏（拇指指腹对示指中节侧面）及三指捏（拇指指腹对示指、中指指腹）左侧 5⁻级,右侧 5 级。附录图 1-19-1 为正中神经损伤的典型表现（OK 手型,虎口无法圈成圆形）,但本患者不严重,故而仅仅表现为侧捏以及三指捏肌力略差。

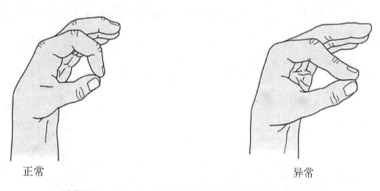

正常　　　　　　　　　　　　　异常

附录图 1-19-1　正中神经损伤表现为"OK 手型"

（4）疼痛评定：VAS 4.5 分。

3. 康复治疗

结合该患者发病经过以及局部体征,考虑有肘部正中神经卡压存在,故而针对肘部进行康复治疗,组合微波＋运动疗法,解除正中神经压迫,改善神经营养。

（1）高频电疗：采用微波照射肘部,无温量,每天 1 次。

（2）运动治疗：采用 S－E－T 悬吊运动调节双侧上肢屈伸肌肌力,缓解局部肌痉挛。

（3）药物治疗：给予神经营养药物,神经妥乐平 3 ml,每天 2 次,肌内注射。

4. 讨论

腕管综合征（carpal tunnel syndrome, CTS）是周围神经卡压综合征中最常见的一种,中年人好发,为正中神经在腕部受到卡压而引起的一系列症状和体征。本病女性发病率较高。美国有报道,腕管综合征的发病率约为 0.4%。有研究认为过度使用手指,尤其是重复性的活动,如长时间用鼠标或打字等,可造成腕管综合征。本患者具有相应病史（春节前连续 3 天日夜为孩子编织毛衣）,肌电图亦符合腕管综合征的诊断。本院就诊前曾集中治疗腕部,虽有一定改善,但没有获得完全缓解。

腕管综合征诊断主要根据临床症状和特征性的物理检查结果,确诊需要电诊断检查。最重要的诊断依据是患者存在典型的临床症状,即正中神经分布区的麻木不适,夜间加重。以上几点本患者均符合。但值得注意的是，除了主观性的症状，客观检查也非常重要。例如一些体征，包括 Tinel 征、Phalen 试验和正中神经压迫试验。具体检查时应沿正中神经走行从前臂向远端叩击，如果在腕管区域叩击时出现正中神经支配区域的麻木不适感，为 Tinel 征阳性。但由于该检查的敏感度和特异度不高，故不能单独作为诊断的依据。本患者 Tinel 征阴性（本院就诊时，该患者已经治疗过 2 周，故目前体征不能反映 2 周前的情况）。Phalen 试验是让患者手腕保持于最大屈曲位，如果 60 s 内出现桡侧 3 个手指麻木不适感，则为阳性。有研究表明，66%～88% 的腕管综合征患者可出现 Phalen 试验阳性，但 10%～20% 的正常人也会出现 Phalen 试验阳性。本患者由于手部一直处于麻木状态，故该试验不能作为依据。改为正中神经放松试验，做法是手腕略屈曲 20°～30° 位置，然后检查者用拇指示指将患者的拇指和小指掌骨基底向掌侧中心挤压，以放松腕管，扩大腕管容积，持续 30 s，观察麻木是否缓解，如果没有缓解为阴性，说明卡压点不在腕管处。笔者曾用此方法研究 80 余例腕管综合征患者，符合率可达 80% 以上。本患者正中神经放松试验为阴性，故而继续向上查找卡压点，果然在肘部发现压痛点，将治疗集中于放松肘部肌群，效果良好。

其次，就腕管综合征而言，神经传导检查和肌电图结果虽然是确定诊断的必要手段，对排除其他神经性疾患、确认卡压严重程度，以及治疗策略有重要参考价值。但由于电诊断检查可能存在假阴性和假阳性结果，特别是肌电图只能表明正中神经有受卡压问题存在，但正中神经的走行特点不仅仅存在腕管容易卡压，肘部特别是穿行旋前圆肌处也是可能发生卡压的点，这一点尤其应引起医生重视。正中神经走行解剖图如附录图 1 - 19 - 2 和 1 - 19 - 3 所示。当然，本病例应当考虑有双重卡压可能（因为前期已经治疗过腕部）。

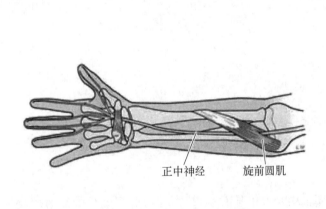

附录图 1 - 19 - 2　正中神经走行示意图

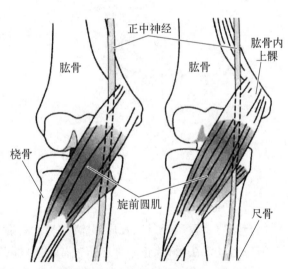

附录图 1 - 19 - 3　正中神经肘部穿行示意图

其三，很多疾病可以出现与腕管综合征相似的症状，如手指麻木、疼痛等。因此，应注意鉴别，防止误诊。而鉴别诊断中最主要的是要与末梢神经炎和神经根型颈椎病相鉴别。末梢神经炎以全手指端麻木为主，疼痛较轻，多为双手，呈对称性感觉障碍，鉴别时困难不大。神经根型颈椎病与腕管综合征的鉴别很重要，二者均可有手指麻木、疼痛，但治疗完全不同。同时，二者有可能同时存在，即同一个患者同时患颈椎病及腕管综合征，需要仔细区分，分别治疗才能取得良好疗效。

神经根型颈椎病的特点是疼痛呈放射性，从颈部、肩部向远端放射，患者同时有颈、肩、上肢及手的症状，疼痛与颈部活动有一定关系，颈椎 X 线片及 CT 或 MRI 可显示颈椎退行性变，相应神经根孔狭窄，疼痛及感觉障碍范围广，相应体征检查以及肌电图可提供鉴别诊断依据（见附录图 1 - 19 - 4）。本患者椎间孔压缩试验以及臂丛神经牵拉试验均为阴性，颈椎无压痛点，故而可以排除。

肌电图报告单

肌电号:202103051	性别:女性	年龄:45	检查日期:2021-03-05
姓名:陈××	身高:	科别:康复科	床号:
病房:	住院号:		

肌电图测定

肌肉	插入电位 活动性	自发电位				MUP		募集相
		纤颤	正锐	束颤	其他	多相	形态	-
右 拇短展肌	正常	-	-	-	-	-	MUP 偏宽大	单纯相
左 拇短展肌	正常	-	-	-	-	-	MUP 偏宽大	单纯相
左 桡侧腕屈肌	正常	-	-	-	-	-	正常	干扰相
左 第一背侧骨间肌	正常	-	-	-	-	-	正常	干扰相
左 肱二头肌	正常	-	-	-	-	-	正常	干扰相
右 肱二头肌	正常	-	-	-	-	-	正常	干扰相
右 桡侧腕屈肌	正常	-	-	-	-	-	正常	干扰相
右 第一背侧骨间肌	正常	-	-	-	-	-	正常	干扰相

运动传导速度

运动传导速度	潜伏期	振幅	距离	传导速度	F波潜伏期
	ms	mv	mm	m/s	ms
尺神经 运动 右					
腕 - ADM	1.83	8.7	35.0		22.3
肘下-腕	4.88	8.0	195	63.9	
肘上-肘下	6.17	7.4	90.0	69.8	
正中神经 运动 左					
腕 - APB	5.52	8.6	40.0		27.2
肘-腕	9.69	8.5	198	47.5	
正中神经 运动 右					
腕 - APB	5.04	7.9	45.0		29.1
肘-腕	8.31	7.5	195	59.6	

感觉传导速度

感觉传导速度	潜伏期	波幅	距离	传导速度
	ms	uv	mm	m/s
尺神经 感觉 右				
指Ⅴ - 腕	1.63	10.4	105	64.4
正中神经 感觉 左				
指Ⅲ - 腕	4.56	4.5	120	26.3
正中神经 感觉 右				
指Ⅲ - 腕	3.77	4.9	120	31.8

诊断意见:

EMG:被检肌未见明显纤颤正尖波;轻收缩部分被检肌 MUP 偏宽大;募集略减少。

NCV:双侧正中神经感觉传导 SNAP 波幅降低伴传导速度减慢;左侧正中神经运动传导速度略减慢;正中神经 F 波潜伏期略延长。

提示:双侧正中神经腕部损害,CTS 可考虑。

附录图 1-19-4　肌电图报告

（王　颖　李　丽）

二十、人工膝关节置换术后髌骨骨折康复案例

1. 病史摘要

患者,胡某,男,36 岁。主诉:右膝关节疼痛伴活动受限 5 天。现病史:患者于 2020 年 11 月 14 日下蹲时用力不慎致右膝关节疼痛肿胀,活动明显受限,无法独立行走,遂至上海市第六人民医院急诊骨科就诊。

右膝关节 CT 检查:右髌骨骨折,周围软组织肿胀;右股骨远端瘤段及膝关节置换术后。患者既往因右股骨下段骨肉瘤曾行铰链式人工膝关节置换,并且术后存在右膝关节感染,若行切开复位内固定

术感染风险大,故暂不建议手术治疗,予对症消肿止痛、支具固定等对症支持治疗。目前患者右膝关节肿胀、疼痛仍有,膝关节活动差,支具固定中。

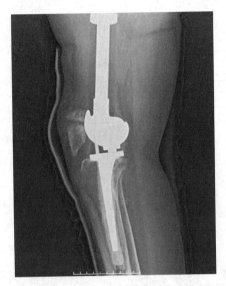

附录图 1-20-1　髌骨骨折(膝关节置换术后 2 年)

追问病史,患者约 10 年前因右股骨下段骨肉瘤行右侧人工膝关节置换术。2018 年 10 月,因右下肢跛行加重查 X 线片示双下肢欠对称,右股骨远端瘤段及膝关节置换术后,近段假体移位、骨质疏松(见附录图 1-20-1)。2018 年 12 月 11 日,全身麻醉下行右股骨远端骨肿瘤术后假体翻修术。术后 2 个月,因右下肢功能障碍无法行走至我科行康复治疗,经 2 个月治疗后右膝关节功能恢复良好,可行全范围屈伸运动,可独立行走、上下楼梯,步态未见明显异常。

既往疾病史:否认高血压、心脏病、糖尿病、脑血管病等病史;否认肝炎、结核病等传染病病史。手术史外伤史:约 10 年前因右股骨下段骨肉瘤行右侧人工膝关节置换术,2018 年 12 月 11 日行右股骨远端骨肿瘤术后假体翻修术。否认药物及食物过敏史,否认重要药物应用史。预防接种史随社会。输血史:2018 年 12 月 6 日术中输悬浮红细胞 2 U+冰冻血浆 200 ml,无输血反应。个人史:生长于原籍,否认抽烟、喝酒等不良嗜好,否认疫区驻留史。家族史:否认家族遗传病史,父母及其他兄弟姐妹体健。

体格检查:右髌骨前可触及裂隙,右膝肿胀,关节活动度减小,右膝关节支具固定中。肌力:右膝关节制动,膝关节屈、伸肌暂无法检查,胫前肌Ⅳ级,胫后肌Ⅳ级。屈髋Ⅴ⁻级,伸髋Ⅴ⁻级;余肢体肌力正常。感觉:深、浅感觉均无减退。肌张力:四肢肌张力正常。功能评定:右侧髌骨静息时 VAS 1 分,活动时 VAS 4 分;HSS 膝关节评分 19 分。日常生活活动评分 Barthel 指数 90 分。

辅助检查:2020 年 11 月 19 日,右膝关节 CT 检查显示,右髌骨骨折,周围软组织肿胀;右股骨远端瘤段及膝关节置换术后。

初步诊断:右侧髌骨骨折(无移位的横行骨折)。

诊断依据:① 外伤后右膝关节肿痛,无法主动伸膝,膝关节屈曲活动受限。② 体格检查:右膝关节肿胀,可触及骨折线间隙,关节活动度减小。③ 辅助检查:右膝关节 CT 检查示右髌骨骨折,周围软组织肿胀。右股骨远端瘤段及膝关节置换术后。

鉴别诊断:① 股骨髁部及髁上骨折:受伤暴力较大,压痛点在股骨髁部及髁上,可出现畸形,有骨擦音,X 线片或 CT 片可鉴别。② 胫骨平台骨折:压痛点在胫骨内、外侧平台,髌骨前摸不到裂隙,X 线片或 CT 片可鉴别。

2. 康复评估

(1)首次评估:2020 年 11 月 19 日膝关节活动度,制动中。① 肌力:踝背屈Ⅳ级,踝背伸Ⅳ级;屈髋Ⅴ⁻级,伸髋Ⅴ⁻级;余肢体肌力正常。② 疼痛:右侧髌骨静息时 VAS 1 分,活动时 VAS 4 分。③ HSS 膝关节评分 19 分。④ 日常生活活动评分 Barthel 指数 90 分。

(2)康复目标:近期康复目标是消肿止痛,促进骨折愈合,预防下肢血栓、关节粘连、肌萎缩等并发症;长期康复目标是正常步行,满足日常生活需求,回归家庭,生活自理。

3. 康复治疗

(1)康复治疗:依据评估结果,目前骨折不稳定需要持续固定,但因手术无法实施,加之考虑原发病影响以及目前有金属内植入物,故不适合局部电疗类等物理治疗手段。拟采用药物治疗促进骨痂愈合,以及综合康复治疗计划。① 药物治疗:肌内注射依降钙素和骨化三醇改善骨质疏松、骨折后急性骨丢失。② 综合康复治疗：气压加律动疗法预防右下肢血栓形成、促进本体感觉恢复。红外线改善骨折部位血供，促进骨折愈合；运动疗法等长肌力训练，以预防左右下肢肌萎缩；手法固定髌骨下的关节松动预防右膝关节粘连。2021年1月28日(治疗后6周)，复查X线片显示骨痂愈合不理想，评估除肌力有改善外，余同前。本阶段治疗方案同前。

(2) 第二次复查及康复评估：2021年3月11日。右膝关节X线片检查如附录图1-20-2A所示。① 膝关节活动度为 AROM：5°～25°，PROM：5°～30°。② 肌力：伸膝Ⅱ级，屈膝Ⅲ级，踝背屈Ⅳ⁺级，踝背伸Ⅳ⁺级；屈髋Ⅴ级，伸髋Ⅴ级；余肢体肌力正常。③ 疼痛：右侧髌骨静息时 VAS 0 分，活动时 VAS 2 分。④ HSS 膝关节评分 39 分。⑤ 日常生活活动评分 Barthel 指数 85 分；无法上下楼梯，穿衣需少量帮助。考虑患者局部制动因素等，患者原发病影响故骨痂愈合缓慢，故除按原方案继续治疗外，增加局部小剂量冲击波，于断端两侧定点冲击(避开局部人工关节)，并加局部连续移动式散打(探头斜置)，每周1次。冲击波能量范围：定点冲击：低能量 0.06～0.11 mJ/mm²，移动式冲击：中能量 0.12～0.25 mJ/mm²。

(3) 第三次复查及康复评估：2021年4月29日。右膝关节X线片检查如附录图1-20-2B所示。康复评估：① 膝关节活动度为 AROM 10°～80°，PROM 5°～90°。② 肌力：伸膝Ⅳ级，屈膝Ⅳ级，踝背屈Ⅴ级，踝背伸Ⅴ级；屈髋Ⅴ级，伸髋Ⅴ级；余肢体肌力正常。③ 平衡：坐位平衡Ⅲ级，立立平衡Ⅲ级。④ 疼痛：右侧髌骨静息时 VAS 0 分，活动时 VAS 1 分。⑤ HSS 膝关节评分 62 分。⑥ 日常生活活动评分：改良 Barthel 指数 90 分；上下楼梯仍困难。

(4) 后期随访：2021年12月2日。X线片显示骨折线，如附录图1-20-2C所示。康复评估：① 膝关节活动度为 AROM 5°～90°，PROM 5°～95°。② 肌力：伸膝Ⅳ级，屈膝Ⅳ⁺级，踝背屈Ⅴ级，踝背伸Ⅴ级；屈髋Ⅴ级，伸髋Ⅴ级；余肢体肌力正常。③ 平衡：坐位平衡Ⅲ级，立立平衡Ⅲ级。④ 疼痛：右侧髌骨静息时 VAS 0 分，活动时 VAS 1 分。⑤ HSS 膝关节评分 73 分。⑥ 日常生活活动评分：改良 Barthel 指数 90 分，上下楼略困难。

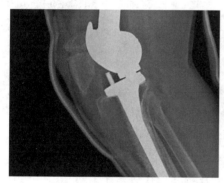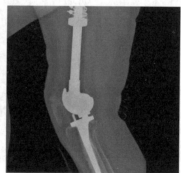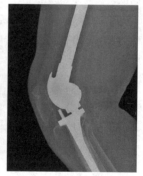

A. 2021年3月11日　　　　　B. 2021年4月29日　　　　　C. 2021年12月2日

附录图 1-20-2　X 线片复查

4. 讨论

人体骨骼愈合能力很强，纵使骨折部位和类型多种多样，大多数骨折都可在3～4个月内愈合，但仍有5%～10%的骨折愈合过程受阻，导致骨折延迟愈合和骨不连。骨不连患者的患肢疼痛和功能下降会影响其日常生活，降低生活质量。

骨不连的传统治疗方法包括硬化骨切除、骨不连组织切除、骨移植、骨固定等，但上述方法均需要进行外科手术，在承担手术风险的同时也给患者带来极大的躯体痛苦，同时增加了患者及家属的心理压力，亦增加了社会和家庭的经济负担。体外冲击波疗法(ESWT)创伤小、风险低、疗效确切，便于临床操作，是治疗、预防骨不连的有效方法。

本病例中，患者此次髌骨骨折后因不具备手术条件，无法行手术切开复位内固定治疗，虽然早期即介入康复治疗,仍发生髌骨延迟愈合,发生骨不连。故后期加入冲击波治疗。当冲击波穿越低声阻的软组织遇到高声阻的骨组织后,会产生应力作用,将所携带的能量释放,使髌骨骨折部位的骨组织形成微骨折,将硬化骨分裂为细小骨碎(0.1～3.0 mm³);再通闭塞的髓腔,裂解的骨碎屑填充于骨折断端,起到类似于手术植骨的作用。同时,局部损伤出血,形成血肿,重新启动骨折的创伤和炎症反应,释放各种炎症介质和细胞生长因子,募集前成骨细胞,前成骨细胞被激活并分化为成骨细胞,从而激活骨折愈合程序,促使髌骨骨折愈合。最终,该患者髌骨骨折骨不连达到临床治愈。

(陆文誉)

二十一、肌筋膜松解康复案例

(一) 第三腰椎横突综合征案例

1. 病史摘要

患者,男性,35 岁。主诉:因腰背部 1 周前搬运重物时突然剧痛不适,并向右侧臀部及大腿前侧放射,卧床休息 1 周后未见好转而就诊。咳嗽、喷嚏时症状加重,患者以前发病卧床休息数日即好转,此次未见改善遂来就诊。既往无心脏病史、高血压史、糖尿病史、遗传病史、手术史等。患者职业为快递员,已婚,与妻子及孩子同住,有工伤保险。体格检查:见评估部分。辅助检查:X 线片显示患者 L3 横突过长,MRI 示右侧 L3 神经根卡压。

临床诊断:第三腰椎(L3)横突综合征。

诊断依据:① 神经放射性疼痛。由于创伤反应、血肿粘连、痕挛缩、筋膜变厚等,致使腰神经后外侧支在穿过病变部位是受到"卡压";当附着于横突的肌纤维组织因损伤产生粘连及瘢痕时,神经可因受到嵌压产生疼痛。② 筋膜紧张:腰椎横突是腰背筋膜前层的附着处;各横突间有横突间肌及横突间韧带,横突是腰方肌和横突棘肌的起止点,腹内斜肌和腹横肌通过腱膜也起于此,对腰背部运动和稳定起着重要的作用。③ 咳嗽、喷嚏时症状加重:腹内压的变化可通过腹横肌而影响到横突末端的组织。④ 站立时姿势异常并伴有疼痛:避开神经卡压的姿势。

2. 康复评估

(1) 一般评估:① 姿势观察。患者站立姿势,腰椎可见向左偏移;移动能力评估显示坐位困难,坐位-卧位转移困难,翻身困难。② 肌肉触诊:右侧腰背肌较左侧明显紧张。③ 筋膜触诊:右侧腰背部筋膜较对侧紧张明显。④ 关节触诊:L3 右侧横突,后前向附属运动,一级手法,患者疼痛 VAS 6 分,末端感觉空。

(2) 关节活动度检查:腰椎右侧屈活动受限,并出现放射痛。

(3) 病情分析:L3 横突综合征是常见的腰背痛疾病之一,其详细的发病机制还不清楚,是以积累性损伤引起的急慢性肌筋膜腰痛的表现,系常见的软组织疼痛性疾病。L3 横突较其他腰椎横突最长,横突所受牵拉应力最大,其上所附着的韧带、肌肉、筋膜等承受的拉力亦大,故此处软组织最易损伤。

3. 康复治疗

(1) 康复目标:依据康复评估,设定近期目标为缓解疼痛;远期目标为改变姿势,纠正工作姿势及搬运方式。

(2) 治疗思路:① 采用肌筋膜松解直接法,如附录图 1-21-1 所示;② 纠正工作姿势及搬运方式,刺激核心稳定肌,训练正确的搬运方式。

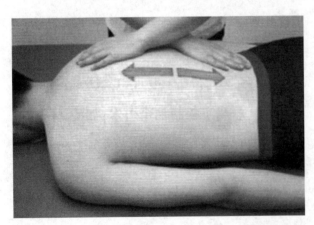

附录图 1-21-1　肌筋膜松解直接法治疗 L3 横突综合征

（二）紧张性头痛案例

1. 病史摘要

患者，女性，27岁。右肩颈部疼痛数年余，3天前于夜间加班工作后出现头部胀痛，卧床休息和服用镇痛类药物后症状缓解，伏案工作后加重。因症状反复发作，遂来就诊。既往无心脏病史、高血压史、糖尿病史、遗传病史、手术史等。患者职业为设计师，右利手，工作压力大，需长时间伏案工作及经常熬夜加班，未婚，独居，有医疗保险。辅助检查：X线片显示患者颈椎生理曲度变直。

临床诊断：紧张性头痛。

诊断依据：① 右侧肩颈部疼痛及颈椎活动受限。由于姿势异常导致右侧斜方肌上束和胸锁乳突肌过度激活，紧张，产生疼痛且限制颈椎的活动范围。② 筋膜紧张：颞肌为坚韧的颞深筋膜所覆盖；额肌起始于额状缝附近的颅顶腱膜，止端是枕部皮肤、额部皮肤及帽状腱膜。肌肉为筋膜所包裹，会相互影响，当头部筋膜紧张时会导致额肌、颞肌、枕肌等头颈部肌肉持续性痉挛收缩，致使紧张性头痛的出现。③ 伏案工作后疼痛加重：姿势异常导致头颈部肌肉力量不平衡；患者平日工作压力大，长期熬夜，精神紧张，加重患者头颈部肌肉、筋膜紧张，从而进一步加重头部疼痛。

2. 康复评估

（1）一般情况评估：① 姿势观察。患者站立姿势，圆肩驼背，头向前探，右肩高于左肩，头部向右侧屈。② 肌肉触诊：右侧斜方肌上束及胸锁乳突肌较左侧紧张，且压痛明显；双侧枕额肌和颞肌均紧张且以右侧为重。③ 筋膜触诊：头颈部筋膜紧张且以右侧为重，颞骨运动双侧不对称，枕骨运动幅度变小。④ 关节触诊：C2、C3、C4横突，后前向附属运动，一级手法，患者疼痛VAS 6分，末端感觉空。

（2）关节活动度检查：颈椎前屈活动受限，颈椎后侧有牵拉感；颈椎后伸活动受限，后伸过程中有明显"探头"动作，且上颈段后侧出现酸痛；颈椎左侧屈，右侧有牵拉痛且右侧头部胀痛加重。

（3）病情分析：导致紧张性头痛的原因主要有繁重的学习和工作压力造成的精神紧张、情绪异常以及睡眠严重不足等，使人体的脑血管供血发生异常，引起脑血管痉挛，从而导致头痛。凡是能导致额肌、颞肌、枕肌等头颈部肌肉持续性痉挛收缩的原因均可导致紧张性头痛的出现。

3. 康复治疗

（1）依据评估结果：设定短期目标为缓解疼痛；长期目标为改变姿势，纠正日常生活和工作姿势。

（2）治疗思路：① 枕骨下松解加牵引术；② 纠正日常生活和工作姿势，刺激颈部核心稳定肌，训练正确坐姿。

（梁贞文）

二十二、淋巴水肿康复案例

（一）乳腺癌术后单侧上肢淋巴水肿案例

1. 病史概要

患者，女性，51岁，左侧乳腺癌术后3年余，左上肢肿胀2年余。患者于2013年7月21日发现左侧乳腺肿物，约花生米大小，偶有酸胀，无红肿热痛症状，无乳头溢液，到当地医院住院治疗，病理报告示左乳腺外上象限导管内癌，高级别，肿瘤大小2.5 cm×2 cm×1.2 cm，未见浸润癌，诊断为左侧乳腺癌。于2013年7月25日行左侧乳腺癌改良根治术，切除左侧乳腺及周围脂肪组织，并清除腋静脉周围脂肪组织和淋巴组织。术后手术切口愈合良好，未予放化疗，患者半年后出现左上肢肿胀，且症状呈进行性加重，左手肿胀更明显。患者既往史否认有糖尿病、冠心病、高血压、肾病等病史。

体格检查：发育正常，营养良好，体型适中，自主体位，左上肢皮肤干燥，无皮下结节，全身浅表淋巴结无肿大。双上肢肌力正常，左上肢较右上肢肿胀，左手肿胀明显，左手和腕关节的屈伸关节活动度下降。双下肢无水肿,双下肢肌力和关节活动度正常。四肢深浅感觉正常,腱反射正常,病理征未引出。日常生活基本自理,梳妆和自我清洁存在轻度障碍。淋巴水肿特异性体征:乳腺癌术后上肢淋巴水肿的患者由于淋巴液在肢体皮肤下的不断积聚,会发生纤维化、脂肪堆积或者色素沉着等典型的组织学改变,临床检查时会出现特异性的表现。Stemmer 征是目前临床应用最广的淋巴水肿特异性体征。检查者用拇指和示指捏起被试的手指或足趾的根部皮肤,若可以提起皮肤,则 Stemmer 征阴性;若难以捏起皮肤,则为阳性。该患者左侧手指根部的皮肤提起困难,手感较健侧明显增厚增硬,Stemmer 征阳性。Pitting 征是另一种常用的淋巴水肿筛查体征。检查时用手指指腹持续用力按压肿胀的部位 10 s 左右,松开手指按压处出现凹陷,一般来说处于早期的患者会出现 Pitting 征。但其他类型的水肿,例如心源性、肾源性的水肿也会有 Pitting 征,需要鉴别。该患者肿胀侧肢体按压后出现明显的凹陷,和健侧相比,回弹时间显著增长,Pitting 征阳性。

诊断:① 疾病诊断为乳腺癌术后,左侧上肢淋巴水肿;② 功能诊断为左侧肢体运动功能障碍、日常生活活动能力轻度障碍。

2. 康复评估

淋巴水肿定量评估:上肢围度测量,即用卷尺测量上臂不同点的周长,通过检测特定解剖位点的周长变化或者根据特定公式将周长换算成体积,了解淋巴水肿的发展状况。基于臂围的淋巴水肿诊断标准阈值有众多版本,被广泛认可的上肢淋巴水肿诊断标准阈值是 200 ml 或肿胀侧比健侧在任意测量点的臂围长 2 cm。附录表 1-22-1 是患者上肢围度的测量值,患侧肿胀最明显处比健侧长 2.1 cm,超过了诊断阈值 2 cm。

附录表 1-22-1　治疗前患者双侧上肢围度值

距尺骨茎突(cm)	左上肢(cm)	右上肢(cm)
0	17.2	16.3
10	19.8	17.7
20	24.8	23.5
30	24.0	23.5
40	25.2	24.7

3. 康复治疗

(1) 康复目标:包括近期目标和远期目标。依据评估结果设定近期目标:在强化治疗期(1~2 周),着重对肢体的淋巴水肿进行综合消肿治疗,主要有淋巴引流手法、低张力绷带治疗、皮肤护理及淋巴消肿体操,短期内达到显著消肿的目标。远期目标:教会患者进行自我淋巴消肿、皮肤护理的技巧以及熟练掌握淋巴消肿体操,告知患者淋巴水肿复发和加重的危险因素,对患者定期进行随访和检查,以期达到长期控制肿胀不复发的目的。同时加强日常生活活动能力的训练,让患者达到生活全面自理,回归家庭和社会。

(2) 康复治疗方法:如附录表 1-22-2 所示。

附录表 1-22-2　乳腺癌术后单侧上肢淋巴水肿患者的康复治疗方法

治 疗 方 法	具 体 操 作
手法淋巴引流技术　激活类手法	患者平卧,进行深呼吸→打开淋巴结包括:颈部淋巴结(3 处)、右侧腋窝淋巴结(3 处)、右侧腹股沟淋巴结(3 处)→用"固定圆手法"打开腋窝间吻合以及右侧腋窝与腹股沟间吻合→用"旋转与固定圆手法"清空上象限→让患者俯卧,用"固定圆手法"打开背部的吻合→用"旋转与固定圆手法"清空背部的象限→让患者翻身处于仰卧位,做深腹部呼吸,并手法放松患者的腰肌

治 疗 方 法	具 体 操 作
左侧上肢淋巴引流手法	按摩放松患肢的三角肌→用"固定圆与压送手法"将左侧上肢水肿液体清空→屈肘用"压送手法"做水肿的清空,同样用"固定圆手法"做肘部的按摩→用"固定圆与压送手法"做左侧上臂的水肿液体清空→用"铲形与压送手法"再次清空左侧上臂→用"手指固定圆手法"做手部与手指的液体清空→最后用"压送手法"再次清空整个患侧手臂
分流水肿液体	向背部引流、向颈部上引流、向颈部前方引流;手法治疗结束后再次做深呼吸结束
低弹性压力绷带包扎	患者坐位,患肢下方用结实的衬垫支撑。打绷带前,使用亲肤性的皮肤乳液小心仔细按摩患肢。首先,剪去适当管状衬垫,把管型衬垫套在患肢。接着给手指打绷带,以手腕部为锚,反复环绕手指以固定,直到手指被均匀包绕。用 10 cm 软绵衬垫缠绕患肢,棉衬垫末远端剪裁一个直径 2~3 cm 的小孔,方便拇指穿过。接着用 15 cm 宽的软绵衬垫从肘下向上肢近端缠绕,直到患肢肩膀水肿截止处。最后进行压力绷带包扎,先用 6 cm 宽的压力绷带加压包扎,在手腕缠绕一圈固定绷带始端,然后绷带从手背绕到手心,再回一圈到手背。患者肌肉收缩握拳,顶在治疗者腹部,使用 8 cm 宽的压力绷带进行 8 字加压包扎,从腕部加压包扎到肘部下方。再使用 10 cm 宽的绷带反方向 8 字加压包扎,从肘下方一直到肘部。通常完成加压包扎的患肢前臂需要有 5 层绷带,上臂约有 3 层绷带
皮肤护理	当发生淋巴水肿时皮肤会发生一些改变,微循环受阻,造成慢性炎症,皮肤会增厚成橘皮样改变,过度角化会变得干燥,产生乳头瘤样增生。注意保护皮肤的完整性,防止皮肤感染、皮肤破损,告知患者每天用清水清洗皮肤,再抹上维生素 E 软膏等无香味、无刺激的护肤用品(避免使用芳香性的润肤剂),完整的皮肤可以减少细菌的入侵,避免细菌真菌感染的发生
运动治疗	教会患者做一套乳腺癌术后淋巴消肿体操,该淋巴消肿体操共分为 14 步,每步都根据淋巴引流手法的原则和动作要领改编成患者容易操作的简易动作,当患者无法到医院进行治疗时,可以在家做自我体操进行简单的淋巴手法按摩,起到消肿的效果

（3）康复治疗结局：患者经过 2 周的综合消肿康复治疗后,患侧肢体的臂围有明显的下降,臂围差距最大的地方由 2.1 cm 减少为 1.1 cm(见附录表 1-22-3)。通过运动治疗患者患手的关节活动度也有明显提高。患者皮肤得到明显改善,由以前的干燥变得湿润,患肢的沉重感也大为改善。与此同时,患者的心理压力也减轻很多,变得开朗与自信,能够重回以前的生活状态,日常生活活动能力较前显著提高,康复目标基本完成。

附录表 1-22-3　治疗后患者双侧上肢围度值

距尺骨茎突（cm）	左上肢（cm）	右上肢（cm）
0	17.0	16.3
10	18.9	17.8
20	25.0	24.0
30	24.3	23.7
40	25.7	24.7

（二）脑卒中后复杂性区域性疼痛综合征

1. 病史摘要

患者,女性,80 岁,左侧肢体活动不利 4 个月,伴左肩疼痛 3 个月。患者于 2016 年 11 月 23 日突发左侧肢体无力,头颅 MRI 提示右基底节区脑梗死,予抗血小板聚集、调脂稳定斑块、降压、改善循环等药物治疗,病情逐渐平稳。患者发病 1 个月后出现左肩疼痛,活动后加重,左手红肿,屈伸活动受限。体格检查:神清,精神可,合作。自发言语流利,听理解正常,复述正常。定向力、记忆力、计算力正常。辅助检查:双手骨三相扫描示延迟相左侧腕关节放射性增高。左手正斜位片示左手掌指骨、左腕关节诸骨骨质疏松。

诊断:① 疾病诊断为脑梗死、复杂性区域性疼痛综合征(CRPS)、高血压;② 功能诊断为左侧偏瘫、左上肢感觉障碍、日常生活活动能力障碍。

患者 CRPS 的主要体征特点如表 1-22-4 所示。

附录表 1-22-4　治疗前患者 CRPS 主要体征特点

功能情况	体征
感觉功能	异常性疼痛(VAS 5 分)
血管舒缩功能	皮温增高(较健侧升高 1.2 ℃) 皮肤颜色发红
汗液分泌功能/水肿	水肿(排水法:体积差 9 ml,皮尺测量手指周径均较健侧增加)
运动功能/营养	关节活动范围减少(左肩关节、腕关节、掌指关节、指间关节活动度均较健侧减小),运动功能障碍(左侧 Bmnnstrom 上肢Ⅱ级、手Ⅱ级)

2. **康复评估**

(1) 一般评估:左手红肿,皮温升高。

(2) 肌力和肌张力评估:① 左上肢肩外展-屈肘-伸腕-屈指肌力Ⅱ-Ⅱ-Ⅱ-Ⅱ级,左下肢屈髋-伸膝-踝背屈-趾背屈肌力Ⅳ-Ⅳ-Ⅲ-Ⅲ级;② 肌张力评估 正常。

(3) 疼痛评估:左肩疼痛,VAS 5 分。

(4) 感觉功能:双侧肢体轻触觉、两点辨别觉对称正常。

(5) ROM 评估:左侧肩关节、腕关节、掌指关节及指间关节活动度明显受限。

(6) 日常生活活动评分:改良 Barthel 指数 75 分。

(7) 左侧 Bronnstrom 分级:上肢-手-下肢:Ⅱ-Ⅱ-Ⅳ级。

3. **康复治疗**

依据评估结果设定近期和远期康复目标。近期目标:对肢体的淋巴水肿进行综合消肿治疗,短期内达到显著消肿的效果;同时改善疼痛、增加肌力,提高关节活动度。远期目标:对患者进行宣教,巩固消肿的效果,进一步改善患者的运动功能及关节活动度,改善精细运动,提高日常生活活动能力,回归家庭和社会。

(1) 手法淋巴引流技术治疗:其手法路径和前述的乳腺癌术后上肢淋巴水肿患者的上肢手法部分很类似,不同之处在于不需要引流到对侧腋窝淋巴结,只需要引流到肿胀同侧的肘窝和腋窝淋巴结。

(2) 药物治疗:口服塞来昔布消炎镇痛。

(3) 运动治疗:主要采取的措施包括良肢位的摆放,以利于肢体循环,消除水肿;使用支具,佩戴肩托保护患者的肩关节;左侧肢体无痛范围内的被动运动动和助力运动,改善患者的肌力和关节活动度。

4. **康复治疗结局**

患者经过 3 周的综合康复治疗后,患侧肢体的肿胀和疼痛明显消退,通过运动训练患者偏瘫肢体的肌力、关节活动度和偏瘫分级均有明显改善,日常生活活动评分有所提高,康复目标基本完成(见附录表 1-22-5)。

附录表 1 - 22 - 5　CRPS 康复前后的主要体征

功　能　情　况	体　　征
感觉功能	异常性疼痛（VAS 0～5 分）
血管舒缩功能	皮温增高（较健侧升高 1.2～5 ℃） 皮肤颜色发红或皮肤颜色与健侧相仿
汗液分泌功能/水肿	水肿（体积差 3～9 ml，左手拇指、示指、小指周径较前缩小）
运动功能/营养	左肩关节屈、伸、内外旋；左腕关节伸、桡尺偏较前改善，运动功能较前改善

（梁贞文）

附录2 康复科住院患者评估记录单

姓名		男 女	病区		床号:		住院号:		
入院诊断: 病程:			治疗项目:物理治疗　作业治疗　传统治疗 　　　　　言语治疗　运动治疗						

序号	项目名称	描　　述	首评	中评	终评
1	外观观察 不需评估 无法评估	皮肤完整性：A. 完整；B. 不完整 (1. 发红；2. 伤及表皮；3. 伤及皮下组织；4. 伤及肌肉骨骼)			
2	意识	A. 参与治疗意愿：1. 强；2. 中；3. 弱 B. 意识：1. 清醒；2. 不完全清醒；3. 嗜睡 C. 家属配合度：1. 高；2. 中；3. 差 D. 其他			
3	关节活动度*	A. 正常；　B. 受限 1. 左上肢；2. 左下肢；3. 右上肢；4. 右下肢；5. 腰椎；6. 颈椎			
4	肌力*	A. 左；B. 右。1. 上肢；2. 下肢			
5	肌张力	A. 上肢：屈肌伸肌。1. 高张力；2. 正常；3. 低张力			
		B. 下肢：屈肌伸肌。1. 高张力；2. 正常；3. 低张力			
6	Brunnstrum 分级	A. 上肢；B. 手；C. 下肢			
7	感觉功能	患侧感觉：左/右(1. 完整；2. 迟钝；3. 障碍；4. 过敏)			
	疼痛	疼痛部位：			
		VAS：1～10 分			
8	动作功能： 1. 完全依赖 2. 最大帮助 3. 中度帮助 4. 最小 5. 独立	翻身			
		侧卧→坐			
		转位(床↔W/C)			
		坐位→站立			
		行走能力			
	步态	1. 不稳；2. 着地期步态异常；3. 离地期步态异常；4. 步距不均			
9	维生, 辅具与环境	1.单拐；　2. 四脚拐；　3. 四脚助行器；　4. 轮椅；　5. AFO； 6. 颈托；　7. 腰托；　8. 背架			
		1. 24 h 需要看护；2. 部分看护；3. 出门困难			
		其他用品：1. 气切；2. 鼻胃管；3. 尿管；4. 尿布；5. 呼吸器； 6. 使用氧气			

续　表

10	日常生活活动 （Barthel 指数）	个人卫生(0，5)/洗浴(0，5)	/	/	/
		进食(0，5，10)/如厕(0，5，10)	/	/	/
		上下楼梯(0，5，10)/穿脱衣服鞋袜(0，5，10)	/	/	/
		小便控制(0，5，10)/大便控制(0，5，10)	/	/	/
		体位转换(0，5，10，15)/步行(0，5，10，15)	/	/	/
		总分			
11	平衡能力	A. 坐位平衡(1级，2级，3级)			
		B. 立位平衡(1级，2级，3级)			
		C. 仪器评估*			
12	认知(MMSE)	1. 好；2. 中；3. 差/　得分	/	/	/
13	A. 言语 / B.吞咽	1. 正常；2. 障碍 / 1. 正常；2.障碍	/	/	/
14	睡眠情况	1. 正常；2. 障碍(轻、中、重)/得分	/	/	/
15	心理评估	1. 正常；2. 障碍 / A.焦虑*；B. 抑郁*	/	/	/
16	其他评估				
	评估者/评估日期		/	/	/

注：＊将另行详细评估。

附录3　康复科住院患者入院小组会议记录单

(　　　年　　月　　日)

姓名:	性别:	年龄:	床位:	会议召集人:

患者/家属联系电话	

主要诊断:

1. 目前存在问题
2. 疼痛

3. 主要功能障碍(A. 有,B. 无,1. 轻,2. 中,3. 重)

肢体	上肢:			下肢:		
吞咽	言语	认知	心理	平衡	步行	日常生活活动

完善功能检查以及康复治疗建议

床位医师			
责任护士	功能护理、自助护理、整体护理、抗痉挛体位、防跌倒坠床、良肢位		
责任治疗师			
上级医师			
患者愿望			
家属愿望			
短期目标	□改善 ROM/松解粘连/软化瘢痕;□缓解痉挛;□消炎;□镇痛;□消肿;□改善微循环;□促进组织修复;□预防或延缓肌肉萎缩;□改善运动功能,平衡训练、纠正步态;□加强上下肢的协调性和灵巧性;□增强肌力;□增强心肺功能,全身耐力;□提高生活自理能力;□其他		
长期目标	独立生存;恢复部分工作;全部生活自理;部分生活自理		
治疗方案	药物		
	PT OT ST 传统	微波、短波、肌电按摩、中频、超声、牵引、肌力、步行、关节活动度、磁热振、生物反馈、脑循环、骨质疏松、气压治疗、手法、平衡训练等。日常生活活动训练,专项作业训练等。言语、吞咽等。推拿、针灸等。其他	
注意事项	□无殊;□冠心病、心脏起搏器;□体内金属;□骨折早期或未愈;□骨质疏松;□防止皮肤烫伤(糖尿病、感觉减退、局部血液循环不良);□血压、心率变化;□老龄、体弱;□防跌倒;□其他		
责任人签名	责任护士	责任治疗师		患者	家属	

附录4　专科检查

（大病史参考模板，康复专科部分）

序号	检查项目	检 查 内 容
1	心理认知功能	检查记忆力、注意力、计算力是否正常，以及 MMSE 计分、MoCA 计分、HAMD 抑郁计分、HAMD 焦虑计分
2	言语功能	检查言语表达（含糊、清晰、发音准确），阅读、听理解、书写有无障碍，有否特定失语
3	吞咽功能	检查吞咽功能正常或异常，以及洼田饮水试验等
4	肢体功能	Brunnstrom 评分：累及肢体关节关节活动度（左右肩前屈 0°、后伸、外展、内旋、外旋；肘屈伸；腕屈伸、尺偏、桡偏；MP 屈伸；PIP、DIP 指间关节屈伸；髋关节屈伸、外展内收、内旋外旋；膝关节屈伸；踝关节跖屈背伸、内翻外翻、内旋外旋；足趾屈伸）、各肢体屈伸肌群肌力、肌张力，肢体有否畸形，活动时有否疼痛等
5	平衡功能	平衡功能描述（坐位和立位Ⅰ、Ⅱ、Ⅲ平衡）、协调功能（跟膝胫试验指鼻试验）
6	步行功能	Holden：支撑相、摆动相时段，有否跛行，特殊步态（短促步、斜肩步、蹒跚步、划圈步、跨坎步、将军步、"鸭步"等）
7	感觉功能	躯体感觉描述，浅感觉：触觉、痛、温觉；深感觉：本体觉（运动觉、位置觉、振动觉）、皮质感觉（复合感觉）；定位觉、两点分辨觉、图形觉、实体觉；区域感觉减退、某平面以下感觉减退。感觉障碍有无（感觉过敏、感觉倒错、感觉过度、感觉异常、疼痛）；特殊感觉：视觉、听觉、味觉、嗅觉减退、消失；内脏感觉：饥饿、恶心、胀气、内脏绞痛等
8	皮肤完整性	压疮有无（大小、深度、级别）等
9	疼痛	部位、程度、VAS 评分
10	日常生活活动能力	Barthel 指数

注：具体患者涉及专项检查部分可以再拓展，如骨科膝关节疾病、特殊试验、肢体功能项下可以增加如抽屉试验，侧方应力试验等。

（王　颖）

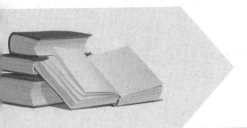

参 考 文 献

[1] 蔡威.现代营养学[M].上海：复旦大学出版社,2011.

[2] 陈国庆,王祎明,英小倩,等.骶神经调控治疗脊柱裂患者神经源性膀胱和肠道功能障碍的有效性和安全性[J].中国修复重建外科杂志,2021,35(11)：1374-1379.

[3] 陈月芳,顾利慧.远程交互CBTI在慢性失眠患者中的应用研究进展[J].世界睡眠医学杂志,2021,8(1)：175-179.

[4] 陈卓铭.精神与认知康复[M].北京：人民卫生出版社,2017.

[5] 迟家敏.实用糖尿病学[M].4版.北京：人民卫生出版社,2015.

[6] [日]川平和美,[日]下堂园惠,[日]野间知一,著//[日]宫本明,[日]宫本陈敏,译.反复促通疗法(川平法)的理论与实践(第三版)[M].北京：电子工业出版社,2021.

[7] 戴红.老年康复训练照护[M].2版.北京：中央广播电视大学出版社,2022.

[8] 窦祖林.吞咽障碍评估与治疗[M].北京：人民卫生出版社,2017.

[9] 段林茹,郑洁皎,陈秀恩,等.构音障碍治疗的研究进展[J].中国康复,2015,30(3)：229-232.

[10] 段莹,孙书臣.睡眠障碍的常用评估量表[J].世界睡眠医学杂志,2016,3(4)：201-203.

[11] 葛均波,徐永健,王辰.内科学[M].9版.北京：人民卫生出版社,2018.

[12] 葛可佑.中国营养科学全书[M].北京：人民卫生出版社,2004,1529-1541.

[13] 龚乐琴.1例肝囊肿术后腹部伤口脂肪液化患者的护理[J].当代护士(中旬刊),2020,27(4)：141-143.

[14] 顾景范.现代临床营养学[M].北京：科学出版社,2004.

[15] 顾卫琼,洪洁,张翼飞,等.不同代谢综合征定义下的人群特征[J].中国医学科学院学报,2006,28(6)：750-755.

[16] 顾新.下背痛的物理治疗[J].中国康复医学杂志,2009,24(1)：86-88.

[17] 郭丽新,曲福玲,江俊杰,等.胃肠功能促进技术在老年肠梗阻保守治疗中的效果[J].中国老年学杂志,2022,42(1)：50-53.

[18] 郭铁成,黄晓琳,尤春景.康复医学临床指南[M].北京：科学出版社,2013.

[19] 国家心血管病中心,国家基本公共卫生服务项目基层高血压管理办公室,国家基层高血压管理专家委员会.国家基层高血压防治管理指南2020版[J].中国医学前沿杂志,2021,13(4)：26-37.

[20] 韩晶,巴玉兰.针刺结合言语康复治疗脑卒中后构音障碍的临床效果观察[J].中医中药医药前沿,2019,9(5)：228.

[21] [美]赫德曼,著.王尔贵,吴子明,译.前庭康复——前庭系统疾病诊断与治疗[M].2版.北京：人民军医出版社,2004.

[22] 胡仁明主编.内分泌代谢病临床新技术[M].北京：人民军医出版社,2003.

[23] 胡振红,王文,毛从政,等.肺康复运动训练在慢性阻塞性肺疾病中的应用与进展[J].中华结核和呼吸杂志,2018,41(5)：359-362.

[24] 黄杰,公维军.康复治疗师临床工作指南-运动治疗技术[M].北京：人民卫生出版社,2019.

[25] 黄杰,肖少华,陈勇,等.McKenzie法治疗颈椎病的临床疗效[J].中国康复,2006,21(3)：155-156.

[26] 黄晓煌,凌水桥,罗卫欢.tDCS联合常规语言训练对脑卒中后失语症患者语言能力恢复的影响[J].中外医疗,2021,40(15)：54-56.

[27] 黄晓琳.人体运动学[M].北京：人民卫生出版社,2013.

[28] 黄毅勇.慢性肾病矿物质和骨代谢异常的血清学诊断的临床研究[J].临床检验杂志(电子版),2020,1：70.

[29] 江容安,刘向云,汪敏加.产后康复[M].北京：人民卫生出版社,2021.

[30] 江伊.胰十二指肠切除术后胃瘫患者的护理[J].常州实用医学,2016,32(4)：273-274.

[31] 姜丽,王强,孟萍萍,等.构音障碍强化训练改善脑卒中患者构音障碍的疗效观察[J].中华物理医学与康复杂志,2014,36(5)：367-370.

[32]　李昂,尹哲浩,吴晓琰.社区衰弱评估及管理[J].老年医学与保健,2021,27(2):448-451.

[33]　李佳,熊敏,刘继红,等.虚拟现实技术物理疗法改善脑卒中患者失眠的效果研究[J].现代医药卫生,2019,35(24):3758-3761.

[34]　李亮,王光霞,崔云峰.超声评分系统在粘连性肠梗阻严重程度评估中的应用价值[J].中国中西医结合外科杂志,2020,26(3):557-561.

[35]　李胜利.语言治疗学[M].北京:人民卫生出版社,2015.

[36]　李思奇,张玉梅.构音障碍的评定与康复治疗进展[J].中国医师进修杂志,2021,44(1):88-92.

[37]　李亚杰,王梅杰,崔晓敏,等.2020年Lancet委员会《痴呆预防、干预和护理》指南解读[J].护理学杂志,2021,36(16):39-43.

[38]　李亚梅,张晶,黄林,等.体外冲击波对脑卒中患者小腿三头肌痉挛的影响[J].中华物理医学和康复,2018,40(4):272-277.

[39]　李耀武.四肢骨折术后下肢深静脉血栓发生率及危险因素分析[J].辽宁医学杂志,2021,35(1):21-23.

[40]　励建安,江钟立.康复医学[M].北京:科学出版社,2016.

[41]　林红.硬膜外阻滞复合全身麻醉对老年胆结石患者术后苏醒及肺部感染发生率的影响[J].现代诊断与治疗,2020,31(9):1448-1449.

[42]　刘爱华,黄慈波.原发性高尿酸血症与痛风代谢相关基因研究进展[J].中国临床保健杂志,2004,7(5):395-398.

[43]　刘珵,侯启圣,刘斯,等.急性粘连性小肠梗阻保守治疗无效的危险因素[J].中国急救医学,2021,41(9):764-767.

[44]　刘海霞,周萍,张一娜.肌少症的诊断与治疗[J].中华骨质疏松和骨矿盐疾病杂志,2021,14(4):434-440.

[45]　刘雅妮,隋晓杰,白银霞,等.重复经颅磁刺激治疗慢性失眠障碍的研究进展[J].内蒙古医学杂志,2022,54(1):55-57.

[46]　陆爱云.运动生物力学[M].北京:人民体育出版社,2010.

[47]　陆惠华,方宁远.老年医学新概念[M].上海交通大学出版社,2021.

[48]　马涛.跑台运动通过抑制骨吸收CN/NFATc1信号通路改善慢性肾病小鼠骨代谢和骨结构[J].中国体育科技,2022,2:75-81.

[49]　美国心肺康复协会,周明成,洪怡.美国心脏康复和二级预防项目指南[M].上海科学技术出版社,2017.

[50]　[美]美国运动医学学会.ACSM运动测试与运动处方指南(第九版).王正珍译.[M].北京:北京体育大学出版社,2016.

[51]　南登崑.康复医学[M].北京:人民卫生出版社,2015.

[52]　潘长玉.代谢综合征认识和防治的新进展——评《国际糖尿病联盟关于代谢综合征定义的全球共识》[J].中华内分泌代谢杂志,2005,21(4):298-300.

[53]　潘霄,童天朗,柏涌海,等.成人睡眠障碍标准化评估量表的临床应用[J].内科理论与实践,2020,15(3):146-151.

[54]　裴雷,赵期康,王海,等.CTA在急性肠梗阻患者中的应用及诊断价值分析[J].河北医科大学学报,2022,43(1):31-34.

[55]　齐媛,孙莉敏.经颅直流电刺激技术在脑卒中康复治疗中的研究进展[J].中国康复医学杂志,2021,36(12):1591-1595.

[56]　强利娟,常瑜.早期饮食运动干预对剖宫产产妇切口愈合及下肢深静脉血栓发生率的影响[J].血栓与止血学,2022,28(2):327-328.

[57]　乔鑫,侯刚,尹燕,等.慢性阻塞性肺疾病患者运动耐力评估方法的研究进展[J].中华结核和呼吸杂志,2019,42(5):389-392.

[58]　邱卓英.《国际功能、残疾和健康分类》应用指导(二)[J].中国康复理论与实践,2003,9(2):107-114.

[59]　邱卓英,张爱民.《国际功能、残疾和健康分类》应用指导(一)[J].中国康复理论与实践,2003,9(1):20-34.

[60]　全国卫生专业技术资格考试用书编写专家委员会.康复医学与治疗技术[M].北京:人民卫生出版社,2020.

[61]　上海市康复医学学会.经颅磁刺激操作指南:T/SRMA 5-2019[S].2019.

[62]　史培卓,陈彦玲,王婷.渐进性肌肉放松训练对慢性病患者睡眠作用的研究综述[J].世界睡眠医学杂志,2019,6(9):1322-1324.

[63]　孙启良.McKcnzie疗法和腰痛治疗体操[J].中华物理医学与康复杂志,2001,23(4):197-198.

[64]　孙秀发.临床营养学[M].北京:科学出版社.2017.

[65]　唐久来,秦炯,邹丽萍,等.中国脑性瘫痪康复指南(2015):第一部分[J].中国康复医学杂志,2015,7:747-754.

［66］ 田鹏,杨宁,郝秋奎,等.中国老年衰弱患病率的系统评价［J］.中国循证医学杂志,2019,19(6)：656－664.

［67］ 童南伟,邢小平.内科学(内分泌科分册)［M］.北京：人民卫生出版社,2015：112－126.

［68］ 万萍.言语治疗学［M］.北京：人民卫生出版社,2012：79－82；91－94.

［69］ 王晨兵,唐强,朱路文.脑卒中后构音障碍康复治疗的研究进展［J］.山东中医杂志,2018,37(3)258－261.

［70］ 王大明,于德新,谢栋栋,等.预后营养指数和中性粒细胞/淋巴细胞比值在根治性膀胱切除加尿流改道术后早期并发症风险评估中的应用研究［J］.安徽医科大学学报,2019,54(7)：1132－1136.

［71］ 王尔贵,吴子明,译.前庭康复(第2版)［M］.北京：人民军医出版社,2004：362－372.

［72］ 王桂芳,张庆苏.吞咽障碍康复治疗技术［M］.北京：人民卫生出版社,2019.

［73］ 王慧聪,尹玉岗.基于脑电反馈的失眠康复仪设计和研究［J］.电子测量技术,2021,44(11)：22－27.

［74］ 王丽竹,邵清,李茜,等.ICU患者睡眠障碍影响因素及其评估策略研究进展［J］.当代护士(中旬刊),2020,27(8)：8－11.

［75］ 王连,侯鹏,靳帅峰,等.基于慢性肾病运动康复训练的研究进展［J］.中国康复医学杂志,2018,33(4)：478－481.

［76］ 王陇德.2002年中国居民营养与健康状况调查综合报告［M］.北京：人民卫生出版社,2005.

［77］ 王瑞元,苏全生.运动生理学［M］.北京：人民体育出版社,2012.

［78］ 王颜刚,苗志敏,闫胜利,等.高尿酸血症及痛风病人血尿酸与胰岛素抵抗的关系［J］.青岛大学医学院学报,2004,40(3)：197－199.

［79］ 王玉龙.康复功能评定学(第2版)［M］.北京：人民卫生出版社,2013.

［80］ 王玉龙.神经康复科医师核心技能［M］.北京：人民卫生出版社,2017.

［81］ 王玉龙.神经康复学评定方法［M］.北京：人民卫生出版社,2015.

［82］ 奚兴,郭桂芳.社区老年人衰弱现状及其影响因素研究［J］.中国护理管理,2014,14(12)：1315－1319.

［83］ 谢瑞华,付万发.衰弱评估工具的研究进展［J］.中国老年学杂志,2021,41(18)：4142－4145.

［84］ 徐春兰,沈麒云,黄柳燕,等.慢性肾病病人营养评估方法的研究进展［J］.护理研究,2018,32(9)：1354－1356.

［85］ 徐军,成鹏,黄国志.McKenzie力学诊断和治疗技术研究进展［J］.中华物理医学与康复杂志,2001,23(4)：243－245.

［86］ 燕铁斌.物理治疗学［M］.北京：人民卫生出版社,2017.

［87］ 杨静,王璐,曾艳妮,等.肝移植术后脂肪液化伤口采用水胶体拉合免缝法联合负压治疗效果观察［J］.护理学杂志,2021,36(24)：28－31.

［88］ 杨璇,乔雨晨,赵洁,等.认知障碍患者睡眠障碍评估工具的应用进展［J］.中华护理杂志,2020,55(12)：1884－1889.

［89］ 杨盈赤,管文贤,金钢,等.腹部手术延迟性术后肠麻痹的发生及影响因素的多中心登记研究结果［J］.中华外科杂志,2020,58(8)：636－638.

［90］ 姚燕妹,许丽琼,周有良,等.静电敷贴经颅微电流刺激对慢性贫血患者睡眠质量和贫血症状的影响研究［J］.中国全科医学,2021,24(14)：1790－1794,1799.

［91］ 由丽,王珧,田丽,等.基于镜像神经元理论的动作观察疗法对脑卒中后言语失用的疗效观察［J］.临床神经病学杂志,2018,31(6)：429－432.

［92］ 于国华,吴芬,李俊.综合语言康复治疗对运动性构音障碍的疗效［J］.实用临床医学,2015,16(5)：62－64.

［93］ 俞晓杰,陈雪吟,朱中亮,等.激痛点针刺治疗慢性腰肌筋膜疼痛综合征的临床治疗效应研究［J］.中国疼痛医学杂志,2017,23(3)：194－199.

［94］ 俞晓杰,郝丹丹,高强,等.超声引导肩胛上神经阻滞联合盂肱关节类固醇注射治疗粘连性肩关节囊炎［J］.中国介入影像与治疗学,2020,17(9)：538－542.

［95］ 俞晓杰,卢健,王颖.超声引导注射肉毒毒素的优势及应用进展［J］.中国介入影像与治疗学,2020,17(2)：109－112.

［96］ 俞晓杰,卢健,王颖.肌骨超声介入技术在临床康复治疗中的应用进展［J］.中国康复医学杂志,2021,36(4)：490－493.

［97］ 俞晓杰,张琳,陆文誉,等.电针结合骶裂孔注射对腰椎间盘突出症患者功能康复的影响［J］.针刺研究,2021,46(7)：60－64.

［98］ ［澳］约翰·莫塔,著.全科医学//张泽灵,刘先霞,译［M］.5版.北京：科学技术文献出版社,2019.

［99］ 岳寿伟.肌肉骨骼康复学［M］.3版.北京：人民卫生出版社,2018.

［100］ 恽晓平.运动疗法评定学［M］.2版.北京：华夏出版社,2014.

［101］ 曾庆馀,肖征宇.原发性痛风的研究进展［J］.中国药物与临床,2004,4(6)：415－417.

［102］ 张翠,张晓琼,周琪.杵针结合八阵穴、河车路线治疗颈源性头痛疗效观察［J］.四川中医,2021,6：202－203.

[103] 张晗,王志会,王丽敏,等.中国社区老年居民日常生活活动能力失能状况调查[J].中华流行病学杂志,2019,40(3)：266-271.

[104] 张建.代谢综合征[M].北京：人民卫生出版社,2003.

[105] 张晶.音乐疗法用于围绝经期女性睡眠障碍治疗中的作用评估[J].世界睡眠医学杂志,2021,18(5)：827-828.

[106] 张景辉,金岚,李俊,等.开腹腹部手术延迟性术后肠麻痹的危险因素分析[J].首都医科大学学报,2020,41(4)：636-640.

[107] 张鹏,李雁鹏,吴惠涓,等.中国成人失眠诊断与治疗指南(2017版)[J].中华神经科杂志,2018,51(5)：217-222.

[108] 张卫霞,刘芳.妇科手术后下肢深静脉血栓超声影像学及引发肺栓塞危险性初步探讨[J].血栓与止血学,2021,27(3)：479-480.

[109] 张伟丽.脑卒中致构音障碍的言语康复治疗的疗效观察[J].临床普外科电子杂志,2020,(4)：450.

[110] 张玉清,龚细丹,陈蓉.远端胃癌根治术后胃排空延迟的风险预测模型构建与验证[J].全科护理,2021,19(36)：5177-5180.

[111] 赵艳玲.户外失语症小组治疗设计初探[J].按摩与康复医学,2021,12(14)：30-31,36.

[112] 郑洁皎,高文.老年病康复指南[M].北京：人民卫生出版社,2020.

[113] 郑洁皎,桑德春,孙强三.老年康复学[M].北京：人民卫生出版社,2018.

[114] 郑洁皎,俞卓伟.老年康复[M].北京：人民卫生出版社,2019：119-126.

[115] 郑悦承.软组织贴扎技术[M].台北：合记图书出版社,2007.

[116] 中国痴呆与认知障碍写作组,中国医师协会神经内科医师分会认知障碍疾病专业委员会.2018中国痴呆与认知障碍诊治指南(二)：阿尔茨海默病诊治指南[J].中华医学杂志,2018,98(13)：971-977.

[117] 中国痴呆与认知障碍诊治指南写作组,中国医师协会神经内科医师分会认知障碍疾病专业委员会.2018中国痴呆与认知障碍诊治指南(八)：快速进展性痴呆的诊断[J].中华医学杂志,2018,98(21)：1650-1652.

[118] 中国痴呆与认知障碍诊治指南写作组,中国医师协会神经内科医师分会认知障碍疾病专业委员会.2018中国痴呆与认知障碍诊治指南(九)：中国记忆障碍门诊建立规范[J].中华医学杂志,2018,98(21)：1653-1657.

[119] 中国痴呆与认知障碍诊治指南写作组,中国医师协会神经内科医师分会认知障碍疾病专业委员会.2018中国痴呆与认知障碍诊治指南(六)：阿尔茨海默病痴呆前阶段[J].中华医学杂志,2018,98(19)：1457-1460.

[120] 中国痴呆与认知障碍诊治指南写作组,中国医师协会神经内科医师分会认知障碍疾病专业委员会.2018中国痴呆与认知障碍诊治指南(七)：阿尔茨海默病的危险因素及其干预[J].中华医学杂志,2018,98(19)：1461-1466.

[121] 中国痴呆与认知障碍诊治指南写作组,中国医师协会神经内科医师分会认知障碍疾病专业委员会.2018中国痴呆与认知障碍诊治指南(三)：痴呆的认知和功能评估[J].中华医学杂志,2018,98(15)：1125-1129.

[122] 中国痴呆与认知障碍诊治指南写作组,中国医师协会神经内科医师分会认知障碍疾病专业委员会.2018中国痴呆与认知障碍诊治指南(十)：痴呆精神行为症状鉴别诊断和治疗[J].中华医学杂志,2020,100(17)：1290-1293.

[123] 中国痴呆与认知障碍诊治指南写作组,中国医师协会神经内科医师分会认知障碍疾病专业委员会.2018中国痴呆与认知障碍诊治指南(十一)：非阿尔茨海默病痴呆的治疗[J].中华医学杂志,2020,100(17)：1294-1298.

[124] 中国痴呆与认知障碍诊治指南写作组,中国医师协会神经内科医师分会认知障碍疾病专业委员会.2018中国痴呆与认知障碍诊治指南(四)：认知障碍疾病的辅助检查[J].中华医学杂志,2018,98(15)：1130-1142.

[125] 中国痴呆与认知障碍诊治指南写作组,中国医师协会神经内科医师分会认知障碍疾病专业委员会.2018中国痴呆与认知障碍诊治指南(五)：轻度认知障碍的诊断与治疗[J].中华医学杂志,2018,98(17)：1294-1301.

[126] 中国痴呆与认知障碍指南写作组,中国医师协会神经内科医师分会认知障碍疾病专业委员会.2018中国痴呆与认知障碍诊治指南(一)：痴呆及其分类诊断标准[J].中华医学杂志,2018,98(13)：965-970.

[127] 中国肥胖问题工作组数据汇总分析协作组.我国成人体重指数和腰围对相关疾病危险因素异常的预测价值：适宜体重指数和腰围切点的研究[J].中华流行病学杂志,2002,23(1)：5-10.

[128] 中国研究型医院学会冲击波医学专业委员会,国际冲击波医学学会中国部.骨肌疾病体外冲击波疗法中国专家共识(第2版)[J].中国医学前沿杂志(电子版),2017,9(2)：25-33.

[129] 中国医师协会神经调控专业委员会电休克与神经刺激学组.重复经颅磁刺激治疗专家共识[J].转化医学杂志,2018,7(1)：4-9.

[130] 中国医师协会营养医师专业委员会,中华医学会糖尿病学分会.中国糖尿病医学营养治疗指南2013版[M].北京：人民卫生出版社,2015.

[131] 中国整形美容协会女性生殖整复分会生殖物理整复学组.产后腹直肌分离诊断与治疗的专家共识[J].中国妇产科

临床杂志,2021,22(2):220-221.

[132] 中国卒中学会.中国脑血管病临床管理指南[J].中国卒中杂志,2019,14(7):823-831.

[133] 中华医学会肝病学分会脂肪肝和酒精性肝病学组,中国医师协会脂肪性肝病专家委员会.非酒精性脂肪性肝病防治指南(2018更新版)[J].中华肝脏病杂志,2018,26(3):195-203.

[134] 中华医学会肝病学分会脂肪肝和酒精性肝病学组,中国医师协会脂肪性肝病专家委员会.酒精性肝病防治指南(2018更新版)[J].中华肝脏病杂志,2018,26(3):188-194.

[135] 中华医学会呼吸病学分会肺功能专业组.肺功能检查指南——肺容量检查[J].中华结核和呼吸杂志,2015,38(4):255-260.

[136] 中华医学会呼吸病学分会慢性阻塞性肺疾病学组.慢性阻塞性肺疾病诊治指南(2021年修订版)[J].中华结核和呼吸杂志,2021,44(3):170-204.

[137] 中华医学会老年医学分会心血管学组.血管衰老临床评估与干预中国专家共识(2018)[J].中华老年病研究电子杂志,2019,6(1):1-8.

[138] 中华医学会全科医学分会.缺血性卒中基层诊疗指南[J].中华全科医师杂志,2021,20(9):927-946.

[139] 中华医学会神经病学分会神经康复学组,中华医学会神经病学分会.中国脑卒中早期康复治疗指南[J].中华神经科杂志,2017,50(6):405-412.

[140] 中华医学会糖尿病学分会代谢综合征研究协作组.中华医学会糖尿病学分会关于代谢综合征的建议[J].中华糖尿病杂志,2004,12(3):156-161.

[141] 中华医学会糖尿病学分会.中国糖尿病运动治疗指南[M/CD].北京:中华医学电子音像出版社,2012.

[142] 中华医学会糖尿病学分会.中国2型糖尿病防治指南(2020年版)[J].国际内分泌代谢杂志,2021,41(5):482-548.

[143] 中华医学会糖尿病学分会.中国2型糖尿病防治指南2013年版[M].北京:北京大学医学出版社,2014.

[144] 中华医学会糖尿病学分会.中国血糖监测临床应用指南(2021年版)[J].中华糖尿病杂志,2021,13(10):936-948.

[145] 钟长英.探讨优质护理对降低泌尿外科患者术后泌尿道感染发生率的应用效果[J].深圳中西医结合杂志,2017,27(2):168-169.

[146] 周春燕,覃毅暖,刘密.生活方式干预在慢性肾病患者延续性护理中的应用[J].齐鲁护理杂志,2021,27(15):14-17.

[147] 周方,赵志刚,王磊,等.中等强度有氧运动对慢性肾病患者峰值摄氧量和无氧阈的影响[J].中国康复医学杂志,2017,32(05):525-529.

[148] 周奇,匡铭,彭宝岗主编.肝胆胰脾外科并发症学(普及版)[M].广州:广东科技出版社,2018.

[149] 周璇,杜青.脊柱侧弯特定运动疗法研究进展[J].中国康复医学杂志,2016,31(4):478-481.

[150] 朱中亮,俞晓杰,刘邦忠,等.机械脉冲力脊椎矫正与常规理疗治疗机械性腰痛:腰部活动范围和躯干肌肌力的比较[J].中国组织工程研究,2018,22(35):5637-5641.

[151] 祝之明.代谢综合征病因探索与临床实践[M].北京:人民军医出版社,2005.

[152] Alexander D. Soft tissue resistance balances[J].Mass Ther J,2003,42(1):96-112.

[153] Alter KE, Hallett M, Karp B, et al. Ultrasound-guided chemodenervation procedures: text and atlas[M]. 1st ed. New York: Demos Medica, 2012.

[154] Althoff T, Nilforoshan H, Hua J, et al. Large-scale diet tracking data reveal disparate associations between food environment and diet[J]. Nat Commun, 2022,13(1):267.

[155] American Diabetes Association. 5. Facilitating behavior change and well-being to improve health outcomes: standards of medical care in diabetes-2021[J]. Diabetes Care, 2021, 44(Suppl 1):S53-S72.

[156] American Diabetes Association. 5. Lifestyle management: Standards of medical care in diabetes-2019[J]. Diabetes Care, 2019, 42(Suppl 1):S46-S60.

[157] American Diabetes Association. Nutrition recommendations and interventions for diabetes[J]. Diabetes Care, 2007, 30 (Suppl 1):S548-S565.

[158] American Diabetes Association. 8. Obesity management for the treatment of type 2 diabetes: standards of medical care in diabetes-2021[J]. Diabetes Care, 2021, 44(Suppl 1):S100-S110.

[159] American Diabetes Association. Standards of medical care in diabetes-2007[J]. Diabetes Care, 2007, 30 (Suppl 1):S4-S541.

[160] Anderson P J, Critchley J A, Chan J C, et al. Factor analysis of the metabolic syndrome: obesity vs insulin resistance as the central abnormality[J]. Int J Obes Relat Metab disord, 2001, 25:1782-1788.

[161] Auleciems L M. Myofascial pain syndrome: a multidisciplinary approach[J]. Nurse Pract, 1995,20(4): 18, 21 – 22, 24 – 28.

[162] Averbeck M A, Moreno-Palacios J, Aparicio A. Is there a role for sacral neuromodulation in patients with neurogenic lower urinary tract dysfunction[J]. Int Braz J Urol, 2020, 46(6): 891 – 901.

[163] Bergman P, Brighenti S. Targeted nutrition in chronic disease[J]. Nutrients, 2020,12(6): 1682.

[164] Blames J F. The basic science of myofascial release[J].Joumal of Bodywork and Movement Therapies,1997,1(4): 231 – 238.

[165] Carr D B, Utzschneider K M, Hull R L, et al. Intra-abdominal fat is a major determinant of the National Cholesterol Education Program Adult Treatment Panel I criteria for metabolic syndrome[J]. Diabetes,2004, 53: 2087 – 2094.

[166] Charles E. Journey to healing: the art and science of applied kinesiology[M]. Melville: Renaissance Publishers, 2019.

[167] Chen L K, Woo J, Assantachai P, et al. Asian Working Group for Sarcopenia: 2019 consensus update on sarcopenia diagnosis and treatment[J]. J Am Med Dir Assoc, 2020,21(3): 300 – 307.

[168] Choi H K, Atkinson K, Karlson EW, et al. Alcohol intake and risk of incident gout in men: a prospective study[J]. Lancet, 2004, 363 (9417): 1277 – 1281.

[169] Chou Y H, Li S H, Liao S F, et al. Case report: manual lymphatic drainage and kinesio taping in the secondary malignant breast cancer-related lymphedema in an arm with arteriovenous (A-V) fistula for hemodialysis[J]. Am J Hosp Palliat Care, 2013, 30(5): 503 – 506.

[170] Cifu D X. Braddom's physical medicine and rehabilitation[M]. 6th ed. Philadelphia: Elsevier, 2020: 487 – 508.

[171] Clare H A, Adams R, Maher C G. Reliability of detection of lumbar lateral shift[J]. J Manipulative Physiol Ther, 2003,26(8): 476 – 480.

[172] Clare H A, Adams R, Maher C G. Reliability of McKenzie classification of patients with cervical or lumbar pain[J]. J Manipulative Physiol Ther, 2005, 28(2): 122 – 127.

[173] Davies CL, Blackwood C M. The centralization phenomenon: its role in the assessement and management of low back pain[J]. BCMJ, 2004, 46: 348 – 352.

[174] Díaz de León González E, Gutiérrez Hermosillo H, Martinez Beltran J A, et al. Validation of the FRAIL scale in Mexican elderly: results from the Mexican Health and Aging Study[J]. Aging Clin Exp Res, 2016, 28(5): 901 – 908.

[175] Donnelly J M, Fernández-de-Las-Peñas C, Finnegan M, et al. Tavell, Simons & Simons' myofascial pain and dysfunction: the trigger point manual[M]. 3rd ed. Baltimore: LWW, 2018.

[176] Dosch M. Atlas of neural therapy: with local anesthetics[M]. 3rd ed. New York: Thieme, 2012.

[177] Drover J M, Forand D R, Herzog W. Influence of active release technique on quadriceps inhibition and strength: a pilot study[J]. J Manipulative Physiol Ther, 2004,27(6): 408 – 413.

[178] Du Q, Zhou X, Negrini S, et al. Scoliosis epidemiology is not similar all over the world: a study from a scoliosis school screening on Chongming Island (China)[J]. BMC Musculoskeletal Disorders, 2016, 17(1): 303.

[179] Feinberg D A, Mark A S. Human brain motion and cerebrospinal fluid circulation demonstrated with MR velocity imaging[J]. Radiology, 1987,163(3): 793 – 799.

[180] Freedman M, Morrison W B, Harwood M I. Minimally invasive musculoskeletal pain medicine[M]. New York: CRC Press,2007.

[181] Fried L P, Tangen C M, Walston J, et al. Frailty in older adults: evidence for a phenotype[J]. J Gerontol A Biol Sci Med Sci, 2001,56(3): M146 – M156.

[182] Garcia A N, Gondo F L, Costa R A, et al. Effectiveness of the back school and mckenzie techniques in patients with chronic non-specific low back pain: a protocol of a randomised controlled trial[J]. BMC Musculoskelet Disord, 2011, 12: 179.

[183] Garrido F V, Muñoz F M. Advanced techniques in musculoskeletal medicine & physiotherapy: using minimally invasive therapies in practice[M]. Philadelphia: Elsevier, 2015.

[184] George J W, Tepe R, Busold D, et al. The effects of active release technique on carpal tunnel patients: A pilot study [J]. J Chiropr Med, 2006,5(4): 119 – 122.

[185] George J W, Tunstall A C, Tepe R E, et al. The effects of active release technique on hamstring flexibility: a pilot study[J]. J Manipulative Physiol Ther, 2006,29(3): 224 - 227.

[186] Gittler M, Davis A M. Guidelines for adult stroke rehabilitation and recovery[J]. JAMA, 2018,319(8): 820 - 821.

[187] Glccnman P E. Recent findings in the craniosacral mechanism[J].J Am Osteopath Assoc,1970,70: 60 - 71.

[188] Goździalska A, Jaśkiewicz J, Knapik-Czajka M, et al. Association of calcium and phosphate balance, vitamin D, PTH, and calcitonin in patients with adolescent idiopathic scoliosis[J]. Spine (Phila Pa 1976), 2016, 41(8): 693 - 697.

[189] Hancock M J, Maher C G, Latimer J, et al. Systematic review of tests to identify the disc, SIJ or facet joint as the source of low back pain[J]. Eur Spine J, 2007,16(10): 1539 - 1550.

[190] Hefford C. McKenzie classification of mechanical spinal pain: Profile of syndromes and directions of preference[J]. Man Ther, 2008,13(1): 75 - 81.

[191] Henderson A, Korner-Bitensky N, Levin M. Virtual reality in stroke rehabilitation: a systematic review of its effectiveness for upper limb motor recovery[J]. Top Stroke Rehabil, 2007,14(2): 52 - 61.

[192] Hill K, Jenkins SC, Cecins N, et al. Estimating maximum work rate during incremental cycle ergometry testing from six-minute walk distance in patients with chronic obstructive pulmonary disease[J]. Arch Phys Med Rehabil, 2008,89(9): 1782 - 1787.

[193] Howitt S D. Lateral epicondylosis: a case study of conservative care utilizing ART and rehabilitation[J]. J Can Chiropr Assoc, 2006,50(3): 182 - 189.

[194] Howitt S, Jung S, Hammonds N. Conservative treatment of a tibialis posterior strain in a novice triathlete: a case report[J]. J Can Chiropr Assoc, 2009,53(1): 23 - 31.

[195] Howitt S, Wong J, Zabukovec S. The conservative treatment of Trigger thumb using graston techniques and active release techniques[J]. J Can Chiropr Assoc, 2006,50(4): 249 - 254.

[196] Hsiao P C, Liu J T, Lin C L, et al. Risk of breast cancer recurrence in patients receiving manual lymphatic drainage: a hospital-based cohort study[J]. Ther Clin Risk Manag, 2015,11: 349 - 358.

[197] Huang T W, Tseng S H, Lin C C, et al. Effects of manual lymphatic drainage on breast cancer-related lymphedema: a systematic review and meta-analysis of randomized controlled trials[J]. World J Surg Oncol, 2013, 11: 15.

[198] Hutley L, Prins J B. Fat as an endocrine organ: relationship to the metabolic syndrome[J]. Am J Med Sci, 2005, 330(6): 280 - 289.

[199] Jaeger B. Myofascial referred pain patterns: the role of trigger points[J]. CDA J, 1985,13(3): 27 - 32.

[200] Kalra S, Singla R, Rosha R, et al. Ketogenic diet: situational analysis of current nutrition guidelines[J]. J Pak Med Assoc, 2018,68(12): 1836 - 1839.

[201] Khastgir J, Drake M J, Abrams P. Recognition and effective management of autonomic dysreflexia in spinal cord injuries[J]. Expert Opin Pharmacother,2007,8(7): 945 - 956.

[202] Kilpikoski S, Airaksinen O, Kankaanpää M, et al. Interexaminer reliability of low back pain assessment using the McKenzie method[J]. Spine (Phila Pa 1976), 2002,27(8): E207 - E214.

[203] Kostopoulos D C, Keramidas G. Changes in elongation of falx cerebri during craniosacral therapy techniques applied on the skull of an embalmed cadaver[J]. Cranio, 1992,10(1): 9 - 12.

[204] Lakra C, Swayne O, Christofi G, et al. Autonomic dysreflexia in spinal cord injury[J]. Pract Neurol, 2021,21(6): 532 - 538.

[205] Machado L A, de Souza Mv, Ferreira P H, et al. The McKenzie method for low back pain: a systematic review of the literature with a meta-analysis approach[J]. Spine (Phila Pa 1976), 2006,31(9): E254 - E262.

[206] Malanga G, Mautner K. Atlas of ultrasound-guided musculoskeletal injections[M]. New York: McGraw Hill,2014.

[207] Martens FMJ, Sievert KD. Neurostimulation in neurogenic patients[J]. Curr Opin Urol, 2020,30(4): 507 - 512.

[208] May S, Donelson R. Evidence-informed management of chronic low back pain with the McKenzie method[J]. Spine J, 2008,8(1): 134 - 141.

[209] Ma YT. Biomedical acupuncture for sports and trauma rehabilitation: dry needling techniques [M]. Missouri: Churchill Livingstone, 2010.

[210] Mcardle W D, Katch F I, Katch V L. Exercise physiology: nutrition, energy and human performance[M].7th ed. Baltimore: LWW, 2009.

[211] Morey K, William H. The dynamic disc model: a systematic review of the literature[J]. Phys Ther Rev, 2009, 14(3): 181 - 189.

[212] Morley J E, Vellas B, van Kan G A, et al. Frailty consensus: a call to action[J]. J Am Med Dir Assoc, 2013, 14(6): 392 - 397.

[213] Mpofu E, Oakland T. Assessment in rehabilitation and health[M]. London: Pearson, 2009.

[214] Namnaqani F I, Mashabi A S, Yaseen K M, et al. The effectiveness of McKenzie method compared to manual therapy for treating chronic low back pain: a systematic review[J]. J Musculoskelet Neuronal Interact, 2019, 19(4): 492 - 499.

[215] Negrini S, Donzelli S, Aulisa AG, et al. 2016 SOSORT guidelines: orthopaedic and rehabilitation treatment of idiopathic scoliosis during growth[J]. Scoliosis Spinal Disord, 2018, 13: 3.

[216] Nesto R W. The relation of insulin resistance syndromes to risk of cardiovascular disease[J]. Rev Card-iovasc Med, 2003, 4 (Suppl 6): S11 - S518.

[217] Patel K M, Manique O, Sosin M, et al. Lymphatic mapping and lymphedema surgery in the breast cancer patient [J]. Gland Surg, 2015, 4(3): 244 - 256.

[218] Radomski M V, Trombly C A. Occupational therapy for physical dysfunction[M]. Baltimore: Lippincott Williams & Wilkins, 2013.

[219] Rahnama'i MS. Neuromodulation for functional bladder disorders in patients with multiple sclerosis[J]. Mult Scler, 2020, 26(11): 1274 - 1280.

[220] Robb A, Pajaczkowski J. Immediate effect on pain thresholds using active release technique on adductor strains: Pilot study[J]. J Bodyw Mov Ther, 2011, 15(1): 57 - 62.

[221] Robert J, Margo N, Schreiber J. Campbell's physical therapy for Children[M]. Saunders: Elsevier, 2016.

[222] Ruiz J G, Dent E, Morley J E, et al. Screening for and managing the person with frailty in primary care: ICFSR Consensus Guidelines[J]. J Nutr Health Aging, 2020, 24(9): 920 - 927.

[223] Saposnik G, Levin M, Outcome Research Canada (SORCan) Working Group. Virtual reality in stroke rehabilitation: a meta-analysis and implications for clinicians[J]. Stroke, 2011, 42(5): 1380 - 1386.

[224] Sola A E, Kuiten J H. Myofascial trigger point pain in the neck and shoulder girdle[J]. Northwest Med, 1995, 54: 980 - 984.

[225] Spina A A. External coxa saltans (snapping hip) treated with active release techniques: a case report[J]. J Can Chiropr Assoc, 2007, 51(1): 23 - 29.

[226] Stephen M, Ronald D. Evidence-informed management of chronic low back pain with the McKenzie method[J]. Spine J, 2008, 8: 134 - 141.

[227] Stookey A D, Katzel L I, Steinbrenner G, et al. The short physical performance battery as a predictor of functional capacity after stroke[J]. J Stroke Cerebrovasc Dis, 2014, 23(1): 130 - 135.

[228] Tagliaferri S D, Angelova M, Zhao X, et al. Artificial intelligence to improve back pain outcomes and lessons learnt from clinical classification approaches: three systematic reviews[J]. NPJ Digit Med, 2020, 3: 93.

[229] Takasaki H, Okuyama K, Rosedale R. Inter-examiner classification reliability of mechanical diagnosis and therapy for extremity problems-systematic review[J]. Musculoskeletal Sci Pract, 2017, 27: 78 - 84.

[230] Tom S E, Adachi J D, Anderson F A Jr, et al. Frailty and fracture, disability, and falls: a multiple country study from the global longitudinal study of osteoporosis in women[J]. J Am Geriatr Soc, 2013, 61(3): 327 - 334.

[231] Tzani I, Tsichlaki M, Zerva E, et al. Physiotherapeutic rehabilitation of lymphedema: state-of-the-art [J]. Lymphology, 2018, 51(1): 1 - 12.

[232] Van Deusen J, Brunt D. Assessment in occupational therapy and physical therapy[M]. New York: Saunders, 1997.

[233] Ward R C. Myofascial release concepts [M]// Basmajian J, Nyberg V. Rational manual therapies. Baltimore: Lippincott Williams & Wilkins, 1993: 223 - 241.

[234] Werneke M W, Hart D L. Categorizing patients with occupational low back pain by use of the Quebec Task Force Classification system versus pain pattern classification procedures: discriminant and predictive validity[J]. Phys

Ther,2004,84(3):243-254.

[235] Williams A F. Manual lymphatic drainage: Exploring the history and evidence base[J]. Br J of Commun Nurs, 2010,15(4): S18-S24.

[236] Young S, Aprill C, Laslett M. Correlation of clinical examination characteristics with three sources of chronic low back pain[J]. Spine J, 2003,3(6): 460-465.

[237] Yuill E A, Macintyre I G. Posterior tibialis tendonopathy in an adolescent soccer player: a case report[J]. J Can Chiropr Assoc, 2010,54(4): 293-300.

[238] Zhang P, Wang J Y, Zhang Y, et al. Results of sacral neuromodulation therapy for urinary voiding dysfunction: five-year eperience of a retrospective, multicenter study in China[J]. Neuromodulation, 2019,22(6): 730-737.

[239] Zimmermann A, Wozniewski M, Szklarska A, et al. Efficacy of manual lymphatic drainage in preventing secondary lymphedema after breast cancer surgery[J]. Lymphology, 2012, 45(3): 103-112.

[240] Zimmet P, Magliano D, Matsuzawa Y, et al. The metabolic syndrome: a global public health problem and a new definition[J]. J Atheroscler Thromb, 2005,12(6): 295-300.

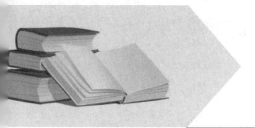

中英文对照索引